TRAITÉ THÉORIQUE & CLINIQUE

DE LA

FIÈVRE JAUNE

PAR

L.-J.-B. BÉRENGER-FÉRAUD

DIRECTEUR DU SERVICE DE SANTÉ

PRÉSIDENT DU CONSEIL SUPÉRIEUR DE SANTÉ DE LA MARINE,

MEMBRE CORRESPONDANT DE L'ACADÉMIE DE MÉDECINE,

ETC. ETC.

PARIS

OCTAVE DOIN, ÉDITEUR

8, PLACE DE L'ODÉON, 8

1891

—

TRAITÉ THÉORIQUE & CLINIQUE

DE LA

FIÈVRE JAUNE

TOURS, IMPRIMERIE DESLIS FRÈRES

TRAITÉ THÉORIQUE & CLINIQUE

DE LA

FIÈVRE JAUNE

PAR

L.-J.-B. BÉRENGER-FÉRAUD

DIRECTEUR DU SERVICE DE SANTÉ

PRÉSIDENT DU CONSEIL SUPÉRIEUR DE SANTÉ DE LA MARINE,

MEMBRE CORRESPONDANT DE L'ACADÉMIE DE MÉDECINE,

ETC. ETC.

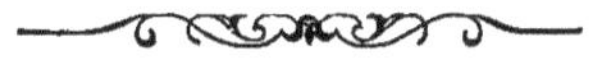

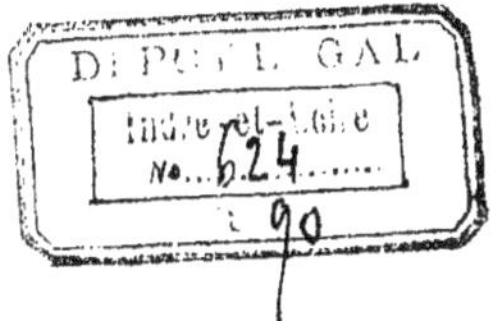

PARIS

OCTAVE DOIN, ÉDITEUR

8, PLACE DE L'ODÉON, 8

1890

A M. LE BARON H. LARREY,

MEMBRE DE L'INSTITUT (Académie des Sciences),

DE L'ACADÉMIE DE MÉDECINE ET DU CONSEIL D'HYGIÈNE PUBLIQUE DE LA SEINE,

GRAND OFFICIER DE LA LÉGION D'HONNEUR,

ANCIEN INSPECTEUR GÉNÉRAL ET PRÉSIDENT DU CONSEIL DE SANTÉ DES ARMÉES,

ANCIEN DÉPUTÉ,

ETC. ETC.

Hommage de respectueuse sympathie,

BÉRENGER-FÉRAUD.

INTRODUCTION

C'est pour aller combler les vides faits par la fièvre jaune, à la côte occidentale d'Afrique, que j'ai été admis dans le corps de santé de la marine, en 1852. Depuis cette époque, j'ai eu à compter maintes fois avec cette maladie, qui, pendant toute ma carrière dans la médecine navale, a occupé mon attention.

Déjà, après ma campagne en Sénégambie, j'ai publié une étude sur les épidémies de fièvre jaune à la côte occidentale d'Afrique (Paris 1874). A mon retour des Antilles, j'ai fait la même chose pour les épidémies de la Martinique (Paris 1878). Aujourd'hui j'entreprends d'écrire une histoire complète du typhus amaril.

La fièvre jaune a été l'objet d'innombrables travaux; il n'est probablement pas une autre maladie qui possède une bibliographie aussi riche ; et cependant, malgré cette richesse de documents, de toutes sortes, bien peu de points de sa nosographie sont établis d'une manière solide. Tout, dans son étude, laisse encore prise à l'hésitation. A son sujet, les affirmations les plus opposées ont été fournies par des observateurs également dignes de créance ; et, malgré les discussions les plus ardentes, les recherches les plus attentionnées, nos connaissances sur son compte sont encore si imparfaites, qu'un nouveau traité de la fièvre jaune ne sera peut-être pas inutile.

Pour justifier la publication de ce livre, j'ai besoin de spécifier, dès sa première page, quelle a été ma pensée dominante en l'écrivant. C'est en montrant le but que j'ai essayé d'atteindre, que le lecteur pourra mieux juger dans quelle mesure j'en ai approché. Or, en prenant la plume, j'ai eu le désir d'exposer nos connaissances sur la fièvre jaune, en 1890 — c'est-à-dire quatre siècles environ après le moment où elle a fait sa première apparition chez les compagnons de Christophe Colomb ; — j'ai cherché à me servir de ces connaissances, pour montrer aux hygiénistes : que par des moyens prophylactiques sagement combinés, on peut lutter, avec avantage, le plus souvent, contre ses poussées épidémiques. Cette explication fera comprendre pourquoi je me suis si longuement étendu sur certaines parties de cette étude.

Dans le premier chapitre, après avoir parlé de la synonymie et de la définition de la maladie, je me suis longuement occupé de son historique ; et j'ai discuté, à ce sujet, les détails suivants, à savoir : Si la fièvre jaune avait été observée en Europe avant la découverte de l'Amérique ; — si, comme quelques auteurs l'ont avancé, elle était née en Afrique et de là transportée dans le Nouveau Monde ; — quelle est la date de son apparition chez les Européens qui allèrent au Nouveau Monde ; — si elle est une maladie d'origine récente, ou bien si on peut penser qu'elle existait déjà chez les habitants du Nouveau Monde avant l'arrivée des Européens.

Ma conclusion étant : que la fièvre jaune sévissait sur le littoral antillien et américain, bien avant l'arrivée de Christophe Colomb; et que c'est en 1494 ou 1495, que les Européens ont subi ses premiers coups, j'ai fourni, dans le chapitre deuxième, les indications chronologiques venues à ma connaissance de 1495 à 1889; — longue et minutieuse enquête, dans laquelle j'ai cherché à réunir les détails des diverses poussées épidémiques dans les divers pays d'Amérique, d'Afrique et d'Europe.— Ce travail de compilation a, je crois, son utilité en cela que, par la comparaison des faits, il a fait pressentir déjà certaines allures de la maladie; mais, comme il n'est utile qu'à titre documentaire, je l'ai fait composer en petits caractères d'imprimerie, afin que le lecteur, qui ne voudra pas s'attarder dans ces détails, ait un moyen facile de le laisser de côté.

Dans le chapitre troisième, en utilisant les indications fournies précédemment par la chronologie, je me suis occupé de la géographie de la fièvre jaune, et j'ai cherché à déterminer successivement:

1° Quels sont les pays où la maladie a été constatée jusqu'ici, en d'autres termes quelle est son aire géographique;

2° Quels sont, parmi ces pays, les lieux où la fièvre jaune se montre assez fréquemment pour être comptée au nombre des maladies habituelles;

3° Parmi ces dernières localités, quels sont les pays qu'on peut considérer comme producteurs de la maladie.

De l'étude de ces divers points, je suis arrivé à la conclusion : que le grand cirque antillien, y compris la côte méridionale de l'Amérique du Nord et la côte septentrionale de l'Amérique du Sud, peut être considéré comme le pays amarilogène par l'administration sanitaire; mais que dans cette zone amarilogène, la maladie naît tantôt dans un point tantôt dans un autre, comme une étincelle qui produit un incendie par extension et propagation. Il découle de cela : que, s'il est prudent en Europe de surveiller au point de vue quarantenaire, tous les pays du cirque antillien, dans la zone amarilogène elle-même, chaque localité doit surveiller avec sollicitude les provenances des pays voisins, pour leur imposer les mesures sanitaires attentionnées, toutes les fois qu'il est besoin. Cette manière de faire, éteignant les étincelles épidémiques au moment même de leur production, pour ainsi dire, ferait diminuer, dans des proportions considérables, les pertes humaines entraînées par le fléau amaril.

Dans les chapitres quatrième, cinquième et sixième, j'ai étudié la maladie sous le rapport nosographique proprement dit, c'est-à-dire, que j'ai décrit : les prodromes, les degrés, les formes, les complications, la durée, les terminaisons, les rechutes, les récidives, la mortalité, la convalescence de la maladie, et j'ai analysé en détail ses symptômes.

Dans le chapitre septième, je me suis occupé de l'étiologie de la fièvre jaune. Cette étiologie ayant, à mes yeux, une importance capitale, je lui ai consacré tous mes soins, et lui ai donné une étendue que le lecteur remarquera, sans doute. J'ai partagé cette étiologie en deux catégories:

1° Causes accessoires, dans lesquelles j'ai énuméré tout ce qui a trait à la géographie, à la topographie des pays où la fièvre jaune sévit, — les conditions météoriques, — l'influence des races, des âges, des sexes, des professions, des habitudes, des excès, etc. etc., qui paraissent réagir sur son action ou sa sévérité ;

2° Cause principale, la transmission.

La transmission de la fièvre jaune est assurément le détail le plus important de l'histoire nosographique de la maladie ; c'est elle qui régit à peu près toute son épidémiologie, aussi a-t-elle dû m'occuper d'une manière toute spéciale, et j'ai cru devoir l'étudier avec des développements que mes prédécesseurs n'avaient pas jugé utile lui donner. Voici quelle a été la pensée qui m'a dirigé, pour ce qui la regarde : — étant laissée de côté, pour un moment, la question de savoir quel est l'agent qui rend la fièvre jaune transmissible, n'envisageant la question qu'au point de vue de ce qui se constate dans l'examen des relations humaines, si je puis m'exprimer ainsi, j'ai pris pour exemple un pays où la fièvre jaune ne naît pas spontanément, un pays d'Europe par exemple, et je me suis demandé, en me basant sur des renseignements que m'avait fournis les deux chapitres de la chronologie comment la fièvre jaune y a-t-elle été apportée lorsqu'elle y a sévi. — La réponse était naturellement celle-ci : la fièvre jaune a été apportée par un navire : — Mon premier soin devait naturellement porter sur l'étude du rôle des navires dans la transmission de la fièvre jaune, et j'ai recherché successivement :

A. — Si la fièvre jaune apparaît spontanément sur un navire ;

B. — Comment les navires se contaminent ;

C. — A quelle distance le vent peut emporter les germes.

Le rôle des navires dans la transmission de la fièvre jaune étant bien spécifié, j'ai recherché comment la fièvre jaune apparaissait dans un port, comment elle s'y étendait, comment elle passait d'un pays dans un autre par voie de terre, quelles étaient les conditions qui régissaient la marche et les fluctuations d'une épidémie, et enfin comment la fièvre jaune diminuait et disparaissait dans une localité.

Ces indications précises, et, je pourrais même dire minutieuses, des allures épidémiques de la fièvre jaune, m'ont servi ensuite, comme je le dirai plus loin en parlant de la prophylaxie.

Dans les chapitres huitième et neuvième, je me suis occupé de l'anatomie pathologique et de la nature de la maladie. Dans le but d'exposer aussi complètement que possible l'état de nos connaissances actuelles, j'ai rapporté tout ce que j'avais pu recueillir à ce sujet. Ici encore j'ai mis, en petits caractères, les détails empruntés aux investigateurs qui, jusqu'ici, ont cherché avec plus de zèle que de bonheur, il faut bien l'avouer, le germe microscopique de la maladie ; l'emploi des petits caractères d'imprimerie permettra au lecteur, que ces documents n'intéressent pas d'une manière immédiate, de ne pas être attardé par des longueurs. Tandis, au contraire, que celui qui voudra étudier la question plus à fond, aura ainsi sous les yeux les principales pièces originales du débat.

Je n'ai rien à dire des chapitres dixième et onzième, diagnostic et pronostic ; ils sont la reproduction à peu près intégrale des mêmes chapitres de mes précédentes études sur la fièvre jaune.

Dans le chapitre douzième, je me suis occupé du traitement ; ici encore, pour être complet, j'ai commencé par rapporter en petits caractères d'imprimerie les principaux traitements venus à ma connaissance. Cette disposition permettra au lecteur, de consulter les documents d'utilité secondaire, ou de passer directement à l'examen de la thérapeutique du typhus amaril, suivant qu'il aura plus où moins de temps à y consacrer.

Dans le chapitre du traitement, ma conclusion a été, hélas, que nous sommes encore bien désarmés vis-à-vis de la maladie déclarée. C'est en vain, qu'à maintes reprises, on a cru être en possession de tel ou tel moyen efficace pour guérir les malades, toujours, jusqu'ici, les espérances, ont été vaines ; ceux qui sont atteints légèrement guérissent, les autres meurent ; l'intervention du médecin entre pour si peu dans le résultat, le plus souvent, que c'est à se demander, vraiment, si la thérapeutique du typhus amaril ne consiste pas uniquement dans une sage médication des symptômes, au fur et à mesure de leur évolution. Le célèbre mot d'Ambroise Paré : *Je le pansay, Dieu le guarit,* est bien de mise ici, dans toute l'acception du mot.

J'arrive enfin au chapitre treizième, qui s'occupe de la prophylaxie de la fièvre jaune ; et si j'ai été, à mon grand regret, désespérément pessimiste, en parlant du traitement, ici, au contraire, je ne saurais être trop optimiste, et donner de trop séduisantes espérances au lecteur : Nous pourrons lutter avec succès ; nous pourrons presque faire disparaître la maladie ; nous pourrons assurémeut la réduire à une impuissance très désirable, le jour où nous voudrons employer, avec soin et intelligence, quelques mesures prophylactiques qui n'ont rien de bien compliqué.

Pour procéder avec ordre dans ce chapitre de la prophylaxie, j'ai examiné successivement : d'une part ce qu'il y a à faire pour empêcher un navire de se contaminer ; et ce qu'il faut faire lorsque le navire est contaminé. D'autre part les mesures à prendre dans les ports de mer :

1° Vis à vis des navires contaminés;

2° En cas de menace d'épidémie ;

3° Quand une épidémie est déclarée;

4° Enfin, par ailleurs, quelles sont les mesures que les villes voisines d'un pays infecté doivent prendre pour se garantir.

Afin de fournir au lecteur toutes les indications qui pouvaient lui être utiles dans cette question si importante de la prophylaxie, j'ai fourni, dans le chapitre quatorzième, la technique de la désinfection, c'est-à-dire que j'ai énuméré les désinfectants à mettre en œuvre ; et que j'ai spécifié comment la désinfection doit être pratiquée pour réussir.

J'ai fait de mon mieux, en un mot, pour que mon travail sur la question de la fièvre jaune fut utile ; le lecteur dira si j'ai atteint le but que je me suis proposé.

Paris, juillet 1890

TRAITÉ THÉORIQUE ET CLINIQUE

DE LA

FIÈVRE JAUNE

CHAPITRE PREMIER

SYNONYMIE. — DÉFINITION. — HISTORIQUE

SYNONYMIE

La synonymie de la fièvre jaune est très riche. — Les nombreux auteurs Français, Anglais, Américains, Espagnols, Portugais et Brésiliens, qui ont écrit sur cette maladie l'ont appelée de noms variés, en rapport, tantôt avec les symptômes qu'elle présente, tantôt avec la provenance qu'ils ont cru pouvoir lui assigner, tantôt avec la nature qu'ils lui ont prêtée ; aussi peut-on choisir maintes appellations pour la désigner. Voici les principales que j'ai recueillies, et qui sont au nombre de soixante et onze, sans que j'aie la prétention de les connaîtres toutes.

Calenture. — Calenture maligne contagieuse. — Cardite amarile. — Causus malin d'Amérique. — Causus endémique. — Causus endémique des tropiques. — Chapetonnade. — Cocolitzle. — Contagion. — Coup de barre. — Élodes ictérode. — Epanctus malignus flavus. — Épidémie. — Fièvre amarile. — Fièvre ardente d'été. — Fièvre bilieuse maligne. — Fièvre de Boulam. — Fièvre de la Barbade. — Fièvre continue putride ictérode. — Fièvre continue ictérode de la Caroline. — Fièvre gastrique nerveuse. — Febre gialla. — Fièvre gastro-adynamique. — Fièvre des Indes occidentales. — Fièvre jaune. — Fièvre jaune hémorrhagique. — Fièvre jaune des Américains.

Fièvre de Kendale. — Fièvre des lacs. — Fièvre maligne. — Fièvre maligne pestilentielle. — Fièvre maligne jaune. — Fièvre essentiellement maligne et nerveuse. — Fièvre maligne bilieuse Américaine. — Fièvre maligne putride. — Fièvre matelotte. — Fièvre miasmatique ataxique. — Fièvre nouvelle. — Fièvre de Siam. — Fièvre spasmodico-lypirienne des pays chauds. — Fièvre rémittente jaune. — Fièvre rémittente bilieuse putride. — Fièvre rémittente bilieuse des pays chauds. — Fièvre putride bilieuse. — Fièvre putride continue. — Fièvre putride colliquative. — Fièvre putride maligne pestilentielle. — Fièvre des tropiques. — Gastro-céphalite. — Maladie de Siam. — Maladie spéciale du foie. — Peste caraïbe. — Peste hœmogastrique. — Peste occidentale. — Poulicantina. — Synoque inflammatoire putride. — Synoque putride. — Tritéophie d'Amérique. — Typhus amaril. — Typhus d'Amérique. — Typhus ataxique. — Typhus ictérique. — Typhus ictérode. — Typhus marin. — Typhus miasmatique. — Typhus nautique. — Typhus putride jaune. — Typhus tropical. — Vomissement noir. — Vomito négro. — Vomito priéto. — Yellow fever. —

Les noms de fièvre jaune, surtout; de fièvre ictérode ou amarile, ont prévalu en France; celui de typhus d'Amérique, quoique moins employé vient encore assez fréquemment désigner la maladie.

Comme le dit très bien Bally, ces appellations ne sont pas irréprochables, mais, faute de mieux, on s'en contente depuis longues années. D'ailleurs, tout en reconnaissant que la qualification de fièvre jaune est formellement en contradiction avec l'aspect des sujets, à la première période, et que dans cette première période on pourrait avec beaucoup plus d'exactitude dire, comme l'a fait remarquer Dutrouleau, fièvre rouge, nous devons ajouter, que les noms fièvre jaune, fièvre amarile ou ictérode sont si bien entrés dans la pratique aujourd'hui, qu'il serait aussi difficile qu'inutile de chercher d'autres noms plus appropriés pour désigner l'affection dont nous entreprenons d'écrire l'histoire.

DÉFINITION

La fièvre jaune, comme toutes les maladies, du reste, a été

définie de bien des manières différentes par les auteurs. Les uns ont voulu viser, avec la définition, sa symptomatologie, d'autres son étiologie ou sa géographie, quelques-uns sa nature, plusieurs ses lésions anatomiques : enfin, ceux qui ont essayé d'être complets, ont passé en revue ces divers éléments en quelques mots.

Je ne rechercherai pas qu'elle est celle de ces définitions qui est préférable, la chose a une trop minime utilité, car il suffit qu'on ait par elle une idée générale et suffisamment approchée de la maladie pour qu'elle soit acceptable. Aussi adopterai-je la suivante, sans y attacher plus d'importance qu'il ne faut : la fièvre jaune est une pyrexie, c'est-à-dire est une maladie qui a toujours une marche aigue. — Cette marche est rapide. — Elle attaque avec une sorte de prédilection certaines catégories d'individus, tandis qu'elle semble avoir peu de tendance à en frapper d'autres. — Elle est éminemment transmissible. — Elle revêt le plus souvent le caractère épidémique. — D'après les acquisitions récentes de la science, elle est considérée comme une maladie zymotique, et des recherches, qui ont encore besoin d'être poursuivies pour fournir des résultats suffisamment précis, tendent à faire admettre qu'elle est due à la pullulation, chez les individus en réceptivité, d'un germe qui mérite le qualificatif d'amaril.

La fièvre jaune est caractérisée, dans ses atteintes types, par une première période pyrétique et congestive, qui est suivie d'une phase de rémission, menant à la convalescence dans les cas légers, à des accidents divers, plus ou moins graves, très souvent mortels, dans les cas moyens et intenses. La rougeur de la face et des conjonctives, la céphalalgie, les douleurs musculaires et particulièrement celles des lombes, sont assez fréquentes et assez accusées dans la première période. La teinte ictérique ou subictérique, les hémorrhagies passives et le vomissement spécifique dit *vomito* ou vomissement noir, se voient assez souvent dans la seconde, pour avoir été considérés comme caractéristiques, et lui avoir imposé les noms de fièvre inflammatoire, inflammatoire bilieuse, coup de barre, fièvre jaune, vomito-négro, etc. etc...

Comme je l'ai dit tantôt, je n'attache aucune importance spéciale à cette définition ; je suis prêt à en adopter une autre plus

complète, ou plus concise, car la chose est assez insignifiante
au fond, il ne me paraît donc pas nécessaire de discuter plus
longtemps sur ce point d'infime détail.

HISTORIQUE

L'historique de la fièvre jaune a la plus grande importance
quand on veut étudier la maladie d'une manière fructueuse sous
les nombreux points de vue qu'elle présente. — En effet, par la
recherche des particularités de sa première apparition, par l'analyse de ses invasions dans les divers pays qu'elle a visités depuis
qu'elle est connue, il ressort des détails qu'on serait disposé à
négliger lorsqu'on ne s'occupe que d'une seule épidémie isolée,
et qui, cependant, sont de nature à éclairer le clinicien comme
l'hygiéniste ; car ils peuvent renseigner non seulement sur
l'épidémologie mais encore sur la pathogénie du typhus amaril.
Aussi, malgré la difficulté qu'il y a à présenter, d'une manière
facilement compréhensible, des faits complexes et souvent tellement enchevêtrés qu'il est difficile de s'en rendre un compte
exact, je vais m'occuper en détail de cet historique.

Les choses les plus contradictoires ont été dites par les divers
auteurs au sujet de l'historique de la fièvre jaune. La preuve
que j'en puis donner, c'est que les uns ont pensé qu'elle avait
été vue positivement dans nos pays pendant l'antiquité et qu'elle
avait ravagé à diverses reprises certaines provinces de l'ancien
continent, longtemps avant la découverte de l'Amérique ; tandis
que d'autres ont soutenu, au contraire, qu'elle avait été la conséquence de l'entrée du nouveau monde dans notre civilisation.

Parmi ces derniers, quelques écrivains ont dit qu'elle fit
explosion dès le xve siècle ; d'autres ont pensé qu'elle avait
apparu dans le xvie, il en est même qui croient qu'elle est née
au xviie seulement, chez les Européens qui allèrent aux Indes
Occidentales. Par contre, on trouve des auteurs affirmant que
bien avant les voyages de Christophe Colomb, elle faisait parfois rage sur les populations de l'archipel antillien et du littoral
des deux Amériques. Bien plus, on est allé jusqu'à avancer que
la fièvre jaune, loin d'être une maladie d'origine américaine,
avait été importée d'Afrique en Amérique par les Européens ou

les nègres; comme s'il avait fallu que dans cette discussion, toutes les hypothèses fussent tour à tour formulées.

On comprend que dans ces conditions il est réellement fort difficile de présenter cet historique d'une manière saisissable par l'esprit dès la première lecture; aussi, pour éviter de rester dans un vague et une confusion regrettables, me faudra-t-il suivre un ordre méthodique dans l'examen détaillé des divers points qui se présenteront successivement à la discussion. Après mûre réflexion, j'ai pensé que le moyen d'arriver à un résultat utile était de formuler successivement une série de propositions, que j'essaierai à mesure d'élucider; c'est ainsi que je me demanderai :

A. — La fièvre jaune avait-elle été observée en Europe avant la découverte de l'Amérique ?

B. — Que faut-il croire de l'assertion tendant à faire admettre que cette fièvre jaune a été apportée de l'Afrique en Amérique ?

C. — Quelle est la date probable de sa première apparition, chez les Européens qui allèrent au nouveau monde ?

D. — Peut-on penser qu'elle existait chez les habitants des Antilles et du littoral américain avant l'arrivée des Européens ?

E. — A quel moment fut-elle observée d'une manière assez attentionnée pour faire partie du domaine de la science.

Entrons sans plus tarder dans la discussion de ces diverses questions.

A. — La fièvre jaune avait-elle été observée en Europe avant la découverte de l'Amérique ? — Plusieurs auteurs ont soutenu cette opinion. Les uns ont cru la reconnaître dans les observations fournies par Hippocrate. D'autres ont pensé que la peste d'Athènes décrite par Thucydide pouvait bien être en réalité la fièvre jaune. Plus d'un a voulu en trouver la trace dans les nombreuses épidémies qui ont été signalées dans le vieux monde, pendant le cours et le déclin de l'empire romain, à l'époque de l'invasion des barbares, ou encore pendant le moyen âge. En réalité la fièvre jaune n'a pas été observée dans l'antiquité; c'est en vain qu'on voudrait prétendre qu'Hippocrate l'a décrite dans son livre des épidémies. D'autre part l'opinion de Moseley (*Treatise of tropical diseases*, p. 407, Lond., 1803): que la fièvre jaune n'est qu'une espèce de *Kausos* aggravé par d'influence du climat, est inadmissible; Littré a parfaitement démontré que ce *Kausos* n'est que la fièvre rémittente, telle qu'on l'observe de nos jours encore dans les pays riverains de la Méditerranée, et n'ayant aucune relation avec le vrai typhus amaril.

Quelques auteurs, Marius de Bamberg, entre autres, ont voulu voir dans la peste d'Athènes dont parlent Thucydide et Lucrèce, une épidémie de fièvre jaune ; il n'est pas difficile de combattre victorieusement leurs arguments. La maladie qui désola la Grèce lors de la guerre du Péloponèse avait, il est vrai, pour caractères : une invasion subite, une grande chaleur à la tête, l'injection des yeux, la respiration suspirieuse, etc. etc., tous phénomènes dans lesquels un critique complaisant pourrait voir les symptômes de la fièvre jaune. Mais il faut remarquer, aussi, que Thucydide parle de la couleur rougeâtre et livide de la peau, d'ulcères putrides et noirs, de gangrènes des extrémités et des organes sexuels, enfin des cicatrices que les sujets qui guérissaient conservaient sur la peau ; particularités qui portent à penser que les Grecs furent atteints de la variole maligne ou de la peste, c'est-à-dire, dans tous les cas et quoiqu'il en soit, d'une maladie essentiellement différente de celle que nous étudions ici. Je crois donc que nous devons adopter l'opinion de Hillary (*Obs. up the changes of the air*, etc... etc... London, 1759, page 144), lorsqu'il dit : « Nous n'apercevons aucune trace de ce fléau dans les descriptions données par les anciens, ni même par les écrivains arabes. »

B. — QUE FAUT-IL PENSER DE L'ASSERTION PRÉTENDANT QUE LA FIÈVRE JAUNE A ÉTÉ APPORTÉE D'AFRIQUE EN AMÉRIQUE. — En 1686 déjà, il se produisit aux Antilles l'opinion que la fièvre jaune avait été apportée de la côte d'Afrique en Amérique par les navires négriers chargés d'esclaves. La Martinique et diverses autres colonies (*Lois et Constitution de Saint-Domingue*, tome Ier, page 407) prirent même des mesures sanitaires qui découlaient de cette croyance. Ultérieurement, Pym (*Obs. on the Bulam fever*, 1815), Audouard (*Revue médicale*, 1824), Faget (*Études médicales de quelques questions importantes sur la Louisiane*, 1859) ont pensé que la fièvre jaune est née en Afrique, et qu'elle a été apportée de là en Amérique par les navires négriers ; ou bien encore ont supposé que, inconnue en Afrique, elle s'est développée spontanément dans les cargaisons d'esclaves qui venaient en si grand nombre de l'un à l'autre continent pendant les siècles qui ont suivi la découverte de l'Amérique.

En examinant avec quelque attention cette opinion, on voit qu'elle est absolument insoutenable, il ne nous sera pas difficile de le démontrer. Pour procéder méthodiquement nous devons la scinder en deux portions, puisque, ainsi que nous venons de le dire, pour les uns, la maladie est d'origine africaine, pour les autres, quoique étrangère à la côte d'Afrique, elle est née sur les navires négriers, pendant leur traversée.

Origine africaine. — Bien que la côte occidentale d'Afrique ait été ravagée dans le courant du siècle dernier et dans celui-ci par la fièvre jaune, on ne saurait soutenir qu'elle a été le berceau de la maladie ; en effet, sans parler de l'antiquité, c'est-à-dire du temps où les Phéniciens, les Carthaginois, les Massaliotes, exploraient le monde intertropical, nous savons que cette côte d'Afrique est fréquentée par les Européens, au moins depuis l'an 1364, c'est-à-dire cent trente ans avant la découverte de l'Amérique. Or en lisant les relations des voyageurs, nous ne voyons rien qui puisse être attribué à la fièvre amarile, jusqu'au début ou au milieu du xvie siècle. Si nous voulons nous en tenir, même, aux choses bien prouvées, nous sommes obligés de reconnaître que ce n'est qu'au milieu du xviie siècle que la maladie fût constatée d'une manière absolument indéniable. On conviendra par conséquent que si l'Afrique avait produit de toutes pièces la fièvre jaune, les relations très fréquentes et très nombreuses des Européens avec ce continent avant que le courant fut franchement dessiné vers le nouveau monde, auraient certainement été l'occasion d'épidémies mémorables dont le souvenir serait venu jusqu'à nous.

Donc, nous voyons : d'une part les Européens aller en Afrique, dès 1364, sans qu'il soit question des morts nombreuses et effrayantes par le fait d'épidémies dans les années qui suivent. Puis nous les voyons aller en Amérique en 1492, et on parle aussitôt de ces morts aussi nombreuses qu'extraordinaires. N'avons-nous pas là une première et assez grande présomption en faveur de l'origine américaine, et non africaine, de la fièvre jaune ?

D'ailleurs, il est à remarquer que les relations entre l'Afrique et l'Amérique étaient extrêmement restreintes avant le milieu du xviie siècle, et que les premières épidémies de fièvre jaune observées dans l'archipel antillien remontent à une époque antérieure à l'extension de la traite des nègres ; de sorte qu'on a là une raison puissante, sinon absolue, pour combattre l'opinion de l'origine africaine de la maladie. D'autre part on voit, en étudiant les faits, que la fièvre jaune a été manifestement apportée d'Amérique dans la presque totalité des épidémies de la côte d'Afrique ; et cette importation est si patente, qu'on peut sans témérité dire que pour les cas où elle n'est pas indiquée, c'est à l'insuffisance de nos renseignements qu'il faut croire et non à une genèse sur place. Enfin j'espère démontrer, quand je m'occuperai de la géographie de la fièvre jaune, qu'elle n'est pas endémique sur la côte occidentale d'Afrique, qu'elle n'y naît nulle part spontanément, et qu'elle y est toujours apportée du dehors.

Par conséquent il n'est pas logique d'admettre que le typhus amaril ait pu être chargé avec les nègres sur les navires qui allaient en Afrique chercher des esclaves pour les porter en Amérique.

Développement spontané à bord des navires négriers. — Malgré ce qui a été dit à se sujet, on ne saurait croire un seul moment à cette origine de la fièvre jaune. D'abord disons, avec mon éminent ami, l'inspecteur général Léon Colin, qu'il serait bien étrange que la maladie eût pris naissance dans des agglomérations de nègres qui, individuellement, sont infiniment plus réfractaires que les blancs à la fièvre amarile. Comme il le dit si bien. L'esprit répugne instinctivement à penser qu'une race, qui n'a pas à souffrir en général de l'affection, la colporte ainsi d'un pays à un autre d'une manière active, servant d'intermédiaire indemne entre deux agglomérations d'individus décimés par ses atteintes.

Par ailleurs, je ferai remarquer que, pendant de longues années, de nombreux médecins de la marine française contemporaine ont navigué sur les navires qui transportaient les engagés nègres de la côte d'Afrique en Amérique, et qui étaient absolument dans les conditions des négriers de la traite ; or ils n'ont jamais vu survenir la fièvre jaune. Ces médecins qui ont, comme on l'a dit très bien, accompagné des convois de nègres soumis aux conditions de la plus déplorable hygiène, ont décrit des épidémies du scorbut, de béribéri, de dysenterie, etc. etc., mais ils ne parlent d'aucune fièvre suspecte à cachet amaril, observée soit sur les noirs, soit sur les équipages européens.

Quant à l'assertion de Faget, qui pour soutenir la production spontanée de la fièvre jaune sur les navires négriers dit : que lorsque les marchés des États-Unis furent fermés à la traite, les esclaves ont reflué vers le Brésil, et que c'est alors seulement que la fièvre jaune s'est montrée dans ce pays, elle est absolument inexacte : la fameuse épidémie d'Olinde en 1687, eut lieu bien avant que la côte occidentale d'Afrique y envoyât des bâtiments négriers. On sait parfaitement, aussi, que le typhus amaril qui fait des ravàges depuis 1849, dans toute l'Amérique du Sud, a été apporté à Baïa par un paquebot venant de la Nouvelle-Orléans et de Cuba. Donc, on voit qu'il faut résolument désormais considérer cette question de l'origine africaine de la fièvre jaune comme jugée dans le sens négatif ; le typhus amaril doit être bien et dûment considéré comme une maladie d'origine américaine.

C. — Quelle est la date probable de la première apparition de la fièvre jaune chez les Européens qui allèrent au nouveau monde ? — Certains auteurs croient retrouver plus ou moins complètement les symptômes de la fièvre jaune dans les descriptions laissées par les historiens Espagnols de la conquête du nouveau monde ; d'autres au contraire, ne partageant pas cette opinion, veulent que la maladie n'ait apparu qu'à une époque plus rapprochée de nous : vers le milieu ou la fin du xviiᵉ siècle par exemple ; aussi avons-nous besoin de nous arrêter un instant sur cette question pour la discuter. Nous allons remonter pour cela, au moment où les Européens mirent pour la première fois le pied sur la terre du nouveau monde.

Colomb découvrit, on le sait, l'Amérique le 8 octobre 1492 en abordant à l'île San-Salvador une des Lucayes ; il toucha ensuite à Cuba et à Saint-Domingue. Tout le monde admet que pendant son premier voyage aucune maladie insolite ne frappa ses équipages. Ce voyage a été décrit avec de si grands détails, que bien certainement une affection aussi remarquable, et surtout aussi dangereuse pour la vie, que la fièvre jaune ne serait pas passée inaperçue. Donc on peut considérer que d'octobre 1492 à janvier 1493, temps qu'ils passèrent aux Antilles, les compagnons de l'illustre voyageur n'eurent pas à souffrir de la fièvre amarile. La fièvre jaune n'avait pas encore fait son apparition chez les Européens.

Colomb laissa une garnison de 39 Espagnols commandée par Don Diégo de Aranda dans le port de Navidad sur la côte nord de l'île de Hispaniola (Saint-Domingue) quand il repartit pour l'Europe ; et comme à son retour avec la seconde expédition, c'est-à-dire, en novembre 1493, tous ces hommes étaient morts, on peut se demander si la fièvre jaune ne doit pas être incriminée à cette date, c'est-à-dire si ce n'est pas au moment qui sépara le premier du second voyage de Colomb, qu'elle frappa les premiers coups venus à notre connaissance. Pour répondre à cette question nous avons, comme le montre avec grande raison M. Finlay (*Apuntes sobre la historia primitiva de la febre amarilla*, la Havane, 1884, p. 9) trois documents précieux, qui, émanant de trois autorités parfaitement acceptables, ont par leur concordance un poids très grand ; c'est : La relation détaillée de Fray Bartholomé de las Casas ; Un passage de l'histoire de Saint-Domingue, t. Ier, p. 271, de Don Delmonte y Tejada. — Enfin la lettre au conseil de Séville de Don Diégo Alvarès Chanças, médecin du roi, attaché à l'expédition du nouveau monde.

De ces documents il ressort : 1° que lorsque Colomb arriva au port de Navidad, les Indiens lui montrant, près de la forteresse, l'endroit où étaient enterrés 11 Espagnols, qui paraissaient être morts depuis un mois ou deux à peine, s'accordèrent à dire que Caonabo et Mayreni les avaient tués. Et, tant le frère du roi Guacanagaré, que quelques Indiens qui avaient appris quelques mots de castillan, étaient unanimes à affirmer que, si quelques-uns des Européens avaient succombé aux privations ou aux maladies, le plus grand nombre avait péri de mort violente, soit dans des querelles qu'ils eurent entre eux, soit dans l'attaque de Caonabo qu'ils avaient eu à subir ; 2° Ces documents précités nous apprennent aussi que le 25 et le 26 novembre les Espagnols trouvèrent à 12 lieues du port de Navidad le corps de 4 Européens, dont l'un avait les pieds liés, et un autre avait une corde au cou.

Sans doute, dès le moment qu'il est dit que quelques-uns des hommes laissés à Saint-Domingue par Colomb moururent de maladie, on pourrait penser que peut-être la fièvre jaune s'était montrée dans la garnison du port de Navidad ; mais ce serait une simple supposition que rien de précis ne pourrait démontrer, et, au contraire, qui aurait contre elle le fait de l'aggression des guerriers de Caonabo, et les traces de violences que portaient les cadavres. Aujourd'hui que nous avons mille exemples de petites colonies analogues détruites pareillement par les naturels du pays où elles sont fondées, ne sommes-nous pas autorisés à penser par ces détails que, pour cette fois encore, on peut ne pas croire à l'intervention du typhus amaril ?

Aussi je suis, pour ma part, porté à adopter cette manière de voir en conformité d'idées avec M. Finlay ; et d'ailleurs non seulement je dirai comme le savant médecin de la Havane, que même l'époque tardive de la mort des premiers Espagnols du port de Navidad est une chance de plus pour que la fièvre jaune lui soit étrangère, mais encore j'ajouterai que, quand bien même la maladie serait incriminée, on ne pourrait pas dire que c'est de cette première apparition du fléau que date l'histoire de la fièvre jaune ; car, comme tous étaient morts au moment de la seconde apparition de Colomb à Saint-Domingue, les éléments de transmission de la maladie, qui jouent un si grand rôle dans sa propagation, faisaient défaut. C'est donc à une époque ultérieure qu'il faut rapporter l'*initium* du typhus amaril.

Dans son second voyage, Christophe Colomb avait 1,500 Européens avec lui. Les historiens racontent qu'il y eut, peu après l'arrivée, un grand nombre de malades, parmi lesquels, même, fut Colomb ; mais comme le fait très bien observer Ch. Finlay (*Loc. cit.*, p. 10) : d'une part la faible mortalité qu'il y eut, d'autre part l'époque de l'année, enfin la topographie des lieux en troisième ligne, démontrent que c'est à la fièvre paludéenne et non à la fièvre amarile qu'on doit rapporter les invalidations du moment. Nous en donnerons pour dernière et concluante preuve que Colomb écrivait à cette époque : « Les souffrances générales viennent d'un changement d'eau et de climat, car tous sans exception sont frappés, mais peu périssent. » Quand il s'agit de fièvre jaune, beaucoup sont atteints c'est vrai, mais beaucoup aussi succombent, c'est là un fait trop bien établi pour être contesté un seul instant[1].

Colomb partit le 12 mars 1494, pour parcourir l'intérieur de l'île, puis le 24 avril, il s'éloigna pour aller à la découverte, et passa cinq mois loin du point central de la nouvelle colonie; on peut en inférer que l'état sanitaire ne présentait rien d'insolite à ce moment. On sait trop combien la fièvre jaune éclaircit par la mort les rangs des Européens sur lesquels elle frappe, pour être certain que si elle avait régné, elle n'aurait pas passé inaperçue; on n'aurait donc pas consigné dans l'histoire que le 7 ou 8 septembre, au moment où venant d'explorer la côte méridionale de Cuba, les Indiens vinrent à Colomb lui dire, sur le rivage de Catalina, au sud de Saint-Domingue, que les Espagnols laissés à Isabelle étaient venus jusque-là et étaient tous bien portants.

C'est vers le 15 ou 20 septembre de cette année que survint la maladie de Christophe Colomb, l'amiral resta sans connaissance pendant assez longtemps pour qu'on craignit de le voir mourir. Mais peut-on penser que c'est la fièvre jaune qu'il faut incriminer cette fois encore ? Je crois que non, car nous savons qu'il était impaludé depuis le mois de janvier, moment où il y avait tant de malades à Isabelle, et ce qu'on raconte de son état ressemble trop à un accès pernicieux malarien pour qu'on puisse songer à autre chose.

Si par hasard sa maladie avait été la fièvre jaune, et, par exemple, qu'il l'eût contractée par la communication avec les Indiens de la province de Higuey, qui étaient, disent les historiens, très belliqueux, et en possession d'une herbe empoisonnée pour nuire à leurs ennemis, on peut être certain que son atteinte

---

[1] Voici la description de l'endroit où Christophe Colomb venait établir la population d'Isabelle d'après une lettre du D' Chanças que j'emprunte à Charles Finlay (*Loc. cit.*, p. 11): « La terre est très grasse pour plusieurs causes, on y trouve un fleuve important et assez près, un second assez important la Cita Marta s'élève sur sa rive en sorte qu'elle est limitée par l'eau du fleuve dans la moitié de son étendue et que de ce côté toute défense est inutile. Dans l'autre moitié elle est entourée par une forêt si épaisse, qu'un lapin pourrait à peine s'y frayer un chemin et si verte que jamais le feu ne pourra la brûler. On a commencé à détourner un bras du fleuve, qu'on doit faire passer au milieu de la ville et sur lequel on doit élever des moulins, des scieries et d'autres machines utilisant la force de l'eau (*Loc. cit.*, p. 296). Bien que le tiers de la population soit tombé malade après quatre ou cinq jours, je crois que la principale cause a été, le travail, la fatigue de la route et d'un autre côté la richesse de la terre, mais j'espère par notre Seigneur que tous reviendront à la santé (*Loc. cit.*, p. 298).

n'eut pas été isolée; elle aurait été le début d'une épidémie qui aurait enlevé nombre de ses matelots. Puis le navire aurait apporté la maladie à Isabelle où Colomb arriva au moment où il était encore malade. Pareil fait n'aurait pas échappé aux historiens, tandis, au contraire, que rien d'analogue ne se produisit. Donc je crois, pour ma part, qu'au moment dont nous parlons aucune épidémie de typhus amaril ne s'était encore développée chez les Européens.

Mais nous arrivons à un événement militaire qui peut bien, en revanche, réclamer le triste honneur d'avoir été la cause, directe ou secondaire, de l'intrusion de la maladie chez les conquérants du nouveau monde : Je veux parler de la bataille de Véga-Real ou de Cerro, livrée le 24 mars 1495 par Colomb contre une multitude d'Indiens (cent mille, aux dire de quelques historiens). Après cette bataille, les Indiens mis en déroute eurent une grande répulsion pour les Européens; ils abandonnèrent leurs champs, leurs habitations, se refugièrent au fond des bois et dans les montagnes, vivant de fruits, de racines et de gibier ; attaquant et tuant sans pitié les Espagnols isolés qui passaient à leur portée. Aussi Colomb fut-il obligé de faire de nombreuses expéditions ; et les conquérants vécurent pendant cette année-là et la suivante dans un état de guerre et d'alertes perpétuelles.

Or on sait que dès le commencement de la saison chaude de 1495, c'est-à-dire, moins de deux mois après la bataille de Véga-Real une terrible épidémie se développa et fit un grand nombre de victimes, tant chez les Indiens que chez les Espagnols, dans l'île d'Hispaniola. En conséquence, il est parfaitement logique de rattacher la maladie à la guerre comme l'effet à la cause. Le germe de la maladie existait-il déjà chez les Indiens agglomérés pour combattre à Véga-Real, et les Espagnols le contractèrent-ils à la suite du carnage de cette horrible tuerie ; ou bien est-ce dans un de ces mille contacts de combattants, qui eurent lieu dans la suite, qu'elle prit naissance ou fut communiquée ? Ce sont là des points qu'il est impossible de spécifier d'une manière précise, mais il n'en reste pas moins ce fait capital : que la guerre fut la cause de l'invasion du mal.

Pour procéder avec un ordre rigoureux dans cette discussion pleine de difficultés, et où la moindre obscurité pourrait nous conduire à des appréciations erronées, j'ai besoin, avant d'aller plus loin, d'élucider quelques points de détail, c'est ainsi que je me demanderai : — Que faut-il croire de l'opinion des écrivains de l'époque sur la cause de la maladie ? — Les ravages de l'épidémie sur les Indiens peuvent-ils être expliqués ? — Peut-on admettre sans hésitation que cette maladie était la fièvre jaune.

— Discussion de l'opinion des historiens de la conquête sur la cause de la maladie. — Les historiens de la conquête attribuèrent, on le sait, la terrible épidémie qui nous occupe, à la faim supportée par les Espagnols et à la mauvaise qualité des aliments. Deux raisons puissantes devaient porter les conquérants à croire à cette étiologie : 1° c'est que les Indiens avaient cessé d'ensemencer les terres; 2° que les phénomènes gastriques que présentaient les malades, c'est-à-dire, des vomissements d'abord alimentaires, puis bilieux, enfin sanglants où au moins hématiques (vomito negro), dans tous les cas très pénibles ou douloureux à toute époque de l'évolution de l'affection, étaient de nature à faire croire à une étiologie bromatologique. Comme le fait très bien remarquer M. Finlay, ces diverses raisons devaient porter les historiens de la conquête à rattacher la maladie à la famine et à la mauvaise alimentation, comme l'effet à la cause. Mais aujourd'hui que, d'une part, nous connaissons assez les pays tropicaux pour être revenus de la prétendue insalubrité des fruits, racines, herbages, animaux, etc., qu'on y mange ; que d'autre part nous savons, que les maladies résultant d'une mauvaise alimentation, ne présentent pas de pareils caractères; enfin que nous connaissons mieux les symptômes du typhus amaril, nous pouvons sans hésitation avoir une opinion différente de la leur.

— Les ravages de la maladie sur les Indiens peuvent-ils être expliqués ? — Un des grands arguments qui peuvent être opposés à l'idée de la fièvre jaune pour l'épidémie dont nous parlons, c'est que les Indiens furent presque aussi maltraités par la maladie que les Européens, et, comme il est admis par ailleurs que les créoles des Antilles sont indemnes à l'égard de la fièvre jaune en temps ordinaire, on comprend combien de prime abord cet argument à de poids. Néanmoins il est peut-être possible d'expliquer les choses d'une manière satisfaisante, en rappelant que l'immunité des Caraïbes était infiniment moindre que celle des nègres et des créoles blancs ou colorés de nos jours ; elle devrait être semblable à celle des habitants des hauteurs de l'Amérique centrale et du Mexique, qui appartiennent à une race semblable. Nous savons d'une part que ces habitants sont parfaitement exposés à contracter la fièvre jaune, quand ils quittent leurs pays, plus élevés et relativement plus frais, pour venir sur le côtes de l'Amérique tropicale et des Antilles. D'autre part, le fait de l'agglomération d'un grand nombre d'indigènes, lors de la bataille de Véga-Real, devait, non seulement avoir amené dans ce point des hommes en réceptivité de fièvre jaune, mais encore créé des conditions hygiéniques capables de donner à la maladie une intensité assez grande pour diminuer, plus ou moins, l'immunité de ceux qui en temps ordinaire sont respectés par la fièvre jaune. Enfin on peut penser, comme le fait remarquer M. Finlay, que peut-être la fièvre jaune n'avait pas régné depuis un certain nombre d'années dans la contrée ; et si comme la chose est probable, l'immunité des blancs et des Indiens créolisés est le résultat de leur séjour dans le pays pendant le cours d'une épidémie, on comprend que ces Indiens purent, en 1495, payer un assez large tribut morbide pour que les historiens de la conquête l'aient enregistré.

— Peut-on admettre sans hésitation que cette maladie était la fièvre jaune. — Les raisons que je viens de donner, et les quelques rares descriptions que nous possédons sur les symptômes du mal, qui sévit en 1495, tout imparfaites qu'elles soient, nous permettent de penser résolument que c'est de la fièvre jaune qu'il s'agit dans cette circonstance ; et d'ailleurs il est un critérium, qui a grande valeur à mon avis : c'est celui de la mortalité ; en effet aujourd'hui que nous avons assez d'exemples de maladies épidémiques dans les pays qui nous occupent, nous savons qu'il n'est que trois ou quatre maladies : le choléra, la peste, le typhus, la variole et la fièvre jaune, qui puissent faire des ravages pareils à ceux qui sont indiqués par les auteurs. Il n'y a qu'une de ces quatre affections qui puisse emporter le tiers d'une agglomération humaine en quelques mois. Or

comme la variole était assez bien connue déjà pour qu'on eût cité
son nom, s'il s'était agi d'elle; comme les symptômes du choléra,
du typhus et de la peste sont très différents de ceux que nous indiquent les auteurs, et au contraire se rapportent très exactement
au typhus amaril, nous avons trois raisons pour une d'admettre:
que c'est bien la fièvre jaune, dont les historiens nous ont
signalé les ravages à l'époque dont nous parlons.

D'ailleurs pour appuyer notre opinion sur des preuves capables de la faire accepter sans hésitation occupons-nous un
instant de divers événements de découverte, de guerre et de
conquête des pays du nouveau monde, qui se déroulèrent dans
les années qui suivirent les voyages de Colomb, nous y trouve-
rons que la maladie préleva quelquefois de lourds impôts de sang.
Et cela, dans des conditions toujours semblables et telles, qu'on
ne saurait méconnaître un instant la fièvre jaune à ces allures.
C'est ainsi par exemple que d'une part nous enregistrons les faits
suivants dans l'histoire de la conquête du nouveau monde.
En 1502, le commandeur de Lares arrive d'Europe à Saint-
Domingue avec 2,500 hommes bien équipés et pleins de santé;
ces hommes furent atteints en peu de temps par une maladie, qui
en emporta plus de 1,000 très rapidement. En 1509, Alonso, de
Hojeda, s'en va avec 300 hommes, qui arrivaient d'Europe, fonder
un établissement dans la nouvelle Andalousie et en perd 260 en
peu de temps. Diégo de Nicuesa s'en va en 1509, avcc 780 Espagnols nouvellement débarqués pour s'établir dans la Nouvelle-Castille au Darien, et en peu de temps aussi la maladie dé-
cime d'une manière terrible ses compagnons, car 400 étaient
morts déjà trois mois après, et au bout de quinze mois il n'en
restait qu'une soixantaine. Pédradrias de Avila amena d'Espagne, en avril 1514, 12 à 1,500 hommes au Darien et perdit
un grand nombre d'entre eux par le fait d'une épidémie, sur-
gissant presque aussitôt, tandis que le contingent de Vasco-Nunez qui était constitué par ceux qui avaient échappé aux épidémies subies par Diégo de Nicuesa, par Hojeda, etc. etc... c'est-
à-dire qui était acclimaté, ne perdait personne.

En revanche, lorsque les Européens déjà acclimatés à Saint-
Domingue ou dans les diverses Antilles s'en allaient fonder un
établissement nouveau dans une île inhabitée jusque-là, ils n'é-
taient pas inquiétés par les maladies; c'est ainsi que : en 1508,

Ponce de Léon alla dans l'île de Saint-Jean (Porto-Rico aujourd'hui) sans avoir de malades, mais on sait qu'il n'emmenait avec lui que des Européens qui habitaient Saint-Domingue depuis longtemps. En 1509, un groupe d'hommes déjà acclimatés à Saint-Domingue s'en alla sous le commandement de Juan de Esquivel occuper l'île de la Jamaïque sans subir d'épidémie et par conséquent sans perdre de monde. En 1511, Diégo Vélasquez alla coloniser à Cuba avec 300 hommes déjà acclimatés à Saint-Domingue et ne perdit personne, car ce n'est qu'en 1649 qu'on signala pour la première fois dans cette île une mortalité notable due à une épidémie de fièvre jaune.

Ceux des hommes de Diégo de Nicuesa, qui survécurent à l'épidémie qui décima les premiers envahisseurs du Darien, étaient au nombre de 60, avons-nous dit précédemment ; réunis aux 40 qui restaient de l'expédition de Hojéda et à 360 autres acclimatés commandés par Amiso, par Colmenares et par Christobal Serrano, ils constituèrent un corps de 450 hommes, qui furent commandés par Vasco-Nunez et qui, jusqu'à l'arrivée de Pédrarias de Avila, en 1514, ne firent plus que des pertes tout à fait insignifiantes, malgré mille privations et mille fatigues qu'ils eurent à souffrir. Enfin, ajoutons qu'en 1519, Cortès vint occuper Saint-Jean-d'Ulloa avec des hommes acclimatés à Saint-Domingue depuis nombre d'années et n'eut à souffrir aucune épidémie.

Le fait d'une maladie épidémique venant avec une constance remarquable frapper les Européens qui tentaient un établissement aux Antilles ou en Amérique, quand ces Européens n'étaient pas déjà acclimatés à Saint-Domingue est donc indéniable, mais qu'elle est la maladie dont il s'agit? Est-ce la fièvre jaune ou bien telle autre affection: typhus, fièvre typhoïde, variole, fièvre malarienne, qui peut être mise en cause ? Sans doute, comme on l'a fait remarquer avec raison, ces descriptions des premiers temps de conquête du nouveau monde sont assez incomplètes et assez vagues pour ne pas entraîner, par elles-mêmes, l'opinion dans un sens ou dans l'autre d'une manière indiscutable. Si l'on s'en tenait à elles seules, il est probable que le doute existerait toujours, car on peut aussi bien voir, à la rigueur, dans ces épidémies des effets de la malaria, du typhus, etc. etc., que des atteintes de fièvre jaune. Mais cependant, ces réserves étant faites, on ne peut se défendre de croire que c'est bien de la fièvre jaune qu'il s'agit. Ce qui le corrobore, c'est que la malaria, par exemple, est autrement étendue, plus fréquente et plus sévère sur la côte occidentale d'Afrique qu'aux Antilles et en Amérique ; et cependant, les premiers Européens, qui y sont allés, n'ont pas eu, à beaucoup près, autant de malades et de morts que ceux qui envahirent les contrées découvertes par Christophe Colomb.

Au contraire, depuis que les faits ont été enregistrés avec précision, c'est-à-dire depuis le milieu du xviie siècle, nous savons que toutes les expéditions européennes aux Antilles et dans l'Amérique tropicale ont été pour ainsi dire fatalement décimées par la fièvre jaune. Or, n'est-il pas rationnel de penser alors, quand l'histoire nous dit que les expéditions européennes du xvie siècle présentaient le même cortège de malades et de morts, n'est-il pas rationnel, dis-je, de penser qu'il s'agit dans les deux cas de la même maladie ?

Nous concluons donc, avant d'aller plus loin, que la fièvre jaune a fait, d'après ce que nous savons, sa première apparition chez les conquérants du nouveau monde, en mai ou juin de l'année 1495 dans l'île d'Hispaniola ; et sans nous occuper, pour le moment, de savoir d'où elle venait, il nous suffit que la chose soit bien établie. Ajoutons que depuis le moment où la maladie fut signalée, elle frappa des coups terribles sur les groupes d'Européens qui arrivaient aux Antilles ou sur les côtes du continent américain, puis épargnait d'une manière très remarquable ceux qui avaient survécu à une première atteinte, ou bien qui avaient traversé une première épidémie sans en souffrir.

D. — Peut-on penser que la fièvre jaune existait chez les habitants des Antilles et du littoral américain avant l'arrivée des Européens ? — La question est encore très obscure car les documents manquent jusqu'ici de la précision nécessaire pour juger définitivement le débat. Néanmoins dans le courant de l'année 1875 le congrès dés américanistes de Nancy nous a donné quelques renseignements utiles, et en 1884 un remarquable travail du Dr Charles Finlay, (*Apuntes sobre la historia primitiva de la febre amarilla Habana*, 1884) a fourni des indications si précises à ce sujet, que l'on peut considérer aujourd'hui : que si nous n'avons pas encore tous les éléments nécessaires, nous possédons néanmoins déjà un assez grand nombre de détails, pour établir de sérieuses présomptions à cet égard ; entrons donc dans son étude.

Nous savons que : 1° Herrera (4° décade, chap. VIII) parle d'une maladie, qu'il appelle le cocolitzle, frappant les premiers Européens qui allèrent s'établir sur le littoral du Mexique pour y fonder l'établissement de Véra-Cruz ; 2° les religieux Raymond, Breton et du Tertre qui, comme nous le verrons tantôt, ont été les premiers à parler de la fièvre jaune d'une manière précise au sujet de l'épidémie de 1635 sur les émigrants français de la Guadeloupe, disent que cette fièvre jaune était connue des Caraïbes qui l'appelaient *Poulicantina*, périphrase qui signifie : *On me frappe de verges;* d'où est venu celui de *Coup de barre.* Ils ajoutent que l'effroi causé par la maladie considérée comme très facilement transmissible était tel chez les indigènes, qu'ils abandonnaient souvent leurs malades sans secours et brûlaient même, au besoin, leurs ajoupas pour en détruire les germes ; 3° Webster raconte, d'après les manuscrits d'un chroniqueur de l'époque, que les premiers Anglais qui occupèrent la côte méridionale de l'Amérique du Nord de 1618 à 1623 rencontrèrent une maladie, très maligne et très répandue chez les Indiens depuis les pays les plus chauds jusqu'à la hauteur du Massachusetts. Des villages entiers de naturels étaient détruits par elle, paraît-il, de temps en temps. On sait positivement que cette maladie n'était pas la variole, mais chose importante, il est à noter qu'elle sévissait pendant l'hiver surtout, et ne frappait que les indigènes ; 4° enfin Humboldt, de son côté, nous apprend que les premiers émigrants européens trouvèrent au Mexique une maladie, portant le nom de Matlazahualt, et faisant des ravages dans la population.

Quelle est la nature de ces quatre maladies que nous venons d'indiquer ? Tel est le point qu'il nous faut essayer d'élucider tout d'abord. Or nous pouvons éliminer, du premier coup, celle que les Anglais rencontrèrent sur le littoral de l'Amérique du Nord, pour la double raison, qu'elle régnait surtout pendant l'hiver et exclusivement sur les indigènes. A ces caractères, on peut dire hardiment que ce n'était pas la fièvre jaune. C'était une affection analogue au typhus, à la fièvre typhoïde, c'est-à-dire, étrangère dans tous les cas à la fièvre amarile qui nous occupe ici.

Quant au matlazahualt, bien que des opinions diverses aient pu être formulées à son égard dans le courant du siècle dernier et au commencement de celui-ci, la question est bien jugée aujourd'hui grâce aux travaux de Jourdanet (*Les altitudes de l'Amérique tropicale*, Paris, 1861, p. 195), et ceux de Coindet (*Journ. de Méd. et de chir. mil.*, 3ᵉ série, t. XI, p. 381). C'est le typhus des hauts plateaux, maladie voisine, sinon semblable, du typhus pétéchial et, par conséquent, ce n'est pas la fièvre jaune.

La poulicantina qui frappait les Caraïbes dans les petites Antilles, et qui était assez sévère pour leur faire abandonner les malades qui en étaient atteints, pour leur faire brûler les habitations où elle se montrait, est de nature à nous préoccuper beaucoup. Je dirai même : que, tout en faisant d'avance la réserve que malheureusement les renseignements que nous avons sur elle étant trop vagues, et ayant été écrits seulement en vue de l'histoire, non pour les études des médecins, font que la question, restée profondément obscure, ne peut guère encore être présentée que comme une hypothèse. Tout en faisant cette réserve, dis-je, il est bien possible que ce soit la véritable fièvre jaune. Son nom, d'où est dérivé celui de coup de barre, donne déjà à réfléchir. D'autre part Raymond, Breton et du Tertre disent que les Caraïbes voyant les premiers Européens frappés par la fièvre jaune furent d'avis qu'il y avait identité entre leur atteinte et cette poulicantina.

De prime abord, il peut paraître irrationnel, ou au moins contradictoire avec l'opinion qui a cours touchant l'immunité des créoles vis-à-vis de la fièvre jaune, d'admettre que la poulicantina était la fièvre amarile, mais en y regardant de plus près, on sent que l'improbabilité est moins flagrante qu'on ne croirait; on arrive même à penser qu'il n'y a aucune impossibilité à l'invoquer ; je le démontrerai, je l'espère, un peu plus loin.

La cocolitzle paraissait à Herrera être une maladie spéciale à la côte septentrionale de la Nouvelle-Espagne ; d'ailleurs voici ce qu'il disait à son sujet d'après le passage que j'emprunte au remarquable travail de M. Finlay, dont j'ai parlé avec distinction à tant de reprises (p. 22) : « Il a été déjà dit que la ville de Véra-Cruz et toute la côte nord sont malsaines... Si du temps de Montézuma, il y avait tant de monde, bien qu'il y eut les mêmes maladies générales qu'on appelle cocolitzle et dans certaines années plus que dans d'autres, comme cela arrive maintenant, c'est que Montézuma voyant la mortalité et le manque de population sur ces terres, retirait du Mexique et d'autres endroits bien peuplés jusqu'à 8,000 familles, et les envoyait peupler les endroits où il y avait eu beaucoup de coco-litzle, il leur donnait des maisons et des propriétés, les exemptait de tribut pour quelques années et arrivait ainsi à peupler la côte, quand cela était nécessaire. »

Sans doute nous manquons d'une description détaillée des phénomènes morbides de la cocolitzle, qui nous permettrait de la comparer nosologiquement avec la fièvre amarile, mais en songeant à ses allures épidémiques et aux épidémies si nombreuses qui sont venues depuis trois siècles décimer les habitants de la côte mexicaine aux environs de la Véra-Cruz, ne sommes-nous pas autorisés à penser qu'il s'agit toujours, avant comme après l'arrivée des Européens dans le nouveau monde, de la même maladie : la fièvre jaune ? Pour ma part, je me rallie résolument à cette opinion.

Quoi qu'il en soit, nous pouvons conclure des divers détails qui nous ont occupé, au sujet des quatre noms de maladies en litige, que les entités dont Webster et Humbolt ont parlé sont étrangères à la fièvre jaune ; mais qu'en revanche ce que signalent de Herrera et du Tertre se rapporte bien réellement au typhus amaril. Et alors, on en arrive à l'opinion suivante, qui tout à l'état d'hypothèse qu'elle soit encore, revêt un cachet de probabilité telle, que l'esprit s'y rallie volontiers, sous toutes les réserves d'habitude. Longtemps avant l'arrivée des Européens, et peut-être depuis le début de la période géologique actuelle, le littoral du Mexique qui avoisine la Véra-Cruz produit les germes de la fièvre jaune ; germes plus actifs ou plus nombreux à certaines années, moins puissants ou peut-être faisant défaut à certaines autres, suivant telles conditions que nous ne connaissons pas. Pour employer le mot technique, disons que la fièvre jaune est endémique dans cette contrée. La population qui habitait ce littoral, n'était pas aborigène, mais venait par émigration de l'intérieur des terres, de sorte qu'elle y était exposée à contracter cette fièvre jaune ; on peut même penser que peut-être de temps en temps elle était éprouvée par des épidémies faisant d'assez grands ravages pour que le souverain du pays fut obligé, comme nous l'avons vu précédemment, de favoriser et même de prescrire une émigration des gens de l'intérieur pour combler les vides.

Or, comme on sait d'une part, que les Mexicains des terres froides, qui descendent sur le littoral, sont aussi exposés que les Européens à éprouver les coups de la fièvre jaune ; comme d'autre part, Moufflet a montré (*Rapport manuscrit sur le service de santé de la Véra-Cruz en 1864. Arch. méd. nav.*, t. II, p. 267) que les Mexicains, dits Indiens, même ceux des terres chaudes, sont exposés à contracter la maladie ; il s'en suivait que depuis un temps immémorial il y avait dans la région, qui nous occupe, des épidémies périodiques. En temps ordinaire le peu d'intensité de l'épidémie ; ou bien le peu de densité de la population ; ou bien le peu de gravité relative des atteintes sur les Indiens ; ou bien encore ces trois conditions réunies, jointes à la rareté des déplacements humains, faisaient que la maladie restait confinée dans ses foyers d'origine ; la cocolitzle sévissait seulement sur place. Mais dans certaines circonstances, soit que l'épidémie fût plus intense, soit que les germes morbides eussent plus d'aptitude à se transmettre au loin, soit enfin que les migrations d'hommes fussent plus fréquentes, ou plus nombreuses, l'affection gagnait tel ou tel groupe de Caraïbes ; et sous le nom de poulicantina, elle faisait aux Antilles les ravages que sous le nom de cocolitzle elle faisait sur le littoral du Mexique.

Au premier voyage de Christophe Colomb, on était à une période de repos absolu ou relatif de la maladie, ou au moins cette maladie n'était pas à Hispaniola (Saint-Domingue), de sorte que l'expédition put s'accomplir sans accident ; mais la prise d'armes des sauvages, qui aboutit à la bataille de Véga-Real, ayant eu pour effet de grands mouvements de Caraïbes, la maladie puisée ici ou là, se transmit avec le courant humain. Et lorsque le contact se fit entre les sauvages contaminés et les Européens en bonne santé jusque-là, la fièvre jaune frappa les conquérants du nouveau monde, comme elle frappe depuis trois siècles les individus qui vont de l'ancien dans le nouveau monde.

A partir de ce moment, des foyers morbides temporaires existèrent çà et là dans les endroits où se trouvaient les Européens ; et comme on ne savait prendre aucune mesure de protection contre la transmission de la maladie, il s'en suivit que chaque fois qu'un flot d'émigrants nouveaux arrivait, il payait son tribut morbide. Aussi tous les établissements qui se firent avec des nouveaux venus eurent leur épidémie, tandis au contraire que lorsque la fondation se faisait avec des hommes ayant déjà payé le tribut amaril, acclimatés, en d'autres termes, on ne signalait pas l'effroyable mortalité qui était la loi commune dans l'autre cas.

Je le répète, c'est là une pure hypothèse, car nous manquons des documents nécessaires pour le démontrer d'une manière péremptoire, mais cependant cette hypothèse est si rationnelle, elle concorde si bien avec les faits connus, que l'esprit se laisse aller volontiers à l'horizon clair et simple qu'elle montre. J'aurai d'ailleurs à revenir sur elle lorsque je m'occuperai de la géographie du typhus amaril, je puis donc arrêter là, ce que j'avais à formuler sur le compte de son origine et de son extension.

E. — QUELLE EST LA DATE OU LA FIÈVRE JAUNE FUT OBSERVÉE AVEC ASSEZ DE SOIN POUR ENTRER DANS LE DOMAINE DE LA SCIENCE ? — Ce que nous avons dit jusqu'ici permettra à beaucoup de penser comme moi, que la fièvre jaune a été bien réellement en cause depuis la bataille de Véga-Real, en 1495, mais cependant ce n'est que dans le courant du xviie siècle qu'elle fut signalée et décrite avec une précision telle qu'il n'est pas possible aux esprits les plus obstinés dans la négation de douter de son apparition. C'est le P. Du Tertre (*Hist. gén. des Ant. isles*, t. Ier, p. 30, édition de Saint-Pierre, Martinique) qui est considéré comme étant le premier qui ait parlé de la fièvre jaune d'une manière qui ne permette plus aucun doute. Voici le passage qui s'y rapporte, lorsqu'il parle des premiers émigrants français, qui furent atteints par la maladie à la Guadeloupe en 1635 : « Outre la famine, deux choses contribuèrent particulièrement, la première fut une certaine maladie qu'on nomme ordinairement *coup de barre* ; elle cause ordinairement à ceux qui en sont pris un mal de tête fort violent, et accompagné d'un battement d'artères aux tempes et d'une grande difficulté de respirer, avec lassitude et douleurs de cuisses, comme si on avait été frappé de coups de barre, ce qui a donné sujet au nom qu'on lui a imposé ; elle attaque ordinairement ceux qui défrichent les terres des îles à cause des vapeurs vénéneuses qu'elles exhalent. D'après le P. Du Tertre elle fut de nouveau apportée dans le pays, en 1648, par quelques navires et elle emporta près du tiers de ses habitants (*Loc. cit.*, chap. XIII, p. 154).

La description donnée par Du Tertre est extrêmement imparfaite ; mais néanmoins nous y trouvons déjà une indication précieuse ; c'est que la maladie ne se développa pas sur place mais fut apportée par des navires. Nous aurons dans maintes circonstances l'occasion de constater combien ce détail est important. Quoiqu'il en soit désormais la fièvre jaune est bien spécifiée ; qu'elle soit décrite sous les noms de contagion, coup de barre, de peste américaine, de mal de Siam, etc. etc... nous la voyons signalée presque sans interruption jusqu'à nos jours avec des oscillations du plus ou moins touchant son extension et son intensité épidémiques, mais avec une gravité toujours grande chez les individus qui en sont atteints.

CHAPITRE II

CHRONOLOGIE

Dans ce chapitre, je vais consigner les diverses épidémies de fièvre jaune observées, d'année en année, depuis la découverte de l'Amérique. Je suivrai pour cette exposition un ordre déterminé afin d'éviter les confusions et pour faciliter les recherches du lecteur. C'est ainsi que je partagerai les localités visitées par le fléau en sept catégories distinctes, à savoir : Les grandes Antilles, — les petites Antilles, — le continent inter-américain, c'est-à-dire l'étroite bande de terre qui va du canal de Panama aux États-Unis du nord, le tropique du Cancer étant la ligne de démarcation entre ce pays et le suivant, — l'Amérique du nord, — l'Amérique du sud, — l'Afrique, — l'Europe.

1495

Grandes Antilles. — Il est probable que la première apparition de la fièvre jaune, chez les Européens, date de peu de temps après la bataille de Véga-Real ou Cerro-Santo, livrée par Colomb contre une multitude d'Indiens venus de divers endroits des Antilles, le 24 mars 1495. Herrera s'est rangé entièrement à cette opinion. Oviedo place cette bataille en 1494, et alors le début des épidémies devrait être avancé d'un an, mais c'est une erreur, et il faut s'en tenir à la date de 1495.

Voici comment Herrera parle de cette première épidémie : « Le moyen, qui parut aux Indiens le plus sûr pour faire périr les chrétiens ou leur faire abandonner l'île, fut de ne pas faire de semailles afin qu'on ne pût recueillir de moisson, et de se retirer dans les montagnes où viennent, sans les semer, des racines bonnes à manger, vivant comme ils pourraient de la chasse aux lapins, dont les montagnes et les vallées étaient remplies. Cette ruse leur profita peu, car bien que les chrétiens souffrirent beaucoup de la faim et de poursuivre les Indiens, ils ne s'en allèrent pas, et même par de secrets jugements de Dieu le mal retomba sur les Indiens eux-mêmes. Comme ils fuyaient accompagnés de leurs femmes affamées et sans leur donner le temps de chasser, de pêcher ou de chercher de la nourriture, toujours cachés dans la profondeur des bois et le long des fleuves humides, une très grave maladie se déclara parmi eux, de telle sorte que jusqu'à l'année 1496, pour cette raison et par suite des guerres, il succomba le tiers de la population de l'île. »

Herrera comme les historiens du temps se complaisent à attribuer l'énorme mortalité des premiers Européens, en Amérique, à des causes souvent étranges ; mais en y réfléchissant un peu, on peut se représenter très bien, comme je l'ai dit déjà dans le chapitre précédent, la situation de la manière suivante : La fièvre jaune étant initialement endémique sur la côte du Mexique, les Indiens, qui descendaient des terres froides, en étaient souvent frappés et les communications humaines donnaient souvent naissance à des épidémies chez les habitants des Antilles. Or, dans l'agglomération humaine, qui résulta de la concentration des Caraïbes, en vue de livrer la bataille de Cerro-Santo ou autrement dit Véga-Real, la fièvre jaune fut apportée et sévit d'abord dans le camp des naturels, puis à la suite des contacts de guerre, les Européens furent contaminés à leur tour et comme, tant les Caraïbes que les Espagnols étaient en ce moment en réceptivité, vis-à-vis de la maladie, il s'en suivit que les deux catégories d'hommes furent également touchées. Cette première épidémie et celles qui suivirent, furent si terribles que le roi d'Espagne décida que les malfaiteurs seraient déportés à Hispaniola (Saint-Domingue) où ils obtiendraient la liberté, après deux ans, s'ils avaient mérité la 'mort et après un an seulement, s'ils n'avaient mérité que les galères (Herrera, t. III, chap. II, p. 83).

1502

Grandes Antilles. — Le 15 avril 1502, l'expédition du commandeur de Larès, forte de 2,500 hommes, arriva dans l'île de Saint-Domingue. A ce moment, il ne restait plus que 300 Espagnols des 1,500 que Christophe Colomb avait amenés; et des divers déportés arrivés par fractions successives. Peu de temps après leur débarquement, ces nombreux venus perdirent un millier d'entre eux du fait de la fièvre jaune (Herrera, dec. 1, livre V, chap. III, p. 1).

1509

Amérique du sud. — En 1509, Alonzo de Hojeda alla, avec 300 hommes, arrivant d'Espagne, occuper un point de la côte du Darien. En peu de temps 260 d'entre eux étaient morts d'une maladie qui n'était autre chose que la fièvre jaune (Las Casas, p. 300).

Continent inter-américain. — Cette même année 1509, Diego de Nicuesa alla occuper un point de la Nouvelle-Castille, sur la côte du Mexique, avec 780 hommes, venant d'Espagne. Dans les premiers jours de l'occupation, il en mourut 400, puis peu après, 200 autres; et enfin après quinze mois, il ne restait plus que 60 survivants.

1510-1515

Afrique. — Il est possible, d'après ce que nous lisons dans la relation du pilote portugais, Ramusio donnée par Valkenaer (t. Ier, p. 370 à 399), que la fièvre jaune ait régné aux îles du cap Vert de 1510 à 1515. Nous n'avons aucun

détail sur la manière dont elle y fut apportée et les conditions de son évolution ;
nous savons seulement qu'elle faisait de grands ravages sur les équipages qui
arrivaient d'Europe.

1514

Amérique du sud. — Vasco Nunez de Balboa occupa en 1510, un territoire,
situé entre le Darien et Nombre de Dios, avec 40 hommes survivants de l'expédition de Hojeda et 60 de ceux de Nicuesa ; en outre il reçut 350 Européens
acclimatés déjà à Saint-Domingue ; et jusqu'en 1514, moment où l'expédition de
Pedrarias de Avila vint les rejoindre, ils ne perdirent qu'un nombre insignifiant
d'individus, ce qui montre d'une manière très concluante que c'est bien de la
fièvre jaune qu'il s'agit dans les épidémies dont il est question. Le 12 avril
1514, Pedrarias de Avila arrive au port de Darien avec 1200 ou 1500 hommes
venant d'Espagne. Aussitôt une épidémie se déclare et en peu de mois la moitié
des émigrants mourut. « Il en mourut un si grand nombre, dit Herrera (lib. X,
chap. xiv) chaque jour, qu'on en enterrait une quantité dans la même fosse ; et
s'il arrivait que la fosse ne fût pas pleine, on ne la fermait pas parce qu'on était
bien assuré qu'en peu d'heures il en périrait assez pour la remplir. En un seul
mois 700 hommes moururent. »

1520

Afrique. — A la même source du pilote portugais Ramusio, nous puisons
aussi que c'est probablement la fièvre jaune qui éprouva les équipages portugais en 1520, dans le golfe de Bénin.

1553

Afrique. — La fièvre jaune est probablement, aussi, à mettre en suspicion dans
les pertes de l'expédition de Windham et de Pintéado, dans le golfe de Guinée
(Valkenaer, t. Ier, p. 407 à 420) ; sur 140 hommes d'équipage de deux navires, il
n'en resta que 39 ; et il fallut brûler un des deux navires qu'on ne peut ramener.

1558

Afrique. — La fièvre jaune peut encore être incriminée pour le voyage de
Torwson, sur la côte de Guinée, au Bénin et à San-Thomé en 1558 (Valkenaer,
t. II, p. 18).

1588

Afrique. — Bird et Newton, dans leur voyage au Bénin, en Guinée et à San-
Thomé en 1588 (Valkenaer, t. II, p. 89) eurent probablement à subir aussi les
atteintes de la fièvre jaune.

1599

Afrique. — On peut invoquer, à l'appui de la présomption que la fièvre jaune
s'était montrée chez les Européens, qui allaient au nouveau monde, dès les pre-

miers temps et que ces Européens la portèrent d'Amérique en Afrique, le fait
de l'amiral Van der Does, dont parle le docteur Cop, dans son *Histoire de la
médecine navale hollandaise*. Une partie de l'escadre, forte de 75 navires et
comprenant 8,000 hommes, relâcha à la fin de l'année 1599 aux Canaries, après
avoir tenté une attaque de l'escadre espagnole à la Corogne ; en repartant pour
aller à Saint-Thomas des Antilles, elle fut atteinte d'une maladie nommée *pestilentielle* et *contagieuse*, que les Espagnols appelaient *calentura*, et qui,
avant le passage de la ligne, avait emporté déjà 15 personnes à bord du navire
amiral. Or on peut penser que les Hollandais avaient contracté la fièvre jaune
aux Canaries, contaminés qu'ils furent par les Espagnols, qui subissaient cette
fièvre jaune appelée par eux, du nom de *calentura*, et qu'ils avaient apportée
de Saint-Domingue, où elle régnait dans ce moment.

1635

Petites Antilles. — Cette année l'île de la Guadeloupe fut éprouvée par une
épidémie de fièvre jaune. Cette épidémie est remarquable en ce sens que c'est
elle dont la description constitue le premier document positif que la science ait
possédé, pendant longtemps, touchant la maladie. Voici le passage du livre du
P. du Tertre (*Hist. gén. des Ant. isles*, t. Ier, p. 30, édit. Saint-Pierre, Mart.) :
« Outre la famine, deux choses contribuèrent particulièrement : la première fut
une certaine maladie qu'on nomme communément *coup de barre*; elle cause
ordinairement à ceux qui en sont surpris un mal de tête fort violent et accompagné d'un battement d'artères aux tempes et d'une grande difficulté de respirer avec lassitude et douleurs de cuisses, comme si on avait été frappé de
coups de barre; ce qui a donné sujet au nom qu'on lui a imposé : elle attaque
ordinairement ceux qui défrichent les terres des îles, à cause des vapeurs vénéneuses qu'elles exhalent. »

1639

Afrique. — Ferreira da Rosa dit qu'en 1639 la flotte que l'Espagne envoyait
au Brésil sous les ordres de l'amiral Mascarenhas, prit au cap Vert un mal contagieux qui enleva 3,000 soldats en peu de temps. Il semble que ce soit la fièvre
jaune qu'on doive incriminer ici, sans pouvoir l'affirmer néanmoins. Dans
ce cas, comme la fièvre jaune fut signalée au Brésil en 1640, ce serait des îles du
cap Vert que la fièvre jaune serait arrivée la première fois au Brésil.

1640

Petites Antilles. — La fièvre jaune régnait à la Guadeloupe, d'après le
P. du Tertre (*loco citato*); il semble même, d'après son dire, qu'elle n'avait pas
cessé depuis 1635. On peut croire, d'après les divers historiens des Antilles,
qu'elle se montrait çà et là assez habituellement, mais ne faisait de grands ravages qu'à des époques assez éloignées les unes des autres.

Amérique du sud. — M. Kinlay (*Rem. on the Yell. fever; journ. of med.
scien.*, 1852, t. xv, p. 254) dit que d'après les documents consulaires de Pernambuco on peut admettre que la fièvre jaune régna dans cette ville en 1640.

1643

Amérique du sud.— Peut-être peut-on rattacher à la fièvre jaune la maladie, qui régna au Brésil, dans l'été de 1643, et dont parle Guillaume Lepoix ; mais la chose n'est pas absolument certaine, de même que quelques auteurs ont cru donner la même nature aux maladies, qui décimèrent les Hollandais, lorsqu'ils conquirent Valdivia au Chili, sans que nous puissions dire avec certitude s'ils avaient raison ou non.

1645

Petites Antilles. — Le docteur Hughes, dans l'*Histoire naturelle de la Barbade*, dit, sur l'autorité du docteur Gamble, que la fièvre jaune régna dans cette île en 1645; elle fut très fatale et fut regardée comme une maladie nouvelle.

1647

Petites Antilles. — Ligon (*Hist. de la Barbade*, Lond., 1657) raconte que la fièvre jaune, qu'il appelle *la peste*, régnait dans cette île en 1647, au moment où il y arriva. Nous savons par ailleurs qu'elle y dura pendant plusieurs années et qu'elle ravagea les grandes comme les petites Antilles. Comment la maladie se développa-t-elle à la Barbade en 1647 ? Le mot de peste qui lui fut appliqué semblerait évoquer l'idée de l'importation; mais nous n'avons aucune indication précise à ce sujet. Ligon inclinait à penser que la maladie était due à des excès d'eau-de-vie, car il ne mourait qu'une femme pour 10 hommes ; cette étiologie n'est pas admissible aujourd'hui.

Amérique du sud. — D'après ce que dit Frézier dans sa *Relation d'un voyage dans les mers du Sud* (Paris, 1705), il semble que la fièvre jaune régnait au Chili en 1647.

1648

Grandes Antilles. — La fièvre jaune était peut-être à Cuba ; dans tous les cas elle y régna l'année suivante et y dura jusqu'en 1656 (Finlay, *Apuntes sobre la historia*, Havane, 1884).

Petites Antilles. — La fièvre jaune se montra de nouveau à la Guadeloupe en 1648 : elle y avait été apportée de Saint-Christophe, où en dix-huit mois elle emporta le tiers des habitants; le P. du Tertre est l'auteur qui nous l'apprend. Je suis obligé de relever ici une contradiction de cet historien, qui cependant a décrit si exactement, tant d'événements survenus aux Antilles. En effet, le P. du Tertre dit à propos de cette épidémie, qu'il appelle une peste, qu'elle était inconnue aux Antilles, depuis qu'elles étaient habitées par les Français (p. 154, édit. de Saint-Pierre); et cependant peu avant il avait dit que les premiers émigrants à la Guadeloupe, en 1635, l'avaient éprouvée. En somme cette contradiction est de très minime importance. La maladie régnait dans presque toutes les Antilles depuis l'année d'avant et devait continuer pendant plusieurs années encore, comme nous allons le voir.

1649

Grandes Antilles. — La fièvre jaune était à Cuba et y dura jusqu'en 1656. (Finlay).

1652

Petites Antilles. — D'après Maurille de Saint-Michel, la fièvre jaune était encore à Saint-Christophe, en 1652, de sorte que, comme elle y était déjà en 1648; et 1649 et qu'en 1647 elle est signalée par Ligon pour la Barbade, nous pouvons admettre que pendant tout ce temps les petites Antilles se trouvèrent sous l'influence du typhus amaril. Cette influence dût durer pendant de longues années encore. Je crois que si nous trouvons, pendant le xviie siècle, moins de traces du fléau que dans le siècle suivant, c'est parce que l'élément européen était très restreint aux îles d'Amérique, plutôt que parce que la maladie n'y existait réellement pas.

1655

Grandes Antilles. — Une preuve que je peux donner à l'appui de l'opinion, que je viens d'émettre, en parlant de l'année 1552, c'est qu'en 1655, lorsque les Anglais s'emparèrent de la Jamaïque, ils trouvèrent, d'après Echard (Bailly, p. 31), dans la fièvre jaune un ennemi plus dangereux que les Espagnols. Moseley, p. 422, dit en effet qu'ils furent décimés par elle. Quant à ce qui est de la propriété de transmission de la maladie, nous pouvons dire d'après Lediard (*Naval history of England*, t. II), qu'en 1655 une armée anglaise destinée à attaquer les possessions espagnoles arriva en bon état de santé à Bridgtown où l'état sanitaire était mauvais ; elle fut aussitôt attaquée par une maladie qui provoquait d'effrayantes hémorrhagies, et qui tuait un grand nombre de ceux qu'elle touchait. Les navires portèrent l'épidémie à Saint-Domingue, où elle fit autant de victimes à terre qu'à bord.

1656

Grandes et petites Antilles. — En 1656 aussi, la fièvre jaune était à Saint-Domingue, d'après Moseley (Moreau de Jonnès, p. 60), et nous la trouverions dans la plupart des îles des Grandes et des Petites Antilles à cette date, si nous pouvions consulter les écrits de l'époque.

1665

Petites Antilles. — En 1665 une escadre anglaise qui était en bon état de santé, s'empara de Sainte-Lucie et y mit une garnison de 1,500 hommes ; cette garnison était réduite à 89 au mois de janvier de l'année suivante par le fait d'une violente épidémie de fièvre jaune (Du Tertre).

1668

Grandes et petites Antilles. — La fièvre jaune régnait dans la plupart des Antilles Grandes et Petites.

Amérique du Nord. — La ville de New-Yorck, aux États-Unis, fut atteinte pour la première fois par la fièvre jaune au dire de Toner (*Mémoires sur les épidémies de fièvre jaune aux États-Unis*). Toner dit que c'est le premier fait d'apparition de la maladie aux États-Unis. C'est par des arrivages des Antilles que New-Yorck fut contaminé.

1671

Grandes Antilles. — La fièvre jaune était à la Jamaïque en 1671, d'après Tropham (*Stah of healt of Jamaiica* en 1676).

1678

Grandes Antilles. — La fièvre jaune régnait dans l'île de Cuba (Finlay).

1682

Petites Antilles. — Pour quelques auteurs, c'est à cette date qu'il faut rapporter l'épidémie de la Martinique, appelée épidémie de *l'Oriflamme;* mais pour la plupart, cette épidémie doit être reculée à 1690. Il est très possible, probable même, que la fièvre jaune régnait, en 1682, à la Martinique et qu'elle y était aussi en 1688 ; il est alors facile d'expliquer pourquoi certains écrivains, constatant le fait, ont rapporté l'intrusion de la maladie de ces deux dates au vaisseau *l'Oriflamme*, qui ne peut être incriminé que pour 1690.

1686-1687

Grandes Antilles. — La fièvre jaune régnait à Saint-Domingue et y dura pendant encore plusieurs années.

Amérique du Sud. — Les Portugais occupent Pernambuco, dans le Brésil, et y sont attaqués par la fièvre jaune. C'est l'épidémie connue sous le nom d'épidémie d'Olinde ; elle a donné lieu à la première description médicale du typhus amaril, celle de Joaô Ferreira da Rosa (*Trattado da Constituiçao pestilential de Pernambuco* en Lisboa, 1694). Ferreira attribue l'épidémie à des barils de viande pourrie, apportés par un navire, venant de Saint-Domingue, où la maladie régnait déjà et où elle durait encore en 1690. Au Brésil, il paraît que la fièvre jaune dura jusqu'en 1694. Peut-être sévissait-elle depuis 1640 ? Car nous avons vu précédemment que l'escadre de Mascarenhas avait pris au cap Vert une maladie contagieuse qui emporta un grand nombre de soldats. Nous devons aussi appeler l'attention sur le fait, qu'on attribua l'épidémie de Pernambuco à des barils de lard pourri, nous verrons plus loin que la même étiologie fut invoquée à la Martinique pour l'épidémie de *l'Oriflamme*, ce qui montre que très probablement la véritable cause n'est pas indiquée par cette affimation.

En 1686 fut formulée pour la première fois cette opinion rééditée depuis par Pym et Audouard que la fièvre jaune a été apportée en Amérique par les négriers arrivant de la côte d'Afrique avec un chargement d'esclaves. Moreau de Jonnès (*loc. cit.*, p. 58) combat cette assertion qu'il appelle une fable.

FIÈVRE JAUNE

1688

Petites Antilles. — Ce que je viens de dire, à propos de l'an 1682, me dispense d'insister plus longuement sur l'épidémie de la Martinique de cette année 1688 qu'indique le P. Labat. Seulement notons que la guerre éclata entre la France et l'Angleterre, au moment dont nous parlons, et on comprend que dans plus d'un cas les exigences de l'attaque et de la défense durent rendre la propagation de la maladie plus facile, d'un point à un autre de ces îles où se passèrent pendant de longues années d'incessants faits de guerre.

1690

Grandes Antilles. — La fièvre jaune était à Saint-Domingue, d'après Moseley.

Petites Antilles. — La maladie était à Sainte-Croix, d'après Moreau de Jonnès. Lediard dit aussi qu'elle était à la Barbade, où l'escadre de l'amiral Wright, qui portait les troupes du général Codrington, la contracta au moment où elle allait attaquer la Guadeloupe. Ces indications sont très importantes dans la question très controversée encore de la véritable genèse de l'épidémie dite de *l'Oriflamme*. Cette épidémie est remarquable à plus d'un titre dans l'histoire de la fièvre jaune : en voici le sommaire emprunté à Moreau de Jonnès qui l'a puisé lui-même dans le livre du P. Labat.

« Au mois de décembre 1690, le vaisseau *l'Oriflamme* et deux navires de la Compagnie des Indes qui revenaient de Siam avec les débris des établissements de Mergui et de Brancok relâchèrent successivement au Brésil et au fort Royal de la Martinique. Pendant leur séjour dans cette dernière colonie, ils demeurèrent mouillés dans le Carénage, bassin formé par la nature entre de riantes collines volcaniques, mais dont l'insalubrité est d'autant plus grande qu'il est abrité contre tous les vents, excepté celui du sud. On assure que les salaisons qui étaient à bord de ces bâtiments étant avariées par la longueur du voyage furent jetées dans ce port et qu'il en résulta une infection d'où naquit une maladie pestilentielle. Néanmoins une opinion plus répandue attribua cette maladie à une contagion que les équipages avaient apportée du Brésil où depuis sept ou huit ans elle faisait de grands ravages ; ce qui n'empêcha pas que malgré cette origine américaine elle fut désignée sous le nom de *mal de Siam*. » (Moreau de Jonnès, p. 59. — P. Labat, *Nouveau voyage aux îles d'Amérique*.)

Ajoutons pour compléter cette indication que, d'après le P. Labat, la fièvre jaune était au Brésil depuis huit années déjà, lorsque *l'Oriflamme* y vint y relâcher seulement. Comme dans les premiers temps on ne s'arrêta pas à l'idée de la relâche au Brésil et qu'on ne fut frappé que de ce double fait : 1º navire venant de l'Extrême-Orient ; 2º maladie apportée par lui, on donna à l'affection le nom de mal de Siam, qui a été souvent employé pendant plus d'un siècle.

On a contesté la réalité de l'importation de la fièvre jaune à la Martinique par *l'Oriflamme*, et Labat lui-même, en disant qu'on avait vu déjà la maladie en 1688, donne un puissant appoint à ceux qui soutiennent que, loin d'apporter le germe de l'épidémie du dehors, le navire le puisa dans ses relations avec les habitants de l'île. Mais c'est surtout le dire de Moseley, de Moreau de Jonnès et de Lediart qui vient peser sur le débat: en effet, s'il est admis, d'après eux, que Sainte-Croix, Saint-Domingue, la Barbade et même la Guadeloupe subissaient la fièvre amarile dans le courant de 1690, on ne peut pas penser que ces îles avaient été contaminées par la Martinique, où *l'Oriflamme* n'arriva qu'en décembre. Alors, il faut croire que la maladie régnait aux Antilles en même temps qu'au Brésil ; et peut-être, au lieu d'incriminer *l'Oriflamme,* il ne faut le considérer que comme une victime de plus.

Il est probable que la question ne pourra être jamais vidée d'une manière absolument positive, faute de documents ; on peut, à son choix, soutenir une des nombreuses variantes mises en avant à ce sujet. Dans tous les cas, et c'est ce qu'il nous importe de savoir seulement : que la maladie ait commencé alors aux Antilles, apportée du Brésil, ou qu'il s'agisse d'une simple recrudescence de la maladie régnant déjà dans le pays et atteignant d'une manière spécialement sévère des équipages qui y arrivaient pour la première fois, toujours est-il, qu'à la date de 1690, commença une ère d'épidémie (voir ci-après, en 1692, un ordre du roi qui précise cette année de 1690 comme début) qui dura pendant nombre d'années, et probablement jusqu'en 1709. Elle ne s'éteignit plus dans les Antilles d'une manière quelque peu prolongée.

1690

GRANDES ANTILLES. — D'après Moseley, la fièvre jaune était à Saint-Domingue (Moreau de Jonnès).

PETITES ANTILLES. — En 1690, une expédition anglaise sous les ordres du général Codrington et de l'amiral Wright relâcha à la Barbade, venant d'Europe en bonne santé, pour envahir la Guadeloupe. Or à peine eut-elle communiqué à la Barbade, où régnait la fièvre jaune, qu'elle fut très sévèrement attaquée par la maladie (Lediard, *loc. cit.,* t. III, p. 55).

EUROPE. — Brest fut menacé d'une importation de la fièvre jaune par l'arrivée de bâtiments de guerre venant des Antilles. On installa un lazaret à l'île de Trébéron, pour y séquestrer les navires suspects, pendant le temps nécessaire à la disparition de la maladie.

1691

GRANDES ET PETITES ANTILLES. — Ducasse, arrivé d'Europe le 8 mai 1691, avec trois bâtiments de guerre qu'il commandait, vit bientôt ses équipages en proie à la maladie qui ravageait toute la Martinique, dit le P. Labat. Cet officier partit avec son escadre pour aller à l'île Sainte-Croix prendre des vivres pour les habitants de Saint-Christophe, réfugiés à Saint-Domingue. Du 2 au 7 août, Ducasse perdit 40 hommes et laissa à Sainte-Croix le germe de la maladie. Il arriva au port de Paix le 12 avec ses trois vaisseaux ; les habi-

tants de Saint-Christophe retirés dans cette ville, reçurent avec les vivres que
leur portait l'escadre, cette affreuse maladie qui mit le comble aux maux qu'ils
avaient déjà soufferts. Plus de la moitié de ces infortunés périrent. C'est donc
au port de Paix, que, pour la première fois, on vit à Saint-Domingue cette maladie, qui portait encore, avant 1750, le nom de *mal de Siam* ou *matelotte*,
parce que suivant la tradition, l'affection avait été apportée de Siam par les
matelots des équipages (*Diction.* en 60 vol., t. I, p. 701).

Cette même année, la maladie fit de grands ravages à la Barbade, où on la
considéra comme une maladie nouvelle et on l'appela la fièvre *de Kendal* ou
du Kendal, parce que l'on croyait que des vaisseaux venant de Pernambuco
l'avaient apportée (Labat, *loc. cit.*).

Amérique du nord. — D'après Toner, Boston fut contaminée cette année
pour la première fois par un bâtiment venant des Antilles.

1692

Petites Antilles. — Le marquis d'Éragny, gouverneur par *interim* de la
Martinique, mourut de la fièvre jaune à la fin de cette année, en revenant
d'une expédition qu'il était allé faire à la Guadeloupe où la maladie régnait.

Europe. — On craignait beaucoup à cette époque l'importation de la fièvre
jaune dans les ports de France. Une preuve qu'on en puisse donner, c'est qu'il
y a dans les archives manuscrites du contrôle de la marine à Rochefort les
pièces suivantes qui ont été signalées par le D<r> Bourru, médecin de la marine,
dans son étude sur les *Épidémies de fièvre jaune.*

1º *Lettre du 13 août* 1692. — « Sa Majesté donnera des ordres pour empêcher que les bâtiments qui iront aux îles d'Amérique n'abordent au cul-de-sac
royal (la ville actuelle de Fort-de-France, à la Martinique). Cependant il ne
faut pas que vous vous dispensiez d'exécuter l'ordre qui vous a été donné de
mettre en quarantaine les vaisseaux qui reviennent des îles ; faites-nous savoir
si vous y avez mis *le Léger.* Signé : Pontchartrain. »

2º *Ordre du roy du 27 août* 1692 pour faire faire quarantaine à tous vaisseaux venant de la Martinique en rade de l'île d'Aix ou de l'Aiguillon. —
« Depuis plus d'un an, il règne au cul-de-sac de la Martinique une maladie
dangereuse, qui pourrait se communiquer dans le royaume. S'ils ont des
maladies à bord, ceux-ci seront envoyés par chaloupe au château d'Oléron où
ils seront mis à l'hôpital, mais isolés des autres malades et sans communication avec eux. La durée de la quarantaine sera de quarante jours. Le navire
sera désinfecté par des fumigations de goudron ; les hardes des malades, brûlées. Signé : Louis. Lettre du 15. »

1693

Petites Antilles. — La fièvre jaune régnait aux Antilles. Hutchinson dit
que l'escadre de l'amiral Wheler perdit les trois quarts de son effectif par une
fièvre maligne prise à la Barbade où elle avait passé un mois. Cette escadre

avait aussi passé vingt et un jours à la Martinique (c'est cette escadre qui alla contaminer Boston, dans les États-Unis) (Lediard, t. III, p. 111).

Amérique du nord. — L'escadre de Wheler qui s'était contaminée aux Antilles, alla se ravitailler à Boston et y porta la maladie. Hutchinson dit que ce fut la première contamination que Boston ait eu à subir. Mais Toner dit que ce fut en 1691 que Boston fut atteint pour la première fois (Hutchinson, *Histor. of new Engl.*, t. II, p. 72 et Ledird, *New. hist. of Engl.*, III, p. 110).

Vebster (*La Roche*, t. I, p. 48) dit que la fièvre jaune régnait à Philadelphie et à Charleston. Ce serait alors cette année qu'elle aurait été signalée pour la première fois dans ces deux villes ; et nous devons dire que quelques auteurs donnent des dates différentes. Ainsi, d'après Toner, Philadelphie aurait été contaminée seulement en 1695 et Charleston en 1699. Ajoutons que ces variations de date ont peu d'importance et que, par contre, dans une version comme dans l'autre, on attribue la contamination de ces villes à l'importation de la maladie par des navires venant des Antilles, ce qui est la chose véritablement utile à constater.

Amérique du sud. — D'après Humboldt la fièvre jaune était à Caracas cette année-là. Quelques auteurs disent que la maladie existait aussi au Brésil.

1694

Petites Antilles. — La fièvre jaune régnait à la Martinique en 1694. Le P. Labat raconte qu'en janvier, en arrivant, il vit un religieux convalescent de la maladie et que le 17 juin il fut atteint lui-même.

Elle était encore à la Barbade d'après Ligon (*loc. cit,*). Le capitaine Philips (*Collect. of voy.*, 1732, Lond., t. VI, p. 173) raconte qu'il arriva à la Barbade en novembre 1794, c'est-à-dire après le fort de la mauvaise saison, et il perdit cependant 18 hommes de son équipage. La fièvre jaune régnait, nous apprend-il, à la Barbade, depuis plusieurs années, et avait fait périr beaucoup de monde. Un navire de guerre stationné depuis deux ans dans la baie de Castille et ayant un équipage réglementaire de 200 matelots, en aurait perdu plus de 60 en deux ans.

Amérique du sud. — La fièvre jaune était toujours au Brésil depuis plusieurs années.

Europe. — On s'est demandé si en 1694 la fièvre jaune ne fut pas apportée à Rochefort. Pour ma part, je ne crois pas que ce soit probable ; la mortalité considérable qu'on enregistra dans les Charentes cette année-là était due sans doute à une épidémie de fièvre typhoïde, de typhus ou peut-être de peste. On sait que Chirac, professeur de Montpellier, fut envoyé cette année-là à Rochefort par le Gouvernement au moment où la mortalité était à son maximum. Or c'était en février, et de ce fait il y a une très forte présomption déjà pour qu'il ne s'agisse pas de la fièvre amarile qui, on le sait, diminue toujours de fréquence et d'intensité pendant les mois froids. D'autre part, il faut reconnaître que Chirac, dans son traité des *Fièvres malignes et pestilentielles*, énumère des symptômes qui se rattachent infiniment mieux au typhus et à la peste qu'à la fièvre jaune. En troisième lieu, on sait qu'en 1693 et 1694, le typhus régnait en Italie (Rammazzini), en Allemagne, en Angleterre, dans un grand nombre de villes de France. En quatrième lieu enfin, Chirac connaissait la fièvre jaune, dont il parle en l'appelant du nom de *mal de Siam* (*Dissertations et consultations médicales*, t. III. — Observations sur les incommodités auxquelles sont sujets les équipages des vaisseaux) : or il est certain que s'il avait pensé un instant à la fièvre jaune, pendant l'épidémie de 1694, il eût au moins prononcé ce nom de mal de Siam qu'on ne rencontre pas dans son travail. Donc, c'est peut-être le typhus, peut-être la peste, peut-être les deux maladies qui régnèrent à Rochefort en 1694, mais assurément il me semble que ce n'est pas la fièvre jaune.

Quoi qu'il en soit, l'autorité craignait de voir la maladie, qui régnait aux Antilles, se propager dans notre pays qu'elle considérait comme indemne de fièvre jaune à ce moment. La pièce suivante, émanée des archives de la marine de Rochefort le démontre.

Lettre du 15 septembre 1694. — J'apprends par les lettres que je reçois par le vaisseau *le Léger*, que la maladie continue toujours aux isles de l'Amérique ; cela est bien fâcheux. Cependant, comme il est important d'empêcher qu'elle ne s'introduise dans le royaume, j'écris aux officiers de l'Amirauté de La Rochelle de renouveler les défenses qui ont été faites aux équipages des vaisseaux, qui reviennent de ces pays, de ne mettre pied à terre qu'après que la visite en aura été faite, pour les obliger de faire quarantaine, s'ils sont attaqués de ce mal et c'est à quoi il est nécessaire que vous teniez la main. Signé : Pontchartrain. »

1695

Petites Antilles. — Le P. Labat dit que la maladie régnait à la Martinique cette année-là.

Amérique du Nord. — Dans le mémoire de Toner, il est dit que cette année-là la fièvre jaune fut apportée à Philadelphie sur la rivière Delaware (Pensylvanie) par un navire venant des Antilles. D'après lui, ce serait la première contamination de cette ville.

1696

Grandes Antilles. — L'expédition anglaise de Vilmot et Lillington, dirigée contre le cap Français et le port de Paix, à Saint-Domingue, fut paralysée par les ravages de la maladie. Cette troupe se portait parfaitement au moment du départ et dès qu'elle eut été en communication avec le pays dont l'état sanitaire était mauvais, elle fut attaquée par la fièvre jaune qui enleva un nombre énorme de soldats, matelots et officiers.

Petites Antilles. — Froger, ingénieur sur le vaisseau du chef d'escadre, M. de Gennes, dit que la flotte française, ayant mouillé à la Martinique, fut atteinte par une épidémie meurtrière. Le P. Labat corrobore cette indication.

Hillary et Grifitz disent qu'elle fit périr beaucoup de monde à la Barbade.

Continent inter-américain. — On subit la maladie dans le Vénézuela.

Europe. — Au mois d'août 1696, l'escadre de M. de Pointis, qui avait contracté la fièvre jaune aux Antilles, vint mouiller sur rade de l'île d'Aix. Elle avait beaucoup de malades et fut mise en quarantaine parce que l'on craignait qu'elle n'introduisît la maladie à Rochefort, où il y avait eu en 1693 et 1694 déjà une mortalité considérable.

1697

Grandes Antilles. — Saint-Domingue et Porto-Rico subissaient la fièvre jaune.

Petites Antilles. — En mai 1697, le P. Labat nous apprend qu'il fut atteint de nouveau par la fièvre jaune à la Martinique ; elle y sévissait donc. L'amiral anglais Nevil eut son escadre désorganisée par la maladie qu'elle contracta dans les Antilles. Antigoa, Saint-Thomas, étaient contaminés.

Amérique du nord. — L'escadre de l'amiral Nevil, contaminée aux Antilles, porta la maladie en Virginie, dans les États-Unis. Il y eut une mortalité considérable. L'amiral lui-même mourut ; et, de tous les capitaines de l'escadre, un seul survécut.

Amérique du sud. — Carthagène et la côte septentrionale de l'Amérique du Sud étaient contaminées aussi.

1698

Petites Antilles. — Le P. Labat nous apprend que la fièvre jaune était très sévère et très répandue à la Martinique, en 1698. La transmissibilité de la fièvre jaune était déjà à cette époque si bien acceptée par l'esprit qu'en août 1698 une lettre du ministre ordonna que l'on ferait faire la quarantaine aux navires venant des îles du Vent à Saint-Domingue, et dont la communication pourrait renouveler le mal de Siam dans cette colonie et le faire continuer (*Lois et Const. de Saint-Domingue*, t. I, p. 375).

1699

Grandes Antilles. — La maladie était à Saint-Domingue.

Petites Antilles. — Bally (*loc. cit.*) dit que la fièvre jaune était très répandue aux Antilles en 1699.
Elle était à la Guadeloupe, à la Barbade. Aux Bermudes (Barrow), elle fut très sévère ; on la considéra comme apportée des Antilles.

Continent inter-américain. — La maladie était à la Véra-Cruz où elle sévissait pour la première fois au dire de Heinmam.

Amérique du nord. — Quelques auteurs disent que c'est cette année-là que l'escadre de l'amiral Nevil venant des Antilles et s'étant contaminée en particulier à la Barbade, apporta la maladie dans les États-Unis du nord. La chose est improbable, puisque nous savons que l'amiral Nevil était mort depuis 1697. Seulement il est bien possible qu'en 1699 on eut à souffrir dans les États-Unis des suites de l'épidémie importée deux ans auparavant par l'amiral Nevil. Quoi qu'il en soit, Bally dit, d'après Lytler et l'*American register*, t. I, que la ville naissante de Philadelphie, qui contenait à peine 2 ou 3,000 personnes et qui déjà en 1695 avait été très éprouvée d'après Toner, fut affligée par le fléau d'une manière terrible. Il y mourait 6 à 8 personnes par jour et l'épidémie qui avait commencé le 1er août ne cessa qu'en novembre après avoir emporté 220 individus. A cette époque on appelait à Philadelphie la fièvre jaune du nom de fièvre de la Barbade.

Qu'on adopte la version que l'escadre de Nevil avait apporté la fièvre jaune à Philadelphie en 1697, en arrivant contaminée de la Barbade, ou bien, qu'on croie que cette escadre n'arriva dans cette ville qu'en 1699, toujours est-il que le fait important de l'apport de la maladie, d'un pays malade dans un pays sain, par des navires reste tout entier.

Charleston, dans la Caroline du sud, fut atteinte, cette année, probablement pour la première fois, par la maladie qui y durait encore en 1700. Nous avons vu précédemment que, d'après Webster, elle aurait déjà été observée à Charleston en 1693.

1700

Grandes et petites Antilles. — En mai 1700, la fièvre jaune était très sévère à la Martinique. Le gouverneur, marquis d'Amblincourt, en mourut. Pendant tout l'hivernage de cette année, les Antilles furent sous les atteintes de la maladie.

Europe. — Des navires venant des Antilles apportèrent la fièvre jaune à Cadix, d'après certains auteurs; d'après d'autres, c'est seulement en 1701 que ce fait eut lieu.

1701

Grandes et petites Antilles. — La fièvre jaune était encore sévère à la Martinique en 1701, car au mois d'août de cette année, le gouverneur, comte d'Esnotz, en mourut.

La maladie était dans la plupart des Antilles, Grandes et Petites, et notamment à la Havane (Arejula).

Afrique. — D'après Arejula, la fièvre jaune fut portée de la Havane aux Canaries où elle fit de grands ravages. D'après Busto y Blanco, ce serait la première invasion de la maladie aux Canaries; mais nous avons vu précédemment qu'en 1599 il est infiniment probable qu'elle y était déjà. Je ne serais pas éloigné de penser, par ailleurs, que la plupart des épidémies appelées du nom de *peste* qui ont été signalées dans cet archipel en 1512 — 1531 — 1582 — 1599 — 1601 —

1606, n'étaient en réalité que des atteintes de fièvre jaune et non de la véritable peste du Levant.

Europe. — D'après Arejula, la fièvre jaune fut apportée à Cadix en 1701 (Voir *Arch. de méd. nav.*, t. VII, p. 251).

1702

Grandes et petites Antilles. — L'année fut mauvaise dans les Antilles sous le rapport de la fièvre jaune. Elle régnait toujours à Cuba (Arejula).

Amérique du nord. — John Bard (*Americ museum*, 1788, p. 453) dit que la maladie fut apportée à New-York, et qu'en septembre il mourait jusqu'à 70 personnes par semaine. Ce renseignement est corroboré par Keilk et Webster. Toner (*loc. cit.*) indique le chiffre total de 570 décès. La voix publique accusait une balle de coton, apportée de Saint-Thomas, d'avoir communiqué la maladie.

La fièvre jaune fut en outre apportée cette année, par voie de navigation, jusqu'à Biloxi sur le Mississipi.

Europe. — Quelques auteurs disent que la fièvre jaune régna à Cadix cette année. Il est possible qu'ils aient rapporté à 1702 ce qui revenait à 1701.

1703

Grandes et petites Antilles. — La maladie continuait à faire des ravages dans les Antilles. Le P. Feuillée, astronome et botaniste, fut atteint par elle à Saint-Pierre Martinique cette année-là (Moreau de Jonnès), elle était aussi à la Guadeloupe (Labat).

Les Anglais, sous les ordres de l'amiral Graydon, firent, après avoir relâché à la Barbade, un débarquement à la Guadeloupe, soit qu'ils eussent été contaminés dans l'un ou l'autre des deux pays, toujours est-il qu'ils perdirent beaucoup de monde de la maladie, et que leur escadre arrivant saine d'Europe se contamina. Cette escadre porta à son tour la fièvre jaune à la Jamaïque, où elle durait encore en 1704 (Lediard, t. III, p. 335, *Hystory of Jamaïca*).

Amérique du nord. — D'après Hewelt, la ville de Charleston, dans la Caroline du sud, fut atteinte cette année-là, et fut ravagée par la maladie. Ce fut encore par le fait d'une importation par voie de mer.

1704

Grandes Antilles. — L'épidémie, apportée à la Jamaïque l'année précédente par l'escadre de l'amiral Graydon, durait encore très sévère en 1704.

Petites Antilles. — Elle était aussi toujours dans les Petites Antilles.

1705

GRANDES ANTILLES. — Saint-Domingue reçut la maladie des Petites Antilles,
comme nous allons le voir.

PETITES ANTILLES — La fièvre jaune était à la Martinique, d'après le P. Labat.
Les vaisseaux : *l'Ambitieux*, *le Faucon* et *le Marin* y furent très éprouvés
Ils allèrent, à leur tour, contaminer Saint-Domingue (Moreau de Saint-Mery).
La maladie était à la Barbade.

AMÉRIQUE DU NORD. — Lewis dit que cette année-là la fièvre jaune était à Mobile dans l'Etat d'Alabama.

EUROPE. — Le P. Labat raconte qu'il rentra cette année-là en Europe, et qu'à
son arrivée à Cadix, le navire sur lequel il était fut mis en quarantaiue, parce
qu'on était devenu très sévère dans cette ville, depuis qu'un navire venant des
Antilles y avait introduit la fièvre jaune.

1706

GRANDES ANTILLES. — Saint-Domingue fut contaminé, comme nous allons le
voir en parlant des Petites Antilles. La maladie était aussi à Cuba (Finlay)

PETITES ANTILLES. — La maladie continuait à sévir dans plusieurs îles des
Antilles, car en rentrant en France le P. Feuillée dit que le navire *l'Appollon*,
sur lequel il était, avait été très éprouvé par la fièvre jaune qu'il avait contractée à Saint-Pierre de la Martinique.

Au mois d'avril 1706, une escadre française de onze vaisseaux de guerre commandée par M. d'Harville fit un débarquement à l'île de Nièves. Les 3,000 hommes
des troupes de cette expédition restèrent vingt-deux jours à terre, et lorsqu'ils
se rembarquèrent pour se rendre à Saint-Domingue, ils avaient contracté le
germe d'une sévère épidémie de fièvre jaune. (Chicoyneau, *Traité de la peste*,
Paris, 1744).

Avec l'année 1708 se termine la longue période épidémique qu'on appelle
souvent du nom de *l'Oriflamme*, et dont nous venons de voir les principales
manifestations. Quand et comment la maladie avait-elle commencé ? Pour les
uns, c'est en 1687, au Brésil, lors de l'occupation de Pernambuco par les Portugais; pour les autres, c'est en 1688, à la Martinique. A quelle opinion nous
rallierons-nous ?

Eh bien! sans entrer dans tous les détails, et faire toutes les citations qui
peuvent trouver place dans cette question, si longtemps discutée, sans qu'une
solution définitive en soit résultée, je dirai qu'il me paraît probable que ce n'est
ni dans le Brésil, ni dans la Martinique, qu'il faut en chercher l'origine. Les faits
ultérieurs ont montré que la fièvre jaune ne naissait pas de toutes pièces au Brésil, dans le courant des siècles précédents; il est à peine admissible qu'elle y
naisse maintenant, après y avoir été importée un grand nombre de fois et y
avoir sévi longtemps au milieu des populations sales et vivant dans des bouges

infects, de sorte que nous pouvons en toute assurance penser que les Portugais, loin de trouver la maladie à Pernambuco, l'y apportèrent des Antilles en 1687.

Quant à l'idée que la fièvre jaune naquit à la Martinique, en 1688, elle est peut-être admissible ; peut-être aussi doit-on penser que la maladie vient des Grandes Antilles.

Dans ces conditions, on peut incliner à penser qu'en 1687, la fièvre jaune prit aux Antilles une activité analogue à celle que nous lui avons vu prendre à diverses reprises ; et comme les relations du moment mettaient le Brésil en communication avec ces Antilles, on la vit descendre jusqu'au Brésil, portée par les navires qui allaient d'un point à un autre, sans aucune précaution sanitaire ; puis du Brésil elle fut peut-être rapportée par *l'Oriflamme* aux Antilles, ou bien il y eut seulement là des coïncidences sans importance. Peut-être ne faut-il retenir de tout ceci que ce fait important, d'une activité grande et sévère du typhus amaril, de 1688 à 1708.

1710

Amérique du sud. — D'après M. Kinlay (*Journ. of med. sc.*, 1852, t. XV, p. 254), la fièvre jaune était au Brésil en 1710.

1713

Amérique du sud. — La fièvre jaune se manifesta peut-être parmi les équipages français sur la rade d'Ylo, au Pérou, et se propagea sur la côte jusqu'à Moquegna et Arequipa, au dire de Frézier. Nous manquons malheureusement de documents touchant cette épidémie, de sorte que nous ne pouvons signaler le fait que sous toutes réserves ; car s'il était bien prouvé qu'on eût bien affaire alors à la fièvre jaune, il ne faudrait pas faire remonter à une date plus récente, la première importation de la maladie sur les côtes du Pérou.

Europe. — Currie (p. 64) dit qu'en 1713 la fièvre jaune fut importée à Londres par un navire mais qu'elle n'y prit pas extension. Il ajoute que plusieurs fois pareille importation a été faite par des navires.

1715

Petites Antilles. — Chisholm cite l'assertion de Jemble, disant que la fièvre jaune régnait en 1715, à la Barbade, dans sa réfutation de l'opinion de Waren, dont nous parlerons plus loin.

1718

Europe. — D'après Rodrigues de Avreu, cité par Guyon (*Gaz. méd.*, 1858), la fièvre jaune sévit à Péniche, place forte, voisine de Lisbonne, en 1718.

1720

Petites Antilles. — Waren dit que la peste de Marseille, en 1720, contamina la Martinique, qui à son tour infecta la Barbade, en 1721, et il ajoute, qu'avant cette date, la Barbade n'avait jamais été visitée par la maladie. Mais il y a là erreur manifeste. Nous devons en déduire seulement qu'en 1720, pendant que la peste régnait à Marseille, la fièvre jaune sévissait à la Martinique, d'où elle fut portée en 1721 à la Barbade et où elle dura jusqu'en 1724.

1721

PETITES ANTILLES. — La fièvre jaune était à la Martinique et à la Barbade (Waren).

EUROPE. — D'après Rodrigues de Avreu (Guyon, *Gaz. méd.*, 1858), la fièvre jaune se montra, en 1721, au village d'Ericeira, à sept lieues de Lisbonne.

1722

PETITES ANTILLES. — La maladie continuait à sévir à la Martinique et à la Barbade (Towne).

1723

PETITES ANTILLES. — La fièvre jaune régnait à la Martinique, d'après certains auteurs. Moreau de Jonnès dit que de 1706 à 1736, cette île fut exempte de la maladie ; mais c'est une assertion inexacte, car nous savons, d'une part, que la fièvre jaune régna à la Martinique jusqu'en 1709 et, d'autre part, cet auteur lui-même dit, aux pages 177 et 338 de son livre, qu'elle y sévissait sévèrement en 1723.

Cette année, d'après Warren (*Trea of mal fer in Barbad*), un navire, arrivant de la Martinique avec des malades, contamina la Barbade.

1723

EUROPE. — La maladie fut apportée à Lisbonne où elle se montra encore, paraît-il, en 1724. Plusieurs auteurs considèrent cette importation comme la première qu'ait subie l'Europe. Nous avons vu précédemment, qu'en 1705 déjà, Labat dit qu'elle avait régné à Cadix. Quoi qu'il en soit, cette épidémie emporta 6,080 individus à Lisbonne, en 1723. Rodrigues de Avreu prétend, avons-nous vu, qu'en 1721 déjà, la maladie s'était montrée à Ericeira, village à sept lieues de Lisbonne, et en 1718 à Péniche, place forte voisine de ce pays.

1724

PETITES ANTILLES. — La Martinique subissait encore la fièvre jaune, en 1724, au dire de Warren, cité par Bally (p. 39) ; la maladie régnait toujours à la Barbade.

Europe. — Lisbonne présenta encore quelques cas de fièvre jaune, sans que je puisse déterminer si ce fut une recrudescence de l'épidémie précédente, ou une nouvelle importation de la maladie.

1725

Continent inter-américain. — La fièvre jaune était à la Vera-Cruz en 1725, d'après Clavigero, dans son *Histoire de Mexique*. Cet ecclésiastique affirme que jusqu'à cette date, elle y était inconnue, mais la chose est manifestement inexacte, nous en avons vingt preuves pour une. Ce que nous avons dit précédemment le démontre et j'ajouterai que Humboldt dit que, bien avant le XVIIᵉ siècle, la maladie désignée sous le nom de *vomito prieto* dans le pays, s'est montrée à maintes et maintes reprises, depuis l'embouchure du rio Antigua jusqu'au port de la Vera-Cruz.

1726

Continent inter-américain. — Une escadre anglaise, commandée par l'amiral Hozier, et composée de sept vaisseaux, vint bloquer Porto-Bello. Bientôt la fièvre jaune se déclara sur les équipages et les éprouva si cruellement que Hozier fut obligé de faire voile vers la Jamaïque où il succomba lui-même. (Ulloa, *Voy. hist. dans l'Amérique mérid.*, 1752, p. 84 et 85, et Beatson, *Nav. and mil. mem. of great Brit.*)

Amérique du sud. — A Carthagène, la fièvre jaune força l'armée anglaise de lever le siège parce que sur un effectif de 12,000 hommes, il en était mort 8,431. Il est à noter que, sur ces 12,000 hommes, il y avait 1,140 soldats créoles qui étaient presque entièrement exempts de la maladie.

1728

Amérique du nord. — La fièvre jaune était à Charleston à cette date, ce qui implique qu'elle existait dans les Grandes Antilles, au moins, car on sait qu'elle ne naît pas spontanément dans cette ville.

1729

Petites Antilles. — D'après Bally, la fièvre jaune était à Antigoa et à Sainte-Marthe (p. 40), en 1729. Ulloa dit que Domingo Justiniani, qui y commandait les navires garde-côtes, perdit dans ce dernier pays une partie de ses matelots ; elle était dans la plupart des Petites Antilles.

Continent inter-américain. — On l'a subissait à Porto-Bello (Ulloa).

Amérique du nord. — La fièvre jaune sévissait cette année-là dans la Louisiane.

Amérique du sud. — Elle était à Carthagène de Colombie.

1730

Petites Antilles. — La maladie régnait à Sainte-Marthe et dans diverses îles des Antilles.

Amérique du sud. — La fièvre jaune ravage les matelots de Lopez Pintado, à Carthagène d'Amérique. Les accidents étaient si rapides, dit Ulloa, que tel « qu'on voyait se promener un jour, était porté le lendemain à la sépulture ». Ulloa croyait qu'avant 1729 la maladie était inconnue dans cette ville, comme d'ailleurs à Sainte-Marthe, mais la chose est peu probable.

Europe. — L'escadre de Lopez Pintado, contaminée aux Antilles, apporta la fièvre jaune à Cadix où il y eut un grand nombre de victimes. L'épidémie dura jusqu'en 1731, si nous en croyons Navareté et Nicolas, Resano, cité par dom Pedro Maria Gonzalez et Villalba (*Dissertio medico sobre la calentura maligna contagiosa*).

1731

Grandes Antilles. — Bancroft dit que la fièvre jaune était à Saint-Domingue, en 1731, apportée par des navires venant de Porto-Bello.

Continent inter-américain. — La maladie était à Porto-Bello.

Europe. — D'après Pariset, elle vint à Cadix. Villalba (Pariset, p. 124), assure que l'introduction de la maladie fut due à un navire américain. Peut-être l'épidémie de 1731, à Cadix, ne fut-elle qu'une recrudescence de celle de 1730, apportée par l'escadre de Lopez de Pintado.

1732

Grandes et Petites Antilles. — La maladie sévissait dans la plupart des Grandes et des Petites Antilles.

Amérique du nord. — D'après Moultrie et Linning (*Des of yell. feo. in obs. d'Édimburg*, t. II) la fièvre jaune régna dans plusieurs localités de l'Amérique du nord, notamment à Charleston, où elle fut apportée par un navire venant des Antilles, et où elle dura depuis le commencement du mois d'août (Toner dit du mois de mai) jusqu'au milieu du mois d'octobre. Cette épidémie de Charleston fut extrêmement sévère. A certains moments elle emportait jusqu'à 20 personnes par jour. A propos de cette épidémie de Charleston, Linning faisait remarquer que la fièvre jaune ne naît jamais sur place, mais est toujours apportée du dehors.

Toner (*loc. cit.*) nous apprend que la fièvre jaune emporta 250 personnes à

Philadelphie, dans l'état de Pensylvanie cette année-là. La maladie sévit à New-York.

1733

GRANDES ANTILLES. — La fièvre jaune éclata à Saint-Domingue, d'après Pouppé Desportes, et elle y dura jusqu'en 1737. Les années 1733 et 1734 furent très sèches, dit Gilbert, et la maladie fut très répandue et très sévère. Celle de 1738 fut humide, et elle n'eut pas de gravité alors.

PETITES ANTILLES. — Warren dit (*Treat concer. the malig. fev. in Barb.*, 1734) qu'en 1733 un navire parti de la Martinique, avec des malades, contamina la Barbade où la fièvre jaune régna jusqu'en 1739.

EUROPE. — Bally (p. 42) dit que la tradition espagnole assure, qu'en 1733 la fièvre jaune fit encore des victimes à Cadix.

1734

GRANDES ANTILLES. — La maladie, qui avait commencé déjà l'année précédente à Saint-Domingue, y continua ses ravages, au dire de Pouppé Desportes.

PETITES ANTILLES. — Elle durait aussi à la Barbade.

AMÉRIQUE DU NORD. — La maladie régna cette année à Charleston, dans la Caroline du sud.

EUROPE. — La fièvre jaune régna à Cadix. Les auteurs varient d'opinion touchant la question de savoir si cette épidémie fut le résultat de la répullulation des germes de l'année d'avant, assoupis pendant l'hiver, ou bien si elle fut apportée par un navire venant des Antilles ou d'Amérique.

1735

PETITES ANTILLES. — La fièvre jaune était à la Martinique en 1735 (Bally, p. 43). La Condamine dit que le 2 juilllet, un sergent suisse fut emporté par elle en moins d'un jour, et que le 3 juilet il fut atteint lui-même.

AMÉRIQUE DU NORD. — D'après Pariset, elle était à New-Haven, dans l'Amérique du nord (p. 123).

1736

GRANDES ANTILLES. — Pouppé Desportes dit que la maladie régna cette année-là à Saint-Domingue ; il ajoute que, quoique le début de la maladie fut moins violent que de coutume, les suites en étaient aussi funestes et aussi souvent dangereuses. Nous pouvons inférer de son dire que la maladie, tout en régnant à ce moment, ne présentait pas l'activité qu'elle a de temps en temps, on était dans une période de calme relatif.

EUROPE. — D'après Pariset (p. 123), elle régna à Cadix cette année-là.

1737

GRANDES ANTILLES. — La fièvre jaune continua à régner sans grande intensité à Saint-Domingue, où l'épidémie, commencée en 1733, semblait s épuiser.

AMÉRIQUE DU NORD. — D'après Mitchell et Rush (*An account on the billious
vomiting yellow fever*), la fièvre jaune fut apportée cette année-là des
Antilles, en Virginie, dans l'Amérique du nord et alla même jusqu'à Norfolk.

1738

AFRIQUE. — D'après Rodriguez de Avreu (Guyon, *Gaz. méd.*, 1858), la
fièvre jaune sévit à Funchal, dans l'île de Madère, en 1738.

1739

GRANDES ANTILLES. — Saint-Domingue fut visitée par la fièvre jaune, sans
qu'elle eût une extrême violence, mais il est probable que la plupart des
Antilles étaient contaminées. Au contraire, Gilbert dit que de 1739 à 1742, l'atmosphère fut sèche et chaude à Saint-Domingue, et que la fièvre jaune y fut
fréquente et grave.

PETITES ANTILLES. — La fièvre jaune était à la Barbade.

AMÉRIQUE DU NORD. — D'après Linning et Ramsay, la fièvre jaune fut apportée
à Charleston cette année par des navires venant des Antilles (Linning, *Des-
crip. of the yell. fev.*, *Essais d'Édimb.*, t. II, p. 370).

AMÉRIQUE DU SUD. — La fièvre jaune était à Carthagène de Colombie.

1740

GRANDES ANTILLES. — La fièvre jaune régna à Saint-Domingue, de juin à
décembre, d'après Pouppé Desportes , comme depuis l'année 1733. L'année
suivante aussi, à la même époque, on la vit de la même manière.

CONTINENT INTER-AMÉRICAIN. — En 1740 la fièvre jaune régnait à Porto-Bello,
à la Vera-Cruz et à Panama, sur le littoral du Pacifique (Gastelbondo, *Tra-
tado de... vomito, etc., Carthagena*, 1753.)

AMÉRIQUE DU SUD. — La maladie était à Carthagène de Colombie. La Condamine (*Voyage à l'équateur*, p. 104) et Ulloa (p. 147) disent que la fièvre jaune
fut apportée à Guayaquil, dans le Pérou, par des galions, venant de Panama,
où régnait la maladie, et qui étaient allés mettre de l'or en sûreté dans ce port ;
il ajoute que c'est la première fois que la maladie parut en cet endroit ; mais nous
avons vu précédemment qu'elle avait très probablement régné déjà, en 1643, à
Valdivia, et aussi d'après Frézier, en 1713.

EUROPE. — En 1740, la fièvre jaune fut encore apportée à Cadix (Bally, p. 44, d'après Arejula).

1741

GRANDES ANTILLES. — La fièvre jaune régna à Saint-Domingue, de juin à décembre. D'après Desportes, elle y fut plus sévère que pendant les années précédentes. L'épidémie se prolongea jusqu'à la fin de l'année sans diminuer de sévérité. Elle régnait aussi à la Jamaïque apportée par la flotte anglaise venant de Carthagène et y dura jusqu'en 1742.

PETITES ANTILLES. — Dans plusieurs îles des Petites Antilles, on voyait aussi la maladie.

AMÉRIQUE DU NORD. — En juin, la maladie fut apportée des Antilles à Philadelphie. On dit que ce fut par une malle de vêtements, et elle y régna jusqu'aux premiers froids. Elle fut observée aussi à Norfolk et à New-Yorck (*Med. reposit.*, août 1810). Dans cette ville elle dura jusqu'à la fin de 1743. Elle apparut aussi à Holliston, dans le Massachusets, à 25 milles de Boston et y fit 15 victimes.

Ce fait de l'introduction de la maladie à Philadelphie, en 1741, a été diversement rapporté. Bouneau et Sulpicy ont voulu le tirer au clair, p. 237. Voici ce qu'ils disent: « En rendant compte de l'épidémie de 1793, Bally rapporte d'après Rush un fait à peu près semblable de la manière suivante : Un coffre rempli de linge infecté, qui appartenait à M. James Bingham, mort de la fièvre jaune dans l'une des Antilles, fut, plusieurs jours après que ces effets eurent été reçus, ouvert par un jeune homme dans la famille de son frère. Le jeune homme mourut promptement, mais aucune autre personne ne fut infectée. Il est présumable que le fait, rapporté par Rush et plus tard par Bally, doit sa première origine à Lind qui le raconte ainsi : « Il y a peu d'années que les effets d'un gentilhomme, mort de la fièvre jaune aux Barbades, furent enfermés dans une malle et envoyés à ses amis à Philadelphie. Là, en ouvrant la malle qui contenait ces objets infectés, la famille tomba malade. On exposa ces effets à l'air pour les purifier; ils répandirent bientôt sur cette ville la contagion de cette fièvre, qui fit périr 200 personnes. Le gentilhomme qui m'a fait ce rapport fut un de ceux qui eurent à en souffrir. » Ce dernier fait rapporté par Caillot et les auteurs du *Dictionnaire des Sciences médicales*, est attribué par eux, à l'ouvrage intitulé: *Essai sur les maladies des Européens dans les climats chauds*. Nous l'y avons cherché en vain ; il se trouve dans un autre ouvrage du même auteur qui a pour titre: *Two papers on fevers*, etc. etc. (London, 1763).

AMÉRIQUE DU SUD. — La fièvre jaune régnait à Carthagène de Colombie puisque c'est de là que l'escadre anglaise la porta à la Jamaïque.

EUROPE. — La fièvre jaune fut apportée cette année-là encore à Malaga par un navire venant des Antilles (Bally, p. 46, d'après Resano, *Crisis epidemica*, 1742), qu'on admit en libre pratique malgré qu'il eût des malades à bord. Cette épidémie enleva plus de 10,000 personnes.

Pariset (p. 123) dit que la maladie régna à Cadix en 1741.

1742

GRANDES ANTILLES. — La saison chaude continua à être féconde en atteintes de fièvre jaune à Saint-Domingue, au dire de Pouppé Desportes.

AMÉRIQUE DU NORD. — Elle fut observée en Virginie où le Dr Mitchell (Bally, p. 46) l'attribua à une influence atmosphérique spéciale, mais elle régna aussi comme nous avons vu tantôt, à Norfolk et à New-Yorck. Elle fut signalée à Philadelphie, en Pensylvanie, de sorte que cette fois comme les autres, il faut l'attribuer, dans les États-Unis, à l'importation.

1743

GRANDES ANTILLES. — La fièvre jaune ne fit pas défaut à Saint-Domingue cette année-là; elle y fut même très meurtrière pendant la saison chaude. Au dire de Pouppé Desportes, elle y durait, sans interruption, autre que celle de la saison fraîche depuis nombre d'années et devait durer encore jusqu'en 1746 (Sommer, Desportes).

AMÉRIQUE DU NORD. — Elle sévit à Philadelphie (Toner), elle régna de juillet à octobre à New-Yorck, d'après Webster; elle y emporta 217 personnes. Elle fit aussi des victimes à Casthill, sur l'Hudson, dans l'état de New-Yorck et à New-Haven, dans le Connecticut, sur la rivière du même nom, à mi-chemin environ entre New-Yorck et Boston, c'est-à-dire, dans un pays de la zone très tempérée.

1744

GRANDES ANTILLES. — Saint-Domingue était toujours sous le coup d'une épidémie sévère. Caillot croit, d'après les indications qu'un de ses prédécesseurs lui avait données, que c'est à ce moment seulement que la maladie y régna pour la première fois, apportée par l'escadre de don Navaro, qui venait du Mexique, mais nous savons que depuis plus de quinze ans la fièvre jaune faisait des victimes dans l'île.

CONTINENT INTER-AMÉRICAIN. — La fièvre jaune était sur le littoral du Mexique.

AMÉRIQUE DU NORD. — En 1744, un navire venant contaminé des Antilles, apporta la fièvre jaune à Phildelphie.

EUROPE. — D'après Pariset (p. 123), la fièvre jaune fut apportée à Cadix. On dit même qu'elle fut introduite aussi cette année à Majorque des Baléares.

1745

GRANDES ANTILLES. — Caillot dit avoir lu dans les notes du Dr Dupré qu'au cap Français (Saint-Domingue) on considérait la fièvre jaune observée de 1745 à 1748, comme introduite dans l'île par les vaisseaux de guerre espagnols. Pouppé Desportes confirme cette assertion.

Pouppé Desportes dit que cette année-là la fièvre jaune fut rare à Saint-Domingue, malgré des conditions qui auraient dû être favorables à son extension ; en effet, une escadre de six vaisseaux mouilla sur rade du cap en mai et mit à terre 300 malades, dont aucun ne fut atteint par la maladie. Cette escadre partit en mai pour revenir à la fin d'août, et en septembre, moment où l'on constata sur 7 ou 8 malades, les symptômes, de la fièvre jaune sans qu'il en résultât rien de fâcheux, pour la garnison. Cette circonstance, dit-il, fut d'autant plus heureuse, qu'il y eut dans le cours de cet été plus de 6,000 hommes sur rade du cap. .

AMÉRIQUE DU NORD. — En 1745, la fièvre jaune fut observée dans plusieurs localités de l'Amérique du nord. Ainsi, par exemple, elle régna à Charleston de juin à septembre, d'après Ramsay et Moultrie. Dans cette ville, elle débuta par un matelot qui s'était enivré. Nous savons que Linning dit qu'elle fut apportée par un navire contaminé venant des Antilles.

D'après Webster, on la vit à New-Yorck et même à Stanford, dans l'île de Long Island, état du Connecticut (Toner), qui est plus au nord que New-Yorck.

EUROPE. — D'après Pariset (*loc. cit.*, p. 123), la fièvre jaune se montra à Cadix en 1745.

1746

GRANDES ANTILLES. — En avril, la maladie se montra dans les équipages de navires présents à Saint-Domingue ; d'après Pouppé Desportes, elle fut très sévère sur les uns, peu fréquente sur les autres, notamment sur celui de M. de Conteneuil, qui faisait beaucoup d'eau et dont l'équipage était tenu en bon état moral par son capitaine. En octobre et en novembre, elle fut très fréquente autant que sévère, la rade du cap Français étant en ce moment garnie d'un grand nombre de navires.

AMÉRIQUE DU NORD. — D'après Griscom (cité par Toner), la fièvre jaune fut observée au mois d'août 1746, à Albany, sur l'Hudson, dans l'état de New-Yorck, ce qui fait penser qu'elle était à New-Yorck même.

EUROPE. — D'après Pariset (p. 123), la fièvre jaune parut à Cadix cette année-là.

1747

GRANDES ANTILLES. — La fièvre jaune continuait à sévir à Saint-Domingue.

AMÉRIQUE DU NORD. — Currie dit que la maladie régna à Philadelphie de juin à octobre. Rush confirme cette opinion (Bally, p. 49) ; il est indiqué que dès que les fraîcheurs de l'automne arrivèrent en septembre, la maladie devint moins fréquente en même temps que moins sévère.

Bally dit que la maladie fut observée à Norfolk. D'après Toner, elle sévit aussi à New-Yorck.

1748

Grandes Antilles. — A Saint-Domingue l'épidémie commencée en 1745 s'épuisait.

Petites Antilles. — La fièvre jaune régnait dans plusieurs îles des Antilles.

Amérique du nord. — La fièvre jaune était à Charleston, d'août à octobre, d'après Moultrie et Linning, apportée des Antilles par un navire contaminé. Linning dit que les individus, qui émigraient à la campagne, ne la transmettaient pas au loin.

Elle sévit aussi à New-Yorck (Toner).

1749

Petites Antilles. — La fièvre jaune régnait à la Martinique (Thibaut de Chanvallon).

Amérique du nord. — La fièvre jaune éclata en 1749 à Charleston où elle n'avait pas paru depuis 42 ans, dit Moreau de Jonnès (*loc. cit.*, p. 195), ce qui n'est pas exact, car nous avons vu précédemment l'indication de plusieurs atteintes depuis 1728.

1750

Petites Antilles. — La fièvre jaune était à la Martinique. Thibaut de Chanvallon, qui était cependant créole, dit qu'il en fut atteint cette année-là, mais il est à noter qu'il avait fait une longue absence et qu'il était de retour dans l'île depuis moins d'un an. D'après les indications qu'il fournit, elle ét ait très sévère dans cette île cette année-là.

1751

Petites Antilles. — Thibaut de Chanvallon dit que cette année, la fièvre jaune fut moins sévère que les années précédentes à la Martinique, quoiqu'elle y régnât encore.

En avril 1751, la maladie était à Curaçao, d'après Lind.

1753

Amérique du nord. — D'après Linning et Ramsay, elle se montra à Charleston, mais d'une manière limitée, assez rare et assez bénigne pour pouvoir être considérée par eux comme sporadique.

1754

PETITES ANTILLES. — La fièvre jaune était à Antigoa, d'après Makittrick. Elle fit des victimes chez les hommes arrivés récemment d'Angleterre.

1755

AMÉRIQUE DU NORD. — La maladie était légère et rare à Charleston pendant cette année, au dire de Ramsay, de Linning et de Valentin, qui la considèrent comme sporadique en ce moment.

1756

PETITES ANTILLES. — Lind (t. I, p. 273) dit que cette année un navire chargé de passagers français, venant de la Nouvelle-Écosse et destiné à la Virginie, fut poussé par la tempête sur Antigoa ; ces passagers furent débarqués à Monk'-shill. Peu après une épidémie de fièvre jaune se déclara dans le port parmi les matelots et se transmit à la garnison, sans que ces passagers, venus cependant d'un pays froid, fussent atteints.

1759

AFRIQUE. — La fièvre jaune était au Sénégal (Lind, t. I, p. 51). Si cette indication est exacte, ce serait la première fois qu'elle aurait été signalée à la côte d'Afrique ; mais nous avons vu précédemment que très probablement dès le XVIe siècle déjà elle y avait régné.

1760

PETITES ANTILLES. — La maladie sévit à Curaçao, d'après Pouppé (p. 304). Il dit qu'il arriva le 19 août dans ce pays, et que peu après l'épidémie se déclara sur l'équipage. Le Blond nous apprend qu'elle était à la Grenade en même temps.

AMÉRIQUE DU SUD. — Fermin dit que la fièvre jaune régna en 1760 à Surinam, dans la Guyane Hollandaise. D'après lui, ce serait la première atteinte qu'ait eu à subir ce pays.

1761

AMÉRIQUE DU NORD. — Harris (Toner) dit qu'elle régna cette année-là à Charleston, dans la Caroline du Sud.

1762

GRANDES ANTILLES. — En 1762, une armée anglaise arrivant d'Europe vint mettre le siège devant la Havane. Mais après un mois de débarquement, le chiffre des malades était de 8,000 sur un effectif de 15,000 hommes (voir Lind, t. Ier, p. 185), et c'est à cette occasion que les Anglais ont appelé la fièvre jaune : *l'inévitable compagne des expéditions militaires dans les Indes occidentales*, qualification qui aurait dù être commentée désormais par les Gouvernements.

PETITES ANTILLES. — La fièvre jaune était à la Martinique en 1762. Elle avait été probablement apportée par les Anglais qui s'emparèrent de l'île cette année-là. Il est à noter que toutes les possessions anglaises des Antilles étaient déjà contaminées.

AMÉRIQUE DU NORD. — Rush dit que d'août à décembre elle ravagea Philadelphie. Bally dit d'après, Redman que cette épidémie de Philadelphie fut apportée par un marin arrivant de la Havane et qui la communiqua à sa famille. D'après lui elle a dù être très violente et la population a dù être extrêmement éprouvée, d'après les renseignements qui sont fournis par Rush. Charleston la subissait et elle se montra aussi à New-Yorck (Toner).

1763

GRANDES ET PETITES ANTILLES. — La fièvre jaune régnait dans les Antilles cette année-là.

AMÉRIQUE DU NORD. — La fièvre jaune était à Philadelphie en 1763, mais peu intense : Rush dit qu'elle était comme sporadique, pour indiquer son peu d'extension. On croit qu'elle disparut de Philadelphie à la fin de l'année, pour ne plus reparaître qu'en 1793, c'est-à-dire qu'il s'écoula une période de trente années sans qu'on vît la maladie.

En 1763, la fièvre jaune fut apportée, d'après Toner, dans l'île de Nantucket, dans le Massachusets et qu'elle y fit 259 victimes.

AMÉRIQUE DU SUD. — Bajon dit que les Européens transportés à la Guyane moururent en grand nombre d'un mal qui les atteignait peu après leur arrivée et qui certainement était la fièvre jaune, quoiqu'il dise dans son livre que le *mal de Siam*, si commun à Saint-Domingue, n'a jamais été observé à la Guyane et la preuve, c'est qu'il dit (*loc. cit.*, t. I, p. 58) : « Parmi le grand nombre de malheureux qui succombèrent, plusieurs moururent le septième jour de la maladie. Ils avaient tous été attaqués le troisième d'un ictère général; le cinquième ils étaient déjà fort mal et le septième, vers la fin de l'accès, ils périssaient. » Campet ne laisse non plus aucun doute à cet égard. Cette épidémie dura jusqu'en 1766.

La maladie régnait aussi à Surinam, dans la Guyane Hollandaise.

Afrique. — D'après Lind on peut penser qu'elle sévit cette année-là à Sierra-Leone et en Gambie.

Europe. — D'après Pariset (p. 123), la fièvre jaune fut observée à Cadix en 1763. Lind dit que c'est en 1754. Quoiqu'il en soit il ajoute qu'elle était très contagieuse pour ceux qui n'étaient pas allés aux Antilles. D'après lui, la maladie fut apportée à Cadix par un navire venant d'Amérique et qui avait perdu du monde pendant la traversée. Mais le capitaine n'en ayant rien dit, il avait été mis en libre pratique aussitôt. La maladie commença par le cabaret où s'étaient logés les matelets, passa de là aux maisons voisines occupées par de pauvres gens et resta environ un mois confinée dans ce quartier avant de prendre plus d'extension. Elle fut ensuite très sévère et n'attaqua pas les navires qui, ancrés à une certaine distance de la ville, n'envoyèrent pas leurs matelots à terre. Dans le mois d'avril de l'année suivante, après la cessation totale de la maladie, c'est-à-dire en 1764, deux garde-malades, qui étaient dans la même chambre, furent attaqués de la fièvre jaune. Après d'exactes recherches, on reconnut qu'elles avaient recélé des effets appartenant à des hommes morts de la fièvre jaune.

Lind rapporte que les flottes anglaises qui revinrent cette année-là d'Amérique vers le milieu de l'automne débarquèrent dans l'hôpital de Haaslar un grand nombre de matelots atteints de fièvre jaune et que la maladie se communiqua à deux garde-malades seulement, quoiqu'on n'eùt pas pu pratiquer l'isolement d'une manière convenable.

1764

Grandes et petites Antilles. — La fièvre jaune était aux Antilles.

Continent inter-américain. — Elle était aussi dans le golfe du Mexique.

Amérique du nord. — La fièvre jaune fut signalée à Pensacola, dans la Floride.

Amérique du sud. — La maladie signalée l'année précédente à la Guyane, y sévit encore en 1764; et d'après la description qu'en donne Campet, on est porté à y reconnaître la fièvre jaune. Campet croit qu'elle provenait de la colonie nouvelle de Korou, où il supposait des foyers de miasmes contagieux ; mais, au contraire, la colonie de Korou devait son infection à Cayenne où les colons arrivant d'Europe puisèrent la maladie. Sur 2,361 Européens il en mourut 1,143 (chiffre du chevalier de Balzac). L'épidémie dura d'ailleurs jusqu'en 1766.

Afrique. — D'après Lind, la fièvre jaune régna en 1764 à Sierra-Leone et en Gambie.

Europe. — En 1764, la fièvre jaune fut apportée d'Amérique à Cadix par un navire, qui avait perdu du monde pendant la traversée, et que le capitaine était parvenu à ne pas faire mettre en quarantaine (Lind). La maladie commença par le cabaret où les matelots étaient logés ; de là elle passa aux maisons voisines, occupées par la classe indigente. Elle resta près d'un mois bornée à ce quartier avant de s'étendre au loin.

1765

Petites Antilles. — La fièvre jaune régnait à Antigoa, et elle y persista jusqu'en 1766, d'après Lind (p. 213).

Amérique du nord. — La maladie fut signalée à Mobile, dans l'Alabama. Elle était à Pensacola, dans la Floride. Lind (t. Ier, p. 45) dit que les équipages de navire qui ne communiquaient pas avec la ville, dans laquelle il mourut 125 personnes de la fièvre jaune, furent épargnés.

Amérique du sud. — Campet raconte que la fièvre jaune fut très sévère à la Guyane, en 1765. Sur 300 Allemands envoyés en septembre dans le canton de l'Aprouage, il n'en restait que 3 au commencement de novembre (p. 74).

Europe. — En 1765, d'après Lind, deux garde-malades furent atteints à Cadix de fièvre jaune, alors que depuis un an la santé publique ne laissait rien à désirer dans le pays. On découvrit en allant aux renseignements qu'ils habitaient la même chambre et qu'ils avaient à leur usage des effets provenant d'hommes morts de fièvre jaune l'année d'avant. Ce fait est attribué aussi à l'année 1764 par divers auteurs.

1766

Grandes Antilles. — La ville de Port-au-Prince, dans l'île Saint-Domingue, fut ravagée en 1766 par une épidémie violente, qui fut attribuée à diverses causes plus ou moins hypothétiques : mauvaise qualité des farines apportée d'Europe, eau marécageuse servant à l'alimentation de la population, arrivée de nègres de la côte d'Afrique, etc. etc. (*Lois et Const. de Saint-Domingue*, t. V, p. 4, Moreau de Jonnès, p. 71).

Amérique du sud. — La fièvre jaune disparut cette année-là des Guyanes.

Afrique. — Lind et Schoote disent qu'à cette époque la fièvre jaune était à Sierra-Leone, en Gambie, et en Sénégambie (Gorée et Saint-Louis).

1767

Amérique du nord. — La maladie était à Sainte-Lucie, au dire de Le Blond, p. 154.

1768

Grandes et petites Antilles. — La fièvre jaune régnait dans les Antilles.
Amérique du nord. — Toner dit que la fièvre jaune régna à Charleston, dans la Caroline du sud.

AFRIQUE. — Dans le courant du mois d'août 1768, en Gambie, un navire anglais, *le Merlin*, eut nombre d'hommes de son épuipage atteints de fièvre jaune. La maladie se communiqua aux matelots qui soignaient leurs camarades (Lind, t. I, p. 250). On en chercha la cause dans du bois coupé au milieu des marais, mais il est à noter que peu de jours avant l'invasion de la maladie, le navire, descendant de la haute Gambie, avait communiqué avec Sainte-Marie de Bathursth, où régnait la fièvre jaune.

1769

AMÉRIQUE DU NORD. — La fièvre jaune fut constatée à la Nouvelle-Orléans, dans la Louisiane, à l'embouchure du Mississipi. Toner dit que c'est peut-être la première fois qu'elle s'y montra.

AFRIQUE. — La maladie sévit en Gambie, en juillet 1769. Dans les premiers jours du mois d'août, deux navires de guerre, le Weasel et le Hound, reçurent une personne malade à bord, venant de terre, et deux ou trois jours après furent décimés par une terrible atteinte de la maladie (Lind, p. 249, t. I). Elle atteignit très probablement le Sénégal. Le poste de Galam ne put être relevé, parce que la garnison qu'on envoya fut détruite par la maladie pendant le voyage.

1770

PETITES ANTILLES. — La fièvre jaune était à la Martinique en 1770 (Moreau de Jonnès); elle dura jusqu'en 1773. Le régiment de Périgord, qui y tenait garnison, et qui avait un effectif de 1,236 hommes, en perdit 426.

D'après Lebland (p. 166), elle était à la Grenade et y durait encore en 1771.

AMÉRIQUE DU NORD. — D'après Harris, elle régna en 1770 à Charleston, dans la Caroline du sud.

1771

PETITES ANTILLES. — La fièvre jaune était à la Martinique, au dire de Moreau de Jonnès (p. 81) et elle y dura jusqu'en 1773.

AFRIQUE. — La fièvre jaune fut apportée aux Canaries par un navire venant des Antilles, et elle y sévit pendant toute la saison chaude.

1772

GRANDES ET PETITES ANTILLES. — La fièvre jaune était aux Antilles en 1772.

AFRIQUE. — Un régiment, qui fut envoyé des Antilles aux Canaries, y apporta de nouveau les germes amarils, qui firent de nombreuses victimes dans.

la population Canarienne, déjà fortement éprouvée l'année précédente. Le fléau sévit encore pendant l'année 1773, tant dans les Antilles que dans l'Archipel des Canaries.

1773

GRANDES ET PETITES ANTILLES. — Les auteurs s'accordent à dire que de 1773 à 1793, c'est-à-dire pendant une période de vingt années, la fièvre jaune fut rarement observée dans les pays où habituellement elle faisait des victimes avec une fréquence désespérante depuis plus d'un siècle.

AFRIQUE. — L'épidémie commencée l'année d'avant y continua.

1774

GRANDES ANTILLES. — D'après Jackson, elle régna à la Jamaïque d'une manière sinon continue, au moins fréquente, de 1774 à 1782.

CONTINENT INTER-AMÉRICAIN. — Humboldt dit que la maladie parut à la Vera-Cruz, en 1774, où elle n'avait pas été observée depuis huit ans (Humboldt, *Essai sur la Nouvelle Espagne*, p. 783).

1776

GRANDES ANTILLES. — La fièvre jaune régnait à Cuba, à Saint-Domingue et à Porto-Rico.

CONTINENT INTER-AMÉRICAIN. — Depuis 1776 jusqu'en 1794, dit M. de Humboldt, la fièvre jaune ne parut pas à la Vera-Cruz, malgré la présence d'Européens et de Mexicains de l'intérieur. Ce résultat était dû, d'après lui aux mesures de police sanitaire mises en pratique en 1775. L'apparition de la maladie en 1794 coïncida, d'après lui, avec l'arrivée des navires *Elmina*, *Vénus*, *Stavibiana*, contaminés, venant de Porto-Rico (Humboldt, *Essai sur la Nouvelle Espagne*, p. 783).

1778

AFRIQUE. — En 1778, la fièvre jaune sévissait à la côte d'Afrique. Schoote en a donné une description détaillée, qui montre que la maladie n'y était pas inconnue. Voici ce qu'il en dit : « La maladie dont il va être question dans les pages suivantes, dit-il, ne se présente pas annuellement au Sénégal, mais seulement dans les années à hivernages très pluvieux et de longue durée. » La maladie régna d'abord à la côte d'Or, puis à Sierra-Leone, puis en Gambie et enfin à Gorée et à Saint-Louis. A Gorée, sur 93 blancs, il en mourut 60. Les Français qui envahirent l'île sous le commandement du duc de Lauzun, le 20 janvier 1779, furent décimés par cette maladie.

1779

Petites Antilles. — La fièvre jaune était aux Bermudes, d'après Barrow, et elle y régna jusqu'en 1780. On l'appela fièvre de la prison parce que c'est chez les prisonniers dont plusieurs arrivaient des Antilles qu'elle débuta.

Afrique. — En Sénégambie, la maladie qui s'était arrêtée à la fin de l'hivernage précédent dans les divers pays des colonies de Sierra-Leone, Gambie, cap Vert et Sénégal, se montra dès le début de l'hivernage de 1779. Nous avons dit déjà que les Français s'emparèrent du Sénégal le 29 janvier. Ils perdirent cette année 180 individus, ce qui prouve, à défaut d'autres détails, que la maladie fit rage sur eux.

1780

Grandes Antilles. — La fièvre jaune était à la Havane, d'après Caillot ; sur sept régiments espagnols envoyés à Cuba, trois furent presque détruits. Elle était à la Jamaïque depuis 1774 et y dura jusqu'en 1782, elle était aussi à Sainte-Lucie, d'après Bailly (p. 56).

Amérique du sud. — Hirsch dit qu'en 1780 la fièvre jaune régna au Brésil.

Europe. — La fièvre jaune fut apportée à Cadix (Hirsch).

1781

Grandes Antilles. — La maladie était à la Havane et à Saint-Domingue (Berthe).

Amérique du sud. — Le Blond (*Obs. sur la fièv. jaune*, Paris, 1805), dit qu'en 1781, la fièvre jaune descendit jusqu'à Lima.

1782

Grandes Antilles. — La maladie fut extrêmement sévère à Saint-Domingue et à la Havane. Le Dr Balmis (Berthe, *Précis historique de la maladie qui régna en Andalousie*, en 1800, p. 164, Bally) dit qu'au cap Français il y eut des compagnies entières dans lesquelles on ne voyait pas un seul homme valide.

1783

Amérique du nord. — D'après Webster, la fièvre jaune régna à Baltimore, en 1783.

1784

EUROPE. — Arejula a vu quelques cas de fièvre jaune à Cadix en 1784 (Pariset, p. 104).

1786

AFRIQUE. — Valentin, p. 77, dit qu'en 1786, le navire *l'Expériment* aborda à la côte d'Or pour y faire l'établissement d'Amokou. Les travailleurs qu'il envoya à terre furent bientôt pris d'une fièvre maligne, dont la description porte à penser que c'était la fièvre jaune.

1789

AMÉRIQUE DU NORD. — La fièvre jaune sévissait aux États-Unis ; Norfolk, Baltimore, Philadelphie, New-Yorck (76 décès) furent atteints ; peut-être la même épidémie remonta jusqu'à Boston.

1790

GRANDES ANTILLES — La fièvre jaune régnait à Saint-Domingue.

AMÉRIQUE DU NORD. — Bally dit que la fièvre jaune se montra à New-Yorck. Il ne s'agit probablement que de quelques cas , car il spécifie qu'elle y était à l'état *sporadique*.

EUROPE. — Pariset raconte (p. 104) qu'en 1821, Arejula lui dit qu'en 1790, on observa quelques cas de fièvre jaune à Cadix.

1791

GRANDES ET PETITES ANTILLES. — La fièvre jaune était à la Jamaïque. Le général Beagues aborda à la Martinique en mars avec des troupes anglaises venant d'Europe. Entre mars et avril, il mourut 722 soldats de fièvre jaune, à Fort-de-France (Savaresi, p. 133), parce que cet arrivage d'Européens non acclimatés apportait un aliment à la maladie qui durait au moins depuis l'année précédente.

AMÉRIQUE DU NORD. — La maladie sévit cette année-là sur plusieurs villes des États-Unis, notamment à la Nouvelle-Orléans, où Drake dit qu'elle se montrait pour la première fois. Cette assertion est inexacte, car nous avons vu précédemment qu'elle y avait régné en 1769 (Toner).
Elle était à Philadelphie, en Pensylvanie, d'après Toner. Enfin, d'après Adon Carey, elle fut sévère à New-Yorck du mois d'août au 15 octobre.

Amérique du sud. — La fièvre jaune était à Cayenne, d'après Leblond (p. 209).

1792

Grandes et petites Antilles. — La fièvre jaune existait dans plusieurs îles des Antilles. Nous allons voir tantôt que c'est cette année-là qu'eut lieu, sur la côte d'Afrique, l'expédition de Boulam, qui a valu ce nom à la maladie.

Amérique du nord. — En août et en septembre 1792, la fièvre jaune fut très sévère à Charleston, d'après Ramsay. Valentin affirme qu'elle n'y avait pas paru depuis quarante ans. Bally dit qu'elle n'avait paru dans cette ville qu'à l'état sporadique depuis 1748, ce qui signifie certainement qu'elle n'avait pas constitué de forte épidémie pendant cette période. Elle fut observée aussi à New-Yorck (Toner).

Afrique. — Cette année est mémorable dans l'histoire de la fièvre jaune, car elle a vu l'épidémie de Boulam (archipel de Bissagos) qui est restée célèbre. On sait qu'en avril 1792, *le Hankey* et *la Calypso* partirent d'Angleterre avec des colons sous la direction de Philippe Beaver. Sur 200 Européens qui composaient l'expédition, il ne restait guère plus qu'une dizaine d'individus quelques semaines après. Voici les détails sur cette épidémie.

Épidémie survenue dans une tentative d'établissement d'une colonie anglaise dans l'île de Boulam. — Trois navires, *le Hankey*, *la Calypso* et *le Beggarès-Beinson* partent d'Angleterre avec 153 hommes, 57 femmes et 65 enfants, soit un total de 275, en avril 1792. Le 24 mai, l'expédition était en vue de l'île de Boulam et, à la suite de divers incidents, il y eut le 19 juillet une séparation entre les divers immigrants : 86 individus seuls restèrent à Boulam.

Le 21 juillet, deux colons étaient déjà morts ; le 6 août, deux autres avaient succombé aussi ; le 17 août, 9 nouveaux décès étaient survenus ; le 27, on en comptait deux autres, de sorte que l'effectif était réduit à 69. Le 29 septembre, il ne restait que 60 colons, dont 19 étaient malades ; le 6 octobre, il n'y en avait plus que 58 ; le 23 novembre, il en restait 55. A ce moment, 28 de ces malheureux, découragés, repartent pour l'Angleterre et il ne restait plus à Boulam que 27 Anglais, dont 23 étaient malades. Le 16 décembre, il y avait eu trois autres décès ; le 21 il n'existait que 14 Européens et le 31 décembre, le chiffre était réduit à 13.

Ces chiffres ont quelque chose d'effrayant, on en conviendra, car si nous les résumons, nous avons 86 — 28 = 58 individus fournissant, dans l'espace de moins de six mois, 45 décès, soit le 78 $^0/_0$, à peu près.

Dans le second *Rapport sur la fièvre jaune* présenté aux Chambres anglaises par ordre de S. M. la reine d'Angleterre, nous trouvons les renseignements suivants :

Les survivants de cette expédition arrivèrent dans les premiers jours de février 1793 à San-Jago, des îles du cap Vert, où *le Charon* et *le Scorpion*, navires de guerre anglais, fournirent un supplément d'équipage de quatre hommes au *Hankey*, pour lui permettre de naviguer. Quelque temps après, deux de ces quatre matelots étaient morts eux aussi de la même maladie et le fait est d'autant plus probant que, jusque-là, la santé des matelots du *Charon* et du *Scorpion* avait été excellente.

On comprend facilement que cette épidémie soit restée tristement célèbre, car les navires infectés à Boulam transportèrent la maladie aux Antilles. Au dire de quelques auteurs et, depuis cette époque, la fièvre jaune a porté quelquefois le nom de *fièvre de Boulam*.

Nous n'avons pas de renseignements plus précis sur cette épidémie ; nous ne savons pas quelle fut la source à laquelle les arrivants d'Europe puisèrent la fièvre jaune ; mais, néanmoins, nous voyons, par les faits de transmission, qui se produisirent ensuite, que très certainement les émigrants avaient trouvé la maladie sur les lieux, dans les hommes ou dans les choses.

La fièvre jaune régna cette année-là à Fernando-Po, dans le golfe du Bénin.

EUROPE. — Arejula dit avoir vu quelques cas de fièvre jaune à Cadix en 1792 (Pariset, p. 104).

1793

GRANDES ET PETITES ANTILLES. — Avec l'année 1793 commence une série lugubre d'épidémies de fièvre jaune, d'une gravité terrible, dans une infinité de localités. La maladie prit rapidement une extension telle, que bientôt on la signala partout, depuis les Guyanes jusqu'aux États-Unis. Les contes les plus absurdes coururent çà et là au sujet de cette poussée épidémique qui est expliquée très naturellement par les mouvements de guerre et les aventures expéditionnaires des Européens qui se battaient aux Antilles comme en Europe, à cette époque.

Si nous en croyons les auteurs anglais, la fièvre jaune débuta cette année-là par les îles de la Grenade et de Saint-Vincent. Clarke (*Treat of yell. fev.*, 1797) dit que la fièvre jaune fut portée de la Dominique à la Grenade par un navire et que la maladie n'avait pas été observée à la Grenade depuis trente ans (Moreau de Jonnès, p. 195).

Chisholm, qui exerçait à la Grenade, dit que la maladie avait été apportée l'année d'avant par Hankey, venant de Boulam. On ne peut se défendre de voir dans cette assertion une réédition de la légende du mal de Siam, faite à cent ans de distance, avec une légère variante, mais avec la même idée qu'on retrouve d'ailleurs partout et toujours dans les Antilles, quelles qu'elles soient.

En quelques semaines la maladie passa à Antigoa et envahit bientôt le groupe des Antilles dites îles de sous le vent.

A Saint-Thomas, la santé était très bonne, lorsqu'un bâtiment américain, venant de la Martinique, qui était contaminée, apporta la fièvre jaune, qui fit de grands ravages.

A la Barbade, on accusa le schooner, *le Fanfan* d'avoir, apporté la maladie.

A Sainte-Croix, elle sévit d'août à octobre (Clarke).

Pendant ce temps, la Jamaïque et Saint-Domingue se contaminaient et devenaient des foyers épidémiques malheureusement très féconds.

A Saint-Domingue, on accusa les navires qui venaient de Philadelphie d'avoir apporté la fièvre jaune dans les derniers jours de septembre, car il faut dire qu'à Philadelphie, l'épidémie avait commencé dès les premiers jours du mois d'août. Pour compléter les informations, ajoutons qu'à Philadelphie, on accusait Saint-Domingue d'avoir envoyé la fièvre jaune aux États-Unis, avec les émigrants qui fuyaient la révolte des nègres.

Les Anglais envoyèrent des troupes à Saint-Domingue pour aider la révolte des nègres contre les créoles français et, d'après *Annual register* de 1796 (p. 2521), nous savons que, du mois d'octobre de cette année au mois de mars, ces troupes perdirent environ 100 hommes dans les escarmouches qu'ils engagèrent, tandis que la fièvre jaune emporta 6,000 hommes pendant ce temps.

A la Martinique, on accusa les émigrants de la Dominique d'avoir apporté la fièvre jaune; à la Dominique, on disait le contraire.

Quoi qu'il en soit, la fièvre jaune régnait partout, peut-on dire, apportée d'un point à un autre à chaque instant. Les troubles révolutionnaires faisant émigrer les Français de la Martinique, où régnait la maladie, à la Dominique, qui était indemme ; cette dernière île fut bientôt contaminée et, au dire de Clarke, du 1er juillet au 1er octobre, il mourut 800 de ces étrangers. Clarke dit que le 10 juin, l'affluence des étrangers au roseau (Dominique) fut telle, que les rues et les maisons furent encombrées. La fièvre amarile apparut dès le 15 juin et la première victime fut un matelot anglais, arrivé d'Europe depuis quinze jours à peine.

Voici la liste des autres îles des Antilles où la maladie fut aussi signalée: — Tabago (juillet, Chisholm); Grenada (de mars à septembre, Chisholm): Saint-Vincent (avril, Chisholm).

Le docteur Clarke (*Treat on the yellow fev. in the isl. of Domini*, Lond., 1797) a soutenu l'opinion que, pendant l'épidémie de 1793, la fièvre jaune n'était pas contagieuse. Cependant, la lecture de son ouvrage donne la conviction du contraire ; et une des preuves que j'en puis donner, c'est qu'il insiste sur ce fait que la propagation de la maladie d'une île dans une autre, était en relation rigoureuse avec l'intensité des relations commerciales. D'après son dire, nous avons vu que le premier cas de fièvre jaune observé à la Dominique, fut un matelot anglais, nouvellement arrivé d'Europe; et tandis que la maladie épargnait les créoles de l'île, elle frappait sévèrement les équipages des navires mouillés sur rade.

CONTINENT INTER-AMÉRICAIN. — La fièvre ictérode sévit à Porto-Bello. Ajoutons qu'elle régnait sur toutes les côtes depuis Panama jusqu'au Mexique inclusivement.

AMÉRIQUE DU NORD. — La Nouvelle-Orléans eut à souffrir beaucoup de la maladie. La fièvre jaune fut apportée à Philadelphie, en Pensylvanie, par les colons de Saint-Domingue, qui s'y étaient réfugiés. Elle n'y avait pas régné depuis trente et un ans, au dire de Valentin. L'épidémie fut terrible, car Rush avance que, sur une population de 55,000 âmes, il y eut 4,044 décès en trois mois. On a dit que l'épidémie de Philadelphie débuta dans la rue Waler, dans une hôtellerie où logeaient les matelots d'un corsaire français qui avait été contaminé aux Antilles.

Rush attribue l'épidémie qui ravagea Philadelphie, en 1793, à une série de causes que voici : — 1° Des ballots de café qu'on laissa pourrir dans des magasins situés au bord de la mer ; 2° la malpropreté des maisons abandonnées, dans lesquelles les matelots et les soldats allaient faire leurs nécessités ; 3° l'imperfection des inhumations dans un cimetière trop petit et où les fosses étaient creusées trop peu profondément ; 4° la malpropreté des voieries ; 5° la terreur de la population.

L'effroi fut si grand à Philadelphie, que la population s'enfuit en grande partie et transporta la fièvre jaune à Kensington et à Southwarck, sur la Delaware.

En 1793, un navire qui alla de la Martinique à Porstmouth (New Hampshire) et qui perdit un homme pendant la traversée, mais n'avait pas de malades au moment de son arrivée, contamina cette ville. Les premières personnes atteintes furent les habitants de la maison où logea le capitaine, qui lui-même se portait très bien. Un fait absolument semblable est rapporté pour l'année 1797, de sorte que c'est très probablement le même.

On signala quelques cas à New-Yorck. La fièvre jaune sévissait sur toute la côte septentrionale de l'Amérique du sud, Caracas, Venezuela, Colombie, Dans plusieurs villes les décès furent nombreux.

Amérique du sud. — La fièvre jaune sévit dans toutes les Guyanes. Chisholm croit qu'elle fut portée à la Guyane hollandaise par le schooner *le Fanfan*, qui avait déjà contaminé la Barbade. Elle était sur toute la côte septentrionale de l'Amérique du sud, comme nous l'avons vu déjà. .

<h1 style="text-align:center">1794</h1>

Grandes et petites Antilles. — Cette année fut aussi terrible que la précédente, d'autant que la guerre facilitait la propagation du mal d'un pays à l'autre et apportait incessamment un aliment d'Européens inacclimatés à l'épidémie. C'est ainsi que l'armée du général Gray, partie de Porslmouth à la fin de 1793, fut presque entièrement détruite. Depuis le 1er février, moment de son arrivée dans les petites Antilles, jusqu'en septembre, elle compta 6,012 morts (Bally). Dans cet espace de temps, à Saint-Domingue, les Anglais perdirent, dit-on, plus de 12,000 hommes.

Les émigrés de la Guadeloupe à la Dominique furent, de leur côté, très éprouvés et, dans les grandes comme dans les petites Antilles, à la Grenade, à Saint-Thomas, Sainte-Croix, Cuba, la maladie fut constatée.

Un brig danois ayant été envoyé de Sainte-Croix à Saint-Thomas, pour relever les bâtiments jetés à la côte, y apporta la fièvre jaune, qui s'étendit aux navires mouillés dans le port et à la garnison (Gordon, *Amer. med. regist.*, t. Ier, p. 81).

La maladie régna en février à la Grenade (Chisholm), à la Dominique (de juillet à décembre), à la Martinique (mars).

A la Jamaïque, elle sévit de juin à août.

Continent inter-américain. — Elle fit des victimes à la Vera-Cruz. Nous avons dit précédemment (voir 1776), que Humboldt assure que, de 1776 à 1794, c'est-à-dire pendant vingt-huit ans, la fièvre jaune avait fait défaut à la Vera-Cruz, grâce aux mesures quarantenaires qui y étaient employées avec soin. L'épidémie, commencée en 1794, dura, sans interruption bien marquée, jusqu'en 1804, la fièvre jaune régna sur tout le littoral du continent inter-américain.

Amérique du nord. — Les États-Unis furent très éprouvés par la maladie. La Nouvelle-Orléans la subit tout d'abord ; puis Charleston, dans la Caroline du sud (de juillet à novembre, Ramsay), Norfolk, dans la Virginie, Baltimore, dans le Maryland (Valentin), Philadelphie (dans la Pensylvanie) (août, Rush), eurent à en souffrir très sévèrement.

Currie raconte qu'en 1794, un navire venant de la Martinique apporta par une malle d'effets d'un individu qui était mort à Saint-Pierre la maladie à New-Haven (Connecticut), où elle sévit de juillet à novembre. Trois personnes qui assistèrent à l'ouverture de cette malle furent atteintes et moururent peu de jours après ; la maladie se répandit en ville et emporta 74 personnes (Webster, *Brief of epidem. dis.*, 1800).

Currie ajoute, à cette occasion, le fait suivant, très curieux : — Un enfant fut atteint de fièvre jaune ; on ne pouvait comprendre comment cela se faisait, parce qu'on croyait qn'il ne s'était pas exposé à la contagion, mais on apprit enfin qu'une personne, qui avait soigné divers malades, avait rencontré cet enfant dans la rue et l'avait porté dans ses bras.

La fièvre jaune était déjà à New-Yorck, lorsque New-Haven fut contaminée. La maladie remonta jusqu'à East-Kill, sur l'Hudson.

On l'observa cette année-là jusqu'à Providence, dans le Rhode-Island, et ce fut un caboteur qui avait communiqué avec des navires venant des Antilles, qui l'apporta (*Med. Journal*, 1812, p. 28).

Amérique du sud. — La maladie était en Colombie et sur divers points de la côte septentrionale de l'Amérique du sud. Le navire *l'Espérance*, venant de la Grenade, où régnait la fièvre jaune, l'introduisit à Demerari (Guyane Anglaise), d'après Chisholm (t. II, p. 201).

1795

Grandes et petites Antilles. — La maladie fut aussi répandue que sévère, cette année-là encore. Elle faisait rage, depuis le commencement de janvier, à la Martinique, où les soldats et marins anglais étaient décimés. La frégate britannique *la Vengeance* y perdit 70 hommes dans une seule semaine. Les grandes comme les petites Antilles, Saint-Domingue, Cuba, la Jamaïque, la Grenade, Saint-Vincent, Saint-Thomas, la Guadeloupe (Chisholm), étaient visitées par elle.

Amérique du nord. — Les États-Unis de leur côté, eurent aussi à en souffrir. La Nouvelle-Orléans fut ravagée ; Charleston, dans la Caroline du sud, — Norfolk, dans la Virginie, — Baltimore, dans le Maryland, — la subirent en juillet 1795; New-Yorck, contaminée par le brig *le Zéphire,* venant de Port-au-Prince, perdit 700 individus en trois mois, sur une population de 40,000 âmes, et la maladie régna dans les environs, à Huttington et à West-Neck entre autres (Bayley). Bristol et Providence, dans le Rhode-Island, furent contaminés; Boston, dans le Massachusets, ne fut pas épargné. On dit même que la maladie fit des victimes jusque sur les bords du lac Sénéca et au fort anglais de la rivière Mimi, du lac Erié.

Au milieu de juillet 1795, la maladie éclata à Philadelphie, dans une auberge sur le quai, près de l'endroit où se trouvaient deux navires à bord desquels il y avait plusieurs passagers malades. Elle se répandit de proche en proche et dura jusqu'en juillet 1796, emportant 4,000 personnes.

Le 16 mai 1795, *la Thétis* et *le Hussard,* frégates anglaises, prennent un navire français venant de la Guadeloupe. Ce navire avait la fièvre jaune et les bâtiments anglais furent aussitôt contaminés. *Le Hussard* fut obligé d'aller relâcher à Halifax, où il mit à terre 83 malades. Sur 14 hommes qu'il plaça à bord de sa prise, neuf moururent avant d'arriver à Halifax (Currie et Blanc, 1799).

AMÉRIQUE DU SUD. — La fièvre jaune régnait dans les Guyanes; Surinam et Démérari en particulier la subissaient.

1796

GRANDES ET PETITES ANTILLES. — L'année ne fut pas meilleure sous le rapport de la fièvre jaune. A la Guadeloupe, 4,000 prisonniers anglais sont emportés par elle. Les Anglais perdent plus de 6,000 soldats en quelques mois. Chisholm attribue l'épidémie au vaisseau *le Générous,* qui avait servi d'hôpital à la Grenade en 1795 et sur lequel on mit des troupes passagères. A Sainte-Lucie, sur une garnison de 4,278 individus, il en meurt plus de 3,000. La petite île de Tortola fut contaminée par un navire apportant des soldats. Nous retrouvons la maladie aux Bermudes où elle fut apportée des Antilles, à la Jamaïque, à Sainte-Croix, à Saint-Domingue, etc. etc. Dans cette dernière île, un corps de 5,000 hommes fut réduit de moitié en six mois. L'escadre espagnole fut aussi réduite de moitié en moins de six mois à la Trinidad. Chisholm dit que le navire anglais *Général Elliot* apporta la fièvre jaune à la Martinique, en juin 1796. La maladie durait encore en 1797 et 1798, mais paraît avoir été peu intense dans cette dernière année.

Clarke dit que la Dominique et plusieurs autres îles des Antilles, qui avaient été sévèrement éprouvées de 1793 à 1795, n'eurent pas la fièvre jaune en 1796.

En 1796, le général Thouvenot avait cantonné ses troupes dans un lieu élevé de Saint-Domingue et s'était ainsi débarrassé de la fièvre jaune, quand il vient passer vingt heures au Cap. Son aide de camp, jeune et inacclimaté, est aussitôt atteint et meurt trois jours après leur retour à Plaisance.

AMÉRIQUE DU NORD. — La maladie fut aussi très sévère aux États-Unis. C'est ainsi que la Nouvelle-Orléans, dans la Louisianne, fut décimée ; Charleston, dans la Caroline du sud, fut contaminée par un navire venant de la Havane et eut beaucoup à souffrir. Wilmington (dans la Caroline du nord), Norfolk, (en Virginie), Philadelphie (en Pensylvanie), New-Yorck, Chatam, Knowles, Landing, Providence (dans le Connecticut), Bristol (dans le Rhode-Island), Newburyport, Boston (dans le Massachusets), Porstmouth (dans le New Hamsphire), furent atteints ; et pendant que la côte maritime était ainsi désolée, la maladie, remontant le Mississipi et le Missouri, alla faire des victimes jusqu'à Gallipolis, dans l'état de l'Ohio. Currie, qui s'est occupé de cette épidémie, a démontré qu'elle a été apportée dans tous les pays qui ont eu à la subir, et que jamais elle ne s'est développée spontanément.

Pour ce qui est de l'épidémie de Boston (1796), Warren dit qu'elle fut apportée par un navire arrivant de Saint-Domingue.

Amérique du sud. — La fièvre jaune continua à sévir dans les Guyanes jusqu'à la fin de la saison chaude.

1797

Grandes et petites Antilles. — L'épidémie continuait à sévir un peu partout. Les Anglais perdaient beaucoup de monde à la Martinique et à Sainte-Lucie. A la Trinidad, dans la plupart des Antilles grandes et petites, elle fit des victimes.

Amérique du nord. — La maladie continua aussi à être très sévère aux États-Unis. La Nouvelle-Orléans dans la Louisiane, Charleston dans la Caroline du sud, Norfolk en Virginie, Baltimore en Maryland, Philadelphie en Pensylvanie, New-Yorck, Bristol et Providence dans le Rhode-Island, fournirent des victimes sur la côte maritime, tandis que, remontant le cours du Mississipi et du Missouri, elle alla emporter 57 personnes à New-Design, à 20 milles au sud de Saint-Louis. A Providence, la maladie fut apportée par le navire *Betzy*, venant des Antilles avec des malades.

Rush dit qu'en 1797, le navire *le Hind*, qui avait perdu des hommes par la fièvre jaune, dans sa traversée de Port-au-Prince à Philadelphie, eut besoin de faire réparer ses voiles. Elles furent portées dans le magasin d'un nommé Moyse et, peu après, quatre personnes de ce magasin furent atteintes de la maladie.

Le collège des médecins de Philadelphie fit le rapport suivant au sujet de l'origine de l'épidémie de cette ville en 1797. — Le vaisseau *l'Aréthuse* partit avec des esclaves, le 1er juin 1797, de la Jamaïque pour la Havane. Pendant la traversée, deux hommes moururent de fièvre jaune. Après quelques jours de séjour à la Havane, il partit pour Philadelphie et arriva dans la rivière, à Pine Street, le 23 juillet. Au cap Delaware, il prit un pilote et fit une quarantaine de cinq jours à State-Island. Le jour de la mise en libre pratique, le pilote vient à Philadelphie et tombe malade de fièvre jaune, constatée par Currie. Le navire fut amarré au quai de Saint-Joseph-Russel, à côté de deux navires déjà en déchargement. Après l'amarrage, l'équipage descend à terre pour prendre ses habits et alors passa à plusieurs reprises, sur les deux navires voisins sus mentionnés.

Deux enfants et le capitaine étaient seuls à bord du navire immédiatement contigu à *l'Aréthuse*. L'autre navire, qui s'appelait *l'Iris*, avait son équipage entier. Le 29 juillet, 5 hommes de cet équipage furent atteints de fièvre jaune ; un d'eux mourut.

Un domestique qui logeait à cent yards au nord du vaisseau et qui venait souvent sur le quai, fut atteint le 30 juillet et mourut. Un M. Lewis, qui était dans les mêmes conditions, fut atteint en même temps et mourut le cinquième jour.

Domingue Joyse, qui alla à bord de *l'Aréthuse*, fut atteint aussi et guérit. Un homme qui habitait à 150 yards au sud du vaisseau, fut atteint et mourut.

La maladie s'étendit de proche en proche et, trois semaines après l'arrivée de *l'Aréthuse*, des personnes logeant à 300 yards du quai commençaient à être atteintes, tandis que le restant de la ville était encore indemne. Puis la maladie s'étendit toujours de proche en proche et finit par envahir la ville tout entière. Le collège des médecins arriva à des conclusions analogues pour le navire *le Kind*, arrivé dans les mêmes conditions que *l'Aréthuse* (Caisergues, p. 142).

Amérique du sud. — La fièvre jaune était sur le littoral septentrional de l'Amérique du sud, la Guayra, Caracas, la Colombie, etc. etc.

1798

Grandes et petites Antilles. — L'année fut très mauvaise encore sous le rapport de la maladie. Elle était à la Martinique, à Saint-Domingue, à la Jamaïque, où John Rule étudia sa marche et ses oscillations. Au dire de Gilbert, elle emporta les 7/8 des troupes anglaises à Saint-Domingue.

Amérique du nord. — Les États-Unis furent terriblement éprouvés : Charleston, dans la Caroline du sud, eut beaucoup à en souffrir. Elle se montra à Norfolk, en Virginie, qui devint un centre d'où elle se répandit le long de la rivière James, particulièrement à City point et sur les bords de la rivière Appomattox, où se trouve Pétersburgh. Elle était aussi à Baltimore, en Maryland. Un navire venant de Saint-Domingue, *le Jérémie* (Caillot, p. 213 et Currie), la porta à Philadelphie, en Pensylvanie, où l'effroi fut si grand que les malades manquèrent de soins. Il y eut 3,446 décès dans cette ville. De Philadelphie elle se répandit dans les centres voisins, à Marins Hock, à Chester, à New-Castle (sur la Delaware), à duc Creek près New-Castle, à Wilmington, à Christiania (dans l'état de la Delaware) et y porta la terreur. Dans l'état de New-York, elle fit beaucoup de mal, emporta 2,080 individus à New-York même, ravageant Albany et Greenfield. De leur côté, Voodbury, Port Elisabeth, Bridgeton dans le New-Jersey, eurent fortement à souffrir. Dans le Connecticut, Hartford, Norwalk, New-London, Stonington, furent touchés ; Westerley dans le Rhode-Island, Salew-Boston (200 décès) dans le Massachusets, eurent à en souffrir. Un navire, qui avait perdu un homme dans la traversée, la porta de la Martinique à Porstmoush, dans le New Hampshire où, malgré la latitude élevée 43°4' latitude Nord, on compta 100 décès. La maladie se montra non seulement peu après l'arrivée dudit navire, mais elle commença par attaquer les habitants de la maison du propriétaire du navire et s'étendit de là peu à peu aux maisons voisines, d'après Brackette (Moreau de Jonnès, p. 178). Nous avons vu pour 1793 un fait tellement semblable que c'est très probablement le même porté à tort dans deux années différentes.

La ville de New-Burry-Port n'avait pas de malades, lorsque le vaisseau *Le Sally* y arrive avec des malades. Cinq jours après, la fièvre jaune y éclatait.

1799

GRANDES ET PETITES ANTILLES. — L'année fut néfaste sous le rapport de la fièvre jaune. Plusieurs îles des grandes et petites Antilles furent très sévèrement éprouvées.

En 1799, il s'est passé le fait suivant, qui a été diversement interprété. La frégate *General Green*, partie de New-Port (Rhode-Island), où régnait la fièvre jaune, pour la Havane, éprouva une tempête violente et fit faire beaucoup d'eau, quoiqu'elle fût neuve. Une grande chaleur suivant cette tempête, les provisions se corrompirent et la fièvre jaune apparut avant l'arrivée à la Havane où, dit-on, la maladie n'existait pas dans le moment. Nous verrons, pour l'année 1879, qu'un fait analogue s'est présenté pour *le Plymouth* de la marine de guerre des États-Unis.

CONTINETT INTER-AMÉRICAIN. — La maladie était très répandue sur toute la côte. La Vera-Cruz subit cette année-là le paroxysme de l'épidémie qui avait débuté en 1794 et qui dura jusqu'en 1805.

AMÉRIQUE DU NORD. — Aux États-Unis, la maladie fit rage cette année-là. A la Nouvelle-Orléans en particulier, elle fut si sévère que, comme en 1796 et, plus tard, en 1819-1833 1847-1853 et 1873, on vit mourir de vieux acclimatés.

Charleston, contaminé par un navire espagnol (Ramsay), perdit 239 individus.

Dans la Caroline du nord, elle fut signalée à New-Berne.

En Virginie, elle se montra à Norfolk.

En Maryland, la fièvre jaune régna à Baltimore.

En Pensylvanie, elle régna à Philadelphie, qui fut contaminée, dit-on, par le stoop *la Marie*, prise par le navire *le Gange*, et qui avait du café en décomposition à bord.

De Philadelphie comme d'un centre, la maladie se répandit de proche en proche dans le voisinage, du côté de la rivière Susquehannah, à Baldeagle Valley.

La fièvre jaune provoqua 76 décès à New-York (Toner).

Peut-être même fut-elle observée à Boston.

1800

Grandes et petites Antilles. — La fièvre jaune était sévère aux Antilles.

La frégate *la Poursuivante*, qui était à Saint-Domingue, passa plus de trois mois sans malades au mouillage du mole Saint-Nicolas, où la ville jouissait d'une excellente santé. A la fin de juillet, on évacue des malades et des convalescents de fièvre jaune des hôpitaux du Cap sur le mole. L'équipage de la frégate coopéra au transport. Bientôt, un matelot, qui avait porté dans ses bras un aspirant presque mourant, est atteint; en moins de huit jours il y avait plus de quarante malades à bord.

A la fin d'août, la frégate *la Franchise* arrive au mole, le médecin vient à bord de *la Poursuivante*, voir son collègue, et il est atteint de fièvre jaune dès le lendemain.

Un navire de guerre français, ayant souffert de la fièvre jaune, rentre en France. A la hauteur du cap Finistère, il capture un navire de commerce qui venait de la Méditerrannée et dont l'équipage se portait bien. Les matelots du bâtiment amariné furent aussitôt presque tous atteints par la fièvre jaune.

En 1800, un navire parti de Saint-Domingue, où régnait la fièvre jaune, l'apporta à Saint-Thomas (Gordon, *Amer. med. Rejist.*, t. 1ᵉʳ, p. 81).

Amérique du nord. — Nombre de localités des États-Unis furent touchées par la maladie cette année encore. C'est ainsi que la Nouvelle-Orléans fut contaminée par des navires venant de la Havane et des autres îles des Antilles. Charleston perdit 184 individus et, dans la Caroline du nord, Wilmington, Whasington, eurent des victimes. Du 26 juillet au 30 octobre, Norfolk, en Virginie, perdit 254 personnes. Baltimore, en Maryland, eut à en souffrir. Philadelphie, en Pensylvanie, aussi. New-York eut 21 décès. Hartfort en Connecticut, Providence en Rhode-Island, Boston et New Bristol en Massachusets, enregistrèrent aussi des pertes. Providence fut infectée par les effets d'un homme qui était mort de fièvre jaune (*Med. Pens.*, 1812, p. 28).

Amérique du sud. — Un détachement de 300 hommes commandés par le général Dégouges, arrive à Cayenne en septembre. Il y est atteint par la fièvre jaune qui, en un mois, en fit mourir plus de la moitié, avec le général.

Europe. — Ce qui rend cette année-là plus mémorable encore, c'est que la maladie sévit en Espagne, apportée dans les conditions que nous allons spécifier :

Nous venons de dire que le typhus amaril régnait avec intensité, depuis les Guyanes jusqu'aux États-Unis du Nord. New-York, Providence et même Boston, c'est-à-dire des localités placées au-dessus du 40ᵉ ou du 41ᵉ degré de latitude N, étaient sous le coup de ses atteintes et, dans les grandes comme les petites Antilles, sa sévérité était grande. Or, en Europe, la guerre régnait entre l'Angleterre et la République française; l'Espagne avait pris parti en ce moment pour la France et se trouvait étroitement bloquée par les flottes ennemies. L'Amiral Keeth serrait particulièrement Cadix, dont le commerce était aux abois.

Aussi, le Gouvernement espagnol, pour solliciter les navigateurs à forcer un blocus qui le ruinait, décida t-il que les navires qui parviendraient à passer à travers la croisière anglaise, seraient exemptés de la quarantaine, comme de certains droits qu'ils avaient à payer en temps ordinaire. Plusieurs bâtiments venant, soit de la Havane, soit de la Vera-Cruz, et ayant eu des hommes atteints par la maladie. arrivèrent ainsi à Cadix, sans qu'on prît des mesures sanitaires à leur égard; divers navires de guerre se trouvèrent dans le même cas.

Arejula, qui a fait une remarquable description de l'épidémie dont nous parlons, dit que la fièvre jaune fut apportée par la. Corvette *le Dauphin*, venu de Charleston avec escale prolongée à la Havane et ayant à son bord un M. Valientes, intendant de la Havanc; il indique que l'hôtel et le quartier où habita ce M. Valientes à son débarquement, furent ceux qui présentèrent les premiers cas. *le Dauphin* ne fut pas le seul navire contaminateur de Cadix, car la frégate *l'Aigle*, venant de la Havane, et le polacre *le Jupiter*, venant de Vera-Cruz, où la maladie faisait rage, furent aussi incriminés.

Sans entrer dans des détails qui donneraient trop de longueur à notre étude, nous retenons le fait capital de l'apport de la maladie soit de la Havane, soit de la Vera-Cruz, soit même, si on voulait, de Charleston ou de Boston, par des navires admis en libre pratique sans précautions.

La maladie passa d'abord inaperçue et, du mois d'avril au mois de juin, se répandit peu à peu de proche en proche, frappant des coups assez dissimulés pour être méconnue ; puis, avec les chaleurs de l'été, elle s'accentua, mais il était trop tard alors pour l'arrêter dans son expansion. Cadix fut ravagée d'une façon terrible, puisque sur une population de 57,500 âmes, il y eut 48,250 atteintes et 7,387 décès, d'après Arejula.

En 1800, un malade, parti de Cadix, va mourir à Médina Sidonia. Sa maison est fermée aussitôt et il n'y eut pas d'autres atteintes. Mais un an après, cette maison est ouverte. Des vêtements qu'elle contenait sont vendus à un fripier, qui fut atteint par la fièvre jaune et transmit la maladie à nombre d'autres personnes.

Des passagers du *Dauphin* portèrent la maladie à Séville et, dans d'autres villes, la maladie se propagea de proche en proche soit par voie de terre, soit par voie de mer. C'est ainsi qu'elle atteignit Cordoue et Barcelone et qu'elle fut portée à Palma, de l'île Majorque, où elle sévit avec la sévérité habituelle. Partout la transmission de proche en proche a été évidente, pour ceux qui ont voulu étudier les faits sans parti pris et, dans le travail d'Arejula comme dans le résumé que fournit Bally (p. 74), on voit cette transmission surgir d'une manière très remarquable.

Bally François et Pariset, dans le rapport sur l'épidémie de 1821 (p 76), donnent les renseignements suivants. — A Port-Royal (Cadix), en 1800, le premier malade frappé fut un menuisier qui travaillait sur la Corvette *le Dauphin*. Au port Sainte-Marie, le premier malade fut un Génois qui arrivait de Cadix. A Rota, ce furent trois individus qui venaient de Cadix et de San-Fernando. A Espera, ce furent des muletiers venant de Cadix. A Ubrique, ce fut un ecclésiastique venant de Cadix. A Moron, ce furent des voituriers, apportant de l'huile des ports contaminés. Chaque fois, ainsi qu'il l'est clairement établi (p. 77), on voit la maladie se propager de proche en proche d'une première personne atteinte aux voisins.

En 1800, Cadix étant contaminé, on fit partir un régiment de sa garnison, qui passa une nuit à Xérès. Pendant sa marche, il communiqua la fièvre jaune à cette ville, qui fut presque dépeuplée.

1801

GRANDES ET PETITES ANTILLES. — Le docteur Gillkrest, dans la déposition qu'il fit en 1850, au sujet de la contagion de la fièvre jaune (2ᵉ rapport, p. 273), dit qu'il fut témoin d'une violente épidémie de fièvre jaune à Port-de-France, (Martinique), en 1801. La maladie durait encore, dit-il, lorsque les troupes françaises vinrent prendre possession de l'île, en septembre 1802. La maladie était dans les grandes comme dans les petites Antilles (Saint-Martin, la Jamaïque, etc. etc.).

AMÉRIQUE DU NORD. — La maladie était aux États-Unis aussi, à la Nouvelle-Orléans en particulier, à Norfolk en Virginie, à Baltimore en Maryland, à Philadelphie en Pensilvanie. Elle fit quelques victimes (16) à New-York, dans le cours de septembre et d'octobre, fut portée de là à Queensboroug, dans l'état précité. Dès le mois de juin et jusqu'en décembre, on la vit à Block-Island, dans le Rhode-Island. Elle fut signalée aussi à New Bedford, dans le Massachusets.

EUROPE. — En Espagne l'été vit renaître l'épidémie, que les premières fraicheurs de l'automne de 1800 avaient fait cesser. Les premiers cas furent observés à Médina Sidonia et se développèrent dans des conditions assez intéressantes pour que nous les rapportions en détail (*Rapport de Bally, François et Pariset*, p. 96). En 1800, un fugitif de Cadix était venu mourir à Médina Sidonia. Sa maison fut fermée et il n'y eut pas d'autres décès dans cette ville. En 1801, cette maison est ouverte et transmet aussitôt la maladie à ceux qui y pénètrent. Un fripier, qui avait acheté des vêtements provenant de cette maison la transmet, dans les premiers jours d'août, à un acheteur qui, à son tour, la communique à ses parents. Le premier décès eut lieu le 3 août. La maladie s'étendit ainsi de proche en proche, de sorte que Médina Sidonia, qui avait été une des seules préservées en 1800, fut une des seules contaminées en 1801.

Une chose remarquable, dit Bally (p. 77), à propos de cette épidémie de Médina Sidonia, c'est que, pendant longtemps, on n'observa des atteintes que dans un quartier de la ville: les rues San-Francisco, de la Loba, Santa-Catalina, de Cigarra, de Sucia, qui communiquent toutes ensemble.

Dans cette épidémie de Médina Sidonia, dit Arejula, il y eut ceci de particulier: que les personnes sorties à temps de la ville pour se retirer à la campagne ne furent point malades; mais, dès qu'elles retournaient dans leurs demeures de la ville, ou même sans revenir, dès qu'elles se mettaient en contact avec des malades, ou bien même seulement des personnes bien portantes venant de la ville, elles étaient atteintes; de sortes que l'approche de ces personnes était aussi dangereuse qu'un voyage dans la ville, pour les gens bien portants à la campagne.

En 1801, un régiment arrive dans une caserne de Cadix où en 1800, la maladie avait fait de nombreuses victimes. L'état sanitaire de la ville et du régiment était bon jusque là, mais aussitôt la fièvre jaune apparaît chez ces militaires.

A Séville, il y eut 11,00 malades environ et ce furent surtout ceux qui s'étaient préservés par l'émigration l'année précédente, qui furent touchés.

1802 ·

GRANDES ET PETITES ANTILLES. — La fièvre jaune sévit d'une manière très sévère dans toutes les Antilles, on peut ajouter même que tous les pays, depuis les Guyanes jusqu'à l'Amérique du nord, furent décimés par elle.

En septembre 1802, à la suite de la paix d'Amiens, un corps de troupe français vint reprendre possession de la Martinique, arrivant directement de France. L'armée anglaise était décimée par la fièvre jaune et les Français logèrent dans les casernes qu'elle évacuait, sans qu'on eût pris aucune mesure d'épuration des locaux. Presque aussitôt la fièvre jaune parut chez les soldats simultanément à Saint-Pierre et à Fort-de-France. Savaresi et Moreau de Jonnès ont écrit l'histoire de cette épidémie dans laquelle la transmission de la maladie fut mise en lumière d'une manière très remarquable par mille faits.

La garnison de la Martinique, qui était déjà contaminée par la fièvre jaune, envoya un contingent à Sainte-Lucie, où la fièvre jaune apparut aussitôt (Pugnet, cité par Moreau de Jonnès, p. 182).

Le corps expéditionnaire du général Leclerc, à Saint-Domingue, fut terriblement éprouvé par la maladie.

La fièvre jaune était signalée à : Cuba, Tabago, Sainte-Lucie, Antigoa, la Guadeloupe, Sainte-Croix, la Jamaïque.

A Saint-Thomas, la maladie fut introduite par un bâtiment arrivant du pays contaminé avec des malades et dont la quarantaine fut violée par fraude (Gordon, *Amer. med. regist.*, t. Ier, p. 81).

CONTINENT INTER-AMÉRICAIN. — La maladie régnait sur le littoral du Mexique et sur divers points de la côte et du continent inter-américain.

AMÉRIQUE DU NORD. — En 1802, le corsaire *le Sans-Culottes de Nantes* capture le navire espagnol *la Flore*, venant des Antilles avec la fièvre jaune à bord, il conduit sa prise à Philadelphie et, quatre jours après son arrivée, le 3 août, la fièvre jaune apparaît dans une auberge que fréquentaient les matelots du corsaire. L'épidémie occasionna 307 décès. On a dit aussi que l'épidémie de Philadelphie fut apportée par des marins d'un paquebot arrivé du cap Haïtien, qui la communiquèrent à des gens qui avaient des relations avec eux dans un cabaret auberge qui était aux environs du quai. Dans les deux cas, l'importation ne fit doute pour personne dans la ville (Cathral et Curie, Bally, p. 435).

On vit la maladie à la Nouvelle-Orléans (Louisiane), à Charleston, où elle emporta 96 individus, à Norfolk, à Wilmington (Delaware), où elle fit 86 victimes. On la signala aussi à Baltimore. A Boston, elle emporta 60 individus.

A New-York, elle éclata le 17 juillet. Les premiers atteints habitaient près des Warfes, dans un quartier malpropre et pauvre où habitaient des matelots et où abordaient les paquebots ; ce n'est qu'en août qu'elle se répandit de proche en proche dans divers quartiers.

Amérique du sud. — La fièvre jaune était sévère à Caracas, dans diverses localités de la côte septentrionale de l'Amérique du sud, dans les Guyanes et notamment à Cayenne.

Europe. — L'escadre de l'amiral Villaret-Joyeuse, revenant des Antilles, apporta la fièvre jaune au lazaret de Brest ; mais de sévères mesures quarantenaires empêchèrent la propagation en ville et la maladie s'épuisa à la quarantaine. Sur 42 hommes atteints, il en mourut 23. Un lieutenant des douanes de Brest, qui avait passé plusieurs jours à bord du vaisseau *le Tourville* en quarantaine, fut atteint et mourut.

Au commencement du mois d'août 1802, un navire américain « *la Colombia* » arrive à Marseille. Il fait la quarantaine d'usage. Le jour où il est admis en libre pratique, le capitaine tombe malade et meurt le sixième jour, présentant les phénomènes de la fièvre jaune. Le lendemain, un matelot tombe malade de la même maladie. Une consultation de médecins reconnaissant le typhus d'Amérique, et un troisième individu de l'équipage étant pris, le navire est renvoyé en quarantaine. Dix jours après, on le met de nouveau en libre pratique, mais un matelot est encore atteint et meurt du sixième au septième jour. Le navire est renvoyé pour la troisième fois en quarantaine. Trois individus de son équipage y sont successivement frappés et succombent. Par un hasard très heureux, la ville de Marseille ne fut pas contaminée ; et les trois occurrences dangereuses qui fit courir *la Colombia* restèrent infructueuses (Costa Scire, *Considérations générales sur l'épidémie de Barcelone en* 1821. Paris, 1872 p. 36). Costa Sicre se base là-dessus ponr refuser à la fièvre jaune sa propriété contagieuse. Mais cet exemple montre seulement, une fois de plus, combien les navires peuvent être un foyer puissant d'infection et aussi que, tant qu'on ne les désinfecte pas avec soin, ils sont un danger pour la santé publique.

Ce fait de *la Colombia* a trop souvent été invoqué et tronqué, pour que nous résistions au désir de rétablir les faits (Voir Robert, p. 708). — *La Colombia*, capitaine Hallowel, venait de Providence, et non de Boston. Le navire avait fait précédemment un voyage à la Havane, d'où il avait rapporté du sucre et du tabac. Il avait même encore à bord mille caisses de sucre provenant de ce voyage. L'équipage avait été renouvelé au moment du départ de Providence. En outre *la Colombia* avait touché à Malaga et y avait été admis en libre pratique, au moment où la fièvre jaune régnait dans ce pays.

En même temps que la fièvre jaune se montrait sur *la Colombia*, elle était constatée à bord de divers navires internés au lazaret de Marseille. Voici des dates précises : — Départ de *la Colombia* de Providence, 24 mai ; — arrivée à Marseille, 9 août ; — mise en libre pratique, 19 août ; — trois atteintes de fièvre jaune après son admission, remise en quarantaine du navire, 28 août ; nouvelle atteinte, le 29 ; — une autre, le 5 septembre ; — une autre, le 15 septembre, — une autre, le 2 octobre ; — une autre, le 10 octobre ; total : 8 atteintes.

1803

Grandes et petites Antilles. — La fièvre jaune sévissait cruellement dans les grandes et les petites Antilles.

Continent inter-américain. — Elle régnait sur les côtes du Mexique. Le navire *le Hibber* qui était contaminé depuis longtemps, et qui avait présenté des cas de fièvre jaune soit à New-Yorck soit pendant la traversée, apporta la maladie à Honduras ; ce fut l'origine d'une épidémie sévère dans ce pays.

Amérique du nord. — Les États-Unis eurent à en souffrir cruellement en quelques endroits. Elle fut signalée à la Nouvelle-Orléans, à Charleston, dans la Caroline du sud. Norfolk fut éprouvé et la maladie se répandit de là à Alexandrie, de Virginie sur le Potomac, où elle fit 200 victimes. A Philadelphie, en Pensylvanie, il mourut 195 individus. De là elle passa jusqu'à Lisburn, près Harrisburg. A New-York, elle fut terrible, car, du 18 juillet au 6 octobre, elle emporta 6,700 personnes. Elle se répandit sur les bords de l'Hudson et en particulier à Cast-Kill. Enfin on la signala à New Haven, dans le Connecticut.

C'est à 1803 que se rattache le fait dont on a souvent parlé pour appuyer ou combattre l'idée de la contagion de la maladie. — *Le Hibber*, navire anglais, part de Porsmouth en Angleterre, sur lest et arrive le 3 juillet à New-York pour aller charger du bois à Honduras. Les ouvriers changés de l'approprier trouvent que ce lest, composé de sable, n'avait pas été changé depuis nombre d'années et que la charpente, ainsi que les ponts, étaient couverts de matières excrémentielles. On enleva tous ces centres de putréfaction ; mais plusieurs ouvriers occupés à ce travail furent atteints de la fièvre jaune et quelques-uns périrent très promptement. A New-York, la santé publique était alors très bonne. Et comme cette explosion épidémique paraissait inexplicable, on alla aux renseignements et on découvrit qu'en 1801, le navire avait porté des soldats de Portsmouth à Halifax ; qu'en 1802 il avait fait des transports analogues à Nassau et aux îles Bahama. Or il est à noter que le lest n'avait pas été changé et que le navire n'avait pas été approprié depuis. Ce vaisseau partit de New-York sans avoir été complètement nettoyé et désinfecté. Aussi, dans sa traversée, perdit-il plusieurs matelots de la fièvre jaune, et à son arrivée à Honduras, un grand nombre de personnes employées à le décharger ou à le réparer furent-elles atteintes de cette même maladie. Plusieurs périrent ; toutefois la maladie se borna strictement à ceux qui étaient allés s'infecter dans le vaisseau, dit Devez (p. 161).

Amérique du sud. — La fièvre jaune était dans la Colombie et le Vénézuéla ainsi qu'aux Guyanes.

Europe. — La fièvre jaune fut observée à Malaga cette année-là. Comme toujours, il y eut, au sujet de l'origine de l'épidémie, des discussions et des contradictions, mais, néanmoins, ce qui paraît se dégager de positif des disputes passionnées de l'époque : c'est la violation des règlements sanitaires introduisant la maladie. Voici dans quelles conditions :

Un contrebandier du nom de Félix Munos alla subrepticement à bord du *Jeune Nicolas,* qui était en quarantaine, accompagné des frères Verduras, et y prit des marchandises qu'il introduisit en fraude dans la ville. Ce Félix Munos tomba malade le 14 juillet et mourut le 20. Sa femme fut tellement effrayée qu'elle abandonna sa maison et se sauva à la campagne.

Depuis cet événement, dit Bailly (p. 83), jusqu'à la mort des Verduras, il s'écoula trente-quatre jours pendant lesquels personne ne songea à la fièvre jaune. Or, il est probable que les règlements sanitaires continuaient à être violés, car voilà que, dans la maison des Verduras, un matelot qui y était caché tombe malade et meurt ; il fut enterré mystérieusement, la nuit, dans l'église Saint-Pierre. Le 26 août, un Verduras, fils du contrebandier et calfat de profession, s'alite avec des symptômes semblables à ceux du matelot et meurt le 3 septembre. La mère et deux autres frères sont touchés à leur tour ; enfin arriva celui du père, qui succomba le 15 septembre.

Un jeune marin, ami du fils Verduras et demeurant en face la maison, est atteint ; puis c'est un boulanger qui était voisin des Verduras, puis un autre ami, qui succombent. Le curé de Saint-Pierre, qui avait enterré le matelot caché chez Verduras, et son secrétaire, le médecin Buson, qui l'avait soigné, et les docteurs Mamelli et Gimel, appelés en consultation, furent promptement victimes du fléau. Peu à peu, la maladie s'étendit de proche en proche dans la ville. En octobre, la mortalité était effrayante. Elle diminua en novembre et l'épidémie cessa le 20 décembre, ayant emporté 14,000 individus sur 70,000 âmes. D'autres donnent les chiffres suivants : population de Malaga, population de 48,000 âmes ; atteints, 16,000 ; morts, 6,884.

Arejula a montré comment la fièvre jaune se transmit, non seulement de maison à maison, à Malaga, mais encore de ville en ville. Antequerra, Rembla, Mantilla, Espejo, furent ravagées ainsi par propagation. Dans le courant de l'été des contrebandiers portent les germes à Gibraltar, puis à Agesiras ; des garde-côtes infectent Alicante, qui à son tour l'envoie à Palma, de Majorque. Bref, cette fois comme le plus souvent, un esprit dégagé de préventions pouvait constater qu'elle se répandait par une transmission d'homme à homme ou par des effets imprégnés, véritable culture, peut-on dire.

Kéraudren attribue l'explosion de fièvre jaune à Alicante, en 1803, à un ballot de marchandises de coton venant de Gibraltar et qui fut caché dans la maison d'un sieur Laurente, capitaine du port, qui fut une des premières victimes. Cette maison fut la première contaminée, et c'est de proche en proche que la maladie s'étendit dans le quartier qui l'avoisinait.

Bally (p. 84) dit qu'à Barcelone, il y eut une centaine d'atteintes. Cinq Suisses, qui avaient travaillé à bord des navires infectés, tombèrent malades et transmirent la fièvre jaune à leur colonel, qui succomba ; mais l'épidémie ne se répandit pas dans la ville.

1804

Grandes et petites Antilles. — La fièvre jaune continuait à sévir dans les grandes, et les petites Antilles.

Une corvette (*la Mutine* ou *la Badine*) était destinée, dit Caillot (p. 199), à transporter des troupes d'un point à un autre de Saint-Domingue. Elle ne tarda pas à être attaquée par la fièvre jaune. Il fallut en renouveler si souvent l'équipage, qu'on fut obligé de changer la destination du navire.

Sur le vaisseau *le Mont Blanc*, dit Caillot, mouillé en rade du Cap, on couche un blessé près d'un homme atteint de fièvre jaune. Il contracte la maladie et meurt le troisième jour. A partir de ce moment, la maladie s'étendit à l'équipage.

Un soldat de *la Foudroyante*, dit Caillot, soignait le tonnelier malade : il fut atteint peu après. Un mousse, qui les servait, tombe malade et, peu après, les habitants de la cambuse où couchait le tonnelier, sont atteints.

Les navires qui eurent le moins de malades, dit Caillot, furent ceux qui purent se dispenser d'envoyer leurs équipages à terre ou, du moins, qui rendaient leurs communications rares et difficiles. *La Comète* et *la Fraternité* furent indemnes de cette manière, jusqu'au jour où elles furent obligées de prendre des troupes pour les transporter. *Le Duguay-Trouin* était depuis huit mois au Cap, sans avoir eu un seul homme atteint. L'amiral La Touche-Tréville met son pavillon à bord, ce qui lui fit avoir des communications fréquentes avec la terre et le navire fut aussitôt contaminé.

La Poursuivante était depuis trois mois sur rade sans avoir subi une seule atteinte, lorsqu'elle envoie une corvée, pour embarquer 1,500 malades ou convalescents sur divers transports. Un matelot transporte dans ses bras un aspirant mourant de fièvre jaune, il tombe malade le soir même et succombe le lendemain, et, en moins de huit jours, 60 hommes étaient atteints à bord.

La frégate *la Franchise* arrive. Le médecin va voir son collègue à bord d'un bâtiment sur lequel il y avait des malades ; il reste quelques heures dans la chambre : en sortant, il est pris de céphalalgie et, quatre jours après, il était mort ; le navire fut contaminé dès lors.

Le navire *le Mars*, qui repassait en Europe au mois de septembre avec cinquante convalescents de fièvre jaune, est pris par les Anglais et conduit à la Jamaïque. On y embarque un équipage anglais. Huit jours après le départ, deux prisonniers sont atteints et meurent de fièvre jaune. Plus de 40 matelots anglais furent atteints et moururent, tandis que l'équipage français ne fut pas malade (Caillot).

CONTINENT INTER-AMÉRICAIN. — La fièvre jaune était sur divers points de la côte de ce continent, et notamment au Mexique.

AMÉRIQUE DU NORD. — Dans certains pays des États-Unis, la Nouvelle-Orléans en Louisiane, Charleston dans la Caroline du sud, Norfolk et Kinchester en Virginie, New-Haven en Connecticut, on vit la fièvre jaune plus ou moins sévère.

AMÉRIQUE DU SUD . — Dupont (*loc. cit.*), dit que cette année-là, un navire américain, venant des États-Unis, apporta la fièvre jaune à Cayenne.

EUROPE. — La fièvre jaune éclata de nouveau, en 1804, en Espagne. Pour cette fois, on ne peut dire d'une manière certaine si la maladie fut apportée du dehors, ou bien si elle se reproduisit par des germes datant de l'année précédente ; mais toujours est-il, qu'une fois développée, l'épidémie gagna de proche en proche, avec ses allures habituelles, faisant des ravages dans cinq provinces de l'Espagne et emportant un nombre incalculable de victimes. La maladie fut observée non seulement en Espagne, mais aussi à Gibraltar. Enfin de Malaga elle fut portée à Livourne, en Italie.

La première trace de fièvre jaune observée en 1804 fut à Malaga, le 29 juin, dans la rue des Pozos dulces, n° 12, où deux individus moururent (un nommé Rinz et un nommé Ximenès). Du 3 au 12 juillet, il y eut quatre morts dans la maison du n° 13. Dans la maison du n° 11, c'est-à-dire en face, il y eut deux décès, le 8 et le 14 juillet ; le n° 9 eut un décès, le 13 juillet ; le n° 6 en eut un, le 28 ; enfin le n° 14 en eut un le 21 juillet. Ce n'est qu'après avoir pris pied dans cette rue de cette manière, que la fièvre jaune passa dans les voisines et que les maisons adossées aux premières s'infectèrent à leur tour. Le chiffre de la mortalité fut de 26 en juin, de 103 en juillet, de 1,640 en août et, dans les premiers jours de septembre, il mourait 300 personnes par jour. L'épidémie s'arrêta enfin le 28 novembre, ayant emporté 4,464 individus (Bally, p. 105).

Voici ce qui touche à la contamination de la ville d'Antequerra « La fièvre jaune avait régné épidémiquement à Malaga, en 1803. Ses ravages avaient été suspendus par le froid, mais ils revinrent avec les chaleurs. Une des rues où la maladie reparut avec le plus d'intensité était celle appelée de la *Porte-Neuve*. Là vivait Joseph Delgado, âgé de 22 ans, ouvrier tailleur, natif d'Antequerra, quand il vit reparaître la fièvre jaune. Lui, qui ne l'avait pas eue l'année d'auparavant, craignait d'en être atteint. Pour s'y soustraire, il s'enfuit de Malaga et s'en vint chez ses parents, à Antequerra, où il arriva le 23 juillet ; tomba malade le 27 et mourut le 2 août suivant.

La famille de Joseph Delgado était composée de sept personnes : le père, la mère, trois frères et deux sœurs. En moins de vingt jours, toutes ces personnes eurent la même maladie que Joseph et cinq en moururent. » (*Journal complem.*, t. VIII, 1820, p. 209). — (Bally, *Typh.*, p. 437). L'épidémie cessa le 6 novembre (Bally, p. 438).

A Velez Malaga, qui est dans le voisinage, et où beaucoup de gens émigrèrent dès le début, il y eut une mortalité considérable : 4,000 individus d'après les uns, 5,245 suivant les autres, sur une population de 12,700 âmes. L'épidémie s'arrêta le 20 décembre dans cette ville (Bailly, *Typhus d'Amérique*, p. 88).

De Malaga, la maladie se répandit à plusieurs endroits. C'est ainsi, par exemple, qu'à Espera, une troupe de soldats venant de Malaga est logée chez les habitants, qu'elle contamine.

A Ronda, en 1804, deux hommes venant de Malaga logent chez une femme à laquelle ils donnent la fièvre jaune. Deux habitants de cette ville de Ronda arrivent de Malaga malades. Un d'eux communique la maladie à sa fille, qui, à son tour, la communique à sa servante, à sa blanchisseuse et à plusieurs amies qui viennent la voir.

A Rambla, en 1804, un nommé Alphonso Nietto arrive de Malaga, où il était allé acheter du blé, et où il avait touché à des charriots qui avaient servi au transport des cadavres, le 21 août. Il tombe malade le 22 et transmet la maladie, le 9 septembre, à son cousin Alphonso de Castro, qui habitait la maison voisine. Leur cousine Maria de Doblaz, qui habitait une maison adossée à la leur, est atteinte à son tour. Son frère, Cristobal de Doblaz, tombe malade ; le fiancé de Maria de Doblaz, qui vient voir la jeune fille malade, est atteint ; il communique le mal à sa mère. La femme du médecin qui avait soigné tout ce monde-là est atteinte à son tour le 22 septembre. La tante s'alite le 24. Bref, en un mois, la maladie avait été ainsi transmise successivement à 7 personnes (Bally, p. 138). On eut soin d'isoler les locaux et les gens infectés, et la maladie resta bornée à quelques rues et à quelques maisons.

A Vera le 17 septembre 1804, la femme d'un officier de marine arrive malade et communique la fièvre jaune à ses domestiques et à ses parents. Les maisons voisines furent bientôt contaminées ; mais, par une isolation sévère des lieux et des personnes suspectes, la maladie ne s'étendit pas (Arejula, p. 270).

A Barrios, près Algesiras, le 11 septembre 1804, un soldat de cavalerie arrive dans une auberge avec douze autres militaires, accompagnant un convoi d'argent. Cette escorte avait laissé des malades déjà à Cadix et à Médina Sidonia. Ce soldat tombe malade et meurt. On chercha bien à empêcher que ce corps devint un foyer d'infection, mais les soldats de passage avaient déjà communiqué avec la population dans une trop large mesure. En quinze jours, 6 habitants étaient morts déjà et le plan fourni par l'autorité montra que la contamination s'était faite de proche en proche (Bally, p. 444.)

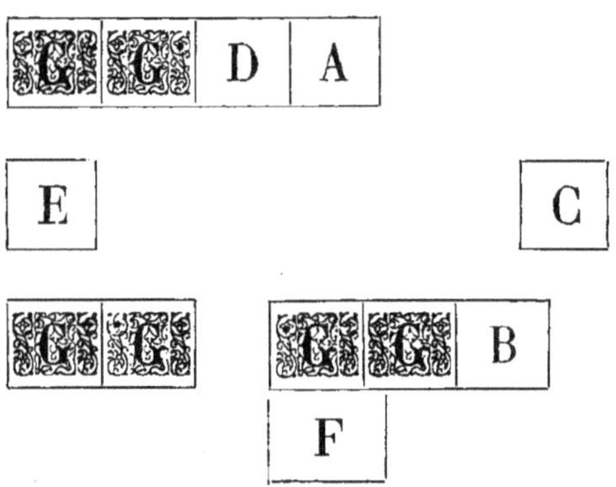

A. — Auberge où mourut le soldat.

B, C, D, E, F. — Maisons où il y eut successivement des malades.

G. — Maisons d'où les habitants s'enfuirent dès le début.

Pendant que la fièvre jaune régnait à Malaga, un navire en part et arrive le 1er septembre à Las Alhucemas, petit port d'Afrique où sont les galères espagnoles, et où, en ce moment, la santé publique ne laissait rien à désirer. A bord de ce navire était une jeune fille qui tomba malade pendant la traversée et mourut, deux jours après son débarquement, de fièvre jaune. Un second passager tomba malade peu après son débarquement. On le rembarqua et on mit le navire en quarantaine, mais la maladie avait pénétré dans la ville. Peu de jours après, elle frappa des galériens, des soldats, se répandant de proche en proche comme d'habitude.

En 1804, Gilbratar fut contaminé par la fièvre jaune. Comment la maladie se montra-t-elle dans cette ville ? On n'a pu, ou voulu, le déterminer d'une manière précise, mais Bally François et Pariset nous disent : « Ce que l'on croit savoir avec la dernière certitude, c'est que des contrebandiers sortis de Gilbratar apportèrent la maladie à Algésiras. Ils y moururent et communiquèrent la maladie à leurs parents. Un habitant de San Roque avait son fils à Algésiras. Apprenant que son fils était malade, il va le chercher et l'apporte dans son pays ; mais il est atteint à son tour et transmet la fièvre jaune à cinq voisins de la maison contiguë. Puis de là, la maladie s'étend de proche en proche dans la rue et le restant de la ville.

En 1804, un pêcheur d'Ayamonte communique avec un navire qui sortait de Gibraltar. Une fois arrivé dans son village. il s'alite et meurt, communiquant la fièvre jaune à ses parents, puis à ses voisins. Ayamonte est à 50 lieues au n.-o. de Gilbratar, à l'embouchure du Guadiana. Ce fait de l'épidémie d'Ayamonte, relaté par le Dr Florès, est très remarquable ; nous le verrons en détail dans le chapitre traitant de l'étiologie de la fièvre jaune. La ville portugaise de Castro-marine se défendit de toute relation avec Ayamonte, et ne fut pas contaminée.

Voici quelques détails sur le mode de propagation de la maladie pendant cette épidémie (Bally François et Pariset, p. 78) : — En 1804, Cadix et Malaga étant en proie à la fièvre jaune, Jean de Cordoue, muletier, arriva malade de Malaga à Espejo, le 27 août. Comme on l'avait chargé de beaucoup de commissions, il reçoit la visite de onze personnes qui furent atteintes de sa maladie, qu'il communiqua aussi à sa femme et à sa fille.

Un habitant de Ximenia vient à Cadix en 1804, au moment où la maladie y sévissait. De retour chez lui, il est atteint et communique la maladie à ses voisins. Cette fois encore, la propagation se fit de proche en proche de chez lui à tout le quartier.

En 1804, le 11 août, Alicante était en bon état de santé, quand on introduit à l'hôpital cinq malades provenant du Saint-Joseph et du Carmen, deux gardes-côtes provenant de Malaga, qui était contaminé. Deux de ces malades meurent et il y eut un cas de transmission dans l'hôpital. Au commencement de septembre, on signala un cas dans la grande rue, près du café où allaient les marins des navires contaminés et de proche en proche la maladie se répandit. Un faubourg d'Alicante, isolé naturellement par deux murailles, et certaines habitations qui s'isolèrent ne furent pas touchés (Bally, p. 448).

En 1804, la fièvre jaune régna aussi à Carthagène, où, sur 50,000 habitants, il en mourut 20,000. A Carthagène, en 1804, la première victime fut la fille du consul suédois qui avait reçu des marchandises de coton d'un navire contaminé et placé en quarantaine. Cette demoiselle avait donné des mouchoirs provenant du navire contaminé à ourler dans un couvent de religieuses où se produisirent les sept cas suivants de fièvre jaune, avant que la maladie se fût étendue de proche en proche dans la ville (Bally, *Typh.* p. 447).

En 1804, la santé publique était bonne à Palma de Majorque, lorsqu'un navire part d'Alicante, où régnait la maladie, et y arrive. Ce navire portait un Majorquain convalescent de fièvre jaune et une famille de Minorque, laquelle va se loger dans une taverne près du port, en attendant une occasion pour aller à Minorque. A peine à terre, la femme tombe malade. Le lendemain c'est le tour du mari et de son enfant. On les expédie sans retard au lazaret ; mais des soldats venaient boire dans cette taverne, de sorte que, tandis que les maisons voisines de la taverne étaient atteintes de proche en proche, la maladie éclata tout à coup dans la caserne.

De Gibraltar, la fièvre jaune passa, si nous en croyons certains auteurs, à Livourne. Comment se fit la contamination? La question a été longuement débattue. Bally a pensé qu'il fallait incriminer un juif parti de Gibraltar; mais Osanam accuse un navire espagnol *Anna Maria*, et l'apport de la maladie se fit alors dans des conditions qu'il importe de garder en mémoire. En effet, l'*Anna Maria*, venant de la Havane, arrive à Cadix ayant perdu plusieurs hommes de fièvre jaune. Comme on lui refuse la libre pratique, il complète son équipage, prend une nouvelle patente de santé et va toucher à Alicante, où il est mis en libre pratique et d'où il part pour Livourne avec une patente nette. Arrivé le 18 août à Livourne, les panneaux sont ouverts et deux matelots, ainsi qu'un employé de commerce, furent atteints trois jours apres. La maladie se répandit de proche en proche et, sur 2,000 malades, on compta 700 décès.

Voici quelques détails au sujet de l'épidémie de Livourne: — « Douze jours après l'arrivée du vaisseau l'*Anna Maria*, deux malades qui étaient à bord sont mis à terre et transportés dans une auberge, rue de la Vieille-Poissonnerie ; trois jours après, ces hommes meurent. En peu de jours, douze locataires de cette même auberge subissent la même destinée.

Un Napolitain quitte cette auberge, avec le soin d'éviter l'approche des personnes attaquées et de s'éloigner des rues adjacentes. Pris au bout de six jours de la même maladie, il meurt le neuvième.

Un boulanger livournais, rue Saint-Antoine, vend du biscuit au bâtiment espagnol, le fait porter à bord dans des sacs. Lorsqu'on les lui rend, au bout de deux jours, ses ouvriers se couchent dessus: ils sont atteints du mal, meurent et sont suivis du boulanger et de sa femme; l'infection gagne toute la maison. Un boucher français qui logeait dans la maison où étaient descendus les Espagnols, meurt en dix jours ; deux jours après, son épouse meurt aussi; et au bout de quatre jours, meurt également la maîtresse de la maison, ainsi que M. Morel, capitaine au 62e de ligne, qui était venu la visiter.

Les gardes de santé mis à bord de l'*Anna Maria*, les ouvriers employés à son radoub, plusieurs personnes habitant le môle du port, succombent à la même maladie.

Bientôt, le mal s'étend, gagne les rues Saint-François et Saint-Jean, apparaît dans les maisons où sont déposés les sucres, les cuirs et les autres marchandises qui formaient le chargement du vaisseau. Les portefaix chargés de leur transport meurent du quatrième au septième jour. Le directeur des magasins succombe en deux jours. » (Palloni.) Ajoutons qu'au commencement de novembre, au moment où la maladie était devenue inquiétante, des mesures de police médicale furent employées et réussirent à en arrêter d'abord les progrès, puis à faire diminuer les atteintes dans une grande proportion.

D'après Bally (*Typhus d'Amerique*, p. 91), il y eut 7 morts du 21 au 31 août, 41 en septembre, 204 en octobre, 390 en novembre et elle disparut en décembre, ayant emporté 711 victimes en tout.

En 1804, la fièvre jaune sévit en octobre et novembre sur des bâtiments retenus au lazaret de Marseille; mais, grâce aux quarantenaires, elle ne se répandit pas au dehors. Voici les détails de ces faits empruntés à Robert (t. II. p. 719). Le brig danois *le Guillaume*, venant d'Angleterre, avec relâche à Malaga, arrive à Marseille le 8 octobre 1804. Le 25 août, étant à Malaga, il avait perdu un homme de la fièvre jaune; depuis, il avait eu un second cas (Thierdesen), puis un troisième (Jean Schaffer). Deux gardes de santé du lazaret de Marseille sont atteints de fièvre jaune le 15 et le 25 octobre; le 13 octobre, le mousse du bord tombe malade; 6 atteintes, dont 3 au lazaret.

Un navire danois, capitaine Limpté, ayant touché à Malaga, a un matelot malade de fièvre jaune (Niel Brand).

Un navire danois, arrivé de même provenance, reçoit un garde de santé (Barthélemy) qui meurt de fièvre jaune du 5 au 6 novembre.

Un navire danois, capitaine Carlhen Hendresken, perd son subrécargue le 15 octobre. Il avait aussi touché à Malaga.

Le navire danois *Bonheur de la famille* ayant touché à Malaga, arrive à Marseille le 22 octobre. Il a perdu deux hommes dans la traversée. Le capitaine est atteint le jour de l'arrivée et succombe le 31 octobre.

Le brigantin suédois *Amitié*, arrivé le 13 novembre et ayant touché à Séville Malaga et Alicante, a perdu son second en cinq jours, a eu à bord, le 12, deux autres malades morts le 16. Son capitaine avoue deux autres malades, Peter Sigelbert et Jens Hensen. Le capitaine tombe malade à son tour et meurt le 20 novembre. Total des morts, dans le lazaret de Marseille, 8.

1805

Grandes et petites Antilles. — La fièvre jaune avait cessé à la Martinique depuis la fin de l'année précédente, lorsque deux escadres arrivèrent avec des troupes, ce qui fit reparaître l'épidémie aussi forte qu'en 1802 (Moreau de Jonnès).

La maladie fut observée aussi dans plusieurs îles des grandes et petites Antilles, à Saint-Domingue, Cuba, la Jamaïque, Sainte-Croix, la Barbade, etc. etc.

Bancroft dit que 278 individus récemment arrivés d'Angleterre, perdirent 67 des leurs, à la Barbade, du 27 juillet au 27 août 1805.

Continent inter-américain. — La maladie régnait sur le littoral du Mexique.

Amérique du nord. — La fièvre jaune fit des victimes plus ou moins nombreuses aux États-Unis, notamment à Charleston, à Norfolk en Virginie, à Baltimore (Maryland). De Saint-Domingue, le schoner *la Nancy* la porte à Philadelphie, en Pensylvanie, où elle emporta 3,400 victimes et s'étendit, le long

de la rivière Delaware, jusqu'à Comty Chester. On la vit à Gowcester city.
A New-York, elle tua 340 individus. On la signala à New Haven dans le Gon-
necticut, à Westerley, à Providence dans le Rhode Island, à Boston, où elle ne
se répandit cependant pas. On la vit même à Québec, au Canada. Dans la plupart de ces pays, l'importation fut mise en lumière d'une manière irréfutable.
A Providence, par exemple, on la vit éclater par la communication de trois navires venant des Antilles : Sainte-Croix, Antigoa et la Havane, et ayant perdu du
monde pendant la traversée (*Medic. journ.*, 1812, p. 28).

1806

Grandes et petites Antilles. — Quoique moins sévère que pendant les années
précédentes, la fièvre jaune fut observée dans plusieurs îles des Antilles.

Amérique du nord. — On signala l'existence de quelques atteintes à Richmond
en Virginie, et New Port, dans le Rhode Island.

1807

Petites Antilles. — L'arrivée à la Martinique de 400 conscrits apportés par
deux frégates, l'*Hortense*, et l'*Hermione*, fait renaître la fièvre jaune
(Moreau de Jonnès, p. 120) ; mais bientôt elle devait cesser et se montra
moins sévère sous le rapport du chiffre comme de la gravité des atteintes.
A cette date se rapporte le fait du *Palinure*. Ce brig avait la fièvre jaune à bord.
L'amiral Villaret lui donna ordre d'aller croiser au vent de l'île, où il rencontra
un brig anglais *la Carnation*, qui lui livra combat. Le brig anglais fut
pris ; son équipage qui arrivait d'Europe et qui était sain, fut amené prisonnier
sur *le Palinure* et fut très éprouvé par la fièvre jaune (Moreau de Jonnès, p. 122).

Moreau de Jonnès (p. 122) raconte qu'à l'arrivée du *Palinure* et de *la Carnation* à la Martinique, il fut envoyé à bord par son général, et qu'il constata
que, sur *le Palinure*, il y avait 16 malades de fièvre jaune. Des 60 hommes qui
constituaient l'équipage de *la Carnation*, 22 étaient déjà morts.

Amérique du nord. — La fièvre jaune sévit dans plusieurs localités des États-
Unis. C'est ainsi qu'elle était à Saint-Augustin, dans la Floride, à Savannah,
dans la Géorgie.

Elle était dans la Caroline du Sud et notamment à Charleston. A Philadelphie, à New-York, on l'observa, mais elle semblait être moins sévère que par le
passé, de sorte qu'on peut dire qu'elle était en état de repos relatif.

Afrique. — Deux pêcheurs de l'île de Mai dans l'archipel des îles du cap
Vert communiquèrent avec un navire qui venait du golfe de Guinée et qui avait
des malades à bord, ils infectèrent leur pays : Morrinho où la mortalité fut
effrayante.

Europe. — Un schooner *le Fame*, capitaine Jonathan Titcomb, venant de Boston avec six hommes d'équipage, arrive à Marseille le 20 août, sans avoir touché nulle part. Il est mis en quarantaine, puis admis en libre pratique le 3 septembre. Huit jours après, le capitaine mourut en ville, avec tous les symptômes de la fièvre jaune, qui ne se communiqua d'ailleurs à personne.

1808

Grandes et petites Antilles. — La fièvre jaune était dans certaines îles des Antilles, comme la Jamaïque et Marie Galante, mais elle régnait avec une faible intensité.

Amérique du nord. — Le 5 septembre 1808, un garde-côtes, *le Polly*, arrive de Savannah à Sainte-Marie de Géorgie, avec deux malades qu'il débarque. Il transmit ainsi la fièvre jaune à la ville qui, sur 350 habitants blancs, en perdit plus de 300. Sur 150 nègres, il en mourut 3 seulement.

La maladie fut signalée à New-York, où il y eut quelques rares atteintes.

1809

Grandes et petites Antilles. — La maladie régnait sans grande intensité dans diverses îles des Antilles.

Moreau de Jonnès (p. 123) rapporte pour cette année-là le fait suivant, qui est intéressant dans l'épidémologie de la fièvre jaune : — Un matelot français, âgé de vingt-six ans, part le 14 mars 1809 de Saint-Pierre, prisonnier de guerre sur le navire anglais *Mercury*. Douze jours après, il passe sur un autre navire et revient le 1er avril sur le *Mercury*, avec les premiers symptômes de la fièvre jaune ; il mourut le 4 avril. L'incubation de la maladie paraît avoir été chez lui de vingt-huit jours. La maladie, apportée par le matelot français, ne se propagea pas sur *le Mercury*, mais il est à remarquer que l'équipage de ce navire était depuis longtemps aux Antilles.

En 1809, la fièvre jaune régnait à la Martinique. L'armée anglaise qui vint assiéger l'île ne l'avait pas et ayant eu soin de ne rester à terre que le temps nécessaire aux actions de guerre, elle fut épargnée ; mais quelques-uns de ses soldats qui furent faits prisonniers par les Français et introduits dans les prisons des forts, contractèrent la maladie.

Continent inter-américain. — La fièvre jaune était sévère au Mexique.

Amérique du nord. — La fièvre jaune fut signalée cette année-là à la Nouvelle-Orléans, à Philadelphie et à New-York. A New-York, une quarantaine de personne furent enlevées dans le faubourg de Brooklin. Cette épidémie était due, d'après les uns, au navire *la Concorde*, arrivé de la Havane ; d'après les autres, à une condition hygiénique locale. A travers les discussions passionnées qui se produisirent, nous voyons aujourd'hui que le navire *la Concorde* doit réellement être incriminé.

1810

Grandes et petites Antilles. — On constata quelques atteintes plus ou moins sévères dans diverses îles des grandes et petites Antilles.

Continent inter-américain. — La maladie était sur le littoral du Mexique.

Amérique du nord. — La fièvre jaune fut constatée, mais sans grande extension, à Pensacola, à Philadelphie et à New-York.

Afrique. — Busto-y-blanco dit que cette année-là la fièvre jaune fut apportée de Cadix aux Canaries, au mois d'octobre, par un des paquebots. Ténériffe, la grande Canarie eurent particulièrement à en souffrir, car on cite 5,000 atteintes et 1450 décès.

L'épidémie régnait encore l'année d'après, car il est dit qu'en 1811, les Canaries, qui avaient été contaminées par l'Espagne en 1818, contaminèrent l'Espagne à leur tour.

Europe. — D'après ce que nous venons de dire, Cadix fut en proie à la fièvre jaune en 1810.

Carthagène eut aussi à en souffrir, mais la maladie y resta concentrée sans se répandre dans les environs, à cause de l'interceptation des communications, qui fut sévèrement assurée. Elle disparut avec les fraîcheurs de l'automne ; nous verrons tantôt qu'elle recommença l'année d'après.

1811

Grandes et petites Antilles. — La fièvre jaune régnait dans plusieurs îles des Antilles, mais elle y était peu sévère. Saint-Domingue, Cuba en avaient des cas.

Continent inter-américain. — Elle régnait aussi sans grande intensité sur le littoral du Mexique.

Amérique du nord. — La maladie se montra dans plusieurs localités des États-Unis et notamment à Saint-Francisville, en Louisiane, Pensacola, Philadelphie, Pest-Amboy.

Le brig *la Favorite* arrivant de la Havane l'apporta à Pesth Amboy, dans le New Jersey, près New-York (Bowen, *On the yellow fev. Rapports du bureau de santé de New-York*, t. IV, p. 355).

Afrique. — Les Canaries, contaminées l'année d'avant par un apport de Cadix, furent éprouvées par la maladie, et contaminèrent à leur tour l'Espagne cette année-là. A Orotava, sur une population de 3,000 âmes, il en mourut 500 ; à la grande Canarie, il y eu plus de 3,000 décès.

Europe. — De Santa-Cruz, de Ténériffe, la fièvre jaune fut apportée dans l'île de Léon, d'où elle passa à Cadix, Gibraltar, Alicante, tandis que, par ailleurs, elle passait de Cadix à Médina Sidonia.

La fièvre jaune sévit à Carthagène cette année-là sans qu'on puisse déterminer si ce fut par un apport nouveau de germes ou bien par recrudescence des germes laissés dans la ville par l'épidémie de 1810. Les circonstances de la guerre ne permirent pas d'empêcher, comme l'année d'avant, les communications ; aussi, la maladie se répandit dans le voisinage. On l'observa à Murcie, Alcantarille, Cébrillo, Totana, Lorsa. Elle arriva jusque dans la province de la Manche à Cuzar, à Tobarra et même à Jumilla, plus au nord (Bally, *Rapport* 559).

Le docteur Ramon de Romero, qui a suivi cette épidémie de Jumilla, a fourni des documents intéressants : « La fièvre jaune apportée de Murcie, à Jumilla observa, d'après lui, en se propageant, un ordre curieux de succession, marchant par un temps calme et s'étendant de proche en proche, de manière à occuper un véritable centre d'où elle rayonnait ensuite, soit par le souffle des vents, soit par des communications imprudentes, tandis qu'à vingt, trente, quarante pas de ce cercle dangereux, pourvu qu'on s'abstînt d'y communiquer le moins du monde, on était sûr d'échapper, à quoi contribuaient merveilleusement une ventilation fréquente et les soins ordinaires de propreté. Que s'il arrivait à la maladie de franchir tout-à-coup un grand intervalle et de montrer dans un point fort éloigné du centre primitif, en recherchant les causes d'une transmission si étrange, on finissait toujours par découvrir qu'elle s'était opérée par le rapprochement d'un individu sain et d'un individu qui ne l'était pas ou qui, du moins, avait séjourné dans l'atmosphère des malades. »

Si nous en croyons Robert (*Guide sanitaire*, etc. etc., t. I, p. 104), on vit des cas de fièvre jaune cette année-là à Bordeaux, à Rochefort, à Brest et à Marseille. Pour ce qui est de Marseille en particulier, Robert dit qu'il y eut onze décès de fièvre jaune ; et remarquons que c'est sur le grand chambellan et un aumônier du roi d'Espagne Charles IV, alors en exil à Marseille, qu'il observa la maladie tout d'abord. Nous manquons absolument de renseignements sur les relations que purent avoir ces Espagnols avec des compatriotes venus des contrées où la fièvre jaune régnait alors, mais la coïncidence ne manquera pas de frapper le lecteur.

1812

Grandes et petites Antilles. — La fièvre jaune fut signalée dans quelques îles des Antilles et aux Bermudes où elle fut très sévère. Elle était sévère à Cuba.

Continent inter-américain. — Elle fut signalée aussi sur le littoral du Mexique, sans grande intensité.

Amérique du nord. — La fièvre jaune régna à la Nouvelle-Orléans en Louisiane et à Charleston dans la Caroline du sud.

La fièvre jaune fut observée à Québec, dans le Canada.

Europe. — La maladie reparut à Carthagène soit par le fait de l'importation, soit, ce qui est beaucoup plus probable, par le fait de la reproduction des germes de l'année précédente. Cette année, on put empêcher les communications entre les lieux contaminés et les autres ; aussi, l'épidémie resta-t-elle localisée.

Après la bataille de Salamanca, l'armée française du Portugal fut obligée de se replier et une partie dut passer, dans le courant de septembre, à travers le royaume de Murcie (septembre 1812). Une division arriva le 1er octobre à Zuzar, petite ville située sur la rive gauche de la Ségura où, depuis le commencement du mois, la fièvre jaune régnait, apportée par deux individus venus de Carthagène. La population avait émigré en grande partie, de sorte que les troupes trouvèrent la ville presque vide; mais il y avait néanmoins encore de nombreux malades et des cadavres. Deux jours après, l'armée communiqua avec la ville de Jumilla, également contaminée. Sept jours après le premier contact avec Zuzar, c'est-à-dire le 8 octobre, un maréchal des logis de gendarmerie, qui avait séjourné deux jours dans la ville, fut atteint et il mourut en quarante-huit heures. La maladie se communiqua de proche en proche ; elle menaçait de prendre extension, lorsqu'on se décida à isoler les malades. Il y eut une centaine de morts ; la maladie cessa peu à peu vers le 18 ou le 20 octobre, sous l'influence du déplacement des troupes, des marches dans un pays élevé et surtout de l'abaissement de la température (Pesson , *Journ. méd. mil.*, t. V, p. 304).

1813

Grandes et petites Antilles. — La fièvre jaune régnait assez sévère à la Barbade et y durait encore l'année d'après. Elle était à Cuba et dans diverses îles des Antilles.

Continent inter-américain. — La fièvre jaune était au Mexique.

Amérique du nord. – On signala quelques cas de fièvre jaune à Philadelphie.

Europe. — En Espagne, on en vit à Cadix et à Médina Sidonia. A Gibraltar, elle fit quelques victimes et dura jusqu'en 1814. On a discuté pour savoir si on n'avait pas affaire à une reproduction de germes, mais Pariset nous a appris en 1821 sa véritable origine: — Le navire de guerre *le Saint-Pierre*, venant de la Vera-Cruz et portant le vice-roi du Mexique, arriva à Cadix à la fin de juillet. En voici les détails.

En 1813, la fièvre jaune apparut tout-à-coup à Cadix à la fin de juillet, dans un des plus riches quartiers de la ville, sur la personne du neveu du vice-roi du Mexique. En allant aux renseignements, Pariset apprit que, le navire de guerre *le Saint-Pierre*, arrivant de la Vera-Cruz avec le vice-roi du Mexique à bord, quelques hommes de l'équipage avaient été envoyés par l'oncle chez ce neveu, alors officier à la secrétairerie d'État. De chez ce fonctionnaire comme point initial, la maladie s'irradia peu à peu et de proche en proche. En juillet le navire est mis en libre pratique.

Quelques hommes de l'équipage furent envoyés chez le neveu du vice-roi, alors officier à la secrétairerie d'État et demeurant au quartier Saint-Charles.. Aucun d'eux n'était malade ; cependant le neveu du vice-roi fut atteint et mourut de fièvre jaune quelques jours après.

La maladie s'irradia de là aux quartiers, puis aux pays voisins Médina Sidonia et Gibraltar comme je l'ai dit déjà.

1814

PETITES ANTILLES. — La fièvre jaune continuait à se montrer à la Barbade, mais elle diminuait d'intensité et de sévérité dans les diverses Antilles.

AMÉRIQUE DU NORD. — On signala quelques atteintes et seulement sept décès à Philadelphie, en Pensylvanie.

1815

GRANDES ANTILLES. — La fièvre jaune régnait à Cuba.

PETITES ANTILLES. — Le second rapport aux Chambres anglaises (p. 66) dit que le négrier *la Régalia*, parti de Sierra Leone, apporta la maladie à la Barbade, aux Saintes, à Antigoa et à la Guadeloupe. Nous devons remarquer que la maladie régnait dans les Petites Antilles, et notamment à la Barbade pendant les années précédentes, de sorte qu'il peut rester des doutes au sujet de cette contamination.

CONTINENT INTER-AMÉRICAIN. — Elle n'était pas signalée au Mexique.

AMÉRIQUE DU NORD. — La fièvre jaune fut signalée dans certaines localités des États-Unis, mais sans grande sévérité : deux décès à Philadelphie et sept décès à New-York.

AFRIQUE. — Il est probable que la fièvre jaune régna à la côte occidentale d'Afrique en 1815, car il est dit dans le deuxième rapport au Parlement anglais (1853, p. 66) que le Négrier *la Régalia*, parti de Sierra Leone, apporta la fièvre jaune à la Barbade cette année-là.

1816

PETITES ANTILLES. — Dariste dit que la fièvre jaune fut signalée à la Guadeloupe en juin 1816. Le 17 août, la Martinique fut contaminée à son tour et l'épidémie dura jusqu'au mois d'avril 1819. La fièvre jaune était aussi à la Barbade, où elle durait encore en 1817. Elle était à Saint-Thomas, où elle sévit jusqu'en 1818.

La gabarre *la Durance* part le 4 novembre de la Martinique, où régnait la fièvre jaune. Une passagère, Mme Courtelon, étant indisposée, le médecin major, M. Conan, lui prête sa chambre où elle meurt le cinquième jour. Deux jours après le décès, ce médecin major reprend possession de sa chambre, où il y avait encore des effets de la défunte. Le lendemain matin, il se sent indisposé et, le jour d'après, il succombait avec des vomissements noirs.

Amérique du nord. — On signala quelques atteintes de fièvre jaune à Philadelphie et à New-York.

Afrique. — La fièvre jaune était à Sierra Leone (Bancroft). Il est probable que la fièvre jaune était au Sénégal en 1816, car nous savons que le camp de Dakar, qui fut formé avec les survivants de la Méduse et les militaires envoyés pour reprendre possession de notre colonie par le gouvernement de Louis XVIII, fut décimé par une affection qui a grandement l'air du typhus amaril.

Elle régnait dans le golfe du Congo, d'après Moreau de Jonnès. On sait que c'est cette année qu'eut lieu la malheureuse expédition de Tuckey. Voici ce qu'en dit mon regretté ami Borius, si compétent dans toutes les questions de météorologie et de pathologie de la côte occidentale d'Afrique.

« La malheureuse expédition de Tuckey, faite en 1816 dans le Congo, est une démonstration de l'origine américaine de la fièvre jaune dans ces régions. Si on relit la relation de ce voyage (*Narrative an of expedition to explore the river Zaïre usually called the Congo under the direction of captain J. K. Tuckey*, édition de New-York 1818, *Introduction*, p. XLV et traduction française, Paris, 1818) et la description de la maladie contagieuse qui l'interrompit, description faite par Mac Kerrow, aide-chirurgien du Congo, il n'y a aucun doute : il s'agit bien de la fièvre jaune.

« Jamais les résultats d'une expédition ne furent plus désastreux : 21 personnes, parmi lesquelles Tuckey, tous les savants de la Commission et le médecin Tudor succombèrent. Les deux navires *la Dorothée* et *le Congo*, qui portaient le personnel, n'avaient touché, avant d'entrer dans le Congo, qu'aux îles du Cap Vert ; ils n'avaient pas eu de malades avant leur entrée dans le fleuve. A l'embouchure du Congo, officiers et matelots communiquèrent avec un navire négrier arrivant de la Havane sous pavillon espagnol, avec un équipage d'Anglais se disant Américains. Ne devant pas, d'après leur mission, s'occuper de la répression de la traite et désirant obtenir des renseignements sur le pays, les Anglais fréquentèrent ce navire, dont ils firent semblant d'ignorer les allures suspectes. Bien entendu, la question sanitaire fut encore plus passée sous silence, dans ces relations, que celle de la traite des nègres. « L'équipage du *Congo* fut d'abord infecté et communiqua *par contagion*, dit le rapport, la maladie aux marins de *la Dorothée*. Nous ignorons si ces particularités ont déjà été relevées, mais elles sont pour nous une preuve de l'importation de la fièvre jaune d'Amérique à l'embouchure du Congo. » (Borius, *loc. cit.*).

1817

Grandes et petites Antilles. — La fièvre jaune régnait dans plusieurs îles des Antilles, à la Trinidad, etc. etc.

Le 24 juillet 1817, l'expédition commandée par M. Brou part de la Martinique, touche à la Guadeloupe et fait voile pour France. La fièvre jaune était dans ces îles. Le 3 août, un aspirant est atteint, le 9 un second, le 13 un troisième, puis l'infirmier, puis le médecin major, enfin un jeune matelot qui faisait le service d'élève. Le commandant fait faire sur le pont deux tentes qui l'aéraient largement. Il y fit placer les malades et la maladie s'arrêta à bord (Kéraudren, p. 39).

CONTINENT INTER-AMÉRICAIN. — La fièvre jaune était au Mexique.

AMÉRIQUE DU NORD. -- Le 18 juin 1817 le Cutter anglais *le Phénix* apporta la fièvre jaune à la Nouvelle-Orléans en Louisiane, venant de la Havane (Carpenter). De ce moment au 10 juillet, on observa quelques cas isolés. Le 10 juillet, un navire espagnol *la Virginia de la Mar* arrive aussi de la Louisiane ayant perdu du monde pendant la traversée. L'épidémie éclata aussitôt, emporta 800 personnes dans la ville et s'étendit aux pays voisins en suivant les cours d'eau, qui étaient l'unique voie de communication. Francisville, Baton rouge, Natchez, Witzelle, Savannah, Charleston furent atteints. A Charleston, la maladie fut tellement sévère, que de vieux acclimatés succombèrent à ses atteintes. On signala quatre décès de fièvre jaune à New-York.

AMÉRIQUE DU SUD. — La maladie était sur la côte septentrionale de l'Amérique du sud, elle fut apportée des Antilles à Démérari dans la Guyane anglaise et y sévit pendant plusieurs années.

EUROPE. — Arejula dit à Pariset (p. 104) avoir perdu cette année-là en juillet ou août sa petite-fille de fièvre jaune, ce qui tendrait à prouver que la maladie se montra en Espagne; mais, comme il n'est pas parlé d'autres atteintes, il peut bien se faire que ce soit un ictère malin et non le vrai typhus amaril qu'il faille incriminer cette fois.

1818

GRANDES ET PETITES ANTILLES. — La fièvre jaune sévissait dans toutes les Antilles, etc., à la fin de l'hivernage, tandis qu'elle n'existait à peu près pas au commencement de l'année. Les Bermudes furent atteintes de nouveau.

Lefort dit que cette année-là le brig *le Fabricius*, venant de Marseille, avait la moitié de son équipage atteint par la fièvre jaune, avant d'avoir mouillé à Port-Royal de la Martinique, parce qu'il avait reçu plusieurs grains en louvoyant sur rade pour entrer dans le port. — Keraudren (p. 35) a démontré que cette assertion est inexacte ; et tout au plus, si c'était vrai, pourrait-on voir là un cas de transport des germes par le vent à faible distance.

CONTINENT INTER-AMÉRICAIN. — La fièvre jaune était au Mexique.

AMÉRIQUE DU NORD. — La fièvre jaune était signalée aux États-Unis, et elle y était assez sévère. Charleston perdit 115 personnes de la maladie. Il y eut quatre décès de fièvre jaune à New-York.

Amérique du sud. — La maladie régnait à Démérari.

Afrique. — Le second rapport aux Chambres anglaises nous apprend que cette année-là l'île de l'Ascension fut ravagée par elle.

1819

Grandes et petites Antilles. — La fièvre jaune sévit dans la plupart des Antilles, notamment à la Martinique, à la Jamaïque, à Cuba, à Saint-Domingue ; on l'observa aussi aux Bermudes.

Continent inter-américain. — Elle était très sévère au Mexique et au Vénézuéla.

Amérique du nord. — Un navire parti de la Havane la porta à la Nouvelle-Orléans, où elle fut très sévère dès les premiers jours de juillet (2,190 décès). On vit cette année-là, comme en 1799 et, plus tard, en 1833 et 1847, de vieux acclimatés être frappés. Elle s'étendit le long des cours d'eau, Baton rouge, Alexandrie, Natchez (180 décès), Saint-Francisville. Dans l'Alabama, Mobile eut 274 décès et la maladie s'étendit de proche en proche sur les cours d'eau à Port-Stéphens, à Fort Claiborno. En Géorgie, Savannah eut à en souffrir. Charleston (Caroline du sud) perdit 177 personnes. On la vit à Philadelphie (13 décès), à Baltimore, à New-York (37 décès), à New Haven dans le Connecticut et même à Boston.

Amérique du sud. — La fièvre jaune était dans la Guyane anglaise (Démérari).

Europe. — La fièvre jaune apparut à Cadix et ravagea l'Espagne cette année-là. Comme toujours, on discuta beaucoup sur la question de son origine et les opinions les plus contradictoires furent formulées. La passion se mit comme d'habitude de la partie et obscurcit les faits par des interprétations erronées ; aussi, fut-il assez difficile d'arriver à dégager la vérité. Voici ces faits : — Un quartier de l'île de Léon appelé Barrio del Christo, près Cadix, vit plusieurs atteintes d'abord suspectes, puis devant bien certainement être attribuées à la fièvre jaune, survenir chez ses habitants. La voix publique accusa un navire de guerre *le Saint-Julien*, qui revenait de Calcutta, où il avait été au service de la Compagnie des Philippines, et qui était en chargement pour porter des poudres à la Havane. Cette origine fut contestée avec juste raison, car ce n'était pas de Calcutta que les germes pouvaient être venus. On incrimina aussi le navire *l'Asia*, arrivé de la Vera-Cruz et de la Havane où régnait la fièvre jaune, ayant perdu du monde pendant la traversée, et ayant d'abord été envoyé en observation au mouillage de l'île de Léon, où il avait paru si manifestement contaminé qu'on avait décidé qu'il irait faire sa quarantaine à Mahon. Ajoutons que ce navire était si bien contaminé, qu'à Mahon, lorsqu'on le déchargea, trois individus contractèrent la maladie (Bégin, *Jour. de méd. mil.*, 1820, t. VII, p. 346).

Donc il est très probable que la fièvre jaune fut introduite à Barrio del Christo par *l'Asia*, dont des passagers ou des marchandises descendirent à terre soit au grand jour, soit en fraude. Il faut dire aussi que, d'après Pariset, il est manifeste que d'autres navires venant de pays contaminés et placés en quarantaine à l'île de Léon, envoyèrent des marchandises en contrebande à terre. Quoi qu'il en soit, la maladie s'étendit de proche en proche et on vit plusieurs villes, Cadix, Xérès, Séville, etc. etc., être infectées peu à peu. « La fièvre jaune, d'abord développée à l'île de Léon où elle resta concentrée près d'un mois dans un seul quartier (el Barrio del Christo), ne parut nulle part que parce qu'elle y fut apportée par des personnes qui l'avaient prise dans son foyer primitif. C'est par le déplacement des hommes, c'est par le déplacement des troupes, c'est par les communications ordinaires que le mal voyagea. Il fut introduit à Cadix de San Fernando et des champs de Chiclana, qui en sont voisins. Une fugitive de San Fernando l'apporta au port de Sainte-Marie. Un soldat licencié de l'île de Léon vint à Xérès dans le courant du mois d'août ; le 31 il tombe malade et sa maladie offre tous les caractères de la fièvre jaune.

« Une femme de Xérès s'était rendue à l'île de Léon pour y soigner son fils qui avait la fièvre jaune et qui en mourut. De retour chez elle, cette femme fut obligée de loger deux soldats qui venaient de l'intérieur et se rendaient dans un port. Ces deux soldats contractèrent la maladie et moururent, l'un dans la maison de son hôtesse, l'autre à l'hôpital, où il s'était fait porter pour être traité d'une hernie (Bounneau et Sulpicy, p. 302.) Une femme part de l'île de Léon où régnait la fièvre jaune et se réfugie chez un chanoine de Séville demeurant rue de Baraba ; elle y est atteinte de la maladie peu après son arrivée, le chanoine est frappé à son tour, puis les personnes qui fréquentaient la maison sont touchées et le mal s'étend de proche en proche dans tout le quartier.

1820

Petites Antilles. — La fièvre jaune existait à la Martinique, mais elle y était peu fréquente et bénigne (Pean, *Thèses* de Montpellier, 1823) au commencement de l'année. Pendant l'hivernage, elle fut un peu plus sévère. Le brig *l'Euryale*, dont l'équipage se portait bien, vint dans la baie de Carénage de Fort-de-France et, huit jours après, la fièvre jaune était à bord. Sur 100 hommes, il y eut près de 90 malades. Quelques cas douteux furent observés aux Bermudes.

Amérique du nord. — La maladie régna encore dans beaucoup de localités des États-Unis. La Nouvelle-Orléans et tous les grands cours d'eau de la Louisiane, du Mississipi, de l'Alabama étaient contaminés. En Géorgie Savannah, en Maryland Baltimore, en Pensylvanie Philadelphie, New-York, Midleton en Connecticut, furent plus ou moins éprouvés.

Amérique du sud. — La fièvre jaune était dans la Guyane anglaise et notamment à Démérari, depuis l'année 1817 au moins.

1821

Grandes Antilles. — La fièvre jaune était sévère à Saint-Domingue et à Cuba.

Petites Antilles. — L'année fut mauvaise sous le rapport de la fièvre jaune, car elle augmenta à la Martinique, gagna les navires et dura jusqu'en 1822, assez sévère pour qu'on fût obligé de désarrimer certains bâtiments infectés.

Elle était dans diverses îles des petites Antilles et aux Bermudes.

Continent inter-américain. — Au Mexique et notamment à la Vera-Cruz et à Tampico, elle était très sévère.

Amérique du nord. — De la Havane elle fut apportée aux États-Unis, où elle fut sévère en plusieurs endroits. Notons ce fait étrange qu'à la Nouvelle-Orléans elle ne régna pas, malgré de fréquents rapports, mais il faut dire que l'année fut là exceptionnellement pluvieuse. Nous verrons plus loin qu'en 1822, la fièvre jaune ne se déclara que lorsque les pluies diminuèrent d'abondance. En revanche à Mobile dans l'Alabama, à Saint-Augustin en Floride (140 décès), à Savannah, à Norfolk, elle fut sévère. On la vit à Baltimore et à New-York (16 décès, Toner).

Amérique du sud. — La fièvre jaune continuait à être sévère à la Guyane anglaise.

Afrique. — La fièvre jaune régna très probablement cette année-là aux îles du Cap Vert (2ᵉ rapport, p. 110).

Europe. — Cette année est mémorable dans l'histoire de la fièvre jaune à cause de la terrible épidémie dont Barcelone fut éprouvée. On sait qu'une commission française fut envoyée dans cette ville et nous devons à Bally François et Pariset d'une part, à Audouard de l'autre, deux études remarquablement complètes de cette épidémie de Barcelone. Voici les faits qu'elles nous apprennent :

— La santé publique était excellente à Barcelone ; la température était assez élevée, quand on fêta un anniversaire de la Constitution le 15 juillet. Toute la population se répandit sur les quais et les navires du port, pour voir les joutes et une fête nautique. Il y avait en ce moment dans ce port plus de vingt bâtiments arrivés depuis peu de la Havane et de la Véra-Cruz. Les équipages de ces navires avaient été plus ou moins maltraités par la fièvre jaune pendant la traversée et les épurations sanitaires avaient été très incomplètement pratiquées à l'arrivée.

Le navire *le Grand-Turc*, arrivé le 29 juin de la Havane, employé précédemment à la traite des nègres, et ayant eu des malades et des morts, reçoit la famille de son capitaine pendant deux jours. Cette famille composée de la femme, de deux enfants et d'une domestique, tombe malade en débarquant et meurt à Barcelonnette. — La femme, la belle-sœur et le beau-frère du contre-maître du *Grand-Turc* passent la journée du 15 juillet à bord : vingt-quatre heures après, le beau-frère et la belle-sœur sont atteints et ils succombent l'un à la fin de juillet, l'autre le 3 août. Enfin, sur 40 personnes qui vinrent à bord du *Grand-Turc* le 15 juillet pour voir la fête nautique, 35 moururent peu après, avec tous les symptômes de la fièvre jaune.

En même temps que *le Grand-Turc*, il y avait à Barcelone le navire *Nuestra Senora del Carmen* arrivant de la Havane le 11 juillet, ayant eu trois malades et un mort de fièvre jaune à la Havane. Ce bâtiment avait pris à Alicante un passager qui tomba malade pendant la traversée et qui mourut peu après son arrivée, ayant trompé la vigilance de l'administration sanitaire, parce qu'il s'était rasé et habillé au moment de l'arrivée pour paraître bien portant sur le pont.

Un navire français, *la Joséphine,* se trouvait dans le voisinage et son équipage communiquait avec les bâtiments contaminés. Il fut atteint à son tour. *Le Saint-Joseph* et la frégate *la Liberté* furent dans le même cas.

Peu après, on signala dans la ville et dans les villages voisins des atteintes suspectes survenues, soit sur des personnes qui avaient communiqué avec des malades provenant des sources précitées, soit ayant travaillé à bord de divers navires et en particulier à bord du *Grand-Turc.* Ce ne fut que tardivement, après bien des discussions médicales, qu'on se convainquit qu'on avait réellement affaire à la fièvre jaune et qu'on se décida à employer des mesures sanitaires, de sorte que la maladie avait eu le temps de se répandre et de créer çà et là des foyers d'infection.

A propos des discussions qui eurent lieu au sujet de l'importation, des dates, etc. etc., Bailly (*loc. cit.*, p. 29) donne les indications suivantes, vraiment concluantes : « Une légère transposition de dates ou de lieux qui, au reste, n'est pas de notre fait, ne touche nullement à la question principale ; et quand cette transposition serait aussi démontrée qu'elle l'est peu, elle ne saurait empêcher tout homme de bonne foi de reconnaître comme une incontestable vérité que la maladie est sortie non du port, mais des vaisseaux qui arrivaient des Antilles et que prise là, et uniquement là, elle a été portée à Barcelonnette, à Barcelone et dans quelques ports voisins par ceux qui en avaient reçu le principe.

« Voilà, dit Bailly, le premier fait, le fait fondamental que tous les témoignages établissent et que ne confirme que trop la suite des événements et des dispositions officielles ; car à mesure que l'on avance dans le relevé des bulletins publics, on voit qu'après les premiers malades que nous avons signalés, ceux qui se présentèrent ultérieurement pour entrer au lazaret peuvent être rangés en deux classes. Les uns appartiennent aux navires espagnols napolitains, anglais, français stationnés dans le port : ce sont ou des matelots, ou des pilotes, ou des officiers tous nouveaux malades qui, pour être admis au lazaret, ou bien sortent immédiatement de leurs vaisseaux, ou bien sont tirés du campement où l'on avait transporté quelques-uns des équipages. Les autres, étrangers aux équipages, avaient été reçus sur les navires : ce sont des ouvriers, tels que les frères Prats, charpentiers, Pablo Gaberan, serrurier, qui demeurait sous la muraille de la mer ; ce sont des gardes de santé, tels que l'homme et la femme qui gardaient, en effet, une polacre de Lhoret ; ce sont des marchands, des boulangers, tels que le jeune garçon qui allait y porter du pain ; ce sont des femmes qu'appelaient là des affections de famille et qui en sortaient bientôt frappées à mort. Ainsi donc, des hommes de mer ou des personnes qui ont communiqué avec eux, voilà tout ce que l'on rencontre dans les premières apparitions de la fièvre jaune. Loin de naître spontanément dans l'intérieur de

Barcelonnette, elle ne s'y est montrée nulle part qu'après ces dangereux préliminaires. Jamais à cette époque on ne l'a vue sortir de la ville pour aller dans
les vaisseaux ; on l'a toujours vue sortir des vaisseaux pour aller dans la ville ;
et ce départ constant d'un seul et même foyer de la part d'une maladie nouvelle, étrangère au sol de l'Espagne, entièrement distincte des maladies communes, inconnue jusque-là dans la Catalogne.

C'est donc pour nous une vérité démontrée que la fièvre jaune de Barcelone,
puisée orignellement dans les vaisseaux, a été portée dans la ville. Maintenant
qu'y est-elle devenue? Peut-être n'est-il pas une maison où une première fièvre
jaune introduite, on n'en ait vu successivement paraître une seconde, une
troisième, une quatrième, ainsi de suite jusqu'à des nombres effrayants. Tous
ceux qui approchaient d'un premier malade, qui le servaient, qui le touchaient,
le déshabillaient, lui prêtaient un soutien, le mettaient au lit, le faisaient
changer de linge, se plongeaient dans son atmosphère ou respiraient son
haleine étaient également menacés.

Ces scènes de multiplication de la maladie se passaient dans le même appartement ou bien d'un appartement à un autre, d'un étage à un autre, de la
maison attaquée à la maison contiguë, de cette seconde maison à une troisième, etc. etc., ainsi de suite dans toute une rue et tout un quartier. La continuité de cette transmission n'était pas toujours aussi constante ou aussi régulière. Les rapports qui lient les habitants d'une même ville étant très variés,
les parents les plus chers, les amis les plus intimes étant souvent séparés par
de grandes distances, il arrivait souvent qu'un ami allant dans une maison très
éloignée visiter un ami malade, rapportait la maladie dans la maison à l'autre
extrémité de la ville. »

Touchant la propriété de transmission de la maladie, le rapport de Bailly,
François et Pariset ne saurait être plus explicite. « Les faits qui établissent
cette propriété, dit-il, sont si nombreux et si variés ; les preuves et les contre-
épreuves de transmission de la maladie par le rapprochement et de non transmission par les précautions sont tellement décisives ; elles parlent si haut que
l'esprit est subjugué· et que toute objection tombe (page 641).

Sur 70,000 atteintes qu'on signala à Barcelone et dans les environs, il y eut
20,000 décès dans cette mémorable épidémie qui se transmit d'un pays à
l'autre, qui fut portée aux Baléares où, sur 12,000 habitants, il en mourut
5,000, et qui pénétra dans l'intérieur du pays autrement plus loin qu'on ne
croyait possible.

Voici les renseignements que je puise dans le livre d'Audouard sur la manière
dont la fièvre jaune fut apportée, en 1821, à Barcelone et se développa :

« A la fin de juillet et dès les premiers jours d'août, on commença à s'inquiéter de quelques morts rapides qui étaient survenues à Barcelonnette :
aussi la junte municipale chargea, le 3 août, des médecins de faire une enquête
à ce sujet. On apprit par elle que quatre personnes étaient, en effet, d'une
manière suspecte, à savoir : 1° un matelot d'un navire, *le Grand-Turc*; 2° sa
femme, qui était venue depuis peu d'un village voisin ; 3° et 4° deux matelots
d'un brig de guerre napolitain.

On était encore à se demander si la maladie avait paru être contagieuse ou non quand le 4 août on apprit que le fils du capitaine du brig de guerre napolitain venait de mourir et que le médecin qui l'avait soigné affirmait que son mal était contagieux. On fit appeler ce médecin, on envoya visiter le cadavre par deux experts et finalement, écartant l'idée de fièvre jaune ou de typhus, on s'arrêta à la pensée d'un accès pernicieux, ce qui donna une fâcheuse sécurité à la municipalité.

Le chef politique de la province apprit, le 5 août, qu'à Sitgès, petit port de mer situé au sud de Barcelone, il y avait eu un cas de maladie suspecte présenté le premier par une femme qui arrivait de Barcelonnette d'où elle avait été à bord du navire *Taille-Pierre* à deux reprises. Ce chef politique fit faire une enquête à Barcelonnette et apprit que trois charpentiers qui avaient travaillé sur *le Taille-Pierre* étaient tombés malades et étaients morts du 27 juillet au 2 août.

A la même date du 5 août, on apprenait qu'à Salon et à Villa Seca, autres petits ports voisins de Barcelone, dans le sud, des bâtiments venus de cette ville avaient des matelots suspects.

La junte municipale constata le 6 que sur plusieurs navires, dans le port et dans la ville de Barcelonnette, il y avait un certain nombre de malades; et en recherchant d'où ils provenaient, on sut que deux individus venus du navire *le Grand-Turc* étaient morts, ainsi qu'un contre-maître d'un navire français, *la Joséphine*. Le cadavre de ce dernier, qui avait succombé le 26 juillet, était, disait-on, complètement jaune.

Malgré toutes les affirmations passionnées émises pour ou contre la réalité de la fièvre jaune à ce moment, la junte prit ce jour-là un certain nombre de propositions que voici : 1° mettre en quarantaine les cinq bâtiments qui avaient eu des malades; 2° empêcher toute communication entre les navires de l'ancien et du nouveau port ; 3° envoyer les malades au lazaret ; 4° tenir en observation dans une maison déterminée tout individu qui aurait communiqué avec un malade ; 5° séquestrer les maisons d'où on aurait tiré un malade.

Tout d'abord, diverses prescriptions de la junte ne furent observées qu'illusoirement et ce n'est que le 8, par exemple, qu'on commença à isoler les habitants des maisons contaminées. Aussi les atteintes allaient - elles en augmentant malgré une décision prise le 10, en vue de mettre à la porte de la ville un médecin chargé d'examiner les passants venant de Barcelonnette pour voir s'ils paraissaient sains.

Le 12 août, la situation devenait si grave qu'on dût augmenter le nombre des maisons d'isolation pour les habitants des lieux où s'étaient produites des atteintes. La junte décida que les bâtiments suspects seraient ou bien submergés, ou bien envoyés au Lazaret de Mahon. Pendant ce temps, les atteintes allaient en augmentant de nombre et les foyers d'infection augmentaient et s'étendaient.

Bientôt tous les navires du port furent contaminés. La junte ordonna de les submerger tous, mais des réclamations furent appuyées par des sociétés médicales qui nièrent, ou bien que ce fût la véritable fièvre jaune, ou bien que la fièvre jaune elle-même fût transmissible, et tandis qu'on ergotait sur la question de la contagion ou de la non contagion, les malades allaient en augmentant ; le chiffre des morts montait d'une manière cruelle.

La panique s'empara de la population. Le 16, on délivra des passeports à tous ceux qui voulaient s'en aller et plus de la moitié des habitants de Barcelone émigra, sans cependant que la dispute de mots touchant la transmissibilité de la maladie cessât ; bien plus, par un faux sentiment de philanthropie on cherchait à cacher le danger et on ergotait sur les faits, de sorte qu'à chaque instant on faisait naître des indécisions qui, trop souvent, furent funestes à des familles entières.

Ces disputes criminelles eurent des conséquences parfois terribles. C'est ainsi, par exemple, qu'une famille de charpentiers qui était atteinte de la maladie puisée à bord du *Taille-Pierre*, fut l'objet d'une émeute populaire le 17 août, jour où la junte voulut la faire transporter au lazaret, et quelques intéressés criaient si fort en faveur de la non contagion, qu'on vit des stupides venir se contaminer à plaisir en se vautrant sur le corps des malades ou se couvrant de leurs déjections pour faire opposition à la force armée qui voulait opérer la séquestration.

Pour éviter les réclamations et les conflits, les mesures d'isolation, très sévèrement édictées sur le papier, restèrent illusoires, de sorte que rien n'empêcha l'expansion de l'épidémie. Le 29, elle avait positivement quitté les bornes du faubourg de Barcelonnette où elle avait débuté et s'était implantée dans la ville elle-même. Aussi lorsque le 3 septembre on essaya de la sauvegarder en défendant les communications avec Barcelonnette, la mesure, arrivée trop tard, fut entièrement impuissante.

Le 10 septembre, l'épidémie était dans son plein, la mortalité était si considérable, que quatre cents personnes furent envoyées en observation provenant de maisons contaminées. Les troupes furent isolées dans la citadelle. L'autorité chercha à employer des mesures énergiques pour combattre le fléau, mais à chaque instant des imprudences particulières se commettaient et servaient à la propagation extensive de l'épidémie. Des mouvements populaires dans le genre de celui qui s'était produit à l'occasion des charpentiers du *Taille-pierre* tombés malades à Barcelonnette, se renouvelèrent à diverses reprises. Enfin, il faut le dire aussi, les mesures édictées n'étaient pas exécutées le plus souvent. J'en donnerai pour preuve qu'un négociant en laines étant mort, des portefaix furent chargés de laver les laines de son magasin et furent atteints de la maladie. Néanmoins, ces laines furent vendus à des matelassiers qui furent touchés à leur tour et cependant elles continuèrent à être répandues çà et là chez des particuliers qui les achetèrent à vil prix de seconde ou de troisième main.

« Toutes ces circonstances, dit Audouard, et beaucoup d'autres moins bien connues sans doute, favorisèrent la dissémination de la maladie. Les réunions du peuple, la fréquentation des malades et la sécurité funeste dans laquelle on cherchait à entretenir les esprits secondèrent cette propagation (*loc. cit.*, p. 29). »

Dès le 15 septembre, on ne savait plus où placer les malades qui surgissaient de toutes parts. En octobre, il mourut jusqu'à 400 personnes par jour. Vers la fin de ce mois-là cependant la situation s'améliora et le 25 novembre, on chanta le *Te Deum* de cessation de la maladie ; mais néanmoins ce ne fut que le 18 décembre qu'on fit disparaître le cordon sanitaire qu'on s'était décidé à établir autour de la ville le 17 septembre.

Cette épidémie de Barcelone enleva 16 à 17,000 malades; et comme on pense que sur cinq malades il en mourait quatre, on peut, en chiffres ronds, porter à vingt mille le nombre des atteintes sur une population de moins de cent mille âmes.

La ville de Malaga eut à souffrir de la fièvre jaune en 1821. Voici les renseignements que donnent Bailly François et Parizet à ce sujet (*loc. cit*, p. 112): Du 7 juin à la fin de juillet, plusieurs navires arrivèrent à Malaga venant de la Havane et ayant eu des malades et des morts pendant la traversée et la quarantaine fut mal faite, souvent éludée. Mais il faut retenir que le brig danois *l'Initium* arriva le 11 août dans cette ville venant de Barcelone sur l'est et ayant eu en six jours de traversée un mort et trois malades. Ces malades furent envoyés au lazaret, seulement le bâtiment fut admis en libre pratique. Il embaucha deux matelots suédois à un autre navire dans le port ; ces hommes furent atteints de la fièvre jaune peu après leur arrivée à bord. L'autorité ignora d'abord ces faits, mais le 21 ou 22 août, des bruits sinistres courant en ville, elle découvrit que dans cinq navires mouillés en ligne à côté de *l'Initium*, il y avait des malades suspects.

On envoya ces navires en quarantaine et on les séquestra sévèrement. En même temps on apprit qu'un des matelots de *l'Initium* était mis en pension dans une famille de la ville ; on envoya aussi cette famille en quarantaine.

La population effrayée commençait à émigrer, puis, se rassurant, rentra dans ses foyers ; cependant voilà qu'on constata que des matelots continuaient à mourir sur les navires dans le port.

A ce moment (septembre), on était à l'époque où se fait la vente et l'exportation des produits de la récolte, de sorte que la population de Malaga et des environs eut des communications fréquentes avec les bâtiments ; aussi bientôt on apprit qu'il y avait des malades dans le quartier de l'Alcazaba où habitaient et mangeaient les marins.

Un navire, *le Souverain Congrès*, arriva de la Havane ayant eu des malades. Le capitaine qui habitait dans le quartier de l'Alcazabille où étaient de nombreux marins vit ses enfants tomber malades peu après son entrée dans la maison.

Enfin, ajoutons que le premier décès constaté dans la population fut celui du fils d'un nommé Rodriguez Calfat qui travaillait sur un navire du port et que la maladie se répandit de cet enfant aux parents, voisins, etc. etc., et s'étendit de proche en proche dans la ville. Au milieu de toutes ces obscurités, il est difficile de dire comment commença la fièvre jaune à Malaga. Il y a au moins quatre sources d'origine possibles ; mais quelle que soit celle qui paraisse la plus probable ou la plus féconde, il ressort des renseignements précités : 1° que la maladie fut apportée par un navire venant du dehors et qu'elle se répandit de proche en proche. Comme on était à la fin des chaleurs, la maladie ne prit pas une grande extension et fut terminée le 4 décembre.

En 1821, un navire partit de Barcelone où régnait la fièvre jaune, arriva à Palma de Majorque où la santé était bonne et y introduisit la maladie. Ce navire parti le 6 août, alors qu'on délivrait encore des patentes nettes, arriva le 8 août à Palma. Il y avait à bord un marchand de Palma qui n'était pas porté sur le rôle et qui demeurait dans le quartier de la Paz, maison Alforta.

Ce marchand débarqua aussitôt. A peine est-il dans sa maison qu'il est pris de la maladie et en guérit. Il fut soigné par sa fille Marguerite qui est atteinte à son tour, vomit noir, a des hémorragies et meurt le cinquième jour. Les femmes qui ensevelissent cette fille Marguerite sont presque toutes atteintes et meurent aussi. La femme de ce marchand, qui avait soigné son mari et sa fille, est prise de fièvre jaune et se fait porter dans une maison de la rue San Pedro où elle guérit, mais où elle communique la maladie aux habitants des deux maisons voisines.

Le marchand qui avait apporté la maladie de Barcelone et sa fille furent visités pendant leur maladie par deux hommes, Pontet et Roig, et par deux femmes, Munera et Femina : ces 4 personnes meurent. La femme de Pontet, qui soigna son mari, fut atteinte de la fièvre jaune et mourut ainsi que ses enfants. La femme Munera avait souillé du linge avec ses vomissements ; ce linge est porté tout chaud dans une petite chambre appartenant à un nommé Reuz, patron de barque, et y reste trois jours. Ce Reuz est atteint et meurt en trois jours ; sa servante, qui le soigna, fut atteinte et mourut aussi.

Roig était contre-maître d'un nommé Raphaël Mutet. Il est atteint de la maladie chez Mutet qui le transporte dans sa chambre en se faisant aider par un sellier du voisinage. Mutet et le sellier sont atteints et meurent de fièvre jaune. Raphaël Mutet est soigné par sa femme qui tombe malade et meurt. Son père vivait dans sa maison : il est atteint et succombe, ainsi que la couturière qui venait travailler dans cette maison et qu'une femme qui y balaya une chambre. Lorsque la femme de Mutet se sentit atteinte, elle s'en alla dans une maison située dans un quartier éloigné et où il n'y avait pas de malades. Sa fille, son petit-fils et une servante qui étaient avec elle sont malades et meurent. Bientôt, ce quartier est rempli de cas de fièvre jaune.

Pendant sa maladie, le marchand qui avait apporté la maladie de Barcelone à Palma, eut de fréquentes conférences avec un matelot de Valence. Le 14, ce matelot tombe malade et meurt le sixième jour. Ce matelot fut assisté à ses derniers moments par cinq femmes ses voisines, Catherine et Marguerite Sastre, Catherine Soberach, Catherine Salas et Marie Canals. Ces cinq femmes moururent. Leurs parents Dominique Nacio, Bernardin Sastre et François Mas leur donnent des soins : les deux premiers moururent ; le dernier, François Mas, fut atteint aussi, mais guérit, et eut toute sa famille malade sans cependant perdre personne.

Un nommé Antoine Fons, qui fait quelques visites à un des individus précédents, tombe malade et meurt, transmettant la maladie à nombre de personnes de sa famille et à son confesseur. Ce prêtre, atteint à son tour, contamina sa mère, son frère, sa belle-sœur et sa servante.

Dès que Marie Canals, dont nous avons parlé tantôt, fut atteinte, elle s'enfuit avec sa nièce Catherine Salas au Puyg de San Pedro. Là, Catherine Salas abandonne sa tante malade et va chez son oncle Nicolas Imbert, qui habitait vis-à-vis du jardin du roi où elle mourut et communiqua la maladie à la femme qui la soignait qui mourut aussi.

Marie Canals souffrait tellement de la tête pendant sa maladie, qu'elle supplie une de ses amies de lui couper les cheveux. Cette amie se sent incommodée par la mauvaise odeur qui s'exhalait de sa chevelure et ne peut achever

sa besogne. Elle rentre chez elle, s'y couche et meurt, communiquant la maladie à quatre personnes qui composaient sa famille et qui meurent à leur tour.

D'un autre côté, ceux qui firent visite aux voisins du matelot de Valence contaminé par le marchand porteur initial de la maladie à Palma, furent attaqués et infectèrent d'autres personnes dans la Boleria ou rue de la mer, où ils demeuraient, de sorte qu'en peu de temps la rue entière fut pleine de malades dont la plupart moururent.

La fièvre jaune atteignit ainsi deux quartiers assez éloignés l'un de l'autre : le premier appelé le Paz et la Puyg de San Pedro, le second, la Boleria ou rue de la mer, et les quartiers placés dans l'intervalle ne présentaient pas de malades.

Le 10 septembre, l'autorité se décide à prendre des mesures pour enrayer la maladie; mais, craignant d'être enfermés dans leur quartier par un cordon sanitaire, les habitants des endroits contaminés se sauvent de chez eux pendant la nuit et se répandent dans toute la ville, partout où ils peuvent trouver un ami ou un parent qui veuille les recevoir, en sorte que la maladie fut bientôt partout. Or, les familles qui ne reçurent pas d'émigrants furent bien moins vite malades que celles qui étaient dans la condition contraire; et celles qui s'isolèrent rigoureusement des voisins furent souvent épargnées, lorsqu'autour de leur maison la plupart des habitants mouraient.

Les diverses maisons religieuses de la ville furent traitées différemment par la maladie, suivant les relations qu'elles eurent avec le dehors. Celles qui restèrent absolument isolées, comme les religieuses de Sainte-Marguerite, Sainte-Catherine, Sainte-Madeleine, Sainte-Claire, les Repenties, les Filles de la Pureté, les Filles de l'Enseignement, des enfants exposés et même l'hospice de la Miséricorde furent indemnes, tandis que chez les Capucines, celles de la Conception et les Hyéronimites eurent chacun deux malades. Les deux malades fournies par les Capucines avaient eu un long entretien avec la sœur de leur abbesse qui, ayant été atteinte par la fièvre jaune, vint déposer ses bijoux au couvent en se rendant au lazaret. Les deux malades de la Conception respirèrent l'haleine d'un malade qui leur parla par la fenêtre de leur église.

Le faubourg de Sainte-Catherine ne reçut pas un seul individu venant des quartiers malades et il fut indemne aussi. Les artilleurs, les galériens même qui furent rigoureusement isolés, n'eurent à subir aucune atteinte ; au contraire, les fonctionnaires et autres qui visitaient les malades furent fréquemment atteints par la maladie (*Mém. Almodovar*, in Rapport de Bally, p. 64).

A Palma comme à Barcelone, la première atteinte de fièvre jaune fut dissimulée, méconnue, de sorte que ce ne fut que lorsque l'épidémie eut pris une certaine extension qu'on sut à quoi s'en tenir et qu'on put reconstituer les faits du début, ainsi que nous venons de les développer.

Enfin terminons ce qui a trait à l'épidémie de 1821 en disant que la fièvre jaune fut apportée d'Espagne au lazaret de Marseille, cette année-là par le navire danois *le Nicolino*, dont j'aurai à parler longuement quand j'étudierai les allures épidémiques de la fièvre jaune.

A propos du *Nicolino*, Melier dit avec raison : Je ne sais pas de fait plus curieux et se rapprochant plus de celui de Saint-Nazaire que cette épidémie du lazaret de Marseille en 1821. En effet, on ouvre les écoutilles du navire et aussitôt les navires *sous le vent* sont atteints. Cette ouverture a lieu le 8 septembre et les premiers accidents se présentent le 11. Chervin se basait sur ce qu'il n'y eut alors aucun cas dit *de seconde main* pour nier la transmissibilité de la fièvre jaune. L'épidémie de Saint-Nazaire en fournit de suffisamment clairs quarante ans plus tard.

Ajoutons pour être complet qu'à cette époque le navire du capitaine Benjamin Fohn, danois parti de Malaga le 20 septembre, avec un malade à bord et ayant eu deux autres malades pendant la traversée (ces trois atteintes furent suivies de mort), arrive le 1er octobre à Marseille. On le refuse à Pomègue; il est jeté par la mer à la côte et est brûlé. Le capitaine, avec le restant de son équipage, est envoyé au lazaret de Pomègue. Il était déjà malade et un de ses matelots était convalescent : ils guérissent tous les deux.

1822

Grandes Antilles. — La fièvre jaune était dans les Grandes Antilles et notamment à la Havane.

Petites Antilles. — La fièvre jaune était à la Martinique et dans nombre d'îles des petites Antilles.

A cette année 1822 se rattache un fait survenu à Saint-Thomas dont il a souvent été parlé dans les discussions touchant la contagiosité de la fièvre jaune. Je vais le rapporter à titre de curiosité.

« Un événement à la fois remarquable dans les annales de la médecine et de la morale a produit ici une vive sensation et mérite d'être consacré. Un jeune anglais arrivé depuis peu dans notre île avec une jeune et belle anglaise qu'il avait épousée secrètement, a été atteint de la fièvre jaune au moment où la maladie avait le caractère le plus grave et il offrait tous les symptômes d'une mort prochaine et inévitable. L'épouse désespérée ne voulant pas survivre à celui qui est l'unique objet de ses affections et son seul appui sur une terre étrangère et éloignée, se dépouille de tous ses vêtements, même de sa chemise et se place dans le lit du moribond, à côté de lui, le pressant dans ses bras, unissant son beau corps où brille encore la plénitude de vie et de santé de la jeunesse au corps affaibli et dévoré par la fièvre brûlante, dont la mort va bientôt faire sa proie. Elle a passé dix heures auprès du malade expirant et n'a pu qu'avec peine être arrachée d'entre ses bras, après qu'il a eu rendu le dernier soupir. Les médecins qui regardent la fièvre jaune comme essentiellement contagieuse n'apprendront pas sans étonnement que la jeune et belle anglaise, après ces dix heures d'un contact immédiat avec celui qu'elle adorait et qu'elle voulait suivre au tombeau, n'a eu aucun symptôme de l'affreuse maladie qu'elle avait bravée ou plutôt provoquée pour ne pas survivre à son époux et qu'elle a eu seulement une maladie morale, suite de la vive et profonde affliction. Il serait possible néanmoins que l'état d'exaltation extraordinaire dans lequel était la jeune anglaise eût suffi pour empêcher l'effet de la contagion. En citant un fait physiologique qui peut être intéressant pour les hommes de l'art, nous sommes loin de vouloir en tirer des conséquences trop rigoureuses » (*Revue encyclop.*, vol. XVII, p. 160) (*Épid. de Fièvre.* t. IV, p. 63). — On signala quelques cas aux Bermudes.

CONTINENT INTER-AMÉRICAIN. — La fièvre jaune était aussi très sévère sur les côtes du Mexique en 1822.

AMÉRIQUE DU NORD. — Les États-Unis furent contaminés par des arrivages des Antilles. La maladie commença par Pensacola dans l'Alabama, où elle emporta 257 individus du 12 août au 10 octobre. Elle s'étendit le long de l'Alabama d'un côté, tandis que de l'autre, deux navires : *l'Ann* et *l'Élisa*, chargés de gens qui fuyaient, la portèrent le 21 août à la Nouvelle-Orléans, où elle tua 239 individus. Il est à remarquer que tant que les pluies furent abondantes, la maladie fut peu étendue dans les points où elle régnait, mais à mesure que la sécheresse augmenta, elle s'étendit de proche en proche à Mobile, Baton rouge, Alexandrie dans la Louisiane.

On vit quelques cas à Charleston et à Baltimore dans la Caroline du sud.

On vit la fièvre jaune à New-York en 1822 ; voici dans quelles conditions : — Le navire *l'Entreprise* part en juin de la Havane au moment où on était en pleine épidémie et où il avait eu des malades. Arrivé à New-York, il fut lavé et saupoudré à la chaux, mais néanmoins il contamina la ville.

AFRIQUE. — La fièvre jaune était probablement aux îles du cap Vert (*Deuxième Rapport*, p. 288).

<h2 style="text-align:center">1823</h2>

GRANDES ET PETITES ANTILLES. — La fièvre jaune régnait dans les grandes et les petites Antilles, notamment à la Jamaïque, à la Havane, etc. etc.

CONTINENT INTER-AMÉRICAIN. — Sur les côtes du Mexique, elle sévissait avec une moyenne intensité.

AMÉRIQUE DU NORD. — Les germes de l'année précédente, arrêtés par la saison fraîche, reprirent intensité à l'arrivée des chaleurs dans la Louisiane. Aussi la Nouvelle-Orléans fut de nouveau contaminée et la maladie alla de proche en proche suivant les rivières à Natchez, à Saint-Francisville, à l'Ascension sur le Mississipi, à fort Smith dans l'Arkansas. On la vit à Key West dans la Floride, à New-York, à Brocklin. Voici comment se fit l'infection de Brocklin : le navire *Dianah* part le 30 juin de la Nouvelle-Orléans en pleine épidémie. Il est soumis a une quarantaine de 30 jours sans purification et, au moment de la mise en libre pratique, il infecta la ville.

AMÉRIQUE DU SUD. — En 1823 (Gouy, *Thèses* de Paris, 1884, p. 22), le maître d'un navire américain fut atteint de fièvre jaune à Bahia dans le Brésil, mais on ne parlait cependant pas de la maladie dans le pays en ce moment.

AFRIQUE. — En 1823, la maladie était aussi sur la côte occidentale d'Afrique et voici ce qu'en dit Bryson (*Report on the climate and principal diseases*

of the african station, London, 1847), cité par Dupont (*Arch. méd. nav.*, 1880).
« Dans le mois de février, il régnait à Sierra Leone une fièvre d'un caractère
épidémique s'étendant aux équipages des navires sur rade dans la rivière, puis
dans les criques et les rivières voisines et enfin aux divers établissements le long
de la côte. »

Le lecteur est sans doute frappé comme moi de ce fait que la maladie commence par Sierra Leone même, s'étendant aux équipages, puis se répandant de
proche en proche le long de la côte. Nous allons voir la filiation des cas bien
clairement établi : Le navire *la Caroline* arrive sur rade de Sierra Leone, venant des Antilles et ayant perdu presque tout son équipage de fièvre jaune pendant la traversée. Le navire de guerre *le Bann* envoie une corvée de matelots à
bord pour le secourir et s'infecte de cette manière dans les derniers jours de
mars. *Le Bann* contaminé ainsi part pour l'Ascension le 27 mars, ayant déjà
trois malades. Du 27 mars au 3 avril il en avait dix et en vingt jours il perdit
15 hommes. Il eut en tout 99 malades sur un équipage de 107 individus et en
perdit 33. Il avait 27 nègres à bord et pas un ne fut atteint. Ces matelots malades du *Bann* furent débarqués à l'Ascension et isolés, mais néanmoins la maladie se répand dans la garnison composée de 28 hommes, qui eut des relations
avec *le Bann*, tandis qu'un poste de 10 hommes, qui resta sans communication,
resta indemne. Un navire de guerre *le Driver*, qui vint relâcher à ce moment
à l'Ascension, fut contaminé. Bryson dit qu'on ne put trouver la trace de la transmission dans cette épidémie de l'Ascension, mais remarquons que les Anglais
avaient à cette époque pour but de nier la contagion de la fièvre jaune et qu'ils
se complaisaient, le *Rapport présenté aux Chambres anglaises* en est la preuve
manifeste, dans les inexactitudes et les faux-fuyants pour faire prévaloir leur
opinion, qu'ils sentaient parfaitement fausse, mais qui était utile à leur commerce, et cela leur suffisait (Voir la *Revue médicale*, 1824, p. 314).

EUROPE. — Cette année-là, le navire *Donastiera* apporta la fièvre jaune de la
Havane au Port du passage en Espagne à quelques lieues de la frontière française. Bally, Jourdain, Audouard allèrent étudier sur place cette épidémie qui,
comme le dit Melier, a une grande analogie avec celle de Saint-Nazaire en 1861.
Voici les faits empruntés à diverses sources et notamment au mémoire d'Audouard (*Relation histor. de la fièvre jaune qui a régné au Port du passage
en 1823*).

Le Donastiera part de la Havane où régnait la fièvre jaune au commencement de juin 1832, ayant 15 hommes d'équipage et 5 passagers. Ce navire avait
servi naguère à transporter des nègres de la côte d'Afrique à la Havane et il
apporta au Port du passage un chargement de sucre, de tabac, de café, de cire
jaune, de miel, de confitures et quelques malles d'effets à usage.

Dix jours après son départ de la Havane, *le Donastiera* perd un homme d'affection suspecte. Le trente-cinquième jours après avoir quitté la Havane, il arrive à la Corogne, où il fait dix jours de quarantaine.

De la Corogne il fait voile pour Santander où il reste six jours et arrive au
Port du passage le 2 août. Le capitaine congédie son monde, fait opérer le déchargement par des habitants du pays qui mettent les marchandises dans des
magasins des deux bourgs de Saint-Jean et Saint-Pierre situés des deux côtés

de la baie. Les panneaux du navire furent ouverts le 6 août, le déchargement fut trouvé le 16 et le 18 on commença des réparations au bâtiment qu'on abattit en carène.

Ces détails étant indiqués pour nous servir de base, nous dirons que le port de passage, avec ses deux bourgs de Saint-Jean et de Saint-Pierre, avait environ 3,200 habitants : 2,000 à Saint-Jean et 1,200 à Saint-Pierre, Saint-Jean avait environ 150 maisons et Saint-Pierre 100. Dans l'un comme l'autre des deux bourgs, il n'y avait qu'une rue étroite séparant deux files de maisons, une adossée à la montagne, l'autre touchant la mer. Le passage est un port à marée dépourvu de marécages et très sain.

Le Donastiera fut amarré au bourg Saint-Jean, à quelques mètres de la place de la Piedad. C'était le seul navire arrivé de l'année au passage, de sorte qu'il ne pût y avoir aucune confusion à l'égard de l'importation de la maladie.

Le 15 août, neuf jours après l'ouverture des panneaux et veille de la fin du déchargement, un douanier qu'on avait placé à bord du *Donastiera*, le nommé Manuel Ali, tombe malade et meurt le 17.

Le 18 août, on commença les réparations au navire. Or le 20, un charpentier, Maximo Datugarai, est atteint et meurt le 22, et de ce moment au 1er septembre, six autres ouvriers chargés d'enlever les bordages pourris de la carène, un chocolatier et deux batelières qui étaient venus à bord, furent atteints et succombèrent pour la plupart. Total : onze décès dans cette petite population.

Comme on le comprend bien, on fut ému dans le pays. Les symptômes, et surtout le vomissement noir, ne laissaient de doute à personne. Quant à l'origine du mal, elle paraissait claire. Le douanier était resté plusieurs jours de garde à bord ; les autres avaient travaillé au navire contaminé.

Bientôt le bourg Saint-Jean fut contaminé. Des personnes qui n'étaient pas venues à bord, mais qui avaient été en relations avec les malades, furent atteintes à leur tour : aussi l'autorité dût prendre sans retard des mesures pour arrêter le mal.

Il ne faut pas oublier de signaler que tandis que la population incriminait avec juste raison *le Donastiera*, le propriétaire du navire, riche négociant, usa de son influence pour nier la chose et combattre ces idées, et qu'il trouva un appui puissant dans son médecin, qui affirmait avec la plus grande énergie et au nom d'arguments scientifiques que *le Donastiera*, la fièvre jaune, la transmission. etc, etc., n'y étaient, pour rien. Comme toujours, on fit intervenir mille raisons de mauvais air, de constitution médicale, etc., etc., pour défendre les intérêts pécuniaires de l'industriel, qui avait introduit la maladie dans le pays.

Quoi qu'il en soit, on retira *le Donastiera* de la place qu'il occupait le 6 septembre et on le mit au chantier du bourg de Saint-Pierre. On brûla tous les agrès. Ajoutons qu'on finit même par brûler le bâtiment le 19 du même mois et qu'on désinfecta les marchandises provenant du navire dans les magasins où elles avaient été déposées.

Au moment où le mot de fièvre jaune fut prononcé, vers le 5 septembre, la moitié de la population des bourgs Saint-Jean et Saint-Pierre émigra, et la compagnie de soldats qui tenait garnison dans la localité fut envoyée en observation sous tente près du village d'Alza, ayant une petite infirmerie isolée dans une ferme.

Le 12 septembre, on établit un cordon sanitaire à l'aide de soldats et d'un petit bâtiment de guerre pour empêcher les habitants de la contrée contaminée de communiquer avec le restant du pays. On chercha à assurer le mieux possible le service de santé et des subsistances dans l'intérieur du cordon pour la population éprouvée.

Malgré ces mesures, la maladie s'étendit au-delà des limites du cordon sanitaire et, jusqu'au 25 septembre, de nouveaux cas se produisirent. Néanmoins Audouard, qui était médecin en chef du 5e corps d'armée d'Espagne et qui connaissait les allures de la fièvre jaune pour les avoir étudiées en 1821 à Barcelone, prescrivit d'isoler les bien portants et les malades avec le plus grand soin, de sorte qu'il finit par triompher du mal.

Le 30 septembre, les habitants qui n'avaient plus de malades demandèrent à être mis en libre pratique. Audouard exigea qu'on fît des épurations très consciencieuses. On brûla la plupart de ce qui avait servi aux malades, on désinfecta les maisons ; enfin, le 20 octobre, le cordon sanitaire fut levé pour Saint-Pierre et le 23 pour Saint-Jean. Quant aux marchandises provenant du *Donastiera* bien qu'elles eussent été épurées, on n'en permit la vente qu'à partir du 1er janvier 1824. En somme, dans cette épidémie, il y eut 101 atteintes et 40 morts. Parmi les morts, on compta 25 hommes et 15 femmes.

Un navire arrive de la Nouvelle-Orléans à Marseille le 19 novembre 1822. Il avait eu deux malades pendant la traversée, sans qu'on puisse dire qu'elle avait été leur maladie Le 29 novembre, un matelot du nom de Estiwinson est indisposé et passe 10 jours à l'infirmerie du lazaret. Le 10 décembre, il retourne à son bord et y reste bien portant jusqu'au 24 janvier, moment où il est atteint, et succombe à la fièvre jaune en trente-six heures. Le navire devait être mis en libre pratique le lendemain.

1824

Grandes et petites Antilles. — La fièvre jaune était dans les grandes et les petites Antilles, notamment à la Jamaïque.

Amérique du Nord. — Elle sévissait dans diverses villes des États-Unis, à la Nouvelle-Orléans (118 décès) et dans diverses localités du voisinage jusqu'à Mobile. Elle était à Key West dans la Floride. A Charleston elle emporta 235 individus et enfin on nota 8 décès à New-York. A la Nouvelle-Orléans elle fut apportée le 8 août par un matelot d'un remorqueur qui avait communiqué avec un navire, le schooner *Émigrant*, venant de la Havane, où régnait la maladie et ayant des malades à bord.

1825

Grandes Antilles. — La maladie était à la Havane.

Petites Antilles. — La fièvre jaune se déclara en mai à la Martinique et y régna jusqu'en décembre.

Elle sévit aussi dans plusieurs îles des petites Antilles.

CONTINENT INTER-AMÉRICAIN. — On la subissait aussi, mais peu intense, sur les côtes du Mexique.

AMÉRIQUE DU NORD. — Les États-Unis subissaient toujours la maladie; 49 décès furent enregistrés à la Nouvelle-Orléans. Mobile, Natchez, Washington sur le Mississipi furent très éprouvés. A Pensacola, la maladie fit quelques victimes. A Charleston on nota deux décès. A New-York il y en eut un.

AFRIQUE. — A la côte occidentale d'Afrique on voyait la fièvre jaune à Sierra Leone, d'après Boyle, et en Gambie (*Deuxième Rapport*, p. 288).

AMÉRIQUE DU SUD. — La fièvre jaune était à Démérari, dans la Guyane anglaise.

AMÉRIQUE DU NORD. — Elle fut observée, mais à l'état seulement de quelques cas, dans divers pays des États-Unis : Nouvelle-Orléans (5 décès), Apachicola en Floride, Norfolk, et New-York (2 décès).

1826

GRANDES ANTILLES. — La fièvre jaune était sévère à Cuba.

PETITES ANTILLES. — La maladie régna à la Martinique pendant la saison chaude, mais sans grande violence, et elle s'éteignit au retour de la saison fraîche. La Guadeloupe et nombre de petites Antilles étaient aussi sous son influence.

CONTINENT INTER-AMÉRICAIN. — Elle était très sévère au Mexique et sur toutes les côtes de ce continent.

AMÉRIQUE DU SUD. — La fièvre jaune régnait sur la côte septentrionale de l'Amérique du sud.

AFRIQUE. — La maladie était aussi à Sierra Leone (Bryson, p. 53, cité par Dupont) et voici un fait de cette poussée épidémique : — Un navire, *la Sybille*, est atteint par la maladie dès son arrivée à Sierra Leone et eut nombre de malades et de décès pendant sa traversée de là à Sainte-Hélène. On s'est basé en Angleterre, pour nier la nature amarile de son atteinte, en disant qu'elle ne se communiqua pas à la population de Sainte-Hélène, mais remarquons qu'on était à la fin du mois d'août, moment le plus frais dans l'île (hémisphère austral).

1827

GRANDES ET PETITES ANTILLES. — La fièvre jaune régna à la Martinique en 1827, mais elle était peu intense. On l'observa dans plusieurs îles des petites et des grandes Antilles.

Continent inter-américain. — Elle était sévère sur les côtes du Mexique.

Amérique du nord. — L'année fut mauvaise dans la Louisiane et sur les rives du Mississipi. La Nouvelle-Orléans perdit 109 individus et la maladie fut observée à Mobile, Alexandrie, Bâton rouge, Saint-Francisville, Donaldsonville, Natchez, etc. etc. Du côté de l'Alabama il faut citer Pensacola, en Georgie, Savannah, dans la Caroline du sud, Charleston. Il y eut quatre décès à New-York.

Amérique du sud. — La fièvre jaune régnait à Démérari, dans la Guyane anglaise.

Afrique. — La fièvre jaune était probablement aux îles du cap Vert (*Deuxième Rapport*, p. 110).

1828

Grandes et petites Antilles. — La fièvre jaune était en 1828 à la Martinique et dans plusieurs îles des Antilles. Elle sévissait d'une manière variable suivant les localités, peu intense à la Martinique, sévère à Cuba, etc.

Amérique du nord. — A la Nouvelle-Orléans, on constata, en 1828, 130 décès. La maladie régnait à Mobile, à Memphis, etc., sur le Mississipi.
On signala quelques cas à New-York.

Amérique du sud. — La fièvre jaune était dans la Guyane anglaise, à Démérari.

Afrique. — Elle régna pendant l'hivernage de cette année dans les possessions anglaises de la côte occidentale d'Afrique, depuis le golfe de Benin jusqu'en Gambie. *La Bordelaise* venant de Sierra Leone, l'apporta probablement à Gorée où elle ne prit pas cependant une grande extension épidémique. Cependant plusieurs soldats de la garnison en furent atteints. Sur 50 hommes d'équipage, *la Bordelaise* eut 34 malades et plusieurs moururent.

Europe. — La fièvre jaune fut apportée cette année-là de la Havane à Gibraltar, car, quoique Chervin ait voulu, quand même, admettre sa genèse spontanée, Trousseau et Bally, qui ont visité avec lui le pays en détail, ont clairement démontré le contraire. Cette épidémie a inspiré un travail très remarquable. (*Documents recueillis par MM. Chervin Louis et Trousseau*, 2 vol. Paris, 1830) qui peut être fructueusement consulté pour l'histoire de la fièvre jaune. Voici le sommaire de cette épidémie de 1828.
Le navire suédois *Dygden* part de la Havane le 12 mai 1828 avec 16 hommes d'équipage. Un matelot meurt en mer le 27 mai, un autre le 1er juin. Le 28 juin, le navire arrive à Gibraltar et fait une quarantaine de quarante jours. Mais le 27 juillet seulement (29e jour après son arrivée), il reçoit deux gardes de santé. *Le Dygden* est admis en libre pratique le 6 août. Un des gardes (Testa) rentre à Gibraltar, où il habitait avec sa sœur. Cette sœur est atteinte de

fièvre jaune le 29 août et de cette maison comme centre les familles en relations avec cette femme sont atteintes.

Un autre navire *le Meta* fut aussi incriminé à Gibraltar. Parti de la Havane vers la même époque que *le Dygden*, il arriva à Gibraltar à la fin de juin, ayant aussi perdu deux hommes pendant la traversée. Il fit une quarantaine de vingt et un jours et l'enquête démontra que des personnes allant à bord de ce navire, des blanchisseuses lavant du linge de cette provenance et des personnes ayant reçu des objets du *Méta* furent malades peu de jours après.

Dans le travail considérable de Louis, Trousseau et Bally sur l'épidémie de Gibraltar, où il n'y a pas moins de cinq cent quarante-quatre investigations dans des familles séparées, on trouve mille faits de la plus grande importance pour l'étude des allures épidémiques de la fièvre jaune, une fois qu'elle a pénétré dans une ville.

Il y a sur la côte Est du rocher de Gibraltar, un hameau de pêcheurs appelé Catalan Bay, et où la fièvre jaune fit des ravages. Elle y commença par des individus qui étaient allés à Gibraltar au moment où l'épidémie avait commencé, et par des blanchissenses qui avaient lavé du linge contaminé.

L'épidémie de Gibraltar toucha 5,543 personnes, dont 1,631 décès. La garnison, qui comptait 3,781 hommes, en perdit 436.

La maladie fut apportée d'Espagne aux Canaries et y fit de nombreuses victimes pendant la saison chaude.

Amérique du nord. — Aux États-Unis, l'année était mauvaise pour la Louisiane et les grands cours d'eau du Mississipi, Missouri, Alabama, etc. La Nouvelle-Orléans perdit 21ʳ individus, Mobile 130. On la vit à Rodney, à Baton rouge, à Opelousas, à Saint-Francisville, à Natchez (90 décès), à Shiedlsboroug, bref dans toute la région méridionale. Elle était à Key West en Floride et on en signala quelques rares cas à New-York.

1829

Grandes Antilles. — La maladie était sévère à Cuba, à la Jamaïque.

Petites Antilles. — La maladie régnait dans quelques-unes des petites Antilles, bien qu'elle eût cessé depuis le 6 janvier à la Martinique.

Continent inter-américain. — Quoique moins sévère qu'en 1828, elle durait toujours au Mexique et ne disparut de la Vera-Cruz qu'en 1830.

Afrique. — Elle faisait des ravages à Sierra Leone, d'après Boyle et Bryson, et continua à y sévir en 1830 Un navire anglais *l'Eden* prend la fièvre jaune dans ce pays et, sur un effectif de 160 hommes, en perd 110, laissant des malades, des morts sur nombre de points de la côte occidentale d'Afrique qu'il contamina. Le navire *le Champion*, infecté à Sierra Leone, porte la maladie à Fernando-po où elle fait un grand nombre de victimes. La fièvre jaune continuait à régner dans ce point comme à Sierra Leone en 1830.

Pendant l'hivernage de 1829, un négrier et un pirate furent amenés à Gorée, ayant probablement la fièvre jaune à bord. Sur 113 habitants européens de Gorée, il y eut 14 décès en trois mois. Bien que le nom de fièvre jaune ne soit pas prononcé, on peut peut-être considérer ce navire comme l'agent de transmission de la maladie qui fit une terrible apparition dans notre colonie en 1830.

1830

GRANDES ET PETITES ANTILLES. — La fièvre jaune continuait à sévir dans les Antilles.

AMÉRIQUE DU NORD. — Aux États-Unis, la Nouvelle-Orléans perdit 117 individus. On la vit à Charleston (39 décès) et quelques cas se manifestèrent à New-York.

AFRIQUE. *Épidémie du Sénégal.* — Notre colonie du Sénégal fut ravagée en 1830 par la fièvre jaune. Voici dans quelles conditions. Dans le cours du troisième trimestre 1829, un négrier et un pirate avaient été amenés du *bas de la côte* (entre Sierra Leone, la Côte d'or et la Gambie), où sévissait la fièvre jaune, à Gorée. Deux matelots du dernier de ces navires moururent à l'hôpital et sur 113 européens qui étaient dans l'île, il en succomba 14 en trois mois.

Le nom de fièvre jaune ne fut pas prononcé, c'était la gastrocéphalite et la fièvre ataxique qui étaient incriminées ; mais n'oublions pas d'une part que, très généralement, lorsque la maladie est apportée dans un pays et spécialement à Gorée, elle essaie, pour ainsi dire, ses coups avant de prendre les allures franchement épidémiques, et d'autre part que, lorsque la forme épidémique n'est pas franchement accusée, on hésite à qualifier la maladie de son nom terrifiant.

Or, il est probable que c'est à cette importation de la fin de l'hivernage de 1829 qu'il faut rattacher les germes qui éclatèrent d'une manière terrible le 13 juin 1830. A cette date en effet, sans que des provenances suspectes soient signalées, on faisait la procession de la Fête-Dieu, pour laquelle on avait sorti des tentures restées enfermées dans un magasin de l'hôpital depuis la fin de l'hivernage précédent.

Au milieu de cette procession, un certain nombre de personnes se trouvent incommodées et chose remarquable ce sont des sœurs de charité qui avaient fait un reposoir devant l'hôpital avec ces tentures, des malades qui avaient aidé ces sœurs ou bien qui avaient assisté à la bénédiction en se tenant à une fenêtre exposés au soleil ; le fils du médecin, l'officier d'administration de l'hôpital sont des premiers atteints, et en quelques jours, sur 150 Européens on eut 144 malades et 52 morts. L'épidémie était terminée dans les premiers jours d'août. Sur cinq médecins, quatre furent malades, et il en mourut deux.

Après avoir sévi sur Gorée, la fièvre jaune se répandit sur les villages nègres du cap Vert, où elle fit des ravages effrayants. Elle monta peu à peu de Dakar jusqu'à Gandiole et Guet N'dar et elle éclata à Saint-Louis le 4 août par l'atteinte d'une femme blanche qui était allée au marché des noirs à Guet N'dar. Une mulâtresse qui avait soigné cette femme est prise à son tour et succombe peu après. Un des hommes de loi qui fait l'inventaire des objets contenus dans le magasin de la première morte lorsqu'on y leva les scellés, est pris subitement et succombe. Bref, sur une population européenne de 650 individus, il meurt 328 personnes ; sur douze médecins, dix furent atteints et il en mourut six.

1831

GRANDES ANTILLES. — La fièvre jaune était à Cuba.

CONTINENT INTER-AMÉRICAIN. — Elle était aussi au Mexique. Néanmoins, il est à noter que, jusqu'en 1836, on fut dans une période de calme relatif de la maladie dans le nouveau monde.

AMÉRIQUE DU NORD. — La maladie était aux États-Unis en 1831, d'après Toner, à la Nouvelle-Orléans, à Savannah en Géorgie.
On signala un décès à New-York en 1831 ou en 1832.

AMÉRIQUE DU SUD. — La fièvre jaune était à Démérari, dans la Guyane anglaise.

1833

GRANDES ET PETITES ANTILLES. — La fièvre jaune était à la Jamaïque, à Saint-Thomas et dans un certain nombre d'îles des grandes et des petites Antilles.

AMÉRIQUE DU NORD. — La maladie fut spécialement sévère à la Nouvelle-Orléans (210 décès). De vieux acclimatés furent atteints et succombèrent. A Coloculia, dans le Texas, il y eut 132 décès.
On constata deux décès de fièvre jaune à New-York.

AFRIQUE. — La fièvre jaune était peut-être aux îles du cap Vert.

1834

PETITES ANTILLES. — La fièvre jaune régnait dans certaines îles des Antilles, mais peu répandue.

AMÉRIQUE DU NORD. — La fièvre jaune était à la Nouvelle-Orléans (95 décès), à Charleston (49 décès), à New-York (1 décès).

1835

PETITES ANTILLES. — La fièvre jaune était aux Antilles, à Antigoa entre autres.

AMÉRIQUE DU SUD. — La maladie était signalée à Surinam, dans la Guyane hollandaise.

1836

CONTINENT INTER-AMÉRICAIN. — La maladie était assez sévère à la Vera-Cruz et à Tampico.

Amérique du nord. — La maladie régnait à la Nouvelle-Orléans, à Suivance en Floride, mais elle y était peu intense.

Amérique du sud. — Elle continuait à la Guyane hollandaise.

1837

Grandes et petites Antilles. — La fièvre jaune qui depuis quelques années n'avait pas pris une grande extension épidémique, tendait à augmenter d'activité et de fréquence dans la région qui nous occupe. On la signalait sévère dans plusieurs îles des grandes et petites Antilles. Elle était aux Bermudes où elle avait été apportée et y occasionna 40 décès.

Continent inter-américain. — On la signalait sur plusieurs points depuis Panama jusqu'au Mexique.

Amérique du nord. — Des navires de la Havane la portent à la Nouvelle-Orléans qui perd 442 individus. De là, la maladie se répand de proche en proche. Mobile, Baton rouge, Opelousas, Washington, Natchez de Louisiane, Alexandrie, Plaguemine, sont touchés.

Amérique du sud. — La fièvre jaune régnait sur la côte septentrionale de l'Amérique du sud ; elle continuait à Surinam, dans la Guyane hollandaise et passa de là à Démérari, dans la Guyane anglaise. Elle devait cette fois durer pendant plusieurs années dans les Guyanes.

Blair, qui s'est occupé de l'épidémie de la Guyane anglaise, dit que pour Démérari, où elle a débuté, on n'a pas recherché comment elle était venue, mais qu'il est manifeste qu'elle a commencé cette fois dans les mêmes quartiers qu'en 1819, époque où on reconnut l'origine étrangère du mal. Quant aux autres points de la côte, Essequibo, Berbice, etc., on constata bien positivement qu'elle ne naissait pas spontanément et ne se montrait qu'après y avoir été apportée. La maladie dura dans les Guyanes jusqu'en 1846.

Afrique. — La fièvre jaune était intense à Sierra Leone et à Sainte-Marie de Bathurst, en Gambie. A Sierra Leone elle dura jusqu'à la fin de 1839, au dire de Bryson, Mac Diamid, Clarke, Gore, etc. Un navire anglais, *l'Étna*, arrivé de Gibraltar et n'ayant passé que trois jours au mouillage pour faire de l'eau, y fut contaminé. La maladie était aussi aux îles du cap Vert.

Épidémie de Gorée. — Dans les premiers jours de juin 1837, la fièvre jaune ravageait Sainte-Marie de Bathurst contaminée par le brig de guerre anglais *le Courliew* venu de Sierra Leone. Le gouverneur anglais demanda un médecin français à Gorée. Le docteur Dupuis y alla et revint le 21 juillet, disant que l'épidémie n'était qu'assoupie en Gambie et qu'on devait surveiller avec soin les provenances. Mais le 12 août, un caboteur arrive de Sainte-Marie avec trois européens malades à bord ; il est mis en libre pratique sans précaution ! Ces trois européens meurent de fièvre jaune ; deux d'entre eux avaient été admis à l'hôpital au moment de leur arrivée. La maladie se répandit dans l'île et jusqu'au 23 novembre l'épidémie atteignit 80 individus et en emporta 46, sur 160 européens qui habitaient Gorée. La maladie ne sévit pas épidémiquement à Saint-Louis. Thevenot, qui y était chef de service, signala huit ou dix cas insidieux qu'il considéra comme des atteintes de fièvre paludéenne influencées par le génie amaril et que nous pouvons regarder comme des cas de fièvre jaune ayant été impuissants à produire une épidémie à cause de l'avancement de la saison.

1838

Petites Antilles. — La fièvre jaune régna aux Antilles cette année-là. Ce fut le début d'une sévère poussée épidémique. Comme toujours, il y eut de longues discussions au sujet de la genèse spontanée ou de l'importation.

Au mois d'avril, la Dominique, qui se trouve entre la Martinique et la Guadeloupe, fut contaminée par un apport étranger et de là la maladie se répandit peu à peu dans les diverses possessions anglaises.

Angelin (*Mém. sur l'épidémie de 1838 à la Guadeloupe*, 1839) dit que la fièvre jaune, qui avait disparu des Antilles depuis 1827, se montra à la Pointe-à-Pitre le 27 juin 1838, chez un ouvrier chaudronnier. Le second cas fut observé sur un passager d'un navire, *l'Adolphe* venant de Marseille. Le second de ce navire fut atteint après ; puis bientôt tout l'équipage de *l'Adolphe* fut malade. De la rade la maladie passa dans les casernes et ensuite dans la population. A la Basse-Terre (Guadeloupe), la maladie apparut dans les premiers jours de juillet et l'épidémie fut sévère jusqu'au moment où on dissémina les troupes ce qui fit diminuer son intensité et bientôt la fit cesser. L'auteur qui, comme c'était la tendance de l'époque, croyait que la maladie était due exclusivement à des influences climatériques, cite cependant le cas d'un médecin, M. Grillet, qui fut atteint dans des conditions difficiles à expliquer, si on éloigne l'idée de la transmission contagieuse.

Le 24 septembre, la maladie parut à Saint-Pierre (Martinique) et ce fut le début d'une sévère épidémie. Catel a été l'historien de cette épidémie, dans laquelle la question de l'importation ou de la naissance spontanée n'a pas été jugée, car les faits invoqués pour ou contre se contrebalancent exactement.

La Trinidad était ravagée par la fièvre jaune.

Amérique du nord. — Charleston fut très éprouvée par la fièvre jaune (351 décès). A la Nouvelle-Orléans, il y eut seulement 17 décès. Mobile, Saint-Augustin-de-Floride, furent atteintes. Il y eut 8 décès de fièvre jaune à New-York.

Amérique du sud. — La fièvre jaune était aux Guyanes hollandaise et anglaise.

Afrique. — Sierra Leone, qui avait été déjà atteinte en 1837, subissait la fièvre jaune cette année encore. Elle contamina dans les premiers mois de 1838 l'île de l'Ascension, par des navires qui furent admis sans difficulté. Il est

à remarquer que les blanchisseuses et les brocanteurs furent les premières victimes dans ce dernier pays, où des hardes infectées avaient été introduites
sans précautions sanitaires.

1839

GRANDES ET PETITES ANTILLES. — L'année fut plus mauvaise encore sous le
rapport de la fièvre jaune. Saint-Vincent, la Martinique, Antigoa, la Guadeloupe la plupart des petites et des grandes Antilles la subissaient.

CONTINENT INTER-AMÉRICAIN. — Toute la côte depuis l'Amérique du sud jusqu'aux Etats-Unis était sévèrement touchée par la fièvre jaune.

AMÉRIQUE DU NORD. — La fièvre jaune régna dans plusieurs localités. La
Nouvelle-Orléans eut à en souffrir (134 décès). Au Texas, Galveston perdit
350 hommes et Houston fut sévèrement touchée. A la Nouvelle-Orléans, où
elle fut apportée de la Havane, on compta 452 décès et la maladie rayonna sur
tous les cours d'eau voisins : Alexandrie, Donaldsonville (30 décès), Natchez
(235 décès), Natchitochez, Opelousas, Newbury, Plaguemines, Port Hudson sur le
Mississipi. Saint-Francisville, Washington de Louisiane, Biloxis, Siedsborough,
Wicksbourg, Saint-Martinsville, bref, toutes les villes riveraines du Mississipi ou de la rivière Rouge.
Du côté de l'Alabama, Pensacola, Mobile (650 décès), en Floride, Saint-Augustin, Tampa en Géorgie, Augusta, enfin 4 décès à New-York.

AMÉRIQUE DU SUD. —Divers points de la côte septentrionale de l'Amérique
du sud étaient visités par la fièvre jaune. Démémari, dans les Guyanes, la présenta cette année encore. La Guyane hollandaise n'eut pas à en souffrir.

AFRIQUE. — La fièvre jaune était à Fernando-po, d'après Bryson.

EUROPE. — La fièvre jaune fut apportée à Brest dans des conditions que nous
retrouverons semblables pour l'année 1856. Voici le sommaire de cet épisode
que j'emprunte au mémoire de Bertulus, chirurgien-major du navire contaminé. Le transport *la Caravane* était au mouillage de Saint-Jean d'Uloa depuis trois mois sans avoir eu aucun cas de fièvre jaune, lorsqu'on lui donna
l'ordre d'aller à la Martinique prendre 400 soldats pour tenir garnison à la
Vera-Cruz.
Le navire arriva le 2 avril à Fort-de-France où la fièvre jaune était très sévère en ce moment, tant à terre que sur les navires de la station. Le 14 avril,
les soldats furent embarqués sur *la Caravane*; et quelques-uns d'entre eux
étaient à peine convalescents de fièvre jaune. Plusieurs étaient sortis la veille
à peine de l'hôpital.
La Caravane alla prendre deux autres compagnies à la Guadeloupe, où la
maladie ne sévissait pas avec la même intensité, et le navire portant 542 hommes,
appareille le 17 avril.
Le même jour un soldat fut atteint de fièvre jaune et succomba le 4ᵉ jour de

la maladie (21 avril). Le jour de la mort de ce soldat, l'officier d'administration du bord fait l'inventaire de son sac. Il s'alite trois jours après (24 avril) et meurt quatre jours après son atteinte (28 avril). Le 26 avril, deux mousses qui soignaient cet officier sont atteints, ainsi qu'un soldat passager : ce soldat mourut trois jours après.

La Caravane apprit le 6 mai que les soldats n'étaient plus nécessaires à la Vera-Cruz et, comme elle avait déjà eu onze cas de fièvre jaune, elle fit voile pour la Havane, où on mit 280 soldats sur un navire américain qui les transporta à Brest. Il est à noter que, sur ce navire américain, il n'y eut plus aucune atteinte.

La Caravane garda 120 passagers en sus de son équipage composé de 142 hommes et après s'être nettoyée aussi bien que possible, prit la route de France le 18 mai. Le jour du départ de la Havane (18 mai), cinq nouveaux malades se présentèrent à la visite et du 18 au 22 mai, malgré que le navire fût à la mer et remontât vers le nord, il y eut dix-neuf autres atteintes. La température baissait rapidement. De 23° elle tomba à 17° et même à 8°, sans que l'épidémie s'arrêtât, car du 22 mai au 8 juin, il y eut 45 malades et 16 décès.

Le 21 juin, *la Caravane* arriva à Brest. Depuis quatre jours, il n'y avait eu aucune atteinte nouvelle ; mais ce jour-là un matelot fut touché encore et, deux jours après, deux autres eurent le même sort. Le bâtiment fut mis en quarantaine au lazaret de Tréberon. On y débarqua les passagers et les malades, on désarrima la cale, on nettoya les entreponts et comme l'équipage était trop fatigué, on employa des forçats à ce service : un de ces forçats fut atteint et guérit.

Dans son remarquable rapport, Bertulus a fourni quelques indications précieuses sur la manière dont la fièvre jaune arriva et se propagea à bord de *la Caravane.*

« La maladie commença, dit-il, sur un soldat qui provenait de la Martinique. Cet homme s'alita et dégagea probablement des miasmes qui firent de son lit un véritable foyer d'infection dont la sphère d'activité dut s'étendre à une certaine distance. Les chirurgiens et les infirmiers qui le touchaient souvent, mais dont la présence n'était pas continuelle, ne contractèrent pas la fièvre jaune qui ne tarda pas à éclater pourtant chez un autre soldat voisin du premier malade et qui se trouvait par conséquent plongé dans cette atmosphère infectieuse dont j'ai parlé. Lorsque le commis d'administration du bâtiment tomba malade, il ne communiqua pas la fièvre à une foule de personnes qui vinrent le voir dans sa chambre et eurent avec lui des rapports de courte durée ; mais il n'en fut pas ainsi pour un élève et deux mousses qui lui donnèrent des soins assidus : tous les trois furent atteints et le premier mortellement. Le commandant de la corvette et son lieutenant qui occupaient des chambres bien aérées et totalement séparées du lieu où se trouvaient les malades, n'eurent pas le moindre symptôme de fièvre jaune pendant toute l'épidémie ; et cependant ces officiers venaient plusieurs fois le jour à l'hôpital et ils touchaient les malades et les encourageaient. Leurs domestiques, au nombre de trois, jouirent de la même immunité. Ne pourrait-on pas conclure de ces faits qu'un certain degré d'intoxication est indispensable pour que la fièvre jaune se développe ? Tous les poisons n'agissent pas à la même dose et peut-être faut-il que le miasme spécifique du fléau des Antilles soit absorbé en quantité donnée pour que des effets s'en suivent.

« Cependant les causes d'infection agissaient dans certains cas avec tant d'énergie et de promptitude que le sujet lui-même, quoique bien portant encore, avait le sens intime de leur action. C'est ainsi que le nommé Brunet, voilier, placé près d'un cadavre qu'on allait jeter à la mer, est saisi tout à coup par l'odeur infecte qui s'en élève et éprouve à la gorge une espèce de constriction ou de resserrement spasmodique qui le fait s'écrier qu'il vient de contracter la fièvre jaune. Il s'alite effectivement le jour même et est gravement malade. J'ai déjà dit plus haut que M. Giraud, commis d'administration, qui fut le troisième atteint de la fièvre jaune, se persuada, pendant qu'il faisait l'inventaire du sac d'un mort, qu'il y puisait le germe de la maladie. Lorsque le fléau eut pénétré dans le poste des maîtres qui était peu aéré, il se propagea avec une promptitude extraordinaire. Cinq personnes qui occupèrent successivement la chambre du maître canonnier qui avait succombé, furent atteintes avec promptitude par la fièvre jaune. Cette particularité ayant attiré l'attention, la porte de la chambre fut condamnée jusqu'à l'arrivée à Brest. Toutes les fois qu'un maître tombait malade, son voisin ne tardait pas à le devenir ; sur neuf, sept furent atteints et quatre succombèrent. Je pourrais accumuler ici une foule de faits de ce genre qui tendent à démontrer que la réunion d'une foule de conditions fâcheuses n'a pas suffi pour rendre la fièvre jaune transmissible par simple contact. Mais hâtons-nous de le dire, il est bien difficile de séparer la contagion, lorsqu'un typhus sévit dans une localité aussi resserrée que l'était *la Caravane ;* cette réflexion m'oblige donc à déclarer que, quoique j'aie de fortes raisons pour penser que la fièvre jaune n'est pas contagieuse, je ne me hasarderais pas à soutenir qu'elle ne l'a jamais été à bord de mon bâtiment. En effet, ainsi que je l'ai dit plus haut, il est arrivé un moment où cette maladie a déployé tant de violence et a frappé tant de coups à la fois, que la recherche de son mode de propagation est devenue impossible.

<h2 style="text-align:center">1840</h2>

Grandes Antilles. — La fièvre jaune était dans plusieurs des grandes Antilles mais peu sévère.

Petites Antilles. — A la Martinique, la fièvre jaune s'éteignit dans les premiers jours de l'année et ne reparut qu'en novembre. L'épidémie dura avec des hauts et des bas jusqu'en mars 1844.

Continent inter-américain. — La maladie régnait mais avec peu d'intensité au Mexique.

Amérique du nord. — Il n'y eut que trois décès de fièvre jaune à la Nouvelle-Orléans et 22 à Charleston, pendant cette année.

<h2 style="text-align:center">1841</h2>

Grandes et petites Antilles. — La fièvre jaune sévit dans quelques-unes des grandes et des petites Antilles : Curaçao, la Dominique.
Elle était aussi sur la côte du Mexique.

AMÉRIQUE DU NORD. — A la Nouvelle-Orléans, il y eut 594 décès de la maladie. La fièvre jaune se montra à Wisburg et à Port Hudson en Louisiane, à Pensacola et à Mobile dans l'Alabama. On la vit dans la Floride, notamment à Saint-Augustin (26 décès), à Saint-Joseph, à Key West. On la subit aussi à Charleston.

AMÉRIQUE DU SUD. — La fièvre jaune continua à Démérari (Guyane anglaise). Elle fut signalée de nouveau à Purinam, dans la Guyane hollandaise.

1842

GRANDES ET PETITES ANTILLES. — Plusieurs îles des grandes et petites Antilles furent éprouvées par la maladie.

LITTORAL INTER-AMÉRICAIN. — La fièvre jaune était sur le littoral du Mexique.

AMÉRIQUE DU NORD. — On signala la fièvre jaune à la Nouvelle-Orléans (211 décès), à Opelousas en Louisiane, à Pensacola en Floride, à Mobile en Alabama (60 décès) (Toner).

AMÉRIQUE DU SUD. — La maladie continuait à sévir dans les Guyanes anglaise et hollandaise. L'épidémie cessa à Surinam, avec la fin de l'année.

Elle fut portée cette année-là à Guayaquil, dans les conditions suivantes : « Dans l'été de 1842, deux étrangers arrivant de la Nouvelle-Orléans où régnait alors la fièvre jaune, franchissent le détroit de Panama et s'embarquent sur le vaisseau *la Reine Victoria*, en partance pour Guayaquil. Ils sont pris d'une *fièvre pernicieuse* le jour de leur embarquement et huit jours après ils sont morts. Plusieurs passagers succombèrent à la même maladie pendant la traversée, d'autres arrivent malades dans le port de Guayaquil (en août) où la santé générale est bonne. Le bâtiment ayant besoin de réparations, on y fait venir des ouvriers de la ville. Peu après, ceux-ci tombent malades à leur tour et propagent par la ville la maladie dont ils sont atteints et qui, disparaissant pendant les saisons froides, revient tous les ans jusqu'en 1845 pendant les fortes chaleurs (*Union médicale*, 1858, Smith).

1843

GRANDES ET PETITES ANTILLES. — Persistance de la maladie à des degrés divers dans les Antilles grandes et petites. Aux Bermudes, où elle fut apportée, elle emporta plusieurs habitants, et dura jusqu'à l'année d'après.

AMÉRIQUE DU NORD. — A la Nouvelle-Orléans il y eut 487 décès. La maladie gagna successivement Baton rouge, Port Hudson, Saint-Francisville, Rodney sur le Mississipi. Mobile eut 240 décès. Pensacola fut contaminée. A Charleston et à New-York, on ne signala que quelques décès.

1844

CONTINENT INTER-AMÉRICAIN. — Le Mexique fut assez sévèrement éprouvé.

AMÉRIQUE DU NORD. — Au Texas, Galveston perdit 400 individus de fièvre jaune en 1844. Houston fut touché. A la Nouvelle-Orléans, il y eut 148 décès (Toner). La maladie fut signalée à : Natchez, Woodville, Mobile en Alabama, Pensacola en Floride. Il y eut deux décès à New-York (Toner).

1845

GRANDES ET PETITES ANTILLES. — La maladie semblait avoir disparu des petites Antilles. On n'en voyait que quelques cas à la Havane.

CONTINENT INTER-AMÉRICAIN. — On la signalait sur le littoral du Mexique : à Taumlipas, à la Vera-Cruz.

AMÉRIQUE DU NORD. — On signala quelques cas à la Nouvelle-Orléans et à Pensacola.

AMÉRIQUE DU SUD. — La fièvre jaune était à Démérari dans la Guyane anglaise.

AFRIQUE. — Sierra Leone fut de nouveau le théâtre d'une forte épidémie cette année-là, le navire à vapeur *l'Éclair* y fut contaminé d'une manière très remarquable dont voici le détail, que j'emprunte au mémoire de Dupont : — *L'Éclair*, armé en août 1844, part en novembre pour la côte d'Afrique. Il se rend à l'Ascension, remonte la côte depuis le Gabon et vient stationner à l'île de Sherbro pendant plus de quatre mois, bloquant l'embouchure orientale du passage de Shébar. Malgré les conditions générales (cosmiques, telluriques et hygiéniques) aussi mauvaises que possible, malgré les fatigues auxquelles est soumis l'équipage que l'on nous présente comme nostalgique et découragé, il n'y eut pendant ce temps (janvier-juillet 1845) que 10 décès sur un équipage de 140 hommes.

« Le 4 juillet 1845, *l'Éclair* mouille à Sierra Leone, où il reste treize jours. Pendant ce temps très court, la fièvre éclata de nouveau à bord avec une grande violence et continua à sévir sans interruption pendant le mois de juillet et le suivant (*Deuxième Rapport*, p. 91).

« Nous voyons le navire se rendre dans ces conditions à Boa Vista, où il est évacué le 31 août. La maladie n'en sévit pas avec moins de violence. L'espérance qu'on avait conçue d'améliorer l'état de l'équipage en transportant les quartiers du vaisseau à terre ne se réalisa point : au contraire, la maladie continua à augmenter avec tant de violence qu'au bout de la troisième semaine après l'arrivée du vaisseau à Boa Vista, soixante nouveaux cas s'étaient ajoutés à la liste des malades et plusieurs morts avaient lieu presque tous les jours. »

Voici ce qu'ajoute mon savant camarade Dupont (*Arch. de méd. nav.*, t. XXXIV, 1880) au sujet de cette épidémie : « Après avoir nié la fièvre jaune et la contagion, on se décida — fait rare à cette époque — à demander l'avis d'un Comité médical réuni à cet effet et voici quelle fut l'opinion unanime :

« D'après les caractères d'excessive malignité de la fièvre, laquelle a résisté au traitement usité ordinairement avec succès dans la fièvre endémique ordinairement observée sur le littoral ; considérant sa persistance à bord de *l'Éclair* sous l'influence d'une haute température et malgré son éloignement de la côte ;

« Eu égard à la crainte très vive qu'ont tous les convalescents de contracter de nouveau la fièvre en retournant aux lieux de station, nous pensons que le but que l'on se propose ne sera pas atteint, si *l'Éclair* reste dans les tropiques et qu'avec son équipage actuel les services de ce navire à la côte d'Afrique ne seront de longtemps avantageux. La mesure la plus efficace pour la santé de l'équipage serait le renvoi immédiat en Angleterre ou au moins à Madère (Bryson, *op. cit.*, p. 189).

« Le 13 septembre, il fallut enfin envoyer le navire en Angleterre où il arriva le 28, dans le court espace de trente-sept jours, c'est-à-dire du moment où il jeta l'ancre à Boa Vista le 21 août, jusqu'au moment de son arrivée à Mother Banck. Il n'y eut pas moins de 89 attaques de fièvre et 45 morts (*Ibid.*, p. 92).

« Faut-il ajouter enfin que la fièvre jaune communiquée à la ville de Boa Vista y fit, pendant les années 1845-46, plus de 300 victimes ; que pendant la quarantaine purgée à Standgate il y eut encore 3 morts, parmi lesquels le pilote qui avait conduit le bâtiment de Mother Banck au lazaret et que sur les deux médecins qui s'étaient offerts volontairement pour soigner l'équipage, un fut gravement malade.

« Ayant suivi la fièvre de *l'Éclair* depuis sa première apparition à bord devant l'île de Sherbro jusqu'à sa cessation avant l'arrivée à Sierra Leone et depuis sa réapparition sous une forme aggravée jusqu'à sa disparition finale, quelques temps après l'arrivée du navire sur les côtes d'Angleterre, on est frappé de la complète similitude avec le cas de Bann. Les deux navires contractent la fièvre jaune à Sierra Leone, évidemment par les mêmes causes et dans des conditions semblables. Sur les deux navires, elle prit un caractère épidémique, si elle n'acquit pas des propriétés contagieuses. Un des navires se rendit à l'île de l'Ascension, rocher stérile situé à quelques degrés au sud de l'Équateur et une maladie du même caractère se montra parmi les habitants et y fit de grands ravages. L'autre se dirigea vers l'île de Boa Vista à quelques degrés au nord de la ligne et de la même manière la fièvre jaune éclata au bout de peu de temps et y sévit avec fureur (Dupont, *loc. cit.*).

Busto y Blanco dit qu'elle fut apportée cette année-là d'Amérique aux Canaries ; mais elle y fut peu intense, dit-il, puisque sur 5,000 atteintes, 60 à peine moururent. Elle reparut au printemps, selon le même auteur. En présence de ce chiffre minime de décès, on ne peut admettre que ce fût la véritable fièvre jaune ; aurait-on été seulement en présence de la fièvre inflammatoire ?

La fièvre jaune fut incontestablement à Sierra Leone et aux îles du cap Vert cette année-là (*Deuxième Rapport*, p. 111).

Europe. — Il ressort des faits précédents que *l'Éclair* a porté en 1845 la fièvre jaune jusqu'à l'île de Wight en Angleterre, puisque le pilote et un médecin qui avaient communiqué avec le navire furent atteints.

1846

Grandes Antilles. — La fièvre jaune était aux grandes Antilles.

Continent inter-américain. — Elle était signalée, mais peu intense, sur la côte du Mexique.

Amérique du nord. — La maladie emporta 160 individus à la Nouvelle Orléans (Toner). On la vit à Saint-Francisville et à Thibaudeaux en Louisiane, à Pensacola et peut-être même y eut-il quelques cas à New-York.

Amérique du Sud. — La Guyane anglaise fut épargnée cette année-là.

Afrique et Europe. — Il se passa cette année un fait qui a eu son analogue ultérieurement sur *le Plymouth*, navire des États-Unis et sur *le Castor*, navire français dont j'aurai l'occasion de parler ultérieurement (Pour *le Plymouth*, voir l'année 1878 ; pour *le Castor*, l'année 1881) : *l'Éclair*, que nous avons vu contaminé en 1845, prend en 1846 le nom de *Rosamonde*, est réarmé (novembre 1846) à Volwich et, pendant l'armement, quatre hommes atteints par le *typhus ;* deux en moururent. On dit que le typhus régnait à Volwich en ce moment, de sorte que ce qui était resté obscur ; mais l'important, c'est qu'après le départ d'Angleterre un cas suspect se déclare, puis sous le tropique la maladie devient alarmante et dans le voisinage de Boa Vista dans l'Archipel du cap Vert, avant d'avoir communiqué avec la terre, un matelot succombe après avoir vomi noir pendant deux jours et avoir présenté les phénomènes caractéristiques de la fièvre jaune (*Deuxième Rapport*, p. 99). *La Rosamonde* relâche à l'Ascension et y eut encore deux malades présentant les symptômes d'une *espèce de fièvre typhoïde*, dit le rapport précité.

1847

Grandes Antilles. — La maladie fut très sévère à Cuba. On a dit que la frégate *le Growler* la porta d'Afrique à la Jamaïque ; elle dura toute l'année depuis janvier jusqu'en décembre.

Petites Antilles. — Elle était à la Barbade.

Continent inter-américain. — La maladie fut très sévère sur les côtes du Mexique : Vera-Cruz, Tamaulipas, etc. etc. En ce moment il y avait guerre entre le Mexique et les États-Unis.

Amérique du nord. — Dans le Texas, Galveston eut 20 décès. Houston fut éprouvé, Faget dit que la fièvre jaune fut apportée de la Vera-Cruz à la Louisiane, à la Nouvelle-Orléans, où il y eut 2,259 décès. Comme en 1799, 1819 et 1833, on vit de vieux acclimatés être atteints, et succomber même.

La maladie se répandit partout dans la région méridionale des États-Unis. Citons : Port-Christian, Biloxi, Covington, Alexandrie, Baton rouge, Bayon-Sarah, Lafayette, Mandeville, Plaqueminne, Algiers, Carrolton, Rodney, Pascagoula, Wicksburg, etc. etc. D'autre part Mobile, Pensacola, furent atteints et il y eut peut-être quelques cas à New-York.

Afrique. — Pendant l'hivernage de 1847, la fièvre régnait à Sierra Leone, aux îles du cap Vert. La frégate anglaise *le Growler* fut accusée de l'avoir portée de ces pays à la Barbade. La chose est possible, mais nous avons vu que la maladie était en même temps au Mexique, à Cuba, et que nombre de villes des États-Unis subissaient ses coups, de sorte qu'on n'est pas porté à admettre que la contamination provînt de la côte d'Afrique cette année-là.

1848

Grandes et petites Antilles. — La maladie était dans beaucoup d'îles des grandes et des petites Antilles avec plus ou moins de sévérité; elle fit défaut à la Jamaïque.

Amérique du nord. — On la vit à Houston, dans le Texas. A la Nouvelle-Orléans, elle emporta 850 individus et se répandit dans les environs jusqu'à Saint-Francisville et Natchez. A Mobile, dans l'Alabama, elle tua 75 personnes. On la vit à Pensacola, à Charleston et à Montpleasant dans la Caroline du sud. Elle parut à New-York (12 décès) et fit des victimes dans l'île de Staten Island, qui est dans sa baie.

Amérique du sud. — Le Dr Santo, dans son *Mémoire sur la fièvre jaune à Bahia*, dit avoir soigné en 1848, au Brésil, un malade qui mourut en quelques jours avec des vomissements noirs. Mais on ne connaît pas d'autre fait et c'est l'année suivante seulement que *le Brazil* apporta la maladie, comme nous le verrons tantôt.

En 1818, le paquebot *Reine Victoria* porta la maladie de Panama à Guayaquil (Cart. du prof. Layet).

Afrique. — On signala la maladie à Sierra Leone.

1849

Grandes Antilles. — La fièvre jaune était dans plusieurs îles des grandes Antilles, la Havane. Elle fit défaut à la Jamaïque.

Petites Antilles. — Elle était à Antigoa.

Amérique du nord. — Plusieurs villes des États-Unis étaient atteintes : Nouvelle-Orléans, 737 décès; Mobile, 125 décès; Charleston, 50 décès.

AMÉRIQUE DU SUD. — Cette année, 1849, est très mémorable dans l'histoire de la fièvre jaune au Brésil : un navire négrier américain, *le Brazil*, part de la Nouvelle-Orléans, où régnait la fièvre jaune, en septembre. Il touche à la Havane, qui était contaminée aussi, et arrive à Bahia le 30 septembre ayant perdu deux hommes de la maladie. A cette époque, on était très sévère au Brésil contre les provenances d'Europe, parce qu'on redoutait le choléra, mais on ne faisait aucune attention aux chances de fièvre jaune, croyant en être à l'abri. *Le Brazil* fut admis en libre pratique, vendu et désarmé.

Le 12 octobre, un jeune homme et un enfant succombent à la ville haute de la fièvre jaune. Le 31, un autre enfant succombe ; puis la maladie s'étendit de proche en proche dans la ville et, le 28 novembre, les navires du mouillage furent contaminés.

On a fait remarquer qu'en juin 1849, c'est-à-dire trois mois avant, le Dr Santo avait reçu à l'hôpital de Bahia une femme du voisinage de la ville qui mourut le septième jour après avoir vomi noir. Plusieurs cas analogues furent observés, dit-on, à la même époque, par les docteurs Magalhaes et Monteiro (Couy, *Thèse de Paris* 1884, p. 22) et on contesta la réalité de l'importation par *le Brazil*, mais il est à remarquer que l'éveil ne fut donné qu'après le développement de l'épidémie et que les investigations entreprises *a posteriori* ne pouvaient fournir des renseignements bien positifs. Quoi qu'il en soit, l'apport de la fièvre jaune par un navire venant des Antilles ou de la Nouvelle-Orléans n'a fait aucun doute pour les impartiaux.

La barque *l'Alcyon*, contaminée à Bahia et ayant perdu deux hommes pendant la traversée, arriva le 19 décembre à Pernambac et envoya un malade à l'hôpital. Cet hôpital fut contaminé de ce fait et sur une population de 40,000 habitants, on compta, dit-on, une trentaine de mille atteints.

Un steamer brésilien *l'Alonzo* ou un navire de guerre portugais, ayant eu des malades dans leur traversée de Baya à Rio-Janeiro, contaminèrent cette ville à la date du 13 ou du 14 décembre. D'autres ont incriminé un bateau appelé *la Navarre* qui serait arrivé de Bahia à Rio le 3 décembre avec des malades. Quoi qu'il en soit, le fait de l'importation ne fut pas contesté.

On put suivre la maladie dans son développement et cette épidémie mémorable qui, après être allée du Nord au Sud, a remonté du Sud au Nord et a ravagé les Guyanes, a fait non seulement un nombre énorme de victimes, mais a peut-être acclimaté pour toujours la fièvre jaune dans le Brésil, car depuis lors il y a, dit-on, chaque année, de nombreux cas à Rio-Janeiro.

Le Dr Lallemand, qui a bien étudié cette épidémie, signale l'immunité de la ville de Maranhao, située sur une île et préservée avec une rigoureuse vigilance par un cordon sanitaire.

1850

GRANDES ET PETITES ANTILLES. — La fièvre jaune était très répandue dans la mer des Antilles, nombre d'îles des grandes et des petites Antilles, elle fit défaut cependant à la Jamaïque.

CONTINENT INTER-AMÉRICAIN. — Le Honduras et le Mexique étaient contaminés.

Amérique du nord. — Aux États-Unis, la Nouvelle-Orléans fournit 162 décès de fièvre jaune (Toner).

Amérique du sud. — Toute la côte septentrionale, Colombie et Vénézuela, était visitée par la fièvre jaune. En 1850, notre colonie de Cayenne fut très sévèrement éprouvée par la fièvre jaune. L'épidémie fut apportée du Para par l'aviso *le Tartare*.

La première victime fut un habitant de Cayenne qui était allé déjeuner à bord du navire contaminé. C'est en vain que dans les discussions qui eurent lieu à ce sujet on voulut faire croire qu'antérieurement à l'arrivée du *Tartare*, un sergent d'infanterie était mort de fièvre jaune : le rapport du médecin en chef au Ministre a démontré que cette assertion était inexacte.

Europe. — Le navire *le Duarte-IV* l'apporta cette année en Portugal, qui avait eu le bonheur d'échapper aux épidémies depuis 1723, malgré ses communications fréquentes avec l'Amérique et sa proximité de l'Espagne, dont diverses villes avaient été si souvent ravagées. Pendant l'été de 1850, le dit *le Duarte-IV* arrivant de Rio-Janeiro, mouilla devant Porto. Cinq employés de la douane qui avaient communiqué avec le navire sont malades et trois d'entre eux succombent. Un autre navire *le Tentadora*, venant de Rio et ayant perdu 5 hommes de la maladie pendant la traversée, la communique aussi aux douaniers et elle se propage de proche en proche dans le port et dans la ville, faisant jusqu'au 19 octobre une cinquantaine de victimes. La maladie s'éteignit d'elle-même aux premières fraîcheurs. En 1850 un navire arrivant de Pernambuco apporta la fièvre jaune à Gênes en Italie.

1851

Grandes Antilles. — La maladie était la à Havane et à Saint-Domingue, elle fit défaut à la Jamaïque.

Petites Antilles. — Dans nombre d'îles de la mer des Antilles, on fut sous l'imminence de la fièvre jaune dès le début de l'année. Dans mon étude sur *Les épidémies de fièvre jaune à la Martinique*, j'ai étudié en détail ce qui touche cette île à l'époque dont nous nous occupons maintenant, j'y renvoie le lecteur et me bornerai aux indications très sommaires suivantes : — Dès le mois de mars, la constitution médicale de la Martinique est mauvaise et, en septembre 1851, la maladie éclate dans des endroits séparés de telle sorte que sa naissance est spontanée ; mais cependant on saisit si bien les faits de transmission pour la propagation de la maladie de Fort-de-France à Saint-Pierre, qu'on se demande si la contamination primitive ne dépend pas d'un apport de germes morbides par un des nombreux navires venant des pays ravagés par l'épidémie. La fièvre jaune dura jusqu'à la fin de 1853. Dans le travail précité, j'ai fourni plusieurs faits de transmission de la maladie que je n'ai pas besoin de rapporter de nouveau et qui d'ailleurs n'ajouteraient rien à la conviction que tant d'autres ont entraînée certainement dans tous les esprits qui ne sont pas prévenus par des idées préconçues.

AMÉRIQUE DU NORD. — La fièvre jaune était observée à la Nouvelle-Orléans, où elle produisait 16 décès, et à Mobile, mais dans les deux villes elle ne présentait pas une grande activité épidémique.

AMÉRIQUE DU SUD. — La fièvre jaune continuait à sévir dans les Guyanes et s'étendait d'un pays à l'autre. Démérari, Pamaraïbo étaient atteintes, et la maladie y devait durer jusqu'en 1853.

EUROPE. — Quelques cas sont encore signalés à Porto, en Portugal. Au mois d'août, le navire *Tentadora*, venant de Rio-Janeiro, arrive à Porto et est admis en libre pratique après une observation de 9 jours. Il avait eu cinq morts pendant la traversée. Les premiers cas signalés dans la population portèrent sur des gardes qui avaient été en service à bord du navire. Le 10 septembre, *le Duarte-IV* qui avait appporté la fièvre jaune l'année précédente déjà, arrive encore à Porto, venant de Rio ; il avait eu des décès pendant la traversée. Il fut admis en libre pratique après 12 jours de quarantaine. Deux gardes qui avaient habité le navire pendant la quarantaine furent atteints et moururent. D'autres navires suspects étaient arrivés à Porto dans le même temps. La maladie s'étendit peu en ville : on compta 40 décès ; le premier cas data du 9 octobre, le dernier du 19.

1852

GRANDES ANTILLES. — La fièvre jaune était à Cuba, à Saint-Domingue et à Porto Rico, elle fit défaut à la Jamaïque jusqu'en décembre, moment où débuta une période épidémique qui dura jusqu'à la fin de 1856.

PETITES ANTILLES. — La maladie était dans un grand nombre d'îles de la mer des Antilles : la Martinique, la Dominique, la Guadeloupe, Sainte-Lucie, la Barbade, Saint-Thomas, Sainte-Croix, Curaçao.

Pour ce qui est de la genèse de la maladie, notons que l'épidémie de 1852 à la Guadeloupe fut apportée, dit-on, par le navire de commerce *le Gaston* et le brig de guerre *le Génie*, venant de la Martinique où régnait la fièvre jaune. Elle se propage à l'hôpital où on envoie leurs malades. Il faut ajouter aussi que la frégate *l'Armide*, qui apportait des troupes de France et qui rapatriait les convalescents des colonies, fut contaminée pendant son mouillage à Fort-de-France et la répandit successivement à la Pointre-à-Pitre et à la Basse-Terre (Dutrouleau. p. 380).

AMÉRIQUE DU NORD. — La fièvre jaune était dans plusieurs localités des États-Unis : A Indianola, dans le Texas ; à la Nouvelle-Orléans, où elle produisit 415 décès (Toner). Le long du Mississipi, les villes de Voopville, Washington en Louisiane, Charleston (310 décès), Fort Moultrie, Norfolk, Montpleasant, Portsmouth de Virginie, furent atteintes. New-York même présenta quelques cas.

AMÉRIQUE DU SUD. — La fièvre jaune continuait à sévir dans les Guyanes. — Elle était aussi au Brésil. — En mai le navire *Imperator* de Rio l'apporta dans l'île Sainte-Catherine où, grâce à l'arrivé de la saison fraîche, elle n'emporta que 31 personnes.

On la subit aussi sur les côtes du Pacifique, au Pérou et au Chili. Pour ce qui est de la genèse de la maladie dans cette région, nous rappellerons l'opinion de Dutrouleau : — Le Dr Smith dit que l'épidémie du Pérou et du Chili, en 1852, qu'on attribuait à l'arrivée d'une pauvre embarcation de Chinois malades à Callao, est due aux émigrants allemands qui avaient quitté Rio-Janeiro pendant que la fièvre jaune y sévissait et qui eurent des malades en route. Chose très remarquable, c'est qu'ils étaient venus par mer et que pendant que le navire descendait vers le cap Horn, la maladie s'affaiblit et disparut pour reparaître et prendre de nouveau une marche ascendante en remontant le Pacifique. Arrivée à Lima dans la saison froide, elle n'y développe d'abord qu'une influence de malaise à la population, mais, dès le mois de mars 1853, elle y prit une intensité considérable et se prolongea pendant les étés de 1854-1855-1856 (Dutrouleau, p. 377.).

Afrique. — La fièvre jaune régna dans plusieurs localités de la côte de Guinée. Elle fit de nombreuses victimes : plus de la moitié de la garnison du poste du grand Bassam. Elle dura d'ailleurs de 1852 à 1857, dans divers points de la Côte-d'Or et du golfe de Bénin.

Europe. — Le paquebot *la Plata* l'apporta de Saint-Thomas (Antilles danoises) à Southampton, dans le courant de cette année, 1852. Voici le résumé de cette épisode emprunté au mémoire du Dr Dupont (*Archives de médecine navale*, 1880). « Le steamer *la Plata* part de Southampton le 18 octobre 1852 et mouille à Saint-Thomas le treizième jour. Il repart le 4 novembre pour Southampton, où il arrive le 18. La fièvre jaune régnait alors tant dans l'île que dans la plupart des navires en rade. Ce paquebot reçut un nombre considérable de matelots convalescents de fièvre jaune. Ces passagers provenaient les uns du navire de guerre *le Highflier*, les autres de navirer du commerce et, parmi ces derniers, l'un d'eux, débarquant du steamer *Thomas*, avait, au moment de l'embarquement, une fièvre violente. Il vomit noir le 5 et mourut le surlendemain.

Douze heures après le départ, le deuxième mécanicien tombe malade ; le 8, quatre autres personnes, parmi lesquelles le capitaine : enfin, pendant la traversée et jusqu'au port, il y eut quatorze cas et sept décès. Huit jours après la levée d'une quarantaine bien insuffisante, un mécanicien du même steamer tombait malade et mourait chez lui, en ville, le 5 décembre.

A des époques rapprochées arrivaient successivement de Saint-Thomas à Soutampton les grands paquebots *Medway*, *Orinico*, *Magdalena*, *Parana*, ayant tous souffert de la fièvre jaune, ayant donné dans leur ensemble 124 cas dont 50 suivis de mort.

Mon excellent ami, l'amiral Fisquet, m'a raconté à propos de la fièvre jaune à bord des paquebots anglais à cette époque, le détail suivant, dont je n'ai pas besoin de souligner l'importance : — En 1851, la femme de l'amiral français qui commandait la station des Antilles fut souffrante et les médecins lui prescrivirent impérieusement le retour en Europe. L'amiral la prit à bord de sa frégate *la Sibille* et fait voile pour Saint-Thomas où la passagère fut mise sur le paquebot. Ce paquebot allait partir ; les officiers de l'état major général dont faisait partie l'amiral Frisquet, alors capitaine de frégate, restèrent jusqu'au dernier moment avec l'amiral et sa femme. A un moment donné, l'amiral Fisquet et le commissaire de division se mirent à visiter les installations du paquebot qui paraissaient luxueuses et confortables. Entraînés par la curiosité, ils descendent jusqu'à l'entrepont de ce navire qui semblait si propre et si sain dans ses hauts ; ils voient une porte qu'ils ouvrent et pénétrèrent dans un réduit sombre et infect : c'était l'infirmerie du bord où une demi-douzaine de malades étaient atteints de fièvre jaune et un d'entre eux vomissait noir. Un officier du paquebot accourt, fait tout d'abord des observations sévères aux curieux, puis les supplie de garder le silence sur ce qu'ils ont vu. Ce fait nous montre combien les paquebots anglais de cette époque était un danger terrible pour le transport de la fièvre jaune d'un point dans un autre.

1853

Grandes et petites Antilles. — L'année 1853 fut une des plus terribles, sous le rapport de la fièvre jaune. Elle était répandue dans une infinité de localités depuis l'extrême sud jusqu'à l'extrême nord et y faisait beaucoup de victimes. Les grandes, les petites Antilles, les Bermudes furent ravagées.

Continent inter-américain. — La fièvre jaune était là sévère comme ailleurs.

Amérique du nord. — Aux États-Unis, on peut dire que tous les pays furent contaminés. Ainsi, au Texas, Brownsville (50 décès), Cyprerfs-City, Galveston (536 décès), Hempstead, Houston, Indianola, Liverpool, Ruhmond, Saluria ; la Nouvelle-Orléans perdit 7,917 individus et transmit la maladie sur tous le cours du Mississipi. Citons Algiers, Alexandrie, Bayon-Sarah, Brandon, Biloxi, Centreville, Clinton, Clouterville, Clifton, Grand-Gulf, Greenwood, Franklin, Lake, Providence, Natchez, Opelouzas, Petit-Gulf, Port Gibion, Pascagoula, Pattersonville, Plaquemine, Rodney, Saint-John-Baptiste, Saint-Fransciville, Trenton, Takson, Thibaudeaux, Vidalia, Whasington de Louisiane, Woodville, Yazo city, Elleallor jusqu'à Shreveport, sur la rivière Rouge.

Dans l'Arkansas, on la vit à Columbia, Grand Lake, Napoléon et jusqu'à Memphis ; dans l'Alabama, Demopolis, Cahawba, Dog rives, Citronelle, Fulton, Holly Wood, Mobile, Montgomery, Selma, Spring Hill ; en Floride Pensacola, Key West, Milton, Tampa ; en Géorgie, Savanuah en Pensyvalnie, Philadelphie ; enfin à New-York, on signala 14 décès.

Un navire venant des Antilles contamina Norfolk, qui perdit 1,600 individus. La Nouvelle-Orléans fut si sévèrement touchée que même les vieux acclimatés furent atteints et succombèrent. Pour cette épidémie de la Nouvelle-Orléans, voici les indications fournies par Fagel : — Un navire anglais, *Camboden Castle*, prend la fièvre jaune à la Jamaïque. Il arriva à l'embouchure du Mississipi où il communique avec *l'Augusta* qu'il contamine. Une fois mouillée à la Nouvelle-Orléans, *l'Augusta* contamina le navire *Inçara*, tandis que *le Camboden Castle* infectait les bâtiments *Harresle Queen et Saxon* et c'est de ces divers foyers que la maladie se répandit de proche en proche en ville et dans les hôpitaux. L'importation ne saurait donc être mise en doute.

AMÉRIQUE DU SUD. — Les Guyanes présentèrent un grand nombre d'atteintes : la maladie était sur quelques points du littoral du Pacifique. Elle était aussi au Brésil d'où le navire *Charles-Roso* venant de Rio, la porta dans l'île de Sainte-Catherine ; l'épidémie emporta cette fois 87 personnes dans le pays.

EUROPE. — En 1853, le navire *Montero* apporta la fièvre jaune de Rio-Janeiro à Porto, en Portugal (Carte du prof. Faget).

1854

GRANDES ET PETITES ANTILLES. — L'épidémie continua aussi sévère et aussi généralisée que l'année d'avant aux Antilles ; elle régnait ou était en imminence un peu partout dans les grandes comme dans les petites Antilles.

En 1854, un artilleur ayant fait son temps de colonie à la Guadeloupe, embarque sur *l'Armide*, frégate destinée à relever les garnisons et les malades des colonies. Il ne dit pas qu'il est souffrant, craignant d'être retenu à terre. Il se couche en arrivant à bord et meurt au bout de trois jours. Quatre jours après quatre hommes, qui étaient ses voisins de hamac, sont atteints successivement de fièvre jaune (Dutrouleau, p. 375).

CONTINENT INTER-AMÉRICAIN. — Elle était sévère au Mexique.

AMÉRIQUE DU NORD. — Depuis le Texas, jusqu'à New-York on la rencontre : Houston Galveston (404), dans le Texas. La Nouvelle-Orléans perd 2,423 individus. Faget croit que cette fois la maladie se reproduisit par les germes de l'année précédente. Tous les pays de la vallée du Mississipi et de ses affluents jusquà Saint-Louis du Missouri, l'Alabama, la Floride, eurent à en souffrir : à Key-West, 112 morts ; à Savannah en Géorgie, 580 décès. La Caroline du sud et du nord perdirent du monde. Charleston eut 627 décès. A Norfolk il y eut quelques décès ; à Philadelphie aussi ; à New-York on en compta 20.

AMÉRIQUE DU SUD. — La maladie régnait sur la côte septentrionale de l'Amérique du sud, notamment au Darien, elle continuait à sévir dans les Guyanes, hollandaise et anglaise. A Surinam elle fut apportée de Curaçao par le brick de guerre danois *le Mercure*, cette épidémie dura jusqu'en 1857.

1855

GRANDES ET PETITES ANTILLES. — Quoique moins généralisée que pendant les deux années précédentes, la fièvre jaune régna dans nombre de localités des grandes et des petites Antilles en 1855. Elle était aussi à Saint-Thomas, à Cuba, à Saint-Domingue, etc.

Au mois de septembre, elle fut peut-être apportée de Cayenne à la Martinique par la corvette *la Recherche*. Mais n'oublions pas de dire que, pour plusieurs médecins, elle existait déjà dans l'île avant l'arrivée du navire. Quoi
qu'il en soit, elle y régna jusqu'à la fin de 1857.

Voici les détails du fait de *la Vedette* puisés à la thèse du Dr Cougit, médecin
de la marine. La corvette *la Recherche*, venant de Cayenne, qui était contaminée, et n'ayant pas eu de malades, arrive à la Martinique. Elle subit trois
jours de quarantaine ; puis, au moment où commence son déchargement en
libre pratique, la fièvre jaune apparaît à bord. On se hâte de mettre *la Recherche* en quarantaine de nouveau, mais l'épidémie n'en était pas moins introduite dans la population de l'île. Il est possible que cette épidémie de la Martinique ait été due au brig *la Pauline*, au lieu de la corvette *la Recherche*
mais, comme les deux navires venaient de Cayenne au même moment, le fait
n'a pas d'importance.

La frégate *l'Iphigénie* prend la fièvre jaune à la Martinique à la fin de 1855
et, venant à la Basse-Terre le 1er janvier 1856, envoie ses malades à l'hôpital et
y communique l'épidémie (Dutrouleau, p. 380).

Continent inter-Américain. — La maladie sévissait toujours sur ce littoral.

Amérique du nord. — Aux Etats-Unis, on la vit au Texas ; à la Nouvelle-
Orléans on compta 2,670 décès. Toute la vallée du Mississipi et de ses affluents
fut éprouvée comme les années précédentes jusqu'à Memphis et au-dessus. La
Floride fut atteinte. Norfolk, dans la Caroline du sud, perdit 1,807 personnes.
En Virginie Portsmouth (1,000 décès), Scottes crique, Gosport, furent éprouvés.
On signala même 5 décès à New-York.

Dans la statistique médicale de l'armée des Etats-Unis, on a indiqué le cas
d'un sieur Lane, qui meurt en Floride de la fièvre jaune en 1853. Ses effets
sont placés dans une malle qui reste deux ans en magasin et qui n'est envoyée
dans l'Alabama qu'en 1855. Plusieurs personnes assistent à son ouverture et,
peu après, six d'entre elles sont atteintes par la maladie (*Congrès d'hygiène
de Genève*, 1822, p. 462).

Amérique du sud. — La fièvre jaune régnait au Brésil et au Para, mais elle
était peu intense et on a pensé au Brésil que cette année fut la fin de la période
épidémique de 1849-1850. Mais l'année 1856 devait voir recommencer une nouvelle période semblable.

En 1855, un navire chargé de bœufs et venant du Para, où régnait la fièvre
jaune, arrive à Cayenne. Il est déchargé par l'équipage du navire *le Gardien*,
qui contracte la fièvre jaune et perd 16 hommes sur 25 en une dizaine de
jours (*Rapport de M. Riché*. — Dutrouleau, p. 378). Kermel a cité le fait du
Gardien comme un cas d'explosion spontanée de la maladie sur un navire,
mais nous voyons que cette assertion est inexacte.

Le navire à vapeur *le Flambeau*, qui arrivait aussi du Para à cette époque,
fut le second navire envahi ; et M. Saint-Pair, tout en niant la contagion, constate cependant l'apparition consécutive et successive de plusieurs cas sur divers
points qui ont peu de relations entre eux (Dutrouleau, p. 379).

1856

GRANDES ANTILLES. — La fièvre jaune était à Cuba et à Saint-Domingue, elle cessa en octobre à la Jamaïque où elle régnait depuis décembre 1852.

MER CARAIBE. — La fièvre jaune était très généralisée dans les petites Antilles, la Guadeloupe, Saint-Thomas, les Bermudes.

CONTINENT INTER-AMERICAIN. — On la voyait sur le littoral du Mexique.

AMÉRIQUE DU NORD. — Plusieurs villes des États-Unis eurent à souffrir de la fièvre jaune.

A la Nouvelle-Orléans, elle avait épuisé, peut-on dire, la population contaminable l'année d'avant, de sorte qu'elle n'emporta que 74 individus, mais à Charleston on compta 211 décès et l'État de New-York fut atteint très sévèrement jusqu'au haut dans l'Hudson.

Le Dr Rochester rapporte à propos de New-York qu'un navire contaminé à Cuba était retenu en quarantaine à Staten island en 1856 et avait plusieurs malades à bord — La literie et les effets d'un mort furent jetés à la mer et portés par le courant sur la plage de Baye-Ridje, lieu de villégiature situé à plus d'un mille du navire. — Or le colonel Princes, âgé de 70 ans, les rencontra dans une promenade matinale, sur le bord de la mer, les toucha seulement avec sa canne pour savoir ce que c'était et néanmoins quatre jours après il était atteint par la fièvre jaune dont il mourait une semaine après.

AMÉRIQUE DU SUD. — La fièvre jaune régnait dans les Guyanes. On la subissait aussi, depuis 1852, sur le littoral du Pacifique.

L'année 1856 parut être au Brésil le début d'une seconde période épidémique dont le maximum devait avoir lieu en 1858 et la fin en 1860.

Jusqu'à la fin de 1856, Montevideo s'était garanti de la fièvre jaune avec succès par de sévères quarantaines ; mais cette année-là la maladie trompe la vigilance sanitaire et ravage la ville d'une terrible façon. Buenos-Ayres fut aussi dévastée. Dans l'hôpital de la Charité, il y eut 445 entrées et 228 décès. Un navire, parti de Montevideo cette année-là avec des immigrants, la porte au Callao et, de 1856 à 1859, la côte du Chili et du Pérou fut sévèrement éprouvée par le fait de cette contamination, qui avait passé par les froids du cap Horn.

EUROPE. — Le transport *la Fortune* apporta la maladie à Brest dans les conditions suivantes (*Bull. ac. méd.*, 1857 et Dupont, *Arch. méd. nav.*) : « Le 8 mai 1856, *la Fortune* part de Brest, touche à Gorée et arrive au mouillage des îles du Salut (Guyane française). Le 7 juillet, son état sanitaire ne laisse rien à désirer ; le 10, elle reçoit de Cayenne, où le typhus amaril sévit à l'état épidémique, 63 passagers parmi lesquels un matelot tombe malade le 13 et est évacué immédiatement sur l'hôpital des îles. *La Fortune* part le 15 pour la Martinique. Pendant cette traversée, un deuxième passager d'origine indoue tombe malade le 22 et est débarqué à Fort-de-France le 26. On prend en ce point 6 passagers et la corvette arrive le 29 à la Basse-Terre (Guadeloupe) où existe aussi la fièvre jaune. On prend encore 13 passagers et *la Fortune* fait voile pour Brest le 30 juillet. Le 1ᵉʳ août, la fièvre jaune éclate à bord et ne cesse que le 7 septembre, trois jours après l'arrivée en rade de Brest. Sur un effectif de 212 hommes, il y eut 118 cas et 56 décès. A l'arrivée à Brest, elle avait encore 28 malades. Des 14 personnes que leur service appela à bord, pendant la quarantaine, 3 furent atteintes et 2 succombèrent.

Ce fait de *la Fortune* ressemble d'une manière très remarquable à celui de *la Caravane*, dont j'ai parlé précédemment à propos de l'année 1839.

Dans le cours de juillet 1856, deux navires, *le Manuel* et *le Monteiro*, revenant du Brésil, apportent de nouveau la fièvre jaune à Porto, dans des conditions semblables à la contamination de 1851 ; 120 personnes furent atteintes et 63 succombèrent à la maladie, qui avait les caractères épidémiques, sans prendre cependant une extension bien grande et bien rapide, quoiqu'on fût au plus fort de l'été. Les premiers atteints furent encore des gardiens qui avaient assisté au déchargement de ces navires. Il est à noter que plusieurs autres navires suspects, entre autres *le Duarte-IV*, arrivèrent à Porto à cette époque. L'épidémie, commencée le 23 juillet, s'éteignit le 2 octobre.

En 1856, la fièvre jaune parut à Lisbonne et voici dans quelles circonstances. Le choléra, qui était au Portugal depuis 1853 et qui, d'octobre 1855 à novembre 1856, fit 3,275 victimes, était en décroissance bien marquée en septembre, quand on vit survenir des fièvres graves à Belem et dans quelques quartiers de Lisbonne. L'ictère et la disposition aux hémorrhagies fit penser à la fièvre jaune. Le premier cas de cette épidémie fut observé à Belem, à la fin d'août, sur un pharmacien qui habitait près d'un quartier de cavalerie où les chevaux subissaient en ce moment une épidémie de pneumonie maligne avec accidents typhoïdes. Deux personnes, sur cinq qui constituaient la famille de ce pharmacien, moururent de cette affection qui entraînait l'ictère et les hémorrhagies et les maisons voisines furent contaminées de proche en proche.

La maladie fut observée peu après dans divers quartiers de Lisbonne, ayant toujours ce caractère spécial de se propager de proche en proche, et de famille en famille.

L'origine de cette épidémie resta entourée d'obscurité; on aurait pu trouver, dit le *Rapport sur l'épidémie de* 1857, p. 17, plus d'une raison pour suspecter l'importation. En effet, des navires venant de Rio étaient arrivés à Lisbonne comme à Porto et on peut se demander s'ils n'avaient pas contaminé le pays, ici comme là. Le début de la maladie près de la caserne de cavalerie fit penser à une infection spécifique née sur place de toutes pièces, mais l'opinion contraire, à savoir que la maladie pouvait bien avoir été transmise des hommes aux animaux pouvait aussi bien se soutenir. Quoi qu'il en soit, la maladie devint plus rare à mesure que le temps se rafraîchit et en janvier elle était entièrement éteinte.

1857

Grandes Antilles. — Le 12 juin 1857, dit Bellot (*La Fièvre jaune à la Havane*, 1865, p. 93), il n'y avait pas un seul cas de fièvre jaune sur rade de la Havane, quand arrive un trois mats anglais, *le Mary*, venant de Saint-Thomas et ayant perdu le capitaine et 3 hommes de la maladie. Il envoie 4 hommes chez Bellot et 2 y meurent. On place à bord du *Mary* une partie de l'équipage du *Hannibal* ; 2 hommes y sont atteints. Le brig suédois *Maria*, venant de Trinidad, relâche à Saint-Thomas et y contracte la fièvre jaune ; il vient en détresse à la Havane. Ces deux navires furent l'origine d'une des plus meurtrières épidémies de la Havane, celle de 1857-58. La maladie fit défaut à la Jamaïque.

Petites Antilles. — La fièvre jaune était dans plusieurs îles mais semblait moins sévère.

Continent inter-américain. — On la subissait au Mexique.

Amérique du nord. — La fièvre jaune régnait aux États-Unis ; à la Nouvelle-Orléans, 199 décès (Toner), en Floride, à Charleston (13 décès), dans plusieurs villes de la Caroline du sud.

Amérique du sud. — La fièvre jaune régnait très sévère au Vénézuela ; elle était très sévère aussi au Brésil.

En mars 1857, la maladie s'introduit à Montevideo par un navire venant du Brésil, où elle exerçait des ravages. Pendant quatre mois, elle fit de nombreuses victimes dans certains quartiers de la ville, sans cependant se montrer dans les villages voisins qui étaient en communication avec elle.

Afrique. — La fièvre jaune était à la Côte-d'Or. Décimant le poste de Grand Bassam, elle régnait à Fernando-po (Huard, *Thèse de Montpellier*, 1868). Salis l'observa au poste de Grand Bassam (*Arch. des hôp. du Sénégal*).

Europe. — Cette année la fièvre jaune atteignit Lisbonne d'une terrible manière. Cette épidémie a donné lieu à nombre de travaux des plus intéressants, notamment à ceux des Drs Pinto et Alvarenga. On ne sut pas tout d'abord comment la contamination s'était produite. On pouvait aussi bien croire à un effrayant regain des germes apportés à Porto l'année d'avant, mais avec le temps la lumière se fit et on reconnut que la maladie avait été apportée par des paquebots du Brésil, et notamment par *le Tamar, le Gerona* et *le Cuidad de Belem*, venant de Rio-Janeiro, car, d'une part, c'est après leur passage que la fièvre jaune commença, d'autre part, les premiers atteints furent des employés des douanes ayant séjourné ou travaillé dans les magasins où les effets à l'usage des passagers de ces paquebots avaient été déposés et visités. Elle était partie de là pour se répandre de proche en proche dans la ville, de telle sorte que, même alors que d'autres preuves plus précises n'eussent pas existé, ce seul fait aurait pu à lui seul fournir des indices suffisants pour fixer l'opinion.

Voici d'ailleurs quelques détails empruntés au rapport de Melier qui donne une traduction faite par le Dr Garnier, du rapport officiel fait au roi de Portugal, par le Conseil extraordinaire institué par décret du 20 septembre 1857. Consécutivement à l'épidémie cholérique si meurtrière qui sévit à Lisbonne, de 1855 à

1856, une constitution médicale particulière se déclara. La température de l'été avait été plus élevée que les années précédentes. Une disposition hémorrhagique s'observait dans toutes les maladies, comme après le choléra de 1833 ; une épidémie très grave de scorbut eut lieu dans la prison de Linveiro ; une épizootie de pneumonies malignes se manifesta dans les écuries royales, et cent quatorze décès de fièvre ataxo-adynamique typhoïde furent constatés dans le dernier trimestre de 1856, parmi la population de Lisbonne. A la disposition hémorrhagique, une couleur ictérique avec vomissements noirâtres s'étant manifestée dans certains cas de ces fièvres graves, à Belem et à Lisbonne, le mot de fièvre jaune fut prononcé. Plusieurs cas furent même caractérisés comme tels, mais la plupart furent qualifiés de typhus ou fièvre typhoïde, et à Lisbonne, six seulement en octobre et huit en novembre, furent dénommés fièvre jaune. Mais la précision de ce diagnostic laisse beaucoup à désirer et bien que, à Lisbonne et à Porto, des navires de la même provenance et dans les mêmes conditions aient pu également importer ce fléau, la démonstration d'une contamination directe, positive, claire, évidente comme dans les cas précédents, a manqué. L'incertitude du diagnostic coïncidant avec celle de l'origine, ces faits sont restés douteux. Les fièvres graves étaient disparues ; les six premiers mois de l'année 1857 s'étaient écoulés dans de bonnes conditions météorologiques. La mortalité était moindre que les années précédentes à Lisbonne, et rien ne rappelait cette épidémie, si ce n'est l'exemple d'un marin qui, arrivant en mai de la province des Algarves, fut pris de fièvre ataxo-adynamique avec hémorrhagies cutanées, et dont 9 personnes de la même maison furent successivement atteintes. Les plus minutieuses investigations ne découvrirent rien de plus à cet égard, lorsque le 22 juillet, après des chaleurs tropicales, le nommé Joseph François, employé à la douane, habitant avec d'autres douaniers le dépôt des hardes, fut pris de frissons, céphalalgie susorbitaire, vomissements bilieux, puis noirâtres d'ictérie, de délire, et mourut au cinquième jour.

Après la mort de ce premier douanier, une voisine qui avait des rapports fréquents avec les employés de la douane, tombe malade le 29 et succombe le 2 août. Puis, c'est un camarade de la première victime, demeurant au deuxième étage de la même maison, qui est atteint à son tour dans la douane même, étant de garde le 1er août, et qui succombe le 7. Sa femme et ses trois petits enfants sont frappés ensuite successivement et enfin plusieurs autres douaniers demeurant au troisième étage de la même maison, laquelle est ainsi envahie du haut en bas, y compris le rez-de-chaussée, où se trouve une fabrique d'armes dont tout le personnel est atteint, même ceux qui remplacèrent les premiers attaqués. Ainsi débute cette épouvantable épidémie, dont la douane paraît être le centre primitif d'invasion, selon toutes les apparences. Puis elle s'étend, se propage lentement, graduellement en suivant l'itinéraire que lui tracent les douaniers et les employés de cet établissement, dont la plupart sont atteints les premiers, ainsi que ceux qui avaient des rapports avec eux. Ce mode de propagation est surtout facile à observer, à distinguer au début, et de nombreux exemples authentiques, constatés médicalement dans la plupart des cas où le mal éclata soudainement dans des quartiers éloignés, dans la banlieue même, en sont rapportés, dont voici les plus remarquables.

Le premier malade de la rue des Canastras était le neveu du deuxième douanier atteint, qu'il était venu soigner et douanier lui-même. Frappé le 11 août, il meurt le 14. Une aubergiste qui recevait spécialement les ouvriers de la douane est atteinte la première, le 27 août, à Ribeira-Kelha, qui devient aussitôt un des foyers les plus intenses de l'épidémie.

Dans la ruelle du jardin, la première victime est également une pauvre femme qui se tenait à la porte de la douane, vendant des aliments aux employés.

Les dépouilles suspectes de quelques matelots ayant été achetées dans le magasin de la Palha, M. Manuel Gilly observe aussitôt deux malades et bientôt toute la maison est envahie et devient un foyer d'infection.

L'un des employés se sentant atteint, se fait transporter à l'hôtel des Deux-Frères-Unis, au Riocio, puis à l'hôpital. Douze jours après, le domestique qui l'avait soigné est frappé, puis un de ses camarades, et cet hôtel devient un nouveau foyer qui s'étend et se propage aux alentours.

Dans les paroisses de Saint-Laurent et de Saint-Christophe, les deux premiers malades observés par le médecin délégué, Oliviera Soares, furent deux employés de la douane, dont l'un, atteint dans la douane même le 15 août, succombe le 22. Ainsi importée, la fièvre jaune atteignit d'abord les deux neveux du premier et s'étendit ensuite.

Dans celles des Anges et de Sainte-Catherine, qui furent les centres les plus décimés, les premiers cas se manifestèrent également sur des employés de la douane et sur ceux qui habitaient ou avaient des rapports avec eux.

Des employés de la douane furent également victimes dans celles de Saint-Joseph, du Cœur de Jésus, de la Sé, et la plupart des autres qu'il serait fastidieux d'énumérer. Ainsi le premier malade de celle de la Madeleine fut un layetier emballeur qui avait de très fréquents rapports avec la douane.

Un employé de l'arsenal maritime fut aussi le premier atteint, le 9 août, sur la place Saint-Michel et, selon le témoignage de M. de Carvalho, médecin, la première malade de la place Saint-Pierre fut une jeune fille qui avait des rapports journaliers avec la famille du capitaine du navire brésilien, *le Laya II*, ancré dans le port de Pernambuco, laquelle famille fut également décimée.

Enfin, un grand nombre de soldats furent atteints, un deux jours après avoir monté la garde à la douane ou en d'autres lieux infectés.

On ne peut guère douter, d'après ces exemples irrécusables, que l'épidémie ait pris naissance dans la douane même, que cet établissement ait été la source, l'origine du fléau qui se propagea ensuite dans diverses rues et quartiers par ses nombreux employés, leurs familles et ceux qui avaient des rapports avec eux. Puis elle s'irradia ainsi de maison en maison, d'une rue et d'un quartier à l'autre, par communication directe personnelle. Dès qu'une famille était atteinte, il était rare que l'un de ses membres y échappât, et l'on vit ainsi un grand nombre de personnes, après être allées visiter ou soigner un parent, un ami, transporter la maladie dans une rue ou une paroisse éloignée, et en être atteintes elles-mêmes quelques jours après comme dans les cas précités. On en vit même s'éloigner de la ville, fuir à la campagne, après avoir perdu un ou plusieurs membres de leur famille, et être atteints néanmoins après un temps d'incubation variant de huit à dix jours, et propager ainsi la maladie, comme en voici quelques exemples concluants.

La première victime de Cruz da Pedra fut une blanchisseuse habitant la maison de M. Helloso, arrivé de Lisbonne depuis deux jours avec les débris de sa famille décimée, et qui le fut encore dans cette nouvelle résidence. Sa fille, qui servait dans cette famille, fut frappée le lendemain de sa mère.

A Belem, c'est un charpentier qui venait tous les jours travailler à Lisbonne, qui tombe malade le premier, le 12 octobre. Sa femme s'alite le 14 et meurt le 20; et sa mère, chez laquelle il se fait transporter, en conséquence de ce dernier événement, est atteinte à son tour et succombe le 28.

A Bom-Successo, c'est l'enfant d'un pharmacien qui, après avoir couché avec son cousin, venu de Lisbonne, en raison de le maladie, de son père, dans la nuit du 10 au 11 novembre, est atteint le lendemain et meurt le 19. Son père et l'importateur même de la maladie sont atteints aussitôt presque simultanément. Selon le Dr Bizarro, des cas de transmission analogue ont été observés à Lumiar, dans la maison du comte de Péniche.

D'autres faits plus éclatants encore, s'il est possible, de ce mode de contamination directe, personnelle, sont encore relatés. Ainsi les quartiers populeux furent infiniment plus décimés, proportionnellement, que ceux qui l'étaient moins. Le littoral et le bas de la ville furent aussi plus maltraités que les quartiers élevés, à l'exception des forts Saint-Georges et de la Grâce, où les soldats et les grisettes qui y furent surtout atteints ; avaient de nombreux rapports avec les principaux foyers d'infection.

Ce fait éclata surtout dans les habitations particulières, isolées. Le palais des ducs à Terceira, où il y a eu plusieurs victimes, ne fut envahi qu'après l'arrivée d'une femme qui venait de traiter un de ses parents. Plusieurs autres exemples analogues en déposent également. Mais une démonstration plus péremptoire de ce fait est l'immunité absolue dont jouirent les habitants des cloîtres, n'ayant aucune communication à l'extérieur. Ceux de Saint-Christophe et de la rue de la Rose, situés au milieu du foyer de l'épidémie, entourés de maisons envahies et surélevées, n'eurent pas un seul malade. Dans les asiles des pauvres et de la Miséricorde, où la réclusion n'est pas aussi absolue, les seuls cas qui s'y manifestèrent furent des individus ayant communiqué à l'extérieur avec les lieux ou les sujets contaminés.

Enfin, il est à noter qu'un grand nombre de médecins furent atteints, dont seize succombèrent, et que ceux des hôpitaux furent moins frappés proportionnellement que ceux qui visitaient les malades pauvres à domicile, dans des maisons mal ventilées et situées au centre des foyers d'infection. Il en fut de même des ecclésiastiques et des infirmiers : ceux des hôpitaux y jouirent d'une préservation relative. Tout concourt ainsi à démontrer la transmission directe, personnelle, de cette épidémie, aussi bien qu'à accuser la douane d'en être le point d'origine. Au début et sans cette filiation des faits, on crut d'abord à son développement spontané, et l'on accusa la malpropreté de la ville, ses constructions insalubres, l'élévation de la température, la misère, etc. etc. Mais, suivant la juste remarque du Conseil, toutes ces conditions antihygiéniques ont été pires pendant des siècles sans engendrer un pareil fléau. Et puis, si la cause eût été ainsi générale, dans l'air, elle eût agi simultanément dans toute la ville, sur toute la population, tandis qu'elle se montra toute locale et n'affecta d'abord qu'une classe particulière d'individus, les douaniers : Force était donc bien d'en rapporter la cause à l'établissement où ils travaillaient ou à leurs occupations, soit par une infection locale, soit par une importation. Pour expliquer l'infection locale, on a invoqué, sans de meilleures raisons que pour la ville, ces conditions insalubres de la douane, comme sa proximité d'une plage immonde, une fosse d'ordures, un amas de viandes corrompues, etc. Le magasin d'effets, hardes, et objets mobiliers de toute sorte, dont la plupart viennent du Brésil et qui, généralement sales, sont laissés déposés à la douane et y restent entassés, accumulés et renfermés jusqu'à leur réclamation, ne l'expliquait pas mieux ; mais il s'agissait de savoir si ces effets, en passant par la douane, soit directement, soit après avoir été soumis plus ou moins complètement à la purification sanitaire, n'avaient pas été la voie d'une importation, d'une transmission directe. Examinés dans une salle basse et mal ventilée, on a remarqué dès le commencement de l'épidémie que les employés chargés de ce service étaient le plus souvent malades, tellement que plusieurs le considérant comme dangereux, refusèrent de l'exécuter.

C'est ce que, d'accord avec les faits, constate un rapport du 29 septembre au Conseil de santé. Ainsi, le deuxième employé atteint était employé à ce service ; huit employés succombèrent ensuite. Le vérificateur Godinho, quoique frappé, est le seul qui ait échappé de tous les employés de ce service dont l'influence nocive semble s'être étendu à la salle de police de la douane, qui est contiguë à celle des bagages. Des sept gardes municipaux commis à ce service, quatre furent atteints, deux mortellement. Du témoignage de l'un de ces employés devant le Conseil, il résulte que la plupart de ces bagages, provenant du Brésil, étaient en mauvais état, sales le plus souvent et parfois même souillés, maculés de sang et de matière, tellement qu'en les examinant, il en éprouvait souvent du mal de tête, des nausées et des frissons. Il est donc permis de supposer, en l'absence de détails précis sur l'état sanitaire des navires qui les apportèrent, qu'ils furent ainsi l'intermédiaire de l'importation du mal. Les navires du port furent généralement préservés et, contrairement à ce qui avait eu lieu à Porto comme dans la plupart des épidémies de ce genre, aucun des douaniers envoyés à bord ne fut atteint. Plusieurs des navires entrés dans le port de Lisbonne durant l'épidémie aussi bien qu'auparavant, avaient eu des malades et des morts pendant leurs voyages, et même des malades traités au lazaret ; mais il fut impossible, dans aucun cas, d'y constater positivement l'existence de la fièvre jaune. *Le Tamar*, entré en mars, est le seul dont le commandant confessa avoir eu deux morts de la fièvre jaune, peu après son départ du Brésil, et quoiqu'il en fût exempt à son retour, en septembre, ce navire fut suspecté d'avoir importé l'épidémie par les effets, car de nouveaux cas de fièvre jaune se développèrent après ce dernier passage, pendant sa relâche à Southampton.

Un autre navire également suspecté est *le Génova*, arrivé en juillet, peu avant l'apparition de l'épidémie. Les passagers qui firent quarantaine étaient dans une détérioration physique très marquée à leur débarquement, et plusieurs allèrent se loger à Rebeira-Vehla, où l'épidémie éclata bientôt avec une grande intensité.

Les vapeurs, affectés au service régulier du Brésil, ont bien pu importer aussi la fièvre jaune plutôt par les hardes, les objets, que par les navires ou les individus, comme cela s'est vu plusieurs fois. Rien n'est plus facile, surtout depuis 1847, que cette maladie règne épidémiquement dans les ports du Brésil. De ces faits et considérations, le Conseil a conclu que l'épidémie de 1857 avait été importée et, sans oser dire nettement de quelle manière, il penche évidemment pour une transmission locale au moyen des bagages ou objets quelconques contaminés déposés à la douane.

Après sa terminaison, son extinction complète au mois de décembre, quelques cas isolés de fièvre jaune se présentèrent encore en janvier et février 1858, dans différentes parties de la ville, sans relation appréciable entre eux. D'après les certificats mortuaires, il y eut onze décès de cette nature pendant ces deux mois. Des fièvres graves et une disposition hémorrhagique dans diverses maladies, qui n'aurait pas été remarquée en d'autres temps, furent les derniers vestiges de cette épidémie qui finit ainsi à peu près comme elle avait commencé. Des faits subséquents aussi bien que les faits antérieurs en confirmèrent le caractère. Lisbonne et tout le royaume, encore sous le coup de cette terrible calamité, étaient en observation contre son renouvellement, pratiquant strictement les mesures sanitaires pour s'en garantir, lorsque de nouveaux cas de fièvre jaune apparurent dans quelques ports en relations étroites avec ceux du Portugal et dans celui de Porto même. C'est ainsi qu'à bord du navire brésilien *les Deux-Amis*, venant de Rio-Janeiro, entré dans le port de Ponta-Delgada le 2 juillet, après un mois de quarantaine à Lisbonne, sans aucun événement, deux hommes d'équipage tombèrent malades le 1er août 1858. Lesquels, transportés aussitôt à l'hôpital, furent reconnus atteints de fièvre jaune. L'un succomba le 3 août et l'autre guérit après vingt-six jours. L'hôpital fut bientôt isolé et le navire sortit du port sans qu'aucun autre cas de transmission ait eu lieu, si ce n'est celui assez douteux d'un infirmier qui avait soigné ces malades et qui se rétablit en peu de jours.

Deux vaisseaux espagnols présentèrent également des cas isolés de fièvre jaune à la même époque. Ainsi *l'Isabelle II*, venant de la Havane, malgré sa quarantaine à Vigo et un voyage de deux mois dans les ports principaux du royaume, en accompagnant leurs Majestés, et pendant lequel tout l'équipage fut renouvelé, sans qu'il se soit manifesté aucun cas suspect, eut, dès son entrée au Ferrol, le 31 juillet, un matelot atteint d'une fièvre grave, et successivement sept autres de ses camarades jusqu'au 7 août. Ces cas, regardés comme des exemples de fièvre jaune, obligèrent le vaisseau d'aller de nouveau en quarantaine à Vigo, où il arriva le 8, ayant encore trois nouveaux cas avant son départ, et deux durant son séjour, lesquels furent envoyés au lazaret ; de ces treize malades, sept succombèrent, sans que la maladie se soit communiquée à terre.

Le Général-Laborde, venant aussi de la Havane, où le médecin, un infirmier et un matelot de son bord étaient morts de fièvre jaune, présenta aussi de nouveaux cas à son arrivée, sans nulle transmission. Entré à Vigo le 7 juillet, après avoir perdu deux hommes pendant son voyage, l'un de congestion, l'autre de phthisie, sans aucun cas suspect pendant son séjour ici, ni au Ferrol, il eut un nouveau cas de fièvre jaune le 20 septembre dans le port de Cadix, où il était depuis le 11 : c'était un garde de l'arsenal, qui succomba. Revenu le 24 à Vigo, trois nouveaux cas se manifestèrent, dont deux furent mortels.

A Porto même, un douanier de garde à bord de *la Camponeza*, ancré dans le

Douro depuis le 6 août, fut atteint de fièvre jaune et mourut le 15. Ce navire, venant de Rio-Janeiro, avec patente brute, datée du 1er juin 1858, ayant eu six décès pendant son voyage, avait fait une quarantaine préalable de quinze jours à Vigo, sans qu'il se soit manifesté aucun cas de fièvre jaune, de même qu'il n'en survint pas d'autres après l'événement du 15 août.

Ces faits, et beaucoup d'autres analogues, montrent que les navires, aussi bien que les objets, peuvent conserver le germe spécifique de la fièvre jaune d'une manière latente pour se développer souvent longtemps après dans des circonstances favorables. Ces circonstances sont-elles dans un certain état de l'atmosphère, de la température, facilitant les émanations de l'agent toxique et son absorption ou résultent-elles tout simplement du contact immédiat des parties du navire ou des objets contaminés? C'est ce qu'il est impossible dé préciser, bien que les faits positifs énumérés dans ce mémoire soient en faveur de ce dernier mode de développement. » Analysé et traduit par M. le docteur P. Garnier.

Disons, pour finir, qu'il yeut 18,000 atteintes et 5,652 décès, du mois de septembre à la fin de décembre, — ou bien 13,425 atteintes et 4,812 décès, d'après d'autres indications, — ou bien encore 13,757 atteintes et 5,652 décès pour quelques auteurs.

1858

GRANDES ANTILLES. — La maladie était sévère à Cuba, elle régna d'avril à juin à la Jamaïque.

PETITES ANTILLES. — On la subissait à Antigoa, à Saint-Thomas ; un navire la porta au lazaret de la Martinique.

CONTINENT INTER-AMÉRICAIN. — Elle était sur le littoral du Mexique et notamment à Matamoros. On la voyait à Panama.

AMÉRIQUE DU NORD. — On subit la maladie au Texas, à Brownsville, Galveston (344 décès, Toner), Houston, Indianola.

Un navire, le *Élisabeth Hellen,* contaminé à Saint-Thomas, apporta la fièvre jaune à la Nouvelle-Orléans, qui perdit 3,889 individus. Toute la partie méridionale des États-Unis fut ravagée de proche en proche; en Géorgie, Savannah, en Caroline du sud Charleston (717 décès, — Toner).

La fièvre jaune fut apportée à Boston, dans le Massachusets.

AMÉRIQUE DU SUD. — La fièvre jaune était à la Trinidad, en Colombie, au Venezuela.

On la subissait à Cayenne.

A Rio-Janeiro, la fièvre jaune diminuait d'intensité à la fin de l'année et jusqu'en 1868 elle ne s'y montra plus qu'à l'état de quelques atteintes qu'on pourrait presque appeler sporadiques pendant la saison chaude, c'est-à-dire débutant en septembre pour finir en avril

Buenos-Ayres est envahi par la fièvre jaune qu'apporte un navire venant du Brésil, mais elle se cantonne dans un seul quartier près du fleuve et y fait 70 victimes environ.

Afrique. — La fièvre jaune fut signalée à Sierra-Leone.

Europe. — La fièvre jaune fut apportée à Ferrol et à Vigo, ainsi qu'à Punta Delgada et à Porto. Ces faits ont été rapportés à propos de l'épidémie de Lisbonne de 1857 (Travail du Dr Garnier).

1859

Petites antilles. — On voyait la fièvre jaune dans nombre des îles des Antilles : Saint-Thomas ; Curaçao ; Trinidad.

Continent inter-américain. — On la subissait à Panama et au Mexique.

Amérique du nord. — La maladie régnait aux États-Unis ; Galveston, dans le Texas, perdit 186 individus (Toner).
On la subissait à la Nouvelle-Orléans.

Afrique. — La fièvre jaune continuait à être observée à Sierra Leone. Elle était dans plusieurs localités de la côte d'Afrique.

Épidémie du Sénégal en 1859. — Dans les premiers mois de l'année, la fièvre jaune faisait des ravages à Sierra Leone. En mai, elle atteignit la Gambie. L'autorité de Gorée s'en préoccupa et décida que des mesures sanitaires seraient appliquées, mais en réalité, dans la pratique on ne fit rien d'efficace.

Le 9 août, l'aviso *le Rubis* arrive de Gambie, où l'épidémie sévissait. Il avait à bord deux malades de fièvre jaune : l'abbé Barbier, et M. Meissirel, négociant. On l'admet en libre pratique et on porte ces deux malades à l'hôpital maritime. M. Meissirel guérit et l'abbé Barbier meurt le 12 août.

Jusqu'au 30 septembre il n'y eut pas d'autre décès, de sorte qu'on peut se demander si ce fut bien *le Rubis* qui introduisit la maladie à Gorée, mais néanmoins l'admission de ce navire en libre pratique montre que l'observation des règlements sanitaires édictés était absolument illusoire.

La première victime dans la ville fut un négociant, M. Boutil, qui succomba le 30 septembre. Un autre négociant succomba le lendemain. Le médecin qui les soigna mourut le 12 octobre.

La mortalité fut de 54 individus en octobre, de 25 en novembre et de 6 en décembre.

En somme, sur 267 Européens, il y eut 244 atteintes et 162 décès de fièvre jaune dans cette épidémie.

A Saint-Louis, il y eut 26 entrées et 11 morts à l'hôpital ; on compta une quinsaine d'atteintes en ville.

1860

Grandes Antilles. — La maladie régnait à Cuba, à la Jamaïque, elle commença soit en juillet, soit en octobre, suivant diverses versions, et dura avec des intermittences jusqu'en 1831 ; elle était à Saint-Domingue.

Petites antilles. — La fièvre jaune était aux Antilles, dans diverses des petites îles.

Continent inter-Américain. — Elle était à Honduras. On ne la signala pas au Mexique.

Amérique du nord. — On ne signala pas d'atteinte notable de fièvre jaune dans les États-Unis d'Amérique.

Amérique du sud. — La maladie sévissait au Brésil, mais avec peu d'intensité, comme nous l'avons dit pour l'année précédente.

Afrique. A la côte occidentale d'Afrique, on l'observait sur la côte du Congo et notamment à Saint-Paul de Loanda et à Angola. Dans la Gambie, elle régnait dans l'île de Mac Carthy, probablement par le fait de la reproduction des germes de l'année précédente. Le Dr Yglesias y Pardo *Ferrol* 1874, p. 12, dit que cette année-là un navire anglais la porta d'une des îles des Antilles à Fernando-po où elle fit des ravages.

Europe. — La fièvre jaune fut apportée en Portugal, mais n'y constitua pas de foyer épidémique bien accentué.

1861

Grandes Antilles. — La maladie était à Cuba et à la Jamaïque.

Petites Antilles. — La fièvre jaune était aux Antilles : Nassau, Bahama.

Continent inter-américain. — On la signala sur le littoral du Mexique.

Amérique du nord. — La fièvre jaune fut portée jusqu'à Halifax, dans la Nouvelle-Écosse, par un navire venant des Antilles.

Amérique du sud. — La fièvre jaune fut apportée à Démérari et régna dans la Guyane anglaise jusqu'en 1866.

Europe. — C'est en 1861 que survint à Saint-Nazaire, dans la Loire-Inférieure, la fameuse épidémie de *l'Anne-Marie*, dont Mélier a écrit l'histoire d'une manière si remarquable et dont voici quelques détails.

La fièvre jaune régnait intense à la Havane. Un navire français en bois, à voiles, de 350 tonneaux, *l'Anne-Marie*, ayant 16 hommes d'équipage, y passe un mois et y prend un chargement de sucre. Disons, à titre de digression, que le capitaine du bâtiment avait purgé son équipage avec de l'huile de ricin avant d'arriver à la Havane et que deux de ses matelots avaient refusé de se soumettre à cette mesure de précaution.

L'Anne-Marie part le 13 juin de la Havane, pour opérer son voyage de retour. Le 1er juillet, par un temps chaud et orageux, les deux matelots qui n'avaient pas voulu être purgés tombent malades de fièvre jaune et meurent le 5 juillet. Le 2 juillet un troisième matelot, le 4 juillet un quatrième matelot, sont atteints et guérissent. Puis le capitaine est atteint et guérit ; bref, neuf individus, sur seize qui constituaient l'équipage, furent touchés, et deux seulement moururent.

Le 25 juillet, vingt jours après le dernier décès et treize jours après la dernière atteinte, le navire arrive à Saint-Nazaire. Il reste trois jours en quarantaine, puis il est mis en libre pratique. L'équipage débarque ; il est remplacé par dix-sept déchargeurs pris dans Saint-Nazaire. Le capitaine, étant encore à peine convalescent, s'en va dans sa famille à Paimbœuf, et le navire reste sous le commandement du second.

Le 27 juillet, le déchargement de *l'Anne-Marie* commença, et il fut fini le 3 août. Le 2 août, le second du navire, qui avait été cependant atteint pendant la traversée, mais légèrement, est pris de fièvre, va se faire soigner dans un hôtel de Saint-Nazaire et meurt le 5 avec tous les symptômes de la fièvre jaune.

Sur dix-sept déchargeurs employés sur *l'Anne-Marie*, treize furent atteints et neuf moururent.

Un tailleur de pierres qui travaillait sur le quai de Saint-Nazaire à 220 mètres sous le vent de *l'Anne-Marie*, fut atteint et succomba le 10 août à la fièvre jaune. D'autre part, on constata dans la ville un certain nombre de cas qui, évidemment, étaient le résultat de la transmission de la maladie. C'est ainsi par exemple, qu'une revendeuse de Saint-Nazaire, qui avait vécu pendant deux jours avec des matelots de *l'Anne-Marie*, fut atteinte le 9 août. Une femme de mœurs légères, qui avait cohabité avec ces matelots, fut atteinte et mourut à la même époque. Un cordonnier, qui partageait son lit avec un des déchargeurs de *l'Anne-Marie*, fut atteint et mourut aussi.

Plusieurs déchargeurs de *l'Anne-Marie* étaient du village de Montoir, situé à 7 kilomètres en amont de Saint-Nazaire ; or quatre d'entre eux, se sentant malades, allèrent se faire soigner chez eux et un médecin, le Dr Chaillon, qui les vit, fut atteint à son tour le 13 août et succomba le 17.

Passant maintenant à une autre partie de l'histoire de l'épidémie de Saint-Nazaire, nous dirons que *l'Anne-Marie* était amarrée dans le bassin à proximité de divers navires : A. *Le Chastang*, petit remorqueur de l'État, ayant avec lui deux gabarres d'Indret ; B. Le transport de l'État *le Cormoran* ; C, *Le Lorient* nº 6, bateau à vapeur faisant le service entre Lorient et Saint-Nazaire ; D. *Les Dardanelles*, trois-mâts de commerce ; E. *L'Aréquipa*, trois-mâts de commerce.

Le Chastang part le 29 juillet, deux jours après l'ouverture des écoutilles de *l'Anne-Marie* et arrive le même soir à Indret ; il avait 5 hommes d'équipage ; et on sut que, par curiosité, ils étaient allés visiter *l'Anne-Marie*. Le 1er août, un de ces hommes est malade et il meurt le 3, ayant présenté tous les phénomènes de la maladie. Ce jour-là ou le lendemain, trois autres sont atteints et succombent aussi. — Le cinquième homme de l'équipage dudit *Chastang* fut atteint à son tour le 5 août et mourut le 10 août. Les gabarres remorquées par *le Chastang* avaient chacune deux hommes d'équipage ; une d'elles avait en outre une femme à bord ; soit cinq personnes. Une seule de ces cinq personnes était allée à bord de *l'Anne-Marie*, deux autres aidèrent à porter en terre les cadavres des matelots du *Chastang* morts à Indret. Une autre avait passé deux nuits auprès d'un de ces matelots qui mourut de fièvre jaune ; enfin la femme soigna et ensevelit deux de ces matelots. — Ces cinq personnes eurent des accidents légers dans lesquels on peut, d'après Mélier, reconnaître l'amarilisation à petite dose.

Le Cormoran, transport de l'État, avait 10 hommes d'équipage. Arrivé le 31 juillet à Saint-Nazaire, il passa quatre jours entiers à côté de *l'Anne-Marie* pendant qu'on opérait le déchargement du sucre. Il partit le 3 août et arriva le 10 à Lorient. Le 14, deux hommes de son équipage sont atteints et meurent le 26 août.

Le Lorient nº 6, qui faisait le service entre Saint-Nazaire et Lorient, resta du 28 au 30 juillet près de *l'Anne Marie*. Parti le 4 août au matin pour arriver à Lorient le soir, un de ses chauffeurs et le mousse sont atteints et guérissent, après avoir présenté les phénomènes de la fièvre jaune bénigne.

Les Dardanelles, trois-mâts de commerce, arrivant du golfe de Guinée, était amarré dans le bassin de Saint-Nazaire, au large de *l'Anne-Marie*, de sorte que son équipage fut obligé de passer par ce navire pour aller à terre pendant deux jours, le 2 et le 3 août. Le 8 août, le mousse est atteint et guérit, après avoir présenté les phénomènes de la maladie.

L'Aréquipa, trois-mâts de commerce, arrivé le 23 juin de Sierra-Leone, se trouva placé près de *l'Anne-Marie*, du 26 juillet au 1ᵉʳ août, pendant une partie de son déchargement. Cet *Aréquipa* partit le 1ᵉʳ août pour Cayenne. Le 5 août, le second de navire est atteint et meurt de fièvre jaune le 10, pendant que le bâtiment est encore dans le golfe de Gascogne. Le 22 août, un second cas est fourni par le mousse du bord : mort le 30 août. Le 26 août, troisième atteinte sur un novice : guérison. Le 29 août, quatrième atteinte : guérison. Le 11 septembre, cinquième atteinte sur le capitaine : guérison. Le 17 et le 20, deux atteintes qui guérissent. Le 20, une autre atteinte suivie de mort le cinquième jour.

L'Anne-Marie fut envoyée au lazaret le 29 août et un des hommes employés à sa purification fut atteint et mourut le 5 septembre.

Pour être complet au sujet de l'épidémie de Saint-Nazaire, nous ajouterons que, pendant que *l'Anne-Marie* était au lazaret, onze navires venant comme lui de la Havane furent mis en quarantaine et fournirent quatre atteintes de fièvre jaune, dont trois décès. Ces navires furent desinfectés et la maladie fut enfin définitivement arrêtée dans son expansion épidémique.

En 1861, le navire *Harriet* apporta la maladie au Havre où la maladie ne s'étendit pas grâce à l'envoi du bâtiment au lazaret de Tatihou.

1862

GRANDES ANTILLES. — La fièvre jaune régnait à Cuba, on en vit quelques cas à la Jamaïque.

PETITES ANTILLES. — Elle était à la Barbade, à Sainte-Lucie, à Bahama, à Nassau.

Le 5 décembre 1862, le transport *l'Allier* arrive de la Vera-Cruz et de la Havane à la Martinique avec des malades de fièvre jaune. On le mit en quarantaine au lazaret. Quelques jours après son départ, on envoya des convalescents de l'hôpital maritime dans ce lazaret et ils y contractèrent la fièvre jaune : trois atteintes et trois décès. On fumiga les locaux aussitôt et il n'y eut plus de nouveaux malades.

Continent inter-américain. — Elle était à la côte du Mexique. On se souvient que l'expédition française qui alla dans ce pays pour y fonder l'empire éphémère de Maximilien, y fut terriblement éprouvée pendant cette année et les suivantes.

Amérique du nord. — Le blocus dont la Nouvelle-Orléans eut à souffrir en 1862 lors de la guerre de la sécession, la garantit de la fièvre jaune cette année-là au dire de Faget. Le docteur Formento a fait observer que la Nouvelle-Orléans fut exempte de fièvre jaune jusqu'à la fin de 1865, c'est-à-dire tant que la guerre de sécession entraîna le blocus de cette ville, et cependant le nombre de soldats non acclimatés fut considérable dans le pays pendant cette période. C'est une preuve péremptoire en faveur de l'idée que la maladie n'est pas endémiquedans cette ville

On la voyait au Texas et en particulier à Corpus Christi, Indianola, Matagorda (120 décès, Toner).

A Key West, il y eut 51 décès.

A Charleston et dans divers points de la Caroline du sud, on la signalait.

A Wilmington, dans la Caroline du nord, on compta 446 décès (Toner).

Amérique du sud. — Continuation de la maladie dans la Guyane anglaise.

Afrique. — Cette année, la côte d'Afrique fut éprouvée en divers endroits. C'est ainsi, par exemple, que, d'après le Dr Yglesias y Pardo (*Ferrol*, 1847, p. 12), elle fut apportée de la Havane à Fernando-po par un navire anglais, *le Ferrol*, parti le 10 juin de la Havane avec 200 noirs congos émancipés ; elle s'y propagea. Elle était en activité dans nombre de localités, depuis le Congo, Saint-Paul de Loanda, le Calabar, le Bénin, la Côte-d'Or, jusqu'à Sierra-Leone, les îles du cap Vert et même les Canaries. Un navire de la station française prit la maladie à Saint-Paul de Loanda et la porta à Grand Bassam, où elle décima la garnison du poste (Huard, *Thèses de Montpellier*, 1868).

L'épidémie des Canaries fut assez sévère et en voici le sommaire emprunté au Dr F. de Busto, cité dans le rapport de Mélier (Pièces justif., n° 23). La frégate à vapeur *Nivaria* arrive de Cuba à Vigo en patente brute. Elle fait huit jours de quarantaine, puis repart pour Santa-Cruz de Ténériffe, où elle est admise en libre pratique. La maladie commença encore pas ceux qui avaient eu des relations avec ce navire et malgré une rapide émigration de la population, il y eut sur 3,000 qui restèrent, 1,777 atteintes et 451 décès.

Dans la carte du professeur Layet, il est indiqué qu'en 1862, le navire *Nivaria*, contaminé à la Havane, porta la maladie aux Canaries, après avoir passé à Vigo, sur la côte du Portugal.

1863

GRANDES ANTILLES. — La fièvre jaune était à Cuba ; elle fit défaut à la Jamaïque jusqu'en septembre 1866.

PETITES ANTILLES. — La fièvre jaune était dans quelques îles des petites Antilles, Nassau, Bahama.

CONTINENT INTER-AMÉRICAIN. — Elle était sur le littoral du Mexique : Vera-Cruz, Tuxpan, Tampico. L'expédition française continua à souffrir durement ses atteintes

AMÉRIQUE DU NORD. — Rien de bien saillant cette année-là.

AMÉRIQUE DU SUD. — Continuation de la maladie dans la Guyane anglaise.

AFRIQUE. — L'épidémie, commencée l'année d'avant à Saint-Paul de Loanda, continuait.

En janvier 1863, la fièvre jaune était à Grand Bassam et Assinie. Sur 28 européens qui composaient l'effectif de ces deux postes, 21 succombèrent. Elle avait été apportée par la corvette *la Zélée*, qui s'était infectée à Saint-Paul de Loanda, où la maladie était depuis 1860. *La Zélée* l'avait communiquée à l'aviso *le Dialmath*, qui à son tour l'avait communiquée aux postes précités.

1864

GRANDES ANTILLES. — La fièvre jaune était sévère dans les grandes Antilles : Cuba, Saint-Domingue.

PETITES ANTILLES. — Elle était dans quelques-unes des petites Antilles; elle fut apportée de nouveau à Nassau. Elle était aux Bermudes.

CONTINENT INTER-AMÉRICAIN. — Elle continuait à être sévère au Mexique.

AMÉRIQUE DU NORD. — La maladie était au Texas, où Galveston perdit 250 individus (Toner).

Houston, la Nouvelle-Orléans et plusieurs localités de la Louisiane étaient visitées, mais d'une manière peu sévère. En revanche, elle fut intense dans la Caroline du nord. New Berne eut 700 décès et Beaufort 68 (Toner).

En 1864, un navire, *le Montgomery*, venant de Nassau où régnait la fièvre jaune et ayant perdu du monde en route, arrive à Québec, dans le Canada. Un individu du nom de Mac Clusty, qui demeurait dans une maison voisine du point du quai où il était amarré, tombe malade le 15 août et meurt peu après.

En 1863, le négrier *Virginia*, allant de Cuba au Mexique, est pris par un navire fédéral qui l'envoie à Key West, puis à New-York, où il est transformé en canonière. Ce navire était en fer à double muraille et, dans l'intervalle de murailles, il y avait des détritus de saleté. Pendant l'été de 1863, il reste à l'ancre dans le Mississipi, sans avoir la fièvre jaune ; mais il est à remarquer que la cale avait beaucoup d'eau dans l'hiver. Il va croiser sur les côtes du Texas sans présenter d'accidents. Pendant l'été 1864, il est ancré de nouveau dans le Mississipi, sans avoir de malades ; mais en septembre 1864, il est mis en partie à sec pour subir des réparations. Sa cale est vidée, l'intervalle des deux murailles est visité et aussitôt la fièvre jaune se montre à bord.

AMÉRIQUE DU SUD. — Continuation de la maladie dans la Guyane anglaise.

AFRIQUE. — Le 20 août 1864, le Consul de France en Gambie signala l'apparition de la fièvre jaune à Fernando-po et aux îles du cap Vert. Elle était aussi à Sierra-Leone et à Lagos.

EUROPE. — Un navire contaminé à Sierra-Leone apporta un cas mortel de fièvre jaune à Falmouth, en Angleterre, et à la suite de ce fait on mit en suspicion toutes les colonies anglaises de la côte d'Afrique.

1865

GRANDES ET PETITES ANTILLES. — La maladie régnait dans plusieurs îles des Antilles.

CONTINENT INTER-AMÉRICAIN. — Elle était toujours au Mexique.

AMÉRIQUE DU NORD. — On signala la fièvre jaune à Key West en Floride.

AMÉRIQUE DU SUD. — La maladie se voyait toujours à Démérari, dans la Guyane anglaise.

AFRIQUE. — La fièvre jaune était dans plusieurs localités de la côte d'Afrique : à Saint-Paul de Loanda (Mackay), à Sierra-Leone en Gambie.

A Sierra-Leone, le navire *Bristol* fut atteint par la maladie. Les premiers cas furent présentés par des hommes qui avaient été envoyés en corvée à bord de *l'Iris*, navire contaminé déjà.

EUROPE. — La fièvre jaune fut observée à Swanséa en Angleterre en 1865. Quelques auteurs disent qu'elle avait été apportée de Sainte-Marie de Bathurst (la Gambie). Donnet (*Arch. de méd. nav.*, t. XIV, p. 118) dit que c'est de la Havane. Voici d'ailleurs le passage du mémoire de Donnet : *l'Hecla* quitta Cuba le 26 juillet 1865 ayant des cas de fièvre jaune ; il y en eut plusieurs autres jusqu'à la fin d'août ; — ce bâtiment entra dans le port de Swanséa le 9 septembre ayant un homme mourant et deux autres à peine convalescents ; il fut immédiatement accosté le long du quai ; il mit ses malades à terre, déchargea avec plus ou moins d'interruption et demeura stationnaire jusqu'au 28, époque à laquelle des réclamations, qui à la fin devinrent irrésistibles, le firent éloigner du port.

Du 15 septembre, six jours après son arrivée, au 4 octobre, six jours après son éloignement on observa à Swanséa les phénomènes entièrement nouveaux de la fièvre jaune qui attaqua successivement un vingtaine d'habitants de la ville sans compter un certain nombre d'autres personnes qui furent atteintes moins nettement ou plus légèrement ; la maladie ne se montra pas indistinctement sur toute la surface de la ville, mais elle fut limitée aux points qui auraient été en relations avec le navire contaminé. En même temps à Masselly 3 hommes de l'équipage d'un petit navire qui avait été amarré pendant deux jours à bord de *l'Heela* à Swanséa tombèrent malades.

1866

GRANDES ANTILLES. — La fièvre jaune était à la Havane. Elle commença à la Jamaïque très sévère en novembre et y durait encore en 1867.

PETITES ANTILLES. — Elle était à Saint-Thomas, à Sainte-Marthe.

CONTINENT INTER-AMÉRICAIN. — Elle fut sévère dans plusieurs endroits du Mexique.

On la signala à Panama.

Le paquebot *Caraïbe*, venant de Saint-Thomas, apporta trois malados de fièvre jaune à la Martinique. Mais des mesures de quarantaine prises aussitôt firent que l'île ne fut pas envahie.

AMÉRIQUE DU NORD. — La maladie était signalée au Texas et à la Louisiane jusqu'à Memphis, dans le Tennessee.

AMÉRIQUE DU SUD. — La maladie était dans les Guyanes, à Cayenne, à Paramaïbo, à Surinam, à Démérari, dans la Guyane hollandaise elle fut supportée moins durement de Démérari. On pensa à Cayenne que la maladie avait été introduite par des arrivages de la Guyane hollandaise, qui elle-même avait été contaminée par la Guyane anglaise, où la fièvre jaune régnait depuis 1861.

AFRIQUE. — Le navire de commerce *Rosa del Turia* part le 12 août de la Havane où régnait la fièvre jaune et débarque le 3 octobre à Fernando-Po 166 criminels déportés. Peu de jours après la fièvre jaune éclate dans cette île et y fait de grands ravages (Yglesias y Pardo, *Ferrol*, 1874).

Épidémie du Sénégal. — La fièvre jaune était à Sierra-Leone. On l'apprit en mai à Gorée et on édita des mesures sanitaires ; mais le 3 août un caboteur est admis en pratique par le fait d'une fraude du patron. Le 16 août, un négociant européen arrivé de Gambie et ayant passé trois jours en quarantaine, est atteint de fièvre jaune. Le planton du commandant supérieur, qui va voir ce malade, est pris à son tour et meurt, créant dans sa chambre un foyer d'infection où furent pris plusieurs autres soldats. Le 12 octobre, l'épidémie débute d'une manière irrécusable et, jusqu'à la fin de décembre, elle touche 178 individus et en enlève 83, dans la garnison de Gorée. Elle se répand dans les petits postes du voisinage : Dakar, Rufisque, Sednion. Nous verrons en 1867 que c'est à des germes provenant de 1866 que la recrudescence de l'épidémie doit être attribuée. L'épidémie de 1866 dura jusqu'au 25 janvier 1867.

EUROPE. — Hirsch dit qu'elle fut apportée cette année-là à Southampton.

1867

GRANDES ET PETITES ANTILLES. — Cette année fut mauvaise dans beaucoup de localités sous le rapport de la fièvre jaune : elle était à Cuba, la Barbade.

Le paquebot *Washington* arriva le 3 janvier 1867 à la Martinique venant de Colon Apinwhal avec des passagers qui avaient passé à Panama. Il fut mis sans retard en libre pratique et on s'aperçut peu d'heures après qu'un soldat reçu à l'hôpital, venant de Panama, avait la fièvre jaune. On envoya sans retard ce malade au lazaret, on fumiga ses effets de couchage dans l'hôpital militaire. Il n'y eut pas transmission de la maladie dans l'île.

En 1867 eut lieu aussi la menace d'épidémie dite du Riensi à la Martinique et présentant des cas de fièvre jaune. On ne put déterminer s'il y avait eu là genèse spontanée de la maladie chez des matelots arrivant d'Europe, ou bien si ces matelots avaient contracté la fièvre jaune en communiquant avec d'autres.

Dans le courant de cette année, il y eut d'autres menaces d'épidémie à la Martinique, par le fait de l'arrivée de bâtiments contaminés.

CONTINENT INTER-AMÉRICAIN. — Elle était sur la côte du Mexique : Vera-Cruz, Matamoros. Elle était à Panama.

AMÉRIQUE DU NORD. — La fièvre jaune était très sévère et très répandue dans beaucoup d'États :

Au Texas, dans presque tous les centres de population ;

A la Nouvelle-Orléans, où elle emporta 3,093 individus (Toner); à Memphis ; à Mobile ; à Key West.

Épidémie du Sénégal. — En novembre 1866, un individu revenant de Gorée, mourait de fièvre jaune à Rufisque (M. Tachon), et occasionnait plusieurs infections. En janvier 1867, un européen venant de France couche dans une chambre de Dakar où était mort un malade de fièvre jaune. Deux jours après il part pour Rufisque, où il meurt de fièvre jaune. En avril, un européen de Gorée va à Rufisque, couche dans une chambre contaminée et revient mourir à Gorée de fièvre jaune. Le 30 juillet, un arrivant de France couche dans cette même chambre à Rufisque et y contracte la fièvre jaune. Un de ses compagnons de voyage va le voir dans sa chambre et est pris mortellement à son tour. Ces deux individus sont portés à l'hôpital de Gorée. On fait alors sortir de cet hôpital les convalescents de la garnison, on les embarque avec des hommes valides et des passagers arrivant de France sur l'aviso *l'Étoile*. Notons que ces convalescents avaient passé trois ou quatre jours dans la même salle que les deux européens venus de Rufisque avec la fièvre jaune. Arrivé à Saint-Louis, *l'Étoile* débarque en libre pratique les passagers de France qui avaient passé deux jours au contact de la garnison et des convalescents de Gorée et le restant des passagers est mis en quarantaine. La fièvre jaune se déclare peu de jours après à Saint-Louis et se répand dans nombre de postes du fleuve et des environs.

EUROPE. — Au dire de Hirsch, elle fut apportée à Southampton.

1868

GRANDES ET PETITES. ANTILLES. — La maladie était sévère dans plusieurs îles des Antilles, Cuba, la Guadeloupe, etc.

CONTINENT INTER-AMÉRICAIN. — Le littoral du Mexique la subit ; elle fut portée par des voyageurs dans plusieurs localités du Nicaragua et sur le littoral du Pacifique.

AMÉRIQUE DU NORD. — On signala la fièvre jaune à Baltimore.

AMÉRIQUE DU SUD. — Le fièvre jaune fut apportée par des voyageurs sur le littoral du Pérou, dans le Pacifique. Elle fut très sévère au Callao et à Lima.

AFRIQUE. — La fièvre jaune était à Sierra-Leone, aux îles du cap Vert et on craignit même un instant qu'elle ne reparût au Sénégal.

1869

GRANDES ANTILLES. — La fièvre jaune était dans plusieurs îles des Antilles, Cuba par exemple.

PETITES ANTILLES. — La Martinique la reçut dans les premiers jours de l'année de la Guadeloupe où elle régnait l'année d'avant déjà ; et cette épidémie dont j'ai parlé dans mon étude sur les épidémies de la Martinique s'éteignit à la fin de l'année ; Nassau, Bahama, Trinidad furent touchées aussi.

CONTINENT INTER-AMÉRICAIN. — Elle sévisssait sur le littoral du Mexique.

AMÉRIQUE DU NORD. — On vit la fièvre jaune à Key West, en Floride ; — à Hampton road, en Virginie ; la fièvre jaune était à Caracas, sur la côte du Vénézuela.

AMÉRIQUE DU SUD. — Un navire italien *Créole del Plata* prit la fièvre jaune à Santiago de Cuba et la porta à Rio-Janeiro, où elle sévit très sévèrement. Ce navire arrive le 23 mars à Rio ; le 3 avril, on constate deux cas chez des passagers débarqués depuis peu.

En même temps que Rio était ainsi contaminé, Bahia recevait la maladie d'un bâtiment de guerre italien, *le Guiscardo*, qui arrivait avec un agonisant. Le prêtre qui confessa ce malade apporté à l'hôpital, contracta la maladie (*Gaz. méd. de Bahia*, 1875, n° 9).

La poussée épidémique de cette année-là se termina à la fin de l'année et ne fut d'ailleurs pas extrêmement meurtrière.

1870

Grandes et petites Antilles. — La Martinique fut exempte de la maladie qui régnait toujours à la Guadeloupe et dans plusieurs îles des grandes et des petites Antilles.

Amérique du nord. — La maladie était sévère dans plusieurs localités des États-Unis ; au Texas ; en Louisiane ; à la Nouvelle-Orléans (587 décès); à Mobile, en Alabama ; à Philadelphie, etc. etc.

Amérique du sud. — A la fin de 1870, le Brésil avait toujours quelques cas de fièvre jaune, l'île de Sainte-Catherine fut sévèrement atteinte et eut 810 décès de la maladie en cinq mois. La période épidémique semblait à l'état de bénignité, lorsque la maladie descendit jusqu'à Buenos-Ayres où, en 1871, elle fit des ravages effrayants (30 000 victimes).

La maladie débuta dans la République Argentine par l'Assomption sur le Parana à trois cents lieues dans l'intérieur, à la suite de l'occupation de la ville par les troupes brésiliennes qui l'avaient dans leur sein. De l'Assomption elle gagna Corrientes et de là Buenos-Ayres. Montevideo se mit résolùment en quarantaine et resta préservée. On a contesté cette introduction de la fièvre jaune par l'armée brésilienne ; mais il est à remarquer que, même dans le cas où cette contestation serait acceptée, l'apport étranger serait encore manifeste, car un navire parti de Barcelone avec des émigrants à un moment où la fièvre jaune était en Espagne, devrait être incriminé.

Europe. — Le navire *la Maria*, contaminé à la Havane, apporta la fièvre jaune à Barcelone dans les premiers jours d'août. Il avait perdu 2 hommes pendant la traversée et néanmoins avait été admis en libre pratique. Notons qu'au même moment de sages mesures de quarantaine préservaient New-York, au lazaret duquel plusieurs cas de fièvre jaune furent arrêtés sans se propager en ville.

La maladie se répandit comme d'habitude de proche en proche en Espagne et du 1er août au 21 novembre il y eut 2,658 décès, quoique la population eût émigré dans une proportion énorme. Valence, Alicante, Palma de Majorque furent contaminés par mer ; quelques cas furent même observés à Madrid. Mais surtout, chose à tenir en mémoire, le navire *l'Argos* vint avec la maladie à Marseille, où les mesures sanitaires l'arrêtèrent au lazaret. Si à ce moment de sages précautions ne nous avaient pas préservé de la fièvre jaune au lazaret de Marseille, le fléau amaril serait venu s'ajouter aux désastres de notre malheureuse guerre. On frémit à l'idée de ce qui eût pu en résulter pour la santé de l'Europe occidentale tout entière.

1871

Grandes et petites Antilles. — La fièvre jaune régnait dans nombre de localités des grandes et petites Antilles.

Continent inter-américain. — Elle sévissait sur le littoral du Mexique.

Amérique du nord. — La fièvre jaune régna en Louisiane, le long du cours du Mississipi, où elle monta même jusqu'à Cincinnati, dans l'Alabama.

Elle fut sévère en Floride.

Elle atteignit les Carolines et se montra même, mais peu répandue, à Charleston.

Amérique du sud. — Dans l'Amérique du sud, elle continuait à être sévère au Brésil et elle sévit de la manière la plus violente à Montevideo et à Buenos-Ayres. A Montevideo elle produisit un tel effroi, que presque toute la population s'enfuit pendant les mois de mars et avril, qui correspondent à la fin des chaleurs.

1872

Grandes et petites Antilles. — La fièvre jaune fut observée dans plusieurs îles des grandes et des petites Antilles.

Continent inter-américain. — Elle était sur la côte du Mexique.

Amérique du nord. — Il se passa cette année un fait remarquable qui est indiqué par le Dr Sullivan cité par Dupont (*Arch. de Méd. nav.*) et qui montre combien, dans certaines circonstances, la véritable origine d'une épidémie peut être difficile à saisir : — « En 1872, il n'y avait pas un seul cas de fièvre jaune dans le port de Matansas à Cuba, lorsqu'arrive de Pensacola, port infecté, un navire qui mouilla dans la rade. Le troisième jour, un autre bâtiment vint l'accoster pour prendre une partie de son chargement. Deux jours après le transbordement, trois hommes de ce dernier navire furent atteints par la fièvre jaune qui se communiqua à l'équipage tout entier composé de douze hommes et occasionna parmi eux neuf décès. Un schooner anglais resta au mouillage pendant vingt-quatre heures sous le vent de la première barque et partit ensuite pour New-York. Pendant la traversée la fièvre jaune éclate à bord et enlève cinq hommes de l'équipage. »

« Dans de semblables conditions, dit avec très juste raison Dupont, il est vraisemblable que ce schooner anglais quitta le port de Matansas avec une patente nette. Ne peut-on affirmer que par oubli, négligence ou relâchement dans la surveillance, la ville de New-York aurait pu être infectée par cette importation, dont l'origine aurait été peut-être difficilement retrouvée? »

Amérique du sud. — Dans le cours de l'année 1872, la fièvre jaune se montra à la Guyane dans les conditions ci-après qu'indique le Dr Dupont dans les *Archives de médecine navale* de 1880: « La goëlette *la Topaze* faisant le service de courrier entre Cayenne et la Guyane hollandaise, par tle 7 novembre 1872 pour son voyage mensuel, et rentre au port le 20 après une traversée de retour de 10 jours. Ce navire a passé trente heures au mouillage de Paramaribo et a eu des communications avec cette ville dont l'état sanitaire était signalé comme uspect, des cas d'une fièvre grave à forme bilieuse s'étant montrés dans la garnison.

« Le sixième jour après le départ, le pilote qui était allé à terre tombe malade et son état est tel que la goëlette relâche aux îles du Salut pour l'évacuer sur l'hôpital. Le 22, quarante-huit heures après l'arrivée à Cayenne, un matelot est envoyé à l'hôpital pour fièvre ; puis le 24 *la Topaze* reprend la mer portant aux îles une compagnie d'infanterie. Ce voyage est effectué en six heures, et la compagnie relevée rentre au chef-lieu le 27 par le même navire après une traversée de six heures.

Le 28, deux matelots sont envoyés à l'hôpital. Le 30, deux autres entrent encore, enfin, le 10 décembre, sur un équipage de 17 hommes, 14 étaient en traitement. Un des malades, entré le 30 novembre, succombait le 4 décembre, ayant vomi noir ; un deuxième mourait le 5, etc... etc.

« Le 3 décembre, un soldat revenu des îles par *la Topaze*, entrait à l'hôpital et succombait le 7, ayant eu des vomissements noirs abondants. Une accalmie se fait alors et ce n'est que dans la dernière quinzaine de décembre que de nouveaux cas éclatent à la caserne et à l'hôpital, chez des malades en traitement pour d'autres affections. Le 1er janvier 1873, on comptait 18 nouveaux cas. A partir de ce moment, au lieu d'une explosion brusque, nous voyons la maladie se comporter comme une véritable endémie, frappant les individus, surtout les militaires, par petits groupes de 3 à 5 et à des intervalles variables de 3 à 4, parfois de 8 à 10 jours. Elle n'en atteignit pas moins un assez grand nombre d'hommes en donnant une mortalité très élevée (43, 4 0/0) et ne disparut qu'en septembre, au milieu de la saison sèche.

En même temps que la fièvre jaune se déclarait à Cayenne, elle se manifestait aux îles dès le 28 novembre par deux cas légers chez les arrivants ; mais le 1er décembre, un soldat succombait. Du 1er au 4, il y avait 4 nouveaux cas. Puis, comme nous l'avons mentionné pour Cayenne, il se fit un calme presque complet ; et ce n'est que dans la deuxième quinzaine du mois, que l'état sanitaire se modifia et le typhus amaril se montra dès lors avec toute sa violence. Des hommes furent enlevés après 60, 50 et même 48 heures de maladie ; mais, grâce à des mesures énergiques, elle put être circonscrite dans ce foyer et disparut au bout de cinq semaines, ayant enlevé le cinquième de la garnison (40 cas, 18 décès pour 85 hommes). Pour cette épidémie, la mortalité fut de 36, 2 0/0. »

AFRIQUE. — *Menace d'épidémie à Gorée.* — Dès les premiers mois de l'année 1872, on parlait de *mauvaises fièvres* à Sierra-Leone ; une sœur de charité que je vis venir de ce pays me dit que plusieurs personnes étaient mortes à Free-Town en vomissant noir. En septembre, j'appris que l'état sanitaire de Sainte-Marie de Bathurst en Gambie, était mauvais, et qu'un employé de la maison Maurel venait de mourir d'une manière extraordinaire. Je demandai aussitôt à la Commission sanitaire d'établir une quarantaine d'observation pour les personnes de Gambie.

Ls 5 octobre, le cutter *le Baol* arriva avec trois passagers européens. Malgré les très vives instances des commerçants et mille protestations, j'obtins de faire mettre *le Baol* en quarantaine ; j'envoyai le docteur Kermorvant au lazaret avec ce bâtiment. Il faut dire, pour que les médecins chargés dans l'avenir du service sanitaire soient bien au courant des difficultés et des ennuis de pareilles circonstances, que tout d'abord les commerçants intéressés jetèrent les hauts cris, trouvant mon désir de faire faire quarantaine au *Baol* absurde, parce que les passagers se portaient très bien, disaient-ils. Puis, lorsqu'ils virent que la quarantaine était ordonnée, ils changèrent de tactique et aussitôt déclarèrent qu'il leur fallait un médecin sur l'heure, pour ne pas laisser mourir ces malheureux passagers malades au lazaret, sans aucun soin.

Ce fut une scène très vive qui se passait sur la petite place de Gorée, le matin à sept heures, entre ces commerçants et moi, devant le commandant de l'île qui allait être vaincu, lorsque, avisant le docteur Kermorvant placé sous mes ordres, qui passait près de nous, je lui donnai l'ordre d'aller incontinent sur *le Baol* et de là en quarantaine. Une heure après, malgré les affirmations de santé d'abord si péremptoires, M. Kermorvant m'écrivait qu'il avait bien affaire à un cas de fièvre jaune. Le 9, ce passager mourait ; le 10, un second passager du *Baol* tombait malade et mourait bientôt. Le troisième passager, qui avait eu la fièvre jaune à Buenos-Ayres l'année d'avant, fut indemne.

Un autre navire, venant de Gambie et mis en quarantaine, fournit un troisième décès au lazaret.

Au moment où il fallut mettre ces individus en quarantaine, le lazaret n'était pas clos, de sorte que j'obtins de l'autorité d'envoyer un piquet de soldats pour établir un cordon sanitaire, afin d'empêcher les quarantenaires d'aller du lazaret à Dakar. Or un matin, en passant ma visite, je suis frappé de l'aspect d'un soldat qui venait d'entrer à l'hôpital. Je questionne ce malade et j'apprends qu'il avait été de garde autour du lazaret et qu'un jour, un des quarantenaires était venu parler avec lui, lui avait donné des oranges et, très probablement, l'avait chargé de porter du linge à blanchir chez une négresse de Dakar. Sans perdre une minute, je fais isoler ce soldat qui mourut et dont le cadavre fut entouré de toutes les précautions possibles de désinfection. D'ailleurs, mes subordonnés pratiquèrent, pendant cette période, les opérations de désinfection et d'isolement avec une exactitude scrupuleuse née de la conviction de leur utilité et nous fûmes assez heureux pour voir nos efforts couronnés de succès, alors que la Gambie était décimée par la fièvre jaune.

En 1872, j'ai été témoin d'un fait très remarquable qui corrobore l'idée que, dans certaines épidémies, on a rapporté à une genèse spontanée une explosion due en réalité à la reproduction des germes d'une épidémie précédente restés dans le pays depuis plus ou moins longtemps sans produire d'accidents ; au milieu de l'hivernage, j'apprends tout à fait par hasard que le commissaire de la marine de Gorée va faire vendre à l'encan des hardes de matelots morts à l'hôpital. Nous n'avions pas eu de maladie contagieuse depuis trois ans dans l'île, de sorte que je ne me préoccupai pas tout d'abord de connaître la provenance de ces hardes, lorsque, presque par hasard, je voulus les examiner avant de les laisser ainsi livrer au public. Or, je reconnus que trois coffres en bois contenaient des effets de trois matelots de commerce morts de fièvre jaune en 1867. Deux autres étaient remplis des effets d'individus ayant succombé au choléra en 1868 et dans l'un d'eux surtout, on avait mis des draps de lit souillés par des déjections cholériques. On devine qu'au nom de la santé publique, je demandai et obtins la destruction immédiate de ces coffres, sans qu'ils fussent ouverts même. Mais supposons que, pour une raison quelconque, la vente eût eu lieu sans que j'en eusse été prévenu, nous aurions pu très bien assister à une épidémie soit de fièvre jaune, soit de choléra, qu'on eût attribuée certainement à une genèse spontanée, alors qu'en difinitive elle eût été due aux germes de 1867 ou de 1868, années du décès des propriétaires de ces coffres.

1873

GRANDES ET PETITES ANTILLES. — La fièvre jaune était aux grandes Antilles.

CONTINENT INTER-AMÉRICAIN. — Elle était sur le littoral du Mexique.

AMÉRIQUE DU NORD. — La fièvre jaune envahit le littoral du Texas.
Elle gagna la Louisiane où elle fut très sévère, dans la vallée du Mississipi.
Elle alla jusque dans l'Ohio.

En 1873, la barque espagnole *le Valparaiso* quitta la Havane le 15 juin, arriva à la quarantaine de la Nouvelle-Orléans le 24, fut détenue deux jours puis relâchée, et arriva dans le port le 26 juin. Son second tombe malade, le 2 juillet et fut l'origine d'une épidémie qui toucha 388 personnes et en tua 266. La maladie ravagea Memphis et Shreweport (Formento).

AMÉRIQUE DU SUD. — La fièvre jaune, qui avait commencé à Cayenne en novembre de l'année précédente, dura jusqu'en septembre 1873.
Elle était sévère et répandue au Brésil, et on peut considérer cette année comme le début d'une grande épidémie dans ce pays.

1874

GRANDES ET PETITES ANTILLES. — La fièvre jaune régna dans divers pays des grandes et petites Antilles, mais sans grande sévérité.

CONTINENT INTER-AMÉRICAIN. — Elle se montra au Mexique.

AMÉRIQUE DU NORD. — En 1874 et aussi en 1875, la corvette américaine *le Monongohela*, neuve et parfaitement propre, eut plusieurs fois la fièvre jaune à bord, sans jamais s'infecter.
La fièvre jaune se déclara à Pensacola, en Floride. Une commission médicale nommée par le gouvernement des États-Unis pour rechercher dans quelles conditions la fièvre jaune s'était déclarée dans le port de guerre de cette ville, fournit les indications suivantes : — 1° Un navire espagnol, *le Virtuoso*, était arrivé le 18 mai de la Havane avec des malades à bord, mais, ayant été mis en quarantaine, il n'y eut pas d'accidents ; — 2° Le 18 juillet, le navire *Castropol* arriva aussi de la Havane avec des malades et perdit une partie de son équipage. Il fut mis en quarantaine, mais il communiqua avec plusieurs autres navires en quarantaine ; de plus, un certain nombre de chargeurs furent employés à bord et retournaient le soir à Pensacola, Washington et Voolsey où ils s'enivraient souvent et vendaient des objets, surtout des vêtements qui pro-

venaient du *Castropol*. C'est pour cette raison que la fièvre jaune apparut dans les trois centres de population.

Dans le port, le premier atteint fut le capitaine Baket. Les deux soldats de marine qui le soignaient furent atteints à leur tour, et la maladie s'étendit de proche en proche. Elle dura du 17 août au 9 novembre.

La transmission sur les navires qui étaient dans le port de guerre put être facilement observée. Un officier qui logeait avec ses hommes sur *le Sangus* ayant eu un malade, alla avec ses matelots sur *l'Ajax*, deux jours après *l'Ajax* était contaminé.

Un navire, *le Canonicus* embarqua les équipages sains et alla se mettre en quarantaine à la Nouvelle-Orléans, grâce à cette mesure, il n'eut pas un seul malade.

Dans ce rapport, on trouve le détail curieux que voici : une fillette qui vivait dans le pays à une époque où il n'y avait pas de fièvre jaune, fut atteinte par la maladie. On alla aux renseignements et on apprit que l'enfant avait joué à *cache-cache* dans un grenier qui contenait de la vieille toile apportée deux ans auparavant de la Nouvelle-Orléans.

On trouve aussi dans ce rapport cet autre fait remarquable : — Un jeune homme étant sur le point de quitter Pensacola à une époque où régnait la fièvre jaune, enferma des vêtements, des livres, etc. etc., dans une malle et envoya cette malle chez un de ses amis à la campagne, à cinq milles dans les bois. Trois ans après, cette malle fut ouverte dans cette maison, et les cinq personnes qui y habitaient furent aussitôt atteintes par la fièvre jaune.

Amérique du sud. — En janvier 1874, la fièvre jaune se montra tout à coup au Maroni, près Cayenne. Elle frappa d'abord les transportés et on reconnut qu'elle succéda à un envoi de couvertures ayant séjourné à Cayenne pendant l'épidémie précédente. La maladie resta à l'état de cas isolés jusqu'en 1876, moment où il y eut une poussée épidémique à Cayenne, que l'on attribua à une importation du Para. Notons qu'en 1874 comme en 1873, elle était fréquente et sévère au Brésil.

Le navire portugais *Maria da Gloria*, qui faisait les transports d'émigrants fut contaminé à Rio-Janeiro pendant l'épidémie de 1874. Parti de ce port pour l'Europe, il eut un certain nombre d'atteintes dans le courant de sa traversée et fut mis en quarantaine à Lisbonne. Après plusieurs semaines de séjour à Lisbonne, il reprend la mer et, à la hauteur de l'équateur, une épidémie très sévère éclate à bord, durant jusqu'à l'arrivée à Rio, où l'épidémie était presque éteinte (Jaccoad, *Path. int.*)

1875

Grandes et petites Antilles. — La fièvre jaune régnait dans plusieurs îles des Antilles.

Continent inter-américain. — Elle était à la côte ferme et sur le littoral du Mexique.

AMÉRIQUE DU NORD. — Rien de bien saillant ne fut signalé aux États-Unis.

AMÉRIQUE DU SUD. — La fièvre jaune était à la Guyane française.
Dans la petite épidémie qui toucha quatre individus à bord du n avire à vapeur *le Lancaster* des Etats-Unis, en avril 1875, à son départ de Rio-Janeiro le Dr Greene observa une incubation de 13 à 16 jours.

1876

PETITES ANTILLES. — La fièvre jaune était sévère dans plusieurs îles des Antilles. Un navire *le Ludovic*, apporta la maladie au lazaret de la Martinique, mais il n'y eut pas de transmission dans l'île.

CONTINENT INTER-AMÉRICAIN. — Elle existait au Mexique et notamment à Cordoba. Ce fut pour le Mexique l'époque du début d'une épidémie spécialement sévère qui dura jusqu'en 1878.

AMÉRIQUE DU NORD. — La fièvre jaune régnait dans plusieurs localités des États-Unis : Savannah, Brunswich, Baltimore.

AMÉRIQUE DU SUD. — Elle fut apportée du Para à Cayenne et l'état sanitaire des Guyanes fut mauvais pendant toute l'année. J'étais à la Martinique à cette époque, et me souviens de tout le souci que me donnèrent les arrivages de ces pays-là.
Au Brésil on signala une recrudescence grave d'épidémie de fièvre jaune; mais les mesures sanitaires employées avec vigueur et persistance firent que son extension ne fut pas plus grande que d'habitude.

1877

GRANDES ANTILLES. — Même état sanitaire mauvais dans mains endroits des Grandes-Antilles : Saint-Domingue, la Jamaïque, Cuba.

PETITES ANTILLES. — Elle était à Saint-Thomas.

AMÉRIQUE DU NORD. — Plusieurs localités des États-Unis eurent à subir la fièvre jaune, Jacksonville entre autres.

AMÉRIQUE DU SUD. — La fièvre jaune était aux Guyanes, Cayenne, Démérari entres autres eurent à en souffrir.

1878

GRANDES ANTILLES. — Dès le début de la saison chaude, on signala une épidémie très sévère de fièvre jaune à Cuba et à Saint-Domingue.

CONTINENT INTER-AMÉRICAIN. — Sur le littoral du Mexique, elle fit de nombreuses victimes.

AMÉRIQUE DU NORD. — Le steamer *Emily* porta la fièvre jaune des Antilles à la Nouvelle-Orléans. Plusieurs villes des États-Unis furent contaminées soit par des arrivages des Antilles, soit de proche en proche.

La fièvre jaune régna terrible aux États-Unis en 1878. Le *New-York medical report* de décembre dit qu'il y eut dans l'Union 125,000 malades et 12,000 morts. Chattanoaga, située à quinze cents mille de la mer, fut atteinte. La population de Memphis fut réduite de moitié et le commerce perdit plus de deux cents millions de dollars du fait de cette épidémie (un milliard).

La fièvre jaune fut observée en juillet 1878 dans le port de guerre de New-York. Le Dr Byers fit un rapport sur ce fait et il établit que : Les navires *Colorado* et *Vermont* étaient dans le bassin de chargement de New-York où, depuis vingt-deux ans, on n'avait vu aucun cas suspect, lorsque 6 hommes de leurs équipages furent atteints de fièvre jaune. Or, en allant aux renseignements, on constata que le 8 mai, le 29 mai, le 19 juin et le 24 juin, du lest provenant de trois bâtiments venus de la Havane et ayant eu des malades de fièvre jaune, avait servi à remblayer le sol dans les environs du quai contre lequel étaient amarrés *le Colorado* et *le Vermont*.

AMÉRIQUE DU SUD. — En 1878, la fièvre jaune qui régnait au Brésil fut portée à Montevideo par un bateau espagnol, *le Prémiat*. Voici les renseignements que donna sur cette épidémie le Dr Féris (*Arch. de méd. nav.*, octobre 1879).

« La maladie régnait à Rio-de-Janeiro depuis le mois de décembre 1877. En janvier, le gouvernement oriental imposa une quarantaine de 10 jours aux provenances du Brésil ; quelque temps plus tard, ce délai fut porté à 15 jours ; après l'apparition du premier cas, il fut de 20 jours ; et, à la fin mars, le port était entièrement fermé à tout navire ayant touché dans un port de l'empire sud-américain. En même temps, des précautions étaient prises du côté de la frontière du Brésil, de façon à ce que soit par terre, soit par mer, toute communication fût interrompue avec les lieux infestés.

« A cette même époque, Buenos-Ayres se tenait en garde contre Rio et Montevideo, d'abord par des quarantaines de 15 et 20 jours, puis en fermant totalement son port pendant deux mois aux provenances orientales et brésiliennes, sage mesure qui devait préserver du fléau la capitale de la République Argentine qui, en 1873, avait été si violemment éprouvée.

« Sous le rapport de la propagation, l'épidémie de Montevideo a traversé deux phases.

« La première phase a été étouffée aussitôt, mais la seconde a été plus tenace.

« La première période a trouvé sa source dans le bateau espagnol *Prémiat*. Ce navire, parti de Rio le 26 janvier, a eu dans sa traversée deux ou trois malades de fièvre jaune. Arrivé dans les eaux de Montevideo, il est envoyé accomplir une quarantaine de 15 jours à l'île de Florès, lieu où est établi l'isolement sanitaire de la République orientale. Ce temps écoulé, il obtient la permission de communiquer avec Montevideo. Le jour du mouillage, 22 février, deux matclots de l'équipage descendent à terre dans un cabaret de la rue Yacaré ; l'un d'eux tombe malade dans la nuit ; son cas étant suspect, on l'envoie au lazaret de l'île de Florès, où il meurt de fièvre jaune. L'auberge où il était logé est immédiatement évacuée par ordre de l'autorité. En même temps, *le Prémiat* est reconduit à l'île de Florès, où il doit purger une seconde quarantaine. Le nommé Gonzalez est chargé de la garde sanitaire de ce bateau ; après la fin de son service, il est, lui aussi, atteint de l'affection à son retour à Montevideo et meurt le 20 mars dans le lazaret de la rue Patagones. Toute cette rue est aussitôt déménagée par ordre ; on ne laisse occupé que l'hôpital anglais autour duquel veille, du reste, un cordon sanitaire.

« Grâce à cet intelligent et énergique procédé, le foyer s'éteignit entièrement, et là se termina la première phase de l'épidémie.

« Cependant, malgré la surveillance exercée à l'île de Florès par les navires de guerre orientaux *le Présidente* et *le Quince Enero*, quelques embarcations de pêche communiquaient avec les navires en quarantaine. Un de ces pêcheurs, demeurant dans la rue Paysandû, 109, tombe malade ; son cas passa inaperçu. Mais sa femme fut atteinte et mourut de fièvre jaune le 17 mars dans la même maison. C'en était fait, le foyer était créé. En effet, le 10 mars meurt un Italien demeurant dans la même maison et un Espagnol vivant à côté.

« Aussitôt, sur la proposition de la *Junta de Salubridad* (notons en passant que, composée surtout de médecins, elle était présidée par un « juge du crime »), le gouvernement donne l'ordre de faire déloger entièrement la *manzana* (île de maisons). Un cordon de soldats et d'agents de police est disposé tout autour de façon à empêcher toute réoccupation. Les habitants de la manzana sont envoyés en dehors de la ville, au *Cerrito*, où l'État veille à leur entretien. Les malades sont dirigés sur le lazaret du *Camino de Goes*.

« Quelques-unes des personnes demeurant dans le quartier infesté avaient pu se loger en ville. Plusieurs moururent du 31 mars au 4 avril. Dans cet espace de cinq jours, il y eut 8 décès parmi elles. Les victimes provenaient toutes de la rue Paysandû, des maisons portant les numéros 109, 107, 106, 110 et 101.

« On se demande pourquoi ces cas, qui se sont déclarés sur divers points de la ville, quoiqu'ayant la même origine, n'ont pas été autant de foyers d'infection comme le premier cas paru dans la rue Paysandû. Ce fait est dû probablement à la rapidité avec laquelle on a procédé à l'évacuation de chacune des maisons renfermant un malade.

« En même temps, six des personnes isolées au Cerrito mouraient au lazaret des fébricitants de Goès.

« Le 4 avril, un *celador* (agent de police), qui était de garde autour de la *manzana* de la rue Paysandû, était atteint et mourait trois jours après.

« Malgré l'étreinte sanitaire dans laquelle on avait voulu resserrer le foyer, il réussit à faire une trouée, et, vers le milieu d'avril, attaqua les manzanas voisines.

« C'est ainsi que quelques cas apparurent dans les rues *Vinte y cinco de Agosto*, *Arapey* et *Daïman*. Le même procédé énergique d'évacuation immédiate fut appliqué à chacune des îles attaquées. Les derniers cas eurent lieu à la fin d'avril, dans une maison de la rue de Daïman, à 30 mètres de la rue Paysandû. Ce sont les seuls que j'ai pu constater. C'était une famille française d'ouvriers, composée du père, de la mère, d'un garçon et d'une fille. La petite fille est atteinte le 26 avril ; le petit garçon tombe malade le 27 ; le père s'alite le 29, et meurt le 1er mai. Les deux enfants se sauvèrent. C'était le dernier éclat jeté par l'épidémie.

« Le nombre des décès s'est élevé, en tout, à environ 40. La plupart de ceux qui furent atteints éprouvèrent une terminaison fatale. Il est juste de dire que beaucoup de malades furent visités trop tard par les médecins ou moururent sans assistance médicale ; dans ce dernier cas, l'affection n'était vérifiée que par l'autopsie. Dans les trois cas que j'ai vus, il y eut fièvre forte au début, avec délire, vomissements noirs, ictère léger et urines rares et albumineuses. A l'autopsie du nommé Vidal, le cœur était pâle et ramolli ; le foie couleur café au lait, présentait manifestement les signes de la dégénérescence graisseuse ; les reins étaient pâles et diminués de volume.

« Le 15 mai, aucun nouveau cas ne s'étant présenté, permission est accordée à tous les habitants des manzanas délogées, de reprendre leurs anciens logements après les avoir préalablement désinfectés, soit au chlore, soit à l'acide phénique. A ce moment, la saison s'était beaucoup refroidie, et le pampero avait souvent donné aux autorités sanitaires, le secours de son souffle puissant et ventilateur.

« Pendant ce temps, les navires de guerre étrangers et les bateaux de commerce sur rade ne présentaient aucun cas suspect. Par précaution, j'avais prévenu le commandant de l'*Hamelin* du danger qu'il y aurait à envoyer l'équipage à terre : il n'y eut plus de permissionnaires. Les Anglais avaient imité notre prudence.

« Il y eut, cependant, quelques décès en rade ou dans le fleuve, mais sur des navires provenant tous de Rio. Le premier cas mortel eut lieu sur le navire américain *Granite-State* ; le bateau allemand *Emma* en eut trois ; sur les espagnols *Florista* et *Mercedita*, il y eut un décès sur chacun d'eux; l'anglais le *John-Elder*, perdit son second commissaire. Il y eut 4 ou 5 décès sur les vapeurs des diverses lignes européennes. Tous ces navires étaient partis de Rio-de-Janeiro dans les derniers jours de janvier, époque à laquelle la fièvre jaune sévissait avec le plus d'intensité dans ce port.

Afrique. — La fièvre jaune régna à Sierra-Leone et en Gambie pendant la saison chaude.

Une terrible épidémie frappa le Sénégal. Nous devons nous arrêter un instant sur son compte, car elle fut mémorable à plusieurs titres. La santé publique était excellente à Gorée, lorsqu'au mois de juin survint une épidémie de fièvre rouge ou dengue. On attribua cette maladie à l'admission en libre pratique à Gorée d'un vapeur le *Caméron*, venant de Gambie avec des passagers malades de cette affection ; mais il est probable que la dengue régnait déjà à Gorée à ce moment et que si elle fut en réalité apportée du dehors, ce qui est à penser, l'importation s'était faite avant.

Dans le cours du mois de juin, il arriva un assez grand nombre de caboteurs apportant des passagers venant de la Mellacorée, de la Casamame, de la Gambie, etc. etc., sans qu'on songeât à les mettre en quarantaine.

Dupont (*Arch. de méd. nav.*) nous apprend que dans le courant de ce mois de juin un comptoir voisin de la Gambie, qui comptait 16 Européens, en perd 7 en huit jours d'une maladie caractérisée par la fièvre, le délire et des vomissements. Les 9 survivants arrivent à Gorée et logent dans le quartier de Bambora, au voisinage de l'habitation de la jeune fille et du magistrat dont il va être parlé. Dupont nous dit aussi que la fièvre jaune régnait à Sierra-Leone le 5 juillet, au moment du départ du courrier anglais qui, ayant cependant une patente nette, communiqua librement avec Gorée. Voilà donc, d'après lui, la Gambie et Sierra-Leone positivement incriminées.

Le 6 juillet, une jeune mulâtresse âgée de 8 ans arrivait à Gorée venant de Casamance. Sa famille l'envoyait là pour la soustraire à l'insalubrité de Sedhioz, chose qui se fait journellement à chaque hivernage. Cette petite fille est atteinte de fièvre deux jours après son débarquement et succombe le 11 en vomissant noir. Ce fut à ce moment seulement qu'on eut des idées quelque peu arrêtées sur la nature de sa maladie.

Dans la maison où mourut cette petite mulâtresse, un magistrat de Gorée, M. B. venait journellement. Il se sent indisposé le 9 juillet à la suite d'une visite pendant laquelle il avait vu la jeune malade. Il entre à l'hôpital le 11 et mourut le 13, n'ayant présenté qu'à la fin des phénomènes pathognomiques du typhus amaril. Le Dr Bellom, chef du service de santé, en fait l'autopsie le 14 et prononce officiellement le nom de fièvre jaune, demandant la dissémination immédiate de la garnison. Ces troupes ne quittèrent Gorée que le 18, c'est-à-dire alors qu'elles étaient déjà assez imprégnées pour emporter avec elles des germes féconds de la maladie. Notons qu'un médecin de deuxième classe, M. Massola, assista à l'autopsie du magistrat et partait le lendemain pour Saint-Louis et Bakel ; nous aurons à revenir là-dessus.

Un douanier demeurant dans le voisinage du magistrat précité, fut la troisième victime ; un commis négociant soigné par le Dr Bellom pour fièvre rouge d'abord, est la quatrième, et à son tour Bellom est atteint et succombe le 30 juillet.

Gorée, Dakar, Rufisque, en un mot tous les centres qui constituent le second arrondissement du Sénégal furent terriblement éprouvés.

Avant d'aller plus loin, nous devons rechercher comment la fièvre jaune vint à Gorée en 1878. Nous avons vu que M. Dupont incrimine catégoriquement Sierra-Leone et la Gambie, de sorte que d'après lui, cette fois comme les autres, la maladie aurait envahi notre colonie de la même manière, c'est-à-dire en venant des colonies anglaises ; mais M. Le Jemble est absolument affirmatif en sens contraire et voici les raisons qu'il donne : — 1º le premier cas serait, d'après la première opinion, fourni par une fille de couleur ; et comme les mulâtres ne furent pas atteints en 1878 au Sénégal, il est infiniment improbable que cette fille soit morte réellement de la fièvre jaune ; — 2º en recherchant avec soin dans les journaux de médecine anglais, dans les *Arms médical Repos* en 1878, dans le *Moniteur officiel du Sénégal* et enfin en s'adressant directement au Ministère des colonies d'Angleterre, M. Le Jemble affirme que la Gambie et Sierra-Leone n'ont absolument pas présenté de fièvre jaune en 1878. Le Ministère anglais lui a communiqué les mouvements de l'hôpital de Sierra-Leone, de Scherboro et de Sainte-Marie que voici : Hôpital de Sainte-Marie ;

En 1877, 28 atteintes de fièvre intermittente, 1 décès ;

En 1878, 30 atteintes de fièvre intermittente, 3 décès.

Pour Sierra-Leone, la totalité de la mortalité du pays a été, en 1877 de 1,997, et en 1878 de 1,128. Les mouvements de l'hôpital ont été en 1877, — 113 cas de fièvre intermittente et 2 décès; en 1878, — 70 cas de fièvre intermittente produisant 5 décès. Enfin l'hôpital de Scherboro accuse, pour 1877, — 10 cas de fièvre intermittente et pas de décès, et pour 1878, — 46 cas de fièvre intermittente et 2 décès. Dans aucune de ces années le nombre de la fièvre jaune n'est prononcé ; — 3° M. Le Jemble dit que la Gambie et Sierra-Leone se mirent très vigoureusement en quarantaine vis-à-vis du Sénégal, dès que l'on apprit que la fièvre jaune y avait éclaté.

Certes ces trois arguments sont d'un très grand poids ; mais quand je songe qu'en 1872 je crois que Sierra-Leone, puis la Gambie ont menacé terriblement la colonie du Sénégal de la fièvre jaune et cependant que les documents officiels de cette année n'en font pas absolument la moindre mention, je ne puis me résoudre à partager l'opinion de M. le Jemble

Le fait du premier cas présenté par une petite mulâtresse a. je n'en disconviens pas, une autre importance : mais ne sait-on pas combien les enfants mulâtres ont une immunité infiniment moindre que celle, d'ailleurs tout à fait relative, de leurs parents ?

Enfin, le fait de se mettre en quarantaine, vis-à-vis du Sénégal, est peut-être moins topique qu'il ne paraît de prime abord. Sierra-Leone et la Gambie pouvaient très bien avoir souffert de la fièvre jaune en mai et juin; en juillet, août et septembre la maladie s'y était ralentie ou avait disparu faute d'aliment et il est très naturel que, sachant combien elle était sévère au Sénégal à cette époque, la population ait craint de la voir reparaître, si des germes nouveaux et plus actifs étaient apportés de nouveau.

D'ailleurs, puisque M. Le Jemble repousse l'idée de l'apport par la voie de Gambie, à quelle origine attribue-t-il la venue de la fièvre jaune au Sénégal en 1878? Il accuse formellement le paquebot du Brésil. Il est de fait qu'en février et mars 1878, la maladie était terriblement sévère à Rio-Janeiro et que deux fois par mois Dakar reçoit un paquebot ayant touché à Rio, Pernambuco et Bahia, lequel paquebot fut admis en libre pratique en mai, juin et juillet 1878, l'étant à peu près toujours sans contrôle sérieux.

Quoi qu'il en soit, que la maladie soit venue de Gambie ou du Brésil, je crois, pour ma part, qu'elle vint de Gambie ; toujours est-il qu'elle est venue cette fois encore du dehors au Sénégal, et nous allons voir qu'après avoir terriblement régné dans l'arrondissement de Gorée, Dakar, elle envahit Saint-Louis et le fleuve La garnison de Gorée fut envoyée à la grande terre et campée à Belair, au lazaret, et au cap Manuel. La fièvre jaune l'avait suivie et, malgré l'envoi ultérieur d'une portion de cette garnison dans le poste de Thiès, à 70 kilomètre dans l'intérieur des terres, il y eut un grand nombre de décès sur cet effectif.

De Gorée la fièvre jaune envahit Saint-Louis et fit des ravages considérables dans le premier arrondissement du Sénégal. Comment se fit cette transmission? Bien des discussions eurent lieu à ce sujet dans le moment et peu après l'épidémie ; voici comment on peut penser que les choses se passèrent.

Nous avons dit tantôt qu'un médecin de deuxième classe, M. Massola, avait assisté le 14 juillet à l'autopsie du magistrat mort de fièvre jaune à Gorée, le 13. Il partit le 15 pour Saint-Louis sur l'aviso *le Cygne ;* il passa quatre jours à Saint-Louis sans défaire ses malles et partit pour Bakel, dans le Haut fleuve. A son arrivée dans ce poste, le 29 juillet, il défait ses bagages, aidé par un brigadier d'artillerie (Duval) et il revêt le veston de flanelle qu'il portait le jour de l'autopsie du magistrat. Le 16 août, ce brigadier d'artillerie du poste meurt de fièvre jaune. Le soldat ordonnance atteint peu après succomba à son tour et la maladie se répandit dans la garnison de Bakel qui fut emportée presque tout entière : *sept* sur *huit* Européens.

Au moment où la maladie dont nous parlons commençait à sévir à Gorée, l'état politique du Sénégal exigeait l'envoi de troupes dans le Haut Fleuve. Des soldats venus du 2e arrondissement se joignent à ceux de Saint-Louis, le départ a lieu pour le Haut Fleuve dans la soirée du 11 septembre. Peu après le départ, c'est-à-dire vers Dagana et Podor, des atteintes méconnues d'abord, mais appartenant réellement à la fièvre jaune commencèrent à se manifester. Cette expédition qui comprenait 317 Européens fournit 176 ou 180 décès de fièvre jaune.

Comment la colonie du Haut Fleuve fut-elle contaminée? La réponse n'est pas difficile à donner: c'est l'aviso *l'Espadon*, sur lequel une partie des soldats embarqua, qui recélait les germes de fièvre jaune, comme nous allons le voir.

En effet, Saint-Louis était resté indemne jusqu'au 6 septembre, lorsque l'aviso, *l'Espadon*, descendit de Bakel. Son médecin qui avait assisté au commencement de l'épidémie apportée par les effets de Massola, est indisposé, entre à l'hôpital du chef-lieu le 9, présentant des phénomènes qu'on rattacha d'abord à une fièvre bilieuse, mais il succomba le 13, à neuf heures du soir, avec tous les symptômes de la fièvre jaune.

Le médecin de *l'Espadon*, mourant à l'hôpital militaire de Saint-Louis, infecta à son tour le chef-lieu et, sur une population de 175 Européens civils, il en mourut 36. Voici les chiffres principaux de cette épidémie :

Population civile :

Gorée, Dakar	99	morts	63
Saint-Louis	175	—	36
	274		99

Population militaire [1,200 Européens environ) :

Arrondissement de Gorée	morts	310
Expédition de Logo	—	176
Lazaret de la pointe aux Chameux	—	108
Banlieue de Saint-Louis	—	17
Hôpital de Saint-Louis	—	39
		650

Récapitulation :

Population civile	274	99	soit 37 pour cent.
Population militaire	1,200	650	—	53	—
		749		

Europe. — Cette année-là, Madrid reçut la visite de la fièvre jaune. Voici quelques détails touchant cette petite poussée épidémique; ils sont empruntés au travail de M. Guichet, médecin de l'armée (*Mém. de méd. militaire*, 1878). En septembre et octobre 1878, des troupes espagnoles revinrent de Cuba. Elles débarquèrent à Santander et furent dirigées par voie ferrée sur Madrid. Dans le convoi, il y avait un grand nombre d'hommes libérés du service qui allèrent se loger dans des garnis de la rue de Tetuan où ils étaient entassés quinze ou vingt dans une même pièce sordide de malpropreté et de misères. Ces licenciadas avaient eu plus ou moins à souffrir de la fièvre jaune à Cuba, mais ils se portaient bien à leur arrivée à Madrid. Or, le 15 septembre, un jeune homme de quinze ans, employé de commerce dans un magasin de la *Puerta del sol*, qui prenait ses repas et couchait au n° 13 de la rue de Tetuan, tomba malade et bientôt quatre personnes de sa famille présentèrent les phénomènes de la fièvre jaune. Dans la même maison, deux autres personnes furent atteintes aussi.

Les maisons contiguës ne tardèrent pas à être contaminées de proche en proche. Cette petite épidémie dura un mois, s'éteignit vers le 15 octobre, au moment où les premiers froids survinrent; elle avait touché une cinquantaine d'individus et occasionné 35 décès, au dire de M. Guichet.

En 1878, la fièvre jaune fut apportée à Londres. Voici la relation de ce fait, emprunté au *British medical journal*, du 13 avril de cette année. « Pour la première fois probablement, de mémoire de praticien, un cas de fièvre jaune avec terminaison fatale a été observé dans la ville de Londres : c'est dans un des squares du quartier Belgravia. Ce cas a été constaté avant la mort par le Dr Murchinson; tous les symptômes pendant la maladie et l'examen anatomique après la mort établissent clairement le genre de la maladie. Elle a été contractée à bord de l'un des steamers de la Compagnie des Indes Occidentales, sur lesquel plusieurs décès sont survenus. »

Trois morts occasionnées par la fièvre jaune ont eu lieu à bord d'un brig norwégien actuellement ancré en rade de Douvres, pendant la traversée de Rio-Janeiro en Europe.

Le D^r Le Jemble rapporte, dans sa thèse, que dans le n° du 1er juin du *British medical journal*, il est dit qu'un passager débarqué en Angleterre, le 17 mars, venant du Brésil, est mort de la fièvre jaune six jours après.

1879

Grandes Antilles. — La fièvre jaune régna dans plusieurs îles des Grandes Antilles, notamment à la Havane et à Porto-Rico.

Petites Antilles. — Elle était aussi dans plusieurs des petites Antilles.

Continent inter-américain. — Elle était sur le littoral du Mexique ainsi qu'à Colon et Panama.

Amérique du nord. — La fièvre jaune régnait en Louisiane le long du Mississipi jusqu'à Memphis; elle était sévère et étendue. Le gouvernement des

États-Unis envoya une commission médicale à la Havane pour étudier la maladie. Cette commission signala un fait d'incubation de quatorze à quinze jours.

La fièvre jaune fut apportée des Antilles à la Nouvelle-Orléans et, chose curieuse mais qui se comprend très bien quand on en examine les détails, elle fut concentrée dans les commencements dans les quartiers riches de la ville (la famille du général Wood).

C'est en 1879 que se produisit à bord du navire des États-Unis, *le Plymouth*, une journée épidémique de fièvre amarile qu'on aurait pu prendre pour un fait de genèse spontanée de la maladie et qui, en réalité, n'était qu'une repullulation de germes apportés à bord antérieurement. Voici d'ailleurs le sommaire de ce fait emprunté au rapport du D\u02b3 Voolverton (*Med. rep. Vavy U. S.*, 1879).

C'est un sujet bien digne de recherches particulières, que la réapparition de la fièvre jaune à bord du *Plymouth ;* ce navire étant à la mer au mois de mars, par une latitude tempérée, alors qu'il venait de quitter Boston après être resté exposé aux froids d'un rigoureux hiver du nord, et n'ayant encore relâché dans aucun port ni rencontré aucune source nouvelle d'infection.

Un examen préliminaire du caractère des maladies précédemment observées sur ce navire des infections endémiques auxquelles il a été exposé, est nécessaire pour comprendre la suite du sujet qui nous occupe.

La corvette à hélice *Kenorha*, nommée plus tard *le Plymouth* (de 2ᵉ rang, 12 canons, 1,222 tonneaux, 2,400 ton. de déplacement) fut construite à l'arsenal de New-York, lancé au milieu de l'été 1868 et considérée comme armée en février 69.

Sa membrure était de chêne dur et de chêne blanc dans la proportion de 15,079 pieds cubes du premier par 1,800 du deuxième et à sa construction totale furent consacrés 78,028 pieds cubes de chêne blanc. On le signale comme « ayant toujours été un bâtiment confortable pour l'équipage avec un poste plus large que les autres, et des cabines saines et d'un facile accès de tous points un navire particulièrement propre ». La capacité totale de l'air dans le poste de l'équipage est de 34,304 pieds cubes et son équipage effectif de 193 hommes. Prélevant 10 pieds cubes par homme avec son hamac, nous avons une capacité aérienne nominative de 187,3 pieds cubes d'air par homme.

Le *Plymouth* fnt armé le 20 janvier 1869 et le 25 février suivant, il appareilla de New-York pour la station d'Europe. Après un an d'absence en Europe, il revint aux États-Unis, portant les restes de M. Georges Peabody et arriva à Portland le 7 février 1870.

Le 12 juillet il appareilla encore de New-York après avoir subi des réparations importantes, pour Lisbonne et la station d'Europe, où il continua sa croisière pendant trois ans. A l'expiration de ce temps il retourna de nouveau en mars 1873 aux Etats-Unis en touchant à Fernando-po dans le golfe de Guinée ; en avril à Saint-Paul de Loanda sur la côte occidentale d'Afrique et aux Barbades. Il fut désarmé en juin 1873 à Portsmouth N. H.

Dans tout le cours de cette longue croisière de 3 ans, il n'y eut aucune maladie épidémique à bord du *Plymouth*.

Pendant le séjour du bâtiment à Portsmouth il fut examiné par une commission qui nota le 12 juin 1873 que quelques-unes des couples au-dessus de la ligne de flottaison offraient des traces de pourriture et cette altération se voyait aussi sur le bordage extérieur au-dessus du cuivre sous les porte-haubans de l'avant et entre les porte-haubans misaine et du grand mât. Dans l'opinion de la commission toutes les membrures étaient alors en assez bon état pour effectuer une nouvelle campagne.

Conformément aux conclusions de la commission, le bâtiment subit des réparations de juillet 1873 à octobre 1874. Elles comprenaient le remplacement du bordage attaqué, le renouvellement partiel des ponts et de quelques courbes dans la batterie, ces parties ayant été jugées profondément attaquées.

Le 12 octobre 1874 *le Plymouth* fut réarmé à Norfolk. Pendant cette campagne le navire stationna presque continuellement dans le golfe du Mexique et les Indes occidentales.

Quelqus cas de malavia figurent dans chaque rapport trimestriel, quelque fût la saison de l'année, ou le climat où se trouva *le Plymouth*.

Le 4 avril 1875 le navire était à Key West, le journal médical relate un cas de *Febris flava*. C'était le chef de la cale avant que son service obligeait à séjourner la plupart du temps en bas. Dans la matinée du jour précité, il tomba sur le pont et fut porté sans connaissance. Il avait des crampes dans les jambes, des nausées, des vomissements avec une fièvre violente. Sa maladie, pourtant, céda promptement à la quinine, les urines ne furent jamais albumineuses ou supprimées, et le malade fut exempt de service pendant onze jours. Faute d'observations sur la température et le pouls, les données sont insuffisantes pour établir le diagnostic. A cette époque une épidémie de fièvre jaune éclata à Key West, aussi tout accès de fièvre violent et subit était avec raison considéré comme suspect. Des schooners chargés de légumes et de fruits arrivaient presque chaque jour de la Havane, sans que les autorités locales prissent aucune précaution pour prévenir l'importation constante de l'infection.

Il est à peine probable que *le Plymouth* ait pu, alors, éviter d'être exposé à l'infection de la fièvre jaune ; mais on commit la faute de lui créer un nid dans le navire même ; celui-ci demeura la plus grande partie de l'été dans le golfe du Mexique, transportant des approvisionnements à Bronswille (Texas) et faisant du charbon dans le port infecté de Key West.

Après avoir hiverné à Norfolk-Va , *le Pymouth* retourna aux Antilles au printemps suivant où il continua à croiser jusqu'en juillet 1876. En janvier 1877 il fut envoyé dans la rivière du Mississipi. En décembre 1877 il fit encore une visite aux Antilles. Sur ces entrefaites il commença à se montrer décidément un navire malsain avec tendance marquée au développement d'une maladie zymotique.

En arrivant à Saint-Thomas le 4 décembre *le Plymouth* y demeura jusqu'au 11. Le 9, James F. Cleary, quartier-maître, fut envoyé à l'hôpital à terre pour fièvre. L'assistant Surgeon déclare que les symptômes dans ce cas ressemblent à ceux de la fièvre jaune ; et que l'homme fut transféré à l'hôpital Saint-Joseph. Les rapports montrent que l'homme se rétablit et fut débarqué le 16 juin 1879.

Après avoir touché à Saint-Jean le 11, le 14 décembre le navire venait d'arriver à Puerto-Plata, Saint-Domingue, quand James Fodley, matelot, tomba malade brusquement, et fut évacué sur l'hôpital de terre avec le diagnostic ! « fièvre, de nature indéterminée ». Le médecin note 10,4 Fahrenheit comme température, le pouls à 112 et la respiration à 30. « Quelques instants avant l'accès le malade était tout à l'exécution de son service.

Le 24 décembre, peu après le cas précédent, *le Plymouth* étant à Aspinwall, la fièvre de Chagner (paludéenne) éclata à bord et le bâtiment prit le large aussitôt. L'invasion dans tous ces cas fut remarquable par sa brutalité, mais leur histoire clinique, telle qu'elle est consignée dans le *journal médical*, indique que ces cas ne différaient sous aucun rapport, de la forme de fièvre généralement endémique sur différents points de l'isthme de Panama. — Tous se rétablissaient.

Le 1er février 1878 le navire était remonté dans le nord, après avoir touché à la Havane, Key West et Port-Royal. Aucun autre cas de fièvre ne fut observé. Entre avril et juin 1878 il fit une autre campagne aux Antilles sans toucher à Saint-Thomas. Pendant cette période on n'observa aucun cas pouvant faire soupçonner la fièvre jaune.

Le 6 octobre 1878, il reprit sa station dans les Antilles partant de Portsmouth (N. H.) pour Santa-Cruz et Saint-Thomas, où il arriva le 19 du même mois.

Le Plymouth appareillait de Christianstadt le 19 octobre et le 21 arrivait à Saint-Thomas distant de 40 milles, pour y compléter son charbon, 192 tonnes de bonne anthracite furent embarquées par les indigènes. Il y avait eu à Saint-Thomas pendant la saison quelques 9 ou 10 décès de fièvre jaune frappant des soldats arrivés récemment du Danemark qui n'étaient pas acclimatés — cas sporadiques — et tous, sauf un, éclatèrent parmi la garnison. Le port était considéré comme salubre et n'était protégé par aucune quarantaine. Pendant notre relâche à Saint-Thomas aucun homme ne fut autorisé à aller à terre ; les officiers purent descendre de 10 heures du matin à 10 heures du soir ; les *stewards* faisaient leur marché au milieu du jour et quelques provisions seulement de toute nature étaient portées à bord. Le 15 octobre le bâtiment quittait Saint-Thomas pour Frederickstadt, Santa-Cruz, où il demeura à l'ancre sur *une rade ouverte* à un demi mille du rivage jusqu'au 7 novembre. L'île avait été exempte de toute maladie pendant l'été : il n'y avait eu qu'un cas de fièvre jaune, celui d'un soldat venu de Saint-Thomas qui y avait contracté la maladie et qui succomba trois semaines environ avant notre arrivée.

Les mêmes précautions qu'à Saint-Thomas furent prises à Santa-Cruz ; pas de liberté pour l'équipage, personne à terre après le coucher du soleil. Les hommes furent mis soigneusement à l'abri des fréquentes averses ; le temps était chaud et humide : la moyenne de la température de midi à minuit fut du 7 octobre au 7 novembre de 83,3 Fahrenheit ; le maximum, 87 Fahrenheit ; le minimum 79.

Depuis le jour du départ de Portsmouth nous n'avons eu que 2 ou 3 noms sur la liste des malades, et nous n'avons pas eu de cas de fièvre d'aucun genre.

Le 4 novembre au soir, Charles Dianchi, soldat de marine, cuisinier du poste, se plaignit d'avoir des frissons, et d'éprouver un grand malaise ; le 5 il eut une fièvre marquée par de la céphalalgie et de l'agitation continue. La fièvre continuait à être violente et le 10 la température s'éleva à 105,6, le pouls à 95 ; l'estomac devint irritable et le soir il eut des *vomissements blancs*. Le cas fut signalé au commandant comme un cas de fièvre jaune.

Le 5 au soir le temps étant beau, la plus grande partie de l'équipage fut envoyée à terre en compagnie de débarquement. Deux aspirants MM. Rollins et Mallory qui avaient transpiré beaucoup pendant l'exercice restèrent de quart en rentrant à bord; M. Rollins de 6 heures à 8 heures et M. Mallory de 8 à minuit, sans avoir changé de vêtements. Ils eurent des frissons toute la nuit et le matin ils étaient pris de fièvre et de céphalalgie. La fièvre de M. Rollins était plus violente et les symptômes du côté de l'estomac plus redoutables que chez M. Mallory. Dans la soirée du 6, Moore, soldat de marine, eut un frisson suivi de fièvre et de céphalalgie. L'hôpital civil de Frederisckstadt fut gracieusement mis à notre disposition; Bianchi y fut tranféré à 10 heures du matin, et c'est là dans l'après-midi qu'apparurent les vomissements noirs. Les aspirants et Moore furent transférés à 1, 30 p. m. le 7, quand le bâtiment repartit pour Norfolk.

Le même soir M. Hoffmann, aide-ingénieur, White et Winkler, soldats de marine, furent pris de fièvre; leur maladie suivit une marche modérée et ils entrèrent tous en convalescence au bout d'une semaine. Les deux soldats de marine reprirent leur service le 22 novembre complètement rétablis. M. Hoffman eut de l'irrégularité dans le pouls et de violentes palpitations pendant sa convalescence et ne recouvra que lentement ses forces; il reprit son service le 30 novembre. Les vêtements des malades furent désinfectés et leurs draps jetés par-dessus le bord.

A notre arrivée à Norfolk nous apprîmes que M. Rollins avait succombé le 10, Bianchi le 11 et M. Mallory le 14 novembre à Santa-Cruz. Toutes les affaires et les effets de ces officiers avaient été envoyés à terre avec eux ainsi que la literie des quatre malades, les vêtements des infirmiers furent jetés à la mer.

Le 8 novembre le poste de l'équipage, l'infirmerie, la timonnerie et le carré furent soumis à des fumigations sulfureuses, et un mélange de sulfate de fer et de chlorure de chaux fut versé dans les fonds du navire; tous les sacs et les hamacs furent mis à l'air dans la mâture. Le 10, la fumigation fut renouvelée.

Le navire arriva à Norfolk le 18 novembre et il fut admis à la libre pratique.

Le 23 novembre il quitta Hampton Roads pour Portsmouth, et mouilla devant l'île de la quarantaine le 30 novembre. Le 1er décembre, à la requête de l'officier de la santé, le poste de l'équipage fut soumis à une nouvelle fumigation.

Le Plymouth demeura à Porsmouth jusqu'au 16 décembre, époque où il se rendit à Boston pour y subir des réparations nécessaires et pour y être désarmé et purifié par le froid.

Dans un rapport fait à Hampton-Roads le 17 novembre 1878, on voit exprimée l'opinion suivante: Considérant la stricte précision des règles hygiéniques observées pendant notre station sous les tropiques et le peu de probabilité que nous ayons pu charrier l'infection de Saint-Thomas, port que nous avons quitté dix jours avant le premier signal du fléau, mon opinion est que la fièvre a eu une origine purement locale inhérente au bâtiment, et je ne doute pas que notre prompt départ de Santa-Cruz nous ait sauvé d'une épidémie à bord. J'estime qu'il serait imprudent de renvoyer ce bâtiment dans des latitudes chaudes avant qu'il ait été complètement désarmé et soumis à une congélation complète.

Arrivé à Boston le 17 décembre le bâtiment fut désarmé dans l'arsenal. Il ne fut rien laissé de mobile à bord comme munitions, provisions et vêtements.

Le 8 janvier 1879 l'équipage fut transféré sur le bâtiment de la réserve, et le navire complètement exposé au froid. Des bailles pleines d'eau furent placées dans les différentes soutes pour indiquer la congélation.

Le 22 janvier le bâtiment fut mis à sec dans le bassin où il demeura jusqu'au 24 février. La température moyenne sur le pont fut pendant ce temps de 28° Fahrenheit; mais elle était plus basse de 10° environ dans le fond du bassin occupé par la glace empilée.

Le 26 janvier, fumigation au moyen de trente livres de souffre brûlé sous les ponts dans huit fourneaux à charbon de bois disposés dans différentes parties du navire; température zéro; l'eau glacée partout à l'intérieur.

Le 2, fumigations comme ci-dessus; cinquante livres de souffre; température 1° Farhenheit. La fumigation fut prolongée pendant deux jours, toutes les issues complètement closes.

Le poste et l'infirmerie avaient été grattés avant l'opération. Le bâtiment sortit du bassin le 4 février. Il avait été blanchi avec un mélange de chaux et de chlorure de chaux, et pouvait être considéré comme ayant été complètement gelé et purifié. Il avait été jadis envahi par les fourmis et les cancrelats; on n'en vit plus un après l'hiver.

Alors des réparations assez restreintes furent faites au *Plymouth*. On changea la boiserie de la moitié de la dunette sous le gaillard arrière depuis l'extrémité des baux de la grande-vue jusqu'à l'autre extrémité des baux du gaillard, ainsi que deux courtes-virures à l'extérieur par le travers de la préceinte supérieure. Les banquières du pont de la batterie, par le travers du mât de misaine, et environ six courbes de chaque côté furent enlevées. Les préceintes furent calfatées à partir de la ligne de flottaison. On fit de légères réparations dans deux ou trois endroits aux rampes. On répara une partie du gaillard d'avant, enfin le bâtiment fut repeint.

Les réparations précédentes terminées, on déclara à l'amirauté que le navire était maintenant en bon état dans toutes ses parties, y compris la machine et ses chaudières, et qu'il pouvait sans hésitation assurer qu'il tiendrait la mer dans de bonnes conditions pendant dix-huit mois, étant donné une campagne ordinaire au large.

Il résulte d'une enquête faite plus tard à l'arsenal de Boston que l'on reconnut alors l'état de pourriture du *Plymouth* sur une grande étendue, mais que, en présence de l'impatience témoignée par le commandant de prendre le large, et vu le peu de durée de la campagne qu'il allait entreprendre, on ne toucha que le moins possible au bois pourri.

Le 15 mars *le Plymouth* prit la mer pour aller croiser parmi les Iles du Vent. La nuit du 19, pendant un violent coup de vent, les écoutilles durent être fermées, et le poste, humide, s'échauffa beaucoup; il y régnait une température tropicale.

Dans l'après-midi du 21, Richard Saunders, mécanicien, se présenta comme malade, la figure très rouge, les yeux gonflés et injectés, il se plaignait d'une céphalalgie violente,et il avait une fièvre très forte ; pouls à 98, température à 104° (40°).

La fièvre se maintint avec la même violence pendant toute la nuit, le matin de bonne heure, la température était à 39°, 2, on espéra se trouver en présence d'une fièvre intermittente ; la quinine fut administrée à haute dose. Cependant la température s'éleva bientôt de nouveau à 40°, pouls de 83 à 93 ; langue saburrale, large, rouge sur les bords qui gardaient l'empreinte des dents. La fièvre continua jusqu'au 25° jour où apparut une rémission accompagnée de sueurs profuses ; pouls à 80, dépressible, température à 102 dans la journée nausées dans la nuit ; le 26, le pouls remonta à 88, température à 104°, 6 (40,4) et la céphalée reparaît.

Ces symptômes s'amendèrent et à dater du 27 l'amélioration marcha à pas lents, mais sûrs. Ce qui caractérise la fièvre de Saunders, c'est la rapidité et la violence de l'invasion, l'intensité de la céphalalgie, l'aspect particulier de la fièvre, la rémission avec les sueurs, la rareté des urines dans lesquelles on a trouvé un précipité d'albumine, la lenteur du pouls relativement à la chaleur du corps. Pendant la convalescence la peau et la conjonction prirent une teinte jaune qu'elles conservèrent pendant une semaine, tandis que le pouls restait irrégulier.

Cet homme rejoignit *le Plymouth* à Boston le 24 décembre 1878.

Dans la soirée du 22 Peter Eagan, second-maître, âgé de cinquante-six ans environ, était en parfaite santé. Dans la nuit il se sentit très souffrant, et le 23 au matin il ne put se lever tout seul Il présenta les mêmes symptômes que Saunders, avec une très grande irritabilité de l'estomac ; son cas rappelait d'une façon étonnante les empoisonnements par les substances irritantes, pouls à 95, température 39°, 87, peau chaude et sèche.

Ces deux cas furent diagnostiqués fièvre jaune, et signalés au capitaine Harmony avec instances d'interrompre la campagne, de faire distribuer du café chaud au changemènt de quart à minuit, et de laisser les hommes dormir sur le pont à couvert jusqu'à ce qu'on fût sous des latitudes plus fraîches. La température maximum sur le pont avait été 77° Fah. (29°).

Le bâtiment toucha aux Bermudes pour faire du charbon, et dans la nuit du 25 la température tomba à 63° (16°,5). Les malades traversaient assez favorablement la crise. Saunders était convalescent vers le septième jour, mais Eagan, âgé, après une rémission légère le quatrième jour, présenta un état typhoïde et mourut d'épuisement pendant une violente tempête le 31 mars ; le temps avait été mauvais et avait empêché son rétablissement.

Il n'y eut pas d'autres cas de fièvre jaune à bord après l'accès d'Eagan le 22 mars. Le navire fut mis en quarantaine à Portsmouth (N. H.) le 6 avril.

Le 9 avril *le Plymouth* fut soumis à l'examen sanitaire d'une commission composée de médecins de la marine désignés à cet effet ; ils déclarèrent que la cause infectieuse qui avait produit cette nouvelle explosion de fièvre jaune sur *le Plymouth*, semblait s'être nichée dans le bois pourri du poste de l'équipage (opinion conforme à celle qu'avait émise le chirurgien Woolverton), dans la literie ou dans les vêtements des hommes. La commission pres-

crivait de le désinfecter à l'aide des projections de vapeurs et de l'acide sulfureux gazeux.

Vu l'existence à bord à ce moment de tout son équipage et de son armement,
on considéra comme impraticable une visite complète de toutes les parties du
navire. Comme il parut imprudent de transborder ses munitions avant le retour
d'une saison plus fraîche, on renvoya une investigation plus complète au moment
où le bâtiment serait vidé de tout ce qu'il renfermerait.

Au mois de février 1880, après être resté exposé à la gelée, toutes les munitions
furent débarquées et une seconde enquête sanitaire fut ordonnée par le département de la marine. Cette commission reçut des instructions détaillées du
chirurgien général de la marine et fut autorisée à faire lever telle partie qui
lui conviendrait des panneaux de cale, ou du plancher des magasins et des
soutes, et à démolir tous les obstacles qui auraient pu céler des impuretés, ou
des matières susceptibles d'offrir un nid à l'infection.

Dans le but d'exposer toutes les parties du bâtiment à la vue, et en même
temps de donner libre accès aux agents désinfectants dont on devait se servir,
les travaux préliminaires suivants furent exécutés par une équipe d'ouvriers
de l'arsenal, le navire étant encore à l'ancre au mouillage de la quarantaine
dans l'avant-port de Portsmouth (N. H.). Des ouvertures furent pratiquées sur
les préceintes et les courbes des principales chambres de tribord. Un coffre à
babord de la batterie, au-dessus des soutes à charbon, fut démoli, et des ouvertures furent pratiquées dans les préceintes, juste en avant de ce point, en démo-
lissant des parties du pont. Des ouvertures semblables furent faites en face de
la cuisine à babord (et elles donnèrent issue à une odeur nauséabonde). On
démolit des parties du plafond de l'hôpital à babord ; on pratiqua des coupes
dans les planchers et les courbes et on les passa en revue sur toute la longueur
de la batterie à tribord.

Dans cette partie de la cale-avant affectée au magasin général, et en arrière
aux magasins du paymnaster, les bordages du plancher et des paracloses furent
entièrement démolis, et à babord une partie des virures de la cale furent enlevées. Dans la cale-avant proprement dite, le plancher fut ouvert, sur une
étendue suffisante pour permettre d'examiner la carlingue et les espaces au-
dessus des caisses à eau ; à tribord une partie des virures de la cale furent ar-
rachées. Des écoutilles furent taillées dans les planchers des soutes à obus de
l'avant, de chaque côté de la carlingue. Dans les soutes à charbon le plancher fut tailladé en 2 endroits. Dans la cale-arrière le plancher et une partie
des virures inférieures furent enlevées de chaque côté du navire. Des écoutilles
furent ouvertes pour donner accès au-dessus des deux magasins, et une partie
des grosses virures et du revêtement en plomb des plafonds fut enlevé. On pratiqua encore des ouvertures dans les planchers des deux soutes à biscuits
sur l'arrière des magasins, et le doublage fut enlevé en partie

Le tunnel de l'arbre fut visité, on trouva sa partie arrière encombrée de
matériaux tandis que sur tout le reste de son étendue la cale était accessible
sans avoir besoin de pratiquer de coupes.

Au moyen de ces ouvertures nous fûmes en état de constater que les plafonds,
les courbes, les crampons, étaient profondément vermoulus sur toute la longueur
de la batterie. C'était surtout marqué dans les logements de tribord, et en face

de la cuisine à babord dans l'hôpital. Le bois pourri était rempli par le mycélium de végétation fongueuse, que l'on retrouvait aussi sur la face inférieure du pont supérieur. Derrière le coffre à babord, on trouva une grande quantité de détritus en état de décomposition. Un trou donnant accès dans le magasin des vêtements et ouvert en abord de ce poste, était entouré de bois pourri. Chaque ouverture donna issue à des bouffées d'air empesté. Cette partie est immédiatement au-dessus des soutes à charbon babord, et l'on enregistra quatre cas de fièvre jaune à la première explosion, parmi des gens habitant ce point. Un cas survenu de là dans la deuxième explosion de l'épidémie fut enregistré à babord juste en face. et un peu plus près de la cuisine, endroit où l'on trouva plus particulièrement du bois vermoulu.

Dans cette portion de la cale-avant affectée au magasin général et aux magasins du paymaster, le plancher reposant sur la carlingue même, les couples, les varangues et les cloisons étanches, étaient pourris sur une grande étendue. Les espaces entre les membrures étaient relativement dégagées. Un examen minutieux de toute la cale-avant proprement dite, des espaces entre les couples, au-dessous des caisses à eau ne révélèrent rien à noter. Par des coupures faites à travers le plancher de la soute à obus, il s'échappa des émanations empestées. Un amas considérable de fange fut découvert dans la cale à ce niveau, près de la carlingue principale. A babord une masse de matière presque solide, composée en grande partie de bactéries, adhérait à la partie la plus inférieure de la petite carlingue, et dans l'angle qu'elle forme avec la cale. Sous les soutes à charbon rien à noter, si ce n'est une quantité de poussière de charbon qui avait filtré à travers le plancher et qui semblait être là depuis longtemps.

Au-dessous des parquets de chauffe il y avait à peu près trois pouces de glace solide et la glace s'étendait sur le parquet lui-même. Il ne fut pas possible d'examiner les parties situées au-dessous des chaudières et de la machine. Le tunnel de l'arbre et cette partie de la cale étaient dégagés et en bon état. Dans la soute à charbon à babord derrière était empilé du bois à brûler qui avait, nous dit-on, été pris aux Etats-Unis. Toutes les autres soutes étaient vides. Dans la cale-arrière, des deux bords, deux couples avaient été entaillés, formant ainsi une sorte de barrage retenant tout ce qui pouvait venir se mettre dans les espaces entre les membrures. A tribord un de ces espaces fut trouvé complètement occupé par une masse molle d'une odeur insupportable qui semblait composée principalement de haricots à tous les degrés de la putréfaction ; l'autre espace était également rempli par des débris d'éponge, des vêtements, des copeaux, et autres détritus plus ou moins décomposés. La puanteur exhalée par ces dépôts était telle que les travailleurs durent remonter sur le pont.

Entre les autres couples des deux bords on trouva des masses de produits bactériformes, semblables à ceux que l'on avait découverts dans la soute à obus de l'avant ; et à babord dans les culs-de-sac correspondants à ceux qui contenaient à tribord les haricots et autres détritus, on découvrit une quantité de matières organiques arrivées à un tel état de décomposition qu'il fut impossible de les reconnaître. Ce fut directement au-dessus de ce trou qu'éclatèrent trois cas de fièvre jaune dans la première invasion. Deux sur les trois furent mortels. Deux midshipmen avaient leur hamac pendu près de l'écoutille correspondante, un élève mécanicien occupait la cabine adjacente à tribord.

Sous le plancher des magasins existait une accumulation considérable de copeaux et de sciure pourris. L'espace entre les couples était dégagé. Au-dessous du revêtement en plomb, le bordage était entièrement pourri, et noirci comme si le bois avait été carbonisé, et dans ce bois vermoulu des rats avaient fait leur nid. Par les entailles faites dans le plancher des soutes à biscuits, s'exhala un air empesté. On avait établi là un second plancher au-dessus du premier et entre les deux se trouvait un espace fermé de trois pouces en profondeur d'où s'envolèrent des mouches. Il est évident que quoique la glace ait séjourné longtemps dans la chaufferie, cet espace n'avait pas été assez refroidi pour tuer les mouches. Le revêtement en étain de ces soutes à biscuits ne joignait pas complètement dans l'angle entre le pont supérieur et le veigrage, et formait là un vide triangulaire dans lequel on découvrit des végétations fongueuses.

Par le fait que les issues inférieures des espaces entre couples, qui devaient s'ouvrir dans la cale étaient sur *le Plymouth* fermées par des bordages qui les recouvraient, ces espaces dans toute la longueur du navire s'étaient transformés en réservoirs d'air confiné. D'autres trous à air confiné existaient sous les onguillers dans la cale-avant; sous les planchers des soutes à charbon et des soutes à obus de l'avant, au-dessous des coquerons et des soutes à biscuits, et derrière le revêtement en étain de celle-ci vers les angles extérieurs.

Ces espaces, ainsi que le prouve la présence de mouches vivantes, sont tellement à l'abri des changements atmosphériques qu'ils ont échappé à l'action de la chaleur et du froid, et n'ont sans doute été atteints par aucun des agents désinfectants employés précédemment. La même observation s'applique aux parties intérieures des couples que l'on trouva dans un état d'altération avancée.

Notre opinion est que la présence de ces divers dépôts de matières organiques en décomposition, et d'une quantité de bois pourri se lie étroitement au développement de la fièvre jaune à bord du *Plymouth*.

Après avoir terminé l'enquête sur l'état du navire à Portsmouth même, la commission continua à Boston ses recherches pour établir avec certitude si tous les vêtements et munitions, qui étaient soupçonnés d'avoir séjourné parmi les ferments d'infection, avaient été aussi exposés à la congélation. Une enquête minutieuse à ce sujet montra que provisions, munitions, vêtements, tout avait été débarqué et placé sous un hangard dans une partie découverte de l'arsenal de Boston et y était demeuré pendant un mois environ du 8 janvier au 19 février 1879. Ainsi que l'établit le rapport de la température déjà cité, d'après le *journal météorologique* de l'arsenal, le mercure pendant cette période fut souvent au-dessous de 32 Fahrenheit (0°), la température moyenne ayant été de 28 Fahrenheit sur le pont du *Plymouth* à sec dans le bassin.

Les vêtements, empaquetés en ballots recouverts de prélards, le bœuf et le porc en barils, les bottes et les souliers dans les caisses et les menus approvisionnements furent remis à bord. Les vêtements actuellement en usage de l'équipage, les draps de lit, et les matelas qui avaient suivi les hommes à bord du *Wabash* furent rapportés avec eux à leur retour à bord du *Plymouth* le 12 février 1879. On ne dit pas que ces objets aient été exposés au même degré de froid que le reste, mais le docteur Wolverton, affirme que « le couchage des « hommes était fréquemment aéré pendant l'hiver, et une fois au moins le fait est « noté dans le journal de bord avec une température de 24 Fahrenheit (4°,5).

« Beaucoup d'hommes profitèrent de la facilité de faire blanchir leurs draps à
« Boston. »

Ces approvisionnements étaient encore à bord au retour du navire en mars
après la réapparition de la fièvre, et ils n'en furent pas débarqués avant le
mois de février 1880, époques où ils furent tranférés dans les magasins du
paymaster à l'arsenal de Portsmouth (N. H.) afin de les exposer de nouveau à
l'action du froid. Le matériel de la timonnerie et de la machine fut exposé à une
chaleur de 260 Fahrenheit (126°), dans un four construit pour cuire les conserves. Il s'exhala des pavillons et des signaux une odeur nauséabonde.

Une circonstance à noter, c'est que beaucoup de ce matériel portait la marque
de *Rio-Janeiro*, et avait été pris dans les magasins de la marine de ce port.
Quelques objets tels que bocaux contenant des pickles, avaient été emballés
avec de la paille dans des caisses mal fermées, enveloppes bien propres à emma-
gasiner l'infection.

L'ile de Luchados, sur laquelle les approvisionnements maritimes sont établis,
a été longtemps regardée comme un nid d'infection et signalée comme telle par
les médecins de notre marine.

Il semble donc que l'on ait pris toutes les précautions ordinaires pour prévenir le retour du fléau, outre toutes celles qui pouvaient se présenter d'elles-
mêmes à l'esprit ; la cause première séjournait quand même à bord ayant réussi
à échapper et à l'acide sulfureux et à une température glaciale. Il n'y a pas de
preuves certaines que les vapeurs sulfureuses eussent pénétré jusque dans les
coins reculés du navire. L'examen du bâtiment, cité plus haut, révéla mainte
partie qui devait avoir joui d'une protection effective contre la congélation. Ainsi
était établi que le poison ou la fièvre jaune avait été importé à bord du *Plymouth*
et que ce poison jouit de la propriété de rester assoupi dans certaines conditions
défavorables à son développement sans rien perdre de sa puissance vitale,
nous sommes d'avis que les mesures préventives adoptées, malgré l'énergie et
la bonne volonté qui les a dirigées, n'étaient pas suffisantes pour assurer l'a-
néantissement du fléau.

AMÉRIQUE DU SUD. — Le Brésil eut à souffrir assez fortement cette année-là
par la fièvre jaune.

EUROPE. — Cette année-là le navire anglais *l'Imogène*, parti de Rio au commencement de mai, arriva le 7 mai à Lisbonne. Il avait 18 hommes d'équipage
et 42 passagers ; il avait perdu 12 individus, dont 9 passagers pendant la traversée. Le navire fut mis en quarantaine et désinfecté, mais deux ouvriers employés à la désinfection tombèrent malades après la mise en quarantaine. (Il
est à noter que la durée de la quarantaine compte à Lisbonne à partir de l'arrivée et non, comme cela devrait être, à partir de la cessation des travaux de
désinfection.) Aussitôt que l'autorité apprit la maladie des ouvriers précités,
elle les fit transporter au lazaret et on désinfecta leurs habitations. Depuis ce
moment, quelques médecins de Lisbonne ont pensé que le pays est sous la menace d'une épidémie et quelques atteintes suspectes ont fourni des arguments
en faveur de leur opinion ; mais il est infiniment probable, d'après les renseigne-

ments qui sont venus à ma connaissance, qu'il ne s'agit que de cas de fièvre typhoïde bilieuse et non de véritable fièvre jaune.

Une de ces atteintes a provoqué un très remarquable travail de M. le professeur Da Silva Amado, rapporteur d'une commission composée de trois délégués de l'École de médecine : M. Manuel de Bettencourt-Pitta, — M. J. Ferraz de Macédo et M. Da Silva Amado précité. Ce travail montre de la manière la plus évidente que le typhus amaril proprement dit ne doit pas être incriminé dans l'espèce.

1880

PETITES ANTILLES. — Dès le mois de juin 1880, on apprit à la Martinique que l'état sanitaire était mauvais à la Guadeloupe, mais on ne prit aucune mesure prohibitaire jusqu'au 13 juillet, moment où une dépêche officielle signala trois décès de fièvre jaune à la Basse-Terre (Guadeloupe).

Aussitôt des ordres furent donnés à Saint-Pierre (Martinique) pour mettre les arrivages de l'île voisine en quarantaine, mais ils n'arrivèrent qu'après qu'un paquebot avait communiqué. Le 29 juillet, un employé de commerce européen qui, disait-on, était allé le 13 juillet à bord du paquebot, fut atteint et succomba le 3 août. Le 24 août, une religieuse de l'hospice civil qui n'avait eu aucune relation avec l'employé précité est prise à son tour et succomba le 27. Enfin le 9 septembre un militaire en traitement à l'hôpital militaire présente les phénomènes de la maladie. A partir de ce moment, l'épidémie était répandue dans toute la ville et parmi les bâtiments du mouillage.

Comment était arrivée la maladie ? On n'a pu le déterminer. Frappés de ce fait que la Guadeloupe était contaminée, on fut persuadé que c'était de là qu'elle était venue ; mais dire que c'était par le paquebot, des effets, des lettres ou des communications de contrebande, il est impossible de le découvrir.

Aussitôt que l'épidémie eut été constatée à Saint-Pierre on dissémina les troupes ; une partie de la garnison alla au Morue-Rouge, à six kilomètres dans l'intérieur et à 350 mètres d'altitude, ou au Gros-Morue, à 22 kilomètres dans l'intérieur de l'île. Des dispositions analogues furent prises à Fort-de-France. Quelques hommes furent envoyés dans le village de la Basse-Pointe, sur le littoral, et ils furent très éprouvés, aussitôt après l'arrivée dans leur voisinage d'un prêtre et d'une sœur convalescents de fièvre jaune. Un certain nombre de militaires qui avaient commis l'imprudence de descendre des hauteurs pour venir soit à Saint-Pierre, soit à Fort-de-France, furent atteints, mais ne communiquèrent pas la maladie à leurs camarades dans les campements situés dans les hauteurs de l'île.

AMÉRIQUE DU SUD. — La fièvre jaune était à Guayaquil, il y mourait 30 personnes par jour en novembre.

AFRIQUE. — Au mois de mars 1880, alors que la santé publique paraissait excellente au Sénégal, il éclata dans la caserne annexe des tirailleurs, à Saint-Louis du Sénégal, une petite épidémie de fièvre jaune qui fut localisée parmi les ouvriers tailleurs du régiment. Dès les premiers cas, on rechercha la cause

de cette poussée et on découvrit que ces tailleurs avaient travaillé à des vêtements de drap qui étaient restés en magasin depuis 1878, époque de la grande
épidémie. On prit d'énergiques mesures de désinfection. On brûla même une
bonne partie des vêtements incriminés, et, pendant l'hivernage qui suivit, on
ne constata pas d'accidents. Mais au commencement de novembre, la fièvre jaune
reparut dans la caserne d'infanterie de Saint-Louis, située sur la place du Gouvernement ; d'où venait-elle cette fois, on n'a pu le dire, mais il est bien probable
qu'il faille incriminer encore l'usage d'objets provenant de l'épidémie de 1878.
Quoi qu'il en soit, on dissémina les troupes sans retard, on isola les malades
et il n'y eut que 80 décès cette fois. Le 1ᵉʳ février 1881, toute trace de fièvre
jaune avait disparu.

1881

Grandes et petites Antilles. — La fièvre jaune continuait à sévir à la Guadeloupe depuis l'année d'avant et dura jusqu'à la fin de la saison chaude.

Dans le *Rapport statistique sur la santé de la marine anglaise* présenté
aux Chambres des communes en 1882, nous voyons que les Antilles étaient toutes
plus ou moins visitées par la maladie en 1881. Un matelot du navire *la Blanche*
fut atteint quatre jours après avoir communiqué avec l'île Saint-Vincent dans
le courant de juin. A la Havane la situation était grave ; au début de l'accès elle
sévit à Porto-Rico.

Continent inter-américain. — La maladie continuait à être sévère à la Vera-
Cruz dès le mois de janvier.

Afrique. — Dans les premiers jours de juillet 1881, quelques cas de fièvre
jaune furent constatés à Saint-Louis du Sénégal et le Dʳ Nourry, médecin en
chef de la colonie, a pensé que c'est à l'évolution de germes provenant de l'épidémie de 1878 que la maladie dut son origine. Les faits de cette épidémie ne
sont pas encore bien connus et appréciés à leur exacte valeur, parce qu'ils sont
trop récents pour ne pas être entourés de ces questions passionnées qui obs-
curcissent si souvent l'étiologie des épidémies. Quoi qu'il en soit, disons que
certaines rumeurs ont prétendu que les germes amarils étaient contenus dans
des effets d'habillement et de couchage en laine qui n'avaient pas été épurés
après l'épidémie de 1878.

Voici quelques détails sur la succession des faits :

Dans les premiers jours de juillet 1881, un jeune anglais commerçant arrivé
d'Europe depuis le mois de juin seulement, fut atteint et succomba le cinquième
jour de sa maladie. Presque aussitôt, un garde d'artillerie arrivé récemment
d'Europe et demeurant dans le voisinage est atteint et succombe. Puis ce furent
des soldats d'infanterie de marine qui furent envoyés à l'hôpital avec les symptômes de la fièvre jaune, et le premier d'entre eux qui mourut succomba le
23 juillet.

Deux navires de guerre : *l'Écureuil* venant de France, et *le Jaguar* revenant à Saint-Louis parce qu'il n'avait pu atteindre Ténériffe, arrivèrent le
23 juillet à Saint-Louis et mouillèrent près de la maison du commandant de la

marine, voisine de celle où le garde d'artillerie était mort. On consigne leurs
équipages, mais quelques matelots, mécaniciens et timoniers sont obligés d'aller à terre pour le service.

Le 29 juillet, un second maître est atteint ; le 31, deux autres individus, dont
un allait journellement à terre, sont malades. On les envoie tous les trois à
l'hôpital. Ce jour-là, le 1er août, un autre matelot est atteint à son tour.

Pendant ce temps, l'épidémie se généralisait en ville et le gouverneur du Sénégal était lui-même frappé à mort.

Le Jaguar fut expédié le 2 août à l'embouchure du Sénégal, où il fut mis en
quarantaine et débarqua son équipage sous des tentes et des baraquements.

Deux autres bâtiments contaminés viennent se mettre en quarantaine dans
cet endroit et il y eut 51 atteintes et 21 décès dans ce groupe.

Au moment où l'épidémie éclatait à Saint-Louis, c'est-à-dire le 24 juillet,
l'aviso à vapeur *le Castor*, vieux navire en bois qui avait été rudement éprouvé
par la fièvre jaune en 1878, fut expédié à Gorée qui, dès son arrivée, se mit en
quarantaine vis-à-vis des provenances de Saint-Louis.

Il faut noter que, dès le départ de Saint-Louis, l'officier d'administration du
Castor, homme de caractère triste et peut-être un peu pusillanime, fut très
préoccupé de l'idée de la fièvre jaune et qu'il présenta une série de troubles gastriques et intestinaux fébriles qui le tinrent couché et préoccupèrent son médecin. Cet état s'améliora avec le temps et fit place même à la santé bien complète pendant un voyage que *le Castor* alla faire aux îles du cap Vert, voyage
pendant lequel on pensait à bord que la fièvre jaune avait entièrement disparu.

Mais à la fin d'août, lorsque *le Castor* revint des îles du cap Vert, on
apprit de tristes nouvelles de Saint-Louis et cet officier d'administration fut
repris de ses accidents mal déterminés. Son caractère s'assombrit et il passait
des journées entières confiné dans sa chambre, située dans l'arrière carré.
Dans cet arrière carré était une soute à voiles qui n'avait pas été ouverte depuis longtemps et d'où on tira, dans les premiers jours de septembre, une
tente en toile qui était restée enfermée depuis 1878 et qu'un ouvrier voilier du
bord répara sur place, près de la porte de la chambre de l'officier d'administration souffrant.

Cet officier fut bientôt assez gravement malade et on l'envoya à l'hôpital de
Gorée avec le diagnostic *fièvre paludéenne*, car si le nom de fièvre jaune
avait été prononcé, on ne l'y aurait pas admis. Mais bientôt on ne put s'y mé-
prendre : c'était bien le typhus amaril. Le Dr Carpentin, qui connaissait la maladie pour l'avoir vue souvent à la Guadeloupe, ne s'y méprit pas. L'officier
d'administration du *Castor* succomba le 5 septembre ; et quoique le nom réel
de la maladie ne fût pas prononcé, Carpentin demanda la destruction des effets à usage du décédé, et on crut que cette destruction avait été exécutée ;
mais, par un concours malheureux de circonstances, il se trouva que, se basant
sur ce que le nom de fièvre jaune n'avait pas été prononcé officiellement, on
les déposa seulement dans une chambre basse et humide située sur le côté droit
d'un long corridor manquant de ventilation, corridor qui avait à gauche le
cabinet du médecin chargé des assaisonnements sanitaires, et au fond la salle
du conseil de santé, qui servait en même temps de cabinet au Dr Carpentin

Laissons ces effets un instant, car ils furent oubliés là pendant quelque temps, et revenons au mouillage de Dakar, situé à un mille et demi environ de Gorée. L'ouvrier voilier du *Castor* est pris de fièvre jaune avant d'avoir fini son travail et il succombe.

En présence de ces deux atteintes, *le Castor* fut mis en quarantaine et ne devait communiquer avec Dakar qu'à la fin de l'hivernage, mais il est infiniment probable que cette quarantaine fut violée au moins une fois par un officier, qui étant en expectative de départ pour la France, alla certainement dans une embarcation séjourner de longs instants auprès du *Castor* pour causer avec ses camarades et qui, très probablement aussi, monta à bord pour déjeuner avec eux. On dit qu'il s'était vanté de cette vaillantise absurde. Toujours est-il que le 17 octobre, cet officier mourait d'une maladie qu'il y a lieu de suspecter beaucoup et que, pour ma part, je suis tout à fait disposé à considérer comme un cas de fièvre jaune, bien que l'autopsie n'ait pas été faite.

Dakar fut mis à partir de ce moment en quarantaine vis-à-vis de Gorée pour vingt et un jours, mais les précautions sanitaires ne furent prises que d'une manière extrêmement imparfaite.

Le 11 novembre suivant, mourait à Dakar un commis marchand ; mais comme la quarantaine venait de finir depuis le 8, on ne voulut pas la recommencer et on prit un moyen terme : la maladie de ce commis marchand fut appelée un accès pernicieux et cependant on se hâta de brûler tous les objets de sa chambre et même d'une chambre contiguë à la sienne, qui auraient pu se charger de germes amarils.

A propos de ce décès et de l'incinération des objets de literie de ce commis marchand, il y eut toute une affaire. Le propriétaire réclamait le prix des choses brûlées disant que, puisque la maladie n'était pas la fièvre jaune, on avait eu tort de les lui détruire ; et sans que nous ayons besoin d'entrer dans les détails de cette petite affaire, nous devons cependant la signaler pour faire constater : — 1° qu'il y avait des germes amarils à Dakar à la fin de l'hivernage de 1881 ; — 2° que si ces germes ne produisirent pas une épidémie nombreuse à ce moment, c'est qu'on touchait au moment de la venue des brises fraîches de la saison froide ; — 3° que les mesures de purification ne furent faites que d'une manière absolument imparfaite, car si les objets précités furent rigoureusement brûlés, on laissa en dix autres endroits bien certainement des foyers de germes amarils. Nous verrons que ces détails ont leur importance pour ce qui est de l'épidémie de 1882.

Revenons maintenant à l'hôpital de Gorée. Dans les chambres qui s'ouvraient sur le corridor dont nous avons parlé séjournaient les personnes suivantes : — 1° le Dᵣ Carpentin, chef de service ; — 2° le Dᵣ Daniel, médecin de première classe ; — 3° M. Lullien, médecin de deuxième classe ; — 4° un soldat, secrétaire ; — 5° un second soldat, secrétaire, qui n'y vint que lorsque le premier fut mort

Le Dᵣ Daniel, frappé de sentir une odeur désagréable dans le corridor et dans son bureau, se préoccupa de son origine et arriva à savoir que les effets à usage de l'officier d'administration décédé du *Castor* n'avaient pas été brûlés ; il appela l'attention sur ce fait et obtint qu'on fit des fumigations désinfectantes. Mais la chose s'exécuta d'une manière assez peu rationnelle, car le 23 octobre, les vêtements de drap, grande tenue, etc. etc., du décédé furent étalés à l'air dans la cour de l'hôpital, à portée de tout le personnel et des malades.

Le Dr Daniel fut très légèrement indisposé, mais néanmoins eut probablement à subir une atteinte bénigne de la maladie ; puis Lullien, médecin de deuxième classe, est atteint et succombe. En troisième lieu, le soldat secrétaire de Carpentin est pris et meurt. Le tour de Carpentin arrive bientôt, et enfin le soldat secrétaire qui avait succédé au premier subit le même sort.

J'ai besoin d'insister sur ce détail que les mesures de précaution sanitaire furent aussi imparfaitement prises à Gorée qu'à Dakar à ce moment et en effet, outre ce fait de la conservation dans un endroit chaud, humide et non aéré des vêtements manifestement contaminés, il faut reconnaître que l'isolation des individus atteints par la fièvre jaune fut absolument illusoire et nous allons en avoir la preuve.

En effet, la fièvre jaune semblait cantonnée dans l'hôpital, lorsqu'une sœur de charité de l'École, c'est-à-dire absolument étrangère à cet hôpital, mais appartenant, remarquez-le bien, au même ordre (Saint-Joseph de Cluny), est atteinte et succombe à la fièvre jaune.

On crut d'abord à un cas de typhus amaril spontané. Tenu au courant par la correspondance de mon regretté ami Daniel, je ne pouvais accepter cette opinion et je lui manifestai mes doutes qu'il partagea entièrement.

Daniel, devenu chef de service après la mort de Carpentin, pouvait plus facilement faire les recherches nécessaires. Or, il découvrit bientôt que lors de la maladie du premier soldat secrétaire, la supérieure de l'hôpital, prévoyant que l'épidémie allait éclater et sachant par expérience les ravages qu'elle fait, s'était préoccupée de savoir comment elle assurerait son service de sœurs, et elle avait placé pendant plusieurs heures, un jour de dimanche, à l'heure des vêpres, cette sœur des écoles auprès du mourant pour voir si elle pourrait faire le service d'hospitalière, de sorte que ce fait loin d'être un cas de production spontanée de la maladie, est au contraire un exemple de contagion aussi clair que remarquable.

Il est un fait à tenir en mémoire pour cette épidémie, car il pourra être utilisé quand nous nous occuperons de la prophylaxie. Lorsque le Dr Daniel se trouva chef de service par suite du décès du Dr Carpentin, il obtint que la garnison de Gorée serait tenue éloignée de l'hôpital, de manière à ne pas se contaminer au contact de ce local infecté ; mais cette garnison composée de 36 hommes, ayant une grande réceptivité pour la fièvre jaune, avait besoin des visites d'un médecin et vu la pénurie du personnel médical, le Dr Daniel se chargea d'aller tous les jours assurer lui-même le service, ce qu'il faisait au moment où il soignait des malades et faisait des autopsies de fièvre jaune. Or, ayant eu scrupuleusement le soin de changer de vêtements et de s'exposer aux pulvérisations d'eau phéniquée sur la figure et les mains avant de quitter le milieu contaminé, il a pu les voir pendant plus d'un mois deux ou trois fois par jour sans qu'aucun de ces 36 soldats n'ait été touché par la maladie.

Après la mort de la sœur, le couvent fut désinfecté aussi complètement que possible, mais il est à noter que, malgré les recommandations les plus instantes, les sœurs de charité ont peut-être laissé quelques lacunes regrettables dans le travail d'épuration.

A la fin de la poussée épidémique de 1881, la désinfection de l'hôpital de Gorée fut faite cependant avec un soin scrupuleux par le Dr Daniel. Cette fois, malgré maintes petites résistances, elle fut assez rigoureusement appliquée pour qu'on pût espérer que réellement les germes amarils étaient détruits. Néanmoins, dans les derniers jours de décembre, une sœur de l'hôpital fut atteinte, alors que depuis plus d'un mois il n'y avait pas eu de cas de maladie. Elle mourut le 7 février 1882.

D'où provenait ce nouveau cas ? Il est probable que ce n'est pas à une longue incubation qu'il faut la rattacher, mais bien à une épuration imparfaite du logement des sœurs qui, on le comprend, ne put être traité avec la rigueur employée dans les autres locaux, la qualité de femmes et de religieuses ne permettant pas à des hommes et des laïques d'insister et de tenir la main à maints détails intimes.

Une preuve que nous pouvons donner de cela, c'est que le Dr Daniel trouva en décembre 1881, dans le magasin de l'hôpital de Gorée, des descentes de lit provenant de l'épidémie de 1878, et qui, quoique condamnées alors à être brûlées, avaient été conservées. Plusieurs autres objets de même nature, des couvertures de laine entre autres qui avaient été condamnées officiellement, n'avaient pas été détruites et au contraire avaient été données çà et là à des gens de couleur dans l'île.

Dans cette poussée épidémique de Gorée, il y eut en tout quatorze cas et la maladie s'arrêta sous l'influence du refroidissement de l'atmosphère, on peut le penser, car les moyens d'isolation, de purification des effets infectés et des personnes bien portantes placées au contact des malades, furent absolument imparfaits. Les prêtres, les sœurs de charité et les infirmiers nègres, chacun pour des raisons d'ordre différent, ne se prêtaient pas à une application rigoureuse des moyens de protection.

Aussitôt après la cessation de l'épidémie de 1881 au Sénégal, M. le médecin inspecteur Walther fut envoyé dans la colonie pour y examiner les causes de l'invasion si fréquente de l'épidémie et les moyens de prévenir de nouvelles attaques du fléau amaril.

Au nombre des mesures proposées par M. Walther se trouvait la démolition d'un vieux bâtiment de l'hôpital de Gorée, où la fièvre jaune avait fait des ravages en 1837-1859-1866-1867-1878 et 1881. Il était certain pour tous que les matériaux de cet établissement étaient empoisonnés de longue date : aussi les médecins furent-ils d'avis qu'ils devaient être jetés à la mer. Bien plus, le Dr Daniel fit formuler par la Commission sanitaire que non seulement la démolition se ferait pendant la saison fraîche, c'est-à-dire quand soufflent continuellement les grandes brises de nord-est, mais encore que les planchers et les poutres de charpente seraient inondés de liquide désinfectant au fur et à mesure de la démolition et que les trous, cavités, etc., qu'on mettrait à découvert pendant cette démolition, seraient traités de la même manière.

M. Walther demanda aussi le nettoyage pendant la saison fraîche des citernes du castel, de l'hôpital du gouvernement et du nord, qui n'avait pas été fait depuis 1876.

Nous avons dit précédemment que pendant l'épidémie de 1881 la canonnière *le Jaguar,* de la station du Sénégal, fut terriblement éprouvée par l'épidémie. —

En voici les principaux détails empruntés à la thèse de son médecin, **M.** Es-
clangon, — *Thèses dè Paris*, 1883.

Le Jaguar est une canonnière à hélice de 1re classe, c'est-à-dire un petit
bâtiment long de 45 mètres et large de 7 mètres environ dans sa partie la plus
renflée, ayant un tirant d'eau de 2^m,50. Son effectif réglementaire, 75 hommes
d'équipage, a été réduit à son arrivée à Saint-Louis, à 55 hommes. Ces détails,
dont l'importance paraît médiocre au premier abord, m'ont paru intéressants à
noter car ils nous font pressentir déjà une habitation peu commode, mal aérée
et encombrée. Est-ce tout? Il y a une certaine quantité d'eau à demeure dans
la cale avant et dans la cale arrière ; cette eau provient de deux sources : la
machine et l'extérieur. Cet inconvénient existe sur tous les navires, mais sur
la plupart d'entre eux on obtient, à l'aide de pompes, l'épuisement à peu près
complet des cales. Sur *le Jaguar* les pompes d'épuisement, soit de l'avant, soit
de l'arrière laissent, quand elles sont affranchies, environ 25 centimètres d'eau
dans les cales. Nous nous trouvons par conséquent en présence d'un deuxième
inconvénient : Difficulté d'assèchement de la cale avant et de la cale arrière.

Événements antérieurs à l'épidémie. — *Le Jaguar* arrive dans la
colonie le 2 mars 1880; son équipage est complété à 78 hommes par l'embarquement de 23 noirs. Jusqu'au 31 mai il est au mouillage de Saint-Louis, nous
sommes alors dans la bonne saison et l'équipage n'étant soumis à aucune fatigue n'a pas à souffrir.

Le 31 mai, jour du départ du *Jaguar* pour les *Rivières du Sud* où il va
relever les garnisons des postes. *Le Jaguar* revient à Dakar le 9 juillet, ce
voyage de quarante jours a profondément impaludé l'équipage. Le bâtiment
revient à Saint-Louis le 29 juillet, il passe quatre mois à Saint-Louis pendant
lesquels l'équipage déjà affaibli par le voyage dans les rivières du sud, va être
soumis à toutes les influences débilitantes et pernicieuses du climat auxquelles
viendra s'ajouter peut-être celle du bâtiment lui-même.

Presque tout le monde à bord va payer son tribut : 27 hommes sont envoyés
à l'hôpital, sans préjudice de ceux traités à bord. Ce nombre considérable de
malades chez lesquels les manifestations de l'empoisonnement palustre se
montrent accompagnées d'un cortège de symptômes alarmants : stupeur, adynamie, balonnements du ventre, épistaxis, éveille l'attention du médecin en
chef qui demande au gouverneur du Sénégal la réunion d'une commission ayant
pour but de *rechercher les causes qui peuvent influer sur la santé de
l'état-major et de l'équipage du* Jaguar *et pour proposer, s'il y a lieu,
les moyens d'arriver à l'assainissement du bâtiment.*

Le Jaguar, ne pouvant être modifié dans ses dispositions intérieures, devient dès lors l'objet de soins minutieux. L'eau nauséabonde des cales est reti-
rée tous les jours, les cales passées à la chaux et le fond rempli de sulfate de
fer. Le faux pont et le carré des officiers sont arrosés à l'eau phéniquée et de
temps en temps on y fait brûler des tampons d'étoupe soufrée. Des bonnettes
(voiles supplémentaires) remplaçant avantageusement les manches à air toujours insuffisantes, sont disposées dans les panneaux de l'avant et de l'arrière
et entretiennent un courant d'air puissant dans le navire.

Pendant les mois de septembre, d'octobre et de novembre, entrées nombreuses soit à l'infirmerie, soit à l'hôpital. La fièvre intermittente est dégagée

de ses complications gastro-intestinales, mais elle est tenace et rebelle chez quelques hommes au point de nécessiter le rapatriement.

La fièvre jaune est à Saint-Louis le 24 novembre, la ville et le 1er arrondissement sont mis en quarantaine.

Le Jaguar et les autres navires sont immédiatement envoyés à Dakar, pendant le mois de décembre, on y signale trois cas qualifiés de *suspects*. Les malades ne sont pas morts. A Dakar et à Gorée on a formellement refusé de les recevoir à l'hôpital ou au lazaret, afin d'éviter toute contamination. A bord, on s'est efforcé de les isoler du reste de l'équipage. Sérieuse difficulté ! Le gaillard d'avant a été séparé du pont par une forte toile et son accès interdit. Mais cette barrière n'eut-elle pas été bien faible et ces précautions bien insuffisantes si l'on avait eu affaire à la fièvre jaune elle-même.

Au mois de mars notre équipage est rapatrié (le temps de service des équipages au Sénégal est fixé à un an, les états-majors servent dix-huit mois). Nous allons donc avoir un *nouvel équipage*.

Pendant ces trois mois notre bâtiment fait quelques voyages à Dakar ou dans le fleuve mais ne dépasse jamais le Moyen-Fleuve. Le point le plus élevé atteint par lui est Mafou, à 60 lieues au-delà de Podor. Je n'ai jamais eu l'occasion de voir le Haut-Fleuve.

Le 5 juillet *le Jaguar* quitte Saint-Louis pour rentrer en France après avoir débarqué ses matelots noirs et embarqué 5 matelots blancs des autres avisos, rapatriés comme convalescents ou comme ayant accompli leur période d'embarquement, ce qui porte son effectif à 60.

Il s'élève dans le nord. Son but est l'Archipel des Canaries, relâche ordinaire des navires, qui, de la côte occidentale d'Afrique, se dirigent vers le détroit de Gibraltar. Cette relâche est indispensable à notre bâtiment. Nous luttons pendant dix jours contre la mer et le vent. Le dixième jour (15 juillet) notre capitaine, craignant de manquer d'eau et de charbon, avant d'avoir atteint l'île la plus rapprochée, la petite Canarie, prend la résolution de revenir en arrière et met le cap sur Saint-Louis. Il nous restait à peine 160 milles à parcourir.

Retour à Saint-Louis. — Poussés par le vent, nous mettons cinq jours à faire cette route que nous avions eu tant de mal à parcourir en dix jours et le 20 juillet nous arrivons à Saint-Louis, où le surlendemain la fièvre jaune éclatait.

Le premier cas de fièvre jaune à bord. — L'équipage du *Jaguar* est consigné à bord, mais comme le bâtiment se dispose à repartir pour la France, les mécaniciens vont tous les jours aux ateliers de la marine, travailler à la réparation des pièces de la machine. Un second-maître de timonerie, le nommé Rinderneck est appelé tous les jours à terre par les obligations de son service et il va prendre les ordres du commandant de la marine. La fin du mois est proche et aussi le moment du retour. On a pressé l'embarquement du charbon et les réparations. Faute de noirs, les blancs ont mis la main à la besogne et tout a marché assez rapidement. Chacun soutenu par la pensée d'un départ prochain se reprend à espérer lorsque le 29 juillet, le nommé Maguer, 2e maître de manœuvre, se présente à une visite. Cet homme, âgé de 30 ans, de tempérament nerveux et très robuste n'a jamais été malade depuis son arrivée au Sénégal (avril). Il a de la fièvre et une courbature généralisée, il se plaint de constipation. Son *facies* ne présente rien de bien caractéristique.

Le lendemain, 30 juillet, deux nouveaux malades. Rinderneck., 2ᵉ maître de timonerie et Leguern matelot canonnier. Leguern accuse des douleurs lombaires très vives, son visage est congestionné, ses yeux larmoyants. Le doute n'est plus permis. Dans la journée quatre nouveaux malades.

Il fut décidé, alors, que notre départ pour la France n'aurait pas lieu à la date fixée, 6 malades furent envoyés à l'hôpital. Je gardai mon premier malade dont l'état s'était amélioré, cédant un peu à ses instances, un peu à la crainte que m'inspirait pour lui le séjour à l'hôpital.

Le 1ᵉʳ août un nouveau cas. Chez cet homme appelé Queméner les phénomènes du début étaient tellement violents que l'équipage avait porté le diagnostic avant moi. Il se traînait sur le pont, criant qu'il éprouvait la même douleur que si on lui eût asséné de grands coups de bâton sur les reins et sur les membres : physionomie vultueuse, yeux saillants, conjonctive bulbaire injectée, langue blanche à son centre et rouge à la pointe et sur les bords. Le malade est envoyé à l'hôpital.

Départ de Saint-Louis. — Le lendemain 2 août nous recevons l'ordre de quitter Saint-Louis, et d'aller nous mettre en quarantaine près de la barre du fleuve. Nous devons évacuer complètement le bâtiment, élever à terre, sur la rive gauche, des tentes avec nos voiles, nous disséminer autant que possible, attendre quelques jours et si de nouveaux cas ne se produisent pas dans notre équipage, procéder à la désinfection du bâtiment et nous préparer, pour la troisième fois, à reprendre la route de France.

Débarquement de l'équipage et sa dissémination. Campement. — L'endroit où *le Jaguar* s'arrête est cette partie de la côte située presque en face de la barre; c'est encore, si l'on veut, la rive gauche du Sénégal. En ce point la rive droite est réduite à une mince langue de sable qui porte le nom de *Pointe de Barbarie*. Le terrain est entièrement sablonneux et presque plat, à 3 kilomètres environ dans le sud s'élève une maison blanche, c'est le poste télégraphique de Mouit. Dans le sud-est, à une distance que j'évalue à 7 kilomètres environ, on aperçoit un bouquet d'acacias derrière lequel est le village noir de Gandiolle. Descendu à terre pour choisir l'emplacement des tentes, je constate avec regret que dans les environs pas un arbre, si peu touffu qu'il soit, ne peut nous offrir un abri ; un peu plus loin nous rencontrons quelques marigots.

Nous nous mettons en devoir aussitôt de construire nos tentes. Il fallut travailler sans relâche pendant trois jours avant d'avoir terminé. Pour établir solidement les tentes on a dégréé une partie de la mâture, pris non seulement les voiles de rechange, mais encore les voiles passées sur les vergues et ces vergues elles-mêmes pour servir de support et de cadre à la toile. Trois doubles de toiles sont nécessaires pour être à l'abri, je ne dirai pas du soleil, mais de l'insolation. Le 5 tout est installé de la façon suivante :

Les tentes sont au nombre de quatre :

Une grande tente sur le bord du fleuve pour les maîtres et la moitié de l'équipage (babordais), une toile séparant les maîtres des hommes ;

Une autre grande tente dans le nord-est et environ à 40 mètres de la première pour les.officiers et l'autre moitié de l'équipage (tribordais). Même disposition. Une tente-hôpital dans le sud-est du camp à environ 50 mètres de la première, à 80 mètres de la deuxième. Enfin une tente cuisine, dans le nord-ouest du camp.

D'après cette description on voit que les quatre tentes sont établies aux quatre angles d'un vaste parallélogramme un peu allongé ayant la direction du cours du fleuve et par conséquent orienté à peu près nord et sud.

Le 4, un nouveau cas s'étant présenté, le malade est immédiatement porté dans la tente-hôpital.

Notre installation est très sommaire et peu confortable. Le marin, j'ai à peine besoin de le rappeler, n'a pas de lit. A bord il suspend à deux crocs une espèce de berceau étroit en toile forte, son *hamac;* dans ce hamac, on place un matelas étroit et peu épais. Ordinairement l'homme se couche vêtu et pendant les nuits fraîches il s'enveloppe d'une couverture. Les draps et l'oreiller sont un luxe absolument inconnu. Mais à terre, sous des tentes, on ne peut pas « *crocher* » son hamac. Les hommes se contentèrent d'étendre sur le sable leur mince matelas. Ils souffrirent beaucoup de la privation de lit et surtout de l'absence de moustiquaires. Les officiers mieux partagés purent installer à l'aide de quatre piquets enfoncés dans le sable une moustiquaire au-dessus de leur matelas.

La dissémination est efficace. — Malgré tant de déceptions et de misères, le calme et la confiance régnaient dans le camp. On espérait encore; on se disait que la dissémination serait efficace et qu'on n'avait plus à craindre maintenant un désastre comme la chose serait arrivée si on était resté à bord. Les hommes se livraient à des jeux et à des exercices. Une barre fixe était installée au milieu du camp ; et le soir, à mon investigation, les virtuoses de l'équipage nous donnaient dans une tente un concert qui n'eut pas fait les délices d'un amateur, mais il entretenait la gaieté dans l'équipage et c'était suffisant.

Le 6, deux nouveaux cas. Évacuation des malades dans la tente-hôpital. L'état du premier malade est amélioré.

Avant d'aller plus loin, notons la direction du vent. Le 2, le 3, le 4 et le 5 la brise a soufflé du sud par rafales, le camp s'est donc trouvé un peu sous le vent de la tente-hôpital. Il était décidé qu'on porterait cette tente dans le nord, lorque le vent changeant brusquement de direction a soufflé du nord et pendant les trois mois de notre quarantaine cette direction a été à peu près constante, si ce n'est pendant les tornades.

En résumé voici qu'elle est notre situation à la date du 7.

Nous avons sept malades à l'hôpital de Saint-Louis et trois sous la tente. Le premier, malade depuis le 4 et marchant vers la guérison, les deux autres, malades de la veille et sur lesquels il n'est pas encore possible de porter un pronostic.

C'est à ce moment que notre commandant voulut procéder à l'assainissement du navire. Un certain nombre de noirs furent demandés à Saint-Louis, on

répondit qu'il n'était pas possible de faire droit à une pareille demande ; les
noirs était très difficiles à recruter ; ceux qu'on avait sous la main étaient indispensables. Bref, il fut passé outre et une partie de l'équipage fut envoyée à
bord pour commencer le travail. On commença à dégager le faux pont, à
ouvrir les différentes soutes et à monter les objets sur le pont.

Arrivée de l'Africain *et recrudescence de l'épidémie.* — Le 11 août au
soir on signale deux avisos venant du côté de Saint-Louis, *l'Ecureuil* et
l'Africain. *L'Ecureuil* remorque *l'Africain* jusqu'à deux encâblures
(800 mètres) environ dans le nord du *Jaguar,* puis il remonte vers Saint-
Louis. Quest-ce que *l'Africain?* Un aviso mis à la réforme depuis deux ans
et qui sert de caserne aux mécaniciens de la flotille. Il est amarré à Saint-Louis
devant les ateliers de la Marine. En 1878, il s'appelait *l'Espadon* et la fièvre
jaune décima son équipage.

Bientôt un canot se détache du bord, dépose à terre deux officiers que nous
voyons se diriger vers nos tentes. Nous nous portons nous-mêmes en avant du
camp et quand ces messieurs sont à portée de la voix, nous les prions de s'arrêter. Ils nous apprennent que la fièvre jaune s'est montrée à bord de *l'Africain.* Cinq hommes de l'équipage ont été laissés à l'hôpital de Saint-Louis et
on envoie le bâtiment en quarantaine. Le commandant de *l'Africain* m'informe
que le médecin du bord ayant été retenu à Saint-Louis pour les besoins du
service, le commandant de la marine donne l'ordre au médecin du *Jaguar* de
faire la visite à bord de *l'Africain.* Il ajoute que pour le moment il ne pense
pas avoir besoin de moi ; il y a bien à bord un malade, mais il croit que c'est
un nostalgique et il ne me fera appeler que pour un cas pressant.

Le lendemain 12, dans la nuit, je suis appelé à bord de *l'Africain.* Je trouve
trois malades atteints de fièvre jaune, la maladie ne paraît pas avoir chez eux
les allures bénignes que j'ai observées jusqu'à présent chez les malades du
Jaguar. J'engage le commandant à faire évacuer aussitôt le bâtiment et à installer l'équipage sous des tentes, comme nous l'avons fait nous-mêmes Le lendemain au jour, le camp de *l'Africain* était établi.

Je ne puis pas raconter en détail l'histoire de *l'Africain.* Ils étaient vingt-
huit blancs à leur arrivée à Mouit. Un seul échappa à la contagion et dix-huit
succombèrent. La forme grave de la maladie fut surtout observée.

L'arrivée de *l'Africain* fut pour nous une complication sérieuse. J'assurai
le service des deux camps : une distance d'environ 800 mètres les séparait.
J'étais appelé soit pendant la journée, soit pendant la nuit.

L'Africain n'avait pas d'infirmier : nouvel embarras.

Le 13. Trois malades dans le camp du *Jaguar.*

Dans quelle partie du camp se produisent ces nouveaux cas. Dans la tente
où sont logés les officiers et la première moitié de l'équipage (tribordais).

Le 14. Six malades. Cinq provenant de la tente déjà citée le sixième est un
officier. Fait à noter.

Le 15. Cinq cas. La tente des babordais en fournit deux.

Le 16. Cinq cas, un officier.

Le même jour le lieutenant de vaisseau commandant *l'Africain* tombe
malade.

A cette date il y a vingt-deux malades atteints de fièvre jaune dans le camp du *Jaguar*, dont deux officiers et cinq dans le camp de *l'Africain* dont un officier.

Le 17. Deux cas. Deux décès.

Le 18. Un décès.

Le 19. Deux cas. Le médecin du *Jaguar* tombe lui-même malade. Voici ce qu'il dit de son atteinte.

Je tombai malade le 19 août. La veille, était mort notre regretté camarade S... de F..., enseigne de vaisseau. Cette journée fut pour moi remplie d'émotions pénibles. Jusqu'à ce jour, tout entier à la lutte qu'il me fallait soutenir, je n'avais rien perdu de mon sang-froid, encourageant tout le monde et ne laissant rien paraître des craintes que m'inspirait notre situation. Quand je vis ce malheureux officier qui était pour moi un ami et qui avait su conquérir les sympathies de tout le monde, perdu sans ressources, je fus saisi par une violente émotion et, pourquoi ne le dirai-je, pendant qu'il agonisait je ne pouvais retenir mes larmes. Nous lui rendîmes les derniers devoirs, l'infirmier et moi. Après l'avoir habillé nous le laissâmes deux heures sur son lit; c'était beaucoup dans un pareil moment, puis il fut enveloppé dans une couverture et son drap mortuaire fut le pavillon français. Seul, je l'accompagnai jusqu'à la fosse, car défense avait été faite à l'équipage de suivre qui que ce fut à sa dernière demeure.

A mon retour j'éprouvai une grande fatigue et en même temps un état d'excitation nerveuse assez prononcé. Le soir vers 5 heures j'eus à plusieurs reprises quelques frissons peu prolongés et peu intenses. Je fis mes ablutions comme à l'ordinaire et je ne ressentis plus aucun malaise. A sept heures je pris mon repas avec assez de plaisir, et à mon heure habituelle je me couchai et je m'endormis.

En me réveillant le lendemain vers quatre heures et demie, je sentis que ma tête était lourde ; j'essayai de me rendormir jusqu'à six heures et demie, heure habituelle de mon lever. Je n'y parvins pas : ma tête était comme serrée par des cordes et je sentais mes artères battre avec force. A sept heures et demie, en me levant, j'eus des vertiges et je sentis mes jambes fléchir. Mais il n'y avait dans tout cela aucune sensation bien douloureuse. Je fis ma toilette, je pris du café, pensant que j'avais une indisposition passagère et que le meilleur moyen de la combattre était de me mettre à la besogne. Je commençai à faire ma visite aux malades du *Jaguar*. Nos malades, on le sait, étaient couchés sur leur petit matelas étendu sur le sable. J'étais donc obligé de me mettre à genoux pour les examiner. Chaque fois qu'il me fallait me relever, je sentais que mes forces m'abandonnaient. Je me dirigeai ensuite vers le camp de *l'Africain* et tant bien que mal, me traînant un peu et ayant par moment des éblouissements, je franchis la distance qui séparait les deux camps. Je fis ma visite et je me disposai à regagner le camp du *Jaguar*. Il était environ neuf heures. L'officier d'administration de *l'Africain*, qui m'accompagnait, ayant remarqué l'altération de ma physionomie, fit armer une embarcation et je revins à mon camp par le fleuve. J'essayai de marcher vers la tente des officiers, mais je tombai et l'on fut obligé de me porter jusqu'à mon matelas. Je demandai aussitôt un miroir et ayant constaté que *l'œil était pris*, je priai qu'on me transportât dans une autre tente.

Je ne souffrais pas beaucoup, si ce n'est lorsque je voulais exécuter un mouvement pour changer de place sur mon matelas. Je sentais ma tête brûlante et dans tout mon corps une sensation pénible de chaleur. J'étais tourmenté par une soif ardente ; je puis dire que c'est de la soif que j'ai le plus souffert. Pour l'étancher je n'avais à ma disposition que l'eau du fleuve. Nous n'avions ni citrons, ni eau gazeuse, ni glace, — l'eau vineuse, sucrée ou non, provoquait chez moi des nausées. L'eau était la seule boisson que je pusse supporter. Cette eau n'était pas filtrée et même avait un arrière-goût fade assez prononcé. Si l'on remarque avec étonnement que nous ne puissions même pas filtrer notre eau, je dirai que nous n'avions qu'un seul filtre en *pierre des Canaries*, que ce filtre suffisant en temps ordinaire pour la consommation de l'équipage, était absolument insuffisant pour fournir de l'eau claire à une vingtaine de malades qui consommaient chacun plus de 5 litres d'eau en moyenne. Pendant les premiers jours de ma maladie j'ai dû certainement dépasser ce chiffre. Il me souvient à'avoir bu à même à un broc qu'on avait mis à portée de ma main ; je n'éprouvai un peu de soulagement qu'après avoir avalé plusieurs grandes gorgées. Soulagement bien peu durable ; car peu de temps après j'éprouvais au pharynx le long de l'œsophage et à la région épigastrique comme la sensation d'une brûlure.

Je ne puis noter, jour par jour, mes souvenirs. Ce n'est que vers le neuvième ou le dixième jour que je revins complètement à moi-même, étonné d'apprendre que nous étions arrivés aux premiers jours de septembre et commençant à me rendre un compte exact de la situation dans laquelle je me trouvais ; car pendant les premiers jours, j'ai eu un délire intermittent avec hallucinations. Au délire succédait une sorte de coma-vigil, mais jamais de véritable sommeil. Mon délire n'était pas furieux. Si parfois l'homme qu'on avait mis auprès de moi s'endormait, je sortais de la tente, je me dirigeais presque toujours du côté du fleuve avec l'idée de me plonger dans l'eau ; on m'a retenu ainsi plusieurs fois au moment où j'allais mettre à exécution mon dessein. D'autres fois, croyant voir autour de moi des baraquements pour les troupes, je plaçais ici l'infanterie, là l'artillerie, etc., ou bien encore, pénétrant dans la tente des malades, je croyais voir une longue file de soldats anglais couchés les uns à côté des autres ; enfin mon cauchemar habituel était la vue de superbes jardins aux grands arbres et pleins d'ombre, ornés de fontaines et de bassins à l'eau fraîche et pure et dans laquelle j'aurais voulu me plonger avec délices.

Les journées étaient encore plus difficiles à supporter que les nuits. Le soleil, à peine arrêté par la toile, embrasait l'air de la tente. J'étais un peu soulagé et rafraîchi par des lotions qu'on me pratiquait à la surface du corps avec de l'eau coupée par du vinaigre de toilette et des compresses qu'on m'appliquait sur le front.

Je n'ai pas souvenir d'avoir eu des garde-robes avant le neuvième ou le dixième jour, si ce n'est une fois ou deux au début, après un lavement purgatif qu'on m'avait administré. J'ai uriné très peu souvent.

Quand je repris connaissance, je demandai un miroir. Je n'étais plus moi-même. Je fus d'abord frappé par la coloration jaune de ma peau ; en outre mes paupières et mes jambes étaient le siège d'excoriations saignantes produites par des piqûres de moustiques et le frottement inconscient de mes mains.

La peau de mes bourses était le siège d'un érythème. J'étais considérablement amaigri. Enfin ma langue était couverte d'un enduit limoneux épais, noirâtre par place. Dans la journée on parvint à me faire avaler quelques cuillerées de bouillon et d'eau vineuse ; le soir toute une bande de cet enduit s'était détachée du milieu de la langue, laissant à nu une surface dont la coloration rouge vif contrastait avec les parties voisines. Pour la première fois je dormis un peu pendant la nuit.

Le lendemain une épistaxis abondante se produisit ; dans la journée j'eus une garde-robe, colorée en jaune brun et une émission d'urine, vert foncé, épaisse, et produisant à son passage dans le canal une sensation désagréable. La langue continue à se nettoyer. Nuit assez bonne.

Les jours suivants, même alimentation. Selles jaune verdâtre. Mêmes caractères de l'urine. Miction plus fréquente. Sueurs après l'ingestion d'un peu de bouillon. Sommeil pendant la nuit.

De jour en jour l'amélioration s'accentue. Les selles ont maintenant une couleur franchement jaune, elles sont pâteuses. L'enduit de la langue est complètement tombé, mais la surface mise à nu et sur laquelle se reforme l'épithélium est très sensible et ne supporte pas le contact du vin ou des liquides un peu chauds. Sensation de gêne à la région épigastrique. Grande susceptibilité de l'estomac qui rejette une quantité de boisson ou de liquide alimentaire supérieur à une cuillerée à café. Grande faiblesse. Furoncles sur les membres inférieurs.

Le 5 septembre j'étais hors de danger. Ma convalescence fut assez rapide, malgré les mauvaises conditions dans lesquelles je me trouvais.

Le 15 je voulus reprendre mon service. Mais mes forces me trahirent bientôt. Je ne pouvais supporter la moindre course au soleil ; l'appétit qui avait été bon un ou deux jours disparut et le 18 je fus pris de fièvre et de vomissements. Le 19 et les jours suivants, mon état s'aggrava fâcheusement. C'est la fièvre intermittente à laquelle je paye mon tribut, pour la première fois depuis mon arrivée au Sénégal. Elle sévit en ce moment sur la plus grande partie de l'équipage et elle vient me surprendre au moment où mon corps répare les pertes qu'il vient de faire. Malgré le sulfate de quinine que j'absorbais d'ailleurs très difficilement, les accès se succédaient à de petits intervalles ; les vomissements devenaient de plus en plus fréquents, nécessitant pour mon alimentation l'emploi de lavements au vin et au bouillon.

Enfin le 25 septembre le médecin en chef autorisa mon évacuation à l'hôpital de Saint-Louis où le vide s'était fait. Pendant la première semaine, mon état inspira des craintes sérieuses, mais enfin, grâce aux excellents soins dont je fus entouré, ma guérison ne se fit pas attendre et le 18 octobre, je pouvais regagner mon bâtiment.

Fin de l'épidémie. — Notre dernier cas est à la date du 19 septembre. Notre dernier décès à la date du 26.

Le 10 décembre, la quarantaine est levée ; le transport *la Corrèze* communique avec la colonie et 12 convalescents sont rapatriés. *Le Jaguar* remonte vers Saint-Louis ; mais il s'arrête à 3 kilomètres en aval de la ville devant le camp de la *Pointe-aux-Chameaux*. Ce n'est que le 26 décembre qu'il vient enfin mouiller dans la rade.

Notre troisième et dernier départ est fixé au 27 janvier. Nous employons le mois de janvier à nous préparer et à assainir une deuxième fois notre bâtiment les objets de couchage et les vêtements de tout l'équipage. Je dirai plus loin quels moyens furent mis en usage.

Le 27 janvier, départ de Saint-Louis. Le 23 février, après 24 jours de traversée, relâche à l'île de San-Miguel (Açores).

La libre pratique est accordée au bâtiment. Le 27, départ de San-Miguel. Arrivée à Oran le 7 mars. Départ d'Oran le 9. Arrivée à Toulon le 13, 45 jours après notre départ de Saint-Louis.

En somme sur un effectif de 60 européens soumis à l'action de la maladie, il y eut 51 atteintes et 23 décès.

EUROPE. — La fièvre jaune fut apportée du Sénégal au lazaret de Pauillac, près Bordeaux.

Le vapeur anglais *l'Edgard* arrive à Saint-Louis (Sénégal) le 1er août 1881, alors que la fièvre jaune y régnait depuis le 24 juillet. Il communique sans restrictions avec la terre jusqu'au 13, jour de son départ, et fait route pour la France avec 21 hommes d'équipage et 7 passagers.

Le lendemain du départ — 14 — la maladie éclate à bord et le 3 septembre, en arrivant à Pauillac, *l'Edgard* comptait 5 décès. Le personnel de la machine fut tout spécialement éprouvé.

Sur 21 hommes d'équipage, 20 furent touchés, 6 moururent.

Un fait à noter, dit le Dr Duval dans sa thèse, c'est que les passagers civils, fuyants l'épidémie, s'étaient retirés sur une dunette du navire sans oser aller sur l'avant de *l'Edgard*, où se trouvaient les malades. Les passagers, vivant absolument isolés, furent indemnes. Le deuxième chef mécanicien habitait un réduit central sur le pont, mais, seul des officiers, il communiquait avec les malades. Atteint le 1er septembre, il mourut au lazaret.

Le Condé, vapeur de Bordeaux, arrive de France à Saint-Louis le 7 août 1881. Le 15, trois hommes sont atteints, le 20 et le 21 deux autres sont touchés : tous succombent.

Le 21 août, *le Condé* part pour la France avec 32 passagers. Pendant la traversée il perd 12 individus et il arrive à Pauillac le 9 septembre. Il perdit encore 4 hommes pendant son séjour au lazaret de Pauillac.

Le vapeur *le Richelieu*, arrivant de France à Gorée le 3 août, arrive à Saint-Louis le 13 août 1881. Le 7, il est contaminé ; le 9, il repart pour la France avec 105 passagers ; le 10, la maladie se déclare et le 26 septembre il arrive à la quarantaine de Pauillac avec de nombreux malades. Il avait perdu 9 personnes pendant sa traversée.

La maladie vint de la Martinique au lazaret du Mindin, près Saint-Nazaire.

Le paquebot transatlantique, *la Ville de Paris*, quitte Porto-Cabello le 30 avril et arrive à Fort-de-France (Martinique) le 5 mai ; il y séjourne quinze jours. A ce moment la fièvre jaune était dans le pays et l'aviso à vapeur *le Magicien* entre autres était très éprouvé ; les deux navires étaient placés à moins de trois cents mètres loin de l'autre. *La Ville de Paris* part de la Martinique le 20 mai, ayant 128 hommes d'équipage et 45 passagers parmi lesquels 4 convalescents de fièvre jaune. Elle arrive le 4 juin à Saint-Nazaire. Le 2 juin, 13 jours après le départ de la Martinique, un mécanicien du bord est atteint ; le 3 juin, un soutier, un garçon d'office et un autre mécanicien sont pris à leur tour. Le 4 juin, un enfant de 7 ans présente les symptômes avec une extrême sévérité. Le navire, arraisonné le 5 juin, est mis en quarantaine. Les malades sont débarqués au lazaret du Mindin où, sur cinq, quatre moururent. *La Ville de Paris* fut désinfectée, ses passagers furent mis en libre pratique le 13 juin, et le navire sortit de la quarantaine le 20 juin.

Un navire venant du Sénégal porta la maladie jusqu'aux portes de Dunkerque.

Un navire contaminé arriva au Havre.

1882

GRANDES ANTILLES. — La fièvre jaune était dans les Antilles et en particulier à Saint-Domingue. Le brig français, *la Marie*, dût relâcher à fort Mouroë, ayant perdu le capitaine, deux officiers et six hommes dans la traversée de Saint-Domingue au Havre (*Petit Marseillais*, 26 octobre 1882).

CONTINENT INTER-AMÉRICAIN. — A Matamoros, sur la côte du Mexique, elle fut très sévère et ne diminua qu'à la fin de l'hivernage.

AMÉRIQUE DU NORD. — En juillet, la fièvre jaune fut signalée à Brownsville, dans le Texas.

Elle était à Broswnville.

A Pensacola, il y eut 2,323 atteintes et 192 décès.

AMÉRIQUE DU SUD. — La fièvre jaune fut violente dans le nord du Pérou.

AFRIQUE. — La fièvre jaune régna de nouveau en Sénégambie cette année-là. Voici comment on peut expliquer cette épidémie.

La démolition du vieux bâtiment de l'hôpital de Gorée devait être opérée pendant la saison fraîche, mais, par suite d'une série de complications dépendant de l'éloignement, de la rareté des communications entre le chef-lieu et les postes secondaires de la colonie, cette démolition ne put être commencée qu'au mois de juin, c'est-à-dire au moment où les brises d'ouest et de sud-ouest soufflent de temps en temps. Or, la disposition topographique des lieux est tel que par les brises de nord-est l'hôpital est sous le vent des habitations de Gorée, tandis que par les vents d'ouest et de sud-ouest, ce sont les habitations de l'île qui sont sous le vent de l'hôpital ; et ce qui prouve péremptoirement la chose, c'est que pendant la démolition du vieil hôpital, les maisons particulières de l'île furent incommodées par la poussière des plâtras.

La démolition venait à peine de commencer depuis une semaine, quand le Dr Duval, médecin de 2me classe chargé des arraisonnements et séjournant plusieurs heures tous les jours dans le bureau où nous avons vu que l'année d'avant cinq individus, y compris le Dr Carpentin, avaient été pris de fièvre jaune, lequel bureau était au rez-de-chaussée du bâtiment dont on démolissait les hauts, quand, dis-je le, Dr Duval fut atteint et subit une atteinte bénigne de fièvre jaune (prodromes, le 12 juin ; — explosion, 15 juin, à la suite d'une course au soleil).

Le 7 juillet, une femme fut atteinte à son tour, puis un négociant : bref l'épidémie était déclarée.

Voici d'ailleurs le tableau des atteintes de Gorée en 1882, que j'emprunte à la *thèse* de M. Duval, p. 51 : — Européens présents à Gorée, 67 ; — non susceptibles, 37 ; — susceptibles, 30 ; — parmi eux non atteints, 3 ; — atteints, 27 ; — parmi ces 27 atteints, 15 succombent et 12 guérissent : soit le 52 0/0 de mortalité.

Ce n'est que le 24 juillet qu'on se considéra comme réellement en état d'épidémie et qu'on prit les mesures de dissémination nécessaires et que l'île fut mise en quarantaine. Cette quarantaine fut levée le 27 octobre.

Avant d'aller plus loin, nous devons nous demander d'où vient l'épidémie de Gorée, en 1882. Or plusieurs hypothèses sont à examiner à cet égard :

1° La fièvre jaune fut-elle apportée du dehors, ou bien naquit-elle sur place ?

2° Dans cette dernière supposition.

La fièvre jaune fut-elle apportée du dehors ? Le Brésil était en juillet au moment le moins chaud de l'année. La fièvre jaune n'y était ni fréquente ni sévère et d'ailleurs, comme depuis quinze ans que les paquebots viennent de cette contrée au Dakar, on n'a pas vu un seul cas même douteux du Sénégal avoir cette provenance, je n'hésite pas à écarter cette origine.

Reste la Gambie qui jusqu'ici a envoyé tous les cas qni ont engendré une épidémie au Sénégal. Or, le Dr Desgranges, chef du service de santé de Gorée, puis de la colonie en 1882-83 ; nous apprend qu'aucun Européen ne succomba en Gambie pendant l'hivernage 1882 ; et comme ces commerçants appartiennent aux mêmes maisons que ceux de Gorée, nous pouvons en inférer que cette fois la fièvre jaune ne fut pas apportée de Gambie. Donc nous nous rangeons à l'idée que la maladie ne vint pas du dehors en 1882.

Étant admis la genèse sur place pour cette année 1882, à quelle influence la rattacherons-nous ? On peut se demander : — A : si la fièvre jaune peut naître de toutes pièces à Gorée ; — B : si c'est à la repullulation des germes qu'elle doit son apparition précitée.

Les partisans de la genèse sur place ont invoqué le goémon, les organismes inférieurs marins qui se put réflent sur la plage de Dakar pour expliquer l'apparition de la maladie. Je ne crains pas d'affirmer que leur opinion est insoutenable et vais le démontrer. En effet : ce n'est pas en juin et juillet, mais en septembre que les lais de la mer sont abondants, fétides et capables d'être incriminés en quelque chose à Dakar, tandis que c'est en juin qu'a débuté l'épidémie. Voilà donc un premier argument péremptoire, mais s'il en était encore besoin j'en ajouterais encore un second, c'est que si on admettait même l'infection possible de Dakar par ce moyen, il faut remarquer que la fièvre jaune n'a pas débuté par Dakar, mais bien par Gorée où pas un atome de Goémon ne va se déposer, parce que la mer, perpétuellement agitée autour de l'île en lave perpétuellement la plage circonférencielle d'une manière remarquablement absolue ; — et pendant l'hivernage le vent venant de l'ouest et du sud-ouest, — Gorée est au vent de la plage de Dakar, n'est sous le vent que de la pleine mer, de sorte que quelque bonne volonté qu'on eût, il est impossible de s'arrêter un seul instant à cette idée de la genèse par exhalaisons du littoral.

Il ne reste plus que la repullulation des germes laissés par les épidémies précédentes ; elle s'impose et je m'y rattache pour ma part formellement.

Sans doute on peut dire qu'ils étaient en plusieurs endroits ; on pourrait même dire qu'à l'heure présente il y en a malgré toutes les épurations faites après les épidémies de 1837-59-66-78 dans cinquante endroits de l'île : mais avouons que ce serait se payer facilement de mots et d'à peu près. Quand on a des fait aussi patents que ceux que nous possédons pour cette épidémie, il est inutile d'aller chercher bien loin ; il suffit de se laisser aller, pour ainsi dire, à la pente des séductions de la logique.

En effet : voilà un vieil établissement hospitalier manifestement infecté. Le médecin inspecteur, dont la grande expérience en pareille matière est capitale, déclare qu'il faut le démolir, en jeter les matériaux, qui sont certainement dangereux pour la santé, à la mer et qu'il faut se hâter de le faire pendant que, la brise soufflant du nord-est, l'hôpital est sous le vent des habitations.

Mais voilà, que par un malheureux concours de circonstances, comme on le voit trop souvent aux colonies, on laisse passer le temps et on procède malencontreusement à la démolition au moment où les brises de l'hivernage ont commencé. Tout le monde sait que les habitations particulières se trouvant sous le vent de l'hôpital sont d'abord incommodées, par la poussière de ces démolitions.

On néglige, lors de cette démolition, de procéder comme le Dr Daniel l'avait demandé au nom de la Commission sanitaire à la fin de l'épidémie de 1881, c'est-à-dire en ayant soin d'inonder de désinfectant les planchers et les pièces de bois des charpentes au fur et à mesure, d'asperger de même liquide toutes les cavités qu'on mettrait à découvert pendant tout le travail, et on se demande encore d'où vient cette fois l'infection ? Vraiment, la chose n'est pas nécessaire.

Bien plus, voilà que le premier individu touché est précisément le Dr Duval, qui précisément était appelé par ses fonctions dans le bâtiment en démolition. La seconde victime est la femme du concierge de l'établissement, puis la maladie se montre çà et là sur divers points de l'île. J'avoue que pour moi toute autre recherche est superflue pour la genèse de l'épidémie désormais et la logique des faits, l'expérience des autres épidémies analogues me porte à admettre formellement que l'épidémie de 1882 à Gorée sortit des démolitions du vieil hôpital maritime.

Mais, dira-t-on, est-il bien possible que des germes amarils aient pu se loger dans les plâtras de ce bâtiment hospitalier, dont les murs avaient été blanchis à la chaux à diverses reprises et dont les salles de malades avaient été désinfectées après chaque épidémie ? Il faut avoir habité comme moi Gorée et avoir fait du service dans cet hôpital pour savoir que toute désinfection y a été assurément imparfaite : et d'ailleurs, cussent-elles été faites d'une manière rigoureusement complète, que : — 1° dans ce bâtiment qu'on démolit se trouvait un magasin d'habillement que le Dr Daniel considère comme le contaminateur de l'année 1881 et où il trouva à cette époque des reliquats, couvertures, descentes de lit, etc., provenant de l'épidémie de 1878 ; — 2° les planchers étaient vermoulus, les poutres qui étaient en ronier (tronc de palmier) poreux et percé de trous qu'on pouvait considérer à bon droit comme des nids à germes amarils.

La situation sanitaire de Dakar était telle que je viens de le spécifier, lorsque l'aviso à vapeur *l'Albatros* fut éprouvé par une épidémie de fièvre jaune. Voyons les détails de cet épisode et nous chercherons ensuite à en tirer des déductions logiques.

L'Albatros était un aviso à vapeur à roues dont la coque était en tôle. Il était neuf, arrivait le 19 septembre à Saint-Louis, venant de Cherbourg, avec 68 européens d'équipage. On embarqua 12 noirs, le navire fit un voyage dans le Haut-Fleuve et tous les Européens furent malades à ce moment d'atteintes malariennes.

Vers le milieu d'octobre, *l'Albatros* porta des passagers de Saint-Louis à Dakar et le 29 il repartit de Dakar pour Saint-Louis emportant : 1° des passagers venant de France ; 2° des passagers et des objets venant de Dakar ; 3° des passagers et des objets venant de Gorée qui avaient été mis en libre pratique à compter du 27 octobre.

Il n'y eut rien de saillant à bord et le 8 novembre, *l'Albatros* repartit de Saint-Louis pour Dakar emportant : 1° des passagers valides destinés à rentrer en France; 2° des convalescents provenant soit de la ville de Saint-Louis, soit du campement de la Pointe-aux-chameaux, à destination soit du paquebot soit de l'hôpital à Gorée.

Notons que le 25 et le 26 octobre, *l'Albatros* avait envoyé 7 hommes de son équipage à l'ambulance de Dakar. Ces hommes étaient impaludés. Ils rentrèrent à bord le 29 du même mois pour faire le voyage de Saint-Louis ayant passé avec leur sac à effets deux, trois ou quatre jours dans l'ambulance qui peut-être était contaminée.

Un disciplinaire pris par *l'Albatros* à la Pointe-aux-Chameaux était si malade qu'on le porta à bord dans un cadre. Il fut descendu dans le faux pont où il séjourna quinze heures. A l'arrivée à Dakar, on l'envoya à l'ambulance où il succomba dès le 9 octobre, c'est-à-dire dans la soirée même.

Le 16 novembre un quartier-maître de *l'Albatros* est envoyé à l'ambulance de Dakar avec la fièvre jaune : il meurt le 18. Deux autres matelots sont atteints le lendemain et le surlendemain et le navire fut envoyé le 21 en quarantaine à l'anse Bernard. Nous nous occuperons plus tard de ce qu'il advint au lazaret.

En même temps que la fièvre jaune se montrait sur *l'Albatros*, on la constatait officiellement à Dakar. Un gendarme d'abord, des ingénieurs ou employés du chemin de fer, un commerçant, le directeur du télégraphe furent atteints. Le Dr Desgranges fait remarquer que tous ces cas, sauf un, provenaient d'un même quartier de Dakar.

Voilà donc une épidémie déclarée simultanément à Dakar et à bord de *l'Albatros*. D'où vint cette fois la fièvre jaune? On peut formuler deux hypothèses: A : ou bien elle fut apportée de Saint-Louis par *l'Albatros*; B : ou bien, tout en admettant que *l'Albatros* l'avait apportée peut-on penser que le navire s'était contaminé à Dakar avant son voyage au chef-lieu; C : on peut peut-être au contraire admettre que *l'Albatros* se contamina à Dakar en revenant de Saint-Louis. Telles sont donc les trois hypothèses qu'il faut examiner.

A. *La fièvre jaune fut-elle apportée de Saint-Louis par* l'Albatros ?

Si la maladie eut telle provenance, il est rationnel de penser que le disciplinaire embarqué à la Pointe-aux-Chameaux avait la fièvre jaune et qu'il contamina le navire pendant les quinze heures qu'il passa à bord.

Il faut donc se demander tout d'abord si la fièvre jaune régnait au camp de la Pointe-aux-Chameaux.

Or à la Pointe-aux-Chameaux il régnait la fièvre typhoïde pour les uns, la forme typhoïde ou typhique de la fièvre malarienne pour d'autres ; mais dans tous les cas, personne n'a dit qu'il y régna la fièvre jaune. Cette absence de la maladie amarile est d'abord affirmée par le médecin en chef de la colonie, ce qui plaide tout d'abord puissamment en faveur de son absence, car l'autorité d'où émane l'opinion ne saurait être mise en doute. Resterait-il le moindre doute, que nous fournirions en outre cet argument capital : la fièvre jaune prélève toujours au Sénégal comme ailleurs un chiffre élevé de morts quand elle sévit, et tant à Saint-Louis qu'à la Pointe-aux-Chameaux, les chiffres de la mortalité pendant cet hivernage de 1882 furent minimes ; et qu'on ne croie pas que les sujets susceptibles d'être atteints par la fièvre amarile fissent défaut à cet endroit : en effet, outre les disciplinaires, il y avait des fantassins et une grande partie de l'escadron de spahis qui auraient certainement fourni de nombreuses atteintes le cas échéant.

Il y a donc, on le voit déjà, une si grande présomption en faveur de l'idée que la fièvre jaune ne fut pas puisée par *l'Albatros* à la Pointe-aux-Chameaux que si le disciplinaire a apporté réellement la fièvre jaune à Dakar, on peut se demander s'il ne l'a pas prise à bord de *l'Albatros* déjà contaminé à son précédent voyage. Nous en arrivons ainsi à la seconde hypothèse.

B. L'Albatros *s'était-il contaminé à son précédent séjour à Dakar ?*

Nous avons dit précédemment que le 25 et le 26 octobre *l'Albatros* avait envoyé à l'ambulance de Dakar 7 hommes de son équipage qui rentrèrent à bord le 29 du même mois pour faire le voyage à Saint-Louis. Ces hommes avaient passé trois ou quatre jours dans l'ambulance et leurs sacs avaient pendant ce temps été remisés dans le magasin d'habillement de l'établissement, de sorte qu'ils auraient pu contaminer le navire, si l'ambulance avait été infectée. Ne discutons pas pour le moment la question de savoir si cette ambulance était oui ou non infectée : voyons si ces hommes ont pu contaminer le bâtiment.

Eh bien, nous croyons pouvoir dire hardiment non et en effet l'équipage du navire avait une grande réceptivité puisqu'il arrivait de France, et si la fièvre jaune avait été apportée à bord le 29 octobre, elle n'eût pas attendu le 16 novembre pour se déclarer, de même que le premier individu infecté n'aurait pas été le disciplinaire passager. Donc nous n'hésitons pas à dire que *l'Albatros* 1° ne prit pas la maladie à la Pointe-aux-chameaux ; 2° n'était pas contaminé de puis le 29 octobre.

C. L'Albatros *se contamina-t-il à son arrivée à Dakar le 9 novembre ?*

Nous arrivons à la dernière hypothèse et il est, disons-le par avance, bien probable que c'est elle qui est l'expression de la réalité.

Nous avons vu précédemment qu'à la fin du mois d'août, le maître du port de Dakar fut atteint et mourut de fièvre jaune ; qu'en septembre, deux matelots du navire allemand *l'Helena* eurent le même sort ; que dans le cours du mois d'octobre, quatre décès suspects eurent lieu à Dakar. Ajoutons en dernier lieu le fait suivant, qui a, on va le voir, son intérêt assurément.

1883

GRANDES ET PETITES ANTILLES. — Au commencement d'avril, la fièvre jaune était sévère à Cuba et dans les îles voisines, au point que les États-Unis du nord décidèrent d'imposer une quarantaine aux navires venant de ces parages.

La maladie était sévère à Saint-Domingue.

CONTINENT INTER-AMÉRICAIN. — Elle fut très sévère sur la côte du Mexique dès le mois d'avril.

A la Vera-Cruz, elle fut terriblement grave en mai et juin et frappa un grand nombre d'Européens et d'Américains du nord.

AMÉRIQUE DU NORD. — La fièvre jaune était à Pensacola, en Floride.

AMÉRIQUE DU SUD. — La fièvre jaune sévit au Pérou en 1883. Elle commença en février pour finir à la fin de juillet ; le maximum coïncida du milieu à la fin de mai ; Callao, Lima, Pisco, Ica, Chincha furent atteints.

L'autorité militaire chilienne qui gouverne le pays depuis la conquête, a cherché à faire le silence au sujet de cette épidémie, de sorte que les détails n'ont pu être connus.

Dans les localités où la maladie avait régné l'année d'avant, la mortalité fut moindre. La mortalité générale de cette épidémie de 1883 au Pérou est de 3,637 individus pour 5,000 atteintes. En mars, la maladie était très sévère à Guayaquil.

La fièvre janne était à Rio-Janeiro en avril ; sur 212 malades d'un hôpital, il en mourut 77. Nombre de navires eurent leur équipage entier atteint par la maladie dans la baie où on les avait mis en quarantaine.

EUROPE. — Les journaux politiques rapportèrent qu'un diplomate fut atteint à Paris pour avoir décacheté des dépêches arrivant d'un pays contaminé.

En octobre, des ouvriers employés à décharger à Barcelone du guano d'un navire, *le San-José*, venant de la Havane furent atteints par la maladie.

En octobre, le golfe de Californie, sur le Pacifique, était ravagé par la fièvre jaune.

1884

GRANDES ET PETITES ANTILLES. — La maladie continua à sévir dans plusieurs îles des Antilles. Elle était sévère à Porto-Rico en juillet.

CONTINENT INTER-AMÉRICAIN. — Elle était déjà au Mexique et sur le littoral Atlantique du centre de l'Amérique.

En février, elle fit des ravages sur le personnel de l'isthme de Panama et à Panama même.

AMÉRIQUE DU NORD. — En octobre, la fièvre jaune fut intense dans le golfe de San Francisco, en Californie.

AMÉRIQUE DU SUD. — La maladie fut très sévère au Brésil et s'étendit par voie de transport par mer jusqu'aux Guyanes.

CÔTE D'AFRIQUE. — Dans les derniers jours de juin, la fièvre jaune fut signalée à Sierra-Leone et elle y dura jusqu'à la fin de l'hivernage.

En août, elle était en Gambie.

1885

PETITES ANTILLES. — La fièvre jaune régnait à Saint-Thomas.

AMÉRIQUE DU SUD. — Cette année-là sévit aux îles du Salut dans la Guyane française une épidémie intéressante. Le Dr Rangé, médecin de la marine a publié dans les *Archives de médecine navale* (t. XLV, p. 114, 1886) un intéressant mémoire dans lequel il a montré que la maladie fut produite par la laine des matelas qui avaient servi pendant une épidémie précédente.

Malgré une quarantaine établie entre les îles du Salut et Cayenne, la maladie se montra le 31 août dans cette ville et dura jusqu'en mars 1886 frappant 205 individus qui fournirent 101 décès.

1886

GRANDES ANTILLES. — L'état sanitaire des grandes Antilles était mauvais.

PETITES ANTILLES. — Pendant l'hivernage la constitution médicale de la Guadeloupe devint mauvaise et peu à peu les maladies prirent le caractère amaril, il y eut même une poussée épidémique qui s'accentua en décembre et dura jusqu'à l'année d'après.

CONTINENT INTER-AMÉRICAIN. — La fièvre jaune sévissait au canal de Panama, à Colon, et dans divers points de la côte du Mexique.

AMÉRIQUE DU SUD. — La maladie continuait à exister à la Guyane pendant les premiers mois de cette année, elle disparut, comme je l'ai dit précédemment, en mars après avoir fait 101 victimes à Cayenne.

1887

GRANDES ANTILLES. — On subit cette année-là la fièvre jaune dans un grand nombre de localités des grandes Antilles. — Le Dr Vincent a fourni les chiffres suivants touchant l'épidémie qui sévit à la Havane ; — entrées 1,568 : décès 503 — la variole régnait en même temps.

Petites Antilles. — La poussée épidémique commencée l'année précédente continua à la Guadeloupe, devenant plus sévère pendant *l'hivernage ;* à la fin du troisième trimestre de cette année la Martinique subit une petite épidémie de fièvre jaune que le Dr Merveilleux a décrit dans les *Archives de médecine navale* de l'année 1889. — L'enquête faite sur l'origine de la maladie ne permit pas de découvrir la moindre trace d'importation et le Dr Talairach, médecin en chef de la colonie, fut conduit après des recherches très minutieuses à admettre la genèse spontanée de la maladie dans le pays.

Continent inter-américain. — L'état sanitaire du canal de Panama continua à être mauvais, et la maladie régnait dans nombre de localités du littoral jusqu'au Mexique.

Amérique du Nord. — Cette année-là, la ville de Key-West en Floride eut a souffrir de la fièvre jaune. — Les détails de cette épidémie sont communiqués dans le rapport annuel du service de santé de la marine des Etats-Unis (fiscal year 1888) il ressort des indications de ce rapport que la maladie fut apportée en 1887 a Key-West par les effets de literie, oreillés, matelas, etc., etc., d'un individu du nom de Bolio, venant de la Havane et ayant séjourné dans les maisons infectées. — Ces objets furent admis à Key-West sans avoir été désinfectés. — Les premiers atteints dans la ville furent précisément des individus ayant été en rapport avec ce Bolio. — Le premier cas fut signalé le 21 mai, la maladie dura jusqu'à septembre. — 208 atteintes, 62 décès.

1888

Grandes Antilles. — L'année fut mauvaise sous le rapport de la fièvre jaune dans les grandes Antilles, Porto-Rico, Saint-Domingue, la Havane, Santiago, etc., etc.

Petites Antilles. — Elle était dans un grand nombre des petites Antilles, Martinique, Saint-Thomas, etc. etc.

Continent inter-américain. — La fièvre jaune régnait à Colon, à Panama, sur divers points du littoral au Mexique, etc., etc.

Amérique du nord. — La maladie envahit les États-Unis du nord et toute la partie située au sud de la Chéesapeake eut plus ou moins à en souffrir, à Jacksonville elle fit des ravages effrayants ; les fuyards la portèrent jusqu'à New-York où on signala quelques cas en octobre.

Amérique du sud. — La maladie existait dans les Guyanes, au Para, au Brésil où elle était sévère dans nombre de localités.

Afrique. — En 1888 un navire à voiles qui avait contracté la fièvre jaune à la Havane relâcha à Palma des îles Canaries, et y apporta la fièvre jaune qui frappa sévèrement la population, la maladie commença comme d'habitude par des personnes qui auraient été en relation avec le navire contaminé. L'île fut mise rigoureusement en quarantaine et la maladie ne s'étendit pas aux autres îles de l'archipel.

1889

Grandes Antilles. — Les grandes Antilles continuaient à subir la fièvre jaune, elle fit des victimes à Cuba, à Saint-Domingue, à Porto-Rico et à la Jamaïque.

Petites Antilles. — Plusieurs cas furent signalés çà et là dans ces îles.

Continent inter-américain. — Elle continuait à sévir sur le littoral de Colon et de Panama, au Mexique.

Amérique du nord. — Quelques localités de la Floride, du Texas, de la Louisiane furent éprouvées, cependant on ne la signala pas à la Nouvelle-Orléans où elle avait été sévère l'année précédente.

Amérique du sud. — L'épidémie de fièvre jaune continuait à sévir très fortement au Brésil, en février et mars, Rio-Janeiro était décimée par la maladie ; la maladie y régna non seulement pendant la saison chaude mais encore persista pendant la saison fraîche.

COUP D'ŒIL D'ENSEMBLE SUR LA CHRONOLOGIE

La chronologie que je viens de présenter est extrêmement imparfaite ; elle ne doit être considérée que comme un simple jalon d'attente, pouvant servir, tout au plus, à donner une première idée de la manière dont on a eu à subir les atteintes de la fièvre jaune pendant les quatre siècles qui viennent de s'écouler. Il faudra, à mesure que de nouveaux renseignements viendront à la connaissance de ceux qui s'occupent de la question, que cette

chronologie soit complétée, rendue plus précise ; ce n'est
qu'alors qu'elle pourra rendre les services qu'on est en droit
d'attendre d'elle.

Je n'ai pas à expliquer ici pourquoi cette chronologie est
encore si imparfaite ; on comprend très bien que dans mille circonstances une épidémie grave et étendue ayant manqué d'un
historien n'est pas venue à notre connaissance, tandis que dans
d'autres cas une relation soit médicale, soit historique, soit
militaire a appelé l'attention sur une épidémie infiniment moins
importante. Pour la même raison, quand une île des Antilles
ou une ville d'Amérique a été signalée comme ayant subi une
épidémie, tandis qu'il n'a pas été parlé des ravages de la fièvre
jaune dans une autre au même moment, il faut souvent l'attribuer, non à la bénignité de l'atteinte, mais à l'absence d'historien.
Je pourrais fournir mille preuves pour appuyer cette manière
de voir, ce serait inutile ; il suffit de parcourir cette chronologie
pour être frappé de maintes lacunes qui dénotent péremptoirement le manque de renseignements.

Et en effet, sans parler du petit nombre des manifestations de
la maladie signalées pendant le xvie et le xviie siècles comparativement à celle de la fin du siècle dernier et du commencement
de celui-ci, nous voyons que dans maintes occasions, une épidémie a régné, soit au Brésil, soit à la côte d'Afrique, soit aux
États-Unis, soit même en Europe, alors qu'il n'est pas fait mention de la maladie sur les rivages des Antilles et du Mexique
pendant cette année-là. Il est bien certain cependant que certaines
localités de cet archipel étaient contaminées dans ce moment,
car c'est d'une d'elles assurément que les germes avaient été
apportés.

Quoi qu'il en soit, malgré ses nombreuses imperfections,
cette chronologie peut rendre quelques services ; aussi mérite-t-
elle d'être accueillie avec bienveillance. — Cette considération
a fait que malgré l'insuffisance des renseignements venus jusqu'ici à ma connaissance je me suis décidé à lui consacrer une
si grande place dans mon travail actuel. J'espère qu'elle pourra
donner à ceux qui étudient la question, une idée suffisante des
allures épidémiques de la fièvre jaune.

Celui qui analyse les si nombreuses épidémies de fièvre amarile
dont l'histoire a gardé la mémoire, est tout naturellement porté

à les classer en diverses périodes ; c'est en effet, ce qui a été tenté diverses fois ; je ne m'attarderai pas dans l'énumération de ces tentatives, qui nous prendrait trop de temps pour un mince résultat ; je me bornerai simplement à dire, qu'en somme : l'histoire de la fièvre jaune peut, se partager en huit périodes ci-après spécifiées :

1re *période*. — Période de probabilité de la maladie, qui est confondue à cette époque souvent avec la peste et appelée fréquemment la contagion (1492-1634).

2e *période*. — Période des indications sommaires de la maladie, appelée souvent à cette époque coup de barre (1635-1685).

3e *période*. — Période de la fameuse épidémie dite de *l'Oriflamme;* la maladie prend alors le nom de mal de Siam (1686-1708).

4e *période*. — Période des premiers essais de quarantaine ; on commence, à ce moment à l'appeler plus fréquemment le « vomito » (1709-1790).

5e *période*.— Période des grandes guerres de la République et de l'Empire ; la maladie est fréquemment appelée la fièvre ictérode (1791-1815).

6e *période*. — Période de la fameuse discussion sur la contagiosité de la maladie, qui porte souvent le nom de « typhus amaril » (1816-1857).

7e *période*. — Période des applications raisonnées des mesures sanitaires ; le nom de fièvre jaune tend de plus en plus à prédominer (1858-1883).

8e *période*. — Application des théories parasitaires, expériences tendant à la découverte d'un procédé de vaccination et substitution de l'élément désinfection à l'élément temps par la pratique des quarantaines (1884...).

La première période commence au second voyage de Christophe Colomb, 1495, pour finir en 1634, moment où allait commencer la grande période épidémique, qui devait appeler l'attention sur la fièvre jaune, confondue jusque-là souvent avec la peste, mais assez redoutée déjà par les émigrants au nouveau monde qui l'appelaient *la contagion*. Les renseignements que nous possédons à son sujet sont assez vagues et assez rares, pour que nous ne puissions pas nous étendre longuement sur elle, néanmoins ils sont suffisants pour faire admettre : 1° que la maladie a commencé à sévir sur les Européens peu après leur première arrivée dans le nouveau monde; 2° que sa transmission s'est produite dès lors avec les caractères qu'elle a présentés ultérieurement.

Nous avons appelé cette période : période de probabilité de la maladie, je dois ajouter, cependant, que dans son livre remarquable Moreau de Jonnès (*Monographie historique et médicale de la fièvre jaune*, Paris, 1820, p. 56) a fait une étude comparative des diverses épidémies de la maladie qui lui a permis de dire : En rapprochant ces passages de ceux que j'ai rapportés précédemment, il demeure constant que les contagions désignées aux Antilles pendant les xve, xvie et xviie siècles sous les noms de peste, coup de barre, fièvre bilieuse ou pestilentielle étaient bien réellement la fièvre jaune. J'ai établi par des témoignages irrécusables que cette maladie ravagea Saint-Domingue en 1494, Porto-Rico en 1508; le Darien en 1514 et la Guadeloupe en 1635, c'est-à-dire dès le premier hivernage que les Européens passèrent dans ces lieux, de sorte qu'en définitive aucun doute ne doit rester dans l'esprit, il me semble, au sujet de la manifestation de la maladie chez les Européens dès les premiers temps de la conquête.

La deuxième période, qui dure cinquante années, est un peu mieux éclairée, pour nous, que la première, mais reste néanmoins encore pleine d'obscurités. Nous voyons la maladie signalée d'une manière assez précise pour qu'il n'y ait pas de doute à avoir : c'est bien à la fièvre jaune qu'on a eu affaire, quoique les indications soient assez sommaires. Un des points les plus saillants de cette période c'est que la propriété transmissible de la maladie ressort clairement des indications qui nous sont fournies par les auteurs ; à chaque instant nous voyons un ou plusieurs navires, arrivant avec un équipage en bonne santé dans un point où la fièvre jaune existait, se trouver aussitôt en proie à ses atteintes.

La troisième période porte le nom de période de la grande épidémie de *l'Oriflamme*. Quoique le vaisseau français *l'Oriflamme* n'ait été en cause que six ans après le début de cette période, nous croyons devoir continuer à l'appeler de son nom, à cause du retentissement qu'eut sa venue à la Martinique. C'est à lui qu'est dû le nom de *mal de Siam*, qui n'avait pas été donné à la fièvre jaune jusque-là.

Si nous jetons un coup d'œil sur l'histoire politique des Antilles pendant la période qui va de 1690 à 1709, nous voyons que les Anglais, les Hollandais et les Français s'y livraient d'incessants combats. A chaque instant de hardis aventuriers, partis d'une des îles des petites ou des grandes Antilles, faisaient une descente, opéraient un coup de main sur une ville, un village ou une simple habitation d'une autre île.

Des espions se glissaient dans un pays pour y surprendre les projets de l'ennemi. Des flibustiers attaquaient un navire en pleine mer et portaient sur un marché voisin les hommes et les choses de leur prise. Dans aucun cas la moindre mesure sanitaire n'était prise. Aussi n'est-il pas étonnant que des uropéens non acclimatés, qui arrivaient incessamment pour remplir les vides faits par la guerre, apportassent chaque jour un aliment nouveau à la maladie.

Il n'est pas sans intérêt de constater, qu'à cette époque, où aucune passion n'était encore intervenue dans la question de nature et de transmission de la maladie, on considérait la fièvre jaune comme si incontestablement transmissible, qu'on l'appelait la *contagion*. D'autre part nous voyons à chaque instant les divers auteurs, le P. Labat par exemple, parler de cette transmission comme d'un fait absolument indéniable. D'abord, par exemple, voilà le supérieur qui taxe ce P. Labat sévèrement d'imprudence parce qu'il est allé à Saint-Pierre voir un de ses collègues atteint du mal de Siam, — et le supérieur avait raison puisque le P. Labat gagna la maladie dans cette visite. Plus loin, c'est la réflexion qu'il fait au moment d'aller visiter M. de la Héronière, capitaine du navire qui l'avait apporté d'Europe, et qui était aussi atteint du mal de Siam. Nous pourrions citer ainsi cent exemples

Par ailleurs, si nous réfléchissons un peu à ses diverses manifestations, dans telle ou telle localité, nous voyons à chaque instant d'une part, qu'elle est transportée d'un pays contaminé dans un pays sain, d'autre part que des équipages, des soldats ou des émigrants, bien portants jusque-là et arrivant d'Europe, sont décimés très sévèrement, aussitôt qu'ils entrent en relation avec une localité où régnait la maladie. Ce qui met, dès à présent, bien en saillie ces deux particularités si remarquables de la fièvre jaune : A, sa transmission par les migrations humaines d'un pays à un autre, B, la réceptivité des nouveaux venus d'Europe vis-à-vis d'elle.

La quatrième période mérite de porter le nom que je lui prête, parce que c'est à cette époque qu'on essaya de se sauvegarder dans divers pays des atteintes de la maladie, par des mesures quarantenaires. Nous avons vu qu'en 1705 déjà cette quarantaine était appliquée à Cadix, mais ce n'est que plus tard qu'elle fut étendue et généralisée.

Dans les premiers temps, ces quarantaines furent faites avec assez de rigueur et d'exactitude, pour produire d'excellents résultats ; mais les événements de guerre d'abord, puis la gêne qu'elles imposaient au commerce, firent qu'elles se relâchèrent et furent souvent supprimées dans la pratique, de sorte que la négligence de leurs prescriptions et l'imperfection des mesures de désinfection rendirent le plus souvent illusoires et vaines les tentatives de protection contre le fléau. Quoiqu'il en soit, ces mesures, tout imparfaites qu'elles fussent, suffirent dans certaines îles de la Martinique par exemple (Rufz de Lavison, t. Ier, p. 256) pour rendre la fièvre jaune si rare qu'on a pu croire qu'elle y avait fait entièrement défaut de 1709 à 1736. Une ordonnance du roi du 25 juillet 1708 prescrivit « des mesures sanitaires pour éviter les fréquents renouvellements de la maladie de Siam dans les colonies et empêcher qu'elle ne se communiquât des bâtiments qui en étaient attaqués à d'autres bâtiments ». Moreau de Jonnès (*loc. cit.* p. 63) dit que ces mesures étaient analogues à celles qu'on prenait dans les lazarets du levant.

Une seconde ordonnance du roi de 1736 annula celle de 1708 qui prescrivait des mesures sanitaires contre la fièvre jaune, en se basant sur cet argument que « depuis plus de dix ans la maladie de Siam avait disparu des îles d'Amérique (*Lois et const. de Saint-Domingue*, t. III, p. 452) ». Les conséquences de cette mesure ne tardèrent pas à se faire sentir, car dès l'année suivante, dit Moreau de Jonnès (p. 71), les administrateurs de

Saint-Domingue furent obligés de défendre qu'on reçut dans les maisons particulières les marins qui y apportaient trop souvent des maladies contagieuses (*lois et const. de Saint-Domingue*, t. III p. 452).

La cinquième période est celle des grandes guerres de la République et de l'Empire. A cette époque, les nécessités de guerre primaient tout ; et les combats, les invasions, les succès comme les revers concoururent avec une égale efficacité à la propagation de la maladie, qui ne fut jamais si sévère et si généralisée, parce que les règles de la plus élémentaire prudence, en matière d'hygiène et de police sanitaire, étaient foulées aux pieds, à toute heure, par les combattants.

Avec la chute de l'Empire français, en 1815, commence la sixième période. La transmission de la maladie par la communication des hommes ou des objets infectés avec les centres de population saine avait paru si évidente aux médecins, pendant la période précédente, que dès que les gouvernements purent appliquer des mesures quarantenaires ils s'empressèrent de soumettre les communications par voie maritime à une réglementation sévère. La séquestration pendant un temps suffisamment long des individus *suspects* parût être la mesure efficace pour éviter la propagation de la maladie, absolument comme pendant le siècle précédent ; mais le besoin des transactions s'était accru ; la quarantaine gêna alors tellement les intérêts commerciaux que des protestations violentes furent formulées par les intéressés. Quelques médecins mus par une conviction, honnête sans doute, mais absolument irrationnelle, entreprirent de battre ces quarantaines en brèche ; et pendant une cinquantaine d'années, des discussions interminables obscurcirent plutôt qu'elles n'éclairèrent la question. Cependant il faut reconnaître que, malgré les théorisations, les faits parlèrent si hautement, que l'idée des quarantaines même, aussi imparfaites qu'elles étaient pratiquées, prévalut et finit par ne plus avoir d'opposants sérieux.

La septième période commença alors, et la quarantaine appliquée avec quelques améliorations justifiées par l'expérience rendit des services signalés en maints endroits. Les oppositions qu'elle excitait, çà et là, firent chercher les voies et moyens de rendre cette quarantaine moins gênante pour le commerce ; on commença à étudier la question de remplacement du coefficient de temps par celui de la désinfection, dans l'application des mesures sanitaires.

Enfin, nous sommes entrés aujourd'hui dans la huitième période qui est caractérisée par deux points importants : d'une part, les tentatives d'application de la méthode de Pasteur à la fièvre jaune. D'autre part la substitution de la désinfection raisonnée et précise aux vieilles pratiques quarantenaires, dans lesquelles, comme je viens de le dire, le coefficient du temps de la séquestration des suspects paraissait être la chose importante pour éviter la transmission de la maladie. Nous sommes à peine au début de cette période, par conséquent il n'est pas encore possible de formuler une opinion ferme sur elle. L'avenir dira si ce que nous croyons être fécond n'est pas stérile comme tant de tentatives antérieures faites par nos prédécesseurs.

CHAPITRE III

GÉOGRAPHIE

La longue énumération que nous venons de faire des diverses irruptions de la fièvre jaune depuis 1494 jusqu'à nos jours dans les divers pays qui ont été en communication avec les contrées découvertes par Christophe Colomb, nous fournit des indications suffisantes pour entreprendre d'étudier, maintenant, la question difficile de la géographie de la maladie. — Abordons sans retard le problème.

Un détail frappe, entre tous les autres, quand on étudie la géographie de la fièvre jaune : c'est que depuis que la passion n'obscurcit plus la discussion touchant la question de la genèse spontanée ou de l'importation de la maladie; en d'autres termes, depuis que les faits ne sont plus dénaturés pour se plier de force à des théories préconçues, on voit que l'importation est constatée de plus en plus clairement, et pour un nombre de pays de plus en plus grand. Il en résulte que, sinon son berceau d'origine, au moins ses foyers générateurs éventuels, semblent se localiser dans un cercle de plus en plus étroit.

Pour étudier fructueusement cette géographie de la fièvre jaune, il faut déterminer les points suivants :

1° Quels sont les pays où la maladie a été constatée jusqu'ici;

2° Quelles sont, parmi eux, les localités où la fièvre jaune se montre assez fréquemment pour être comptée au nombre des maladies habituelles ;

3° Parmi ces dernières localités, quels sont les points que l'on peut considérer comme producteurs du typhus amaril, en d'autres termes, comme amarilogènes;

4° Nous nous laisserons enfin entraîner à rechercher quels sont les pays indemnes jusqu'ici de la fièvre jaune, qui peuvent être considérés comme exposés à la subir dans l'avenir.

*1° Quels sont les pays où la maladie s'est montrée jusqu'ici?
En d'autres termes quel est le domaine actuel de la fièvre jaune?*
— En jetant un coup d'œil, même superficiel, sur l'historique
des épidémies, ou mieux encore, en regardant une des cartes du
grand travail de Lombard (de Genève), sur la géographie médicale, on voit tout d'abord, que pour le présent au moins, la fièvre
jaune est, de toutes les maladies zymotiques connues, celle qui est
la moins étendue sur la surface du globe, car, à de très rares exceptions près, elle s'est maintenue, localisée, dans le bassin tropical de l'Atlantique. C'est à peine si elle fait de loin en loin des
incursions dans la zone tempérée de ce bassin ; de même qu'elle
ne règne qu'en des endroits limités du littoral pacifique de l'Amérique tropicale.

L'examen des documents, que nous possédons sur la fièvre
jaune, nous montre *à priori* que c'est la maladie spéciale à la
région inter-américaine, aux rivages de la mer Caraïbe, qu'on
me passe le mot, à ce grand espace, qui a une forme obscurément circulaire et qui commence à la presqu'île de la Floride,
dans l'Amérique du nord, pour gagner, en suivant le littoral de
la mer et l'embouchure des fleuves, les pays de l'Alabama, de la
Louisiane, du Texas dans les États-Unis du nord ; elle descend
ensuite le long des côtes du Mexique, du Yucatan, du Honduras,
du Guatemala, de la Nouvelle-Grenade, du Venezuela, pour
remonter le long des petites Antilles ; enfin aboutit au point
précité de la Floride, en passant par les grandes Antilles, Saint-
Domingue et Cuba.

Ce grand espace peut être considéré comme le centre, le point
focal, diraient les physiciens, de la fièvre jaune. Et sans chercher actuellement à déterminer d'une manière plus précise les
pays spéciaux, où la maladie peut prendre naissance dans un moment donné ; en laissant aussi de côté la question de savoir si la
côte du Brésil, si la côte occidentale d'Afrique, ne doivent pas être
considérées, comme des pays où la maladie peut apparaître spontanément, nous voyons que, de cette région atlantique inter-américaine, la fièvre jaune s'est étendue au Nord, au Sud, à l'Est et
à l'Ouest, dans des directions qui sont en rapport rigoureux avec
des relations commerciales ou militaires ; en d'autres termes avec
les courants humains.

Ce qui vient à l'appui de cette manière de voir, c'est qu'au

Nord, la fièvre jaune suivit les premiers conquérants qui, des Antilles, allèrent vers les régions qui furent depuis les États-Unis. Déjà, dès 1618 peut-être, elle régnait dans le Massachusetts qui est aujourd'hui un des points septentrionaux extrêmes de son domaine. En 1668, elle ravageait New-York; en 1699, Charleston; et, depuis ce moment, un grand nombre de pays de l'Amérique du nord sont visités par elle plus ou moins fréquemment.

Dans les dernières années du xviiie siècle, on croyait que le domaine de la fièvre jaune ne dépassait pas, au nord, le 35e degré de latitude et au sud le 25e. Les faits ultérieurs sont venus démentir cette opinion. Et même, nous sommes obligés de convenir que la limite assignée, en 1817, par la Faculté de médecine de Paris, dans son rapport au ministre de l'intérieur : 48° de latitude au Nord, ne peut plus aujourd'hui être considérée comme infranchissable, puisque la maladie a été vue à Swansea, en Angleterre, par le 51e degré de latitude septentrionale.

Quoiqu'il en soit, le point le plus septentrional qu'elle ait atteint sur la côte orientale de l'Amérique du nord est Québec, au Canada, par 48°50′ latitude nord (1805). On l'a vue aussi à Halifax, dans la Nouvelle-Écosse, par 44°26′, en 1861. Mais ces faits sont exceptionels; et quoique Boston (41° latitude nord) ait été visitée par la maladie une douzaine de fois déjà (1691, 1693, 1795, 1798, 1799, 1800, 1802, 1805, 1819, 1858), on peut dire que le point extrême qu'elle atteint sans peine, dans ces régions, est New-York (40°).

A New-York, en effet, on compte une vingtaine de grandes épidémies, et si on n'a pas eu à en enregistrer davantage, c'est que, sous l'influence des idées de la transmission, la quarantaine est appliquée depuis assez longtemps avec rigueur vis-à-vis des navires suspects qui arrivent sur la rade. Or, ajoutons à titre de renseignement, que depuis que cette quarantaine est imposée, il ne se passe pas d'année, pour ainsi dire, sans que des cas de fièvre jaune ne soient observés au lazaret.

Sur la côte occidentale de l'Amérique du nord, la fièvre jaune a fait infiniment moins d'apparitions. Mais ce n'est pas parce que le pays est réfractaire à ses atteintes; car si elle n'est allée jusqu'ici que jusqu'à San-Francisco, c'est-à-dire au 30° de latitude nord, c'est uniquement grâce à la nature des relations des ports

de cette région. Que demain l'isthme de Panama ayant été percé,
un grand courant commercial se crée, faisant escale à la Havane,
et arrivant rapidement, de ce pays, à n'importe quel point de la
côte américaine du Pacifique, on y verra, si on n'y prend garde,
la maladie sévir jusqu'aux latitudes élevées, avec la fréquence
et la sévérité qu'elle a sur la côte atlantique.

Dans l'Amérique du sud, nous voyons la Nouvelle-Grenade,
le Vénézuela, la Colombie se trouver dans des conditions si
analogues aux régions similaires de l'hémisphère nord, qu'on
comprend sans peine que la fièvre jaune doive s'y développer
facilement dans maintes circonstances. Aux Guyanes, elle a
fait depuis 1760 et surtout depuis 1850 de si fréquentes apparitions que, malgré les longs intervalles pendant lesquels la maladie a fait défaut, on sait que c'est un pays où elle peut
régner facilement. Même chose à dire pour le littoral du
Pérou.

Mais la région intéressante de cette partie du monde, c'est
le Brésil où, après avoir régné très probablement en 1640,
1687, 1710 et 1780, elle est restée jusqu'en 1849 sans reparaître.
En revanche, depuis ce temps, elle n'a plus cessé, ou à peu près,
d'y être observée. C'est à tel point, que nombre d'observateurs
admettent qu'elle s'y est absolument acclimatée, et que le pays
est devenu amarilogène à proprement parler, en d'autres
termes, que la fièvre jaune y est devenue endémique ; chose que
nous aurons à discuter ailleurs.

Soit qu'elle fut partie du Brésil, soit qu'elle eût été apportée
des Antilles ou du littoral mexico-américain, la fièvre jaune est
descendue très bas sur le littoral atlantique de l'Amérique du
sud, puisqu'elle a sévi à diverses reprises à Montévidéo et
à Buénos-Ayres (34° 54' latitude sud). Disons à ce propos
que, dans ces pays relativement très tempérés, on lui a reconnu
les mêmes caractères de transmissibilité prochaine ou éloignée
que dans l'hémisphère nord, puisque nous savons qu'en 1854
elle est allée du Brésil et de la République Argentine au Callao
et à Lima, en passant par le cap Horn.

Sur la côte occidentale de l'Amérique du sud, nous savons
aujourd'hui qu'elle peut descendre depuis Panama jusqu'au-
delà de Copiapo et même à Valparaiso. Les ravages qu'elle y
a faits, donnent presque la certitude absolue que, jusqu'au

35ᵉ degré, ou même peut-être au 40ᵉ degré de latitude sud, on est dans la zone dangereuse.

Le lecteur, qui aurait suivi l'énumération des pays que je viens de faire avec un crayon à la main, aurait déjà circonscrit une région qui a près de 82° en latitude sur le continent américain ; il n'aurait pas encore enserré dans son contour tous les endroits où la fièvre jaune a fait des victimes. En effet, sans parler des îles, comme les Bermudes, les Canaries, l'Ascension, qui sont situées en plein Océan Atlantique, et qui, plus d'une fois, ont été le théâtre d'épidémies redoutables, nous avons, dans la région tropicale, une autre grande contrée à englober dans ce domaine géographique du typhus amaril : je veux parler de la côte occidentale d'Afrique.

La fièvre jaune exerce des ravages sur la côte occidentale d'Afrique, on le sait surabondamment. On peut voir dans l'historique des épidémies que depuis 1759, si nous en croyons Lind (t. I, p. 51), ou au moins depuis 1763 ou 1765, elle y a fait de fréquentes apparitions. Je crois pour ma part qu'elle y a sévi longtemps avant, dans le courant du xviᵉ siècle même.

Ce qu'il nous importe de constater pour le moment, c'est que, jusqu'ici, le point méridional extrême où la maladie a été observée sur la côte occidentale d'Afrique est : Saint-Paul de Loanda aux environs du 10ᵉ degré de latitude sud. Mais tout porte à penser qu'elle pourrait se montrer plus bas, peut-être jusqu'au Cap de Bonne-Espérance, au moins jusqu'au tropique du Capricorne.

Pour ce qui est de la partie de l'Afrique sise dans l'hémisphère nord, la maladie a été vue dans assez d'endroits pour penser que toute la côte atlantique du continent africain appartient aussi au domaine de la fièvre jaune.

Voilà le cercle singulièrement agrandi, on en conviendra ; et nous n'avons pas encore atteint ses dernières limites, car l'Europe a été visitée plus d'une fois par le fléau amaril depuis 1690. Jusqu'ici, le point le plus septentrional qu'il ait atteint dans cette Europe est Swansea en Angleterre (51° 37' latitude nord). La maladie a pénétré aussi, on le sait, dans la Méditerranée, où la ville la plus orientale atteinte est Livourne (43° 37' latitude nord et 7° 56' de longitude est).

En résumé, les limites atteintes par la fièvre jaune, jusqu'ici, sont pour l'hémisphère américain : au Nord, Québec dans le Canada (46° 56' de latitude nord) ; au Sud, Montevideo, dans la Plata (34° 54' de latitude sud). Pour l'hémisphère africano-européen, au Nord, Swansea (51° 37' de latitude nord) ; à l'Est, Livourne ; au Sud, Saint-Paul de Loanda (au-delà de 9° de latitude sud).

On a fait remarquer que si au sud de l'Amérique, la limite extrême de Montevideo a été le théâtre de violentes atteintes épidémiques de fièvre jaune, on a été plus heureux au nord, car la maladie a paru ne plus avoir qu'une puissance atténuée à Québec et à Swansea. Comme Portsmouth (43° 4'), dans le New-Hampshire et Livourne (43° 34'), en Europe, ont été les points les plus septentrionaux où elle a sévi avec sévérité. On est donc porté à penser qu'au-dessus de cette latitude, elle n'est plus bien dangereuse en Europe, et ce qui corrobore cette pensée, c'est que les épidémies de Saint-Nazaire et de Southampton ont été relativement faibles. Néanmoins, je ne saurais trop insister pour faire admettre que, même par le parallèle de Swansea, on pourrait à certains moments se trouver dans des conditions qui permettraient à la maladie de prélever un lourd impôt d'existences humaines. Par conséquent, on aurait grand tort, à mon avis, de se bercer dans une fausse sécurité dans nos pays.

Si nous cherchons, sur une carte des lignes isothermes, à nous rendre compte des contours de la vaste zone où la fièvre jaune a été constatée, nous voyons qu'au Nord, la ligne de 16° en suit très exactement les limites septentrionales, car nous savons que la ligne de 16° de moyenne, en juillet, passe un peu au nord de Québec, au Canada, s'infléchit au sud pour contourner le banc de Terre-Neuve, puis remonte de manière à passer en Irlande un peu au nord de Cork et à atteindre Dublin, Liverpool, sur la côte occidentale d'Angleterre, Yarmouth sur la côte orientale ; et enfin, coupant en travers la mer du Nord, aboutir dans les environs de Copenhague. Donc, je pense, pour ma part, et désire graver dans la mémoire du lecteur cette opinion : que dans notre hémisphère les pays situés dans cette limite sont susceptibles d'être visités par la fièvre jaune ; ce qui implique naturellement qu'ils doivent se garantir, le cas échéant, d'une importation possible.

Pour l'hémisphère sud nous manquons de renseignements,

car Buenos-Ayres, qui est le pays le plus méridional visité par la maladie, est sur l'isotherme de 20 degrès au moment le plus chaud. Néanmoins, par analogie de ce que nous avons observé touchant d'autres lignes d'oscillation de la fièvre jaune, je suis d'avis qu'il faut admettre, pour la limite extrême, la ligne de 15, de sorte que le golfe de San-Mathias, par 42 degrès de latitude sud, dans l'Amérique méridionale, pourrait être visité par la maladie. La ville du Cap de Bonne-Espérance, en Afrique, peut, pour la même raison, être considérée comme appartenant à la zone éventuellement amarile. Je suis porté, je le sais, à étendre ainsi, un peu trop, les limites du domaine de la fièvre jaune, mais dans ces évaluations il vaut mieux pécher par *plus* que par *moins*.

2° Quelles sont les contrées, où la fièvre jaune se montre assez fréquemment, pour qu'on puisse la considérer comme une maladie habituelle. — Il est à peine besoin de faire remarquer que, parmi les nombreux pays qui se trouvent inscrits dans les limites que nous venons de tracer, il en est où la fièvre jaune est plus fréquente, d'autres où elle est plus rare. Personne n'oserait dire que Swansea ou Saint-Nazaire doivent être mis sur le même pied que la Havane ou Rio-Janeiro, soit pour la fréquence des épidémies, soit pour la facilité de leur extension.

Aussi a-t-on eu l'idée, très naturelle d'ailleurs, de faire une distinction entre les localités que nous venons de signaler tantôt. Les unes ne semblent appartenir que transitoirement, éventuellement et rarement au domaine de la maladie. Les autres, au contraire, sont en plein dans ce domaine, c'est-à-dire voient fréquemment, sinon toujours, la fièvre jaune sévir avec plus ou moins de sévérité, de persistance ou de durée dans les divers moments de l'année. On peut appeler les premières contrées de la zone éventuellement amarile ; les secondes : contrées de la zone ordinairement amarile.

On a déterminé ces derniers pays avec une certaine précision, et nous dirons que, dans l'Amérique, les limites de la zone habituellement amarile vont depuis Charleston (32°46′ latitude nord) jusqu'à Rio-Janeiro (22°54′ latitude sud). En Afrique, Gorée (14°53′ latitude nord) ou peut-être l'embouchure de la Gambie, et Saint-Paul de Loanda, environ 10° latitude sud, sont les limites de cette zone.

Hirsch a fixé la limite africaine méridionale de la fièvre jaune à Coast-Castle, c'est-à-dire à 5°7' latitude nord ; mais, dans ma campagne à la côte d'Afrique, j'ai pu m'assurer que les pays voisins : Fernando-po, le Gabon, le fond du golfe de Bénin étaient des contrées où la fièvre jaune n'est rare que parce que l'élément européen de le population y fait défaut; ils seraient absolument dans les conditions convenables pour présenter la maladie aussi fréquemment et aussi longtemps que les autres, si le nombre des étrangers augmentait dans leurs parages.

Les études récentes de météorologie ont déterminé d'une manière assez précise les lignes isothermes des divers pays, aux divers moments de l'année; il était naturel, dès lors, de regarder sur la carte à quelle catégorie appartenaient les contrées, où la fièvre jaune est assez fréquente pour pouvoir être considérée comme faisant partie du cadre nosologique habituel. — Or, pour l'hémisphère nord, comme pour celui du sud, la ligne isotherme moyenne de 25 degrès, au moment le plus chaud de l'année, marque, d'une manière très remarquable, les contours que nous avons indiqués pour la limite des épidémies de fièvre jaune. C'est au point que j'accepte, pour ma part, très volontiers, la formule suivante, avec naturellement toutes les restrictions qui doivent être admises, quand on s'en tient à des approximations aussi élastiques que celles qui regardent les moyennes : la zône atlantique, qui a plus de 25° de moyenne, au moment le plus chaud de l'année, peut être appelée la zone ordinairement amarile.

3° Quelles sont, dans la zone amarile, les régions que l'on peut considérer comme génératrices de la fièvre jaune? En d'autres termes, quelles sont les contrées amarilogènes? — A priori, rien ne semble plus facile à déterminer que ces régions, et cependant, quand on y regarde de près, on s'aperçoit bientôt qu'au contraire, rien n'est plus difficile. On est obligé même de convenir que c'est là un des points les plus obscurs de l'histoire de la maladie, déjà si obscur dans mille de ses détails.

Quand on consulte les innombrables écrits qui ont eu pour but de déterminer la question qui nous occupe, on voit que les opinions sont très différentes; même, à vrai dire, que toutes les variantes ont été formulées ; car, on s'en souvient, Pym et Audouard ont cru que la maladie était née à la côte d'Afrique et n'avait été apportée qu'accidentellement aux Antilles et au Brésil. Sans revenir sur ce point, que nous avons discuté déjà, disons que pour les uns il n'y a qu'un seul foyer générateur c'est la côte du Mexique, qui a la Vera-Cruz pour centre.

Pour d'autres il y en a deux : la Vera-Cruz et la Havane.

Pour une troisième catégorie, il y a un foyer unique, mais plus grand, puisqu'il comprend le littoral du Mexique, celui de l'île de Cuba, et peut-être aussi de Saint-Domingue.

Pour une quatrième, il faut ajouter à cette énumération les Petites Antilles.

Pour une cinquième, il faut ajouter la partie méridionale, des États-Unis, Texas, Louisiane, Alabama, Floride, Caroline du sud ; ce qui incrimine les bouches du Mississipi et les villes de la Nouvelle-Orléans et de Charleston.

Pour une sixième, on doit y joindre le Brésil.

Enfin, pour la septième, la côte d'Afrique doit être rangée aujourd'hui parmi les foyers générateurs de la maladie, soit qu'elle ait eu cette propriété de tout temps, soit qu'elle l'ait acquise plus ou moins tardivement.

Nous allons nous occuper de toutes ces opinions successivement, et nous le ferons dans l'ordre inverse, c'est-à-dire que nous commencerons par la dernière. Nous arriverons ainsi, par des éliminations successives, à limiter le plus que nous pourrons le débat, sans avoir cependant, avouons-le dès le début, l'espoir de le résoudre d'une manière définitive.

A. — LA CÔTE OCCIDENTALE D'AFRIQUE EST-ELLE UN FOYER GÉNÉRATEUR DE FIÈVRE JAUNE ? — La fréquence de la fièvre jaune à la côte occidentale d'Afrique a fait dire à plusieurs auteurs que peut-être elle y était endémique. Moi-même, j'ai incliné vers cette opinion dans mon livre sur *La fièvre jaune au Sénégal* (1874, p. 150) ; tout en faisant la réserve qu'au moment où j'écrivais, les documents venus à ma connaissance étaient insuffisants pour me permettre de juger la question d'une manière certaine, ou même quelque peu probante.

Cette question d'endémicité de la fièvre jaune à la côte occidentale d'Afrique m'a beaucoup préoccupé depuis une quinzaine d'années ; je dois avouer que tour à tour mon esprit a incliné dans un sens ou dans l'autre, sans avoir, pendant bien longtemps, pu se fixer d'une manière absolue. Cependant j'ajouterai que, de jour en jour, à mesure que les renseignements me sont venus plus nombreux, j'ai penché vers l'idée de la non endémicité ; et je suis arrivé, même, à croire fermement à cette non endémicité.

D'ailleurs, le mieux, je crois, est de présenter mes impressions au lecteur ; il sera mieux à même, ainsi, de se faire une opinion et de voir s'il doit ou non partager ma manière de penser.

Je dirai donc tout d'abord qu'aujourd'hui, comme en 1874, et plus encore même, je suis frappé de ce détail que la maladie est toujours venue au Sénégal, après avoir régné à Sierra-Leone, puis en Gambie ; car même pour l'épidémie de 1881, qui a paru à quelques observateurs, faire exception à la règle, on constate des particularités qui n'infirment pas cette observation. En effet, cette épidémie de 1881, si elle est née sur place, n'a été, comme l'a démontré à cette époque le Dr Nourry, médecin en chef de la colonie, que la reproduction des germes provenant de celle de 1878 : de sorte que c'est une recrudescence d'épidémie et non une épidémie nouvelle, née spontanément et de toutes pièces sur les lieux. Aussi, j'admets, sans réserve, cette première proposition, à savoir : que lorsque la fièvre jaune est venue au Sénégal, elle avait régné déjà à Sierra-Leone et en Gambie.

D'autre part, il est arrivé quelquefois, que Sierra-Leone, la Gambie et le Sénégal, étant exempts de toute manifestation de la fièvre jaune, la maladie a été observée dans certains points de la côte d'Afrique : Grand Bassam, divers pays du golfe du Bénin, le Gabon, etc. etc... Bien plus, même, ajouterai-je, on a vu la fièvre jaune atteindre Sierra-Leone par des importations de ces diverses localités de la côte équatoriale de l'Afrique occidentale. Or, lorsque la fièvre jaune a été observée à Grand Bassam, au Bénin ou au Gabon, elle y était toujours venue du dehors, et le premier endroit où elle avait été signalée, dans ces cas, était soit l'île de Fernando-po, soit la ville de Saint-Paul de Loanda.

Il découle de ces indications, que Sierra-Leone (par le 8e degré de latitude nord), que Fernando-po (par le 4e degré de latitude nord), et enfin Saint-Paul de Loanda (par le 10e degré de latitude, sud) sont les trois pays où la fièvre jaune débute à la côte occidentale d'Afrique ; de sorte que, si on admet l'endémicité africaine, on doit conclure que la fièvre jaune est endémique dans ces trois endroits.

Mais alors il résulte de cela, que tandis que dans le pays d'origine de la fièvre jaune, c'est-à-dire, en Amérique, la limite de l'endémicité est, peut-être, comprise entre Cuba (de 19° à 23° de latitude nord) et la Vera Cruz (au 19e degré de latitude nord), c'est-à-dire est restreinte, quelque large qu'on fasse cette part à cette endémicité, à 4 ou 5 degrés de latitude ; dans le pays d'Afrique où elle a été importée, la maladie se serait acclimatée de manière à devenir endémique dans une aire de 18 à 20 degrés. Il y a là, on le comprend, quelque chose qui porte, *a priori*, à pencher vers l'improbabilité de l'endémicité africaine du typhus amaril.

Mais d'autre part, quand on entend dire que Sierra-Leone, Fernando-po et Saint-Paul de Loanda sont trois foyers endémiques de fièvre jaune, on est frappé aussi par ce fait : que ces trois pays sont précisément ceux qui ont le plus souvent et le plus largement des rapports avec les pays d'Amérique. Pour un esprit impartial, il y a là, on en conviendra, une certaine présomption en faveur de l'importation.

Je présenterai en outre un autre argument bien plus puissant, on va le voir : si la fièvre jaune est endémique, soit à Sierra-Leone, soit à Fernando-po, soit à Saint-Paul de Loanda, ce n'est pas à l'encombrement du port, à un foyer produit par les habitations, comme on a pu le trouver, tant pour la Vera-Cruz que pour la Havane, qu'il faut l'attribuer. En effet, dans ces localités de la côte occidentale d'Afrique, le nombre des navires au mouillage est toujours minime, la densité de la population et des habitations très faible aussi ; de sorte qu'on ne pourrait attribuer l'endémicité qu'à des conditions hydro-telluriques, au sol et au climat, en d'autres termes.

Mais alors comment expliquer ces faits de *l'Éclair*, par exemple, qui, en 1845, passa six mois sur la côte voisine de la ville de Sierra-Leone sans être contaminé, alors que, quelques jours à peine après qu'il eut communiqué avec cette ville (Free-Town), il présenta de nombreux cas de fièvre jaune ?

Bien plus, tandis que Sierra-Leone, voit au moins une année sur deux la fièvre jaune, nos postes de la Mellacorée, du Rio-Pongo, du Rio-Nûnez, extrêmement voisins, mais sans relations ordinaires avec Free-Town (la ville de Sierra-Leone), n'ont pour ainsi dire jamais été atteints.

Par ailleurs, le Gabon est voisin de Fernando-po, et, cependant, la fièvre jaune n'y est jamais née spontanément, malgré la présence constante d'une garnison de militaires et de marins européens relativement assez nombreuse.

On comprend donc qu'en songeant à tout cela, j'ai été entraîné à pencher chaque jour davantage vers l'opinion que la fièvre jaune n'est pas endémique à la côte d'Afrique ; et que je suis enfin arrivé à une conviction bien arrêtée, basée sur quatre séries de raisons différentes, à savoir :

1° Que pour un grand nombre d'épidémies de la côte d'Afrique, on a pu saisir sans obscurité l'apport américain ;

2° Que si on admettait l'endémicité de la fièvre jaune à la côte d'Afrique, il faudrait admettre alors que l'aire de cette endémicité est plus grande, plus vaste aujourd'hui dans ce pays, où la maladie a été importée, que sur les côtes américaines, où elle a pris naissance, c'est-à-dire, dans ses foyers originels ;

3° Que les pays de la côte d'Afrique, qu'on a considérés comme lieux d'endémicité de la fièvre jaune, sont précisément ceux qui ont les rapports les plus fréquents et les plus étendus avec l'Amérique ;

4° Enfin, que dans ces localités, il semble que la zone dangereuse ne sorte pas de la ville même, alors que cette ville n'est ni si grande, ni si peuplée, ni si agglomérée qu'on puisse la considérer comme suffisante, pour constituer, à l'égal de la Havane ou la Véra-Cruz, un foyer générateur de la maladie.

J'insiste avec intention sur cet argument dont on appréciera l'importance : c'est que, tant à Sierra-Leone qu'à Fernando-po, on a constaté nombre de fois la provenance américaine de la fièvre jaune. — Je renvoie le lecteur à ce que nous savons pour les épidémies de ces pays dans les années 1816 et 1862 entre autres ; — et j'ajouterai que, si les Anglais avaient toujours écrit ce qu'ils constataient, au sujet de cette importation, nous saurions, peut-être, d'une manière certaine que, toutes les fois que la maladie s'est montrée dans la localité, elle était apportée d'Amérique.

Nos possessions de la côte occidentale d'Afrique ne sont que très rarement et très faiblement en rapport avec les Antilles ou le Brésil, les garnisons que nous y tenons, viennent de France et ne retournent pas dans le nouveau monde après leur temps de séjour dans le pays, de sorte que, pour ce qui touche notre colonie du Sénégal, nous n'avons pas l'esprit tourné vers la possibilité de l'importation américaine de la fièvre jaune. Mais si nous songeons que, d'une part, les garnisons anglaises de la côte occidentale d'Afrique viennent des Antilles et y retournent après un certain temps de campagne, nous voyons que de ces relations fréquentes entre Sierra-Leone et la Jamaïque, la Barbade, etc. etc...., il peut en résulter souvent des apports de typhus amaril, pour des gens surtout qui ne prennent, le plus souvent aucune précaution sanitaire.

D'autre part, le fait de l'épidémie de 1862, par exemple, dont on a tant parlé, nous montre qu'il doit y avoir de fréquentes relations entre l'île de Cuba et Fernando-po. Enfin Saint-Paul de Loanda communique souvent et d'une manière régulière avec le Brésil. Aussi, je le répète, ne devons-nous pas nous baser sur ce qui se passe dans nos colonies pour juger des chances de contamination qu'ont les colonies anglaises ou espagnoles vis-à-vis de l'Amérique.

On le voit, mon opinion est bien justifiée, et on peut admettre désormais que la fièvre jaune n'est pas endémique à la côte occidentale d'Afrique ; quand elle règne dans ce pays c'est qu'elle a été apportée d'Amérique, et s'y est introduite par un des centres de population en communication ordinaire ou éventuelle avec le nouveau monde.

On trouvera que je me contredis à dix ou douze ans de distance, et qu'après avoir penché vers l'idée de l'endémicité, je me range aujourd'hui résolument dans le camp opposé. Mais en tout ceci il n'y a que mon petit amour-propre qui peut avoir à en souffrir. Or, comme je préfère mille fois être taxé d'inconstance que de persévérer dans mon opinion, aussitôt que je crois qu'elle n'est plus l'expression de la réalité, le lecteur me pardonnera ces fluctuations de mon esprit. Il songera que j'ai été en cette circonstance plus préoccupé de rechercher la vérité que de montrer l'infaillibilité de ma première manière de voir. Ne désirerait-on pas reconnaître mille fois qu'on s'est trompé, si cet aveu pouvait faire avancer d'un pas, une question aussi importante que celle-ci ?

B. — Le Brésil est-il un foyer générateur de la fièvre
jaune ? — Ici, comme presque toujours, quand on étudie la géographie de la fièvre jaune dans la zone inter-tropicale, on rencontre
des opinions absolument différentes. — Les uns disent que le
Brésil est un foyer générateur de la maladie : les autres le nient.

Enfin une troisième catégorie cherche à concilier la divergence des deux premières, en formulant que jusqu'en 1849 le
Brésil n'était pas un foyer de genèse de la fièvre jaune, tandis
qu'il l'est devenu depuis 1850. A quelle catégorie devons-nous
nous rallier ?.

Pour répondre à cette question, voyons d'abord quels sont
les enseignements de l'histoire, au sujet des manifestations de
la fièvre jaune au Brésil. — Or dans la chronologie nous avons
vu déjà les indications suivantes, on s'en souvient :

1° Il est possible que la fièvre jaune ait régné au Brésil en
1640. Nous avons vu dans cette chronologie que l'escadre de
Mascaréñhas l'avait prise aux îles du cap Vert en 1639, pendant qu'elle se rendait au Brésil. La maladie régna aussi en
1643, d'après Guillaume Lepoix, mais ce fut certainement pendant peu de temps.

2° On doit admettre qu'elle y sévit certainement de 1686 à
1694, c'est-à-dire pendant une dizaine d'années environ, après
lesquelles elle disparut, pour ne reparaître qu'un instant en 1710 ;

3° M. Kinlay dit qu'elle y était aussi en 1710 ;

4° Hirsch, dans sa *Géographie médicale*, parle d'une manifestation, survenue en 1780, dont je n'ai trouvé jusqu'ici aucune
trace. A cette époque, comme pendant la précédente, elle ne
dura que peu de temps ;

5° Gouy signale un cas observé en 1823 sur un matelot américain ; mais il s'agit, tout au plus, là, d'un cas isolé et sans
importance épidémique ;

6° Il paraît, d'après des indications de médecins brésiliens,
que de temps en temps, pendant la saison chaude, on a toujours
observé sur le littoral du Brésil des atteintes fébriles avec ictère
et même vomissements noirs entraînant parfois la mort. Ici
encore, si c'est bien la fièvre jaune, on ne peut y voir que des atteintes isolées et fortuites, ne ressemblant ni à une épidémie ni
à une endémie..

Toutes ces indications montrent que si la maladie a été constatée au Brésil avant 1849 il n'en est pas moins positif qu'elle n'y était pas endémique. De sorte que la première opinion dont nous venons de parler, à savoir, que la fièvre jaune était capable de toute antiquité de naître spontanément au Brésil, doit être rejetée comme inexacte. D'autant, comme le fait très bien remarquer le D<r> Gouy (*Thèse de Paris* 1884), que la science possède nombre d'écrits de médecins très éclairés ayant étudié les maladies du Brésil dans le courant du siècle dernier, et pendant la première moitié de celui-ci, et qu'on n'y trouve nulle part la trace de la fièvre jaune parmi les maladies habituelles.

Depuis 1849, la fièvre jaune a-t-elle acquis un droit réel de domicile au Brésil; y est-elle devenue endémique, en d'autres termes? — Nous devons répondre aussitôt : que les auteurs les plus autorisés, c'est-à-dire les médecins qui observent la maladie au Brésil même, l'ont nié pour la plupart, et ont fourni les preuves les plus probantes à l'appui de leur opinion.

D'une part, ils ont démontré que lorsque la maladie apparaît dans une localité où elle n'avait pas été observée depuis un certain nombre d'années, on peut le plus souvent constater de la manière la plus claire son importation. D'autre part, ils ont dressé des chronologies des diverses manifestations de la maladie, qui ont une importance vraiment capitale, pour entraîner l'opinion. Ainsi par exemple le D<r> da Gama Lobo a fourni le tableau des épidémies de 1850 à 1877 (*NY*, 1882), qui est plein d'enseignements, comme on va le voir, pour la question qui nous occupe.

TABLEAU DES DÉCÈS PENDANT LES ÉPIDÉMIES DE FIÈVRE JAUNE AU BRÉSIL DE 1850 A 1877, D'APRÈS LE D<r> GAMA LOBO

Année	Décès	Année	Décès
1851.	473	1864.	7
1852.	1.942	1865.	»
1853.	853	1866.	2
1854.	21	1867.	3
1855.	3	1868.	4
1856.	157	1869.	247
1857.	1.500	1870.	1.002
1858.	1.166	1871.	5
1859.	508	1872.	8
1860.	1.182	1873.	3.337
1861.	239	1874.	814
1862.	11	1875.	1.166
1863.	12	1876.	3.274

Ce tableau nous montre que l'épidémie commencée en 1849, et dont l'apport étranger n'est contesté par personne, eut son apogée en 1852, et se termina avec l'année 1854, puisque nous voyons qu'en 1855 il n'y a eu pour tout le Brésil que trois décès de fièvre jaune. Elle avait donc duré quatre années, et s'était terminée peu à peu après avoir fourni une courbe assez régulière d'augmentation et de décroissance.

Puis survint, en 1856, une nouvelle épidémie dont l'apport étranger n'est pas douteux, non plus ; épidémie qui semblait devoir suivre la même marche que la précédente, et s'épuiser dans le même nombre d'années, lorsqu'en 1860, une recrudescence, due à des coïncidences d'apport étranger de germes nouveaux et d'arrivage d'Européens susceptibles de fournir un aliment à la fièvre jaune, provoqua une élévation temporaire de la mortalité qui se terminait en 1862.

En 1862, on voit la maladie faire presque entièrement défaut ; elle manque même complètement pendant toute l'année 1865. Et jusqu'à la fin de 1869, il semble qu'on ne doive plus la subir, lorsque le 23 mars 1869, un navire (*Créola de là Plata*) apporte des malades de Cuba, et jusqu'en 1871 on subit de nouveau ses atteintes.

Cette fois, encore, la poussée épidémique semblait s'épuiser rapidement ; les années 1871 et 1872 furent favorables, lorsqu'en 1873 un nouvel apport étranger vint provoquer une épidémie très grave qui durait encore en 1877.

Donc, on peut en conclure avec assurance : que la fièvre jaune n'était pas endémique au Brésil avant 1849, et ne l'est pas devenue depuis cette époque. Il est incontestable que cette contrée offre au typhus amaril un terrain propice pour son extension épidémique lorsque les germes y sont apportés, mais il est absolument nécessaire que des germes étrangers y arrivent, ou bien que des germes provenant d'une épidémie antérieure se trouvent fortuitement dans de bonnes conditions d'évolution, pour que la maladie reparaisse au début d'une saison chaude, lorsque pendant la saison fraîche elle n'a pas régné déjà.

Pour appuyer mon opinion, j'invoquerai ce que le baron de Thérésopolis a dit au congrès de Genève en 1883 : que la quarantaine appliquée avec soin et intelligence avait fait diminuer la fièvre jaune au Brésil, depuis quelques années, dans des pro-

portions telles, qu'on pouvait espérer que bientôt, elle y serait
une maladie exceptionnelle.

La question de savoir si le Brésil est ou non un foyer générateur de fièvre jaune a une grande importance, car, si ce n'est
pas un pays amarilogène, au Brésil, comme à Sierra-Leone,
on peut logiquement penser, que par une désinfection suffisante
des locaux contaminés, on arriverait, à un moment donné, à débarrasser le pays de la fièvre jaune, de telle sorte que la maladie
ne s'y représenterait plus ensuite, tant que les précautions sanitaires seraient toujours observées à l'égard des importations
étrangères.

Pour le Brésil, comme pour la côte d'Afrique, je dirai : que
les localités, où la fièvre jaune se voit le plus régulièrement
chaque année, depuis 1849, sont précisément ceux qui sont le
plus largement et le plus régulièrement en relations commerciales avec les Antilles, la Havane en particulier ; de sorte que
ce que j'ai dit précédemment pour la côte africaine est encore de
mise actuellement. Sans compter, qu'il y a encore un argument
puissant, que j'ai invoqué précédemment, et que je puis mettre
en ligne en ce moment : c'est que, tandis que dans telle ville,
comme Rio-Janeiro, par exemple, la fièvre jaune fait rage dans
certains quartiers populeux et encombrés, maints autres quartiers plus riches et plus aérés, maintes habitations de villégiature, maintes parties de la rade, mille endroits, en un mot, où tous
les éléments de la genèse endémique se trouvent réunis, sauf la
condition des communications par les relations d'homme à homme,
et l'échange des marchandises, restent parfaitement indemnes ;
bien plus, lorsque par hasard la maladie s'y montre, on peut dans
l'immense majorité des cas saisir très bien l'apport étranger.

C. — LE LITTORAL MÉRIDIONAL DES ÉTATS-UNIS EST-IL UN
FOYER GÉNÉRATEUR DE FIÈVRE JAUNE ? — Nombre de médecins pensent que oui, et incriminent, en particulier, la Nouvelle-
Orléans, à l'égal de la Havane et de la Vera-Cruz. Ils donnent
comme preuve, à l'appui de leur opinion, que la maladie est
observée très fréquemment, de nos jours, dans cette ville ;
qu'elle est aussi souvent partie de là, que de la Havane ou de la
Vera-Cruz, pour aller contaminer d'autres pays, et donner naissance à des épidémies plus ou moins meurtrières.

Le raisonnement présenté ainsi, est très attaquable, et ne juge pas la question d'une manière irréfutable, car tout en admettant que de nos jours, on voit très souvent des navires partir de la Nouvelle-Orléans contaminés, pour aller engendrer des épidémies de fièvre jaune au loin, on peut néanmoins penser que cette fièvre jaune n'était pas née de toutes pièces à la Nouvelle-Orléans ; bien au contraire, y avait été portée d'ailleurs. On va constater qu'il y a en faveur de cette manière de voir d'excellentes raisons, bien capables de fixer l'opinion définitivement.

Ainsi par exemple, dans le mémoire de Toner et dans l'étude du Dr J. Jonnes insérée dans le *Rapport sur l'hygiène de la Louisiane* (1883), nous trouvons quelques indications utiles pour le sujet qui nous occupe ici. En particulier, voici la liste des années où la fièvre jaune a été observée, ou a manqué, dans la ville de la Nouvelle-Orléans :

Épidémie de 1791	1	an	Épidémie de 1817 à 1820	4	ans
Repos 1792	1	—	Repos 1821	1	—
Épidémie de 1793 à 1797	5	—	Épidémie de 1821 à 1858	36	—
Repos 1798	1	—	Repos de 1859 à 1861	3	—
Épidémie de 1799 à 1802	4	—	Épidémie de 1862 à 1864	3	—
Repos 1803	1	—	Repos 1865 à 1866	2	—
Épidémie 1804	1	—	Épidémie 1867	1	—
Repos de 1804 à 1808	4	—	Repos de 1868 à 1839	2	—
Épidémie 1809	1	—	Épidémie de 1870 à 1873	3	—
Repos 1810	1	—	Repos de 1874 à 1878	4	—
Épidémie de 1811 à 1812	2	—	Épidémie de 1878 à 1880	2	—
Repos de 1813 à 1816	4	—	Repos de 1880 à 1884	3	—

RÉSUMÉ :

Épidémies............................... 64 ans
Repos..................................... 27 —

En somme, l'on voit par ce tableau qu'il s'écoule parfois deux, trois, quatre ans sans que la maladie soit observée à la Nouvelle-Orléans ; et si nous songeons que très souvent, aussi, les épidémies y ont éclaté après une importation bien avérée, nous sommes autorisés déjà à pencher vers l'opinion ; qu'en réalité la fièvre jaune n'est pas endémique dans la contrée.

D'ailleurs, si la fièvre jaune était endémique dans la contrée qui nous occupe, les diverses villes qui avoisinent la Nouvelle-Orléans devraient, comme elle, être fréquemment le siège d'épidémies, ou au moins d'atteintes isolées de la maladie. Or, nous savons cependant qu'il n'en est pas ainsi ; diverses cités de la Louisiane sont restées quatre-vingt-treize années exemptes de fièvre jaune (1698-1791). La province du Texas ne l'a connue qu'en 1839 pour la première fois. Les villes d'Algiers, Centreville, Mandeville, Baton-Rouge, Opélousas, Krancklin et cent autres centres d'habitations passent cinq, dix, vingt ans sans voir la maladie. Nous savons aussi que lorsque la fièvre jaune vient de ces villes, on peut saisir l'agent de contamination. Nous voyons d'autre part que la maladie va, suivant dans son développement, non pas la latitude, la longitude, l'altitude, la direction des cours d'eau, du vent, etc., mais seulement les courants humains, de telle sorte que les centres le plus souvent et le plus largement en communication, sont les premiers atteints, etc.

Nous savons en outre que, même au moment où la maladie fait rage dans la ville de la Nouvelle-Orléans, elle ne sévit pas dans les habitations de la campagne environnante ; et enfin ajoutons que jamais on n'a vu la fièvre jaune débuter dans la contrée par un autre endroit que la ville même ; bien plus, dans cette ville, jamais on ne l'a vue frapper ses premiers coups ailleurs que dans tel quartier, telles rues, tel établissement ; ajoutons aussi, que ses premières victimes ont toujours été des individus appartenant à une profession spéciale : marin, portefaix, étranger, douanier.

Or, on en conviendra, ou bien il est impossible d'avoir une opinion sur n'importe quoi en étiologie, ou bien cette accumulation de coïncidences nous prouve que nous n'avons pas affaire ici à une véritable endémie, mais bien au contraire à une contamination par des germes morbides apportés accidentellement dans le pays par une voie toujours la même : — les transports maritimes.

Les États-Unis sont, du reste, arrivés à démontrer de la manière la plus positive : que sur quatre-vingt-huit épidémies qui ont été étudiées sur leur territoire, soixante-dix-sept reconnaissent pour cause l'importation (Toner), de sorte qu'il sera admis par tout le monde que, lorsque cette importation n'a pu être constatée, c'est parce que les recherches n'ont pas été heureuses, et non pas parce que la maladie avait pris naissance sur les lieux.

D'autre part, je dirai que Faget, dont la grande autorité en cette matière ne saurait être contestée, a soutenu hardiment que la fièvre jaune n'est pas endémique à la Nouvelle-Orléans, et qu'elle y est toujours importée. Il le démontre d'ailleurs de la manière la plus péremptoire en se basant sur l'étude des six épidémies de 1817-1819, 1839-1847-1853, 1858. Ajoutons que le Dr Formento a signalé la même origine pour les épidémies de 1867 et de 1878.

En 1817, le cutter anglais *Phénix* arrive le 18 juin, de la Havane, et le 30 juin le Dr Kerr constata que quatre de ses matelots étaient atteints de la fièvre jaune (deux moururent). Le 20 juillet, le polacre *Virgin del Mar* arriva aussi de la Havane, ayant perdu plusieurs hommes de la maladie pendant la traversée ; et ce n'est qu'après ces deux intrusions que la fièvre jaune se répandit en ville.

En 1819, plusieurs navires arrivent de la Havane où régnait la fièvre ; ils présentaient à la date du 1er juillet des cas de la maladie, alors qu'il n'y en avait aucun en ville : et ce n'est que par extension de proche en proche, de navire à navire, puis des navires à terre, que se fit la transmission, aboutissant à une épidémie sévère au mois d'août.

En 1839, la fièvre jaune fut encore importée de la Havane, et les premiers cas se transmirent de proche en proche, sur les navires, avant d'arriver à terre.

En 1853, un navire anglais, *Camboden-Castle*, prend la fièvre jaune à Kingston (Jamaïque), perd son capitaine et sept matelots pendant sa traversée du 2 au 17 mai, et arrive à la Nouvelle-Orléans, n'ayant subi que des aspersions de chlorure de chaux pour toute mesure de désinfection. Le navire voilier *Augusta*, qui communique avec lui pendant vingt-quatre heures, est infecté à son tour, et transmet la maladie à terre, où elle n'existait pas.

En 1847, la fièvre jaune fut importée par des navires venant de la Vera-Cruz, où elle était sévère en ce moment ; elle se propagea encore de la même manière de proche en proche, des navires à la terre.

En 1858, le navire *Elisabeth-Ellen* prend la fièvre jaune à Saint-Thomas, perd du monde de cette affection, pendant la traversée, du 8 mai au 4 juin, et communique la maladie aux navires voisins du quai, où il avait été admis en libre pratique à la Nouvelle-Orléans.

En 1873, la barque espagnole *Valparaiso* quitta la Havane ou régnait la fièvre jaune le 15 juin, et arriva le 24 à la Nouvelle-Orléans ; elle subit une quarantaine de deux jours, puis fut admise à la libre pratique le 26. — Le 2 juillet le second du bord fut atteint de la fièvre jaune et la communiqua à la population. — Il y eut à la Nouvelle-Orléans, pendant cette épidémie, 388 cas et 266 décès ; en outre l'épidémie s'étendit à Memphis et Shreveport.

En 1878, le Steamer *Emily B. Souder* arriva à la Nouvelle-Orléans le 22 mai venant de la Havane qui était contaminée ; deux de ses officiers tombèrent malades, deux jours après, et transmirent la maladie dans la ville.

A ces données, ajoutons qu'à la Nouvelle-Orléans, le vulgaire dit que les épidémies de fièvre jaune cessent brusquement aux premiers froids, à la première gelée blanche. L'expérience y a démontré qu'en effet, ce n'est qu'exceptionnellement et dans des conditions spéciales, incapables d'infirmer la règle, que la maladie ne cesse pas complètement alors.

Faget affirme : que lorsqu'il y a eu de la glace en hiver à la Nouvelle-Orléans, une nouvelle importation par navire est indispensable pour la réapparition de la fièvre jaune, tandis que si l'hiver a été doux, la maladie peut se produire de toutes pièces, après avoir cessé, lorsque la saison chaude revient. Il nous donne ainsi, une indication précieuse, en faveur de la non aptitude de la Nouvelle-Orléans à engendrer la fièvre jaune.

Par ailleurs, Faget nous apprend que le blocus dont la Nouvelle-Orléans fut l'objet lors de la guerre de sécession, dans l'été de 1862, garantit parfaitement la ville de l'importation de la fièvre jaune, quoique cette ville fut encombrée par des milliers d'étrangers du nord entassés dans de chaudes casernes difficiles à bien ventiler. Il ajoute de la manière la plus affirmative que, dans une pratique de vingt ans à la Nouvelle-Orléans, il ne croit pas avoir vu un seul cas de fièvre jaune en dehors des épidémies.

Le docteur Formento a apporté au Congrès d'hygiène de Genève, en 1883, un fait qui a une grande importance dans la question actuelle. C'est que pendant soixante et un ans, c'est-à-dire de 1817 à 1878, la fièvre jaune s'est montrée tous les ans à la Nouvelle-Orléans, excepté pendant quatre années, de 1862 à 1865, c'est-à-dire, pendant la guerre de sécession, alors que le blocus empêchait rigoureusement l'arrivée des navires dans le port ; et cependant, pendant ces quatre années, le nombre des habitants non acclimatés était plus considérable que de coutume parce qu'il y avait une grande augmentation de garnison. D'ailleurs, la communication précitée du docteur Formento a fourni les indications suivantes dont on appréciera la portée :

De 1812 à 1833 (23 ans) il y a eu 12 épidémies de fièvre jaune en Louisiane
De 1833 à 1855 (22 ans)   —   12 —   —   —
De 1855 à 1883 (28 ans)   —   3 —   —   —

Or, il faut savoir que le système des quarantaines fut mis en vigueur à partir de 1855 ; et on doit voir qu'en empêchant l'arrivée de la maladie du dehors, la fièvre jaune diminua singulièrement de fréquence dans le pays. — D'autre part, le Dr J. Jonnes a rappelé dans le *Rapport sur l'hygiène de l'État de la Louisiane* en 1883, que de 1880 à 1883, les applications rigoureuses des mesures sanitaires ont préservé la Nouvelle-Orléans de la fièvre jaune qui régnait dans nombre de pays des Antilles et du Mexique.

La conclusion qui s'impose, on le voit, c'est que la Nouvelle-Orléans n'est pas un foyer générateur de la fièvre jaune. La maladie y est toujours apportée, peut-on penser, car, si Faget a pu démontrer cette importation pour des épidémies qu'un grand nombre d'auteurs ont considérées comme nées sur place, il est hors de doute qu'on découvrirait probablement cette importation pour toutes celles qui ont régné dans le pays, si on y regardait de suffisamment près.

C'est intentionnellement que j'ai parlé de la Nouvelle-Orléans ; en effet, si je suis parvenu à montrer que ce pays, le plus incriminé entre tous ses voisins, n'est pas un foyer générateur de la maladie, *a fortiori*, on admettra que Mobile, Pensacola, Savannah et Charleston ne sont pas susceptibles de voir la fièvre jaune se développer de toutes pièces dans leur intérieur. Donc, on le voit, l'aire des contrées amarilogènes se restreint singulièrement.

D. — Les petites Antilles sont-elles un foyer générateur de la fièvre jaune. — Dans mon livre sur les épidémies, de fièvre jaune à la Martinique, j'ai étudié cette question très longuement et je n'ai conclu que d'une manière dubitative ; c'est qu'en effet la chose est extrêmement difficile à élucider. J'ai fait remarquer dans ce travail : que jamais la fièvre jaune n'avait été signalée à la Martinique à un moment où elle ne régnait pas déjà sur un autre point des grandes et petites Antilles ; d'autre part on a fait observer que souvent deux îles de ces petites Antilles appartenant à la même nation, sont atteintes par la maladie, alors que celles qui les séparent et qui sont sous un autre pavillon restent indemnes, de sorte qu'on pourrait en se basant sur ces deux considérations pencher vers l'idée de l'importation de la maladie. Mais en revanche, j'ai rappelé aussi que, dans bien des cas, l'apport de la fièvre jaune n'avait pu être constaté, ce qui porte, de son côté, à penser, au contraire, qu'elle peut se développer spontanément dans le pays.

En d'autres termes, je n'ai pu clore le débat lorsque j'ai écrit sur la fièvre jaune de la Martinique, parce que les faits venus alors à ma connaissance n'étaient pas suffisamment probants pour faire pencher la balance dans un sens ou dans l'autre. Aujourd'hui nous sommes plus avancés ; en effet, mon excellent ami, le Dr Talairach, médecin en chef de la Martinique, de 1886 à 1888, a vu des cas de fièvre jaune se développer spontanément dans cette île, dans des conditions où, soit l'importation, soit la repullulation des germes ne pouvaient être invoquées. Mon savant camarade Brassac, qui a servi à la Guadeloupe à tous les échelons de la hiérarchie, et dont l'opinion en pathologie exotique fait autorité, a vu des cas qui l'ont convaincu aussi de la possibilité de la genèse sur place dans cette île. Ces deux opinions ont fait cesser mes hésitations sur ce débat ; et les faits que mes deux collègues ont si bien observés ont servi à montrer la signification réelle des faits qui étaient restés inexplicables jusqu'ici, tant pour la Martinique que pour la Guadeloupe.

On doit donc admettre pour conclure : que la fièvre jaune, quoique le plus souvent importée dans les petites Antilles, peut, dans quelques rares circonstances, s'y développer de toutes pièces, sur place. En somme donc, les petites Antilles sont des pays amarils. — En les comparant aux grandes Antilles et à

la côte du Mexique on peut ajouter que ce sont des pays amarils
de troisième ordre ; mais néanmoins, le fait qu'ils peuvent donner naissance à la fièvre jaune dans certains cas, doit être admis
sans hésitation.

Les petites Antilles sont donc des pays où la fièvre jaune peut
naître quelques rares fois. En revanche, la maladie une fois en
activité s'y transmet avec une facilité très grande. C'est là aussi
un fait qu'il faut bien garder en mémoire, car il en découle
comme conséquence : que plus que, dans d'autres pays, il faut y
prendre des mesures sanitaires très rigoureuses, tant pour
empêcher l'importation, que pour s'opposer à l'extension, si on
veut éviter qu'elle y fasse des ravages.

E. — LES GRANDES ANTILLES SONT-ELLES UN FOYER GÉNÉRA-
TEUR DE LA FIÈVRE JAUNE. — Pour l'immense majorité des auteurs, et je commence par dire que je partage moi-même cette
opinion, les grandes Antilles sont un foyer générateur de la fièvre jaune. On y a constaté maintes fois son éclosion spontanée, et elle y règne assez fréquemment pour qu'on ait même
dit qu'elle y est endémique. Cependant, quelques observateurs
de grand poids sont d'avis contraire ; aussi, tout en admettant
qu'elles sont des pays amarils, je dois ajouter que, dans nombre
de circonstances, la fièvre jaune n'y est pas née spontanément,
mais y a été apportée du dehors. Cette considération est très
importante, comme on le comprend, pour la pratique sanitaire.
Les grandes Antilles étant constituées par quatre îles : Cuba,
Saint-Domingue, Porto-Rico, la Jamaïque, je vais m'occuper
séparément de chacune de ces îles, puis je chercherai à tirer
des conclusions afférentes à toutes.

Ile de Cuba. — Pour le grand nombre, Cuba est un
pays amaril ; plusieurs médecins ont signalé que du mois
d'avril au mois de juillet on a vu souvent la fièvre jaune éclater
soit à la Havane, soit à Santiago, soit dans une autre localité
sans qu'un arrivage suspect pût être incriminé. Mais par ailleurs aussi il a été fourni par des observateurs dont l'opinion a
un grand poids, et au premier rang d'entre eux je citerai le
Dr Finlay de la Havane, il a été fourni, dis-je, des indications qui
démontrent péremptoirement : que nombre d'années ont pu s'é-
couler sans que la maladie ait régné dans l'île de Cuba, et d'autre

part que dans maintes circonstances elle a été manifestement apportée du dehors. C'est ainsi par exemple que le Dr Finlay nous apprend qu'en 1511, Vélasquez vint occuper l'île de Cuba avec 300 habitants de Saint-Domingue, déjà acclimatés, et que contrairement à ce qui s'observait toutes les fois qu'on occupait un endroit avec des nouveaux venus d'Europe, ajoutons, semblablement à ce qui se voyait lorsque cette occupation se faisait avec des Européens déjà acclimatés aux Antilles, il n'y eut pas d'épidémie chez les premiers colons.

La population de l'île alla en augmentant peu à peu, mais cela se fit sans apport de nouveaux aventuriers venant directement d'Europe, de sorte que malgré une extension considérable dans le chiffre des habitants, il s'écoula un très grand nombre d'années sans que la fièvre jaune fut signalée à Cuba. Ce n'est qu'en 1648 ou 1649, d'après Finlay, qu'elle y fit son apparition, au moins sous la forme d'épidémie notable ; soit cent trente-huit ans après la venue des premiers Européens.

De prime abord, on a peine à penser qu'il ait pu s'écouler un temps aussi long, sans qu'une éventualité apportât la maladie dans l'île de Cuba, alors que la fièvre jaune se voyait çà et là, dans nombre de localités des Antilles et surtout régnait presque en permanence sur la côte du Mexique ; mais en songeant à la rareté relative des communications, qui existaient à cette époque entre les diverses localités, on comprend qu'il ait pu en réalité en être ainsi. D'ailleurs un *criterium* de grande valeur, que nous donne Finlay, pour faire penser que Cuba avait été indemne jusque-là, c'est qu'en 1648 ou 1649, lorsque la fièvre y sévit épidémiquement, elle fit des ravages énormes chez les anciens comme chez les nouveaux habitants.

De 1649 à 1656, la fièvre resta en permanence dans l'île de Cuba, et les faits, qui indiquent sa présence, sont si nombreux et si clairs, qu'on ne saurait avoir le moindre doute touchant la nature de la maladie. Puis la maladie semble disparaître, et ce n'est qu'en 1678, en 1702, en 1706, en 1746, en 1761-63, que nous trouvons des traces indéniables du règne épidémique de la fièvre jaune dans cette grande île de Cuba. Or, chaque fois, l'arrivée de la maladie est signalée d'une manière si précise, la gravité du fléau frappe si profondément l'esprit des historiens, que nous sommes portés à penser logiquement que

si elle n'avait pas disparu dans l'intervalle, si en d'autres
termes, elle avait sévi endémiquement, nous en aurions connaissance. Depuis 1762, la fièvre jaune a été si fréquente
à la Havane que la notoriété publique pense qu'elle y a définitivement pris racine désormais ; mais cependant, en y
regardant de plus près, nous voyons que, dans bien des circonstances, elle a fait défaut pendant assez longtemps, pour qu'on
se demande si réellement elle y est aussi profondément implantée
qu'on pourrait le croire de prime abord. Pour ne citer qu'un
exemple, disons d'après la grande autorité de Belot de la Havane,
que le 12 juin 1857, il n'y avait pas un seul cas de fièvre jaune
dans ce pays, lorsque le navire anglais *le Mary* arriva de
Saint-Thomas avec quatre hommes malades du typhus amaril,
et en ayant déjà perdu trois pendant la traversée ; on envoya à
bord de ce navire une partie de l'équipage du *Hannibal* ; le
second du bâtiment tomba malade peu après et bientôt la maladie s'étendit de proche en proche. Cette intrusion de la fièvre
jaune par *le Mary* fut l'origine d'une des épidémies les plus
meurtrières et les plus longues qu'ait subi la Havane (Belot,
Paris, 1865, p. 93).

Ce fait n'est pas isolé, on l'a vu dix, vingt fois peut-être se
reproduire, de sorte que les meilleurs esprits ont pu penser qu'en
réalité Cuba n'est pas un pays amarilogène. Je crois néanmoins
que : pour ceux qui jugent la question sans parti pris, il semble
ressortir de l'examen des documents : que la fièvre jaune, tout
en pouvant quelquefois naître spontanément sur place, est souvent apportée dans l'île de Cuba.

Saint-Domingue. — Nous avons vu dans le chapitre qui traite
de l'historique de la fièvre jaune, que c'est très probablement
dans cette île que la maladie a sévi pour la première fois sur les
Européens, soit qu'on rapporte la date de son apparition à l'intervalle qui sépara le premier du deuxième voyage de Colomb,
soit qu'on admette qu'elle survint après la bataille de Vega-Real.

Depuis la date de 1495-96 la fièvre jaune a été souvent signalée à Saint-Domingue, en 1502 par exemple, et probablement
aussi dans maintes occasions pendant le cours du xvie siècle,
mais les documents précis font défaut à ce sujet.

Ce n'est qu'à partir de 1655 qu'elle est indiquée d'une manière indéniable au nombre des maladies qui atteignent les Eu-

ropéens dans ce pays ; et depuis, elle y a fait de si fréquentes apparitions, je dirai plus, elle y a si constamment décimé les Européens qui sont venus s'y établir, que nombre d'auteurs ont pu penser qu'elle y était véritablement endémique.

Pouppé Desportes, l'auteur *Des maladies de Saint-Domingue,* et qui rapporte dans ce livre, année par année, les constitutions médicales depuis 1733 jusqu'en 1745, nous montre que, sauf peut-être l'année 1738, la fièvre jaune y régna pendant tout ce temps. Par ailleurs nous voyons en 1766, en 1781, et surtout de 1790 à 1806, la maladie apparaître si régulièrement, chaque fois que la population européenne y augmente, que nous sommes obligés de reconnaître son extrême fréquence. Cette situation constatée dans le cours du siècle dernier s'est maintenue sans changement dans le courant du siècle actuel. Il s'écoule de temps en temps, une, deux, trois années sans fièvre jaune, puis la maladie est signalée pendant deux, trois, cinq, huit années de suite, avec quelques interruptions saisonnières seulement.

Que déduire de cela ? admettrons-nous que la fièvre jaune peut se développer spontanément à Saint-Domingue, ou bien seulement quelle y prospère très facilement quand elle est apportée du dehors ? Il n'est pas possible de répondre d'une manière ferme, je crois, parce que le service sanitaire de l'île est si mal fait en tout temps qu'on ne peut savoir d'une manière précise si la maladie naît sur place ou est d'importation étrangère lorsqu'on signale sa présence dans le pays. Mais néanmoins, en définitive, on peut penser que la proximité, l'analogie de situation, font que si la maladie naît spontanément à Cuba, il en est de même pour Saint-Domingue.

Porto-Rico. — La notoriété publique dit que la fièvre jaune se développe spontanément à Porto-Rico, il est de fait qu'elle s'y observe si fréquemment qu'on est grandement porté à partager cette manière de voir. Mais cependant il faut convenir, aussi, que nous manquons jusqu'ici de documents médicaux suffisamment précis pour pouvoir y puiser une opinion bien arrêtée sur cette question.

Jamaïque. — D'après les médecins anglais la fièvre jaune ne serait pas endémique à la Jamaïque. Toutes les fois qu'elle s'y montre elle serait apportée du dehors. Pour appuyer cette assertion le Dr Donnet, de la marine anglaise, a publié dans les *Ar-*

chives de médecine navale, t. XIV (1870), p. 18, un travail dans lequel il s'appuie sur des faits et des chiffres ; voici d'abord les chiffres.

ENTRÉES ET DÉCÈS DE FIÈVRE JAUNE A L'HOPITAL DE LA MARINE A LA JAMAÏQUE PENDANT UNE PÉRIODE DE 20 ANNÉES DE 1847 A 1867

Années	Entrées	Décès	Années	Entrées	Décès
1847.	107	20	A Reporter. . . .	434	84
1848.	1	1	1858	88	25
1849.	2	2	1859	7	2
1850.	»	»	1860	98	26
1851	»	»	1861	30	17
1852.	21	2 seulement	1862	8	6
1853	67	13	1863	1	1
1854.	25	3	1864	»	»
1855	16	8	1865	»	»
1856.	194	54	1866	9	8
1857.	1	1	1867	63	18
Report.	434	84	Total. . . .	738	187

Il résulte des indications fournies par ce tableau : qu'avec l'année 1847 finit une épidémie de fièvre jaune, qui, d'après ce qu'il me semble, si je m'en rapporte aux documents venus à ma connaissance, avait commencé cette année-là même; puis il y eut une période d'absence de la maladie qui dura jusqu'en décembre de 1852 ; on peut donc dire cinq années.

En 1853, commença une période épidémique qui dura jusqu'en 1856, soit quatre années.

L'année 1857 fut exempte d'épidémie de fièvre jaune. L'année 1858 vit une petite poussée qui s'épuisa, de telle sorte que l'année 1859 peut être considérée comme indemne, malgré les sept entrées à l'hôpital, car il n'y eut que deux décès.

Puis en 1860, une nouvelle poussée épidémique survint et se termina en 1861, soit deux années. Enfin jusqu'en 1867, moment d'une nouvelle épidémie, la maladie fit en réalité défaut pendant cinq années.

Si nous essayons de traduire ces indications autrement, nous voyons qu'il y eut de 1847 à 1867 à la Jamaïque : 1 année d'épidémie, 5 années d'immunité, 4 années d'épidémie, 1 année d'immunité, 1 année d'épidémie, 1 année d'immunité, 2 années d'épidémie, 5 années d'immunité, enfin, une nouvelle période épidémique. Ces oscillations montrent bien clairement le génie épidémique de la maladie dans le pays, car nous voyons en 1848, par exemple, et en 1849, années réputées d'immunité, des malades être atteints, soit en octobre, soit en janvier et février, sans que la maladie se soit propagée dans l'hôpital ou dans le restant de l'île. En 1854, même invasion stérile en septembre. En 1857, chose semblable en octobre. En 1862, c'est en juilllet ; en 1863, c'est en décembre que des faits de ce genre sont constatés.

D'autre part, le Dr Donnet nous apprend qu'en 1866, ce fut le navire, *le Nettle*, de la marine royale qui, arrivant de Morant-bay le 26 novembre avec des malades, apporta la maladie dans l'île. Les détails qu'il donne, montrent surabondamment que la fièvre jaune se propagea à la Jamaïque en raison directe des relations entre les personnes, et il se base là-dessus pour plaider l'extranéité de l'épidémie.

Que conclure en présence de ces indications qui plaident contre la naissance spontanée de la maladie à la Jamaïque et l'opinion de tant de gens qui croient fermement à cette naissance spontanée ? Je crois qu'il est logique de penser pour cette île comme pour les trois autres des grandes Antilles, que dans la très grande majorité des cas, un apport étranger doit être incriminé, mais que dans quelques circonstances la maladie peut se développer de toutes pièces dans le pays.

Conclusions relatives aux grandes Antilles. — Tout ce que nous avons dit jusqu'ici fait pressentir au lecteur que ces conclusions, quelles qu'elles soient, rencontreront des contradicteurs, parce que les arguments fournis pour et contre la genèse spontanée de la maladie dans les grandes îles qui nous occupent se balancent en sens inverse d'une manière assez égale.

Si nous en croyons Finlay et Donnet, Cuba et la Jamaïque ne seraient pas des pays amarilogènes à proprement parler ; en revanche, Saint-Domingue et Porto-Rico le seraient, au dire de la notoriété publique ; or, il n'est pas possible que, des quatre îles des grandes Antilles, deux soient amarilogènes, et deux ne le soient pas ; elles le sont toutes, ou aucune d'elles ne l'est.

Donc, la question se pose ainsi, les quatre îles qui nous occupent sont-elles ou non amarilogènes ? — Finlay et Donnet disent non. Je n'ose pour ma part partager cette opinion, et suis porté à penser que, plus encore dans les grandes Antilles que dans les petites, la fièvre jaune peut se développer spontanément; ce seraient, si je ne me trompe, des pays amarilogènes que j'appellerai du second ordre. Mais aussitôt après avoir formulé cette opinion, je me plais bien volontiers à reconnaître que si quelques fois la maladie y naît spontanément, elle y est en revanche apportée très fréquemment; cette manière de voir a pour conséquence, de faire ressortir que là, autant et même plus qu'ailleurs, le rôle des précautions sanitaires peut être de la plus grande importance.

F. LA CÔTE DU MEXIQUE EST-ELLE LE FOYER GÉNÉRATEUR PRINCIPAL DE LA FIÈVRE JAUNE? — D'après ce que nous enseignent les historiens du début de la conquête, on est très grandement porté à pencher vers l'affirmative. En effet, en 1509, Alonzo de Hojeda et Diego de Nicuesa s'en vont occuper respectivement leurs gouvernements de la Nouvelle Andalousie et de la Nouvelle Castille, sur la côte du Mexique; il y avait parmi leurs hommes des émigrants arrivant d'Europe, et dès les premiers temps la maladie fit rage sur eux.

Depuis 1510, moment où Nicuesa vint s'y établir, la côte du Darien; et, en particulier Nombre de Dios, a été, dit Finlay, l'origine principale et continuelle des épidémies qui frappaient les Espagnols non encore acclimatés. Jusqu'à nos jours, on peut dire que, sur la côte du Mexique, chaque nouveau convoi d'Européens, chaque nouvelle tentative d'occupation a été le signal d'une apparition ou d'une recrudescenee épidémique; par conséquent, sur cette côte infiniment plus qu'ailleurs, la maladie a l'air d'être, sinon en permanence, au moins toute prête à frapper les étrangers, dès qu'ils arrivent.

A ce titre, on est donc porté à penser que la fièvre jaune a son foyer générateur principal sur la côte du Mexique. Les meilleurs esprits parmi les historiens de la maladie l'ont cru. Toutefois, il faut reconnaître que certains faits peuvent être invoqués à l'encontre de cette opinion, de sorte qu'elle ne doit être admise, encore, que comme une hypothèse; néanmoins cette hypothèse est si séduisante que, pour ma part, je me laisse aller à l'adopter.

Quelques auteurs ont cru pouvoir, non seulement admettre que le littoral atlantique du Mexique est le siège de la fièvre jaune à l'état endémique, mais encore il en est, comme Heinemann, par exemple, qui ont cru être autorisés à conclure qu'elle n'est en réalité endémique qu'en cinq endroits de cette côte, à savoir : 1° la Vera-Cruz; 2° Alvarado; 3° Tlalcotalpan; 4° Laguna; 5° Campêche. Pour ma part, j'avoue que les raisons sur lesquelles ils s'appuient, ne m'ont pas paru absolument concluantes jusqu'ici. Aussi, tout en croyant que cette côte du Mexique est le lieu de prédilection de la genèse de la fièvre amarile, je ne saurais être plus précis, quant à la détermination des lieux où elle peut en réalité prendre naissance de toutes pièces.

Quoi qu'il en soit, je dirai, pour conclure, que je considère, au moins jusqu'à plus ample informé, c'est-à-dire, dans l'état actuel de nos connaissances : que la côte du Mexique, dont je viens de parler, est le foyer générateur principal de la fièvre jaune, et j'aurai à entrer tantôt dans quelques détails pathogéniques à ce sujet. Mais avant, nous devons nous arrêter sur la particularité suivante, à savoir : que s'il est incontestable que dans un grand nombre de cas on a vu la fièvre jaune débuter par un point déterminé de la côte du Mexique, sans qu'on pût admettre la moindre transmission par des individus ou des objets incriminés venant du dehors, il ne faut pas oublier non plus : 1° qu'à la Vera-Cruz, c'est-à-dire, dans le pays considéré comme le point générateur par excellence de la fièvre jaune, on a vu souvent le début d'une épidémie être dû d'une manière incontestable à un apport étranger. C'est ainsi, par exemple, qu'à un moment donné, la fièvre jaune n'ayant pas été observée pendant l'année précédente, et n'existant pas dans la localité, l'arrivée d'un navire contaminé, apportant un malade, qui communique sans difficulté avec la population, est la cause patente et parfaitetement appréciable de l'apparition et de l'extension de la maladie de proche en proche;

2° Il faut noter aussi, que souvent il s'écoule plus ou moins d'années sans qu'on constate, dans les localités réputées comme génératrices par excellence, un seul cas de fièvre jaune.

Pour appuyer par des chiffres, et par l'exposition des faits précis, ces propositions, je puis invoquer les autorités les plus probantes, et, entre autres, Humboldt qui dit que de 1767 à 1774 la fièvre jaune fit absolument défaut à la Vera-Cruz et que de 1776 à 1794, elle ne fut pas observée non plus.

Je ne saurais mieux faire que d'invoquer aussi le travail de mon sympathique collègue, Bouffier (*Arch. de méd. navale*, t. III), qui nous montre que la fièvre jaune s'est conduite de la manière suivante à la Vera-Cruz, de 1802 à 1865.

Épidémie, 1802 à 1805 . . .	4 ans	Épidémie, 1826, 1827, 1828, 1829, 1830	5 ans
Repos, 1807, 1808, 1809. . .	3 —	Repos, 1831, 1832.	2 —
Épidémie, 1809, 1810. . . .	2 —	Épidémie, 1833 à 1847 . . .	15 —
Menace, 1811, 1812, 1813 .	3 —	Inconnue, 1848 à 1853. . . .	6 —
Repos, 1814, 1815.	2 —	Épidémie, 1854	1 —
Épidémie, 1816, 1817. . . .	2 —	Repos, 1855	1 —
Menace, 1818	1 —	Épidémie, 1856 à 1858 . . .	3 —
Épidémie, 1819, 1820, 1821, 1822, 1823	5 —	Repos, 1859, 1860.	2 —
Menace, 1824, 1825	2 —	Épidémie, 1861 à 1865 . . .	5 —

C'est-à-dire, qu'en résumé, sur cinquante-sept années, il faut compter quarante-deux années d'épidémie, neuf années d'absence absolue de la maladie, et six années où les atteintes étaient plus nombreuses, et à l'état, pour ainsi dire, de menace épidémique. On a vu à la Vera-Cruz trois années consécutives s'écouler sans qu'il y eût un seul cas de maladie, et cela même quand il y avait dans le pays (1807-1808) une grande affluence d'étrangers.

Or, rapprochant ces deux termes : A, que parfois on a vu la maladie venir manifestement du dehors ; B, que parfois aussi une saison chaude, plusieurs années même se sont écoulées sans qu'elle fût observée, on arrive à se demander si, quand on voit des atteintes qui semblent être nées sur place, on ne se trouve pas en présence, non pas de cas spontanés proprement dits, mais de cas où des germes déposés antérieurement, et restés plus ou moins longtemps inertes ont tout à coup fait leur évolution morbide. On ajoutera que la Vera-Cruz étant un des foyers les plus éminemment propices à la maladie, on voit très fréquemment les germes de l'année précédente évoluer soit pendant l'hiver, soit dès que la saison chaude revient, et cela avec une régularité telle, qu'on pourrait de prime abord croire que la naissance spontanée est bien manifeste, alors que c'est seule-

ment une preuve que le pays est très favorable à la fécondité et
à l'évolution de germes amarils, qui y sont apportés du dehors
au début.

Conclusions touchant le littoral du Mexique. — On voit par
ce que je viens de rapporter que pour quelques auteurs, le littoral du Mexique comme celui des grandes et des petites Antilles ne serait pas un pays amarilogène ; mais pour ma part je
ne saurais partager pareil optimisme ; mon opinion est que la
fièvre jaune s'y développe souvent spontanément; sans que je
fasse la moindre difficulté, cependant, à admettre que souvent,
aussi, elle y est apportée de toutes pièces du dehors.

Conclusions touchant les pays véritablement amarilogènes.
— J'ai parcouru le cycle de ma recherche des pays véritablement amarilogènes; le cercle s'est rétréci de plus en plus, et si
j'avais voulu adopter l'opinion d'observateurs très recommandables je serais arrivé à dire qu'il n'y a pas à proprement
parler de pays où la fièvre jaune naisse spontanément.

En présence de cela, je puis demander au lecteur, qui aura
eu la patience de suivre les raisonnements que j'ai dû faire jusqu'ici pour exposer ce que nous savons touchant la question
de la genèse primordiale de la fièvre jaune, s'il n'a pas déjà
pensé que j'avais bien raison de dire en commençant: que *a
priori* il semble très facile de déterminer quelles sont les régions
amarilogènes, et cependant en y regardant de plus près, on
finit, en allant d'élimination en élimination, par trouver que rien
n'est plus difficile en réalité. On était disposé à considérer tout
d'abord un grand nombre de localités comme amarilogènes, et
voilà, qu'en définitive, on arrive à mettre en doute la triste prérogative attribuée à la Havane, à la Vera-Cruz elle-même. Si on
en croyait certains auteurs on se laisserait aller à dire que ces
dernières localités ne méritent pas d'être mises en suspicion?

Le pays générateur de la fièvre jaune serait alors comme le
Protée de la mythologie, il irait se dérobant à mesure qu'on
essaie de l'atteindre.

Cependant il faut bien que la maladie naisse quelque part; et
si jusqu'à présent le foyer générateur n'a pas été découvert d'une
manière précise et indéniable, il n'en est pas moins vrai qu'il
existe. Dans ces conditions je suis arrivé pour ma part à l'opinion que voici. Entre les deux Amériques, dans ce grand cirque

formé par les Antilles et la côte atlantique du Mexique, règne
l'influence amarile, c'est-à-dire se trouvent les conditions qui
peuvent donner naissance à la fièvre jaune. Cette influence amarile est à son minimum dans les petites Antilles, plus intense
dans les grandes, plus intense encore sur le littoral qui sépare
les deux Amériques et plus spécialement encore depuis le cap
Gracias de Dios, sur la côte du Honduras jusqu'au-delà de Tampico sur celle du Mexique.

Cette influence amarile consisterait, d'après ce qu'on peut penser, en des germes évoluant comme évoluent les animaux ou les
plantes, c'est-à-dire naissant, se développant, émettant de nouveaux germes puis mourant, ainsi de suite. D'après les allures
de la maladie, on peut admettre aussi que ces germes se trouvent tout à fait sur le littoral et non en pleine mer, ou bien
dans l'intérieur des terres. La raison de cette opinion c'est que
jamais, jusqu'ici, on n'a vu un navire, venant d'un pays sain
et n'ayant pas eu de fièvre jaune antérieurement, être atteint avant
d'avoir touché la terre ; de même que la maladie ne s'est jamais
montrée spontanément dans l'intérieur du pays. Mais ces germes
existent peut-être sur une assez grande étendue de ce littoral.

Nous devons ajouter, pour bien faire comprendre toute notre
pensée, que non seulement cette influence amarilogène est plus
ou moins intense suivant les pays, comme nous l'avons dit, mais
que même dans les localités où ces germes se développent et
évoluent le plus facilement, il y a des moments, et même des années, où ces germes sont plus féconds, plus vivaces, plus dangereux que d'autres. Dans ces conditions, toutes choses égales
d'ailleurs, tantôt les individus en réceptivité, qui arrivent dans la
localité, peuvent : ou bien être atteints par la fièvre jaune véritable, avec sa gravité toute grande et son pouvoir de transmission redoutable ; tantôt au contraire ils subissent seulement une
fièvre jaune atténuée, imparfaite, une fièvre ictéroïde, qu'on me
passe le mot, sur lequel j'aurai à revenir. Cette dernière maladie
qui menace moins directement la vie du sujet et dont la transmission n'est qu'un pâle reflet de la véritable fièvre jaune sévère,
telle qu'on la voit si souvent dans les pays, comme la Vera-
Cruz, la Havane, etc. etc., n'est autre chose que ce qu'on a
appelé la fièvre bilieuse inflammatoire, et que j'ai étudiée précédemment (Paris, 1878).

Quand il s'agit de la véritable fièvre jaune, absolument complète, une fois la maladie développée chez un individu, cet individu devient un foyer d'émission de germes très actifs, il est capable désormais d'infecter ses camarades, qui à leur tour transmettront la maladie à d'autres, ainsi de suite. Le navire, à bord duquel il y a un cas, s'infecte à son tour et devient susceptible de porter la fièvre jaune au loin. L'esprit lancé dans cette voie comprend si bien la chose que nous n'avons pas besoin d'insister davantage là-dessus.

Le foyer morbigène ainsi développé, on comprend que les divers ports de la côte du Mexique soient le plus souvent visités par la fièvre amarile ; Cuba devait logiquement être un des pays où elle est observée très fréquemment de nos jours et ainsi de suite du côté des États-Unis, au Nord, du côté des autres Antilles grandes et petites, au Sud, etc. etc.. Nous voyons d'un seul trait tout un horizon pour ce qui est de la transmission de la maladie.

Si on admet comme possible cette pathogenèse de la fièvre jaune, telle que je viens de l'indiquer, d'après l'opinion d'observateurs et d'écrivains déjà fort anciens, et que pour ma part je partage entièrement, on peut par la pensée se rendre assez bien compte des diverses particularités, qui regardent les expansions épidémiques de la maladie ; et, en effet, voici l'hypothèse que l'on peut formuler :

Les germes de la fièvre jaune se sont de tous temps, depuis au moins que l'archipel antillien et les côtes du Mexique sont tels qu'ils sont en ce moment, au point de vue hydro-tellurique et végétatif, se sont, dis-je, produits chaque année, à certains moments, et possèdent une puissance d'agression plus ou moins grande contre les individus en réceptivité.

Or, pour telle raison que je n'ai pas à rechercher, et qui pourrait être expliquée soit par la fécondité relative des individus qui habitent ces localités, soit par l'influence consommatrice de ces localités vis-à-vis des populations, c'est-à-dire, que sur ces côtes, comme par exemple, sur les côtes de la Provence, les femmes sont assez peu fécondes pour que la natalité soit souvent moindre que la mortalité, il en résulte que le pays a reçu toujours annuellement plus ou moins périodiquement des apports de population étrangère. Les faits historiques, que nous connaissons, nous apprennent que ces apports étaient constitués par des individus descendant du haut pays vers le littoral et nous apprennent aussi que ces individus sont susceptibles d'être atteints par le typhus amaril.

Voilà déjà une raison qui nous expliquerait, au besoin, comment il est possible que depuis des centaines et même des milliers d'années, il y a eu sur cette côte du continent inter-américain, à côté de la production naturelle des germes de la fièvre jaune une culture éventuelle de ces germes, provoquant une reproduction régulière de la maladie par le fait de l'arrivée incessante d'étrangers.

Or, nous savons par ailleurs que les Caraïbes étaient d'humeur assez voyageuse ; et que, bien longtemps avant l'arrivée de Christophe Colomb, il y avait dans le grand archipel des Antilles des migrations fréquentes d'hommes. La pensée comprend facilement comment, de temps en temps, ces migrations pouvaient porter la maladie çà et là, du littoral inter-américain dans les contrées voisines du continent, dans les îles, etc. etc., éventualités morbides assez rares, cependant, pour que dans l'intervalle, les générations eussent eu le temps de se renouveler, de manière à offrir à la fièvre jaune des individus en réceptivité, c'est-à-dire, n'ayant pas encore subi l'agression des germes amarils depuis leur naissance.

Puis, lorsque, sous l'influence de l'arrivée des Européens, l'état politique du pays fut très profondément troublé, voilà que des agglomérations d'hommes eurent lieu plus souvent, les communications de pays à pays devinrent plus fréquentes, et comme conséquence la maladie se montra plus souvent encore. La concentration des sauvages, ligués contre les premiers conquérants, fit que la bataille de Vega-Real a été peut-être l'occasion de la première transmission de la maladie des Caraïbes aux Européens. Et depuis cette date, déjà reculée, les relations humaines, soit qu'elles eussent pour mobile la découverte, la colonisation, le commerce ou la guerre, ont été les causes, sans cesse renaissantes et plus ou moins fécondes, suivant les années, de la transmission des germes ; c'est-à-dire des explosions épidémiques, qui ont prélevé un si lourd impôt de sang, depuis la découverte de Christophe Colomb.

Je suis forcé d'avouer que je reste, en tout ceci, dans un

vague et une généralisation, qui montrent, en définitive, que je suis extrêmement pauvre en faits positifs et concluants. Mais tout en reconnaissant, que ce que je viens de formuler, touchant la pathogenèse et la transmission de la fièvre jaune, n'est qu'une hypothèse ; tout en étant le premier à déclarer qu'il y a beaucoup à dire contre elle, je ne puis manquer de faire observer que cette hypothèse a au moins un côté séduisant ; c'est d'expliquer une chose restée obscure avec les autres.

Avec elle, la question de la genèse de la maladie se comprend plus facilement ; et d'autre part, ces grandes questions, si longtemps débattues, sans qu'on ait jamais jusqu'ici pu les résoudre, touchant ces explosions, pour ainsi dire, capricieuses de la maladie, et touchant aussi la question de savoir, si tels ou tels pays, comme la côte méridionale des États-Unis et certaines des petites Antilles, sont ou ne sont pas amarilogènes, se trouvent remarquablement simplifiées.

Pour ce qui est de cette question des pays réellement amarilogènes ou non, je dirai que dès le moment qu'on admet l'hypothèse dont je parle, on peut expliquer théoriquement l'énigme de la manière schématique suivante : Il faut pour la genèse primordiale du typhus amaril un concours de conditions diverses, que nous pouvons, par exemple, représenter comme la résultante de dix unités concourant dans le même sens. Les côtes du littoral inter-américain, et en particulier du Mexique, dont nous avons parlé tantôt, présentent ce phénomène assez souvent. Mettons, que chaque année, c'est pendant quelques mois ; et que pendant ces mois, c'est pendant quelques jours seulement, que ces conditions se produisent dans leur ensemble. Donc qu'un individu en réceptivité se trouve à portée des germes féconds, à ce moment, et voilà la maladie produite. Au contraire si ces germes ne rencontrent que des sujets acclimatés, ils évoluent en vain cette année-là et deviennent stériles, après un temps plus ou moins long.

Lorsque au lieu du concours de dix unités, il n'y a convergence que de cinq, par exemple, c'est seulement la fièvre bilieuse inflammatoire, c'est-à-dire, une fièvre jaune incomplète, imparfaite, qui se développe, fièvre bilieuse inflammatoire que l'on me permettra d'appeler fièvre ictéroïde ou amariloïde, pour

la distinguer de la véritable fièvre ictérode ou amarile, c'est-
à-dire de la fièvre jaune complète, parfaite.

Dans les circonstances habituelles, les petites Antilles ne
peuvent produire que la fièvre ictéroïde, et voilà pourquoi un
plus grand nombre de médecins a admis que ces pays ne sont
pas amarilogènes. Mais peut-être que dans certaines années
rares, exceptionnelles, la convergence de toutes les unités nécessaires s'est fortuitement produite çà ou là ; et voilà pourquoi des observateurs de très bonne foi ont pu affirmer que
la maladie était née de toutes pièces dans telle ou telle île de
ces petites Antilles, où, habituellement, la chose n'est pas observée. Entre ces deux extrêmes se trouvent les grandes Antilles,
et ce qui leur est afférent, sous ce rapport, se comprend si bien
que je n'ai pas besoin d'insister plus longuement à ce sujet.

Tout en faisant, il est bien entendu, des réserves, il n'y a pas
pour le moment un grand inconvénient à adopter cette hypothèse
sous bénéfice d'inventaire, et comme un moyen artificiel à
employer pour l'étude de la maladie ; à ce titre je l'adopterai
pour ma part.

Mais n'oublions pas qu'en médecine les hypothèses, quelque
intéressantes et attrayantes qu'elles soient, ne sont qu'un détail
secondaire : la chose principale, capitale, c'est le résultat pratique, qui découle des investigations de la science dans cet ordre
d'idées. Aussi, au point de vue pratique, le mieux est de considérer comme contrées amarilogènes le grand cirque antillien.
A la rigueur on pourrait n'incriminer peut-être que le grand
triangle formé à la base par les côtés qui sont situés dans un
espace compris entre Rio Grande del Norte, sur le littoral du
Mexique (26ᵉ au 27ᵉ degré de latitude nord), et le cap Gracias
de Dios, dans le Honduras aux environs du 15ᵉ degré de latitude nord ; et comme côtés des extrémités de cette ligne deux
autres qui iraient se rencontrer à l'extrémité la plus orientale
de Saint-Domingue. On aurait ainsi un grand triangle, ayant
sept cents lieues de base, c'est-à-dire, du Rio Grande del Norte
à l'extrémité de Saint-Domingue, et ayant cinq cent vingt-cinq
lieues de côté, à savoir : deux cent soixante-quinze du Rio
Grande au cap Gracias et trois cent cinquante lieues du cap
Gracias à l'extrémité de Saint-Domingue.

Ce grand triangle pourrait être considéré comme la zone

réellement amarilogène dans la pratique, et par conséquent ce serait l'espace à surveiller, au point de vue de l'épidémiologie de la fièvre jaune. Mais, ne nous y trompons pas, comme c'est là une appréciation tout à fait approximative, et comme, en matière sanitaire, il faut toujours dépasser de beaucoup les évaluations pour être certain de ne pas rester en dessous de ce qu'on vise pour la préservation des populations, vis-à-vis d'une maladie endémique, il est plus prudent de considérer comme pays amarilogène les contours de toute la mer des Antilles et tout le golfe du Mexique, y compris la côte méridionale de l'Amérique du nord et la côte septentrionale de l'Amérique du sud. En lui donnant ces limites extrêmes, assurément trop vastes, nous sommes assurés de ne laisser en dehors aucun pays capable d'engendrer la maladie de toutes pièces.

Donc, au point de vue des précautions sanitaires à mettre en usage en Europe, la prudence conseillerait de considérer l'aire précitée comme amarilogène, et d'y surveiller les provenances d'une manière spéciale. Mais d'autre part, comme nous avons vu dans le cours de la discussion, que nous venons de faire, que maintes fois, dans les pays compris dans ce que nous appelons la zone amarilogène, on a vu la fièvre jaune être apportée du dehors, il serait rationnel que chaque localité du cirque amarilogène se gardât avec soin, par des mesures sanitaires bien ordonnées, de tout apport morbide de l'extérieur.

A priori, il semble puéril que la Vera-Cruz se défende de l'importation de la fièvre jaune venant de Cuba, ou que la Havane surveille rigoureusement des provenances du Mexique, etc., mais les faits sont plus probants que les théorisations en épidémologie ; et on possède assez de faits aujourd'hui, prouvant cette transmission de la maladie d'un pays dans un autre, pour qu'on soit parfaitement en droit d'adopter la mesure que je propose, quelque extraordinaire qu'elle puisse paraître de prime abord aux intéressés.

4° Quels sont les pays indemnes de fièvre jaune jusqu'ici qui peuvent être considérés comme exposés à l'avoir dans l'avenir? — Quand l'esprit s'est lancé dans la voie de la détermination des pays non amarils, éventuellement amarils, fréquemment amarils et amarilogènes, que nous venons de tenter, il suit la pente naturelle et se demande, en se souvenant surtout de ce fait

que la fièvre jaune semble avoir une tendance à l'extension,
quels sont les pays qui pourront dans l'avenir être exposés à la
maladie? Quoique pareille étude appartienne seulement au champ
de la théorie, je ne puis me défendre de m'y arrêter un instant.
Je dirai donc que l'analogie porte à penser que la zone de tout
le globe, où la moyenne de température de la saison chaude est
au-dessus de 25°, peut être considérée comme exposée à de fréquentes atteintes de la maladie, pour le jour où les communications de pays à pays auront pris une suffisante extension. En
d'autres termes, il est aussi bien possible de voir le typhus amaril sévir dans l'océan Pacifique que dans l'Atlantique, en Asie
qu'en Europe, etc. etc.

Je n'entrerai pas dans plus de détails pour ce qui est des
pays riverains du Pacifique, des mers de Chine, du Japon, des
Indes, etc. etc. ; je me bornerai à dire : pour nous, en Europe,
ce qu'il nous importe le plus de savoir, c'est que :

1° Du côté du Midi, le littoral de la Méditerranée jusqu'à
Smyrne et Salonique ; tout le littoral de l'Adriatique jusqu'à
Venise et Trieste ; les rives du Bosphore et celles du sud de la
mer Noire peut-être même, semblent logiquement être dans des
conditions de réceptivité sensiblement analogues à celles de
Livourne, Barcelone, Lisbonne, etc. etc., où la maladie a fait
de terribles ravages. Il faut espérer que les éventualités d'apport seront longtemps, sinon toujours, très rares, dans ces pays ;
mais je crois qu'on serait assurément exposé à de terribles mécomptes si, le cas échéant, on ne prenait pas là de sérieuses
précautions contre la possibilité d'un apport de germes morbides dans un moment donné ;

2° Du côté du Nord, la côte Atlantique de l'Espagne, du
Portugal, de la France ; les ports de la Manche, jusqu'au-delà
de Calais ; ceux de la mer du Nord jusqu'à Dunkerque ; les villes
maritimes de la Grande-Bretagne jusqu'au-dessus de Londres
dans l'Est, et de Dublin dans l'Ouest, possèdent, à des degrés de
plus ou de moins, la réceptivité touchant la fièvre jaune, de sorte
qu'il est prudent de surveiller perpétuellement les arrivages
suspects, pour éviter, dans l'avenir, les explosions épidémiques
plus ou moins graves qu'on a enregistrées dans le passé.

CONCLUSIONS

Pour condenser en quelques propositions, ce que j'ai cherché à faire prévaloir dans cette longue étude, sur la géographie de la fièvre jaune, je dirai : 1° Que la maladie s'est montrée jusqu'ici dans une aire restreinte encore, relativement aux autres maladies épidémiques ; mais néanmoins que cette aire déjà est fort étendue, et qu'elle siège surtout dans le bassin de l'Océan atlantique ;

2° Le Canada, l'Angleterre sont jusqu'ici les points extrêmes au Nord où elle ait été vue dans notre hémisphère ; Montevideo et Buenos-Ayres et Saint-Paul de Loanda sont les extrêmes du Sud ; Livourne, le pays le plus oriental, San-Francisco, le plus occidental ;

3° Parmi les pays, qui ont subi jusqu'ici la fièvre jaune, les uns ont été plus sévèrement touchés que les autres ; on peut dire, que cette sévérité est en raison directe de l'élévation de la température du lieu ; aussi on a pu penser avec raison que la zone Atlantique qui a plus de 25° de moyenne, au moment le plus chaud de l'année, peut être appelée la zone ordinairement amarile ; au-dessous de cette moyenne, la zone n'est qu'accidentellement et passagèrement visitée par la maladie ;

4° Même dans les contrées, considérées comme amarilogènes, il ne faut pas oublier que la maladie est très souvent apportée du dehors. Cette proposition est d'une importance capitale, on le comprend, au point de vue de la police sanitaire ;

5° Le grand cirque antillien y compris la côte méridionale de l'Amérique du nord et la côte septentrionale de l'Amérique du sud peut être au point de vue de la police sanitaire européenne considéré comme le pays amarilogène ;

6° On peut penser d'après les renseignements fournis par l'histoire, comme d'après l'hypothèse que permet l'étude de la question, que longtemps avant l'arrivée des Européens en Amérique, la fièvre jaune se montrait sur ce littoral, par le fait de la venue fréquente d'individus étrangers à la localité et en état de réceptivité touchant la maladie ;

7° D'après les mêmes sources, on peut penser, que de temps en temps, par le fait de migrations humaines, des épidémies de fièvre amarile étaient transportées, çà et là, dans les îles des Antilles, et sur la côte méridionale de l'Amérique. C'est à une de ces communications entre groupes d'hommes, que les Espagnols, allant à la conquête du nouveau monde, durent de contracter, pour la première fois, la maladie; et c'est à ces communications, que l'on doit, d'avoir vu souvent la fièvre jaune envahir certains pays, tels que la Havane, la Nouvelle-Orléans, Rio-Janeiro, Sierra-Leone, etc. etc., depuis cette époque;

8° Bien que la fièvre jaune n'ait pas été observée jusqu'ici plus loin que Livourne, dans la Méditerranée, et que San-Francisco, dans l'Océan Pacifique, il est permis de penser qu'elle pourrait se développer dans tous les pays du monde placés dans les conditions des localités où elle s'est montrée jusqu'ici ; de sorte, on le voit, que le domaine géographique de la maladie serait susceptible d'une très grande extension, si des règlements sanitaires ne venaient pas, à mesure que les relations commerciales s'étendent, protéger les pays exposés à la contamination ;

9° En résumé, et pour en finir avec ces conclusions, disons que pour restreindre, dans l'avenir, le plus possible, les ravages de la fièvre jaune, il serait prudent, d'une part, qu'en Europe on surveillât, d'une manière toute spéciale, au point de vue sanitaire, les arrivages des pays situés dans ce que nous avons appelé la zone amarilogène ; d'autre part, que même dans cette zone, tous les pays, y compris les villes de la côte du Mexique et celles de l'île de Cuba, surveillassent avec la plus grande sollicitude les provenances des pays voisins. C'est en se gardant, ainsi, chacun de son côté, avec le plus grand soin, qu'on verrait diminuer d'une manière très heureuse la fréquence des épidémies.

Enfin je terminerai par cette pensée consolante : Je crois qu'en mettant résolument en œuvre partout certaines mesures de protection sanitaire, et de désinfection des hommes et des choses, on arriverait à avoir raison de la fièvre jaune, qui, désormais, ne serait plus qu'à l'état d'un ennemi impuisant, au lieu d'être comme par le passé un fléau terrible, sévissant avec une fréquence extrême, dans certains pays d'Amérique, prélevant très souvent un lourd impôt de sang dans l'Afrique tropicale, et, enfin, venant de temps en temps exercer de cruels ravages dans notre vieille Europe.

CHAPITRE IV

DESCRIPTION GÉNÉRALE DE LA MALADIE

La fièvre jaune est une maladie assez spéciale, et caractérisée par des phénomènes morbides assez particuliers, pour qu'elle soit facilement différenciée des maladies qui l'avoisinent ; mais néanmoins, il y a assez de variabilité entre les diverses atteintes, pour qu'on ne puisse la décrire d'un seul trait ; il faut, quand on veut envisager tous les cas que la clinique montre dans une épidémie, faire des divisions et des subdivisions dans l'exposition de ses symptômes.

En effet, si on examine avec attention un certain nombre de sujets, on constate que tous ne sont pas atteints avec une égale intensité et une même sévérité. Les uns, après avoir présenté, au début, les symptômes caractéristiques de la fièvre amarile, jouissent bientôt d'une rémission que la convalescence suit peu après.

Chez d'autres, cette rémission est suivie d'une période pendant laquelle la maladie semble être indécise entre la convalescence et des accidents plus ou moins dangereux.

D'autres, après la période initiale et celle de l'indécision, subissent des accidents d'une extrême gravité qui met leur vie terriblement en danger.

Enfin, une dernière catégorie meurt, sans que la maladie ait évolué dans les limites de temps qu'on constate dans les cas précédents, et sans avoir présenté la filiation de phénomènes qui sont l'apanage ordinaire de ce qu'on peut appeler les atteintes régulières de la fièvre jaune.

Il faut donc, de toute nécessité, admettre que l'affection présente des degrés divers; nous verrons même que, dans certains d'entre eux il y a un plus ou moins grand nombre de variétés.

Maints auteurs qui ont écrit sur la fièvre jaune, n'ont admis, il est vrai, que trois degrés : *A*. le léger; — *B*. le moyen; — *C*. l'intense. Mais il me semble nécessaire d'en ajouter un quatrième pour faire entrer dans mes descriptions tous les cas possibles. Je ne fais en cela que suivre l'exemple donné par Bally, François et Pariset (*Épidémie de Barcelone en 1821,* p. 367); on verra que la chose est justifiée.

Nous admettrons donc quatre degrés : *A*. le léger; — *B*. le moyen; — *C*. l'intense ; — *D*. le sidérant ; et avant de les exposer en détail, nous allons nous occuper des prodromes de l'affection.

PRODROMES

Y a-t-il, oui ou non, une période prodromique dans la fièvre jaune? Telle est la première question que nous devons nous poser ici, car les auteurs ont différé considérablement d'opinion à cet égard. — Tandis, par exemple, que Bally, Audouard, Dariste, disent que la maladie débute brusquement sans phénomènes préliminaires, Savarési, Gillepsie, etc. etc., admettent au contraire une période prodromique, à laquelle ils prêtent tel ou tel caractère. Enfin Dutrouleau, Fournier et Vaidy, Rochoux, Bally, François et Pariset, Belot, Saint-Vel, etc. etc., pensent, que tantôt il y a, tantôt il n'y a pas de prodromes.

Dutrouleau (p. 334) admet que dans un cinquième des cas on observe des prodromes dans les atteintes de fièvre jaune, tandis que dans les quatre cinquièmes ces prodromes font défaut; la grande autorité de notre éminent prédécesseur doit faire pencher, tout d'abord, l'opinion dans ce sens. Les auteurs du *Rapport sur la fièvre jaune à Lisbonne*, 1857, disent, p. 168, que la maladie commençait le plus souvent sans prodromes dans cette ville, mais que dans quelques cas des prodromes la précédaient pendant un ou plusieurs jours. Dans mon *Étude sur la fièvre jaune à la Martinique* j'ai rappelé, que Langellier Bellevue a voulu juger la question par les chiffres, pendant l'épidémie de 1869 à la Martinique. Voici les résultats auxquels il est arrivé :

La maladie a débuté sans prodromes...............	51 fois, soit 61 p. 0/0
Elle a été précédée de phénomènes morbides durant de 1 à 8 jours..................................	20 — soit 24 —
Elle a été annoncée par des étourdissements rappelant le vertige stomacal.............................	2 — soit 3 —
Elle a été précédée par de véritables accès fébriles intermittents	10 — soit 12 —
	83

L'examen des faits venus, par ailleurs, à ma connaissance, me porte à partager l'opinion : que dans un certain nombre de cas il y a réellement une période prodomique, tandis que dans un nombre beaucoup plus grand d'autres cette période a fait défaut. De sorte que, le début subit est en quelque sorte la règle assez ordinaire ; le début accompagné de prodromes est généralement l'exception. En d'autres termes, la proportion de un cinquième adoptée par Dutrouleau me paraît parfaitement acceptable.

Le fait de l'existence ou de l'absence des prodromes dans les atteintes de fièvre jaune devait naturellement être étudié au point de vue du pronostic ; nous verrons dans le chapitre sixième, en faisant l'analyse des symptômes que, toutes choses égales d'ailleurs, le début brusque semble être l'apanage des constitutions pléthoriques et des tempéraments sanguins athlétiques ; c'est-à-dire : de ces organismes sur lesquels la maladie frappe avec une sévérité plus grande que chez les autres.

1ᵉʳ DEGRÉ, FIÈVRE JAUNE LÉGÈRE

Ce degré qui a été appelé : la fièvre jaune incomplète, la maladie ébauchée seulement, l'atteinte amarile fruste, a donné lieu à certaines discussions, car quelques auteurs ont soutenu qu'il n'était en réalité que la fièvre dite bilieuse inflammatoire, tandis que d'autres ont affirmé que cette fièvre inflammatoire et la fièvre jaune étaient deux affections absolument distinctes.

Nous aurons plus loin à discuter cette question, que nous laissons de côté dans le moment présent pour ne pas obscurcir notre exposition, et nous nous bornerons à dire, qu'au point de vue du danger couru par le sujet, ce premier degré est peu de chose.

Mais au point de vue de la transmission de l'affection, il est aussi dangereux que les autres degrés. Il est aussi dangereux, par exemple, que la variole discrète l'est, pour la propagation des épidémies de petite vérole ; quoi qu'il en soit voici les phénomènes qui le caractérisent.

Lorsque la maladie a présenté une période prodromique, le sujet a eu pendant deux ou trois jours, plus rarement davantage, quelques malaises, de la céphalalgie, un peu d'embarras gastrique, de l'insomnie, etc. Je viens de dire que ces prodromes se montrent dans un cinquième des cas environ, et je dois ajouter que : quand le sujet prétend avoir éprouvé ces phénomènes, le médecin doit redoubler d'attention, afin de déterminer s'il n'a pas affaire à un de ces cas insidieux qui ne se rangent jamais parmi les bénins dont nous parlons actuellement.

Quand la maladie n'a pas de prodromes, ce qui est le plus fréquent, il arrive : qu'au milieu d'un état qui paraissait être la santé, et souvent d'une manière assez accentuée que pour le sujet puisse préciser parfaitement le moment du début, il survient un frisson. Ce frisson peut être assez intense, mais généralement, il ne durepas bien longtemps, et d'ailleurs il manque assez fréquemment aussi.

Avec le frisson initial, lorsqu'il s'est montré, apparaît une céphalalgie, qui, souvent, est le premier phénomène morbide constaté par le sujet. Cette céphalalgie est toujours forte, mais il faut noter que c'est surtout dans les atteintes plus sévères qu'elle est d'une grande rigueur. Cette violente céphalalgie est frontale, sus-orbitaire, et parfois, donne une sensation de douleur dans les globes oculaires.

De leur côté, les lombes, le râchis, sont le siège de douleurs assez vives, constituant un symptôme pénible pour le sujet. Notons que dans le cas présent, cependant, ces douleurs, ainsi que la céphalalgie, ne sont pas excessives au point d'arracher des cris au patient, comme nous le verrons pour les degrés plus sévères.

Le malade éprouve un sentiment de lassitude courbaturale. — Il a parfois des douleurs articulaires et musculaires dans les membres inférieurs ; en peu d'instants, quelquefois, la marche devient difficile et comme titubante, véritable ivresse pathologique. Mais il est presque inutile de dire que c'est surtout dans les atteintes plus graves, que celles dont nous parlons ici, que ces phénomènes se montrent à l'état très accusé.

Le faciès devient presque instantanément rouge, de couleur acajou clair, comme dit Dutrouleau, puis bientôt chez quelques-uns il est comme boursoufflé. — L'apparence de la face est caractéristique dans la fièvre amarile, elle frappe non seulement le médecin mais même le vulgaire ; de sorte qu'en temps d'épidémie elle sert à faire un diagnostic *a priori*, de même que lorsqu'on apporte à l'hôpital un malade arrivé déjà à la phase de rémission, ceux qui l'ont assisté dans les premiers moments, n'oublient presque jamais de signaler : qu'au début il avait la figure extrêmement rouge.

Les yeux sont injectés et brillants, ils ont l'apparence humide presque larmoyante, parfois. Dans le degré actuel, ils ne présentent pas encore généralement cet aspect hyperhémique qui semble faire croire dans certains cas graves qu'ils sont sous l'imminence d'une véritable inflammation conjonctivale.

Cet aspect du visage et des yeux, justifie bien l'expression de « masque de la maladie » qui a été adoptée par les auteurs ; je viens de dire qu'en temps d'épidémie le masque fait faire véritablement un diagnostic, à première vue, et à distance.

Ai-je besoin de spécifier qu'il faut tenir compte des antécédents de l'individu pour apprécier exactement la signification de l'intensité de coloration faciale ? — Un sujet pléthorique et coloré normalement présente, on le comprend, une intensité plus marquée que celle que fournira un anémique. Chez ce dernier, au contraire, dont la face est habituellement pâle, une simple coloration rosée indiquera parfois une atteinte plus grave qu'on ne serait porté à le croire d'abord.

La peau devenue rapidement chaude, âcre au toucher, a les caractères de l'état fébrile ; mais dans le cas présent, au moins, n'a rien qui soit pathognomonique.

Dans le degré léger de la fièvre jaune, la sueur n'est pas abondante dans les premières heures ; elle est plutôt un phénomène de la fin de la première période, où elle constitue parfois un véritable phénomène critique, signalant le moment de la défervescence.— Cette sueur est néanmoins à surveiller, car lorsqu'elle apparaît, puis cesse, pour revenir encore, elle est souvent l'indice d'une gravité que les premiers phénomènes ne semblaient pas indiquer.

Chez l'homme, le scrotum, chez la femme, les grandes lèvres, dans les deux sexes le pourtour de l'anus, présentent la couleur rouge érythémateuse dont nous parlerons plus longuement plus tard, et qui, si elle n'est pas pathognomonique et exclusive à la fièvre jaune, se montre au moins d'une manière très générale pendant son évolution.

Le pouls est plein, dur, développé, de 90 à 100 pulsations, soit 94 en moyenne. Sa force et sa fréquence sont en relation avec l'appareil fébrile en général. — Depuis que la thermométrie est entrée dans les habitudes de la clinique, on néglige de tâter le pouls des malades ; c'est un tort pour ce qui regarde la fièvre jaune, car, comme nous le verrons ultérieurement, l'irrégularité des pulsations, est un indice de gravité ; de sorte que dans le degré actuel le pouls doit battre régulièrement.

Les gencives se couvrent très généralement d'un léger enduit qui, sans être pathognomonique, car on retrouve cet enduit en Europe dans la fièvre typhoïde et divers autres états fébriles, me paraît devoir fixer l'attention. Je m'en suis occupé avec soin dans mes *Études sur la fièvre dite inflammatoire et la fièvre jaune de la Martinique ;* j'y reviendrai en détail plus loin en faisant l'analyse des symptômes.

Dans un certain nombre de cas. la langue est blanche, humide au centre, légèrement rouge au pourtour ; dans beaucoup d'autres elle n'a aucun caractère spécial. On l'a bien signalée parfois comme globuleuse, un peu sèche, cotonneuse, présentant sur les côtés l'impression des dents, mais cependant dans le cas qui nous occupe, elle ne me paraît pas mériter une description spéciale.

Généralement la soif est modérée dans le premier degré de la fièvre amarile. Dans le cas contraire il faut, n'oublions pas de le recommander dès à présent, que le malade y résiste autant qu'il pourra, de peur qu'en la satisfaisant trop largement, il ne facilite, peut-être, la tendance au vomissement qui est toujours fâcheuse, ici, on le sait. Cette tendance au vomissement est moins accentuée dans la forme légère que dans les formes graves, mais cependant elle s'observe sur un certain nombre de sujets.

Ces vomissements, quand ils se montrent, sont en général peu abondants, formés, soit par les boissons ingérées, soit par un peu de bile. — Ils n'ont, dans le cas présent, ni la fréquence, ni les caractères, ni la gravité que nous leur verrons avoir dans les autres degrés, et aux autres périodes.

Rien de pathognomonique à noter du côté de l'abdomen, resté souple et indolore, ou étant le siège d'un petit orage intestinal sans importance.

Quant aux urines, elles ont l'apparence fébrile, mais sont parfaitement translucides au moment de la miction. Vidaillet a signalé pour ces urines un phénomène remarquable. C'est l'apparition d'un anneau coloré dans le liquide quand on le traite par l'acide azotique. — Nous aurons à nous occuper de cet anneau quand nous ferons l'analyse des symptômes.

La première période varie, dans le degré qui nous occupe, entre deux et quatre jours ; — trois en moyenne. Au bout de ce temps, les symptômes que nous avons énumérés s'amendent : tantôt sans aucun phénomène critique et comme par épuisement de bon aloi, — tantôt par une sueur plus ou moins abondante. Dans ce cas, l'atteinte amarile ressemble assez, en définitive, à un accès de fièvre paludéenne ou éphémère, de durée plus longue que de coutume.

Quoi qu'il en soit, les douleurs de la tête, du tronc et des membres diminuent, puis disparaissent ; le sommeil, qui avait fait défaut jusque-là, survient, ou, au moins, semble possible ; le pouls tombe, perdant sa force, son amplitude et sa fréquence, atteignant le rythme normal, et même, parfois, restant au-dessous de ce rythme pendant un, deux, ou trois jours. — La face perd son animation et sa couleur rouge, la soif diminue et ne constitue plus un symptôme fatigant ; en un mot le sujet se trouve mieux, il jouit d'une douce quiétude d'esprit, envisageant la guérison prochaine avec bon espoir.

Quelquefois, une légère épistaxis apparaît alors, comme un véritable phénomène critique ; un peu d'ictère même peut survenir. Mais c'est l'exception ; la convalescence ne tarde pas à s'affirmer, aboutissant sans retard à la guérison.

Il arrive parfois que l'insomnie persiste, réclamant même l'emploi des préparations soporifiques. Disons en passant que dans certains cas, qui doivent présenter des complications, cette insomnie persistante a été le seul phénomène qui fût contradictoire de la rémission générale observée ; de sorte qu'il faut avoir l'esprit tourné de son côté, quand les choses semblent bien marcher, après une atteinte légère de fièvre jaune.

Il y a souvent, pendant les premiers temps de la convalescence, une certaine tendance à la constipation, contre laquelle il est indiqué d'agir avec une extrême douceur ; car, même dans les atteintes les plus légères, l'organisme a été assez ébranlé pour qu'il fut malhabile de l'exciter inutilement.

Il y a dans l'atteinte que je viens de décrire, quelque chose qui fait songer à ce que Félix Jacquot a signalé pour le typhus, sous le nom de thyphisation à petite dose — on dirait que le sujet n'a subi qu'une amarilisation incomplète, qu'on me passe le mot ; — et qu'on me permette de dire, à titre de renseignement, que cette intoxication minime ne donne pas au sujet la garantie, qu'on est en droit d'exiger d'une atteinte plus grave, pour les chances de l'avenir.

Dans mon *Étude sur la fièvre jaune à la Martinique* j'ai donné une moyenne thermographique déduite de vingt-huit observations, touchant le degré léger de la fièvre jaune. Voici ces chiffres :

1er jour .... 39,9 — 39,9	7e jour .... 39,8 — 37,7
2e — .... 39,4 — 39,6	8e — .... 37,6 — 37,9
3e — .... 39,1 — 39,3	10e — .... 37,4 — 37,0
4e — .... 38,7 — 38,9	11e — 36,5. La convalescence est
5e — .... 38,4 — 38,6	assez avancée à ce moment.
6e — .... 38,1 — 37,4	

Dans les cas les plus francs, la température qui était montée très haut, dès le début, descend vite et sans hésitation, comme dans l'exemple suivant :

1er jour .... 40,5 — 40,0	4e jour .... 37,4 — 37,5
2e — .... 38,5 — 39,0	5e — .... 36,6 — 36,5
3e — .... 38,0 — 38,8	6e — 36,5

Au contraire, dans ceux qui ont une certaine tendance à l'insidiosité, on voit la température remonter après avoir baissé un peu, et conserver pendant quelques jours un chiffre relativement élevé. En voici un exemple :

1er jour .... 39,5 — 39,5	6e jour .... 39,2 — 39,2
2e — .... 38,0 — 38,9	7e — .... 38,4 — 38,2
3e — .... 38,5 — 28,5	8e — 37,8
4e — .... 40,3 — 40,2	9e — 37,0
5e — .... 39,1 — 39,8	10e — 36,8

Comme je le disais dans le travail précité, il y a dans le degré léger de la fièvre jaune déjà, un fait que nous verrons plus accentué encore dans les degrés plus sévères : c'est que la maladie commence par une élévation thermique brusque et forte, tendant désormais à descendre, avec de petites exacerbations vespérales, et s'abaissant, d'autant plus chaque jour, que la guérison est plus facile et plus rapide à obtenir. Nous aurons à revenir là-dessus.

2ᵉ DEGRÉ, FIÈVRE JAUNE DE MOYENNE INTENSITÉ

Nous arrivons à la maladie confirmée, à celle qui dans l'immense majorité des cas confère l'immunité, au moins dans certaines conditions, et sous certaines réserves. C'est une atteinte plus sévère que la précédente ; atteinte dans laquelle la mort peut survenir, tandis que la guérison était la règle générale pour l'autre.

1ʳᵉ PÉRIODE

Afin de bien comprendre les divers cas qui peuvent se présenter en clinique, il faut partager le degré qui nous occupe en deux catégories, pour ce qui est du début : *A* les atteintes débutant franchement ; *B* les atteintes débutant insidieusement.

A. — *Atteintes débutant franchement*

Nous renvoyons le lecteur à la description du premier degré pour ce qui est de celle-ci ; qu'il y ajoute un peu plus d'accentuation de sévérité dans les phénomènes morbides, et il aura une idée arrêtée sur la situation du cas présent, sans que nous ayons besoin d'insister plus longuement.

B. — *Atteintes débutant insidieusement*

Celles-ci, ont besoin d'être subdivisées encore en deux sous-catégories : *A* les cas où la coexistence d'accès de fièvre paludéenne peut faire croire, soit à une marche intermittente de la maladie, soit à une simple infection palustre ; *B* les cas où les phénomènes du début sont si peu marqués qu'on est porté à penser qu'il ne s'agit que d'une maladie de peu d'importance, alors que la vie du sujet est, en réalité, terriblement menacée.

Quelque soit le cas, la première période dure deux ou trois jours dans le second degré, à moins de circonstances tout à fait exceptionnelles ; le malade arrive, après ce temps, à la seconde période, que nous allons voir : être autrement plus sévère que dans le premier degré.

2ᵉ PÉRIODE

Une rémission, qui semble de bon augure du premier coup d'œil, et qui, cependant, a été trop souvent bien caractérisée par cette appellation brutale de : *mieux de la mort*, signale le début de cette période. Cette rémission n'est qu'apparente, c'est à proprement parler une transition de durée variable, car elle va, suivant les sujets, de quelques heures à deux jours ; elle est caractérisée par les phénomènes suivants :

Le pouls diminue de force et d'amplitude, arrive au chiffre normal de pulsations, et même descend au-dessous pendant deux, trois ou quatre jours ; il est mou, dépressible ; il pourrait à lui seul indiquer l'état d'adynamie profonde du sujet, si d'autres phénomènes ne s'en chargeaient concurremment.

Si la maladie doit bien finir, le pouls garde une régularité convenable que les praticiens attentionnés savent bien consulter pour le pronostic. Si au contraire des complications doivent survenir, ce pouls présente des particularités capables d'éveiller l'attention de celui qui l'interroge : en effet ou bien c'est un ralentissement exagéré, 50, 45, 40 pulsations même, ou bien c'est une irrégularité dans le rythme de l'ondée sanguine : 2, 6, 12 pulsations semblent être régulières ; puis, une manque, ou est plus faible. Tantôt 2, 5, 10 pulsations rapides surviennent, et sont suivies d'autant ou de quelques-unes plns lentes. Bref, il y a irrégularité. La température cutanée s'abaisse un peu, et peut, à elle seule, presque donner sinon une assurance certaine, au moins une présomption touchant la terminaison, car si le mieux est de bon aloi, la chaleur baisse, tandis quelle reste élevée relativement si le danger persiste, c'est-à-dire si la maladie ne marche pas vite et bien vers la convalescence. Les douleurs de la tête, du tronc et des membres diminuent rapidement à la grande satisfaction du malade ; ce n'est que rarement qu'on voit une hyperesthésie persister dans un point quelconque ; aussi le malade essaie-t-il avec bonheur de se laisser aller au repos au moins sinon au sommeil.

Pour la fièvre jaune moyenne comme pour le premier degré j'ai recueilli dans mon *Étude sur la fièvre jaune à la Martinique* quelques tracés thermographiques, mais je n'ai pu faire la distinction entre les cas qui débutent franchement et ceux qui débutent insidieusement ; de sorte que les chiffres suivants ne sont qu'une moyenne, moins approchée que celle des autres tracés analogues. Quoi qu'il en soit, les voici :

1er jour	40,0 — 40,5	9e jour	37,7 — 38,0
2e —	40,5 — 40,4	10e —	38,4 — 38,5
3e —	39,4 — 40,3	11e —	37,2 — 37,2
4e —	39,4 — 39,4	12e —	37,2 — 37,4
5e —	38,9 — 39,0	13e —	37,5 — 37,9
6e —	38,4 — 38,9	14e —	37,7 — 37,9
7e —	37,8 — 38,4	15e —	37,6 — 37,0
8e —	38,4 — 38,5	16e —	37,4 — 37,3

Les conjonctives perdent peu à peu leur couleur rouge, et même deviennent souvent un peu jaunâtres, lorsqu'un peu d'inflammation n'a pas succédé à l'hyperhémie — Le faciès perd de son animation, pâlit, et même souvent prend un peu de teinte ictérique. La rapidité avec laquelle se montre cette couleur jaune après la teinte rouge, peut donner, dans certains cas, une assez bonne indication touchant la sévérité de l'atteinte. Très généralement, un peu de transpiration se montre au moment où la température diminue. Cette transpiration peut servir d'indice au praticien, car si elle est franche dans son évolution, elle indique que les choses marchent bien, tandis que, si comme cela arrive, malheureusement trop souvent, elle subit des oscillations de plus et de moins, de cessation et de réapparition, elle signale des efforts impuissants de réaction organique.

La langue reste généralement blanche à son centre et rouge sur les bords ; parfois elle se sèche un peu, et souvent, alors, elle présente de petites fissures par lesquelles se produisent de minimes hémorrhagies.

Avec la rémission, la soif se calme et n'est plus très pénible en général ; mais trop souvent, dans les atteintes sérieuses, elle réapparaît bientôt. Elle est alors d'autant plus fâcheuse que les nausées se montrent, ou bien augmentent si elles existaient déjà.

Les vomissements qu'on voit à ce moment, prennent des caractères intéressants, tant pour la symptomatologie que pour le pronostic. Ces vomissements sont assez rares dans les cas heureux ; ils sont composés de la substance des boissons seulement, à moins que le sujet ne soit impaludé, ou ait ses fonctions hépatiques surexcitées, cas auxquels ils contiennent plus ou moins de bile. Ces vomissements prennent alors, quelquefois, une abondance et une biliosité qui peut faire croire qu'ils constituent une sorte de phénomène critique.

Les selles qui avaient souvent manqué pendant la première période, surviennent souvent au moment de la rémission, soit spontanément, soit sous l'influence du moindre agent thérapeutique qui semble produire une véritable débâcle. Cette débâcle intestinale, lorsqu'elle est abondante, est considérée comme une purgation naturelle de bon augure.

Après deux ou trois jours d'un état d'adynamie, il survient fréquemment une petite hémorrhagie soit par la bouche, le nez ou l'anus, soit par les piqûres des sangsues ou la surface des vésicatoires ; on a signalé même quoique très rarement des hémorrhagies peu abondantes, il est vrai, par les yeux ou par les oreilles. Plus souvent cet écoulement sanguin se montre au scrotum, dont nous avons vu précédemment l'état d'irritation parfois même ulcérative. Je ne connais pas de fait authentique d'une hémorrhagie, survenant sur un point où la peau était absolument intacte, avant, quoiqu'on ait assuré sa possibilité.

L'hémorrhagie est un phénomène assez remarquable pour frapper vivement l'attention ; aussi ceux qui se sont occupés de la fièvre jaune en ont longuement parlé. « Il est incontestable, dit Dutrouleau, que la fièvre jaune est caractérisée par une altération profonde du sang, de sorte qu'on peut dire que dans tous les cas, légers ou graves, le sang a éprouvé une atteinte directe, qui le rend momentanément plus ou moins impropre à l'entretien de la vie régulière. Il est indiscutable que le sang a dans la fièvre jaune une fâcheuse tendance à s'épancher au dehors des vaisseaux qui le contiennent à l'état normal, mais il serait inexact de dire que les hémorrhagies, les suintements sanguins sont le symptôme pathognomonique de la maladie ; plus inexact encore de soutenir que cette hémophylie mesure la gravité de l'affection, car on voit quelquefois des écoulements de sang assez sérieux et même assez dangereux survenir dans l'atteinte du 1er degré, tandis au contraire qu'il n'est pas rare de voir des atteintes du 2e et du 3e degré se manifester et mener le malade : soit à la guérison, soit à la mort, sans qu'on ait pu constater l'épanchement au dehors des vaisseaux d'une seule gouttelette de sang. »

Ce passage de Dutrouleau nous montre combien le phénomène est irrégulier. C'est par la bouche et le nez que l'hémorrhagie se voit le plus souvent. Chez la femme il faut ajouter le vagin. Quoiqu'il en soit, cette hémorragie est parfois assez abondante pour exiger l'emploi des hémostatiques qui, trop souvent, il faut l'avouer, sont impuissants.

C'est à cette époque que se produisent les troubles cérébraux, qui sont en général peu accusés quand l'atteinte doit se terminer favorablement : quelques hallucinations, un cauchemar, un peu d'excitation de la parole ne sont pas rares ; ils sont d'autant plus remarquables que l'état général du sujet indique de l'adynamie. Le délire complet n'est pas incompatible avec la guérison, à condition qu'il ne dure pas longtemps.

Après trois ou quatre jours de durée, les phénomènes de la 2e période s'amendent, si la maladie doit avoir une issue favorable. Dans ce cas la soif diminue, les vomissements sont plus rares, puis s'arrêtent quoique l'estomac reste très susceptible ; la température se rapproche du chiffre physiologique ; un peu de moiteur de bon aloi survient à la peau. Mais il faut bien y faire attention, comme je l'ai dit tant de fois déjà (*Fièvre jaune à la Martinique*, p. 21) ; si cette sueur n'est pas en rapport avec une amélioration franche et bien marquée, c'est-à-dire avec un abaissement sensible de température, on peut craindre des complications ultérieures. Les médecins qui ont longuement pratiqué dans les pays chauds, Dutrouleau par exemple, ont souvent répété qu'il faut grandement se méfier des sueurs dans la fièvre jaune.

L'agitation, si elle avait existé, se calme, l'insomnie diminue et disparaît, si les choses doivent bien marcher. N'oublions pas que cette insomnie, si elle persiste, peut signaler un moment d'arrêt dans la marche vers la guérison, et même une hésitation de la maladie; aussi faut-il agir résolument, quand c'est nécessaire, pour faire revenir le sommeil. Quelques fois un peu de céphalalgie et de lombalgie se montrent de nouveau, ces phénomènes ne seraient un indice d'aggravation que s'ils avaient une certaine acuité et une persistance tenace.

Quant à l'ictère, il est si variable qu'on ne peut en dire grand chose; en effet, tantôt il ne se montre pas, ou disparaît s'il existait, tantôt au contraire il est assez marqué et varie depuis le jaune paille jusqu'au jaune d'ocre; le pouls reprend force et ampleur, et même au besoin régularité, si les choses marchent bien. Bref, les accidents se calment peu à peu et progressivement; le malade entre bientôt en convalescence, chose dont il peut grandement se féliciter, car, trop souvent l'atteinte du 2ᵉ degré a brisé les ressorts de la vie.

Si les choses doivent mal tourner, on voit, après une courte période de tranquillité qui a bien mérité alors son nom sinistre de *mieux de la mort*, tranquillité qui a été plus apparente que réelle, car la température est restée élevée, on voit, dis-je, divers symptômes prendre une sévérité qui fait bientôt mal augurer du résultat. C'est ainsi par exemple : que la soif prend une intensité d'autant plus fâcheuse que la moindre parcelle de liquide, ingéré pour calmer son feu dévorant, provoque des vomissements douloureux. L'agitation qui s'était un peu calmée, se réveille; avec elles les douleurs de céphalalgie, de rachialgie, des membres, se montrent; ou bien, au contraire, le sujet tombe dans un état de prostration qui constitue, à lui seul déjà, une fâcheuse complication.

La respiration devient inégale, saccadée, suspirieuse, le pouls perd de la force et de son ampleur, ou bien devient lent, ou bien encore irrégulier de manière à bien montrer que le danger est immense. Dans le cas qui nous occupe, la température reste en général au degré de 38 ou 38,5, aux moments où elle est la plus basse; des exacerbations plus ou moins fréquentes et plus ou moins prolongées la font monter souvent jusqu'à 39 ou 39,5.

Du côté du tube digestif, les choses s'aggravent aussi : c'est ainsi que la langue devient pointue, se rappetisse ; souvent elle est rouge sur les bords, comme si elle avait perdu, en ces endroits, son épithélium, souvent aussi elle prend l'aspect connu sous le nom de langue rôtie. Parfois des fissures qui se montrent çà et là, provoquent des hémorrhagies, en même temps qu'elles produisent ce qu'on a appelé des fuliginosités.

Parfois le sang se dessèche au-dessus de la langue sous forme de nappe tandis que le suintement continue à se faire au dessous. L'organe conserve, alors, une mollesse qu'il n'a pas lorsque le sang ne vient pas combattre incessamment la tendance à la sécheresse, et pour ainsi dire à la dessication, qui est le fait de la maladie.

Souvent, les vomissements se montrent ou reparaissent; toujours pénibles au début, accompagnés de chaleurs, de brûlures de l'œsophage, puis arrivant sans indices précurseurs, comme par une contraction reflexe de l'estomac, par une véritable regurgitation spontanée.

Les vomissements se modifient à ce moment, ils étaient d'abord uniquement aqueux ou formés par les boissons, ils deviennent grisâtres, ou bien contiennent des stries noirâtres plus ou moins 'abondantes. On a vu même des vomissements noirs survenir, mais c'est surtout dans le degré ultérieur que la chose se voit le plus souvent; car la mort peut très bien survenir sans que ces vomissements noirs aient paru, dans le cas actuel.

De leur côté les selles deviennent brunes et même noires dans quelques cas; on comprend facilement que certains sujets qui n'ont pas de vomissements noirs, aient des selles mélaniques; et cela par un mécanisme bien aisément explicable.

Les hémorrhagies prennent parfois une persistance fâcheuse; une d'elles : épistaxis, écoulement par la bouche, métrorhagie chez la femme peut augmenter d'activité, au point de provoquer la mort.

Certains malades tombent dans un coma qui dure jusqu'à l'extinction de la vie, sans que rien puisse le vaincre. D'autres sont en délire agité, tranquille, plaintif, gai, furieux, etc. etc., c'est-à-dire de n'importe quelle variété.

La respiration devient de plus en plus irrégulière, elle est suspirieuse, puis même spasmodique; elle est entrecoupée par des hoquets. Elle ne permet plus, on le comprend, une respiration convenable, de sorte que les phénomènes de l'asphyxie peuvent se montrer : cyanose, refroidissements partiels, sueur froide et visqueuse, etc. etc. Le pouls est parfois insensible aux radiales plusieurs heures avant la mort.

Les urines, d'abord albumineuses, diminuent, puis se suppriment souvent, de telle sorte qu'il y a six, douze, dix-huit ou vingt-quatre heures d'anurie : par paralysie vésicale rarement, par arrêt de la sécrétion rénale le plus souvent.

La scène se termine par des convulsions, une syncope, un spasme général, mais trop souvent c'est par un affaiblissement graduel, pendant lequel l'intelligence, restée intacte, a parfois terriblement conscience de la situation.

Pour nous résumer, nous dirons que cette fièvre jaune du deuxième degré peut être considérée comme une maladie ayant deux périodes bien tranchées, séparées par une transition : le fameux *mieux de la mort*. C'est la fièvre jaune complète conférant une assuétude, à peu près absolue, dans certaines conditions, aux sujets qui ont eu le bonheur de la subir sans en mourir.

Comme je l'ai dit précédemment (*Fièvre jaune à la Martinique*, p. 125), la description que nous venons de faire de la 2e période de la fièvre jaune, nous montre que : des phénomènes très différents les uns des autres, et parfois incompatibles, lui sont assignés, de sorte que pour ne pas rester dans un vague très obscur, il faut faire des catégories différentes. Aussi admet-on diverses formes de la maladie, formes que nous aurons à passer en revue plus loin.

3e DEGRÉ, FIÈVRE JAUNE GRAVE

Si le 2e degré de la fièvre jaune était déjà une atteinte dangereuse, on comprend que le 3e doit faire courir de terribles chances de mort au sujet. On peut dire même que la guérison est l'exception quand on a affaire à elle.

1re PÉRIODE

Comme précédemment, nous devons établir une distinction entre les cas qui débutent franchement, et ceux qui commencent d'une manière insidieuse, car la symptomatologie de la première période varie suivant le cas.

A. — *Cas qui débutent franchement*

L'atteinte est brusque : tantôt elle saisit le sujet au milieu de la santé, soit après une fatigue, une émotion, une exposition au soleil, qu'on est porté alors à considérer comme une cause déterminante, soit au réveil d'un sommeil qui avait commencé tranquillement ; tantôt elle se manifeste après des prodromes qui ont duré un ou plusieurs jours.

Un frisson signale fréquemment l'invasion, et, quoiqu'il puisse manquer, il indique assez généralement par son intensité la gravité de l'atteinte. — Ce frisson alterne avec des bouffées de chaleur ; il se reproduit souvent après avoir cessé depuis plusieurs heures ; — il revient sous le moindre prétexte.

La céphalalgie, la rachialgie apparaissent de bonne heure et sont bientôt assez intenses pour arracher des cris au sujet, qui ne peut trouver dans son lit une position supportable, tourmenté qu'il est par elles, et par mille douleurs dans les membres. Si le malade ne s'est pas couché de suite, il présente très rapidement cette indécision de la déambulation qu'on a appelée l'ivresse typhique.

La peau est chaude et donne une sensation d'âcreté et de sécheresse désagréables ; lorsqu'il y a un peu de moiteur, c'est une sueur froide et visqueuse qu'on observe : comme dans le choléra ou l'accès pernicieux algide, de sorte qu'elle tient plus à une asphyxie cutanée qu'à une franche réaction fébrile tirant à sa fin. Le pouls, battant 100 ou 110, est parfois irrégulier, le plus souvent tremblottant ; la respiration est anxieuse, souvent entrecoupée de spasmes qui sont presque des sanglots.

La parole est profondément atteinte, elle est saccadée, tremblante, entrecoupée ; le malade ne peut répondre ni longuement ni même d'une manière suivie, son état de douleurs incessantes et nombreuses concentrant toutes ses pensées. Le sommeil est aboli, et le sujet restera ainsi, agité et dans un état d'anxiété indicible jusqu'à la fin de la première période.

La face est rouge, même alors que le sujet était pâle avant son atteinte ; bientôt, sous cette rougeur, on voit une teinte ictérique qui lui donne un aspect spécial de fâcheuse augure ; en même temps que la contraction de certains muscles, lui donne un air effrayé vraiment remarquable.

Les conjonctives, d'abord rouges, ont bientôt un fond ictérique qui, joint à leur aspect larmoyant et chassieux, lui donne ce qu'on a appelé la couleur de l'œil du lapin albinos.

La langue se sèche, devient pointue, et bientôt tremblottante. De cotonneuse qu'elle était au début, elle devient bientôt rouge, est lisse comme si son épithélium avait disparu ; bientôt elle porte des fissures qui pourront devenir l'origine d'une hémorrhagie. Quant à l'enduit gingival, il existait au début ; mais, de bonne heure, il a disparu sous l'aspect rouge, lisse et boursouflé qu'a pris toute la muqueuse.

La soif est inextinguible autant qu'impérieuse, mais la moindre ingurgitation des liquides provoque des vomissements et des spasmes stomacaux très pénibles. Ces vomissements, d'abord aqueux, se modifient bientôt de manière à constituer un phénomène sur lequel le pronostic peut se baser pour porter un jugement.

Les urines, rares, et provoquant au passage un sentiment pénible de chaleur ou de brûlure, contiennent beaucoup d'albumine ; souvent même elles diminuent au point de ne plus être représentées que par quelques gouttes, si même elles ne disparaissent pas complètement.

L'érythème scrotal est fréquemment très accentué ; c'est surtout dans ce degré qu'on a signalé la gangrène de la peau des bourses, sans que cette intensité de l'érythème scrotal soit pathognomonique.

Ordinairement, le sujet est constipé, on dirait que l'intensité de la maladie a arrêté le cours de la digestion intestinale. Ce n'est que dans certaines rares épidémies qu'on a signalé, au contraire, une tendance à la diarrhée dans le cas qui nous occupe.

B. — *Cas où la maladie débute insidieusement.*

Le lecteur n'a qu'à ajouter un peu d'intensité et d'accentuation aux phénomènes dont nous avons parlé à propos des cas du second degré où la maladie débute insidieusement, pour se figurer ce qui est afférent au degré actuel. Aussi n'ai-je pas à insister davantage là-dessus.

2ᵉ PÉRIODE

Que l'atteinte ait été franche, ou qu'elle ait été insidieuse dans
son début, toujours est-il que la première période dure peu
dans le degré actuel ; de douze à quarante-huit heures après
le début, on voit survenir cette rémission qui, un peu plus
encore qu'ailleurs, mérite sa sinistre appellation.

Cette rémission est courte et mal accentuée ; la température
est restée élevée ; les sueurs sont froides et de mauvais caractère. Le pouls tombe comme force et amplitude, restant tremblottant et même irrégulier, souvent il ne bat plus que
55, 50, 45 pulsations en moyenne ; les cas où on a signalé un
abaissement plus grand encore sont exceptionnels. Mais le fait
le plus saillant c'est que la faiblesse de l'ondée sanguine est telle,
qu'on dirait que la moindre pression va l'arrêter dans les canaux
artériels.

Sauf le cas où un peu d'inflammation réactionnelle de la conjonctive a succédé à son hyperhémie initiale, la couleur de
l'œil est moins rouge, et la teinte ictérique s'y manifeste de
plus en plus ; la rapidité avec laquelle apparaît cet ictère est
un indice de gravité comparative.

Le faciès, qui était rouge au début, a pâli et a pris de plus en
plus un air anxieux, effrayé, triste, des plus remarquables ; je
répéterai ici ce que je disais à propos de la fièvre jaune à la
Martinique : « On a dit avec raison qu'il y a quelque chose de
frappant dans cette évolution, quand on suit le cours d'une
atteinte de fièvre jaune ; c'est, qu'en effet, de l'aspect du premier jour à celui quatrième, même avant que les phénomènes de
décomposition se soient manifestés par des vomissements incoer-
ciables et des hémorrhagies, il y a quelque chose de saisissant.
A l'expression de la douleur vive et agitée du premier moment,
a succédé un aspect de souffrance profonde et de dépression de
l'organisme, bien fait pour laisser des traces indélébiles dans
l'esprit de l'observateur. »

L'ictère se montre fréquemment et a des caractères assez différents d'un cas à l'autre, pour qu'on ne puisse en donner une
idée d'un mot : tantôt, c'est la couleur qui varie de la teinte
paille à la teinte ocre ; tantôt c'est l'intensité qui est variable

d'un point à un autre ; enfin tantôt, il présente des taches livides, ecchymotiques, cyaniques, etc. etc., dans certaines régions ; tantôt, au contraire, il est uniforme.

La langue rapetissée, rôtie, fissurée, parfois réduite à un petit moignon globuleux, est souvent le siège d'exhalation sanguine et même d'hémorrhagie, pour peu que la maladie se prolonge.

La soif est inextinguible, et torture d'autant plus le malade, que la moindre ingestion de liquide provoque des vomissements très pénibles. Ces vomissements arrivent même souvent à se produire même spontanément, et tantôt ils s'accompagnent de spasmes très pénibles, tantôt ils se font comme par régurgitation. Ils sont très variables, aussi, sous le rapport de l'aspect et de la position, car ils vont depuis le mucus stomacal jusqu'au liquide de nature hématique passant par la couleur grise, louche, les stries noirâtres, brunâtres, la couleur brune, noire, chocolat au lait ou à l'eau, café noir, etc. etc., toutes particularités que nous aurons à étudier plus loin.

De même qu'il y a des rejections stomacales, il y a à cette époque des déjections intestinales qui varient depuis l'aspect fécal jusqu'à celui des vomissements noirs. On comprend que ces deux évacuations, par le haut et le bas, peuvent être complémentaires l'une de l'autre.

En même temps que des hémorrhagies se montrent par les ouvertures naturelles, les piqûres des sangsues peuvent se rouvrir. Une cicatrice ancienne, une surface de vésicatoires, la moindre excoriation peuvent devenir le siège d'un écoulement sanguin plus ou moins grand, qui est parfois la cause ou plutôt l'excuse de la mort.

Pour peu que la maladie dure, on voit des ecchymoses, indices d'hémorrhagies interstitielles, survenir ; les parties qui supportent des pressions s'excorier et se transformer si facilement en plaques gangréneuses qu'elles constitueraient un très grand danger ultérieur, si, par impossible, le malade n'était pas déjà condamné à la mort par ailleurs. De larges plaques jaunes marbrent le corps ; des pétéchies, etc. etc., surviennent, phénomènes sur lesquels nous n'avons pas à insister, car on comprend trop bien, et leur mécanisme et leur signification.

On a signalé des parotides, des abcès chauds ou froids, en ce moment ; ce sont des accidents qui seraient terriblement dangereux, si la vie pouvait durer jusqu'à l'évolution complète de la suppuration, mais la mort viendra les arrêter en chemin, on peut en être certain.

Il arrive souvent que douze, quinze, vingt-quatre heures avant la mort, le pouls cesse de battre aux radiales et aux tibiales. La mort a, pour ainsi dire, déjà envahi alors les extrémités et la vie, concentrée vers le tronc, va elle-même bientôt succomber.

La respiration qui, depuis le début, était troublée, se fait de plus en plus mal, inégale, insuffisante, coupée de spasmes, hoquets. sanglots ; bref elle pourrait à elle seule montrer combien l'innervation est profondément atteinte. La peau se couvre par moments de sueurs froides, partielles, indice d'une asphyxie qui va, gagnant de proche en proche.

Ajoutons au délire du degré précédent, un peu plus de rapidité, un peu plus de facilité à devenir plus accentué, et nous aurons la mesure de ce délire dans le degré actuel : furieux, tranquille, triste, ou gai, accompagné souvent de cris, de grincements de dents, etc., tous phénomènes de la congestion encéphalique et méningienne ; les phénomènes sont parfois assez accentués pour commander péremptoirement l'isolation du malheureux. D'autres fois c'est uu coma plus ou moins profond, des convulsions, etc., qui se manifestent, tous accidents également graves, de même origine, et qui, souvent, terminent la lugubre scène dont nous parlons.

Malgré cette terrible gravité des phénomènes morbides, la vie se prolonge quelquefois pendant deux, trois, cinq jours même, dans quelques cas exceptionnels. Le sujet est, comme on l'a dit, un véritable cadavre infect et décomposé avant la mort, sa vie n'est constituée que par quelques mouvements respiratoires et quelques douleurs.

Dans mon *Études sur la fièvre jaune à la Martinique* j'ai donné les chiffres suivants pour la température axilliaire dans le degré qui nous occupe et qu'il faut séparer en deux catégories : *A*. cas à marche rapide ; *B*. cas à marche lente.

A. — CAS A MARCHE RAPIDE

1er jour	40,1 — 40,2	6e —	39,0 — 39,8
2e —	40,2 — 40,4	La mort arrive souvent alors.	
3e —	40,2 — 40,1	7e jour	39,9 la mort
4e —	39,7 — 39,4	survient presque toujours alors, si	
5e —	39,1 — 39,1	elle a tardé jusque-là.	

B. — CAS A MARCHE LENTE

1er jour	40,8 — 40,4	9e jour	38,4 — 38,9
2e —	40,3 — 40,7	10e —	38,1 — 38,0
3e —	40,3 — 39,9	11e —	38,2 — 38,2
4e —	40,0 — 39,5	12e —	39,5 — 39,6
5e —	39,2 — 39,4	13e —	39,5 — 40,0
6e —	38,8 — 39,0	14e —	39,0 — 39,4
7e —	38,7 — 38,3	15e —	39,0 — 40,0
8e —	38,7 — 38,0		

Comme je l'ai dit maintes fois, tous les malades atteints par le 3e degré de la fièvre jaune sont voués à une mort certaine ; car, si on a vu quelques guérisons survenir, elles sont assez rares pour ne pas pouvoir entrer en ligne de compte. Mais rappelons encore cette particularité sur laquelle j'ai insisté souvent : Tous les malades ne se ressemblent pas ; ainsi chez les uns les hémorrhagies sont le phénomène le plus saillant de la deuxième période ; — chez d'autres, c'est le vomissement ; — quelques-uns ont un délire intense ; — d'autres sont dans un état comateux. En d'autres termes, si on ne veut pas faire une description contenant le résumé de tous les symptômes, et ne ressemblant à aucun cas en particulier, il faut admettre diverses formes pour grouper et catégoriser les divers accidents. C'est ce que le lecteur verra dans le chapitre suivant.

4e DEGRÉ, FIÈVRE JAUNE SIDÉRANTE

Si le 3e degré était déjà une atteinte terrible, celui qu'il nous reste à décrire est réellement effrayant, car il tue les individus avec une rapidité que quelques rares maladies : le choléra ou les accès pernicieux paludéens, seules possèdent.

Si l'affection débute franchement, ce qui est l'exception, c'est en général par un frisson intense ; si elle débute insidieusement,

ce qui est l'habitude, le frisson est moindre, la céphalalgie
et la lombalgie seules sont notées. Mais remarquons que leur
intensité est modérée, on dirait que le sujet, sidéré d'avance, n'a
même pas la force de ressentir les phénomènes réactionnels, si
pénibles, des degrés moins graves.

Le faciès est rouge, les yeux ont l'aspect caractéristique, la
langue se sèche vite, devient tremblottante en très peu de temps
et bientôt le malade ne sait plus la mouvoir à son gré. La soif,
qui constituait parfois une véritable torture dans le degré précédent, est modérée, ou même nulle chez quelques individus;
mais chez d'autres elle est intense.

Le peau devient rapidement sèche, chaude, acre au toucher;
le pouls d'abord dur, concentré, rapide est tremblottant et comme
bridé dans son expansion, il est irrégulier. La respiration est
inégale, suspirieuse; bref, on sent que l'atteinte est terriblement
grave; on devine presque du premier coup qu'elle sera mortelle.

Le caractère de ce degré, est une marche très rapide vers
l'aggravation, de sorte que, quelques, fois la période fébrile est
si courte, qu'elle pourrait passer inaperçue, si le malade n'était
examiné que douze ou vingt-quatre heures après l'invasion. Le
sujet est prostré, incapable de rester debout, ses jambes se
dérobent sous lui.

Dans mon *Étude sur la fièvre jaune à la Martinique* j'ai donné
la moyenne thermométrique suivante pour le degré sidérant :

1er jour	39,4 — 39,7	4e jour	39,9 — 39,1
2e —	40,8 — 40,7	Et j'ai dit que la mort survient le	
3e —	41,2 — 40,0	plus souvent avant cette époque même.	

L'adynamie la plus fâcheuse succède de très bonne heure à
la tentative impuissante de réaction de l'organisme; le pouls
s'affaiblit, diminue d'ampleur et se précipite; les yeux perdent
leur animation; ils sont rouges comme ceux du lapin albinos ou
à peine un peu ictériques. La maladie va prendre pour en finir
avec le sujet, soit la forme algide, — soit la forme congestive,
— soit la forme délirante, — soit encore la forme insidieuse. —
Dans tous les cas les vomissements noirs peuvent apparaître peu
après les vingt-quatre premières heures; ils se manifestent parfois
presque d'emblée et sans avoir été précédés par les transitions

que nous avons indiquées précédemment. Comme je l'ai dit plusieurs fois, il est à remarquer que, souvent, dans ces cas, la rejection se fait d'un flot, et comme par régurgitation, au lieu d'être accompagnée de ces spasmes si pénibles, dont nous avons parlé, en décrivant les degrés moins graves.

Ajoutons, pour en finir, que la mort ne dépasse pas le quatrième jour, au plus tard, de sorte que le sujet succombe avant que la décomposition, dont nous avons parlé à propos du 3e degré, ait eu le temps de le rendre hideux.

CHAPITRE V

FORMES. — COMPLICATIONS. — DURÉE
TERMINAISONS. — RECHUTES. — RÉCIDIVES
MORTALITÉ. — CONVALESCENCE

FORMES

Il s'en faut de beaucoup : que la fièvre jaune soit toujours une maladie semblable à elle-même, chez les divers sujets, et dans les divers degrés de ses atteintes ; aussi devons-nous ajouter aux divisions que nous venons de donner, le détail d'autres coupures, qui nous permettront d'envisager un plus grand nombre, des variétés qui se présentent à l'observation clinique, et, par conséquent, que le médecin rencontre dans la pratique.

Caillot l'avait dit déjà avec grande raison (*loc. cit.*, p. 20) : « Qu'on ne s'attende pas à voir accumuler sur le même individu la réunion de tous les symptômes dont j'ai fait l'énumération ; mais ils ne sont pas nécessaires pour constater l'existence de la maladie ; il suffit de la présence des principaux, de ceux qu'on peut regarder comme caractéristiques pour fixer son attention. »

Tous les malades atteints de fièvre jaune ne se ressemblent pas ; c'est un fait banal qu'il suffit d'énoncer sans avoir à le discuter, pour le faire admettre. Ainsi chez les uns, les hémorrhagies sont le phénomène le plus saillant de la seconde période ; chez d'autres, c'est le vomissement ; quelques-uns ont un délire intense ; d'autres sont dans un état comateux. En d'autres termes, si on ne veut pas s'en tenir à une description contenant le résumé de tous les symptômes, et ne ressemblant à aucun cas, en particulier, il faut admettre diverses formes qui permettent de grouper et de catégoriser les divers accidents qui se présentent au cours de la maladie.

Mais, je dois prévenir tout d'abord le lecteur, qu'il ne faut pas être trop exigeant au sujet des distinctions à faire entre les mots : formes et complications ; car, ce qui peut être considéré à certains égards et dans quelques circonstances, ou suivant le point de vue auquel on le place, comme une forme de la maladie par les uns, peut bien être regardée comme une complication par les autres, et *vice versa*.

Il faut, d'ailleurs, bien faire remarquer : qu'il est souvent difficile de voir, au lit du malade, telle ou telle forme que l'on admet dans les livres ; il est, au moins difficile, de la voir à l'état de parfaite pureté et sans phénomènes en plus ou en moins. On le comprend très bien, en écrivant l'histoire d'une maladie, l'auteur ne peut présenter qu'un ensemble type, si je puis m'exprimer ainsi, des symptômes. Le clinicien doit, au lit du malade, reconnaître la forme, au milieu, le plus souvent, de phénomènes étrangers.

N'oublions pas de dire aussi : que, non seulement il y a des formes différentes de la maladie dans une même épidémie, mais que les diverses épidémies diffèrent les unes des autres, de manière à présenter chacune son cachet particulier. La fièvre jaune ressemble, en ceci, au choléra, à la variole, et, en général, à toutes les maladies épidémiques qui, à chaque bouffée, présentent un caractère spécial qui les distingue des autres, sans cependant altérer très sensiblement l'aspect propre de l'affection.

En outre, il faut garder en mémoire que la maladie a très généralement pour caractère spécial, quelle qu'elle soit, non seulement de présenter un aspect particulier, suivant les divers individus qu'elle atteint, suivant le pays, la saison, le génie épidémique du moment, et mille autres facteurs plus ou moins bien déterminés ; qu'elle a telle ou telle allure ; mais encore, qu'elle va se modifiant ou se transformant, de telle sorte que le lecteur voit dans les livres la description de la maladie à l'état simple, tandis que le clinicien se trouve, au contraire, au lit du malade, en présence d'un état complexe et, plus ou moins obscur, par l'enchevêtrement des symptômes.

On comprend donc, que dans bien des cas, il peut alors être

difficile de rattacher une atteinte que l'on observera à telle ou telle forme, car il y aura une pondération assez exacte des divers phénomènes pour qu'aucun d'eux n'ait une prédominance bien accentuée. — D'autre part, il arrivera que tel observateur classera un malade dans telle forme, quand un autre le classera dans telle autre, et *vice versa*.

Cet aveu nous montre implicitement que la division des formes est purement artificielle; mais, néanmoins, il faut la conserver, car elle a son utilité pour fixer son idée sur les diverses variétés qu'on rencontre dans le typhus amaril.

Combien y a-t-il de formes différentes de fièvre jaune? On comprend que la réponse a été différente suivant les auteurs, et suivant les époques. Par conséquent il est assez difficile de s'entendre sur ce sujet. Nous avons cependant besoin de nous arrêter à une classification, pour faire le tableau aussi exact que possible des diverses variétés de la maladie. Nous allons, à ce propos, voir quelle est la classification qui paraît la plus admissible.

Mais avant d'aller plus loin, nous devons nous expliquer au sujet de ce que l'on doit comprendre par ces divers noms que nous avons appliqués aux formes de la fièvre jaune. Nous dirons, pour bien montrer notre manière de voir : que la maladie se traduit à nos sens comme une collection de symptômes appartenant à des séries distinctes, soit par leur affinité physiologique, soit par leur ordre d'apparition. Or tantôt c'est telle série qui prédomine, tantôt c'est telle autre ; et suivant le cas nous lui donnons tel ou tel nom, sans cependant que l'individu que nous rangeons, par exemple, dans la forme gastrique, ne soit pas sans avoir, en même temps, tels autres phénomènes, qui pour un peu plus, pourraient le faire placer dans une autre forme, sans grande difficulté.

Belot de la Havane, a proposé une division des diverses variétés ou formes de la fièvre jaune, d'après la prédominance des lésions et des symptômes de chaque région organique, suivant les idées de l'école physiologique. C'est ainsi qu'il reconnaît : le type gastrique aigu, le type entéro-hépato-gastrique, le type colo-entéro-gastrique, le type méningo-céphalogastrique. La critique d'une pareille classification n'est plus à faire aujourd'hui que les appellations de l'école précitée ne sont conservées qu'à titre de mémoire, et pour ainsi dire de curiosité archéologique dans la nosologie.

Chevé en décrivant l'épidémie de fièvre jaune de Gorée en 1830 admet deux formes : une forme d'agitation et de souffrances, une forme de faiblesse adynamique.

Bel dans l'épidémie du Sénégal en 1859 admettait trois formes : la cérébrale, l'adynamique, la gastrique.

Lyons de Dublin qui a étudié l'épidémie de Lisbonne en 1857 admet cinq formes : l'algide, la sthénique, l'hémorragique, la purpurine, la typhique. La forme algide de cet auteur semble n'être qu'une variété des cas sidérants. La forme purpurine est constituée par une rougeur intense au début et par un ictère aussi accentué à la seconde période, ainsi que par des taches purpurines qui se présentent çà et là sous la peau, accompagnées d'un peu d'œdème. La forme sthénique n'est en définitive que l'atteinte ordinaire accompagnée de phénomènes réactionnels intenses, dus le plus souvent à l'état de pléthore et de vigueur des individus.

Crouillebois admet six formes : l'adynamique, la congestive ou asphyxique, la typhoïde, la gastrique, l'ataxique, l'hémorragique.

Les médecins brésiliens cités par Rey parlent d'une forme mixte ou bilieuse.

Cornillac signale six formes : la gastrique, l'adynamique, l'ataxique, la congestive ou soporeuse, l'algide ou choléroïde, la typhoïde.

Fuzier à propos de la fièvre jaune observée au Mexique a partagé les atteintes de fièvre jaune en deux catégories : *A*. les formes douteuses ; *B*. les formes confirmées. Dans les premières il range le degré léger : la fièvre inflammatoire, en un mot la fièvre jaune incomplète. Dans les secondes se trouvent les diverses variétés du véritable typhus amaril dans toute l'accepton du mot.

Pour envisager sans difficulté les différentes formes que peut présenter la maladie nous ferons d'abord une grande coupure en quatre catégories :

A. — Les formes fréquemment observées ;

B. — Les formes rarement observées ;

C. — Les formes douteuses ;

D. — La forme incomplète ou fièvre dite bilieuse inflammatoire des Antilles.

Dans la première catégorie nous rangerons, les formes : abortive, gastrique, ataxique, adynamique, congestive, typhoïde.

Dans la seconde catégorie entreront les formes : hyperesthésique, gangréneuse, cholérique, hydrophobique.

Dans la troisième, nous étudierons la forme malarienne des Anglais.

Enfin dans la quatrième nous parlerons, comme nous venons de le dire, de la fièvre dite bilieuse inflammatoire des Antilles et de l'Amérique tropicale.

A. — Formes fréquentes

Le titre seul de cette catégorie nous fixe sur les chances que l'on a de rencontrer ces formes de la fièvre jaune dans une épidémie ; aussi, n'avons-nous pas à insister plus longuement sur les préambules.

Forme abortive

Le nom même de cette forme nous renseigne sur ses allures, en même temps, peut-on dire, que sur la gravité. — Elle a été signalée dans un grand nombre d'épidémies, et se présente assez fréquemment pour devoir être gardée en mémoire pour le pronostic, sans cependant qu'on doive, malheureusement trop souvent, espérer d'être en face d'elle.

La forme abortive, est en somme une fièvre jaune qui s'est bornée à la première période ; et, on ne saurait cliniquement, la différencier du degré léger dont nous avons parlé précédemment. Or, comme celui-ci ressemble de la manière la plus frappante, la plus identique à la fièvre inflammatoire légère, on comprend qu'il serait souvent impossible de chercher à les séparer.

Griesinger a décrit cette forme en quelques mots à peine : « Il n'y a point de développement d'ictère, encore moins d'hémorrhagies ; après quelques jours de fièvre, arrivent des sueurs, une abondante sécrétion d'urine et tous les symptômes disparaissent bientôt. »

En somme, dans la forme abortive, on voit au début tous les phénomènes de la fièvre jaune se montrer, même parfois, avec une marque de sévérité qui fait tout craindre ; puis, au moment où on s'attendait à voir la période de localisation apparaître avec tous ses dangers, la remission se produit : avec ou sans un phénomène qu'on puisse appeler critique ; et la convalescence s'établit facile, de bon aloi, menant vite autant que bien le sujet à guérison.

C'est, très probablement, à la forme abortive qu'il faut rattacher un grand nombre de ces indispositions subites, qu'on observe en temps d'épidémie chez quelques individus, et qui n'entraînent qu'une invalidation de très peu de durée.

En somme, cette forme abortive est : une véritable synoque amarile, en tant qu'on donne au mot : synoque la signification d'éphémère ; on comprend, par conséquent, que son diagnostic est extrêmement difficile dans plus d'un cas ; car on peut aussi bien mettre l'atteinte que l'on a devant les yeux sur le compte d'une indisposition sans importance, et sans relation avec l'épidémie, que sur celui de la fièvre jaune véritable.

Heureusement, la chose a peu d'importance en réalité ; mais néanmoins nous avons besoin d'appeler l'attention du médecin sur le compte de cette forme abortive, parce qu'il surgit ici une question qui ne manque pas d'un grand intérêt pour ceux qui sont en cause : je veux parler des chances d'immunité ou d'infection plus facile que peut avoir le sujet.

Quelques médecins ont pensé, qu'en payant ce léger tribut au fléau amaril, le sujet a ainsi acquis désormais une assuétude, une immunité qui lui permettra de traverser l'épidémie sans rien craindre. Mais pour ma part je suis bien loin de partager cette opinion optimiste ; je crois au contraire qu'il faut se hâter de soustraire l'intéressé aux chances d'une nouvelle infection ; car, à mon avis, si une première fois il n'a absorbé qu'une quantité de germe morbide insuffisante pour terrasser son organisme, rien ne prouve que la prochaine fois il sera aussi heureux. On peut penser, par conséquent, que l'assaut qu'il vient de subir prouve péremptoirement : que son corps n'est pas réfractaire à l'imprégnation amarile.

On voit à cette opinion quelle est ma pensée, touchant la nature et la signification nosologique de la forme abortive : c'est *une amarilisation à petite dose,* qu'on me passe le mot, c'est-à-dire l'absorption d'une quantité de germes morbides insuffisante pour provoquer la maladie tout entière.

On trouvera anormal, disons plus, illogique, que je sépare la
forme actuelle, abortive, de la fièvre dite bilieuse inflammatoire,
dont on a parlé à tant de reprises différentes ; car, dira-t-on, si
la forme abortive et la fièvre dite inflammatoire sont deux fièvres
jaunes incomplètes ou imparfaites, pourquoi ne pas les rapprocher, de manière à montrer les gradations qui vont de l'une à
l'autre, qui les lient ou les différencient.

Je répondrai à cela, que c'est pour ne pas laisser trop d'obscurité dans mon exposition, et pour ne pas induire, si c'est
possible, en erreur le lecteur qui n'a pas encore vu la maladie,
que je me suis décidé à suivre cette marche. Car si la forme abortive, comme la fièvre inflammatoire, sont deux variétés de la
fièvre jaune imparfaite ; elles sont loin d'être semblables et de
pouvoir se confondre l'une avec l'autre. — La forme abortive
est toujours d'une courte durée et sans complications, tandis que
la fièvre dite inflammatoire dure parfois assez longtemps, et
présente, dans plus d'une circonstance, des épiphénomènes
morbides qui l'aggravent plus ou moins.

Je sais que la critique pourra facilement s'exercer contre ma
manière de voir ; néanmoins, je ne me laisse pas arrêter par
cette considération. Le sujet est encore si plein d'inconnu
et de vague, que la discussion doit être appelée avec insistance
sur son compte par ceux qui désirent voir le champ de nos
connaissances s'accroître pour ce qui est de la fièvre jaune.

Forme gastrique

Le nom même : de forme gastrique, nous indique que c'est du
côté de l'estomac que se voient plus particulièrement les manifestations morbides. Tantôt les accidents gastriques qui la
constituent se montrent seulement pendant la première période,
et ne reparaissent plus après avoir disparu ; tantôt ils se
montrent de nouveau, ou pour la première fois, pendant la
deuxième période.

C'est surtout dans les moments où l'atmosphère est chaude et
lourde, dans la zone tempérée ; pendant l'hivernage, dans les pays
chauds, qu'on voit plus communément la forme gastrique. Au
contraire, elle est plus rare, de beaucoup, dans les conditions
opposées. Cependant, n'oublions pas de dire que dans certaines

circonstances, dans certaines épidémies, elle s'est montrée plus souvent que dans d'autres, toutes choses égales d'ailleurs.

Une mauvaise direction de traitement au début; l'emploi intempestif d'un vomitif, ou seulement la trop grande abondance des boissons, peuvent faciliter l'apparition de cette forme, plus fréquente chez les individus alcooliques que chez les autres.

Une soif ardente dévore le sujet dont la langue est grise et saburale ; l'épigastre est douloureux, souvent tendu ; l'ingestion des boissons que le malade réclame impérieusement semble, à son tour, favoriser l'apparition des vomissements qui surviennent avec une extrême facilité. Ces vomissements, accompagnés d'anxiété précordiale, de spasmes, et bientôt de hoquet, ne tardent pas à fatiguer beaucoup le sujet. La nature de ces vomissements peut varier : depuis la seule matière des boissons ingérées, mêlées à un peu de mucus ou un peu de bile, jusqu'au *vomito négro* le plus caractéristique.

Si les choses doivent bien tourner, ces vomissements vont en diminuant, et disparaissent concurremment aux spasmes stomacaux. Si, au contraire, l'état reste grave : après un temps de repos trompeur, ces vomissements reparaissent. — Il n'est pas rare de voir, dans ce derniers cas, le vomissement noir survenir inopinément, et sans signe précurseur, après ce repos, qui a abusé le malade et souvent le médecin lui-même.

On voit parfois ces vomissements s'arrêter sans qu'il y ait une amélioration réelle dans l'état du sujet, au contraire. Si la peau se perle d'une sueur visqueuse, si la face reste grippée, on peut être certain que le calme de l'estomac n'est pas l'indice de la cessation du danger, bien au contraire. Comme je l'ai dit maintes fois déjà : pour que l'espoir soit de mise, il faut que l'amélioration soit parallèle et bien ménagée dans tous les appareils.

Forme adynamique

La fièvre jaune arrivée à la deuxième période, a toujours un fonds d'adynamie, de sorte qu'on pourrait ne pas décrire cette forme et dire qu'elle est toujours constatée. Néanmoins, mieux vaut la conserver à l'état d'entité séparée pour caractériser les cas où ce qui prédomine est cet affaiblissement de l'organisme. Mais on me permettra de ne pas insister bien longuement sur ses détails. Les individus anémiés, les vieillards, les faibles, soit par usure, soit par maladie, soit par constitution, c'est-à-dire ceux dont la force réactionnelle est minime, sont volontiers les victimes de cette forme adynamique.

Les cas que les Anglais ont appelé *Walking cases* (cas promenants) se rattachent à cette forme ; les malades continuent à vaquer, tant bien que mal, à certaines de leurs occupations, jusqu'au moment où ils tombent, pour mourir en quelques heures, alors. La forme scorbutique de certains auteurs n'est qu'une variété aussi de ces *cas ambulatoires*, dans lesquels, on voit des pétéchies, des ecchymoses, des extravasations sanguines se faire dans les tissus, indice d'une décomposition déjà avancée, sans que le malade se rende bien compte de son état.

Quoi qu'il en soit, dans la forme adynamique, le sujet est prostré, pâle, affaissé peu après la cessation de la première période ; — il reste immobile dans son lit, sa langue se sèche, se fendille, saigne facilement ; les urines sont d'abord très albumineuses, et bientôt, diminuent et même disparaissent. Enfin, ajoutons qu'il est fréquent de voir des convulsions ou des hémorrhagies incoercibles venir brusquement terminer la scène, à moins que, comme cela se voit parfois, la mort n'arrive par affaiblissement graduel, sans convulsions ni hémorrhagies.

Forme ataxique

La forme ataxique est le plus souvent liée à la précédente, et semble n'être qu'une de ses complications, de sorte que s'il est utile de la décrire séparément, il faut faire remarquer au lecteur que, cliniquement, les deux formes ne sont pas aussi bien distinctes, étant entremêlées l'une à l'autre. C'est au début des épidémies, ou lorsque celles-ci sont très sévères, qu'on voit de préférence cette forme ataxique. Cela nous indique *a priori* qu'elle est très grave.

Les phénomènes qui la caractérisent, appartiennent surtout à la deuxième période ; néanmoins, dans quelques cas, la violence du début de l'atteinte est telle, que quelques accidents ataxiques : agitation, mouvements musculaires désordonnés, excitation cérébrale, etc. etc., se voient dès le commencement. Il est possible, comme on l'a dit, que la frayeur soit une des causes capables d'engendrer la forme ataxique. Dans tous les cas, l'intempérance, les excès génésiques, l'insolation, les fatigues de tout genre, les causes déprimantes qui ébranlent le système nerveux, peuvent lui donner naissance. Ce qui frappe dans cette forme, c'est le manque de synergie des divers phénomènes de .la vie. Ainsi, en même temps qu'il y a du délire ou des mouvements spasmodiques des muscles, le pouls est petit, irrégulier, intermittent même, indice d'une dépression notable des forces.

Dans mon *Étude sur la fièvre jaune à la Martinique*, j'ai spécifié de la manière suivante les phénomènes de cette forme : La peau est chaude, sèche, ridée, comme parcheminée, et se couvre par moments d'une sueur visqueuse du plus mauvais aloi. L'épigastralgie, le hoquet, l'anxiété rendent la vie du patient extrêmement pénible en ce moment; d'autant que la langue se sèche, se rôtit, pour nous servir de l'expression consacrée : se fendille, se couvre de fuliginosités. — La soif est insatiable, et les vomissements ou la dysphagie font que le malheureux souffre véritablement du supplice de Tantale. Bientôt, le vomissement prend des caractères alarmants, ou bien le vomissement noir survient presque sans transition, semblant enlever le dernier espoir de conservation de la vie. Comme je l'ai fait remarquer aussi, la suppression des urines se montre de bonne heure et par le fait d'un véritable arrêt de la sécrétion rénale dans cette forme. Le sang déjà profondément altéré, est, ainsi, bientôt impropre au maintien de l'existence.

Les divers accidents, et particulièrement les convulsions, viennent souvent doubler la gravité de la situation du moment. On comprend que, dans ces conditions, la mort survient vite dans la forme dont nous nous occupons. On le voit, tous ces phénomènes justifient la réputation d'extrême gravité que présente la forme ataxique.

Forme congestive ou soporeuse

Le lecteur voit par le titre même de cette forme, quel est son phénomène le plus saillant. Ce n'est, à vrai dire, qu'une terminaison de la maladie, une complication de la fièvre et non la

maladie tout entière. La tendance à la congestion commence
généralement au moment de rémission, et va en augmentant à
mesure que la maladie évolue.

Cette forme congestive ou soporeuse passe souvent assez inaperçue pendant plus ou moins de jours ; et lorsque les circonstances s'y prêtent, elle mène le malade à la mort, sans que les
personnes qui l'avoisinent se doutent pendant longtemps de la
gravité de son état. En effet, la tendance au sommeil et au
repos qui la caractérise fait que le sujet après s'être plaint
plus ou moins de ses douleurs, de ses malaises, au début,
semble se trouver en ce moment dans une phase de repos, de
sommeil réparateur, etc. etc. ; alors, au contraire, que la maladie ne fait que s'accentuer de plus en plus dans la voie funeste,
et marcher à une terminaison mortelle.

Cette forme congestive est très grave. La mort survient plus
rapidement avec elle qu'avec bien d'autres. C'est par congestion cérébrale ou pulmonaire, c'est-à-dire par asphyxie que
cette mort survient, assez vite quelquefois, pour que l'ictère
n'ait pas le temps de se montrer. Comme je l'ai fait remarquer
précédemment, il faut se souvenir que, dans ce cas, on trouve
néanmoins le plus souvent de la matière noire dans l'estomac ;
de sorte que l'autopsie complète le diagnostic, lorsque l'absence
de certains symptômes caractéristiques avaient fait hésiter pendant la vie sur la nature de la maladie.

Cet état congestif ou soporeux semble indiquer les émissions
sanguines, et cependant elles affaissent plus rapidement et plus
complètement les forces au lieu de réveiller le sujet. D'ailleurs,
que ces émissions sanguines soient ou non employées, le sujet
est, dans l'immense majorité des cas, voué fatalement à la mort.

Forme typhoïde   .

Comme la forme ataxique, la forme typhoïde se voit pendant
la deuxième période de la fièvre jaune. Cette forme typhoïde
se rencontre dans deux conditions qui méritent d'arrêter l'esprit
du lecteur. C'est ainsi : *A.* que c'est l'atteinte ordinaire des sujets débiles, affaiblis, des femmes, des enfants, des vieillards ;
B. que c'est la forme : du commencement des épidémies qui
ne débutent pas franchement, ou bien de la fin des épidémies
qui disparaissent peu à peu.

Lorsque l'épidémie commence peu à peu et par la forme typhoïde, on voit d'abord les atteintes présenter les apparences de la fièvre dite bilieuse inflammatoire ; les malades semblent supporter très bien la première période de la maladie, c'est-à-dire la phase fébrile du début. Lorsque la rémission se montre on est porté à les considérer comme guéris, mais la convalescence tarde à venir, et on s'aperçoit, bientôt, que toute gravité n'est pas écartée. A mesure que l'épidémie fait des progrès, on voit les phénomènes qu'on appellerait volontiers : une complication ty-phoïde de l'atteinte primordiale, s'accentuer de plus en plus, et les sujets sont emportés, en fin de compte, par quelque chose qu'on est tenté, pendant la vie, de considérer comme des accidents typhoïdes, mais que le vomissement noir de la fin, ou la matière noire qu'on trouve dans le tube digestif lorsque le vomissement noir a fait défaut ; et surtout : que l'ictère des derniers moments ou survenant *post mortem*, obligent à considérer comme appartenant en réalité à la fièvre jaune.

Il y a eu au Sénégal de très remarquables exemples du début des épidémies de fièvre jaune par la forme typhoïde. En 1859 par exemple, et en 1878, c'est ainsi que la maladie a commencé. On comprend en lisant la relation des faits, combien l'hésitation a dû être grande dans l'esprit des médecins qui se sont trouvés en face de ces occurences, car ils flottaient, indécis, entre la crainte d'effrayer la population par un diagnostic porté précipitamment et celle de laisser élire domicile de la maladie dans l'agglomération européenne, sans lui opposer les mesures de dissémination nécessaires.

Si j'en crois mon impression, cette forme serait souvent observée au début des épidémies dans nombre des pays du nouveau monde : la Nouvelle-Orléans, Philadelphie, par exemple, et même la Havane et Saint-Domingue ou la Véra-Cruz. Et c'est ce qui m'explique pourquoi, à certains moments, on a vu des praticiens très estimables, des hommes d'une incontestable valeur, révoquer en doute la fièvre jaune, et ne vouloir reconnaître dans les faits soumis à leur appréciation que des complications typhoïdes, entées, soit sur des fièvres d'acclimatement, soit sur des fièvres malariennes ; alors, en réalité, qu'ils n'avaient affaire qu'à la fièvre jaune à forme typhoïde.

N'oublions pas d'insister là-dessus ; et, en effet, quand on

songe, d'une part aux discussions qui se sont reproduites à ce
sujet un grand nombre de fois ; quand on songe d'autre part aux
obscurités qui entourent encore les complications typhoïdes que
l'on voit surgir dans certaines atteintes évidemment malariennes,
on comprend combien un grand nombre de bons esprits a pu
hésiter à se prononcer, ou bien, même, a pu se fourvoyer dans
l'appréciation des faits. Il faut donc avoir cette forme typhoïde
en mémoire, quand on voit des hésitations et des discussions se
produire sur le diagnostic de la maladie, au début de certaines
épidémies, entre les médecins d'une localité. Et dans ce cas,
ajoutons-le, je me rangerais toujours volontiers du côté de
ceux qui penchent en faveur de la fièvre jaune, certain que j'aurais raison dans le plus grand nombre des circonstances.

C'est aussi la forme typhoïde que l'on voit de préférence à
bord des navires qui rentrent en Europe, venant des pays chauds,
avec une épidémie à bord, au moment où ils atteignent les latitudes fraîches. Il arrive, en effet, un moment, dans ces conditions, où, par des gradations insensibles, la maladie perd son caractère amaril, pour prendre celui du typhus ; et cela, à tel point,
que, si on n'était pas instruit par ce qui s'est passé précédemment, on serait à mille lieues de rattacher l'atteinte à la fièvre
jaune, qui cependant, est l'unique coupable en tout ceci.

Comme j'ai dit dans mon *Étude sur la fièvre jaune à la Martinique*, je n'ai pas besoin de décrire la forme typhoïde ; les
accidents dits typhoïdes sont si bien connus cliniquement qu'il
serait inutile de les passer en revue compendieusement. Je n'ai
qu'à ajouter cette indication : non seulement on voit pendant la
vie les symptômes de la dothinentérie, mais encore on rencontre
à l'autopsie les lésions caractéristiques des glandes de Peyer.

Ne nous y trompons pas cependant, car la lésion des plaques
de Peyer n'est pas, le plus souvent, aussi généralisée que dans la
véritable fièvre typhoïde. C'est souvent, deux ou trois follicules
seulement, qu'on trouve enflammés et suppurants. Et, si ceux qui
réfléchissent peu, et qui ne voient dans l'anatomie pathologique,
que le fait, sans se souvenir : que les lésions ont une signification, aussi grande par leur nombre et leur intensité, que par leur
nature ; en revanche, les praticiens plus sages, à mon avis, qui
tiennent compte de ces divers facteurs, sentent bien que dans le
cas présent, il n'y a pas seulement la dothinentérie, mais réellement des accidents dits typhoïdes entés sur une atteinte amarile.

B. — Formes rares

Je n'ai pas besoin d'entrer dans de longues explications pour caractériser les formes que j'ai à étudier en ce moment. Ce sont on le comprend, celles que l'on voit exceptionnellement. J'ajouterai même : que quelques-unes ont été observées si rarement, que c'est plutôt pour citer tous les cas possibles, que pour une autre considération que je me suis laissé aller à les indiquer.

Ces formes rares me paraissent, jusqu'ici, être au nombre de quatre : — l'hyperesthésique ; — la gangréneuse ; — la choléroïde ; — l'hydrophobique.

Forme hyperesthésique

Dans toute atteinte de fièvre jaune il y a fréquemment des douleurs plus ou moins vives, soit dans la première, soit dans la seconde période. Mais ces douleurs, ne peuvent être considérées comme constituant la forme actuelle, que lorsqu'elles sont excessives et très spéciales. Dans ces cas, ce sont des douleurs atroces dans les membres inférieurs (Martinique, Lefort, août 1821). Tantôt c'est une hyperesthésie cutanée localisée ou générale (Luzeau, Martinique, 1827). Quelques fois il arrive que ces douleurs superficielles ou profondes s'épuisent sans laisser de trace, d'autres fois elles sont suivies soit de phlegmon, soit de gangrène, de sorte que leur pronostic est extrêmement variable.

J'ai rapporté dans mon *Étude sur la fièvre jaune à la Martinique* que Luzeau (septembre 1827) a vu un malade qui vomissait noir être pris tout à coup de douleurs dans le bras droit ; un vaste phlegmon se forma en même temps que les vomissements s'arrêtèrent, et que le malade parut entrer en convalescence ; après plusieurs jours de tuméfaction, on ouvrit un abcès, mais il n'en sortit qu'un peu de pus clair et séreux. Dans les vingt-quatre heures toute tuméfaction disparut et la poitrine s'embarrassant, à ce moment, la mort survint deux jours après.

En somme une très grande obscurité règne au sujet de cette forme hyperesthésique dont j'ai parlé, seulement, à titre de curiosité.

Forme gangréneuse

La forme gangréneuse est souvent la continuation, une modification de l'hyperesthésique. Les gangrènes que l'on observe dans la fièvre jaune sont très variables ; c'est ainsi qu'elles ont été signalées soit au scrotum (Lefort à la Martinique, les auteurs espagnols dans les épidémies d'Europe au commencement de ce siècle), soit· dans les membres, où une portion plus ou moins grande, l'organe tout entier, se sphacèle, probablement à la suite d'une embolie soit artérielle, soit veineuse.

Ces embolies entraînant la gangrène ne sont pas spéciales à la fièvre jaune, elles appartiennent à toutes les pyrexies essentielles, on le sait, de sorte qu'il suffit de signaler le phénomène, sans avoir besoin d'insister bien longuement sur son compte.

Forme algide ou choléroïde

Sans doute, la forme algide ou cholérique n'est pas fréquente, c'est-à-dire quelle s'observe seulement chez quelques rares sujets. Néanmoins nous devons faire observer : qu'on la rencontre dans toutes ou presque toutes les épidémies qui durent un certain temps. — Grâce à certaines idées théoriques, elle a eu dans l'histoire de la fièvre jaune une importance assez grande. En effet, si on s'en souvient, le choléra asiatique commença à menacer l'Europe et à faire parler de lui dans notre monde, scientifique et politique, à une époque, où le souvenir des épidémies de fièvre jaune de l'Espagne, du début de ce siècle, était encore assez récent et assez vif pour qu'on ait involontairement fait des rapprochements entre les deux maladies. Le besoin de parler de ce qui préoccupe dans le moment, le désir de théoriser, sur ce qui est à la mode, a fait faire des parallèles, des rapprochements qui aboutirent dans l'esprit de quelques-uns à leur faire croire que choléra et fièvre jaune n'étaient qu'une seule et même maladie, à peine modifiée peut-être par des questions de longitude ou de race. Avec le temps la réalité a repris le dessus, et les théorisations fantaisistes sont tombées dans l'oubli ; de sorte que la forme cholérique de la fièvre jaune n'occupe plus, aujourd'hui, que la place qui lui revient justement, c'est-à-dire qu'elle est rangée dans les formes rares exceptionnelles ; peut-être même pourrait être classée dans celles qui sont douteuses, comme nous allons le dire. Lefort en 1822, Catel en 1839, Dutrouleau en 1852, Chapuis en 1856, Arnoux en 1857 l'ont signalée à la Martinique. En Espagne, à Lisbonne, en Amérique elle a été observée aussi nombre de fois ; mais remarquons, encore, que ses phénomènes ont frappé d'autant plus les observateurs, qu'ils étaient davantage préoccupés par l'idée du choléra indien.

Ces phénomènes cholériques se montrent différemment suivant les sujets. Ainsi chez les uns, ils ouvrent la scène et ont pu être considérés comme les véritables prodromes de la fièvre jaune. Chez d'autres, ils se montrent au milieu de l'évolution de la maladie, qu'ils terminent parfois brusquement, ou bien qui continue son cours après leur cessation. Dans une troisième catégorie, on les voit constituer le phénomène ultime d'une atteinte qui est allée s'aggravant de plus en plus. C'est ainsi par exemple que d'après bien des observateurs : on voit quelquefois les malades continuer à souffrir horriblement de la tête au début de la deuxième période et néanmoins avoir la face pâle, défaite, l'air effrayé. Leur pouls, d'abord dur, et vibrant à 120 ou 130, tombe rapidement dès lors au point de devenir insensible aux radiales en vingt-quatre ou trente heures. Ces malades ont en même temps des déjections abondantes grisâtres parfois cholériformes, ils tombent rapidement dans le coma et succombent en vingt-quatre ou quarante-huit heures sans reprendre connaissance ne donnant aucun symptôme de souffrance.

Je n'ai pas besoin de décrire en détail ce qui se voit dans la forme cholérique, néanmoins lorsque les accidents se manifestent pendant la deuxième période, on voit la teinte ictérique disparaître pour faire place à la cyanose ; et en quelques heures le malade, qui avait l'aspect du typhus amaril, a celui du choléra proprement dit.

On s'est demandé si on avait dans ces cas affaire à une véritable forme de la fièvre jaune, ou bien s'il y avait concomitance du typhus amaril et du choléra asiatique, ou bien de cette cholérine sporadique qu'on observe parfois dans les pays chauds. Si j'en crois mon impression, conforme à celle de Faget de la Nouvelle-Orléans, cette forme cholérique de la fièvre jaune ne serait à vrai dire qu'une pure concomitance de deux maladies, une simple coïncidence du choléra sporadique et de la fièvre jaune. Et, de même, qu'on voit survenir dans les pays chauds, sous l'influence de causes mal déterminées encore, une attaque de ce choléra, soit dans l'état de santé, soit au cours de telle ou telle maladie : une fièvre paludéenne, la dysenterie, une fièvre typhoïde, des affections chirurgicales même ; de même, on la voit arriver parfois dans la fièvre jaune. A ce titre ce serait plutôt une complication qu'une véritable forme de la maladie.

Forme hydrophobique

Cette forme est extrêmement rare ; et pendant longtemps je n'en ai connu que deux cas : un signalé par Catel en 1839, l'autre appartenant à l'épidémie de 1856 à la Martinique. Dans les deux cas le sujet couché dans le décubitus dorsal, la tête cachée dans ses bras, croisés de manière à abriter ses yeux de la lumière qui l'irritait vivement, poussait des cris dès qu'on le touchait ; la répulsion pour les liquides était extrême ; et d'ailleurs la présence de l'eau dans la bouche provoquait des spasmes. La mort survint par des crises d'étouffement et l'autopsie révéla une phlogose du larynx, du pharynx et de l'œsophage.

Depuis, quelques autres sont venus à ma connaissance fournis par le mémoire de Keraudren (p. 7) et dont voici le sommaire : « Nedelec, novice et Kerael, soldat de marine, dit le docteur Jolivet, chirurgien-major de la frégate du roi *l'Africaine*, éprouvèrent un délire violent accompagné d'un frémissement général, de contraction des muscles de la face, de l'horreur des liquides et de l'envie de mordre. M. Faye, chirurgien de la corvette *la Sapho* dit aussi : que le sieur Sabourreau après avoir passé par toutes les phases de la fièvre jaune finit par mourir hydrophobe. L'horreur des boissons, le resserrement spasmodique du pharynx, des convulsions, des cris violents à l'aspect d'un liquide caractérisaient cet état. Vers la fin de la nuit, la vue seule d'une lumière produisait le même effet. Il mourut à cinq heures du matin. »

C. — FORMES DOUTEUSES

La critique n'aura pas de peine à m'attaquer dans ce chapitre, car en effet bien des formes dites rares peuvent être classées parmi les douteuses ; et celles-ci pourraient, à leur tour, prendre telle ou telle place, autre que celle que nous lui assignons. Néanmoins, sans m'inquiéter beaucoup de ce qui pourra m'être objecté, je ne changerai pas la disposition de mon cadre de description de la maladie. J'ai assez souvent répété, depuis que je m'occupe de pathologie exotique : que les classifications m'arrêtent peu, que je fais un bon marché extrême de leurs coupures, et que je ne m'en sers que parce qu'elles sont un moyen commode d'étude sans leur prêter la moindre importance, pour qu'on ne me fasse pas trop sévèrement le reproche d'avoir fait des groupements artificiels, et même illogiques. Ceci dit, je m'occuperai surtout ici de la forme malarienne de la fièvre jaune.

Forme malarienne

Cette forme, touche à des points d'une telle importance dans l'histoire de la maladie, que malgré le désir d'être bref que je viens d'exprimer, il me faut entrer dans des détails assez étendus sur son compte. Chacun sait, en effet, combien on a discuté avec passion et acharnement, à certains moments, pour ou contre l'influence malarienne, dans l'étiologie et la nature du typhus amaril.

Quand on a commencé à théoriser sur les causes des maladies que les Européens rencontraient dans les pays chauds, on a, tout naturellement, été porté d'abord à considérer le mauvais air comme générateur de la fièvre jaune, au même titre que de la fièvre intermittente et de la dysenterie. On attribuait bien, parfois, comme pour l'épidémie de *l'Oriflamme*, son développement à des causes infectieuses : le jet de lard pourri à la mer par exemple ; mais dans les pays comme Saint-Dominique, l'île de Cuba ou le Mexique, c'était au mauvais air, *in globo*, qu'elle était rattachée.

Comment en aurait-il été autrement. Les pays où la fièvre jaune sévissait, étaient souvent aussi ceux où on voyait des fièvres paludéennes du plus mauvais caractère : ces formes bilieuses par exemple qui sont, sinon aussi fréquemment mortelles que le typhus amaril, au moins très souvent dangereuses pour la vie des intéressés. Formes malariennes, qui, en outre, et comme pour se prêter plus facilement à l'équivoque, sont accompagnées de vomissements rebelles, incoercibles, d'ictère, de tendance au délire au coma, etc. etc.

Il n'y a donc pas lieu de s'étonner que le diagnostic ait souvent été porté à faux entre la fièvre jaune véritable et les atteintes malariennes. Si on avait toujours eu affaire à des cas simples, si les médecins qui les observaient avaient toujours été des chiniciens consommés, peut-être l'opinion aurait-elle eu la chance de ne pas être abusée ; et encore cela n'est pas certain. *A fortiori*, on le comprend, dans les conditions de complexité où se sont présentées les choses, on peut à bon droit être étonné que la confusion n'ait pas duré plus longtemps.

L'obscurité de la question envisagée en elle-même, n'est encore qu'une minime raison dans ce grand problème ; il y a eu des passions d'amour-propre personnel des individus qui sont venues obscurcir le débat. Et plus encore, comme le commerce, les relations politiques étaient intimement liées aux conclusions que tiraient les médecins, on comprend que dans nombre de cas la question de ne pas nuire à tels ou tels intérêts pécuniaires ou militaires, l'obligation de céder devant telle ou telle considération, imposée par un commandement irrésistible, ont fait défendre des idées absolument fausses, ont même fait dénaturer les faits. Par conséquent, on le voit : d'une part un sujet difficile parce qu'il est par lui-même hérissé d'obscurités ; d'autre part, des défenseurs d'idées fausses, inexactes, etc. etc., en faut-il davantage pour obscurcir la scène, soit sciemment, soit de la meilleure bonne foi du monde ? Vraiment c'est à se demander, non pas pourquoi on a été si longtemps empêché de pouvoir se rendre un compte exact des choses. Mais en réalité, on peut être dans l'admiration en songeant que malgré tous ces obstacles, on est arrivé à démêler la vérité de l'erreur dans cette question.

Je n'ai pas besoin de passer en revue tous les auteurs qui ont écrit sur la question de savoir : si la fièvre jaune est de nature malarienne ou non ; si elle l'est parfois ou jamais ; s'il y a pure concomitance ou identité. Le mémorable débat de Chervin paraît épuisé aujourd'hui, et on ne peut se résoudre à en parler de nouveau longuement, tant il a fatigué longtemps l'attention. Néanmoins, je dirai que depuis que le débat est clos, on voit les médecins français et espagnols repousser volontiers cette forme malarienne de la fièvre jaune, tandis que les médecins anglais, au contraire, l'admettent avec faveur. Quant aux Américains, après avoir été tout à fait de l'avis des Anglais, ils se sont résolument rangés dans le camp opposé; de sorte qu'aujourd'hui, ils ne croient plus à la fièvre jaune malarienne, si ce n'est au titre de complication de l'une des deux maladies par l'autre. Or, remarquons que cette évolution des Américains a coïncidé, très remarquablement, avec leur changement radical d'opinion en matière de quarantaines; il y a en cela, à mon avis, un grand enseignement. Tant que les États-Unis du Nord condamnaient ces quarantaines avec toute l'horreur qu'a le négociant pour les pertes d'argent, ils croyaient à la nature malarienne, lisez non contagieuse de la fièvre jaune. Puis, quand ils se sont aperçus que l'admission aveugle de tous les navires en libre pratique, arrivait en somme à coûter plus cher que les quarantaines, ils ont changé d'avis, du tout au tout.

J'ai dit que les Anglais admettent volontiers que la fièvre jaune est de nature malarienne. Mais, comme les faits contraires sont écrasants d'évidence, ils ont fait la concession que cette nature malarienne n'est pas constante; qu'elle appartient seulement à quelques cas. — Si on les suivait dans cette voie, on les verrait peut-être bientôt accroître le nombre de cas où cette fièvre jaune est de nature malarienne, et on arriverait bientôt à ne plus garantir par la quarantaine les ports qui peuvent être contaminés. Les Anglais admettent donc volontiers cette forme sous la dénomination de *malarious yellow fever* ou de *febris icterodes remittens;* ne voulant pas voir, dans ce cas, une complication paludéenne de la fièvre jaune, mais, au contraire, une complication ictérode de la fièvre malarienne. La définition donnée par Aitken le prouve : « Fièvre d'origine malarienne simulant une fièvre continue par son mode d'exacerbation et de rémission, caractérisée par la grande intensité de la céphalalgie et de l'ictère, mais au cours de laquelle l'urine n'est pas supprimée et ne renferme jamais ni sang ni albumine. »

Craigie caractérise de la manière suivante la forme qui nous occupe : « Tandis que la fièvre intermittente sévit dans les régions marécageuses ou à leur voisinage, et que la fièvre rémittente est l'effet d'une forme plus concentrée de la même exhalation engendrée par un sol humide, sous l'influence de la dessication solaire, la forme malarienne de la fièvre jaune paraît être le produit de cet état de l'atmosphère qui résulte de la continuité d'une haute température et des calmes, là surtout où l'atmosphère marine et terrestre sont en conditions permanentes de communication et d'échanges. Il est vraiment remarquable que la forme grave de la fièvre rémittente distinguée sous le nom de fièvre jaune malarienne ou quelquefois sous celui de fièvre bilieuse rémittente, maligne, soit plus rare dans l'intérieur des terres, et aussi dans les villes situées sur les cours d'eau, au-delà de l'action des marais. Les fièvres que l'on rencontre dans ces conditions affectent davantage les caractères rémittents ordinaires, et dans l'intérieur de l'Amérique, il est un peu douteux que la *fièvre des lacs* représente la fièvre jaune malarienne du littoral, même en Europe, tandis que les villes du littoral sont sujettes à la fièvre jaune malarienne, dans l'intérieur de la rémittente ou de la rémittente continue. »

La forme malarienne se développerait de préférence, d'après les auteurs anglais, par des cas isolés plutôt que par des atteintes nombreuses au même moment, elle se montrerait plus fréquemment au début et à la fin de la saison chaude, aux moments orageux de l'année, et se produirait aussi souvent dans les foyers amarils, comme la Havane, la Véra-Cruz, etc. etc., dans les années où il n'y a pas épidémie de fièvre jaune, que dans celles où l'épidémie règne d'une manière bien évidente.

Pour que la fièvre jaune malarienne se produise, il faut, d'après les auteurs anglais, certaines conditions spéciales : telles que l'élévation de la température, un état électrique de l'atmosphère, une disposition spéciale du sol pour ce qui est des choses extérieures à l'individu. Pour ce qui est des choses touchant directement cet individu, notons la provenance très septentrionale du sujet, une prédisposition particulière dépendant du tempérament lymphatique et mou des Anglo-Saxons, etc. etc. On le voit, il faut tout un ensemble assez complexe de conditions. Ajoutons que d'après les Anglais, la fièvre jaune malarienne ne serait pas contagieuse tandis que la fièvre jaune ordinaire le serait. Il y a dans cette proposition, on le comprend, tout un monde de déductions, à l'aide desquelles on peut arriver à battre en brèche les quarantaines.

Mais pour ceux qui veulent voir les choses dans leur vrai jour, cette proposition ne fait-elle pas juger d'un coup le débat?

Le caractère le plus frappant du typhus amaril est la transmission. Or, dès le moment qu'une maladie n'est pas transmissible, on peut, sans aller chercher d'autres preuves, avancer hardiment que ce n'est pas la fièvre jaune.

Le vague le plus grand règne aussi au sujet de l'anatomie pathologique de cette forme malarienne de la fièvre jaune; et mille autres obscurités, j'allais dire improbabilités, viennent encore obscurcir cette forme de la maladie. Aussi, comme la majorité des Américains, des Espagnols et des Français, je crois, pour ma part, qu'en réalité, il n'y a pas de forme malarienne de la fièvre jaune. Pour arriver à la faire admettre, il a fallu rapprocher et mélanger une série d'états absolument différents : depuis la fièvre typhoïde ordinaire, et la rémittente bilieuse malarienne proprement dite, jusqu'à la fièvre inflammatoire grave à forme insidieuse. Je conclus donc que si les auteurs anglais admettent cette forme malarienne, j'engage le lecteur à ne pas y croire plus aveuglément que moi.

D. — Forme incomplète; fièvre dite inflammatoire des Antilles et de l'Amérique tropicale

Je me suis occupé, avec un soin tel, de la description de cette maladie, et le Dr Burot, a fait à son sujet un livre si intéressant, à la suite de sa campagne à la Guyane, que je ne vais pas entrer ici dans une description bien détaillée. Je renvoie donc le lecteur à mon livre *De la fièvre bilieuse inflammatoire* (Paris, Delahaye, 1878), et à celui de Burot, *De la fièvre bilieuse inflammatoire* (Paris, Doin, 1880), il y trouvera tous les détails nécessaires pour former son opinion. Cependant, ma manière d'envisager la nature de cette fièvre inflammatoire a été combattue par des hommes d'une autorité telle, en fait de pathologie exotique, que je ne puis me soustraire ici à l'obligation de défendre mon opinion. Je ne le ferai pas bien longuement, car ce serait chose absolument inutile, quand on peut couper court au débat, d'une manière péremptoire, d'un seul mot.

Quand j'ai eu décrit en détail la *fièvre dite bilieuse inflammatoire des Antilles et de l'Amérique tropicale* dont il est question ici, et que je souligne intentionellement, on a objecté que j'étais dans l'erreur parce que j'attribuais une nature amarile à une maladie qui est banale dans les pays chauds, à une maladie qui est commune à toute la zone tropicale, et même au bassin entier de la Méditerranée. Bien plus, a-t-on ajouté : cette fièvre inflammatoire se rencontrant dans l'Inde, où jamais la fièvre jaune n'a été constatée, il est prouvé que : de près ni de loin, elle n'a aucune liaison avec la fièvre amarile.

Vraiment je me suis demandé, bien souvent, en vertu de quel étrange malentendu la discussion pouvait être détournée ainsi de son champ rationnel. — N'ai-je pas dit et répété que cette fièvre dite bilieuse inflammatoire, telle que je l'ai décrite, n'a été vue par moi que dans les Antilles, et qu'elle me paraît absolument bornée aux régions atlantiques de l'Amérique tropicale ? — N'ai-je pas dit que dans une pratique assez longue au Sénégal, c'est-à-dire : que sur des plages analogues de l'Afrique tropicale; en d'autres termes, dans un pays on ne peut plus voisin et comparable aux côtes d'Amérique, je n'avais rien vu qui, de près ou de loin, pût être comparé à cette fièvre dite inflammatoire des Antilles? Déjà en Sénégambie on ne voit pas, et je l'affirme de la manière la plus formelle, rien qui puisse être rapproché de cette fièvre inflammatoire des Antilles. J'ai dit aussi qu'*a fortiori* on ne la voit pas sur le littoral méditerranéen en Algérie, en Grèce, en Égypte, en Syrie. En d'autres termes, la maladie dont je parle n'est pas celle que visent mes argumentateurs et, alors, on le comprend, nous discuterions longtemps sans pouvoir nous comprendre.

Le malheur en tout ceci, c'est que j'ai été obligé de me servir de ce nom : fièvre bilieuse inflammatoire; mais qu'on relise mon livre et on verra si je n'ai pas insisté afin qu'il n'y eût pas de malentendu. On dirait à voir le soin que je prenais alors, que je pressentais ce qui est arrivé. N'ai-je pas dit et répété que je regrettais infiniment d'être obligé, pour ne pas apporter une appellation nouvelle, de me servir de celle qu'avaient employée mes prédécesseurs, mais que je ne pouvais néanmoins m'y résoudre qu'en ajoutant à ce mot de fièvre inflammatoire la qualification des Antilles et de l'Amérique tropicale ?

Or j'affirme formellement : que cette fièvre dite inflammatoire des Antilles et de l'Amérique tropicale n'est pas celle que l'on voit soit dans la Méditerranée, soit dans l'Océan indien. Voilà donc d'un mot l'argument mis à néant; il est inutile par conséquent de continuer à discuter.

Quant à l'opinion : que la maladie dont j'ai parlé n'est qu'une fièvre inflammatoire banale compliquée de typhisme, de fièvre typhoïde, ou seulement la fièvre typhoïde du pays tempérée, modifiée par les pays chauds, il est inutile de la réfuter, car si nous en étions réduits là, il ne serait possible d'arriver à rien en médecine, puisqu'il faudrait à chaque instant répéter ce qu'on a dit déjà. — Je l'ai déjà assez étudiée dans mes livres précédents, inutile d'y revenir. Mais, me dira-t-on, qu'est-ce qui prouve que cette fièvre dite inflammatoire des Antilles et de l'Amérique tropicale est de nature amarile? — J'ai accumulé assez d'arguments en faveur de mon opinion pour pouvoir renvoyer encore à mon livre sur cette fièvre inflammatoire. Certes je sais bien que je n'ai pas dissipé toutes les obscurités, et qu'il est des détails d'étiologie, de transmissibilité qui sont restés inexplicables pour moi. Mais est-ce une raison pour refuser de croire à rien, parce qu'on ne sait pas tout? J'ai avancé la question autant que je l'ai pu, à d'autres de la pousser plus loin. Et à ce titre je me félicite même des excellents travaux que le désir de me réfuter a fait produire. C'est par la discussion des faits que les questions s'éclairent; cette fois j'ai encore l'espoir d'être dans le vrai.

COMPLICATIONS

Quoique déjà terriblement grave par elle-même, la fièvre jaune est parfois aggravée par des complications. Déjà en parlant des formes de la maladie j'ai énuméré des états qui peuvent aussi bien s'appeler des complications que des formes, et j'ai dit qu'il ne fallait pas être trop rigoureux dans l'emploi du nom qui leur revient; je n'ai pas besoin de le répéter. Ceci étant dit ajoutons que les complications que nous avons à étudier se rangent en trois catégories :

A. — Celles qui surviennent avant ;

B. — Celles qui se montrent pendant ;

C. — Celles que l'on observe après l'évolution de la fièvre jaune.

Toute rationnelle que soit cette division, elle est sujette à bien des critiques, mais la chose a si peu d'importance, au fond, qu'il est inutile de nous y arrêter plus longtemps ; nous la conserverons donc, parce qu'elle nous permettra, plus facilement, d'énumérer les diverses complications sur lesquelles nous voulons appeler l'attention du lecteur.

A. — COMPLICATIONS QUI PRÉCÈDENT LE DÉBUT

Dans cette catégorie, se rangent les individus, qui étant en cours de traitement pour une maladie quelconque, sont pris par la fièvre jaune. Cette fièvre jaune est alors une chose plus fâcheuse, toutes choses égales d'ailleurs, que dans d'autres conditions, car toute débilitation antérieure du sujet est une mauvaise chance pour lui. Les individus impaludés, ceux qui ont la dysenterie aiguë ou chronique, sont peut-être plus exposés, aussi toutes choses égales d'ailleurs, que ceux qui se trouvent dans de convenables conditions de santé générale.

Comme je l'ai fait remarquer, antérieurement, dans mon *Étude sur la fièvre jaune à la Martinique*, lorsque la fièvre jaune survient chez des sujets profondément débilités déjà par une maladie, elle les emporte parfois avec une rapidité très grande, mais souvent aussi, elle évolue au contraire avec une extrême lenteur. C'est ainsi par exemple que Dutrouleau a vu un sujet, émacié par la dysenterie et le paludisme, succomber après vingt jours d'une atteinte insidieuse difficile à reconnaître dès le début.

Quoi qu'il en soit, le pronostic n'est pas plus favorable dans un cas que dans l'autre ; et nous considérons donc : que le sujet pris de fièvre jaune, alors qu'il était déjà profondément atteint par une maladie, est dans de mauvaises conditions.

B. — COMPLICATIONS QUI SURVIENNENT DANS LE COURS DE LA FIÈVRE JAUNE

On peut à son gré augmenter ou diminuer de beaucoup les complications de cette catégorie, suivant qu'on admet ou non comme des complications maints phénomènes spéciaux à telle ou telle forme de la maladie. Dans le cas présent nous nous bornerons à parler : *A.* du paludisme ; *B.* des congestions viscérales ; *C*. des épanchements sanguins ; *D*. des gangrènes ; *E*. et *F*. des abcès, anthrax et furoncles ; *G*. des crises épileptiformes ; *H*. des invaginations intestinales.

A. — *Paludisme*

Comme je l'ai dit, en m'occupant de la fièvre jaune à la Martinique, le paludisme peut compliquer la fièvre jaune de deux manières différentes. Ainsi, par exemple, d'une part la maladie survenant chez un sujet déjà impaludé provoque quelquefois l'explosion d'accidents plus ou moins graves. D'autre part l'individu, étant profondément anémié, est plus exposé qu'un autre à l'infection palustre ; et, peut être atteint par elle, à une époque encore si voisine du typhus amaril, qu'on peut la considérer comme lui devant être rattachée. Les deux cas sont bien dissemblables, on le comprend ; et si nous parlons ici des premiers, les autres appartiennent à une autre partie de notre exposition.

Quoi qu'il en soit, les manifestations paludiques, qui surviennent dans le cours de la fièvre jaune, constituent une complication, souvent grave, parce que fort souvent il est très difficile de faire la part de ce qui appartient aux deux affections. On comprend d'ailleurs la difficulté de la situation en se souvenant : que la quinine est aussi utile dans la fièvre malarienne, qu'elle est nuisible dans la fièvre amarile. Quant à ce qui est de la question de savoir : s'il y a véritablement une fièvre jaune intermittente, nous en avons assez parlé précédemment pour n'avoir pas à y revenir. Malgré la théorie mémorable de Chervin, qui a donné lieu à des discussions si passionnées pendant longtemps, tout le monde admet aujourd'hui, qu'en réalité, il n'y a absolument rien de paludéen dans le typhus amaril.

B. — *Congestions viscérales*

Dans la fièvre jaune arrivée à la seconde période, il y a une tendance marquée à la congestion passive. Cette congestion, suivant qu'elle siège dans telle ou telle partie du corps, a des conséquences différentes ; et en effet, tandis que la stase sanguine dans les membres n'est pas une menace directe et immédiate contre la vie, la congestion qui siège dans l'encéphale ou dans les poumons peut tarir brusquement la source de la vie, pour peu qu'elle soit étendue, intense ou prolongée.

Congestion encéphalique. — Parlerai-je de la congestion des centres nerveux encéphaliques? On comprend que c'est à peine nécessaire ; et, quand nous aurons rappelé que c'est elle qui peut provoquer le délire, le coma, l'asphyxie rapide ou graduelle, nous avons suffisamment parlé de ses tendances et de ses dangers.

Congestion pulmonaire. — De même que l'encéphale se congestionne facilement, la tendance à la congestion pulmonaire se montre fréquemment dans la fièvre jaune. Cette stase morbide du sang dans le parenchyme respiratoire peut devenir une source notable d'accidents. Cette tendance à la congestion pulmonaire n'est pas plus marquée, il est vrai, dans la fièvre jaune que dans la fièvre typhoïde, mais on sait combien, parfois, dans cette dernière il est difficile, pour celui qui n'a pas suivi l'évolution de la maladie, de savoir : si on a affaire à une pneumonie avec accidents typhoïdes, ou à une fièvre typhoïde avec accidents pectoraux. Quoi qu'il en soit, il suffit d'avoir signalé cette complication pour faire apprécier du même coup par le lecteur : et le danger qu'elle peut entraîner, et le compte qu'il en faut tenir dans la thérapeutique.

C. — Épanchements sanguins

Dans le cours de la seconde période de la fièvre jaune, il survient parfois des épanchements sanguins, soit sous-cutanés soit inter-musculaires. Je n'ai vraiment pas besoin d'insister, pour faire comprendre : que, suivant leur abondance, leur étendue ou leur siège, leur gravité toujours grande est variable. Ajoutons que les épanchements sanguins évoluent à peu près toujours vers la suppuration, lorsque la vie dure assez longtemps après leur apparition.

Ces épanchements réclament, des moyens différents suivant mille conditions : l'état du malade et les chances qu'il a encore de guérir, sont en première ligne. L'abondance, le siège de l'épanchement sont aussi des considérations qui interviennent dans la détermination du médecin. Mais dans tous les cas, on devine qu'avec la tendance à la suppuration qu'ont ces épanchements, ils constituent, toutes choses égales d'ailleurs, une complication très fâcheuse.

D. — *Gangrènes*

On voit souvent dans la fièvre jaune arrivée à la seconde période, des gangrènes qui sont dues à un arrêt de la circulation par embolie ou compression. En sa qualité d'affection typhique, la fièvre jaune a naturellement une sorte de prédilection pour les mortifications des tissus ; de sorte que les pressions, les constrictions favorisent l'apparition du sphacèle. Inutile de nous arrêter bien longtemps sur ces gangrènes, qui n'appartiennent à la fièvre jaune qu'à cause de sa nature pyrétique essentielle ; et qui, suivant maints facteurs : d'étendue, de profondeur, d'état du sujet, etc., entraînent des indications thérapeutiques différentes, quoique étant de pronostic toujours grave.

Suppuration. — Il y a une très fâcheuse tendance à la suppuration dans la fièvre jaune de sorte que les parotides, les adénites, les abcès, les furoncles, les anthrax, se voient fréquemment pendant l'évolution de la seconde période.

Parotides. — On en voit dans toutes les épidémies, mais avec des différences sensibles de fréquence ; de telle sorte, que des médecins ont cru à des constitutions médicales spéciales à ce sujet. Quelques médecins ont considéré ces parotides comme un phénomène critique. Catel est allé, même, jusqu'à dire : que lorsque ces inflammations diminuent par une sorte de délitescence et très rapidement, il n'est pas rare que la mort survienne rapidement. Il considérait donc, que, bien que constituant une complication sérieuse dans tous les cas, cette inflammation est d'autant moins dangereuse, qu'elle évolue plus régulièrement jusqu'à la suppuration.

Dutrouleau, partageant les idées de Catel, a essayé en 1852 de faciliter cette évolution vers la suppuration par l'ouverture hâtive des tumeurs, mais il ne parvint, par cette pratique, ni à conjurer ni à amoindrir les accidents. Ces idées de Catel et de Dutrouleau se rattachent à des manières de voir ayant cours au moment où ces praticiens exerçaient ; on sait, en effet, qu'il fut un temps où on prêtait à maints phénomènes un rôle très important, parce qu'on les considérait comme des crises, et qu'on croyait que ces crises régissaient une bonne partie de la pathologie. Aujourd'hui, on est arrivé à laisser tomber dans l'oubli ces faits, qui à une autre époque étaient notés avec un soin minutieux. Avons-nous besoin de nous demander si on a tort ou non; si quelque jour on ne reviendra pas sur ce sujet? Ce serait une longueur inutile dans notre étude si longue déjà.

Dans quelques circonstances, ces parotides ont une marche insidieuse que l'inflammation seule ne saurait expliquer et que la doctrine seule des *fluxions* fait comprendre. C'est-à-dire, qu'après avoir présenté tous les attributs d'une marche ascendante aiguë et rapide de l'inflammation, on voit la rétrocession, et on pourrait dire la délitescence survenir tout à coup, de telle sorte : que du soir au lendemain toute rougeur, tout gonflement, toute douleur ont disparu. En présence d'une évolution aussi insolite, on sent qu'on doit avoir affaire à une complication dangereuse. C'est en effet ce qui a été constaté, et le nombre de guérisons surve-nues dans ces conditions, est extrêmement restreint, j'en suis convaincu.

La suppuration de la parotide a pu dans certains cas consti-tuer une complication de la fièvre jaune; de sorte que, loin de considérer la parotide comme un phénomène critique favorable, nous disons que c'est un indice de gravité. On peut assurément guérir encore, quand on a une parotide, mais le mieux serait de n'en pas avoir. Voilà ma formelle conviction à cet égard.

E. — *Abcès*

Nous avons dit, à propos des ecchymoses et des épanchements sanguins qu'on observe souvent dans la fièvre jaune : que parfois la suppuration en est la conséquence; on se trouve alors en présence d'abcès plus ou moins étendus. Ces abcès qui se montrent, tantôt au cours de la maladie, tantôt lors de la conva-lescence, ont souvent un caractère de torpidité ou d'insidiosité, bien fait pour étonner le clinicien. En effet, plus d'une fois, on découvre tout à coup une collection purulente dont on n'avait pas soupçonné le début; c'est-à-dire : qu'on se trouve comme en présence d'un abcès froid, à pus plus ou moins liquide, et ayant fusé silencieusement plus ou moins loin.

F. — *Anthrax et furoncles*

Nous n'avons pas besoin d'insister bien longuement sur ces phénomènes qui ne présentent rien de spécial, et qui surviennent dans la fièvre jaune comme dans les pyrexies graves, vers la fin de leur évolution ; présentant, ici comme ailleurs, les mêmes indications, et donnant lieu aux mêmes réflexions.

G. — *Crises épileptiformes*

On voit parfois, soit pendant la deuxième période, soit pendant la convalescence de la fièvre jaune, des crises épileptiformes survenir. Suivant le cas, ces crises diffèrent sensiblement d'importance sous le rapport du pronostic. Pendant la deuxième période elles sont, on le comprend, extrêmement graves ; et il est bien à craindre que le sujet ne succombe quand il les a, car c'est alors l'indice d'une terrible atteinte des ressorts de la vie. Au contraire lorsqu'elles surviennent pendant la convalescence, elles ont infiniment moins de gravité immédiate ; on peut même souvent espérer, qu'avec le temps, elles s'amenderont, et même pourront disparaître.

H. — *Invaginations intestinales*

On a signalé aussi des invaginations intestinales dans le cours de la maladie qui nous occupe. C'est ainsi, par exemple, qu'en novembre 1827 à Fort-de-France (Martinique) un soldat convalescent de fièvre jaune est pris tout à coup d'anxiété respiratoire, de refroidissements, de sueurs froides partielles, et de syncopes ; il meurt en quelques heures, et l'autopsie montre trois invaginations de l'intestin grêle, dont une avait près de huit cenmètres. J'ai trouvé dans la relation de plusieurs autopsies à la Martinique, des faits de cette invagination intestinale. Elle a d'ailleurs été notée dans un certain nombre d'épidémies : celle de l'Espagne au commencement de ce siècle, par exemple.

Dowler a signalé de son côté cette invagination intestinale survenant pendant la convalescence; de sorte que c'est non seulement pendant la deuxième période, mais même pendant un certain temps après la maladie elle-même qu'on peut voir cette complication.

Ce n'est pas seulement dans la fièvre jaune que cette invagination intestinale a été indiquée, on l'a signalée aussi pour certaines affections: le choléra, le typhus, la fièvre typhoïde; nous devons ajouter que dans l'état actuel de nos connaissances, nous ne savons rien encore sur la signification nosologique, ni sur son étiologie; tandis que nous sommes à peu près entièrement désarmés sous le rapport de la thérapeutique.

C. — COMPLICATIONS SURVENANT APRÈS LA GUÉRISON

On peut, à volonté, augmenter ou diminuer considérablement la liste de ces complications, car toute affection reconnaissant pour cause un affaiblissement, et survenant après la fièvre jaune, peut à la rigueur être indiquée ici. Quoiqu'il en soit, après avoir fait cette sorte de réserve, retenons: l'hépatite, la dysenterie, les coliques, les paralysies, le ramollisement cérébral, le paludisme, comme les maladies qu'on voit le plus fréquemment, dans les cas qui nous occupent.

Hépatite

On voit assez souvent, dans les pays chauds, des individus guéris depuis peu de la fièvre jaune, avoir une hépatite, pour qu'on se soit demandé si cette maladie prédispose à l'inflammation du foie. Or, comme en Espagne, on n'a rien constaté d'analogue, il faut admettre tout d'abord qu'en principe le typhus ictérode n'entraîne pas, partout au moins, une prédisposition à l'hépatite; quant à ce qui se passe dans les pays chauds, de nouvelles recherches sont nécessaires.

Dysenterie

Ce que je viens de dire pour l'hépatite, est absolument à répéter pour la dysenterie, qui est, comme on le sait, une très proche parente, sinon la manifestation d'une même essence morbide.

Coliques

Dans les pays chauds, on a souvent noté des coliques assez intenses pour constituer une véritable maladie nouvelle chez les convalescents de fièvre jaune. Que ce soit, dans ce cas, une intoxication saturnine, ou bien une affection étrangère à l'absorption du plomb, toujours est-il que ces coliques sont spéciales aux climats torrides, car on n'a pas signalé pareille chose, jusqu'ici, dans la zone tempérée, au moins à ma connaissance.

Paralysies

Je ne sache pas qu'on ait observé des paralysies analogues à celles que l'on voit survenir à la suite de certaines intoxications, la dyphthérite par exemple ; néanmoins on a signalé assez souvent des paralysies pendant la convalescence de la fièvre jaune, pour qu'il soit nécessaire de garder la chose en mémoire. Très généralement c'est une paraphlégie qui, d'ailleurs, n'a été que passagère et a bientôt disparu.

Ramollissement cérébral

Dans quelques rares circonstances, on a vu un ramollissement cérébral survenir, assez peu de temps après la fièvre jaune, pour pouvoir penser que peut-être il était lié à la maladie principale, comme l'effet à la cause. Mais, pas plus pour celle-ci que pour bien d'autres, nous n'avons encore aucune donnée précise sur la raison qui fait qu'elle se montre.

Paludisme

Dans les pays paludéens les convalescents de fièvre jaune sont fréquemment atteints de fièvre intermittente. La cause en est dans l'état d'anémie où ils se trouvent; le raisonnement indique que ces convalescents de typhus amaril, sont vis-à-vis de

l'empoisonnement paludéen dans les conditions de tous les anémiques, de quelque provenance qu'ils soient, et cela ni plus ni
moins ; de sorte qu'il n'y a pas, en ce cas, d'aptitude spéciale,
quoique la fièvre ait été observée chez eux plusieurs fois.

En résumé, on le voit, bien des complications peuvent se montrer dans la fièvre jaune ; et sans que nous ayons la prétention de
les avoir indiquées toutes, nous pouvons dire que celles dont nous
avons parlé commencent à nous montrer que le typhus amaril
est véritablement une maladie terriblement dangereuse. En effet,
non content de menacer la vie par ses phénomènes morbides
directs eux-mêmes, il peut être la cause d'accidents, et même de
mort par mille complications diverses, qui viennent, à un moment
donné, s'additionner, ou multiplier les chances funestes que
court le patient.

DURÉE

La fièvre jaune étant une maladie aiguë, dans toute l'accep-
tation du mot, n'est jamais d'une longue durée ; et si les différences, d'un cas à un autre, sont assez marquées suivant les cas,
elles ne portent que sur des jours, tout au plus des semaines et
encore, en petit nombre. Essayons de déterminer cette durée.
Ai-je besoin de faire remarquer qu'il ne peut être ici question
que de moyennes, et que si théoriquement on est porté à formuler telle ou telle durée pour tel ou tel degré, dans la pratique il
y a des écarts assez grands ?

1ᵉʳ DEGRÉ

La durée de la fièvre jaune légère est en moyenne de sept
jours. La convalescence se montre assez solide, à ce moment en
général ; et quatre ou cinq jours après, elle est assez avancée
pour que le malade puisse reprendre son service, si ce service
n'est pas trop pénible.

2ᵉ DEGRÉ, OU MOYEN

Il faut faire la distinction entre les cas qui guérisent, et ceux qui entraînent la mort, pour ce qui est de la durée du degré moyen de la fièvre jaune. Dans les cas qui guérissent, la durée moyenne est de dix-huit à ving-deux jours, lorsque quelque complication intercurrente ne vient pas troubler la marche normale de la maladie. La convalescence, plus lente que dans le degré léger, est d'abord indécise, qu'on me passe le mot, c'est-à-dire qu'un rien semble la compromettre. En outre, après la guérison, le sujet reste pendant quelque temps assez profondément affaibli.

Dans les cas qui entraînent la mort, cette durée est aussi de dix-huit à vingt-deux jours ; à moins qu'une maladie intercurrente ne soit venue s'enter sur la convalescence.

En somme, quand il s'agit de la fièvre jaune, sans autre maladie, c'est une moyenne de dix-huit à vingt-deux jours de durée qu'on voit dans le deuxième degré. Et comme, dans un cas c'est la convalescence, dans l'autre la mort qui survient à ce moment, on comprend que vers le dixième jour, le pronostic est fixé.

3ᵉ DEGRÉ

La mort survient presque toujours, dans les atteintes de ce degré, et elle arrive tantôt du 5ᵉ au 10ᵉ jour, tantôt, mais plus rarement du 14ᵉ au 18ᵉ. On a signalé des morts plus rapides, mais il est à remarquer que dans ce cas, souvent le début a été insidieux ; de sorte que la maladie était déjà assez avancée quand on a commencé à compter les jours. Quant aux cas qui durent de quatorze à dix-huit jours, ce sont souvent des atteintes pendant lesquelles un organisme, exceptionnellement résistant, s'est débattu plus longtemps que d'habitude.

4ᵉ DEGRÉ

Dans ce degré sidérant, la maladie dure de deux à quatre jours exceptionnellement, cinq jours. Je ne connais pas de fait à début franc dont la durée a été moindre de 48 heures. Les atteintes suivies de mort dans un temps effrayamment rapide, qui ont été signalées, me paraissent appartenir à ces cas insidieux, dans lesquels, le sujet, quoique malade est resté un certain temps sans s'avouer indisposé. Cela paraît extraordinaire, *a priori;* et cependant, la terreur qui règne en temps d'épidémie l'explique suffisamment.

En envisageant la question de la durée à un autre point de vue, on peut chercher des indications dans le *Rapport sur la fièvre jaune,* du chirurgien général de l'armée des États-Unis (pag. 128) que j'ai cité déjà antérieurement, et dont voici les chiffres. Pour 263 malades qui ont guéri, la maladie a duré :

10	jours chez	6	individus soit........	2,3	p. 100
11	—	6	—	2,3	—
12	—	8	—	3,1	—
13	—	5	—	1,9	—
14	—	10	—	3,8	—
15	—	11	—	4,2	—
16	—	11	—	3,1	—
17	—	8	—	4,5	—
18	—	12	—	3,1	—
19	—	8	—	1,5	—
20	—	4	—	4,2	—
21	—	11	—	5,7	—
22	—	15	—	5,3	—
23	—	14	—	1,5	—
24	—	4	—	3,1	—
25	—	8	—	2,7	—
26	—	7	—	3,8	—
27	—	10	—	3,1	—
28	—	8	—	3,1	—
29	—	8	—	1,9	—
30	—	5	—	26,6	—
de 30 à 68	—	77	—	2,7	—
Non guéris encore après 68 jours		263			

On peut déduire de ce tableau, que, quand la maladie guérit, elle dure :

De 1 à 2 semaines dans le....................	13,4	p. 100
De 10 à 15 jours	17,4	—
De 10 à 20 —	34,0	—
De 1 à 3 semaines...........................	38,2	—
De 10 à 25 jours.............................	53,8	—
De 1 à 4 semaines	64,4	—
De 10 jours à 1 mois........................	68,2	—

D'autre part, dans l'épidémie de Lisbonne, on constata, pour les individus morts à domicile, que la durée de la maladie avait été la suivante :

	HOMMES	FEMMES	TOTAL	PROPORTION
1 jour............................	24	13	37	1,0
2 —	75	40	115	3,3
3 —	194	110	30	8,74
4 —	338	217	555	16,0
5 —	350	212	562	16,2
6 —	241	150	391	11,2
7 —	193	136	329	9,6
8 —	130	103	233	6,7
9 —	48	50	98	2,9
10 —	41	28	69	2,0
11 —	37	24	61	1,8
12 —	21	26	47	1,4
13 —	13	9	22	0,7
14 —	11	8	19	0,5
15 et plus	51	34	85	2,4
Indéterminés......................	294	295	539	15,5
Totaux......................	2,061	1,405	3,466	100,0

Ces deux documents, peuvent compléter ce que j'ai dit tantôt, au sujet de la durée des divers degrés de la maladie. Mais il faut avouer, cependant, qu'en résumé, avec les indications que nous possédons actuellement, il est assez dificile de chercher à apporter quelque précision dans ces évaluations. On sait bien que dans la pratique mille conditions viennent à chaque instant faire varier les chiffres qu'on rattache à tel ou tel degré.

TERMINAISONS

Ce que nous avons dit jusqu'ici, a renseigné, d'une manière précise, touchant la terminaison de la maladie ; en effet le premier degré se termine toujours par la guérison ; tandis que le quatrième degré se termine toujours par la mort. Je crois que nous serons bien près de la réalité si nous admettons que dans le second degré la mort arrive dans la moitié des cas, et que dans le troisième, elle survient 70 ou 75 fois sur 100.

Quand la guérison survient, la convalescence est d'abord assez lente et assez fragile ; mais ce n'est qu'assez exception nellement qu'une autre maladie vient s'enter sur l'affection amarile.

Dans le cours du siècle dernier, et au commencement de celui-ci, on s'occupait beaucoup plus que maintenant de la question des crises dans les maladies. Aussi les médecins se demandaient si la fièvre jaune se termine ou non, soit toujours, soit quelquefois par des crises ; l'opinion courante à cette époque était que généralement la crise terminale faisait défaut, mais cependant on admettait, et je crois que c'est en réalité ce qui existe pour les cas légers ou abortifs : que dans bien des cas, on voit des phénomènes méritant le nom de critique. Tantôt c'est la sueur, tantôt c'est l'urine qui constitue le phénomène critique dans les cas abortifs. La sueur, avons-nous vu, peut avoir une abondance ou une odeur ou une coloration anormales.

Les urines de leur côté ont présenté dans ces cas des variations plus ou moins grandes. Tantôt elles ont été remarquables par leur abondance ; tantôt par leur état trouble ; tantôt par le dépôt qu'elles ont abandonné par le repos ou le refroidissement.

On a considéré, parfois, comme critiques, des déjections alvines plus ou moins abondantes et de nature bilieuse. Nous acceptons cette interprétation pour les cas du premier degré, c'est-à-dire ceux où la rémission des symptômes morbides se fait en même temps que survient une hypercrinie. A ce titre, les selles bilieuses, comme la sueur ou l'excrétion abondante de l'urine, semblent, en effet, liés à la terminaison heureuse ; mais ces cas sont l'exception, il faut bien en convenir.

L'ictère, a été considéré par plusieurs médecins du siècle dernier, comme un phénomène critique. Nous sommes obligé de faire plus d'une réserve à cet égard. — Et, en effet, si, dans certains cas du premier degré, on voit survenir un ictère plus ou moins accentué, juste au moment où les phénomènes morbides s'amendent, on peut accepter cet ictère comme critique. Mais souvent, dans les cas graves, l'ictère se développe concurremment à d'autres symptômes qui vont bientôt menacer très sérieusement la vie du sujet. Dans ce cas, il serait tout à fait puéril de le considérer comme une crise, car si crise il y a, il est infiniment probable qu'elle sera impuissante à ramener la guérison.

Quant à la signification critique, que quelques auteurs ont

voulu donner aux hémorrhagies, aux vomissements, aux gangrènes, je crois qu'il faudrait forcer les analogies pour l'accepter. Si tant est que ce soient des crises, on peut les appeler des crises néfastes ; à ce titre : ce sont plutôt des complications ou des accidents, que des événements favorables.

RECHUTES

Les malades sont sujets à des rechutes dans la fièvre jaune. Ces rechutes peuvent survenir à n'importe quel moment de la convalescence. Ces rechutes sont souvent produites par une imprudence du malade, ou de ceux qui le soignent : une alimentation trop hâtive et trop copieuse, un excès alcoolique, un mets indigeste, etc. etc. D'autres fois on a signalé une impression morale : tristesse, mauvaise nouvelle, colère, effroi, etc. etc.

Ces rechutes surviennent plus ou moins vite après l'établissement de la convalescence ; quelquefois elles tardent assez longtemps. Caillot parle de certaines d'elles survenues plus d'un mois après l'établissement d'une convalescence vraie ou fausse.

Ces rechutes sont rares, à tout prendre, de sorte que l'individu atteint de fièvre jaune est emporté sans retard, ou bien, s'il parvient jusqu'à la convalescence, il est très généralement assuré de ne pas être repris par la maladie. Quoiqu'il en soit, la rechute quand elle survient, parcourt ces périodes d'une manière plus rapide que l'atteinte primitive ; les accidents et la mort, au besoin, arrivent d'assez bonne heure.

La question des rechutes dans la fièvre jaune est encore extrêmement obscure. On doit attendre de nouvelles observations pour fixer son opinion sur leur compte. Dans nombre de cas peut-être, on a pris pour une fièvre jaune véritable des cas de la maladie que les Anglais ont appelé le *relapsing fever*. Dans ce cas, tout serait, alors, à revoir et à reprendre sur ce sujet. Aussi, dans l'état actuel, le mieux est de ne pas chercher à théoriser, et d'avouer notre ignorance.

RÉCIDIVE

La question de la récidive a une importance assez grande, pour qu'on s'en soit occupé beaucoup. Maintes affirmations très différentes ont été formulées à son sujet, ayant je crois, le tort d'être trop générales et trop absolues. Aussi, jusqu'ici, la lumière n'est pas encore faite d'une manière satisfaisante à leur sujet.

Pour essayer, sinon d'élucider complètement ce point de la pathologie de la fièvre jaune, au moins pour présenter au lecteur ce que nous savons d'elle, je me demanderai successivement : 1° Qu'ellessont les conditions d'immunité acquises par une première atteinte dans le cours d'une même épidémie. 2° Si l'immunité donnée par une première atteinte se prolonge pendant des épidémies ultérieures. 3° Dans quelles conditions, cette immunité est assurée ou compromise, augmentée ou diminuée, alors.

IMMUNITÉ ACQUISE PAR UNE PREMIÈRE ATTEINTE, DANS UNE MÊME ÉPIDÉMIE

Dans le vulgaire il est dit : qu'une première atteinte de fièvre jaune garantit à tout jamais de la maladie, *a fortiori* donc n'a-t-on plus rien à craindre dans la même épidémie. Mais tout d'abord, il faut mettre hors de cause les atteintes légères, qui, de l'avis de tous, ne garantissent nullement l'individu ; et nous voyons là déjà une première restriction. En revanche, une atteinte grave confère, très généralement, au sujet, l'assuétude complète pour toute la durée de l'épidémie. Les cas contraires signalés sont extrêmement rares, quoique cependant, Savarési, Lefort, Câtel et bien d'autres, en aient cités de tout à fait irrécusables.

En analysant ces faits, lorsque je me suis occupé de la fièvre jaune à la Martinique, j'ai dû me demander si la récidive, dans ce cas, était l'effet d'un pur hasard, ou bien si, au contraire, elle était en relation naturelle avec des causes déterminées. Or, je constatai bientôt : que les rares cas de récidive après atteinte grave, appartenaient tous, à des époques de grande intensité de l'épidémie. On peut donc, je crois, se rendre compte de la chose, en pensant : que lorsque l'épidémie est très intense, les germes morbides, ayant une puissance plus grande, tel individu, qui eût été réfractaire dans une faible épidémie, est touché alors.

IMMUNITÉ ACQUISE PAR UNE PREMIÈRE ATTEINTE, DANS LES ÉPIDÉMIES ULTÉRIEURES

Nous avons vu tantôt, que le vulgaire croit: qu'une atteinte de fièvre jaune garantit à tout jamais l'individu de ses coups, de sorte que pour plusieurs, cette question est jugée : il est loin, malheureusement, d'en être ainsi.

Tout d'abord, puisque nous avons vu qu'une atteinte légère ne conférait pas l'immunité dans le cours d'une même épidémie; nous devons penser, *a priori*, que cette atteinte légère ne met pas le sujet en sûreté dans les épidémies ultérieures; l'expérience a montré l'exactitude de cette manière de voir.

En revanche, celui qui, ayant été atteint sévèrement une première fois, est resté dans le même foyer, ou au moins est resté sur le littoral des régions tropicales où règne le typhus amaril, est assez bien assuré de ne pas être frappé de nouveau.

Mais néanmoins il n'y a rien d'absolu, encore, à ce sujet ; et cette immunité acquise serait, en quelques cas, assez fragile ; elle pourrait être perdue par un séjour, même assez court, dans la zone tempérée. Bien plus, le fait seul d'aller habiter dans les hauteurs des pays amarils, c'est-à-dire dans des localités plus fraîches que les lieux où sévit la maladie, ferait perdre tout bénéfice à certains individus, si nous en croyons nombre d'observations.

Quoi qu'il en soit, dans ce cas, les atteintes sont assez légères ; et les individus qui restent dans la zone tropicale, sont généralement comme ceux dont parle Jaccoud : qui, restant dans le foyer amaril, sont atteints légèrement chaque fois qu'une nouvelle épidémie se déclare, montrant ainsi : qu'ils subissent chaque fois l'influence amarile sous forme de l'empoisonnement au minimum. Mais dans plus d'un cas, les choses ne se sont pas passées aussi bien ; la mort est survenue.

Donc, tout en admettant comme certain : que celui qui a été touché une fois sévèrement par la maladie est généralement, désormais, assez bien garanti contre ses atteintes, retenons ce fait : qu'il y a eu nombre d'exceptions.

D'ailleurs, pour en finir avec cette question, je crois que le mieux est de citer textuellement ce que je disais déjà en m'occupant de la fièvre jaune à la Martinique (*loc. cit.*, p. 169 et suiv.). En présence de ces diverses particularités touchant les récidives, on peut se faire une opinion sur les chances que tout individu a, en moyenne, de contracter la fièvre jaune; et voici, je crois, toutes choses égales d'ailleurs, ce qui est la réalité. L'individu qui arrive d'Europe, est le plus exposé de tous. Celui qui descend des hauteurs vers le rivage, l'est un peu moins, mais l'est beaucoup encore. Celui, même, qui habite une portion du rivage éloigné du foyer de fièvre jaune, court des dangers quand il vient dans ce foyer, c'est-à-dire quand il s'expose accidentellement à l'influence morbide. Celui qui est né dans un foyer ordinaire du typhus amaril, est dans les meilleures conditions ; il sera, même, d'autant plus à l'abri, qu'il aura dans les veines plus de sang nègre.

Cette première spécification touchant l'immunité relative des divers individus, n'est qu'un élément de la question. Il y en a un autre très important aussi ; c'est la sévérité de l'épidémie dans le moment. Cette sévérité, ou en d'autres termes, l'activité des germes, est très différente d'une épidémie à l'autre, et même aux divers moments d'une même épidémie. Et alors, on voit comme conséquence que : tantôt la fièvre jaune est assez peu féconde pour ne pouvoir atteindre que les proies les plus faciles à saisir, tantôt au contraire ses germes sont plus actifs ; on comprend alors, que le nombre des individus qui échappent à ses coups, se restreint de plus en plus.

On comprend ainsi : qu'il a pu se présenter des périodes où, tous ou presque tous ceux qui étaient dans le foyer, couraient d'immenses dangers : les acclimatés, les créoles plus ou moins colorés, les nègres, eux-mêmes, n'étaient pas à l'abri.

Mais n'oublions pas de le répéter encore, si telle est la loi générale et ordinaire, il y a nombre d'exceptions ; de sorte que le mieux est de ne pas chercher à atteindre une précision trop grande et trop sujette à être contredite par les évènements. Reconnaissons qu'une atteinte sévère de la fièvre jaune garantit, désormais, des coups de la maladie ; mais que cette garantie est relative et s'est plus d'une fois trouvée en défaut.

MORTALITÉ

La fièvre jaune est une maladie souvent suivie de mort ; la chose n'est mise en doute par personne. Seulement, cette mortalité est en rapport avec tant de facteurs différents, qu'elle varie sensiblement d'un moment à l'autre, suivant mille conditions.

Donnons d'abord quelques chiffres pour fixer les idées touchant la mortalité de la fièvre jaune en divers endroits.

Pour les épidémies de la Martinique et de la Guadeloupe de 1851 à 1857 nous avons les chiffres suivants, fournis par Dutrouleau :

ANNÉES	MARTINIQUE	GUADELOUPE
1851	12,9 p. 100	» p. 100
1852	25.8 —	14,1 —
1853	34,8 —	29,1 —
1854	— —	42,2 —
1855	14,7 —	45,0 —
1856	25,7 —	50,0 —
1857	31,6 —	36,1 —
MOYENNE	24,2 —	37,0 —

Mais comme ces chiffres, ne portent que sur des périodes assez limitées, j'ai pensé qu'il valait mieux tirer une moyenne d'éléments plus nombreux. Aussi, ai-je dépouillé les rapports des divers chefs du service de santé de la Martinique, et ai-je compulsé les registres d'entrées et de décès des deux hôpitaux de Saint-Pierre et de Fort-de-France de 1819 à 1869, ce qui m'a donné un chiffre de 16,347 entrées et de 3,791 morts ; soit une mortalité moyenne de 23,1 p. 100. En joignant à ces chiffres ceux des épidémies de 1802 à 1818, nous avons 25,347 atteintes 6,746 décès soit le 26 p. 100 de la mortalité.

D'après Faget il mourait à la Nouvelle-Orléans :

1817, 1 sur 3 ou 4, soit	33 à 25 p. 100
1819, 1 sur 3 ou 4	33 à 25 —
1839, 1 sur 12 à 15	8,3 à 6,78 —
1847, 1 sur 12 à 15	8,3 à 6,7 —
1853, 1 sur 5	20 —
1858, 1 sur 5	20 —

De leur côté, les médecins brésiliens ont trouvé pour l'épidémie de Rio-Janeiro, le chiffre de 40,78 p. 100 de décès : 2,998 atteintes, 1,223 décès.

D'autre part, dans les épidémies de l'Europe on a, aussi, des chiffres très variables, c'est ainsi, par exemple, qu'en 1801 la mortalité fut à Cadix de 20 p. 100 et à Séville de 60 p. 100 tandis qu'à Xérès elle était de 40 p. 100. Je pourrais sans beaucoup de peine augmenter le nombre de ces citations, mais cela donnerait à mon étude une trop grande longueur, sans aucun bénéfice. Aussi vais-je me borner à inscrire sur le tableau suivant les chiffres venus à ma connaissance.

TABLEAU

des proportions de la mortalité de la fièvre jaune

PAYS ET DATES	ATTEINTES	DÉCÈS	PROPORTION des décès relativement aux atteintes p. 0/0	PROPORTION des décès relativement à la population	INDICATIONS BIBLIOGRAPHIQUES
GRANDES ANTILLES					
St-Domingue, 1734	»	»	66.0	50.0	Desportes, Gilbert, Bally,
— 1795	»	»	»	50.0	Caillot, Mac-Lean, etc.
— 1798	300	290	90.0	»	cités par La Roche, t. I,
— Fort Mirbalais ..	»	»	50.0	»	p. 530.
— St-Nicolas, 1796.	»	»	50.0	»	
— Port-au-Prince ..	»	»	50.0	»	
— St-Marc	200	100	50.0	»	
— — 1802 ...	27.000	20.000	50 à 75	50.0	
Totaux pour St-Domingue..	27.500	20.390	76.0	50.0	
La Havane, 1794	»	»	90	»	Holliday, Maher, cités,
— 1837	»	»	10	»	par La Roche.
— Hop Belot, 1837 ...	»	»	15.5	»	Belot.
— — 1887 ...	1.568	503	34.0	»	Vincent, voir *Chronol. et*
					Arc. méd. nav. de 1889.
Totaux pour la Havane	1.568	503	34.0	»	
La Jamaïque, 1815	»	»	25	»	Statistiques officielles et
— 1819	»	»	50	»	Arnold, cités par La
— 1821	»	»	25	»	Roche.
— 1827	»	»	92	»	
— 1819-27	»	»	50	»	
— 1819	»	»	50 à 94	»	
— Stony Hill 1827.	»	»	»	63.0	
Totaux pour la Jamaïque...	»	»	de 25 à 92	63.0	
Totaux pour les Grandes Antilles	29.068	20.883	72.3	50.0	
PETITES ANTILLES					
Martinique, 1802-7	8.673	2.891	33.0	26.3	Moreau de Jonnès, p. 349.
— 1816-17	327	61	19.6	»	Dariste, p. 24, etc. etc.,
— 1818	»	»	32.0	»	et mes recherches per-
— 1820	»	»	23.8	»	sonnelles.
— 1821	»	»	34.2	»	
— 1822	»	»	41.2	»	
— 1823	»	»	20.0	»	
— 1825	»	»	27.5	»	
— 1826	»	»	19.4	»	
— 1827	»	»	20.3	»	
— 1828	»	»	22.4	»	
— 1829	»	»	31.2	»	
— 1839	»	»	19.7	»	
— 1840	»	»	19.4	»	
A reporter	9.000	2.952			

PAYS ET DATES	ATTEINTES	DÉCÈS	PROPORTION des décès relativement aux atteintes p. 0/0	PROPORTION des décès relativement à la population	INDICATIONS BIBLIOGRAPHIQUES
Report..........	9.000	2.952			
Martinique, 1841..............	»	»	17.2	»	Moreau de Jonnès, p. 349.
— 1842..............	»	»	15.8	»	Dariste, p. 24, etc. etc.,
— 1843..............	»	»	17.6	»	et mes recherches per-
— 1844..............	»	»	21.1	»	sonnelles.
— 1852..............	»	»	26.0	»	
— 1853..............	»	»	34.2	»	
— 1855..............	»	»	17.8	»	
— 1856..............	»	»	25.2	»	
— 1857..............	»	»	32.4	»	
— 1869..............	»	»	33.5	»	
— Moy. de 1818 à 1869	16.347	3.794	23.1	»	
TOTAUX pour la Martinique..	25.347	6.746	26.0	»	
La Barbade, 1816..............	415	100	24.0	»	Proudfoot, Ralph Davy,
— 1820..............	»	»	39.0	»	Finlay, etc., cités par
— 1838..............	»	»	24.0	»	La Roche.
— 1841..............	»	»	83.0	»	
— 1842..............	»	»	18.0	»	
— 1852..............	879	173	13.0	»	
TOTAUX pour la Barbade	1.294	273	21.0	»	
La Trinidad, 1818	»	»	»	39.0	Tullock's, reports, cité par La Roche.
Bermudes, 1819	208	32	15.0	»	Jonrès, *Lond. med. repor*, cité par La Roche.
Dominique, 1838.............	106	38	36.0	33.0	Imray, *Édimb. journ.*,
— 1841.............	204	55	27.0	27.0	cité par La Roche.
TOTAUX pour la Dominique..	310	93	30.1	30.0	
San-Juan..................	»	»	»	76.0	Moseley, p. 163, cité par La Roche.
St-Christophe, 1812...........	422	118	28 0	»	Proudfoot, *Édimb. jour.*, cité par La Roche.
Ste-Lucie, 1664-6	»	»	»	94.0	Du Tertre, Chisholm,
— 1793..............	»	»	»	40.0	p. 124, cités par La
— 1795..............	»	»	»	75.0	Roche (4.000 euro-
TOTAUX pour Ste-Lucie.....	»	»	»	69.0	péens, 3.000), voir la chronologie.
Grenade 1793 (matelots)	»	»	33	»	Chisholm et Laine, cités
— — (soldats)......	»	»	14	»	par La Roche.
— — (européens)...	»	»	20	»	
— — (soldats)......	»	»	»	55	
TOTAUX pour la Grenade....	»	»	»	55	

PAYS ET DATES	ATTEINTES	DÉCÈS	PROPORTION des décès relativement aux atteintes p. 0/0	PROPORTION des décès relativement à la population	INDICATIONS BIBLIOGRAPHIQUES
La Guadeloupe, 1796-9	»	»	»	68.0	Moreau de Jonnès, Cornuel. *An. mar.* 1844, Chisholm, Caillot, p. 170 ; Vatable, p. 347, cités par La Roche.
— 1802-7	»	»	»	75.0	
— 1826	386	128	33	»	
— 1843	772	183	24.2	»	
— Pointe-à-Pitre 1803-5	475	152	»	»	
— — 1803..	»		»	71.0	
— Basse-Terre 1843	96	64	66	»	
— — 1833.	137	47	»	»	Cornul, *Ann. mar.* 1841.
Totaux pour la Guadeloupe.	1.866	574	30.8	71.0	
Totaux pour les Petites Antilles.	29.447	7.836	26.5	56.0	
ANTILLES EN GÉNÉRAL					
Antilles en général	»	»	66 à 75	»	Rochoux, p. 568 ; Robert Jackson, p. 16 ; Proudfoot, *Édimb. journ.* Statist. de l'arm. britan. ; Chisholm, p. 451. cités par La Roche.
—	»	»	33 à 50	»	
—	»	»	»	50	
—	»	»	42	»	
— 1794	»	»	»	50	
Totaux pour les Antilles en général.	»	»	de 33 à 75	50.0	
CONTINENT INTER-AMÉRICAIN					
La Vera-Cruz, 1862	428	69	16.2	41.0	Humboldt, cité par La Roche. Bouffier, *Arch. méd. nav.*
— en 15 années ...	»	»	16 à 38	»	
— en 32 années ...	6.941	2.445	49	»	
— 1862-65	2.277	656	28.8	»	
Totaux pour La Vera-Cruz..	9.646	4.170	43.5	41	
Porto-Cabelllo.	»	»	63	»	Humboldt, cité par La Roche.
Totaux pour le continent Inter-Américain	9.646	4.170	43.5	41	
AMÉRIQUE DU NORD					
Nouvelle-Orléans, 1817	»	600	»	2.4	La Roche.
— 1819	»	425	»	1.7	
— 1820	»	400	»	»	
— 1822	»	808	»	10.3	
— (Hôp. Char.) 1823.	349	239	70.5	»	
— 1824	167	108	69.0	»	
A reporter	516	2.589			

PAYS ET DATES	ATTEINTES	DÉCÈS	PROPORTION des décès relativement aux atteintes p. 0/0	PROPORTION des décès relativement à la population	INDICATIONS BIBLIOGRAPHIQUES
Report	516	2.589	.. .	
Nouvelle-Orléans, 1825	99	49	50.0	»	La Roche.
— 1826	26	5	20.0	»	
— 1827	372	109	29.7	»	
— 1828	290	130	44.0	»	
— (Hôp. Char.) 1829.	435	215	49.3	2.0	
— 1830	256	117	43.2	»	
— 18 1	3	2	62.0	»	
— (Hôp. Char.) 1832.	26	18	69.5	0.75	
— 1833	422	210	51.5	1.90	
— 183	150	95	63.5	»	
— 1835	505	284	56.0	»	
— 1836	6	5	83.0	»	
— 1837	998	442	44.0	1.95	
— 1838	22	17	77.0	»	
— 1839	1.086	452	43.0	1.10	
— 1840	3	3	»	0.7 à 1.5	
— 1841	1.114	594	54.0	»	
— 1842	425	211	50.0	»	
— 1843	1.053	487	46.0	»	
— 1844	169	83	49.4	»	
— 1846	146	96	63.2	»	
— (toute la ville) 1847	20.000	2.544	12.5	2.5	
— 1848	1.226	420	35.0	0.6	
— (les 2 hôp.) 1849.	1.396	579	41.5	»	
— 1853	29.793	8.101	27.0	5.0	
— 1873	388	266	70.0	»	Toner.
— 1873	507	202	40.0	»	*Id.*
— 1878	12.881	3.864	29.8	»	Toner.
— (1844-1880).	19.253	9.667	50.2	»	J. Jones, *Rep. of heall of Louisian*, 1883.
Totaux pour la Nᵉˡˡᵉ-Orléans.	73.273	19.952	27.3	»	
Key West, 1887	208	62	30.0	»	*Ann. rep. of surg. gen. of N.S.* 1888.
Mobile, 1839	1.950	650	33.6	»	La Roche.
— 1842	170	70	41.0	»	
— 1844	169	83	49 0	»	
— 1847	800	78	9.7	»	
— 1853	»	1.191	»	7.5	
Totaux pour Mobile	3.089	881	28.2	»	
Washington, 1853	400	70	16.8	»	*Id.*
Pensacola, 1853	156	13	8.3	»	*Id.*
— 1882	2.323	192	8.2	»	Voir chronol., an. 1882.
Totaux pour Pensacola	2.479	205	»	»	
États-Unis 1878	125.000	22.000	18.0	»	Toner.

PAYS ET DATES	ATTEINTES	DÉCÈS	PROPORTION des décès relativement aux atteintes p. 0/0	PROPORTION des décès relativement à la population	INDICATIONS BIBLIOGRAPHIQUES
Baltimore, 1794	»	360	»	»	La Roche.
— 1800	»	1.197	»	»	
— 1819	1.005	350	35.0	»	
Totaux pour Baltimore..	1.005	1.907	35.0	»	
Alexandrie	»	200	»	»	La Roche.
Norfolk, 1800	»	250	»	»	
— 1801	»	250	»	»	
— 1802	»	160	»	»	
Totaux pour Norfolk....	»	660	»	»	
Charleston (hôp. marit.), 1839	90	20	»	»	La Roche.
— — 1849	53	23	»	»	
— — 1852	1.000	280	28.0	»	
— — 1852	389	85	»	»	
— — 1854	234	92	»	»	
Totaux pour Charleston..	1.786	500	28.0	»	
Sainte-Marie (Géorgie)	132	48	27.7	9.0	La Roche.
Savannah, 1820	»	666	»	20.0	
Natchez, 1817	»	134	»	»	
— 1819	400	180	45.2	»	
— 1823	»	312	»	»	
— 1825	»	150	»	»	
— 1829	300	87	29.0	»	
— 1837	600	300	50.0	»	
— 1839	500	235	47.0	»	
Totaux pour Natchez....	1.800	802	44.5	»	
Franklin (Mississipi), 1839....	45	25	55.8	10.0	La Roche.
Woodville (Mississipi), 1844...	595	60	10.2	»	
Selma (Alabama) 1853	120	32	26.8	3.0	
New-York, 1795	»	800	»	14.0	Bayley, p. 91 ; Hardie ; Bayley : *Rapport sur la quarantaine*, cités par La Roche.
— 1796	178	69	»	»	
— 1798	»	2.450	»	»	
— (hôp. Bellevue)	389	205	53.0	»	
— 1803	1.639	606	37.0	»	
— (hôp. Bellevue)	170	100	59.0	»	
— 1805	704	320	49.3	»	
— (hôp. Bellevue)	149	52	35.0	»	
— (hôp. de la Marine)	64	28	43.5	»	
— 1819	70	50	71.4	»	
— 1819	63	37	58.5	»	
— 1822	413	244	5.85	»	
Totaux pour New-York..	3.839	1.711	44.5	»	

PAYS ET DATES	ATTEINTES	DÉCÈS	PROPORTION des décès relativement aux atteintes p. 0/0	PROPORTION des décès relativement à a population	INDICATIONS BIBLIOGRAPHIQUES
Boston, 1798.................	900	3C0	33.0	»	La Roche.
— 1802.................	»	250	»	»	
Totaux pour Boston.....	900	550	33.0	»	
New-Haven, 1794...........	160	64	39.3	»	
New-Lond, 1798............	246	81	32.5	»	
Providence, 1797...........	102	45	44.0	»	
— 1800............	83	50	60.0	»	
— 1805............	30	10	33.5	»	
— 1853............	206	152	75.0	»	
Totaux pour la Providence..	421	257	61.0	»	
Midleton, 1820..............	15	8	53.4	»	
Wilmington, 1802...........	197	66	33.1	»	La Roche.
Totaux pour l'Amérique du Nord...............	215.502	47.552	22.2	»	
AMÉRIQUE DU NORD					
Démérari (hôp. marit.).......	3.032	404	13.5-2.18	»	Blair, p. 49, R.
Cayenne (hopital), 1852.......	685	148	21.3	»	*Ann. marit.;* 1852.
— 1855...............	488	164	32.7	»	Topaze, voir chronol.
— 1872...............	»	»	43.4	»	*Id.*
— (Iles du Salut), 1872..	40	18	36.2	21.0	
— 1885...............	205	101	50.0	»	Cassien.
Totaux pour Cayenne...	1.418	431	30.6	»	
Rio-Janeiro, 1875-1876	2.998	1.223	40.7	»	Médecins brésil. divers.
— 1883.............	212	77	33.2	»	
— (étrang.), 1849-50	20.480	2.013	9.7	»	
Bahia (équip. angl),1849	535	156	29.4	»	
Totaux pour Rio-Janeiro..	24.225	3.469	14.2	»	
Buenos-Ayres, 1856	445	228	52.0	»	
Pérou, 1883.................	6.500	3.657	55.0	»	
Totaux pour l'Amérique du Nord...............	35.620	8.189	22.2	»	

PAYS ET DATES	ATTEINTES	DÉCÈS	PROPORTION des décès relativement aux atteintes p. 0/0	PROPORTION des décès relativement à la population	INDICATIONS BIBLIOGRAPHIQUES
AFRIQUE					
Iles du cap Vert, 1845 (Portugais) .	47	25	53.0	»	Mac William, cité par
— — (Ang.&Amér.)	8	7	88.0	»	La Roche.
— — (Indigènes)..	»	68	»	7.4	
— — (Européens)..	»	32	»	68.0	
— — (Indigènes).	»	279	»	6.3	
— Boulam, 1793..	»	»	»	78.0	Voir la chronologie.
Totaux pour les Iles du cap Vert	55	32	30.0	69.0	
Ile de l'Ascension, 1845......	28	15	53.0	»	Bryson, cité par La Roche
Grande Canarie, 1810	5.000	1.450	28.0	»	
Canaries, 1862...............	1.777	451	26.0	»	
Gorée, 1866................	144	52	36.0	33.0	Chevé, th. Paris.
— 1837................	80	46	57.0	31.0	Dupuis, mss.
Sénégal, 1859...............	148	97	65.0	60.0	Bel.
— 1866...............	249	110	45.0	45.0	Cédont.
Saint-Louis, 1830............	»	328	»	50.0	(Voir chronologie).
Gorée, 1830.................	»	»	48.0	»	*Id.*
Sénégal (expédition de 1878)..	»	180	»	56.0	*Id.*
— (2ᵉ arrond.), 1878....	»	99	»	37.0	*Id.*
— (1ᵉʳ arrond.), 1878...	»	650	»	53.0	*Id.*
Gorée, 1882.................	27	15	52.0	48.0	*Id.*
Totaux.........	7.453	3.493	47.0	46.0	
Totaux pour l'Afrique....	7.508	3.525	46.9		
EUROPE					
Alicante, 1804..............	9.000	2.471	27.8	»	Bally, p. 90.
Tortosa, 1821	»	2.356	»	15.6	Pariset, Bally, Chervin.
Carlotta...................	195	122	62.0	»	Bally, p. 74.
Puerto-Santa-Maria, 1800.....	»	400	»	2.0	Bally, p. 74.
— 1819.....	5.500	688	13.4	»	
San-Lucar, 1800.............	»	3.000	»	16.7	Bally.
Écija, 1800.................	400	100	25.0	2.5	Bally.
— 1804.................	»	3.802	»	10.0	
Porto Reale.................	5.500	20	12.4	3.4	Pariset.
Cartagène, 1804.............	»	11.445	»	»	Arejula.
Totaux	20.595	4.035	20.0		

PAYS ET DATES	ATTEINTES	DÉCÈS	PROPORTION des décès relativement aux atteintes p. 0/0	PROPORTION des décès relativement à la population	INDICATIONS BIBLIOGRAPHIQUES
Xérès, 1800...................	30.000	12.000	40.0	39.0	Proudfoot (Bally dit 42.000 atteintes 13.000 dècès, soit 31 p. 0/0).
— 1819....................	1.262	408	32.2	0.9 [1]	[1] Bally, p. 75.
— 1820....................	»	»	50.0	» [2]	[2] Pariset, p. 65.
Totaux pour Xérès........	31.262	12.408	39.0	»	
Malaga, 1803..............	16.517	6.884	42.0	25.0	
— 1804..............	18.300	11.464	60.0	»	All. de Maria, p. 122.
— 1821..............	21	17	77.0	»	Bally.
Totaux pour Malaga........	34.838	18.365	52.0	»	Bally, p. 90.
Cadix, 1800.................	48.520	7.387	15.2	»....	Arejula, p. 434.
— — (hôpital)........	»	»	50.0	»	Caisergues, p. 214.
— — 1804...........	5.000	2.800	56.0	»	Bally, p. 72, 288.
— — 1813..........	»	4.000	»	3.0	Pariset, p. 63.
— — 1819...........	48.000	5.000	10.4	»	All. de Maria (La Roche).
Totaux pour Cadix........	101.520	15.187	14.7	»	
Séville, 1800................	76.488	14.685	19.2	18.2	Arejula, p. 434.
— 1801................	1.100	660	60.5	»	Duméril, p. 779.
— 1819................	1.200	1.500	12.0	»	Pariset.
Totaux pour Séville........	78.788	16.845	20.2	»	
Madrid, 1878................	50	35	70.0	»	
Gibraltar, 1804..............	5.946	»	»	50.0	Statist. ang. La Roche.
— 1813..............	2.847	904	31.4	7.0	Fellowes, p. 76.
— 1814..............	726	114	15.3	»	Pym.
— 1828..............	6.715	1.796	26.6	»	Louis a donné les chiffres
Totaux pour Gibraltar......	10.288	1.814	17.4	»	suivants pour l'épidé-mie de Gibraltar; po-pulation civile 17.000
Barcelone, 1803.............	73	30	41.0	» [3]	personne, 4.701 att. 1281 déc., soit 37 p. 0/0
— 1821..............	70.000	20.000	35.0	du 7 au 14 [4]	de décès relativement
Totaux pour Barcelonne....	70.073	20.030	28.5	»	aux att. et 13 p. 0/0 relativement à la po-pulation entière. Gar-nison 3.652 hommes
Palma, 1821.................	7.400	5.341	72.0	62.0 [5]	d'effect. 3.652 att., 515
Port du Passage, 1823........	144	52	34.5 [6]	1 à 2 p. 0/0	décès, soit 25.3 et 14.2
Livourne, 1804..............	2.000	700	34.0 [7]	1.2 p. 0/0	p. 0/0.
Porto, 1856.................	120	63	52.0	»	
Lisbonne, 1857..............	18.000	5.652	34.0 [8]	»	[3] Pariset.
					[4] Pariset.
					[5] Pariset, p. 70.
					[6] Audouard.
					[7] Palloni.
Totaux pour l'Espagne.....	375.078	121.564	»	»	[8] Alvarenga.

PAYS ET DATES	ATTEINTES	DÉCÈS	PROPORITON des décès relativement aux atteintes p. 0/0	PROPORTION des décès relativement à la population	INDICATIONS BIBLIOGRAPHIQUES
Brest-Lazaret, (1802).........	42	23	55.0	»	Voir chronologie.
Marseillle, 1823..............	25	15	60.0	»	
Saint-Nazaire, 1861..........	44	26	59.0	»	
Totaux pour la France.....	111	64	57.6	»	
Totaux pour l'Europe.....	381.135	100.625	26.1	»	

DIVERS

NAVIRES NAVIGANT DANS LES RÉGIONS TROPICALES

PAYS ET DATES	ATTEINTES	DÉCÈS	PROPORITON des décès relativement aux atteintes p. 0/0	PROPORTION des décès relativement à la population	INDICATIONS BIBLIOGRAPHIQUES
Childers.....................	»	»	50.0	»	Birnie, La Roche.
Antilope.....................	110	31	25.0	»	*Id.*
Rattlemake ....:.......	28	12	44.0	»	Vilson, La Roche.
Pyrame......................	102	30	30.8	»	Murgrave, La Roche.
Macédonia...................	»	101	»	27.0	Commis. d'enquête, L. R.
Hornet......................	129	21	16.3	»	Barington, La Roche.
Navire du Cap Oven..........	»	»	66.0	»	Wallace, La Roche.
Bann (côte d'Afrique)...	99	34	34.0	»	Bryson, La Roche.
Éden (côte d'Afrique)........	»	»	»	62.0	160 hommes d'équip. 110 décès, voir chron. L. R.
Etna........:...............	99	25	25.0	»	*Id.*
Water Victh	60	15	25.0	»	*Id.*
Dasher................•.....	115	4	27.0	»	Murgrave, La Roche.
Gomer......................	65	17	10.3	»	Joubert, *Ann. mar.*, 1844
Delaware...................	40	20	50.0	»	Kulloch, La Roche.
Sybille.....................	87	26	30.0	»	Bryson, La Roche.
Daunthers...................	178	85	47.6	25.8	Finlay, La Roche.
Courriers de St-Thomas à Southam., 1852	124	50	40.1	»	The lançet, 1853, La Roche
Caravane....................	116	33	28.0	6.2	Voir chronologie.
Fortune.....................	118	56	47.0	25.0	*Id.*
Navires à la Havane, 1872.....	12	9	75.0	75.0	*Id.*
Jaguard (Sénégal), 1881.......	51	23	46.0	38.0	60 hommes d'équipage,
Edgard (Sénégal), 1881.......	20	6	30.0	30.0	voir chronologie.
Totaux pour Navires......	1.553	598	38.8	36.1	

RÉCAPITULATION

PAYS ET DATES	ATTEINTES	DÉCÈS	PROPORITON des décès relativement aux atteintes p. 0/0	PROPORTION des décès relativement à la population	INDICATIONS BIBLIOGRAPHIQUES
Grandes Antilles.............	29.068	20.883	72.3	50.0	
Petites Antilles..............	29.447	7.836	26.5	56.0	
Antilles en général...........	»	»	de 33 à 75	50.0	
Continent Inter-Américain....	9.646	4.170	43.5	41.0	
Amérique du Nord...........	215	47.614	22.2	»	
— Sud............	35.620	8.189	22.4	»	
Afrique.....................	7.508	3.525	46.8	57.0	
Europe.....................	381.135	100.625	26.1	»	
Navires	1.553	598	38.8	36.1	
TOTAUX GÉNÉRAUX...	709.687	193.440	27.2	»	

Ce tableau, tout imparfait qu'il soit, ne manque pas d'intérêt et mérite de nous arrêter un instant; car, ainsi que nous allons le voir, il suggère bien des réflexions à celui qui veut l'examiner avec un peu de soin.

Les chiffres afférents aux Grandes et aux Petites Antilles sont assez divergents lorsqu'on les étudie attentivement ; en effet, pour vingt-neuf mille atteintes signalées dans les deux régions on voit un chiffre de vingt mille décès aux Grandes Antilles et sept mille seulement aux Petites, en d'autres termes : la mortalité est de 72,3 p. 100 aux Grandes Antilles et de 26,5 dans les Petites. Cet écart est si grand, qu'on est porté *a priori* à penser qu'il y a erreur dans une des deux proportions indiquées.

Dans ces conditions, on songe naturellement, tout d'abord, à chercher qu'elle est la moyenne de la mortalité attribuée à la fièvre jaune dans les pays similaires. Ces pays similaires sont: le Mexique, certaines villes de l'Amérique du Nord comme la Nouvelle-Orléans, Charleston, les Guyanes et le Brésil, enfin la côte occidentale d'Afrique. Or nous savons que la moyenne de la mortalité y est la suivante :

Vera-Cruz	43,5	Guyane Française	30,6
Nouvelle-Orléans	27,3	Amérique du Sud	22,2
Mobile	28,2	Côte d'Afrique	46,8
Charleston	24,6		

En présence de ces chiffres, nous sommes portés déjà à penser que la proportion de 72,3 p. 100 est exagérée, et nous sommes incités à faire d'autres investigations. Or, en examinant les détails afférents à ces Grandes Antilles, nous constatons que la proportion de la mortalité signalée, diffère très sensiblement entre Saint-Domingue et la Havane : — à Saint-Domingue, sur des renseignements remontant aux périodes de guerre de la fin du siècle précédent, cette proportion est de 73 p. 100 ; à la Havane au contraire, les renseignements portant sur l'année 1887 nous donnent celle de 34 p. 100. Nous pouvons, je crois, alors, admettre que ce dernier chiffre mérite plus de créance que l'autre. Et, si de peur de rester trop en-dessous de la réalité, nous l'élevons même à la hauteur de ceux de la Vera-Cruz et de la côte d'Afrique, nous voyons que l'écart devient beaucoup moins grand. Donc, au lieu de 73 p. 100 adoptons, quoique un peu arbitrairement, 45 p. 100, pour la mortalité moyenne de la fièvre jaune dans les Grandes Antilles.

Par ailleurs, nous voyons dans le tableau précité que la moyenne de la mortalité, pour cent atteintes, est assez semblable dans les Petites Antilles (26,5), en Europe (26,1), dans l'Amérique du Nord (22, 2) et dans l'Amérique du Sud, de sorte que nous sommes autorisés à classer ces localités en deux grandes catégories. L'une comprenant: les Grandes Antilles, le continent inter-Américain et la côte d'Afrique, où près de la moitié des individus atteints succombe; l'autre comme: les Petites Antilles, les deux Amériques, et l'Europe, où c'est seulement le quart. Les navires présentent, de leur côté, lorsqu'ils sont envahis par la fièvre jaune, une moyenne de mortalité qui est entre ces deux chiffres extrêmes; le tiers à peu près des individus atteints y meurt.

Je pourrais essayer de donner une explication de ces particularités, mais ce serait, peut-être, une pure théorisation hypothétique, de sorte qu'il vaut mieux, je crois, se borner, dans l'état actuel, à signaler ces variations de la mortalité moyenne de la fièvre jaune, sans chercher à en donner la raison.

Une chose que ce tableau n'indique pas, et qui, cependant, est notoire, c'est que la mortalité qui nous occupe, varie suivant le local dans lequel les malades sont soignés: c'est ainsi par exemple qu'à Cuba comme aux Petites Antilles, qu'à la Nouvelle-Orléans, au Brésil, au Mexique comme en Europe ou en Afrique, il a été constaté: que dans les hôpitaux la mortalité est bientôt plus forte qu'en ville en temps d'épidémie; souvent, la moyenne de cette mortalité s'est élevée à 50, à 80 dans un établissement nosocomial tandis qu'elle n'était que de 25, 20, 15 même, dans les maisons particulières. Dans les hôpitaux, une salle, une rangée de lits, un lit même, ont souvent acquis une triste réputation obituaire, condition que nous aurons à examiner, à nouveau, dans le chapitre de l'étiologie. Citons entre cent indications la suivante pour fixer les idées : pendant l'épidémie de Séville en 1800, il y eut, au dire d'Arejula, 76,488 atteintes qui produisirent 14,685 décès, soit le 19,2 p. 100 de mortalité en moyenne. Mais il est à noter que dans cette épidémie la mortalité de l'hôpital général fut de 65,6 des atteintes, et celle de la Charité : de 50 p. 100.

Quoiqu'il en soit, et pour en finir avec ce qui touche à la mortalité, nous disons : qu'elle varie dans des proportions très grandes suivant mille facteurs différents à savoir: d'un côté, le pays, de l'autre le plus ou moins grand nombre d'individus présentant la réceptivité ; d'autre part les conditions hygiéniques et surtout l'état d'encombrement ou de dissémination ; il faut faire aussi entrer en ligne de compte le moment de l'année, la température, l'humidité etc. etc. Bref d'après cette énumération, on voit qu'après avoir tracé les grandes lignes du problème, il est peu utile de chercher à en spécifier les détails, variables à chaque instant.

Ajoutons encore: que les adultes paraissent être, toutes choses égales d'ailleurs, les plus mal partagés. Chez eux, la fièvre jaune est plus meurtrière et plus rapidement meurtrière, ensuite viennent les enfants, en dernier lieu viennent les vieillards, chez lesquels la marche est plus lente, plus incertaine ; de telle sorte, parfois, qu'on a pu appeler pour quelques-uns leur maladie : une fièvre jaune larvée. Ce que je viens de dire là regarde les hommes ; quant aux femmes, elles semblent être un peu moins sévèrement atteintes en général. Je le répète, j'aurai à revenir là-dessus en m'occupant de l'étiologie.

Il n'est pas sans intérêt, de rechercher combien la fièvre jaune emporte d'individus dans une localité, relativement à la population tout entière, lorsqu'une épidémie se déclare. Le tableau précédent nous donne quelques indications à ce sujet, indications assez vagues, il est vrai, mais néanmoins devant, faute de mieux, servir à fixer, s'il se peut nos idées sur ce point. Pour les Antilles, au moment des grandes expéditions de la fin du siècle dernier et du commencement de celui-ci, pour le Sénégal à diverses époques, nous voyons, que parfois le 50 p. 100, le 60 p. 100 même de la totalité des Européens exposés au fléau a succombé ; pour certains navires contaminés, nous trouvons le 30, le 50, le 60 p. 100 même de mortalité relativement à l'équipage. Mais ce résultat est la conséquence de conditions spéciales qui doivent être particulièrement favorables à la gravité des épidémies ; et il faut mettre en regard de ces cas, ceux des épidémies de l'Espagne, au commencement du siècle actuel. Dans ces épidémies, on a pu voir approximativement les ravages que la fièvre jaune peut faire sur une population. Or ce sont des chiffres de 15 à 30 p. 100 qui sont indiqués ; une seule fois, à Gibraltar,

en 1804, c'est le 50 p. 100. Ces chiffres de la mortalité sont
considérables, et cependant la réalité est encore plus triste qu'on
ne serait porté à le penser *a priori*. Si on songe à l'exode que
la frayeur provoque en temps d'épidémie, on comprend bientôt,
que près de la moitié des habitants d'une ville s'éloigne et se
soustrait aux coups du fléau en pareil cas ; ce qui est de nature
à doubler peut-être la proportion de la mortalité, relativement au
chiffre de la population restée dans la localité.

Mortalité comparée des divers degrés de la fièvre jaune

J'ai déjà dit précédemment, que dans le premier degré, la
mortalité est nulle ; que dans le quatrième, elle est constan te ;
que dans le second, elle survient assez fréquemment, tandis que
dans le troisième, elle est la terminaison presque habituelle de
la maladie. Nous pourrions nous en tenir à ces indications,
car il faut renoncer, dans une question pareille, à chercher une
approximation impossible à obtenir.

Néanmoins, pour ceux qui veulent des chiffres, je reproduirai ceux que j'ai fournis dans mon *Étude sur la fièvre jaune
à la Martinique* (*loc. cit.*, p. 174 et 175), et ceux que j'ai pu
colliger depuis cette publication.

Sur les 16,347 entrées de fièvre jaune que j'ai recueillies pour
la Martinique, il y a eu, ai-je dit, déjà :

10,796 atteintes du 1er degré, soit 66 pour 100.
2,772   —   2e   —   17   —
2,288   —   3e   —   14   —
491   —   4e   —   3   —

Pour ce qui nous occupe ici, c'est-à-dire pour la mortalité,
je dois ajouter que :

Les 10,796 atteintes du 1er degré ont fourni   0 de mortalité, soit   0 p. 100
2,772   —   2e   —   1,173   —   41,2   —
2,288   —   3e   —   2,429   —   92,8   —
491   —   4e   —   491   —   100   —
———————   —————
16,347   3,794

Dans le remarquable travail du D^r d'Alvarenga sur la fameuse épidémie de Lisbonne, en 1857, j'ai trouvé les chiffres suivants pour le sujet qui nous occupe :

374 n'eurent que la 1re période et guérirent. . .	0
94 eurent les deux périodes — . . .	0
2 n'eurent que la 1re période et moururent. .	2
116 eurent les deux périodes — . . .	116
atteints 586	118 morts

Par conséquent, sur 100 entrées, 64 n'eurent que la première période, et sur les 36 autres, 16 eurent les deux périodes et guérirent; un mourut à la première période de la maladie, et 19 après avoir en la seconde. En d'autres termes, si on mesure la mortalité·en regard de toutes les atteintes, elle n'est que de 20 pour 100, tandis que si on élimine les atteintes légères, on voit que cette mortalité est de 56 pour 100, dans la fièvre jaune bien confirmée. Mais je le répéterai encore, tant de conditions différentes viennent influer dans cette question de la mortalité de la fièvre jaune, qu'il serait absolument illusoire de chercher à préciser davantage; aussi n'insisterai-je pas plus longuement.

En revanche il y deux points autrement plus importants à connaître, c'est de savoir : 1° A quelle époque la mort arrive dans la maladie quand elle doit clore la scène. 2° Comment le malade meurt le plus souvent.

Combien de temps après l'invasion, la mort survient-elle, dans la ·fièvre jaune

Lefort, Amic Catel, etc. etc., ont essayé de le déterminer, à la Martinique, et pour ma part, en consultant sur les registres d'autopsie des hôpitaux de Fort-de-France et de Saint-Pierre, 1059 observations, j'ai obtenu les chiffres suivants que j'ai fournis déjà dans mon *Étude sur la fièvre jaune à la Martinique.*

TABLEAU DE L'ÉPOQUE DE LA MORT DANS LA FIÈVRE JAUNE, DÉDUIT DE 530 CAS INDI-QUÉS PAR LEFORT, CATEL ET AMIC ET DE 529 CAS QUE J'AI RECUEILLIS DANS LES REGISTRES D'AUTOPSIE DES HOPITAUX DE FORT-DE-FRANCE ET DE SAINT-PIERRE (MARTINIQUE), TOTAL 1,059 OBSERVATIONS.

Sont morts	2ᵉ jour de la maladie	16	soit	1,5	p. 100.		
—	3ᵉ —	56	—	5,3	—		
—	4ᵉ —	141	—	13,4	—		
—	5ᵉ —	165	—	15,7	—		
—	6ᵉ —	177	—	16,9	—		
—	7ᵉ —	151	—	14,3	—		
—	8ᵉ —	89	—	8,5	—		
—	9ᵉ —	42	—	3,9	—		
—	10ᵉ —	35	—	3,3	—		
—	11ᵉ —	28	—	2,6	—		
—	12ᵉ —	34	—	3,2	—		
—	13ᵉ —	25	—	2,3	—		
—	14ᵉ —	21	—	1,9	—		
—	15ᵉ —	8	—	0,7	—		
—	16ᵉ —	7	—	0,5	—		
—	17ᵉ —	13	—	1,5	—		
—	18ᵉ —	6	—	0,6	—		
—	19ᵉ —	6	—	0,6	—		
—	20ᵉ —	7	—	0,6	—		
—	21ᵉ —	3	—	0,3	—		
—	22ᵉ —	2	—	0,2	—		
—	23ᵉ —	5	—	0,4	—		
—	24ᵉ —	3	—	0.3	—		
—	25ᵉ —	3	—	0,3	—		
—	26ᵉ —	5	—	0,4	—		
—	27ᵉ —	1	—	0,1	—		
—	28ᵉ —	1	—	0,1	—		
—	29ᵉ —	2	—	0,2	—		
—	30ᵉ —	1	—	0,1	—		
—	31ᵉ —	3	—	0,3	—		
—	32ᵉ —	1	—	0,1	—		
—	33ᵉ —	1	—	0,1	—		
—	34ᵉ —	»	—	0,1	—		
—	35ᵉ —	»	—	»	—		
—	36ᵉ —	1	—	0,1	—		
		1,059		10,0			

Dans le *Rapport de l'armée des États-Unis* (circulaire n° 1 pour 1868, p. 128) le Dʳ Clément a étudié 111 cas mortels,

au point de vue qui nous occupe, et il est arrivé aux chiffres
suivants :

La mort est survenue   4 fois le second jour, soit,   3,6 p. 100
           —   13 — troisième   —   11,7 —
           —   14 — quatrième   —   12,6 —
           —   14 — cinquième   —   12,6 —
           —   15 — sixième   —   13,6 —
           —   10 — septième   —   9,0 —
           —   11 — huitième   —   9,9 —
           —   3 — neuvième   —   2,8 —
           —   7 — dixième   —   6.3 —
           —   20 — du 11ᵉ au 15ᵉ jour 18,0 —

En recueillant tous les faits, venus à ma connaissance, touchant
l'époque de la mort dans la fièvre jaune, je suis arrivé à faire le
tableau suivant, qui porte sur le chiffre considérable de 3,641.

TABLEAU DE L'ÉPOQUE DE LA MORT DANS LA FIÈVRE JAUNE

1ᵉʳ jour....................	25	*Report*..........	3,608
2ᵉ —	95	21ᵉ jour	3
3ᵉ —	346	22ᵉ —	2
4ᵉ —	465	23ᵉ —	5
5ᵉ —	1,014	24ᵉ —	3
6ᵉ —	405	25ᵉ —	3
7ᵉ —	414	26ᵉ —	5
8ᵉ —	410	27ᵉ —	1
9ᵉ —	124	28ᵉ —	1
10ᵉ —	80	29ᵉ —	2
11ᵉ —	44	30ᵉ —	1
12ᵉ —	51	31ᵉ —	3
13ᵉ —	37	32ᵉ —	1
14ᵉ —	31	33ᵉ —	1
15ᵉ —	17	34ᵉ —	»
16ᵉ —	11	35ᵉ —	»
17ᵉ —	17	36ᵉ —	1
18ᵉ —	8	37ᵉ —	»
19ᵉ —	7	38ᵉ —	»
20ᵉ —	7	39ᵉ —	1
A reporter......	3,608		3,641

Quant à la seconde question : comment survient la mort dans
la fièvre jaune, on peut y répondre qu'elle arrive soit par asphyxie, soit par syncope, soit par convulsions.

Comme je le disais, en parlant de la fièvre jaune à la Martinique, la mort par asphyxie est celle qui s'observe le plus fréquemment dans la fièvre jaune. C'est dans les moments où la chaleur atmosphérique est plus forte, la brise faible et nulle, l'humidité de l'air très grande qu'on la voit de préférence. Les malades sont oppressés, leur respiration est haute et suspirieuse; elle est impuissante à hématoser convenablement le sang; la dyspnée survient, augmente bientôt, la cyanose se montre; des convulsions se produisent; et la mort est la conséquence plus ou moins rapide de cette profonde atteinte de la fonction respira- ratoire.

Une syncope vient parfois clore la scène d'une manière soudaine, et souvent imprévue, pour ceux qui n'ont pas une grande habitude de la maladie. Rufz de Lavison parle d'un capitaine américain succombant, tout à coup, pendant qu'il mettait ses bottes. — Je connais un fait, où le médecin trouvant que le malade avait la tête trop basse, vit survenir une syncope mortelle, en voulant la lui relever. Cornillac cite un cas analogue.

Quant à la raison qui fait que la mort survient dans la fièvre jaune, nous dirons que c'est par une des trois conditions suivantes bien mises en lumière par Jaccoud (p. 686): ou bien par la suppression de la fonction dépuratoire du foie; ou bien par la suppression de celle du rein; ou bien enfin par une spoliation excessive du sang.

Cornillac (p. 620) peint d'une manière imagée la mort de plusieurs malheureux atteints de fièvre jaune, et termine son tableau par ces mots frappants: « C'est une terrible chose à voir que cette agonie accompagnée de cris arrachés par la souffrance, de paroles incohérentes, expression du délire; que ces hommes à la face jaune grippée, barbouillés de sang et de matière noire, aux yeux d'un rouge fauve hagards, au corps et aux vêtements souillés du sang des hémorrhagies; qui s'élancent de leur couche, se roulent par terre et se tordent dans d'affreuses convulsions; ou bien conservant encore leur raison, au milieu de ces cataclysmes de l'organisme, ils implorent en vain le médecin impuissant à les soulager et à les guérir. »

CONVALESCENCE

Lorsque la maladie se termine favorablement, on voit, à un moment donné : vers le troisième ou quatrième jour pour les cas du premier degré ; du septième au dixième jour pour ceux du second qui se sont passés sans complication; un peu plus tôt ou un peu plus tard, on le comprend, suivant que le sujet a traversé plus ou moins de chances dangereuses; on voit, dis-je, les symptômes s'amender d'une manière favorable.

Enfin, le sommeil reparaît calme et réparateur ; les insomnies et les cauchemars pénibles, qui avaient tant fatigué le malade, ne se montrant plus, il peut reprendre bientôt quelques forces dont il a tant besoin pour réagir contre le mal qui l'a si profondément affaibli.

La peau s'humecte, et si une crise de sueur a signalé le moment actuel, elle reprend l'état convenable, également distant de la sécheresse et de la macération, qui convient au retour de la santé.

Les douleurs diminuent, puis disparaissent, ce qui permet au sommeil de se prolonger, et fait, que le sujet peut essayer plus tranquillement de se mouvoir dans son lit ou sur une chaise longue.

La langue se nettoie ; l'appétit revient un peu, et les fonctions digestives quoique très languissantes et facilement perturbées, commencent à s'exercer d'une manière convenable.

La sécrétion urinaire prend son cours normal; de sorte que, jointe aux évacuations alvines de bonne nature, elle assure la régularité de la fonction excrémentitielle nécessaire à l'élimination de tout ce qui doit sortir de l'organisme par les voies physiologiques.

Les sujets conservent, assez longtemps, pendant leur convalescence un état de malaise général ; ils titubent comme des gens ivres, dans leurs premiers essais de déambulation. Le moindre bruit les fatigue; le moindre mouvement imprévu leur fait perdre l'équilibre.

Si dans les cas légers, la convalescence est déjà fragile, à plus forte raison dans les cas graves qui guérissent, cette convalescence est non seulement lente mais encore fragile et souvent traversée par des accidents ; c'est ainsi : que des éruptions furonculeuses, des gangrènes, survenant pour la moindre raison et même sans cause apparente, viennent souvent la compromettre. L'infection palustre, la dysenterie l'hépatite s'observent fréquemment. Chez quelques convalescents, les vésicatoires qu'on leur a appliqués pendant le cours de la maladie s'ulcèrent volontiers et tardent à se cicatriser. J'ai dit précédemment que Cornillac (*loc. cit.*, p. 606) parle d'un ouvrier d'artillerie qui étant en convalescence fut pris d'un herpès de la lèvre inférieure, qui se termina bientôt en gangrène de la face et du col, et qui emporta le sujet. Quelques fois, très rares heureusement, on a vu survenir pendant la convalescence, des crises épileptiformes suivies ou non : de parésie, de paralysie, d'hémiplégie ou de paraplégie. J'ai rapporté antérieurement : que Lefort a signalé le fait d'un militaire de la Martinique qui, étant arrivé à la convalescence bien établie, fut pris tout à coup de gêne de la respiration, de sueurs visqueuses, de refroidissement et succomba en quelques heures ; à l'autopsie, on trouva trois invaginations intestinales. En un mot, tout ce que nous savons, nous montre qu'on a parfaitement raison d'insister sur ce fait : que la convalence est lente, pénible, difficile à mener à bonne fin quand l'atteinte a eu quelque intensité ? et que pendant longtemps, le sujet est exposé à bien des accidents.

On a dit que les individus atteints par la fièvre jaune ne reprennent plus leurs couleurs. C'est une exagération provenant de ce que pendant très longtemps le visage des convalescents porte l'empreinte de la maladie ; mais néanmoins cette assertion montre davantage encore, et mieux qu'on ne saurait l'indiquer par de longues phrases, combien le typhus amaril déprime très profondément ceux qu'il ne réussit pas à tuer.

CHAPITRE VI

ANALYSE DES SYMPTOMES

La fièvre jaune présente, suivant les temps, les lieux et les individus, des différences assez tranchées, à côté de caractères pathognomoniques identiques, pour qu'il soit nécessaire, après avoir donné une description générale de ses divers degrés et de ses nombreuses formes, d'analyser succinctement ses divers symptômes, afin de bien fixer l'esprit du lecteur sur ses particularités.

Tout d'abord, nous pouvons emprunter au remarquable rapport qui fut fait à la suite de l'épidémie de Lisbonne en 1857, quelques chiffres extrêmement intéressants; ils vont nous montrer la fréquence des principaux symptômes dans la fièvre jaune.

1ʳᵉ CATÉGORIE

MALADES N'AYANT PRÉSENTÉ QUE LA PREMIÈRE PÉRIODE ET AYANT GUÉRI

Phénomènes ordinaires de la 1ʳᵉ période		313
—	— et angine	1
—	— bronchite	4
—	— hémorrhagies	3
—	— parotides	5
—	— ictère	27
—	— indigestion	2
—	— pouls à 54	1
—	— 44	1
—	— ictère et bronchite	2
—	— pneumonie	6
—	— intermittence et ictère	4
—	— hémorrhagies —	1
—	— suppression de la transpiration	3
—	— ictère et érysipèle de la face	1
		354

2ᵉ CATÉGORIE

MALADES AYANT PRÉSENTÉ LA FIÈVRE JAUNE COMPLÈTE ET AYANT GUÉRI

Vomissement noir	1
— et pouls à 44	1
— hémorrhagies	2
— — et ictère	6
— ictère et pouls à 40	2
— — pétéchies	1
— hémorrhagies, ictère et pétéchies	1
— — — érysipèle, phegmon	1
— — — adynamie et érysipèle de la jambe	1
— — et état alaxo-adynamique	1
— diarrhée noire et hémorrhagie	2
— — — et ictère	3
— — — — parotide et adynamie	1
— ictère et état ataxique	1
Diarrhée noire	1
Hémorrhagies	32
— et ictère	17
— et parotide	5
— et érysipèle de la jambe	2
— ictère et pétéchies	2
— parotide et pneumonie	1
Hémorrhagies, ictère et état comateux	1
— — adynamie et érysipèle de la jambe	1
— — érysipèle, phlegmon et adynamie	1
État ataxique et érysipèle	1
Angine	1
Adynamie	1
Phénomènes indéterminés	1
Indigestion	2
Phénomènes intermittents	1
	——
	94

3ᵉ CATÉGORIE

MALADES AYANT PRÉSENTÉ SEULEMENT LA 1ʳᵉ PÉRIODE ET ÉTANT MORTS

1ʳᵉ période et pneumonie	1
— méningite	1
	——
	2

4e CATÉGORIE

MALADES AYANT PRÉSENTÉ LA FIÈVRE JAUNE COMPLÈTE ET ÉTANT MORTS

. Vomissements noirs	1
— et ictère	10
— coma	4
— suppression des urines	1
— — et dévoiement	1
— ictère et suppression urinaire	1
— — hémorrhagie	1
— — délire	2
— et état comateux	3
— — algide	2
— — ataxique	1
— — ataxo-adynamique	4
— ictère et état ataxique	7
— adynamie	3
— ictère et suppression des urines	1
— — — et coma	3
— — — pétéchies et ataxie	1
— hémorrhagies	3
— — et ictère	1
— — — et coma	1
— — — dévoiement	2
— — — état ataxo-adynamique	1
— — ictère	1
— — et dévoiement	2
— — ictère et coma	3
— — adynamie	1
— — hémorrhagie, ictère et coma	2
— — — — et suppression urinaire	1
Vomissements noirs, diarrhée noire, dévoiement, ictère, état adynamique	1
— — ictère, état ataxo-adynamique	1
— — hémorrhagies, ictère, état comateux	1
— — ictère, suppression urinaire, état ataxo-adynamique	1
Diarrhée noire, dévoiement et adynamie	3
— ictère et pneumonie	1
— état ataxo-adynamique	3
— hémorrhagies, ictère et coma	1
— — — — et suppression urinaire	1
— — — — érysipèle de la jambe	1

A reporter 78

Report...... 78

Hémorrhagies et ictère..	1
— — et délire.................................	1
— pneumonie..	1
— ictère parotide et adynamie...........................	1
— ictère, pétéchies et suppression des urines..............	1
— — adynamie, parotide, érysipèle de la face et pneumonie	1
— et état adynamique..................................	2
— ictère et état ataxique...............................	2
— — état ataxo-adynamique......................	2
— — état adynamique............................	3
— — . dévoiement et état ataxique..................	1
— — parotide et état algide.....................	1
— — diarrhée noire et état comateux..............	1
État ataxique..	1
— comateux..	5
— comateux et ictère..	1
— algide —	4
— adynamique —	3
— ataxo-adynamique	4
— adynamique, délire et ictère...................................	1
— — ictère et tubercules pulmonaires...........	1
— ataxo-adynamique, ictère et suppression des urines..............	1
	116

Ces indications, touchant l'épidémie de Lisbonne, nous montrent d'abord que sur 586 malades on a eu les proportions suivantes :

1° Atteints au 1er degré, seulement. 354, dont   0 morts
2°   —   au 2e, 3e et 4e degré.... 212,   —   178 morts

Ce qui nous enseigne : que dans une épidémie ordinaire, sur 100 atteints, il y en a 64 qui n'ont que la maladie incomplète ; et que sur les 36 qui ont la maladie complète, 20 succombent, soit environ le 56 p. 100 des atteints par la maladie complète ; tandis au contraire, que la mortalité n'est que de 20 p. 100, si on compte toutes les atteintes, graves et légères, de l'épidémie. D'autre part, nous voyons que le vomissement noir n'est pas, en réalité, un symptôme aussi certainement mortel qu'on l'a dit parfois, puisque sur 94 individus qui ont guéri, on l'a observé 24 fois.

En revanche, ce vomissement noir s'est montré 91 fois sur 212 malades (24 fois chez 94 qui ont guéri 67 fois sur 118 qui sont

morts) c'est-à-dire, qu'il existe dans le 43 p. 100 environ des cas
de fièvre jaune complète. Mais, n'oublions pas d'ajouter, que
lorsqu'on a constaté la diarrhée noire, on a eu affaire, en réalité,
à ce mélanhême, ou sécrétion de la matière noire caractéristique
dans le tube digestif; et alors, sur 94 sujets qui ont guéri, c'est
29 fois qu'il faut dire; et sur 118 qui sont morts : 77, ce qui
fait que sur 212 malades, cette matière noire a été vue 106 fois,
c'est-à-dire juste dans la moitié des cas. Il y aurait, on le comprend, de nombreuses pages à écrire, si on voulait, à l'occasion
de ces chiffres de l'épidémie de Lisbonne, mais cela m'entraîne-
rait à de trop longs développements. Il m'aura suffi de montrer l'horizon au lecteur, pour qu'il puisse, s'il le désire, poursuivre cette étude sans difficulté.

INCUBATION

A mesure qu'on s'est préocupé davantage des précautions
sanitaires à prendre contre la fièvre jaune, on a voulu savoir
d'une manière bien précise, combien il s'écoule de temps, entre
le moment où un individu reçoit le germe morbide, et celui où
la maladie fait explosion. Les nombreux auteurs qui ont étudié
cette question, ont fixé des dates très variables, et leur opinion
laisse le lecteur très perplexe. C'est ainsi que, par exemple :
Bally, Audouard, Dutrouleau, Mélier, parlent de trois à six
jours. Perreira, Donnet, Blair croient que l'incubation peut durer jusqu'à quatorze jours. Woodward, ayant constaté qu'elle
s'était prolongée pendant vingt et un jours, pense : qu'elle pourrait permettre l'explosion de la maladie, vingt-cinq même trente
jours après l'infection. A Lisbonne, les médecins constatèrent
que nombre d'individus étaient malades dix jours après avoir
quitté les lieux où ils avaient pu se contaminer. Les exemples
d'incubation de huit à dix jours furent les plus fréquents. Cependant, constatons qu'à Lisbonne on vit des soldats tomber
malades un ou deux jours après s'être exposés à la contagion
souvent. Pour s'en tenir à des chiffres moyens, la commission
de l'épidémie de 1857 à Lisbonne s'arrêta : aux chiffres mi-
nima de deux jours et maxima de dix à quinze jours pour l'incubation de la fièvre jaune. Mais, on le comprend, ce sont des

indications absolument théoriques, expression de la règle ordinaire, soumise, cependant, à plus d'une exception.

Pour les faits survenus, soit aux Antilles Grandes et Petites, soit dans l'Amérique du Nord, soit au Brésil, soit à la côte occidentale d'Afrique, nous voyons les mêmes écarts très considérables : de un à quinze et même vingt jours. La raison des divergences que l'on constate quand on consulte les auteurs au sujet de l'incubation, tient, peut-être, à ce que, suivant les pays et les saisons, cette incubation est plus ou moins longue ; il est bien possible, que : si dans la zone tempérée, ou bien pendant les moments frais de l'année, cette incubation dure de un à sept jours, dans les contrées chaudes et au moment dit de l'hivernage, sous les tropiques, elle puisse être plus courte ou plus longue.

Il est infiniment probable aussi, que la durée de l'incubation dépend, dans une certaine mesure, des conditions inhérentes : à l'individu, la nationalité, la prédisposition, etc. etc., mais on n'a pas encore de renseignements assez précis là-dessus pour formuler une hypothèse quelle qu'elle soit. D'ailleurs, comme c'est surtout pour se baser sur le temps pendant lequel les individus doivent être soumis à une observation sanitaire, qu'on s'occupe de la question de l'incubation de la maladie, il vaut mieux pécher par excès que par défaut. Et alors, en tenant compte des faits connus, on peut dire que : de un à quinze jours dans la zone tempérée ; de un à vingt à trente dans la zone torride, sont les limites extrêmes ; limites très arbitraires, je me plais à le reconnaître. Et il faut avoir soin de bien faire observer que dans la majorité des cas, c'est de un à cinq jours, après l'exposition aux germes amarils, que la fièvre jaune se manifeste par des symptômes morbides apparents.

PRODROMES

Nous sommes entré déjà précédemment (chapitre IV, page 244), dans d'assez longs détails au sujet des prodromes, de sorte que nous ne ferons ici que compléter ce que nous avons dit alors, sans répéter ce que le lecteur sait déjà.

On s'est demandé si l'existence des prodromes indiquait une

atteinte plus sévère ou plus légère, toutes choses égales d'ailleurs, sans pouvoir y répondre d'une manière catégorique ; car si, en général, dans les cas où le début paraît subit, la gravité est grande, elle n'est pas moindre, souvent, dans ceux où le début est plus lent et comme hésitant.

Pour les atteintes qu'on observe dans les pays amarils, quelques auteurs ont cru reconnaître : que moins le sujet était acclimaté au pays chaud, plus brusquement sa maladie se développait. Il a semblé à divers observateurs, comme Thomas de la Nouvelle-Orléans, que ces prodromes, c'est-à-dire un début plus lent et pour ainsi dire progressif, étaient l'apanage de ceux qui ont déjà une certaine assuétude à l'iffnuence amarile. — Ajoutons : que logiquement, alors, nous serions portés à penser que, toutes choses égales d'ailleurs, la maladie est moins grave alors chez ceux qu'elle atteint ainsi moins brusquement ; mais hâtons-nous de dire : qu'on s'exposerait à de très graves mécomptes, si on acceptait aveuglément pareille croyance. En effet, si c'est une règle, il faut reconnaître qu'elle présente des exceptions à chaque instant.

Quels sont les phénomènes qu'on peut appeler prodromiques, dans les cas où la maladie ne débute pas brusquement ? On a signalé un état de malaise indéfinissable durant pendant un, deux, trois jours avant toute autre manifestation, et ouvrant la porte à des douleurs physiques comme à des impressions morales pénibles. Des douleurs de tête, soit fugaces, soit persistantes ont été signalées dans quelques cas : douleurs durant plus ou moins longtemps, survenant d'une façon plus ou moins irrégulière, soit le jour, soit la nuit, et très variables d'intensité. Le sommeil a quelquefois diminué, ou même, a presque disparu, ou bien a été moins réparateur, accompagné de cauchemars, de rêves terrifiants, etc. etc.

Un certain état d'abattement moral a été signalé par nombre d'auteurs, qui ont eu difficulté à établir ce qui appartenait à la nostalgie proprement dite ou à la peur, et ce qui revenait réellement aux prodromes du typhus amaril. Cet affaissement moral a naturellement pour cortège des idées tristes et pessimistes ; de sorte qu'on a vu des individus, qui, par ailleurs, avaient une certaine sérénité et même de la gaieté d'esprit, se complaire dans des réflexions noires, prendre des dispositions, combiner

leurs agissements en vue d'une maladie, et, même, d'une mort
que personne ne songeait à prévoir jusque-là. Il faut noter que
dans certains autres cas, au contraire, on a signalé, soit une gaieté
inusitée, soit une agitation, une surexcitation qui ont plus ou
moins frappé les voisins du sujet.

Les forces sont diminuées chez quelques individus, soit d'une
manière générale ; soit par le fait de douleurs erratiques dans
les membres et les articulations ; soit par celui d'un sentiment
de lassitude, de faiblesse du système musculaire ; soit encore
par un sentiment de vertige, plus ou moins fugace, ou persistant,
lorsque le sujet veut marcher, ou prend la station debout.

Quelquefois, de légers frissons subits et passagers, un peu
d'horripilation fugace, suivie d'un sentiment de sécheresse ou
d'une sueur froide sur la peau. — A propos de l'état de sécheresse de la peau, tout le monde connaît l'anecdote, rapportée par
Humboldt, de l'Européen qui entra chez un barbier de Xalapa
pour se faire raser, et auquel le garçon dit, au cours de
l'opération : « Vous aurez *le vomito* ce soir, car voilà trois fois
que je passe le savon sur votre figure sans pouvoir y fixer la
mousse, tant votre peau est sèche. »

Quelques auteurs, Gillepsie entre autres, ont signalé l'état de
l'haleine qui est chaude, forte, puante, même, chez certains
sujets placés sous l'imminence de la fièvre jaune.

L'appétit était diminué chez quelques individus, soit par
simple anorexie, soit par un véritable dégoût, ou bien encore
par une perversion du goût qui lui faisait trouver les aliments
salés, poivrés, faisandés, etc. etc., alors que c'était une pure
sensation subjective. La digestion a été parfois plus ou moins
troublée pendant quelques heures, ou quelques jours avant que
la maladie soit confirmée ; c'est de la fadeur, de la flatulence,
et même, chez certains individus, de véritables indigestions.
Une constipation plus ou moins opiniâtre, et plus ou moins
prolongée, a été assez fréquemment constatée. Les urines ont
été parfois plus rares, plus rouges, plus chaudes que de coutume.

En parlant de l'épidémie de 1793, à laquelle il avait assisté,
Rush disait : que les signes précurseurs ou prodromiques de la
maladie étaient souvent pendant deux ou trois jours une constipation persistante, un air hébété, une diminution de l'appétit, de
la flatulence, de la perversion du goût, de la chaleur dans

l'estomac, des vertiges ou de la douleur de tête, de l'hébétude ; du brillant, du jaune ou du rouge dans l'aspect de l'œil ; de l'obscurité et de l'imperfection de la vision ; de l'enrouement ou une légère irritation du gosier ; parfois de la gaieté ou une vivacité inusitée ; de la moiteur aux mains ; de la tendance à suer pendant la nuit ou après le moindre exercice, ou bien au contraire suppression de la sueur nocturne. En 1794, Rush observa deux autres phénomènes, à savoir : l'émission d'une abondante quantité d'urine, et une tendance inusitée au sommeil.

Corre a vu une fièvre ortiée être le début d'une fièvre jaune ; il dit aussi avoir, deux fois, observé une sorte d'invasion hilariante, se traduisant par une gaieté extraordinaire, des éclats de rire dépourvus de tout motif, un sentiment de bien-être anormal, précédant de dix ou douze heures les phénomènes de la première période. Je connais, pour ma part, un cas où il m'a semblé que les prodromes de la maladie furent constitués par des idées bizarres ; le sujet qui était médecin, et imbu de la croyance à la contagion, arriva à des actes vraiment insensés, poursuivi par le désir de ne pas absorber les germes amarils.

Quelques auteurs ont signalé une sensation subjective d'odeurs désagréables parmi les prodromes de la maladie. Moreau de Jonnès en cite un cas très curieux que voici en résumé : Un officier succombe à l'hôpital de Fort-Royal (Martinique) en 1802. La décomposition marchant rapidement, on l'enterra sans tarder et comme on avait commandé l'enterrement officiel pour le lendemain, on rendit les honneurs à un cercueil vide. Or pendant que le cortège suivait ce cercueil, un officier de la garnison s'approche de Moreau de Jonnès qui, en sa qualité d'aide-de-camp du gouverneur, conduisait le deuil, et se plaint amèrement de l'imprudence que commettait l'autorité de garder ainsi les corps pendant vingt-quatre heures avant de les inhumer. « Tenez, lui disait-il, ne sentez-vous pas, comme moi, l'odeur infecte qui s'exhale du cadavre que nous suivons. » — Ses plaintes étaient si vives, qu'après avoir cherché à le calmer et à bout d'arguments, Moreau de Jonnès fit déclouer la bière pour lui donner une preuve péremptoire de son erreur ; quelques heures après, néanmoins, cet officier était atteint par la maladie, qui l'emporta d'ailleurs.

Rush dit qu'en 1793, une mistress Leaming va voir sa sœur

qui était atteinte de fièvre jaune ; elle est incommodée par une odeur très désagréable qu'elle sent en s'approchant d'elle ; cette odeur la poursuit avec persistance pendant plusieurs heures, au bout desquelles elle est atteinte à son tour par la maladie.

En 1800, un chanoine, propriétaire d'une maison située dans le quartier Sainte-Marie de Cadix, et logeant dans un quartier éloigné, est obligé de venir dans sa maison pour affaires; il y reste peu de temps, mais fut frappé de *l'odeur particulière* qu'il sentit en entrant dans une chambre où était un malade atteint de fièvre jaune ; il fut incommodé dès ce moment, et mourut 56 heures après de fièvre jaune (Berthe et Caizergues, p. 55).

En 1821, Bally allant à San-Gervasio, près Barcelone, voir un Piémontais atteint de fièvre jaune, sentit, peu après avoir touché le pouls du malade, un prurit insupportable au médius de la main gauche qui avait pressé sur l'artère; il fut incommodé un instant par ce prurit qui résista au lavage des mains; et la nuit d'après il était atteint par la maladie.

Lors de l'épidémie du lazaret de Marseille, en 1821, nous savons qu'au moment où les panneaux du *Nicolino* furent ouverts, le 8 septembre à sept heures du soir, le capitaine Chiosotto qui était sur le pont de son navire, *le comte de Goës*, à prendre le frais, s'écria en sentant l'odeur putride qui s'en échappait : *Sono morto*, je suis mort; et que le 13 septembre il s'alita pour mourir le 15.

En 1821 Mazet fut frappé par une odeur particulière qu'exhalait un malade et fut atteint aussitôt. Audouard (p. 210) cite le cas d'un M. Jouary qui dans une autopsie perça l'intestin du cadavre, et fut frappé d'une odeur particulière ; le même soir, ce M. Jouary était atteint.

Une blanchisseuse reçoit un paquet de linge provenant d'un malade, elle le fait porter au lavoir par son mari, qui le met sur sa tête et qui pendant le trajet ressent un violent étourdissement, prélude d'une atteinte mortelle en quelques jours (B. F. P. p. 86).

Un domestique donne à son frère un matelas provenant d'un malade pour qu'il le refît. Ce frère est incommodé par une mauvaise odeur, il tombe malade aussitôt et le surlendemain il était mort (B. F. P. p. 85).

Un infirmier qui avait déjà enseveli une grande quantité de morts de la fièvre jaune, est, tout à coup, incommodé par l'odeur d'un cadavre qu'il soulevait ; il s'affaise et quand on le releva il présentait les premiers symptômes de la maladie (B. F. P. p. 90).

Une femme porte un paquet de linge contaminé au blanchissage, au moment où elle dénoue le paquet pour le laver, elle est incommodée par l'odeur qui provoque une défaillance après laquelle elle présenta les premiers phénomènes de la maladie, et mourut si rapidement que le prêtre appelé pour la confesser n'arriva pas à temps (B. F. P. p. 86).

En 1821 un manœuvre piémontais est atteint de fièvre jaune pendant qu'il était couché, on envoies on pantalon à raccommoder chez un tailleur qui fut incommodé tout d'abord par l'odeur que lui parut exhaler ce vêtement, et fut bientôt atteint à son tour par la maladie (B. F. P. p. 87).

Un pharmacien de la marine en service à la Guadeloupe pendant l'épidémie de 1881, suivait un matin la visite d'un médecin qui eut le désir d'ausculter un artilleur arrivé à la période ultime de la maladie. Comme les infirmiers ne tenaient pas convenablement le malade assis sur son lit, il quitte son cahier de visite et prend le malade à bras le corps ; mais voilà qu'à ce moment le malheureux vomit noir et inonde le pharmacien, qui reçoit la déjection sur le côté de la face, l'épaule et la poitrine. L'impression de dégoût ressentie fut très vive ; l'odeur de la déjection parut particulièrement désagréable et poursuivit ce jeune homme avec ténacité pendant toute la journée, malgré des lavages répétés et des flots d'eau de senteur. Le soir il se coucha bien portant, mais dans la nuit il fut atteint par la maladie dont il guérit cependant. Je pourrais citer par douzaines des faits semblables ou analogues, de sorte qu'il faut admettre cette impression de mauvaise odeur comme un des phénomènes qui signalent parfois le début de la fièvre jaune. Il est vrai, que si dans nombre de circonstances l'odeur a été véritablement perçue, c'est-à-dire a été réelle, dans d'autres elle n'a été qu'une sensation tout à fait subjective. Nous en avons une preuve absolue par le fait, cité il y a un instant, de Moreau de Jonnès.

Dans l'ordre des symptômes de la vie animale, disons que nombre d'observateurs ont signalé la diarrhée, les coliques, des troubles gastriques ou intestinaux, comme prodromes de la fièvre jaune. Parfois ces phénomènes ont été si accusés que le diagnostic de diarrhée, de dysenterie, de fièvre muqueuse a été d'abord porté, alors qu'on n'avait, en somme, affaire qu'au typhus amaril, prenant peu à peu le premier rang parmi les symptômes, ou même faisant son œuvre de mort, en silence, et comme à couvert, sous l'affection qui lui servait de masque.

En somme, il n'est pas difficile de constater : que les divers signes prodromiques, que je viens d'énumérer, sont vagues et plus d'une fois contradictoires suivant les auteurs ; qu'ils n'ont rien de caractéristique, dans tous les cas ; et que si on y regarde de près, on reconnaît que dans l'immense majorité des faits signalés, ils n'ont appelé l'attention du médecin ou du malade, qu'*a posteriori*, c'est-à-dire dans des conditions où ils n'ont pu servir en rien pour la thérapeutique. Par conséquent, si nous ne devions pas passer ces prodromes sous silence, il est inutile de nous y arrêter plus longuement.

Disons incidemment qu'on a vu souvent un purgatif donné pendant la période prodromique, réagir de la façon la plus favorable sur un état qui semblait menaçant ; aussi a-t-on recommandé, avec raison, à mon sens, de purger les sujets dès qu'ils ont la moindre indisposition, en temps de fièvre jaune.

INVASION

L'invasion de la fièvre jaune, se fait de diverses manières, tantôt elle est brusque et franche, tantôt elle est lente et insidieuse. Aussi faut-il établir des catégories pour se rendre compte des variétés que la clinique peut rencontrer.

Pour ce qui est des invasions brusques, nombre d'auteurs affirment que la maladie commence plus souvent la nuit ou le matin, à la première heure ; je crois en effet que c'est ce qui arrive le plus souvent. Les invasions lentes se manifestent tantôt par certains malaises, lassitude, frissons, bâillements, coliques, céphalalgies, etc. etc. qui se montrent à divers moments de la journée et disparaissent pendant les premiers jours, allant en augmentant jusqu'au moment où la maladie est confirmée. Tantôt au contraire, c'est un sommeil lourd, agité, des cauchemards, qui est l'indice du commencement ; enfin il est des

malades qui ont présenté, avons nous dit, soit une tristesse et
un abattement insolites, soit une agitation anormale.

Si le sujet était impaludé, le début lent, peut revêtir si bien
le masque de l'accès intermittent, que les médecins les plus
habiles peuvent s'y tromper, et croire : ou bien à du paludisme
seulement, ou bien à une fièvre jaune intermittente.

Lorsque l'invasion est brusque, elle commence souvent par
un frisson. Dutrouleau qui s'est occupé avec tant de soin de la
fièvre jaune dit à son sujet : « Il n'est ni constant, ni presque
jamais semblable à lui-même dans deux cas différents ; assez
violent quelquefois et s'accompagnant d'un ou de deux vomissements, il est le plus souvent peu marqué et presque toujours
de courte durée ; il peut se concentrer en quelque sorte et se
répéter pendant la période fébrile, ce qui est un caractère de
gravité ; il se distingue ainsi du frisson de la fièvre intermittente, et il n'a qu'une valeur pronostique, en rapport avec sa
persistance ; c'est dans les cas légers qu'il manque le plus souvent. »

1re PÉRIODE

Pour compléter ce que nous avons déjà dit de la première
période, quand nous avons décrit la marche de la maladie, nous
dirons que quelquefois cette marche est assez insidieuse, pour
que la fièvre initiale fasse plus ou moins complètement défaut,
mais c'est l'exception, on le comprend; il faut, alors, ou bien
que le sujet soit très profondément anémié, affaibli, ou bien que
les conditions extérieures : saison, temps orageux, intensité de
l'épidémie, constitution médicale, soient spécialement rigoureuses ; car le plus souvent au contraire, la réaction fébrile
initiale ne fait pas défaut.

La rougeur de la face est, avons-nous dit, dans la description
générale de la maladie, une des particularités les plus remarquables; cependant il faut ajouter : que cette rougeur est plus
intense chez les individus arrivés depuis peu des pays tempérés,
que chez les vieux acclimatés, ou les natifs des pays chauds.
La couleur rouge de la face qui était si caractéristique au
début, diminue à mesure que la première période tire à sa fin.
Suivant que cette face paraît reposée ou inquiète, à mesure

qu'elle pâlit, nombre de médecins ont tiré un signe pronostique variable.

On a constaté parfois une sueur abondante, au moment où cesse la première période. Cette hypercrinie a été considérée avec raison, comme une crise favorable. Mais il est trop rare, malheureusement, de la voir survenir; et, trop souvent, la sueur qu'on observe à ce moment, est comme hésitante, étant l'indice d'une réaction imparfaite et impuissante de l'organisme.

La durée de cette première période, a été fixée à 72 heures en moyenne. Je préfère, pour ma part, ne pas l'indiquer d'une manière aussi précise, car, si ordinairement, on constate cette durée, trop souvent, maintes conditions inhérentes ou étrangères à l'individu, la font varier dans une certaine limite.

RÉMISSION

Dans les cas graves, la rémission est moins complète, moins franche que dans les cas légers. On sent, à la chaleur et à la sécheresse de la peau, que le bien-être accusé par le malade est tout relatif et fort minime. C'est au moment de la rémission, que le faciès pâlit, nous le savons, et que les conjonctives perdent leur coloration rosée, pour prendre la teinte blanche ou bien à peine un peu ictérique dans les cas légers; pour revêtir une teinte cire plus foncée, jaune même si les choses doivent marcher vers l'aggravation. Nous avons d'ailleurs parlé, précédemment, de cette rémission pour n'avoir pas grand'chose à ajouter actuellement, aussi je renvoie le lecteur à ce que j'ai dit déjà.

2ᵉ PÉRIODE

Le lecteur sait que la seconde période de la fièvre jaune. tient une place autrement plus grande que la première dans la clinique; ce sont ses phénomènes qui ont la véritable importance dans la maladie; et comme ils sont variables, suivant le degré de l'atteinte, ils ont plus que ceux de la première période besoin d'être étudiés avec attention. Le professeur Jaccoud a donné à cette seconde période le nom de période de localisation, expression parfaitement juste, car chez un malade, c'est le phénomène vomissements, chez un autre l'hémorrhagie, chez certains l'état typhoïde, chez plusieurs des troubles de l'innervation, qui prennent une importance capitale, tant pour ce qui est de la symptomatologie que pour ce qui touche à la thérapeutique.

Aspect extérieur

Suivant le degré de l'atteinte, et suivant le moment de la période où le malade est observé, son aspect extérieur est variable. Tellement variable, même, que c'est seulement en parlant des divers appareils en particulier, qu'on peut se rendre compte de ses diverses manières d'être.

Face

A part quelques cas exceptionnels, c'est-à-dire rares, le faciès de l'individu atteint de fièvre jaune est pendant la première période tellement caractéristique qu'il est généralement facile d'établir le diagnostic de la maladie d'un seul coup d'œil, en temps d'épidémie. — La face est rouge d'une manière spéciale.

Cette rougeur de la face au début, est un symptôme qui ne manque pour ainsi dire jamais, au dire de La Roche. Rush et Deveze disent que cette rougeur est telle que la face paraît enflammée. Nous pourrions passer en revue tous les auteurs, sans trouver de divergence d'opinion à ce sujet : donc la chose est bien établie. Souvent moins d'une heure après le début de la fièvre jaune, le faciès qui était naturel devient caractéristique par sa rougeur ; et les noms de : couleur acajou clair, framboise, vineuse, etc. etc., rendent bien compte de l'impression produite.

Comme je l'ai dit précédemment à propos de la fièvre jaune à la Martinique, la coloration rouge, qu'on a appelée avec raison le masque, est plus marquée naturellement chez les sujets pléthoriques, mais il faut faire ici, comme toujours, la part de ce qui était avant. Le sujet était-il habituellement pâle, brun, bistré, etc., ou rouge, rosé, etc. etc., l'aspect sera différent. Bemiss de la Nouvelle-Orléans, attribue cette coloration de la face à une paralysie des nerfs vaso-moteurs qui serait un des premiers effets de l'empoisonnement amaril. Que cette opinion soit exacte ou non, sous le rapport du mécanisme du phénomène, toujours est-il, au moins, que ce phénomène est constant. Dès le premier moment, le faciès du malade a un air inquiet, quelque peu effrayé, même, dans les cas légers ; cet aspect anxieux va en augmentant à mesure que la maladie progresse. Chose curieuse, c'est que souvent le sujet qui a la face ainsi effrayée, a une tranquillité d'esprit frappante. Cela est un signe pronostique important, car lorsque cet air anxieux et inquiet est très marqué, il indique très généralement l'issue funeste de la maladie.

Au moment de la rémission, la face pâlit ; c'est à ce moment souvent que, dans les cas graves, la teinte ictérique commence à se manifester. Cette teinte jaune paille tend de plus en plus à se foncer chez certains individus.

On a dit que dans la seconde période, la gravité de la maladie est en rapport avec la teinte jaune, et que plus cette teinte est accentuée et plus le danger est grand ; la chose est très vraie ; mais il faut être prévenu, aussi, que dans certains cas légers on voit la maladie se terminer par un ictère qui peut être appelé critique et qui ne présente aucun danger. Par conséquent, avant de formuler une opinion sur la valeur pronostique de l'ictère il faut avoir présent à l'esprit, ce détail, capable de la modifier notablement, on le voit.

Lorsque la seconde période dure depuis un certain temps, dans les cas graves, on voit souvent des différences de coloration d'un point à l'autre de la face ; il se passe ici, ce qui se voit d'ailleurs dans toutes les régions du corps, lorsque les choses marchent mal ; car le trouble profond de la circulation capillaire produit, çà et là, des plaques, ou plus jaunes ou plus brunes, plaques qui vont : de l'accentuation la plus minime, jusqu'à l'ecchymose la plus accentuée.

Yeux

L'aspect des yeux est très remarquable dans la fièvre jaune. Dès le début ils sont brillants, souvent larmoyants, sensibles à la lumière. La conjonctive est finement injectée, les pupilles sont dilatées ; le malade attribue souvent sa céphalalgie à l'impression trop vive de la lumière sur la rétine. A mesure que la rémission approche, l'aspect de l'œil varie. Si l'atteinte est légère, la conjonctive pâlit, ne devient pas jaune, le plus souvent, à moins de l'arrivée de l'ictère intercurrent et comme critique, qui survient parfois après le premier degré.

Si au contraire l'atteinte est sévère, la conjonctive reste plus longtemps rouge, brunit ; et si elle pâlit, c'est pour prendre une teinte ictérique qui va s'accentuant, à mesure que la maladie progresse.

Il arrive parfois, que l'injection de la première période a été si intense qu'il reste, au moment de la rémission, une véritable hyperhémie inflammatoire. Dans quelques cas graves, on voit, lorsque la maladie est avancée : soit des suffusions sanguines sous-conjonctivales, véritables ecchymoses, soit même de véritables hémorrhagies, qui font : que le sang s'échappe goutte à goutte, de la commissure des paupières, sur la partie correspondante des yeux.

Lèvres

Au début, les lèvres sont rougies par le fait de la congestion capillaire pathognomonique de toute la face; lors de la rémission, dans les cas légers, elles pâlissent un peu, ne présentant rien de particnlier ; car il est inutile de parler de l'*herpès labialis*, qui peut se montrer au cours de maintes affections.

Dans les atteintes graves, au lieu de pâlir à la rémission, elles restent rouges et même parfois deviennent violacées. Leur épithélium s'amincit, devient même luisant quelques fois ; il n'est pas rare qu'il se desquame partiellement, de manière à constituer des fissures, qui, à leur tour, peuvent être le siège d'un écoulement sanguin variable d'abondance : depuis la fuliginosité jusqu'à l'hémorrhagie.

Peau

La peau est tellement rouge dans certaines régions : à la face, au cou, au sommet de la poitrine, dans les premiers moments de la fièvre jaune, que l'idée d'une fièvre éruptive est venue à une infinité d'observateurs ; et cela, avec d'autant plus de raison, que dans le typhus amaril, maintes éruptions ont été constatées.

La question des éruptions de la peau dans la fièvre jaune

a certainement son importance ; j'appelle l'attention de mes successeurs sur elle, persuadé que son élucidation pourra faire faire un pas très heureux dans la voie de la connaissance de la maladie. La rougeur de la peau a des lieux d'élection comme je viens de le dire, car sur l'abdomen, sur les membres elle est peu marquée. Or dans un grand nombre de cas, cette rougeur est accompagnée d'éruptions qui, elles-mêmes sont très diverses, discrètes ou confluentes, se présentant sous forme d'élevures, de papules, de vésicules, suggillations, etc., etc. C'est ainsi qu'on a signalé des éruptions rubéoliques, comme une rougeole ordinaire, des éruptions ortiées. La forme purpurine du Dr Lyon, ne serait, peut-être, que la fièvre jaune ordinaire dans laquelle cet urticaire est étendu et persistant. — On a comparé ces éruptions : aux bourbouilles, à la miliaire, à la roséole, à la scarlatine, à la dengue, à des taches ombrées ; on les a vues marcher de pair avec des sudamina. On a signalé même des efflorescences varioliformes, des pustules d'ecthyma, des bulles de rupia, etc. etc., tant il est vrai que l'éruption qu'on voit parfois dans le typhus amaril, peut présenter des variétés. Mais disons que l'aspect rubéoleux, ortié ou scarlatiniforme est de beaucoup le plus fréquent.

Dans certains cas, la rougeur est composée de deux éléments : un fond rouge général et uniforme à toute la région ; des taches grosses comme des lentilles, à forme obscurément circulaire, mais à bords mal délimités ; il existe alors quelque chose d'analogue à ce qui se voit au début de la variole, avant que les vésicules n'aient eu le temps de surgir. Dans quelques-uns de ces cas, le doigt, promené sur la surface cutanée, ne trouve aucune différence de niveau ; dans d'autres, il sent une petite élevure papuleuse.

Quelles qu'elles soient, ces éruptions de la première période de la fièvre jaune ne sont pas un indice de gravité. Bien au contraire, je crois ; il m'a semblé que lorsque cette poussée à la peau se faisait bien au début, on voyait bientôt une rémission de bon aloi se produire, et une convalescence franche s'établir, en même temps que la desquamation furfuracée de l'épiderme. Mais, comme tout, peut être une cause de complication et d'accidents dans la fièvre jaune, n'oublions pas de signaler : que les rougeurs de la première période peuvent être le prélude d'un érysipèle ; que nombre de fois, même, on a vu les divers érythèmes ouvrir la porte à une inflammation gangréneuse, plus ou moins étendue.

J'ai dit à diverses reprises : qu'au moment de la rémission, nombre d'observateurs ont noté une éruption d'herpès. Le plus souvent cet herpès siège aux lèvres, mais on l'a vu ailleurs, entre autres aux extrémités des branches du trijumeau.

Les éruptions, observées pendant la première période, pâlissent au moment de la rémission ; bientôt elles disparaissent, à moins qu'elles ne fussent assez profondes pour entraîner la suppuration du derme.

Dans la sconde période, on n'observe plus les éruptions cutanées dont nous venons de parler, mais la peau présente d'autres altérations. C'est ainsi : que parfois, on voit des érysipèles plus ou moins graves survenir, des plaques plus ou moins vastes jaunâtres, livides, ou bistrées, prenant parfois peu à peu l'aspect d'ecchymoses ; plus tard, lors de la phase gangréneuse, des phlyctènes contenant de la sérosité sanguinolente, des pétéchies, des suppurations, des suffusions sanguines ayant une tendance manifeste à la purulence, viennent accélérer les derniers moments du sujet.

Sueur

Quelque minime que soit l'appoint apporté par la sueur dans l'étude de la fièvre jaune, il est bon de ne pas le négliger ; généralement, cette sueur fait défaut pendant la période prodromique de la maladie. J'ai rappelé il y a un instant la légende du voyageur entrant dans une boutique de Xalapa pour se faire raser, et auquel le barbier dit : *Vous aurez le vomito ce soir ; depuis vingt ans que je fais le métier, ce signe ne m'a jamais trompé* [1].

[1] Voici le fait rapporté *in extenso* par M. le Dr Humboldt (*Essai politique sur le Mexique*, p. 774) : « Une personne avec laquelle j'ai eu des relations d'amitié pendant mon séjour à Mexico, n'avait passé que très peu de temps à la Véra-Cruz, lors de son premier voyage d'Europe en Amérique. Elle arriva à Xalapa sans éprouver aucun sentiment qui put lui faire connaître le danger dans lequel elle se trouverait bientôt. « Vous aurez le *vomito* ce soir, lui dit gravement un barbier indien en lui savonnant le visage ; le savon sèche à mesure que je l'applique. C'est un signe qui ne trompe jamais et voilà vingt ans que je rase les *Chapetons* qui passent par cette ville en remontant à Mexico. Sur cinq il en meurt trois. » Cette sentence de mort fit une forte impression sur l'esprit du voyageur ; il eut beau représenter à l'Indien combien son calcul était exagéré

Pendant la première période, il y a parfois des poussées de sueur qui ne durent pas longtemps et qui alternent avec une sécheresse âcre de la peau ; — ces tentatives avortées de diaphorèse sont en général en rapport direct avec la gravité de l'atteinte. — La fin de cette période est souvent signalée par une sueur abondante qu'on a considérée, à juste titre, comme critique, dans les cas, malheureusement trop rares, où la fièvre jaune s'amende d'une manière très remarquable vers le septième jour, absolument comme la fièvre typhoïde abortive. Mais n'oublions pas de le répéter : trop souvent, malgré cette sueur abondante et de bon aloi, qui arrive à la fin de la première période, la maladie ne s'amende pas favorablement ; de sorte que si des tentatives avortées de sueur sont toujours un mauvais indice, une sueur franche et paraissant critique, ne donne pas l'assurance absolue que les choses marcheront bien.

Pendant la seconde période, les sueurs qu'on observe n'ont qu'une signification relative, et liée aux autres phénomènes concomitants. En effet, est-elle accompagnée de symptômes favorables, elle peut donner bon espoir, mais au contraire, est-elle froide, partielle, visqueuse, tandis que la peau est comme plus ou moins asphyxiée, on ne peut attendre rien de bon.

La composition de la sueur de la fièvre jaune a été l'objet de quelques recherches d'une importance secondaire jusqu'ici. — Odeur urineuse chez certains sujets dont la fonction rénale se faisait mal, odeur âcre, forte, semblable à celle de l'urine de souris ; du foin en fermentation ou de la soupe aux pois secs avariés. — Présence de l'urée du chlorure de sodium, etc. etc., tels sont les caractères dont il est facile de s'expliquer le mécanisme à peu près, mais dont l'importance, au point de vue du diagnostic, du pronostic ou de la thérapeutique est nulle jusqu'ici.

Odeur

Ce que je viens de dire à propos de la sueur me dispense d'insister beaucoup ici, et je n'ai qu'à ajouter à l'odeur signalée

et qu'une grande ardeur de la peau ne prouve pas l'infection ; le barbier persista dans son pronostic. En effet la maladie se déclara peu d'heures après et le voyageur, déjà en route pour Peroti fut obligé de se faire transporter à Xalapa où il manqua de succomber à la violence du vomito. »

pour la fin de la première période, celle qu'on a observée pendant la seconde. Celle-ci est très généralement forte, comme je je l'ai dit antérieurement, même avant que les phénomènes de décomposition se soient manifestés. Cette odeur qu'on a comparée, ai-je dit, à celle de la paille pourrie, à celle qu'exhalent les pois secs, qu'on retire de la chaudière fermée pendant la cuisson, est extrêmement désagréable ; elle est assez forte souvent pour que les salles des malades et même les chambres dans lesquelles il y a eu un seul individu atteint de la maladie aient une atmosphère fétide ; et pour que le linge qui a servi au malade en reste puant d'une manière très persistante tant qu'il n'a pas été passé à une forte lessive. J'ajouterai pour en finir : que cette odeur a paru être malsaine dans plus d'un cas. J'ai cité précédemment maints exemples d'un individu, rattachant à l'impression olfactive qu'il a éprouvée devant un malade ou un mort de fièvre jaune, une atteinte de typhus amaril qu'il subit.

Doigts

Les doigts présentent quelques particularités curieuses dans la fièvre jaune ; ainsi au début ils sont injectés finement, de sorte que la pulpe et les ongles paraissent bien rosés. Lors de la seconde période, si la maladie marche bien, cette injection tend à disparaître et à faire place à une coloration pâle à peine un peu jaunâtre parfois. Si elle marche mal, la teinte rouge brunit peu à peu et arrive à la cyanose.

Scrotum et Anus

Le scrotum chez l'hommme, les grandes lèvres chez la femme, le pourtour de l'anus chez les deux sexes, présentent dans la fièvre jaune des caractères spéciaux intéressants à déterminer.

Chisholm avait déjà constaté : que nombre de malades atteints de fièvre jaune présentaient des excoriations du scrotum dans le courant du siècle dernier. Arejula avait été frappé par cet érythème scrotal et vulvaire, qu'il appelait la tuméfaction ulcéreuse du scrotum et du pénis chez l'homme, la gangrène de la vulve chez la femme ; il les considéra comme un phénomène habituel de la fièvre jaune dans l'épidémie du commencement de ce siècle en Espagne; et il ajoutait: qu'au lazaret de Malaga, en 1804, toutes les femmes atteintes de la maladie, eurent plus ou moins des sphacèles des parties génitales. L'érythème des bourses avait aussi été signalé par Lefort, à la Martinique en 1821, car il dit, dans son mémoire, avoir constaté quatre cas d'inflammation du scrotum se terminant par gangrène.

Mais c'est de l'épidémie du Mexique que date le moment où cet érythème scrotal, vulvaire et anal fut observé couramment et entra dans la liste des phénomènes morbides habituels du typhus amaril. Crouillebois signala sa fréquence, disant : qu'il suit de très près l'invasion, de sorte que c'est un symptôme de la première période. Corre s'en occupa en détail, dans un travail inséré dans la *Gazette des Hôpitaux* de 1869, et dans sa thèse inaugurale. Depuis, nombre d'auteurs ont constaté son existence. C'est ainsi que Cornillac qui l'avait constaté sans y attacher d'importance, en 1851, à la Martinique, l'a trouvé constamment chez les malades de l'épidémie de 1869, dans cette colonie, prévenu qu'il était par les recherches de Corre et de Crouillebois.

Fuzier, qui avait aussi constaté le phénomène, dit que l'érythème et les excoriations desbourses et de l'anus furent beaucoup plus fréquentes à la Vera-Cruz, en 1862, que dans les autres années de l'occupation française, mais il n'y attache pas une grande importance. Jaccoud, de son côté, dit que l'érythème scrotal est un phénomène fréquent de la première période de la fièvre jaune; il ajoute : qu'on a vu quelques rares fois, non seulement cet érythème tubéreux des bourses, mais même la gangrène dès parties génitales.

Tout d'abord disons comment se passent les choses au sujet de cet érythème scrotal, vulvaire et anal. Je l'ai déjà étudié avec soin quand je me suis occupé de la fièvre jaune à la Martinique mais il est utile d'y revenir. Au début, et dès les premières heures qui suivent l'invasion, le scrotum est le plus souvent le siège d'une coloration rouge manifeste et bientôt d'un véritable érythème. Vers la fin de la première période, c'est-à-dire au moment de la rémission, cet érythème se modifie et prend une des trois allures suivantes :

A. — Desquamation de l'épiderme ;

B. — Cette desquamation se fait en certains endroits, mais, çà et là, se forment des fissures allant jusqu'au derme;

tandis qu'en d'autres points, des surfaces vésiquées se manifestent ;

C. — Cette desquamation se produit en certains endroits ; et, en outre, apparaissent une ou plusieurs escharres molles, circulaires, larges comme une pièce de vingt ou de cinquante centimes. Ces escharres sont entourées d'un cercle inflammatoire, et laissent après leur élimination des ulcérations qui occupent une épaisseur plus ou moins grande du derme.

Dans les atteintes légères, cet érythème est en général modéré, mais par fois, il est aussi accentué que possible ; tandis que, dans les atteintes graves, où il peut aller jusqu'à la gangrène étendue, il reste quelquefois à un degré de bénignité très grand. Aussi, tout en considérant cet érythème comme spécial à la fièvre jaune, on ne peut pas dire qu'il soit en relation directe avec le degré d'intensité de la maladie.

Cet érythème fait quelquefois défaut ; j'en donnerai pour preuve que le Dr V. de la Guàrdia dit : que dans quatorze autopsies qu'il a faites à la Havane, il ne rencontra que quatre fois un léger érythème, et trois fois des ulcérations. Par conséquent, tout en constatant l'existence du phénomène, il ne le considère pas comme pathognomonique. — Je ne partage pas cette dernière opinion ; car, même en admettant que chez un certain nombre de sujets, cet érythème ait été assez léger pour passer inaperçu après la mort, il faut convenir : qu'un phénomène qu'on constate sept fois sur quatorze cadavres, ne saurait être considéré comme absolument étranger à la maladie.

J'ai acquis par l'examen direct, la preuve que : L'érythème des bourses a son analogue sur les grandes lèvres des femmes, et j'ajouterai que si les auteurs n'en ont pas parlé plus souvent jusqu'ici, ce n'est pas à son absence qu'il faut l'attribuer, mais seulement au sentiment de pudeur, qui fait que la femme ne parle pas volontiers de ses parties génitales, et à la rareté relative des occasions que le médecin a d'examiner ces organes chez la femme malade. D'ailleurs, ajoutons que les règles qui surviennent souvent au moment de la fièvre jaune, sont supposées, à tort par les intéressées, comme étant la cause de l'irritation qu'elles y constatent, alors qu'elles lui sont tout à fait étrangères.

Quelle est la cause de cet érythème scrotal ? Quelques obser-

vateurs ont pensé qu'il est le résultat d'une irritation topique de
la sueur, dans cette région, où le tégument est mince, et ils n'ont
voulu voir là : qu'un phénomène dépendant de l'état fébrile, dans
un pays chaud. Mais cette idée est insoutenable pour maintes
raisons que je vais spécifier. D'abord, si l'hypothèse de la sueur
était réelle, on devrait voir cet érythème se produire, d'autant
plus fréquemment, que la pyrexie s'accompagne davantage de transpiration. A ce titre, les mille formes de la fièvre malarienne, les
coups de chaleur ou de soleil, etc., à la période de réaction fébrile, l'hépatite au moment où elle suppure, etc. etc., devraient
le présenter toujours, tandis qu'on ne le rencontre jamais, ou à
peu près, dans ces atteintes.

D'autre part, si cet érythème était le résultat de la sueur, il
ne devrait apparaître, dans la fièvre jaune, qu'après la rémission, c'est-à-dire au moment où les sueurs ont eu quelque importance, car on sait bien que, souvent, cette sueur fait défaut pendant le premier ou les deux premiers jours de la maladie.

Je considère donc l'éruption dont je viens de parler comme
pathognomonique de la fièvre jaune; et je répéterai, comme je l'ai
dit précédemment, que c'est, parce qu'on n'avait pas apprécié
encore sa signification, et non parce qu'il n'existait réellement
pas, qu'on n'en a pas parlé d'une manière plus précise dans les
relations des épidémies du siècle dernier et du commencement
de celui-ci, tant en Amérique qu'en Afrique et en Europe. —
Je dirai pour le prouver que, outre les noms que j'ai cités tantôt, que j'ai trouvé cet érythème scrotal indiqué dans maintes
observations de Bally, Savaresi, Dariste, etc. etc., qui le no-
tèrent sans y attacher aucune importance.

Je sais bien que dans nombre de pyrexies graves, observées
tant dans la zone torride que dans la tempérée, cet érythème
scrotal a été observé, je l'ai vu, moi-même, dans la fièvre
typhoïde en Europe. Dans la variole, et dans maintes atteintes
de fièvre éruptive, on l'a noté, de sorte qu'on pourrait peut-être
dire que cet érythème scrotal n'est pas pathognomonique, à proprement parler du typhus amaril seulement, mais qu'il est commun à nombre de maladies typhiques. Je crois qu'en formulant
l'idée ainsi, on serait dans le vrai; Il n'en reste pas moins
établi que, dans la pratique, cet érythème scrotal conserve une
très grande importance, pour les cas qui nous occupent ici. C'est

déjà un signe capable de faire éliminer bien des atteintes, entre lesquelles le diagnostic pourrait flotter, quelquefois, lorsqu'on se trouve en présence d'un état fébrile, dont on veut déterminer la nature, dans un pays susceptible d'être visité par la fièvre jaune. Aussi, sans discuter plus longuement sur la question de savoir : par quel mécanisme il se produit, nous avons à constater que cet érythème est extrêmement fréquent, sinon constant, et extrêmement précoce dans la fièvre jaune ; tandis qu'on ne le rencontre qu'accidentellement dans d'autres maladies, et seulement quand la pyrexie est d'un caractère typhique. Il faut, en effet, que les atteintes malariennes soient compliquées de cet élément typhique, pour qu'elles le présentent quelques rares fois.

Je dirai pour terminer que Chisholm a vu, chez certains malades, les cordons spermatiques fortement retractés, en même temps que le scrotum était ulcéré ; et que chez quelques malades, les testicules étaient le siège de douleurs intenses, probablement d'origine névralgique.

Gangrènes

On a signalé quelquefois des gangrènes plus ou moins étendues dans la fièvre jaune ; nous venons de parler de celles des parties génitales. Ajoutons que Lefort a vu à la Martinique, en 1887, plusieurs cas de gangrène des membres thoraciques ou abdominaux. Et que, dans maintes circonstances, les observateurs ont eu à enregistrer des accidents gangréneux plus ou moins graves de diverses parties du corps.

Ictère

La fièvre amarile a pris le nom de fièvre jaune, à cause de l'ictère qui se rencontre assez souvent pendant son évolution pour lui imposer son nom. Aussi on comprend que la question de cet ictère doit présenter grand intérêt ; en effet, de médecins s'en sont occupés beaucoup. Tout d'abord, nous mettrons sous les yeux du lecteur deux oppositions, bien faites pour l'étonner ; en effet, d'un côté, celle de Dutrouleau, qui ne saurait être plus explicite dans un sens ; d'un autre côté, celle de Trousseau qui ne peut pas être plus affirmative dans l'autre. Dutrouleau dit, page 346 : « C'est le seul symptôme qui soit constant dans les cas bien confirmés. » Par ailleurs, Trousseau (*Clinique médicale*, t. III, p. 289) a écrit : « Il est un point sur lequel il est facile de tomber d'accord, c'est sur l'absence d'ictère dans la fièvre jaune ; sur plus de mille malades qu'il m'a été donné de voir, il n'y en a pas eu un seul atteint d'ictère. »

Comment faire accorder deux opinions paraissant ainsi radicalement contraires de prime abord? Eh bien, quand on y réfléchit, on voit que Trousseau, préoccupé d'une idée très juste au fond : celle de ne pas laisser croire au débutant, que la fièvre dite jaune, est une affection dans laquelle la coloration ictérique est si marquée, si excessive, qu'elle aveugle l'observateur, et donne ainsi à la maladie, un cachet capable de la faire reconnaître entre toutes du premier coup d'œil, a un peu forcé la note. Il a dit vrai, en affirmant que sur plus de mille malades qu'il avait vus, pas une seule fois il n'avait constaté l'existence de l'ictère ; son seul oubli a été de ne pas compléter sa phrase. En effet, les mille malades dont il parle, n'ont pas présenté l'ictère au début ; les deux tiers d'entre eux, à peine, l'ont présenté à la fin de la maladie ; et, parmi ceux-ci, bien souvent encore la teinte, toute jaune qu'elle fût, prêtait à contestation quand on voulait l'appeler : ictère. Mais en revanche : sur quatre ou cinq cents décès, que comportent ces mille atteintes précitées, il n'est peut-être pas cinq cadavres chez lesquels, sur la table d'amphithéâtre, on eût pu affirmer que l'ictère n'existait pas. Voilà donc la question jugée, il me semble, de manière à expliquer la divergence d'opinion de ces deux grandes autorités médicales. Au début, pas d'ictère dans aucun cas. Dans les cas légers, souvent pas d'ictère pendant le cours de la maladie. Dans les cas moyens et graves, fréquemment de l'ictère à la seconde période. Dans les cas mortels, toujours de l'ictère, soit à la seconde période, soit à la période agonique, soit même après la mort.

Ceci dit, occupons-nous de la nature et des variétés de cet ictère de la fièvre jaune, digne de nous arrêter un instant. Nous avons vu, en parlant de la marche de la maladie, qu'au début, la peau a une teinte rouge qui, comme l'avait bien fait remarquer Dutrouleau, aurait pu la faire appeler fièvre rouge au lieu de fièvre jaune, si cette coloration avait persisté pendant la deuxième période. Or, dans les cas légers cette teinte rouge pâlit simplement au moment de la rémission, et le plus souvent il ne survient pas d'ictère. N'oublions pas cependant de dire que parfois, il se manifeste de l'ictère pendant la convalescence de ce degré ; mais c'est alors un ictère simple, comme on le voit survenir dans mille conditions banales, et qui ne présente rien de spécial, tant pour le diagnostic et le pronostic, que pour la thérapeutique.

Dans le second degré, de 72 à 96 heures après l'invasion, on voit souvent la teinte jaune se manifester. Elle débute en général. comme on l'a fait remarquer, par le, sillon naso-labial, les paupières, le front, les oreilles, et s'étend bientôt, peu à peu, à tous les endroits où la teinte rouge était prononcée pendant la première période. Ajoutons qu'à ce moment les urines contiennent assez généralement de la bile en proportions notables.

Dans les cas graves à marche assez lente, l'ictère a le temps d'évoluer pour ainsi dire, et se montre pendant le cours de la seconde période ; mais dans ceux qui sont à marche rapide, cet ictère ne se manifeste parfois qu'après la mort. Il ne fait pas défaut alors dans l'immense majorité des cas et Dutrouleau avait grandement raison quand il disait : qu'il révoquait en doute la fièvre jaune sur un cadavre qui n'avait pas, peu ou prou, la teinte ictérique.

Avant Dutrouleau, Rochoux (*Recherches sur la fièvre jaune,* page 124) avait fixé déjà les idées sur cette question de l'ictère en disant : « A l'égard de l'ictère, il y a une différence à faire entre les malades qui guérissent et ceux qui succombent. Parmi ces derniers, c'est tout au plus si 1 sur 100 échappe à la jaunisse dont on puisse apercevoir les traces sur la conjonctive, le visage, le cou ou la poitrine ; dans nombre de ceux qui guérissent, au contraire, il y en a au moins la moitié qui n'éprouvent pas de jaunisse. »

Et d'ailleurs, depuis la fin du siècle dernier, un grand nombre d'auteurs qui se sont occupés de la jaunisse dans le typhus amaril, avaient déjà mis en lumière les premiers linéaments de cette question que, plus récemment, divers médecins comme Saint-Vel, Chapuis, Ballot et autres, ont élucidé de la manière la plus heureuse.

D'après ces divers travaux, on sait aujourd'hui que le premier de ces deux, ou trois ictères, constatés dans la fièvre jaune, a

les caractères suivants : Il est constant, pathognomonique de la
maladie du degré grave, apparaît plus ou moins clairement, dès
qu'elle dure depuis quelques jours, ou, au moins, survient chez
le cadavre, si la mort a été trop prompte. Cet ictère n'est pas produit par la bile, mais il coïncide, et dépend, même, du ralentissement de la vie artérielle et capillaire. C'est l'ictère dit
hémaphéique.

Le second ictère, qui est accidentel, et, qui n'est pas pathognomonique, apparaît plus ou moins tard, dans la seconde période
de la maladie ; il est loin d'être constant, est exceptionnel. C'est
un ictère biliphéique, entraînant la présence dans le sang et
dans l'urine des éléments de la bile.

Enfin, j'ajouterai : que la combinaison de ces deux ictères a
fait admettre un ictère mixte, qui s'observerait dans quelques
circonstances spéciales. Mais j'avoue que, pour ma part, j'ai de
la difficulté à suivre les raisonnements et les théorisations de
quelques cliniciens à son sujet. Je me bornerai donc à le signaler, sans entrer dans plus de détails à son sujet. Voyons les
particularités afférentes aux deux premiers ictères, car elles
présentent quelque intérêt.

Ictère hémaphéique

Lorsque la coloration rouge de la peau commence à diminuer dans la fièvre jaune, c'est-à-dire au moment de la rémission, on voit survenir en général, une coloration jaune pâle qui
est l'ictère pathognomonique de la maladie. Cet ictère se manifeste par la décoloration de la face, une légère teinte safranée
des conjonctives et de la peau, sur le trajet des gros vaisseaux.
Cet ictère coïncide avec la période hémorrhagique, il semble
produit par une sorte de transsudation du sérum hors des
vaisseaux, ce qui permettrait de l'appeler : l'ictère séreux, l'ictère
hémorrhagique ; il est concomitant avec la présence de l'albumine et l'absence de la bile dans les urines. C'est cet ictère
hémaphéique, qui se présente *post mortem* sur le cadavre. A ce
double titre, il mérite tout à fait le nom d'ictère spécial à la
fièvre jaune, tandis que l'ictère biliphéique, est un ictère éven-

tuel et commun à cette fièvre jaune comme à un certain nombre d'autres affections, l'état catarrhal par exemple.

Ictère biliphéique

Celui-ci, qui peut être appelé l'ictère vrai, et qui s'observe surtout dans le cas de moyenne intensité, se montre généralement aussi au moment de la rémission ; il commence d'abord par les sclérotiques, se généralise plus ou moins vite, et s'accompagne de présence des pigments biliaires dans l'urine et dans la sérosité des vésicatoires. Au moment où il présente sa plus grande intensité, et où il commence à diminuer le pouls atteint son maximum de ralentissement.

Cet ictère, dont le mécanisme est celui qui a été constaté pour l'ictère en général, c'est-à-dire est dû à la rétention des pigments biliaires, n'ajoute rien à la gravité de l'atteinte. C'est un épiphénomène qui n'est pas spécial à la fièvre jaune, et qu'on peut rencontrer dans nombre d'états où l'écoulement de la bile est gêné et plus ou moins complètement empêché. Sa teinte varie dans le cas présent comme dans maints autres, depuis la couleur la plus claire, jusqu'à la plus foncée, qui paraît noire même. Ces gradations sont infinies suivant les sujets.

Il y a donc, en réalité, au moins deux ictères bien distincts dans la maladie qui nous occupe, l'un précoce, spécial, hématique, survenant au moment de la rémission dans les cas graves, ou au moins ne manquant pas d'apparaître sur tous les individus atteints, après la mort, s'il a fait défaut pendant la vie. L'autre commun à la fièvre jaune et à diverses maladies : ictère biliphéique, accidentel, survenant dans la deuxième période, et pouvant aussi ne pas se montrer, car il fait défaut chez un grand nombre de malades.

Douleurs

Les douleurs sont multiples, et plus ou moins intenses, pendant le cours de la fièvre jaune ; elles ont, suivant le moment et le siège, une importance variable pour le praticien. Parlons séparément de chacune d'elles. Nous dirons ensuite quelques mots synthétiques à leur sujet.

Céphalalgie

Le mal à la tête est un des phénomènes les plus constants du début de la fièvre jaune, car les cas où il a fait défaut à ce moment sont extrêment rares. Il est très généralement intense, mais cette intensité n'est pas en rapport avec la gravité de l'atteinte ; elle est plutôt en relation avec la sensibilité du sujet. Habituellement la céphalalgie de la première période, est frontale. C'est comme un bandeau de plomb qui pèserait sur le front et les yeux. La lumière semble l'augmenter ; aussi le sujet ferme-t-il volontiers les paupières, et détourne-t-il la tête, ayant une véritable photophobie. Cette céphalalgie diminue au moment de la rémission ; elle se comporte différemment suivant que l'atteinte est légère ou grave. Les choses marchent-elles bien ? Elle disparaît pour ne plus se montrer. Au contraire, l'atteinte est-elle assez sévère pour que des accidents soient à craindre ? Elle persiste après la rémission. Lorsque la céphalalgie reparaît dans le cours de la seconde période, après avoir fait défaut pendant plus ou moins de temps, on peut s'attendre à une aggravation, que d'autres phénomènes ne tardent pas à venir indiquer d'une manière plus explicite.

Rachialgie

. La douleur des reins est un des phénomènes les plus constants de la fièvre jaune ; la preuve c'est : qu'en beaucoup de pays, et pendant longtemps, on l'a appelée : *le coup de barre*. Cette rachialgie n'est cependant pas absolument spéciale à la fièvre jaune ; elle se voit dans maintes maladies, la variole par exemple ; mais elle est un indice de gravité, car ce n'est que dans des affections graves qu'on la voit avec les caractères qu'elle a ici. Assez souvent, elle est accompagnée de douleurs et de rétraction des testicules ; fréquemment elle constitue un véritable supplice pour les patients.

Quelques très rares fois cette rachialgie a fait défaut, mais c'est l'exception très grande : Faget a pu affirmer avec raison : que, si fréquemment qu'on peut dire presque toujours, cette rachialgie, comme la douleur fronto-arbitraire sont les premiers symptômes caractéristiques de la fièvre jaune.

L'intensité de la rachialgie, comme celle de la céphalalgie, n'est pas en rapport direct avec la gravité de l'atteinte. Elle dure pendant toute la première période, diminuant à mesure qu'on approche de la rémission. A ce moment elle cesse en général, pour ne reparaître qu'exceptionnellement, et sans avoir alors d'importance pathognomonique, dans le courant de la deuxième période.

Douleurs abdominales

L'abdomen est le siège de diverses douleurs dans la fièvre jaune. Il y a, en effet, de l'épigastralgie, des coliques, des sensations pénibles, soit dans les parois, soit dans les parties profondes. Il ne faut pas oublier de dire que la situation est très différente suivant les cas, et pour les diverses douleurs, car, telle d'entre elles est constante, tandis que telle autre ne se voit qu'à certains moments ; ou survient, seulement, quand l'affection présente un certain degré d'intensité.

C'est ainsi par exemple, que l'épigastralgie est si constante que La Roche et bien d'autres, l'ont considérée comme pathognomonique. Elle commence avec la fièvre en général ; et si elle n'est pas très vive, parfois, spontanément, la moindre pression est toujours désagréable, souvent pénible, au point même d'arracher des cris au malade pendant la première période.

Lors de la rémission, cette douleur épigastrique disparaît. Dans les cas légers, elle ne se voit plus dès lors ; mais, dans les cas graves, elle persiste ou réapparaît pendant la seconde période. Chez certains malades de cette catégorie, la moindre pression provoque des cris, et réveille les spasmes stomacaux, ce qui est toujours un mauvais signe.

Lorsque l'épigastralgie qui avait cessé reparaît, il faut considérer la situation comme grave. Trop souvent, cette réapparition de la douleur stomacale, est l'annonce de l'arrivée prochaine du vomissement noir.

La région hépatique est aussi le siège des douleurs chez un

assez grand nombre de malades. Bien que moins fréquente que l'épigastralgie, l'hépatalgie s'observe quelquefois.

Les autres régions de l'abdomen, sont généralement indolores pendant la première période et dans les cas légers. Dans ces cas, la convalescence arrive sans qu'on ait eu aucun phénomène douloureux à constater de ce côté. En revanche dans les cas graves, si l'abdomen, est en général indolore jusqu'à la seconde période, on voit dans le cours de celle-ci : des douleurs spontanées, ou provoquées par la pression, se produire dans divers endroits, notamment au-dessus du pubis.

Douleurs des membres

Pendant la première période, on constate diverses douleurs dans les membres ; douleurs continues dans les cuisses, crampes dans les mollets et les avant-bras, douleurs dans les pieds, dans les mains, dans les genoux, etc. Ces douleurs sont, quelquefois, assez violentes pour avoir autorisé la création d'une forme hyperesthésique de la fièvre jaune.

Au moment de la rémission, ces douleurs se calment et disparaissent entièrement, pour ne plus revenir dans les cas légers, pour reparaître parfois, mais avec moins de généralisation et d'ensemble dans la seconde période des cas moyens et graves.

Douleurs en général

Les diverses douleurs dont nous venons de parler, qu'elles siègent à la tête, au tronc ou aux membres, sont le cortège habituel et caractéristique de la fièvre jaune à la première période. Elles sont souvent assez vives pour constituer un véritable tourment; elles montrent que le malade est dans une situation extrêmement pénible.

L'intensité de ces douleurs n'est pas en rapport rigoureux avec le degré de gravité de la maladie. Il faut grandement tenir compte, pour elle, du degré de sensibilité du malade. Néanmoins, il ne faut pas perdre de vue : qu'une grande accentuation de ces douleurs est, en général, un mauvais signe.

La rémission s'annonce par une diminution sensible de toutes ces douleurs, comme des autres phénomènes morbides. Dans les cas heureux on ne les voit pas reparaître. Dans les cas graves, on constate souvent leur persistance. Si même, alors elles disparaissent, elles sont souvent remplacées par un état de prostration, de fatigue, d'accablement, qui sont d'un fâcheux indice.

Pendant la seconde période dans les cas graves, on voit telle ou telle douleur reparaître et prendre une importance plus ou moins grande. Ces douleurs sont dans cette période, comme tous les autres phénomènes morbides, c'est-à-dire qu'elles peuvent, à un moment, donné prendre une prédominance qui présente un danger par elle-même ; sans compter que, dans de pareilles conditions, l'état général du sujet est toujours mauvais, et l'expose à toutes les fâcheuses occurences.

Phénomènes nerveux

Il y a dans la fièvre jaune des phénomènes nerveux très divers, tant sous le rapport du siège que de l'intensité ; leur nature, même, est tellement différente, qu'ils se refusent, pour ainsi dire, parfois d'être rapprochés l'un de l'autre ; néanmoins nous les grouperons sous une même dénomination pour ne pas donner à notre étude une longueur trop grande. Nous parlerons ainsi, en même temps : de l'anxiété, des spasmes, des convulsions, etc., etc.

Pendant la première période, nous avons vu que les sujets ont des douleurs, des anxiétés précordiales, un état d'inquiétude, d'effroi, même parfois, qui est véritablement un phénomène morbide de l'atteinte. Si la marche est favorable, on voit tout ce cortège s'atténuer, s'améliorer et finir par disparaître. C'est le cas si commun, qu'on peut dire, que lorsque l'atteinte de fièvre jaune est légère, le gros orage du début se termine peu à peu et tout doucement.

Au contraire, si les choses marchent mal plus ou moins, ces phénomènes nerveux de la première période continuent et même s'aggravent parfois. Des spasmes stomacaux, œsophagiens, pharyngiens se manifestent, précèdent des vomissements francs ou par régurgitation, du hoquet ; phénomènes auxquels succèdent soit des convulsions, soit même quelques rares fois une contraction demi-tétanique des mâchoires qui mène à la mort en peu de temps.

On comprend que ces phénomènes sont toujours très graves pour le malade. C'est ainsi, par exemple, qu'on a dit : que le hoquet, quand il a duré quelque peu, est toujours un signe mortel. La chose ne souffre pas de discussion, car même, lorsqu'après avoir duré un certain temps on le voit disparaître, l'esprit ne doit pas facilement se laisser aller à la joie.

Les convulsions sont un phénomène de la seconde période et même de la fin de la maladie qui marche mal. Comme je l'ai dit : à propos de la fièvre jaune à la Martinique, elles varient depuis le simple strabisme jusqu'aux convulsions cloniques ou toniques les plus accentuées. Elles s'observent, aux muscles de la vie de relation, comme à ceux de la vie animale ; et les invaginations intestinales que l'on rencontre quelquefois, ne sont que des convulsions de l'iléon ou du jejunum. Nous n'avons donc pas besoin de passer en revue, avec plus de détails, ces mille phénomènes, depuis la carphologie, les soubresauts des tendons, jusqu'aux contractions fibrilaires de certaines portions de muscles, au strabisme, etc.

N'oublions pas de dire : que lorsque les choses sont au pire, il arrive souvent que l'estomac et l'intestin deviennent inertes ; les mouvements péristaltiques et antipéristaltiques s'arrêtent, et le tube digestif se laisse ainsi distendre passivement. Cette condition explique pourquoi : quelquefois on ne voyait, pendant la vie, ni vomissements, ni selles noirâtres, et qu'à l'autopsie on a trouvé dans l'estomac et l'intestin les éléments du vomito. D'autres fois, cette inertie semble cesser au moment ultime ; et le malade qui n'avait pas vomi noir, c'est-à-dire qui avait laissé le médecin dans l'incertitude, touchant le diagnostic, semble terminer sa vie par un vomissement caractéristique, qui vient fixer les idées au moment où tout est fini pour lui. Cette condition est assez fréquente ; j'en connais des exemples frappants qui ont révélé tout à coup au médecin une situation sanitaire terrible, c'est-à-dire l'invasion d'une épidémie, alors que jusque-là il était resté dans une tranquilité parfaite d'esprit, ne croyant pas à l'existence de la fièvre jaune.

Du côté de la vessie, il y a très souvent la même inertie, qui fait que pendant plus ou moins de temps le malade n'urine pas. N'oublions pas de rappeler, que le phénomène, si grave de l'anurie, peut aussi bien résulter de la paralysie de la vessie que de l'abolition de la fonction rénale.

Lorsque les choses tournent mal, on voit parfois de bonne heure des soubresauts des tendons, des spasmes musculaires, de véritables convulsions partielles de tel muscle et de tel groupe de muscles, soit au tronc, soit dans les membres. Ces contractions involontaires sont souvent des causes de douleurs, et d'un état pénible pour l'individu.

Dans quelques cas, les forces ne paraissent pas atteintes, de sorte que le sujet fait sa maladie debout, en accomplissant tout ou partie de ses occupations ou de son service, ne se couchant qu'au moment de mourir, mourant debout même, ou bien guérissant après une atteinte d'une certaine gravité sans avoir été alité. On comprend que cet état, qui est d'ailleurs rare, a pu se prêter à des interprétations diverses de la part du vulgaire; il a offert un aliment naturel aux exagérations de la légende.

« Chez d'autres la situation est bien différente ; et, lorsque la seconde période est arrivée, on voit les forces s'abolir peu à peu, le mouvement biologique se déprimer de la manière la plus extraordinaire, et le patient est affaissé sur lui-même, dit Jaccoud (du moins en apparence). Les mouvements respiratoires ne sont plus appréciables ; le pouls n'est plus perceptible non plus que les battements du cœur, même à l'auscultation. La peau froide comme du marbre est couverte d'une sueur visqueuse ; mais la connaissance est parfaite ; le malade d'une voix éteinte et entrecoupée peut répondre aux questions qu'on lui adresse ; il se plaint d'une chaleur intense qui le brûle, il rejette ses couvertures, et la force musculaire est assez conservée pour qu'il puisse se lever et faire quelques pas. En cette situation la vie peut se prolonger de vingt-quatre heures jusqu'à trois jours. »

Sommeil

Le manque de sommeil est si constant dans la première période, qu'il pourrait être considéré comme pathognomonique. Le malade, en proie à mille douleurs, à un état fébrile très pénible, à une agitation incessante, ne saurait reposer ; car, même alors qu'il succombe au besoin de dormir, d'affreux cauchemars viennent l'éveiller brusquement aussitôt. On comprend que dans ces conditions, le sujet arrive au moment de la rémission, véritablement exténué, même alors que l'atteinte a été légère ; et que le premier, le plus impérieux besoin qu'il ressente au moment de cette rémission, est celui du repos et du sommeil.

Si l'atteinte est bénigne, le premier sommeil est réparateur et ramène un bien-être qui est l'indice d'une prochaine convalescence. Si l'atteinte est grave, ce premier sommeil est imparfait, et le sujet est presque aussi fatigué après qu'avant.

Dans les cas graves, la seconde période manque très généralement de sommeil, ou au moins ne présente qu'un sommeil de mauvais aloi ; car lorsque le sujet paraît plongé dans ce sommeil, il n'est souvent que sous la puissance d'une sorte de coma, chose assez fréquente pour avoir imposé son nom à une forme de la maladie. Ai-je besoin d'ajouter que ce coma peut se présenter à tous les degrés d'intensité ; qu'il a pu même donner l'apparence de la mort aux sujets. Mais, qu'on ne s'en préoccupe guère, dans ce cas, car la mort est tellement certaine, que l'erreur ne présente absolument aucun inconvénient réel, comme je l'ai dit précédemment. Dans le vulgaire, on parle beaucoup de ces cas de léthargie, ayant même provoqué des inhumations prématurées dans les grandes épidémies de fièvre jaune ; je suis, pour ma part, très disposé à voir là une grande exagération, dans la plupart des cas. Néanmoins disons en passant que, dans la forme comateuse, le médecin fera bien d'attendre les premiers phénomènes de décomposition, phénomènes toujours rapides à se produire, avant de faire enterrer le sujet.

Pour en finir d'un mot avec le sommeil, disons : qu'il fait défaut dans la première période, quel que soit le degré de la maladie ; et que dans la seconde, il est en rapport inverse avec la sévérité, c'est-à-dire la gravité de l'atteinte.

Intelligence

Les malades diffèrent beaucoup sous le rapport de l'atteinte que leur intelligence subit dans la maladie. Les uns conservent cette intelligence jusqu'à la mort, les autres la perdent plus ou moins complètement pendant la seconde période ; parfois même, dès le premier moment où ils s'alitent, dans certains cas exceptionnels. Catel affirmait, que toujours le malade conservait l'inté-

-grité de son intelligence pendant la première période de la fièvre jaune, et il se basait là-dessus, pour faire le diagnostic, entre le typhus amaril, et l'insolation, au début. — Il avait parfaitement raison en théorie, mais, comme en pratique, il arrive souvent que l'insolation est cause de l'explosion de la fièvre jaune, on comprend, que pour rester dans l'exacte appréciation des choses, il suffit de dire : que lorsque le délire paraît à la première période, c'est que l'insolation est venue doubler la maladie.

Nombre d'auteurs ont signalé que quelques sujets sont pris, dès le début, de l'atteinte d'un sentiment de terreur que rien ne peut faire disparaître ; ils se voient perdus et cela sans remède. Comme je l'ai dit déjà, cet état n'est pas attribuable à un trouble intellectuel ; il est trop naturel, on le comprend, à des individus qui ont entendu raconter les mille choses effrayantes qu'on débite touchant la fièvre jaune. Cette terreur observée dans toutes les périodes de la fièvre jaune, est un phénomène très remarquable, et souvent presque toujours funeste ; car, ou bien il révèle que le sujet se sent réellement atteint dans ses forces vives ; ou bien, au moins, il gène très notablement les efforts du médecin et de l'organisme, pour la guérison.

Délire

Le délire ne se montre naturellement que dans les cas graves ; mais même dans ceux-ci, ne s'observe pas toujours ; il est extrêmement variable, et par conséquent ne peut servir d'indice bien probant dans l'appréciation de la sévérité relative de l'atteinte. Étant donné, toutefois : que lorsqu'il apparaît, la situation peut être considérée comme pleine de dangers.

Ce délire a quelque chose de si saisissant, parfois, que nous devons nous arrêter un instant sur son compte. — Nous allons essayer de le présenter au lecteur sous les formes, les apparences et les degrés multiples qu'il présente le plus fréquemment. Disons d'abord que la maladie peut évoluer toute entière et avec la plus grande gravité, sans qu'il se montre un seul instant. Le malade a, dans ce cas, pendant toute sa durée, une lucidité parfaite de son intelligence, se rendant compte ou non de la gravité de son état, mais néanmoins ne présentant aucun phénomène anormal de ce côté.

Ce n'est que lorsque la seconde période, c'est-à-dire la période de localisation s'est bien établie, que se montre le délire. La chose se comprend d'ailleurs très bien, pendant la première, l'organisme était tout à la fièvre, peut-on dire, et l'intelligence si elle était atteinte était absorbée par les souffrances fébriles du début de la maladie. Souvent le délire consiste seulement dans l'apparition ou la persistance d'une pensée qui passe à l'état d'idée fixe, et qui tantôt entraîne une légère divagation sur un fait isolé, tantôt ne constitue un état anormal, que par son originalité ou sa durée prolongée. — On l'a vu, dans ces cas, revêtir la forme plaisante, gaie, et même parfois avec certaine tendance érotique, qui jure étrangement avec l'état de terrible gravité dans lequel se trouve le sujet. Dans un assez grand nombre de cas, il y a seulement un état de stupeur, de lenteur intellectuelle, qui fait que le sujet est indifférent à tout, et ne se rend pas compte de son état parce qu'il n'y songe pas. Chez d'autres, le délire prend la forme ordinaire de la crainte, de l'agitation, de la colère, comme cela se voit dans les affections typhoïdes ; et chez plus d'un, la pensée du suicide, raisonnée ou inconsciente se manifeste. Nous n'avons pas besoin d'insister pour faire comprendre : qu'en même temps que se voit le délire, les phénomènes dits de l'ataxie et de l'adynamie se manifestent dans divers appareils.

Soit que l'altération intellectuelle ait commencé par la stupeur, soit qu'elle ait passé par les phases de la colère, de la frayeur ou de l'agitation, il arrive souvent que l'intelligence s'obscurcit de plus en plus. Le malade paraît affaissé, sous le coup d'une paresse intellectuelle, ou d'un état de somnolence qui lui enlève presque entièrement mémoire et conscience ; état qui aboutit au coma, ou à la perte absolue du sentiment du moi.

Mais ce qui est frappant dans la fièvre jaune, le plus souvent, lorsque le délire envahit l'individu, c'est la forme spéciale de ce délire qui pourrait être appelée pathognomonique, car on ne le voit au même degré et même aussi clairement accentué dans aucune autre affection.

Jaccoud a peint avec éloquence cet état de délire spécial des malades atteints de fièvre jaune en disant dans son livre classique de pathologie interne : « Ils sont fébricitants, ils sont jaunes, ils vomissent du sang, ils inspirent, en un mot, les plus légitimes inquiétudes, et pourtant ils ne montrent aucune préoccupation de leur état qu'ils affirment être satisfaisant. Plus rarement cette erreur, qui est une véritable aberration délirante se traduit en actes, et le malade au milieu de ces symptômes graves, quitte son lit, s'habille et prétend vaquer à ses affaires. Cet étrange contraste entre l'appréciation du patient sur lui-même, et la réalité, est rendu plus pénible encore par l'expression du visage qui reflète fidèlement la gravité de la maladie et porte l'empreinte du découragement le plus profond. Qu'on ajoute la teinte jaune de la face, les plaques violacées qui la recouvrent, et on aura une idée de ce tableau dont l'impression est parfois accrue par un sourire particulier qu'a signalé Wilson. Cette forme du délire, cet ensemble est vraiment caractéristique ; je ne sache pas qu'on le retrouve dans d'autres maladies. »

Signalons pour mémoire que dans la fièvre jaune, comme dans nombre d'autres pyrexies graves, on a parfois constaté une plus ou moins grande diminution passagère ou permanente de l'intelligence après la guérison de la maladie.

Forces

Dès l'invasion même de la maladie, les forces du sujet sont brisées ; car, peu d'instants après, il ne peut plus se tenir debout, en général, ou au moins il titube comme un homme ivre. Lors de la rémission, la faiblesse est plus grande encore ; et, même alors que l'atteinte n a pas été très sévère, le sujet est comme accablé par la fatigue au moindre mouvement.

Pendant la seconde période, la faiblesse est la chose prédominante encore. Et si parfois sous l'impulsion du délire le malade se meut avec vivacité, on sent que c'est une excitation factice et inconsciente, qui est du plus fâcheux indice.

La marche n'est pas toujours impossible aux individus atteints de fièvre jaune ; c'est au point qu'on a décrit une forme ambulatoire dans laquelle ils avaient parfois fait leur maladie debout ; mais c'est l'extrême exception, on le comprend. Les cas de ce genre cités ne peuvent infirmer la règle très générale.

Enfin, ajoutons que lorsque la guérison survient on est frappé
de l'extrême débilité dans laquelle se trouve le convalescent,
même alors qu'il n'a été touché que par le degré léger. Pour
peu que l'atteinte ait été sévère, il est vraiment réduit à la dernière limite de l'affaiblissement.

Température

L'importance qu'a pris l'examen de la température dans les
maladies fébriles depuis quelques années, devait porter les observateurs à s'occuper des indications du thermomètre dans la
fièvre jaune. Je dois reconnaître, dès le début, que ces indications ont donné des résultats extrêmement remarquables déjà ;
ils sont appelés à en fournir d'autres très utiles, tant pour le
pronostic que pour la thérapeutique.

L'idée de rechercher le degré de température qu'on observe
dans la fièvre jaune, remonte au commencement de ce siècle, je
crois ; la première mention que j'en ai trouvée revient à Savarési
qui, pendant l'épidémie de 1802 à la Martinique, dit qu'il constata
que certains malades avaient de 38 à 40 degrés. Savarési parle
de degrés Réaumur ; il y a très probablement erreur de typographie, ou *lapsus calami* de l'auteur, car c'est degrés centigrades qu'il aurait dû dire. Caillot, Davy, Blair, Donnet,
Lyons, Schemdlein se sont occupés ultérieurement de cette question, mais d'une manière tellement superficielle, qu'il n'en est
résulté aucune indication importante pour l'histoire de la
maladie.

Faget, de la Nouvelle-Orléans, est, je crois, celui qui a fait, le
premier, une étude approfondie de cette température. Sa monographie sur le type et la spécificité de la fièvre jaune, etc. etc.,
(Paris, 1875) est le meilleur travail qui ait encore été fait
là-dessus. Jones, Sternberg, Kanisch, Gama-Labo, Torres-
Homen, Naegeli, de leur côté, ont étudié de leur mieux la
question de cette température dans la fièvre jaune, parmi les
écrivains étrangers. Enfin nombre de médecins de notre marine : Burot, Maurel, Primet, Gueguen, entre autres, ont
fourni plus récemment à la question la majeure partie des documents que nous possédons en ce moment sur elle. Voici ce
qui ressort, en définitive, de tous ces travaux réunis et conden-

sés : Le type amaril se présente sous deux formes pour quelques auteurs, sous trois formes pour d'autres :

A. — Le type à simple paroxysme ;

B. — Le type à double paroxysme ;

C. — Le type à multiples paroxysmes.

La première, a été appelée aussi continue ; la seconde : rémittente ; la troisième intermittente. Mais je suis d'avis de répudier absolument ces mots, à cause de l'inconvénient capital qu'ils ont : de sembler faire allusion à des choses qui doivent rester tout à fait de côté, quand on parle de la fièvre jaune. En effet, on sait combien ont été vives les discussions touchant : la nature malarienne ou non, du typhus amaril. Or prononcer les mots continu, rémittent, intermittent, quand on parle des manières d'être de la maladie, c'est s'exposer à des quiproquos de la part de ceux qui n'ont pas encore d'opinion personnelle arrêtée ; il pourrait en résulter des obscurités qui nuiraient à nos connaissances sur la nature de la fièvre jaune.

Ceci dit, étudions en détail ces trois types pour que le lecteur puisse se faire une opinion arrêtée sur leur compte.

A. — TYPE A UNIQUE PAROXYSME

Le type à paroxysme unique n'est pas spécial aux cas légers ; graves ou moyens ; il peut se présenter dans les uns comme dans les autres, mais nous avons besoin de l'envisager séparément dans ses diverses conditions pour bien comprendre ses particularités.

Dans les cas légers, le *fastigium*, qui est entre 39 et 41, est atteint en 24 ou 30 heures ; puis, presque aussitôt, ou au moins dans les 12 heures, la température tombe d'une manière rapide et régulière, sans ressauts bien marqués, jusqu'à la convalescence qui arrive assez rapidement.

Dans un certain nombre de ces cas légers on voit, le deuxième ou le troisième jour, une petite hésitation, qu'on me passe le mot, une petite oscillation de la température, qui peut être considérée comme le vestige du double paroxysme qu'on observe quelquefois. Cette hésitation, montre qu'en réalité : le type à paroxysme unique que nous étudions, n'est, en somme, que celui de la fièvre

jaune à son maximum de bénignité et de peu de durée. C'est,
alors, pour ainsi dire, une fièvre jaune incomplète qui a été si
légère, qu'elle n'a pas eu le temps de parcourir tout son cycle
ordinaire, entre l'invasion et la guérison.

Dans les cas graves du type qui nous occupe : la mort, arrive
ou bien, avant que la température ait atteint son *fastigium*, ou
bien, pendant qu'elle descend. Dans ce cas, cette température
peut tomber au-dessous de la normale pendant la période agonique, par une raison facile à comprendre, celle de la sidération
de l'individu. Les deux cas se comprennent si bien, qu'il est inutile d'insister sur leur compte ; et sans avoir besoin d'entrer dans
de longs détails, on voit que la maladie est incomplète, ici, par
excès de gravité, comme elle était incomplète, par excès de bénignité, dans les cas légers.

En présence de ce qui se passe, dans les cas extrêmes de bénignité ou de gravité, quelques observateurs sont portés à penser
que le type réel du typhus amaril, est le type à paroxysmes multiples ; et que lorsqu'il n'y a qu'un paroxysme, c'est toujours
parce que la maladie a été incomplète et s'est terminée trop brusquement, a avorté par la guérison ou la mort prématurée, en
d'autres termes. Mais il semble que ces observateurs n'aient
pas raison, car Faget, dans son mémoire si intéressant, a fourni
des observations, dans lesquelles : la fièvre jaune a été complète,
s'est terminée par la guérison ou la mort, après avoir duré jusqu'à
14 jours, sans qu'on ait constaté le moindre vestige d'un second
paroxysme. Par conséquent, il faut nécessairement admettre : que
le typhus amaril peut être parfaitement complet, en n'ayant
absolument qu'un paroxysme.

B. — TYPE A DOUBLE PAROXYSME

Il comprend deux périodes fébriles, séparées par une rémission
qui les divise d'une façon bien accentuée. Voici comment se
passent les choses dans ce cas : La température monte très vite :
soit brusquement et d'un seul trait, soit par des ressauts qui lui
donnent l'aspect d'une ligne brisée, mais sans tendance à une
descente temporaire, car si la température du soir est plus élevée que celle du matin, celle du lendemain matin, est plus élevée
que celle de la veille au soir.

Le *fastigium* qui est à 40, 41, 42, très rarement plus haut, est atteint dans un espace qui varie : entre quelques heures et trois jours suivant les cas, de 24 à 36 heures en moyenne. La hauteur du *fastigium* n'est pas en rapport rigoureux avec la gravité de l'atteinte, mais l'irrégularité de l'ascension de la température est en revanche l'indice d'une grande gravité. La température reste rarement en plateau élevé ; le plus souvent, elle commence à décroître, 12 à 24 heures après avoir atteint son maximum. Ce n'est que dans des cas tout à fait exceptionnels, qu'on l'a vue rester ainsi comme indécise : 36, 48, et même 60 heures (Primet).

L'abaissement de la température qui caractérise cette rémission dont nous avons parlé, et qui sépare les deux paroxysmes, est assez rapide, de telle sorte que le minimum de température se montre du 3e au 4e, ou du 4e au 5e jour. Ce minimum qui survient toujours vers le soir, est normalement de 38 à 38°5 ; aussi, ce n'est pas une véritable apyrexie, comme l'avaient cru les cliniciens qui ne se servaient pas du thermomètre. Dans ces cas, où on l'a vu être : de 37 et même au-dessous, il n'a pas indiqué une défervescence de bon aloi, mais au contraire un état de collapsus précédant la mort à brève échéance.

La rémission dure peu, car 6 ou 12 heures après, la seconde période ascensionnelle se manifeste. Cette seconde période ascensionnelle est très différente, on le comprend, suivant : que le malade guérit vite et bien ; qu'il subit telle ou telle complication ; ou bien, enfin, qu'il meurt.

Si le malade guérit vite et bien, cette seconde ascension est peu intense et peu prolongée ; une série d'oscillations descendantes ramènent la température à la normale, et même à l'état de dépression thermique spéciale aux anémiques.

Si au contraire, des accidents, des complications surgissent, on voit des oscillations plus ou moins grandes, plus ou moins brusques, se manisfester. Le tracé de la température de la fièvre jaune arrive, alors, à ressembler d'une manière frappante à celui d'une fièvre typhoïde, pendant laquelle le malade semble se débattre longtemps et péniblement.

Enfin, si la mort doit survenir, elle arrive : tantôt avant que la seconde ascension ait eu le temps de monter au niveau de la première, tantôt lorsque cette ascension est arrivée à un chiffre qui n'avait pas été constaté dans cette première pour les termi-

naisons fatales rapides. Dans les cas de terminaison fatale lente,
le tracé ressemble, encore, pour ses oscillations, qu'on dirait
capricieuses, à celui de la fièvre typhoïde.

Généralement, dans la deuxième période, la température est plus
élevée le soir que le matin ; mais parfois le contraire s'observe ;
on l'a constaté à nombre de reprises différentes.

C. — TYPE A PAROXISMES MULTIPLES

Quelques auteurs l'ont rejeté d'une manière absolue, disant
même : qu'il y aurait un certain danger à l'admettre, parce que
l'on s'exposerait : à laisser croire qu'on partage l'opinion, véritablement funeste, de la réalité d'une fièvre jaune malarienne.

Comme je l'ai fait observer déjà, et comme je le dis encore
avec insistance : il faut d'abord s'entendre au sujet de la signification de ce mot paroxismes multiples. Et en effet, si on comprend, par là, quelque chose de l'affection malarienne, je me hâte
de rejeter bien loin cette expression : multiples ; mais au contraire si on ne lui prête que sa valeur intrinsèque, c'est-à-dire
si on ne voit en lui que la constatation de paroxysmes, c'est-
à-dire d'oscillations plus ou moins nombreuses et distinctes,
n'ayant absolument aucune liaison avec l'étiologie, je trouve que
l'expression de paroxysmes multiples peut être conservée. Pour
éviter toute obscurité, tout quiproquo, renonçons donc à employer
jamais la qualification de paroxysmes intermittents comme
synonime, tenons-nous-en rigoureusement à celle de paroxysmes
multiples, qui indique bien la situation, sans rien préjuger de la
nature du phénomène.

D'après Sternberg, la fièvre jaune se composerait souvent,
sinon toujours, de deux ou de trois paroxysmes, survenant à
deux ou trois jours l'un de l'autre ; dans les tracés de Primet,
comme dans les miens, on en voit un assez grand nombre d'observations, pour qu'il faille désormais en tenir compte. Insistons
encore bien sur le détail suivant pour qu'il n'y ait aucune obscurité dans l'esprit du lecteur ; quand on parle de paroxismes multiples, on ne veut pas dire accès intermittents, car les abaisse-
ments de la température ne vont pas comme dans la fièvre
intermittente malarienne jusqu'à la normale ; ils restent à la
hauteur sub-fébrile ; de telle sorte, que; si on voit des hauts et

des bas dans cette température, il n'en est pas moins vrai, que le tracé reste toujours au-dessus de ce qu'il doit être à état de santé.

En somme, il n'y pas un type unique pour la marche de la température dans la fièvre jaune ; et on peut se baser sur les écarts qui existent entre l'opinion de tel et tel observateur sur ce point, pour dire que nous sommes encore extrêmement ignorants touchant ce phénomène. C'est donc un sujet d'études qu'on ne saurait trop recommander à nos jeunes camarades, car il est nécessaire d'apporter de nouvelles observations et de nouveaux faits pour fixer les idées.

Faget, et Jones ont fait remarquer l'analogie frappante qu'il y a : entre la marche de la température, dans la fièvre jaune et la variole ; c'est au point, disent-ils, qu'en mettant deux tracés en regard, on a souvent quelque difficulté à les distinguer.

Pour compléter toutes ces indications, je ne crois pouvoir mieux faire que de répéter ce que j'ai écrit déjà au sujet de la température dans mon *Étude sur la fièvre jaune à la Martinique* (Paris, 1878, page 223). Si nous voulons jeter un coup d'œil synthétique sur la marche de la température dans les divers degrés de la fièvre jaune, nous voyons que dans les cas les plus bénins, la maladie consiste dans une brusque ascension thermique, comme si le sujet avait reçu un violent choc morbide ; et, qu'à partir du premier jour, la température descend régulièrement et vite aux chiffres normaux, qui constituent la convalescence, et bientôt la santé.

Dans les cas moyens, on voit après cette scène pathologique, un certain ébranlement consécutif de l'organisme, se traduisant par des élévations et des oscillations de température, allant entre 37° 5 et 38° 5 environ.

Les cas intenses à marche lente, ressemblent d'abord aux précédents, seulement la période d'oscillation est plus longue, en même temps que les chiffres sont plus élevés.

Enfin pour les cas intenses à marche rapide, et les cas sidérants, on peut dire que l'atteinte est tellement brusque et intense, que l'organisme surpris, succombe à la première lutte.

Nous ajouterons, en terminant, à ce qui a trait à la température dans la fièvre jaune que Jaccoud (*loc. cit.*, p. 683) en a inféré ces trois propositions : 1° maximum thermique très élevé et très précoce (de quelques heures à un jour) ; 2° rémission plus ou moins profonde, mais n'allant pas jusqu'aux chiffres de la température normale, du premier au quatrième jour ; 3° reprise et persistance de la fièvre.

POULS

L'étude du pouls a perdu de son importance depuis quelques années, à mesure que celle de la température a été plus suivie. Néanmoins, on peut puiser de l'examen digital de la circulation des indications qu'il serait illogique de négliger.

Le pouls est plein, large, rebondissant à 100 ou 120 dans les atteintes franches ; dans les atteintes insidieuses, il est moins fort, en général, mais aussi rapide. Au moment de la rémission, il diminue de fréquence et de force. Si les choses doivent bien marcher, cette diminution coïncide avec une amélioration de tous les phénomènes ; au contraire, dans les cas de mauvaise nature il s'accélère bientôt, en même temps qu'il devient moins résistant ; et si les choses tournent mal : il arrive souvent à être insensible aux radiales, plusieurs heures avant la mort.

L'irrégularité du pouls, est un symptôme assez fréquent et des plus fâcheux dans la fièvre jaune ; quand on l'observe dès les premiers temps de l'atteinte, on peut prédire la mort, même alors que le sujet ne paraît pas être encore dans un état très grave pour le vulgaire.

Quand les choses marchent bien, on voit le pouls baisser pendant la deuxième période, d'une manière très remarquable ; mais, il ne faut pas oublier que dans certaines circonstances, cette lenteur du pouls peut, à son tour, devenir une cause d'accidents, tant il est vrai que dans la fièvre jaune, tout peut apporter des chances fâcheuses.

Faget qui s'est occupé avec soin du pouls dans la fièvre jaune, a formulé quelques propositions intéressantes que voici résumées.

Quatre-vingt-quinze fois sur 100, le pouls est, dès le premier jour, au-dessus de 100, et variant entre 120 et 130 ; dès le second, au plus tard le troisième, il décroît régulièrement et rapidement. A mesure que les pulsations artérielles baissent, les douleurs de la tête et des reins diminuent, et la rougeur de la face, ainsi que celle des yeux, s'efface. Le fait de la décroissance

du pouls, du premier au second, au quatrième ou cinquième
jour est le caractère principal de la fièvre jaune.

De l'examen des divers travaux qu'il a consultés sur la fièvre
jaune, comme de ses propres observations, Corre a tiré les conclusions suivantes, touchant l'état du pouls :

1° Le pouls atteint d'emblée son maximum de fréquence. Ce
maximum oscille entre : 80 ou 90 et 120 pulsations ;

2° Il décroît aussitôt ;

3° La décroissance est surtout accusée au début (du 1er au
2e jour) ;

4° Elle se ralentit à partir du troisième jour, et par une diminution de moins en moins grande des pulsations, parfois, mais
non toujours, plus accentuée au déclin de la maladie ; elle aboutit au chiffre normal vers le sixième ou le septième jour ;

5° Dans les cas heureux, le pouls tombe souvent au-dessous
de la normale 50, 40, et même 35, puis se relève peu à peu à
mesure que la convalescence s'affirme davantage ;

6° Dans les cas mortels à complète évolution, le pouls reprend une fréquence sus-normale au-delà du sixième jour. Dans
les cas sidérants, il se maintient élevé, bien qu'il présente un ralentissement plus ou moins considérable après le premier jour,
plus rarement il tombe rapidement à 60 ou au-dessous de ce
chiffre.

En réunissant les chiffres donnés par Jones et Faget, Corre
a exprimé de la manière suivante la moyenne du pouls dans la
fièvre jaune :

1er jour, 107 pulsations.
2e — 97 — soit une décroissance de 10 pulsations.
3e — 90 — — — 7 —
4e — 84 — — — 6 —
5e — 80 — — — 4 —
6e — 77 — — — 3 —
7e — 60 — — — 17 —

On le voit : l'état du pouls et ses relations avec la température
ont quelque chose de spécial dans la fièvre jaune. Donc l'examen
de la circulation ne doit pas être négligé ; car, comme je l'ai dit,
il peut fournir d'intéressants renseignements à l'observateur
et au praticien.

RESPIRATION

Le trouble de la respiration est assez marqué dans la fièvre
jaune, pour mériter d'arrêter l'attention du médecin. Aussi, depuis longtemps, s'est-on occupé de lui, et a-t-on cherché à en
tirer des indications pronostiques.

Dans les cas très légers, elle peut continuer à s'exécuter
presque normalement ; mais, pour peu que l'atteinte soit intense,
elle est plus ou moins troublée dès les premiers moments de
l'invasion ; dans ce cas, elle est surtout, le plus souvent, plus
fréquente qu'à l'état normal, montant à 20, 25, 30, 36 inspirations, même, à la minute.

Quand la respiration est troublée, elle est en général : haute,
plus ou moins suspirieuse ; parfois elle est entrecoupée de
mouvements spasmodiques qui ressemblent assez à des sanglots. Même dans les atteintes de peu de gravité, elle est plus
courte, plus laborieuse, moins complète qu'à l'état physiologique, de sorte que, pour échapper au sentiment d'étouffement
qu'il éprouve, le patient est obligé de faire, de temps en temps,
une profonde inspiration.

Quand la rémission arrive, si les choses doivent bien marcher,
la respiration tend à reprendre son rythme normal, comme les
autres fonctions. Mais si, au contraire, des accidents doivent
survenir, cette respiration reste en général troublée. Elle peut,
dans bien des cas, révéler la gravité de la situation, avant que
divers autres phénomènes morbides soient venus décéler le
danger.

Lorsque les choses marchent mal, on voit, dans la seconde
période, la respiration devenir très généralement plus altérée,
plus difficile ; elle est souvent : comme convulsive, irrégulière ;
et, de temps en temps le malade a, comme pendant la première période, une longue inspiration qui ne fait pas cesser son
anxiété. Parfois, il a une série de petites inspirations entrecou-
pées, suivies d'une longue expiration. Ajoutons, enfin, que les
malades atteints gravement de fièvre jaune, ont ces altérations de la respiration que Stokes appelle : la respiration cérébrale.

Le trouble mécanique de la respiration, coïncide, naturellement, avec une perturbation plus ou moins profonde de ses phénomènes chimiques ; il est, d'ailleurs, évident : que dans la fièvre jaune l'hématose se fait mal. En effet, ces troubles sont en rapport avec un état congestif, qui se traduit, à l'auscultation, par des râles sibilants ou sous-crépitants, ainsi que par une expectoration dans laquelle on rencontre parfois des filets de sang, qu'on prendrait volontiers pour l'indice d'un état pneumonique, si on ne savait que c'est de la stase, et non de l'hépatisation, qu'il y a dans les poumons.

Enfin disons, en terminant, que si le sujet doit guérir, on voit souvent la respiration se ralentir d'une manière plus ou moins marquée pendant la convalescence, de même que le pouls est plus lent. On a signalé, dans ces cas, des ralentissements vraiment très remarquables, qui doivent être, pour le médecin, l'avertissement de la faiblesse extrême de l'individu ; ils indiquent qu'il faut le tonifier et lui éviter tout mouvement, toute fatigue, toute émotion, car la vie ne tient plus qu'à un fil, dirait-on, et la moindre chose pourrait la briser sans retour.

FAIM ET SOIF

Tout désir de manger cesse avec le début de la fièvre jaune ; la bouche du patient est amère ; il a assez souvent mal au cœur, et ce n'est que plusieurs jours après, même dans les cas les plus légers, que les aliments lui présenteront quelque attrait. En revanche, la soif est presque aussitôt intense, inextinguible, et l'ingestion des boissons facilite le vomissement, sans jamais étancher le besoin de boire. Au moment de la rémission, la soif diminue sensiblement, en même temps que la bouche, étant moins mauvaise, le bouillon, le potage, les œufs, le lait ne provoquent plus le dégoût.

Pendant la deuxième période, la soif recommence souvent à tourmenter le patient, chose d'autant plus fâcheuse, que cette soif, si elle est assouvie, provoque des vomissements, qui, à leur tour, sont une cause d'aggravation. Comme je l'ai dit, à propos de la fièvre jaune à la Martinique, la faim n'est pas toujours abolie dans la deuxième période. Chez beaucoup de sujets, même, parmi les plus gravement atteints, on la voit assez impérieuse parfois. Hâtons-nous de dire que c'est, dans la grande majorité des cas alors une sensation fausse, de sorte que l'ingestion des aliments ne la fait pas passer. Mais, d'ailleurs, disons aussi que l'estomac se charge, le plus souvent alors, de rejeter les substances introduites intempestivement dans sa cavité.

LÈVRES

Dans les premiers jours, les lèvres sont d'un rouge vif, mais bientôt leur muqueuse se sèche au point qu'on la dirait recouverte d'un vernis. Elle tend à se gercer, dans les cas graves, sans que la couleur diminue d'intensité. Ces gerçures donnent bientôt souvent passage à un léger écoulement sanguin.

GENCIVES

Au début, les gençives paraissent pâles ; en y regardant de près, on voit : qu'elles sont couvertes d'une sorte d'enduit blanchâtre spécial. Pour décrire cet enduit, je ne saurais mieux faire que de transcrire ce que j'ai déjà dit dans mon livre sur la fièvre bilieuse inflammatoire aux Antilles. Ce liseré gingival se montre d'abord à la sertissure des dents et me semble commencer par l'espace qui est entre les canines et les molaires. Disons plutôt, qu'il survient probablement sur toute l'étendue de l'arc dentaire, mais comme il est très fragile au début, les mouvements des lèvres dans la parole, et même seulement la déglutition balaient les portions qui sont sur les gencives des incisives dans les premiers temps de son apparition. Plus tard, il est secrété en suffisante quantité, pour qu'il en reste, au moins, des vestiges partout, même après que le malade a parlé ou bu.

Cet enduit n'occupe que la moitié de la hauteur de la gençive, et cela d'une manière très régulière. On dirait qu'il a été dessiné par une main habile, qui en a couvert toute la portion correspondante aux alvéoles, la terminant du côté opposé aux dents par une ligne parfaitement droite. Cet enduit se trouve aussi sur la face interne des gencives, mais les mouvements fréquents de la langue le font disparaître, presque au fur et à mesure de sa production.

Cet enduit, dure pendant tout le temps de la période fébrile, et à cette époque il se reproduit assez vite lorsqu'il a été enlevé mécaniquement. Lorsqu'on fait disparaître par un raclage très ménagé cet enduit, on constate : que la muqueuse est comme dépolie, veloutée, ou même granuleuse au-dessous, preuve que les lamelles de son épithélium ont été enlevées.

Lorsque la période fébrile tire à sa fin, cet enduit gingival ne se reproduit plus, mais la muqueuse reste pendant assez longtemps décolorée aux endroits où il existait. Cet enduit examiné au microscope, est formé uniquement des plaques d'épithélium ; il ne saurait être question de muguet comme quelques médecins l'ont cru. Cet enduit gingival se rencontre dans divers états fébriles et notamment dans la fièvre typhoïde ; de sorte qu'il n'est pas pathognomonique de la fièvre jaune. Néanmoins, il est assez généralement observé, dans celle-ci, pour qu'on puisse le considérer comme un des phénomènes qu'on rencontre dans la maladie.

VOILE DU PALAIS

Il arrive parfois, qu'on voit sur le voile du palais et la voûte palatine, un pointillé rouge analogue à l'éruption cutanée qui existe en même temps. Parfois aussi il y a un léger enduit analogue à celui dont j'ai parlé pour les gencives.

LANGUE

La langue, a des caractères assez spéciaux, pour mériter de nous arrêter un instant. Au début, elle est généralement épanouie modérément, souvent un peu globuleuse, parfois un peu saburrale ; et fréquemment, son gazon épithélial est assez développé pour qu'on dise qu'elle a l'aspect cotonneux. Ce gazon, se colore par le vomissement, lorsqu'il y en a dans la première période ; et alors ; il arrive, souvent, que la langue présente deux bandes jaunâtres, tandis que la partie médiane et les bords sont plus rouges.

Dans les cas légers, où ceux qui doivent bien marcher, la langue ne subit pas de grandes altérations. Quoique des atteintes très graves aient pu être observées sans que la langue cessât d'être naturelle, on admet qu'en général les altérations de la langue sont en relation directe avec la gravité de la maladie.

La langue, qui généralement n'était pas très humide pendant la première période, tend à se sécher dans la deuxième, et l'enduit saburral disparaissant, elle devient rouge ; puis, si les choses ne marchent pas bien, cette coloration tend à être plus accentuée, l'épithélium s'amincit comme s'il était constitué par un simple vernis. Dans les cas graves, des fissures tendent à se manifester, et fournissent même une exhalation sanguine plus ou moins abondante. Catel, qui a si bien étudié la maladie, nous rend compte de la manière dont se passent les choses maintes fois.

« On voit la langue, dans un espace de temps plus ou moins long, passer successivement par les diverses nuances du rouge clair au rouge foncé ; si lorsqu'elle est arrivée à ce degré qui imite assez bien la couleur de la betterave on passe le doigt sur cet organe on le retire couvert de sang. C'est alors, que l'on aperçoit une espèce de sueur sanguine qui se présente sous forme de petites gouttelettes ; souvent les gencives et la muqueuse buccale sont dans le même état ; dans ce cas le sang coule au dehors par les commissures des lèvres. »

Il arrive parfois, que le malade a de la peine à la mouvoir ; il ne la tire pas, ou oublie de la rentrer quand on lui a dit de la montrer ; ce qui est, on le comprend, un indice pronostic du plus mauvais augure, parce qu'il révèle une profonde perturbation dans les centres nerveux.

BOUCHE

Dès le début de l'invasion, la bouche est remarquablement sèche. Aréjula dit : que les malades ne peuvent souvent pas cracher faute de salive. Cette bouche est souvent amère ou pâteuse, et cet état explique très bien l'anorexie et la soif de la première période. Au moment de la rémission, la situation s'améliore dans les cas légers. Au contraire, continue à rester pénible dans les cas graves, car loin de s'amender, les phénomènes tendent à devenir plus fâcheux.

L'haleine est généralement un peu forte, au moins dès le début de la fièvre jaune, même dans les cas légers ; dans les cas graves, elle prend une odeur ammoniacale, et même, si des fuliginosités et des exsudations sanguines surviennent dans la bouche et sur la langue, elle arrive parfois à être infecte.

Crevaux, a appelé l'attention sur la stomatite qui existe au début de la fièvre jaune ; ce que je viens de dire à propos des lèvres, des gencives, du voile du palais et de la langue me permet de ne pas insister plus longuement là-dessus. Néanmoins, disons que cette irritation, qui existe dans la bouche, explique pourquoi, dans certaines circonstances rares, les observateurs ont constaté des phénomènes insolites, comme : la douleur, le sentiment de brûlure, la dysphagie, des salivations abondantes, et peut être critiques, une véritable paralysie, ou bien des contractures des muscles du voile du palais ou de la langue.

VOMISSEMENTS

Les vomissements jouent un si grand rôle dans la fièvre jaune, que la maladie a souvent été appelée de son nom seul : *Vomito, vomito negro, vomito prieto, black vomit*, etc. etc. Ces vomissements diffèrent, suivant le degré, et suivant la période, dans un même cas ; ils ont pour le diagnostic, comme pour le pronostic, une importance considérable.

Suivant le moment où la fièvre jaune commence, on peut rencontrer des vomissements alimentaires au début. Ceux-ci ne peuvent nous intéresser, on le comprend. En revanche, si l'estomac est vide, et si des boissons ne viennent pas altérer les caractères du vomissement du début, celui-ci est incolore, c'est-à-dire formé uniquement de mucus stomacal, ou bien, plus ou moins verdâtre, suivant que le sujet était exempt ou non de biliosité acquise. A mesure que la première période avance, les vomissements initiaux, s'ils s'étaient montrés, diminuent de fréquence, et avant la rémission, ils ont tout à fait cessé.

Lorsque le vomissement semble être produit par une ingestion de boisson, il a souvent le caractère même de cette boisson ; et on le comprend, nous ne devons pas nous appesantir sur son compte alors ; mais lorsqu'il est spontané, il présente un intérêt infiniment plus grand. Ce vomissement de la seconde période, qui a été appelé du nom de *melanhéme*, peut être classé en sept ou huit variétés : la première, ayant l'apparence d'un liquide purement aqueux ; la dernière étant absolument noire. On comprend facilement que, suivant les observateurs, les degrés peuvent être plus ou moins nombreux sans grande utilité ; aussi, n'attachons-nous pas une grande importance à ses subdivisions.

Quoiqu'il en soit, le moins coloré de la série de ces vomissements de la seconde période, est le vomissement blanc, sur lequel les auteurs se sont assez longuement appesantis. Ce vomissement blanchâtre est, comme je l'ai déjà dit, légèrement opalin, limpide, c'est comme du suc gastrique pur, dirait-on à première vue, si son abondance n'était pas exagérée ; — ce vomissement blanchâtre mérite d'appeler l'attention des observateurs ultérieurs, car il révèlera à l'analyse chimique, et peut être aussi, à l'analyse bactériologique, une première altération, profonde déjà, dans la composition des sécrétions.

A mesure qu'il se colore, le vomissement de la seconde période prend les noms : d'ailes de mouche, de toile d'araignée, de café au lait, chocolat au lait, chocolat à l'eau, brun, marc de café, encre, suie délayée, poudre à canon, tabac à priser : expressions bizarres, et qui, cependant, rendent assez bien compte de l'aspect de la réjection.

Généralement, comme je l'ai fait remarquer à propos de la fièvre jaune à la Martinique, le vomissement noir commence à se dessiner du troisième au quatrième jour ; c'est-à-dire après la rémission ; il suit et ne précède pas la coloration subictérique, comme d'ailleurs toutes les hémorrhagies du typhus amaril.

Le vomissement noir est assez spécial d'aspect, pour avoir vivement frappé : et médecins et malades ; le vulgaire lui-même s'en préoccupe fortement, de sorte qu'il a été, l'objet de maintes recherches. Ce n'est guère, cependant, que dans ces dernières années, qu'il a été assez bien étudié ; et encore nous avons bien des choses à apprendre au sujet de sa composition, tant chimique que bactériologigue.

Les médecins brésiliens distinguent trois sortes de vomissements noirs : 1° un liquide couleur verdâtre, tenant en suspension de la matière pulvérulente noire ; 2° un liquide noir homogène, semblable à de l'encre, ne laissant pas déposer de sédiment ; 3° du sang pur paraissant noir, quand il est en couche épaisse, et rouge obscur par transparence.

1re VARIÉTÉ DU VOMISSEMENT NOIR

C'est un liquide verdâtre, louche, tenant en suspension une substance pulvérulente noire. Ce liquide, laissé au repos, se sépare en deux portions, une liquide, l'autre solide, en forme de sédiment. Ce sédiment, vu au microscope, paraît composé d'un très grand nombre de cellules de forme ellipsoïde à un ou deux noyaux; ces cellules, que les médecins brésiliens considèrent comme de véritables champignons, augmentent de quantité à mesure que la maladie se prolonge.

2e VARIÉTÉ DU VOMISSEMENT NOIR

C'est un liquide épais, un peu gluant, comme du mucus très liquide, semblable à de l'encre, et ne laissant pas déposer de sédiment par le repos. L'examen microscopique y découvre des globules sanguins infiltrés de bile, disent les médecins brésiliens, de sorte qu'ils ressemblent à de petites plaques de gélatine trempées dans une solution de calabarine. (*Gama Lobo*, cité par Rey.)

3e VARIÉTÉ DU VOMISSEMENT NOIR

C'est du sang pur, présentant au microscope des globules rouges et blancs, des cellules épithélium et des plaques de pigment.

Cunisset, dans son *Étude chimique de la fièvre jaune*, publiée dans les *Archives de médecine navale*, n'admet que deux espèces de vomissements : l'un, qu'il appelle le rouge ; l'autre, qu'il nomme le brun marron. Le vomissement rouge est peu fréquent ; c'est une véritable hémorrhagie stomacale, dans laquelle le sang vient à peine de sortir des vaisseaux quand il est rejeté ; il s'observe à la période des hémorrhagies passives, se produit souvent, au moment de la mort ; et si alors, un effort de vomissement ne l'a pas expulsé, on le trouve dans l'estomac à l'autopsie. Au contraire, le vomissement brun marron est plus fréquent ; il contient une moins grande proportion de sang, et il est dû à ce que l'hémorrhagie s'est faite lentement ; le sang restant alors plus longtemps dans l'estomac, a été digéré en partie déjà, ce qui lui a enlevé sa coloration propre.

Cette distinction et cette explication du mécanisme producteur des deux variétés si différentes du vomissement noir sont de nature à faire cesser les discussions qui ont eu lieu à leur· sujet. Et, comme je l'ai déjà dit, à propos de la fièvre jaune à la Martinique, on peut admettre sans conteste, aujourd'hui, qu'à une certaine période de la maladie, il se fait dans l'estomac la même exsudation qui se fait sur les muqueuses : buccale, oculaire, génitale, etc. etc. ; or, ce sang exsudé par la muqueuse stomacale, commence aussitôt à être altéré par les liquides digestifs, de sorte que, s'il est rapidement vomi ; et, qu'il soit secrété en abondante quantité en peu de temps, il peut se faire que les individus vomissent du sang pur, tandis que dans le cas contraire, il passe par nombre de gradations qui lui donnent un aspect variable, d'un individu à un autre.

Lorsque les choses marchent bien, on ne voit pas de vomissements pendant la seconde période, et le sujet n'a même pas de nausées. Au contraire, si la maladie prend une allure dangereuse, on voit survenir un état de mal au cœur de plus en plus désagréable ; et même des vomissements surviennent, soit seuls, soit accompagnés de spasmes stomacaux, d'anxiété précordiale, etc. etc. Ces vomissements semblent, tantôt s'être produits spontanément, tantôt avoir été provoqués par l'ingestion de quelque liquide.

Nous avons quelques détails à ajouter touchant le vomissement noir : c'est d'abord, comme nous l'avons dit à bien des reprises déjà, que parfois il a fait défaut pendant la vie sans cependant qu'il manquât à proprement parler. Dans ce cas c'est que le malade n'a pas eu de contraction stomacale et diaphragmatique capable d'expulser le mélanhème, qui a été sécrété cependant ; de sorte qu'on trouve ce mélanhème, seulement à l'autopsie dans l'estomac et l'intestin. — D'autres fois ce mélanhème s'est produit d'assez bonne heure, et cependant est resté inaperçu jusqu'au moment ultime de la vie ; moment où le malade fournit le vrai diagnostic de la maladie avec sa dernière expiration.

Ajoutons aussi que le vomissement noir, qui très généralement est un signe de la plus grande gravité, a semblé moins irrévocablement mortel dans certaines épidémies que dans d'autres ; c'est un fait que l'on doit signaler en ce moment, sans pouvoir encore l'expliquer. On a dit aussi : qu'il est moins funeste chez l'enfant que chez l'adulte, mais même en nous tenant aux appréciations les plus favorables de Càtel à son sujet, nous dirons qu'il est rare, que le patient ne meure pas, lorsqu'il l'a présenté.

En revanche, il n'est pas difficile d'expliquer ces cas où le malade semble vomir alternativement noir et rouge, c'est-à-dire : que, tantôt il expulse la véritable matière noire caractéristique, tantôt au contraire c'est le produit d'une hémorrhagie concomitante du pharynx, de l'œsophage ou de l'estomac qui est rejeté. On comprend très bien, ainsi, cette apparente contradiction des phénomènes.

Le vomissement noir se produit de diverses manières, avons nous dit ; tantôt il est précédé par un état anxieux et succède à des vomissements de plus en plus colorés ; tantôt au contraire il survient tout à coup et sans signe précurseur, sinon même avec un certain sentiment de calme. Il en est de même de l'effet ressenti par le sujet ; tantôt chaque vomissement jette le malheureux dans un état de spasmes pénibles ; tantôt au contraire, il semble soulager réellement l'individu. — Toutes ces variétés sont seulement curieuses à signaler pour le moment ; et, n'oublions pas de dire : que si quelques rares fois le vomissement noir a semblé être le signal de la convalescence, le plus généralement c'est un signe irrévocablement mortel.

Poursuivant l'étude de l'aspect physique du mélanhème, nous dirons que si on trempe un linge dans le vomissement noir, on voit, en le retirant, qu'il est coloré en bistre ; et que, çà et là, il présente de petites taches noires, preuve que le vomissement est composé : d'un liquide tenant en suspension de petits fragments solides.

Comme je l'ai fait remarquer à diverses reprises, il y a là un moyen très assuré de diagnostic différentiel entre la fièvre jaune et les fièvres bilieuses des pays chauds qu'on a voulu souvent rattacher au typhus amaril. Il suffit de l'avoir vu une fois, pour que l'esprit soit absolument fixé à cet égard. Voici d'ailleurs en quelques mots ces différences, telles que je les ai indiquées à diverses reprises.

<table>
<tr><td>

FIÈVRE JAUNE

Le vomissement noir de la fièvre jaune contient une matière noire analogue à de la suie, laissant sur le linge de petites taches noires ressemblant à celle que laisserait une poudre noire ; — tandis que la partie liquide colore ce linge en bistre clair, et qu'à la limite des portions mouillées et des portions sèches, on voit de petites lignes ondulées brunes ou rougeâtres.

</td><td>

FIÈVRE BILIEUSE

Le vomissement de la fièvre bilieuse contient parfois des parcelles vertes, laissant sur le linge de petites taches d'un vert foncé comme si elles étaient constituées par de petits fragments de feuilles herbacées ; tandis que la partie liquide colore ce linge verdâtre très clair, et qu'à la limite des portions mouillées, on voit de petites lignes ondulées verdâtres.

</td></tr>
</table>

La différence est tellement sensible, qu'elle est établie sans aucune difficulté ; et à ce sujet qu'on me permette de rapporter une anecdote, qui montrera combien le doute ne saurait exister. Pendant que j'étais au Sénégal, j'insistais volontiers, dans mes cliniques, sur ces différences, en décrivant la fièvre mélanurique que nous observions à chaque instant dans nos salles, et alors que la fièvre jaune y faisait absolument défaut. — Or, un jour, je suivais la visite de mon ami le docteur Borius dans l'hôpital de Gorée, quand nous constatons : qu'un malade, qui avait été apporté dans la nuit, avait bel et bien la fièvre jaune. — La situation était grave à divers points de vue, mais il ne fallait pas, surtout, effrayer la population par un mot imprudent ; de sorte que d'un coup d'œil nous nous comprîmes, et le Dr Borius passa outre, après avoir fait la prescription. Le second malade, était, précisément, un homme atteint de fièvre mélanurique. Le lendemain matin les deux cadavres étaient à l'amphithéâtre.

Nous avions porté sur les feuilles et le registre de décès : fièvre bilieuse, pour les deux ; et nous faisions les deux autopsies sans laisser paraître, à deux jeunes aides-médecins qui nous assistaient, le fond de notre pensée, lorsqu'un de ces jeunes gens, fort intelligent du reste, me posa la question embarrassante pour moi, de savoir : si réellement c'étaient deux formes de la même maladie, et non deux maladies différentes que nous avions en présence ? — De peur qu'en prononçant le mot de fièvre jaune, le secret, nécessaire au début, ne fut mal gardé je répondis que c'était seulement deux variétés. Mais malgré mon assurance, je ne parvins pas à convaincre mon auditeur. Je le vois encore couper silencieusement deux morceaux de bande de linge de même dimension, et les plonger: un dans l'estomac du premier cadavre, l'autre dans celui du second; puis les retirant, sans rien dire, me montrer les deux résultats. L'expérience était décisive ; toute feinte impossible ; et je dus me rendre, après lui avoir donné les raisons de ma manière de faire, et avoir obtenu de lui que le secret serait absolument gardé jusqu'à nouvel ordre, au sujet de ce cas de fièvre amarile.

Quand il est laissé quelques instants au repos, le vomissement noir se partage en deux portions : une supérieure liquide, l'autre inférieure constituée par un dépôt. La partie liquide plus ou moins foncée, plus ou moins louche, est acide ; si on la filtre, elle devient presque incolore et limpide ; elle contient parfois un peu d'albumine qu'on ne peut déceler que par la chaleur unie à l'acide acétique ; elle contient des chlorures, des sulfates ; et enfin ne précipite pas par le chlorure de zinc, ce qui indique l'absence de créatinine.

Le dépôt a la forme d'un nuage épais, formé par des flocons de matière noire qui est emprisonnée dans un mucus visqueux. L'abondance, plus ou moins grande, de cette matière noire, détermine la coloration variable de ce vomissement noir.

L'analyse chimique du vomissement noir a fourni à Alvarenga les résultats suivants : densité, 1007 à 1017 ; — acide.

L'acide azotique à fait: deux fois, sur cinq analyses, naître une teinte jaune, n'a produit : trois fois, aucun changement. Même résultat avec les acides : sulfurique, chlorhydrique, acétique et l'alcool à 35 degrés.

L'ammoniaque et la potasse caustique, troublaient le liquide ; puis, le lendemain, la limpidité était observée après un dépôt composé de cristaux, d'ammoniaque ou de poudre de potasse.

Le nitrate d'argent, décelait la présence des chlorures.

Le nitrate de baryte, troublait légèrement le liquide dans lequel on trouvait, le lendemain, un petit dépôt de cristaux d'oxalate de chaux.

La liqueur de Barreswil, réduisait l'oxyde de cuivre : une fois sur cinq, et on trouva d'autres réactions de la glycose dans cette analyse.

L'évaporation, a décelé le chlorure de sodium cristallisé. En délayant vingt grammes de sang avec un bâton de verre trempé dans l'acide chlorydrique, Alvarenga dit avoir obtenu un liquide en tout semblable au vomissement noir.

Quelques observateurs ont cru trouver du carbonate d'ammoniaque dans les vomissements. M. Chapuis, par exemple, en traitant le vomito négro par l'acide chlorhydrique, obtint des cristaux de chlorhydrate d'ammoniaque. On en a déduit aussitôt une probabilité en faveur de la théorie qui ferait dépendre la plupart des accidents de la fièvre jaune à l'urémie. M. Cunisset, dans son travail sur la fièvre jaune, s'est élevé contre cette opinion, disant : « La présence de ce sel ne peut pas concilier avec l'acidité du liquide ; en effet, si l'urée éliminée par les parois de l'estomac, se transformait en carbonate d'ammoniaque, les acides du suc gastrique (acide phosphorique à l'état de sels acides, acides lactique, acétique, chlorydrique, etc.) décomposeraient le carbonate d'ammoniaque, et donneraient les sels ammoniacaux correspondants.

Dans le but de trancher définitivement la question, Cunisset eut recours au procédé suivant : « Les matières du vomissement étant filtrées, le dépôt recueilli sur un filtre était lavé avec de l'eau distillée ; le liquide provenant de la filtration était introduit dans une cornue tubulée dont le bec était mis en communication, au moyen d'un ajustage en caoutchouc, avec un tube à boules de Liébig, contenant de l'acide chlorydrique et étendu d'eau distillée. On ajoutait au liquide de la cornue, un lait d'hydrate de magnésie récemment préparé, et on chauffait au bain-marie à la température de 80 degrés. Nous avons préféré, dit Cunisset, dans ce cas l'hydrate de magnésie à une solution de potasse, parce que son action est moins énergique sur les matières albuminoïdes, et qu'il fallait éviter la formation d'ammoniaque étrangère à celle qui pouvait exister à l'état de carbonate d'ammoniaque.

Après une demi-heure, on faisait passer, au moyen d'un tube aspirateur, un courant d'air dans l'appareil pour chasser les gaz de la cornue. On traitait la solution chlorhydrique par du bichlorure de platine, on ajoutait de l'alcool, et on abandonnait au repos jusqu'au lendemain. En opérant ainsi, il n'a jamais constaté la

formation du précipité jaune de chlorure double de platine et
d'ammoniaque, caractéristique des sels ammoniacaux.

M. Cunisset, a fait de nombreuses analyses qui lui ont permis
d'affirmer aussi : que la cholestérine n'existe pas dans le vomissement noir, pas plus que les pigments biliaires, ni les sels
biliaires, le plus souvent; il n'a pas trouvé d'urée non plus; et
dans les rares circonsances où un de ces corps a été rencontré,
il existait en si faible quantité, que l'on ne le signalait que pour
mémoire.

Le dépôt du vomissement noir contient aussi du sang (réactif à l'essence de térébenthine et à la teinture de gaïac).

Décorréis, a constaté une notable quantité d'urée dans certains
vomissements de la fièvre jaune.

Lapeyrère, a retiré d'un vomissement de fièvre jaune, trois espèces de ptomaïnes; dont l'une a déterminé la mort au milieu de
symptômes typhiques chez un lapin et chez un chat.

Il y a longtemps, déjà, qu'on a cherché à étudier le vomissement noir au microscope. Luzeau, à la Martinique, en 1839,
fit quelques premières recherches et constata que : dès qu'ils
prennent la couleur spéciale désignée sous le nom : de café au lait,
chocolat, etc., on y trouve des globules sanguins.

En même temps, qu'il constatait la présence des globules sanguins dans les vomissements de la seconde période, Luzeau
signalait : 1° des corps étrangers en suspension dans le liquide,
n'ayant aucune forme déterminée ; 2° des tubes transparents
semblables à des ramifications végétales que l'on rencontre dans
beaucoup de liquides organiques.

Bache Leidy, dans l'épidémie de 1851-53, à Philadelphie, a
examiné le vomissement noir au microscope, et y a trouvé :
1° des globules sanguins altérés et non altérés ; 2° des lames
d'épithélium ; 3° des débris granuleux en masses irrégulières ;
4° des plaques de matière opaque ; 5° des corps cristallins ;
6° une matière amorphe ; 7° quelquefois des globules de graisse;
8° enfin des torules et des sporules. D'après Bache Leidy, le
sédiment du vomito, serait presque entièrement composé: de
globules sanguins à divers états de dégénérescence.

Alvarenga à Lisbone, en 1857, a aussi étudié au microscope
le vomissement noir et y trouva : 1° Des globules sanguins décolorés; 2° Des fragments à forme irrégulière de couleur marron

et paraissant formés par une combinaison de la matière verte de
la bile et de la matière colorante du sang ; 3° Des cellules d'épithélium pavimenteux en grand nombre ; 4° Des globules de
graisse et des cristaux divers paraissant provenir des liquides
de l'alimentation donnée avant la mort ; 5° Des *sarcina ventri-
culi*; 6° Des vibrions vivants et morts.

May Figueira dit avoir trouvé dans le vomito : toujours des
globules de sang, privés de matière colorante ; des fragments de
forme très irrégulière, de matière très obscure, tirant sur le marron, paraissant être de la matière verte, de la bile combinée avec
la matière colorante des globules sanguins ; des cristaux, des
cellules d'épithélium pavimenteux ; des globules de graisse ; des
globules de ferment ; des vibrions. Deux fois il a trouvé une
sarcine ; et une fois, il y avait des filaments réunis en réseau
comme des nervures d'une feuille.

Lawson a constaté, de son côté, dans le vomito : beaucoup d'épithélium glandulaire, parfois granuleux ; beaucoup de corpuscules
libres, clairs, sphériques, parfois rugueux à la superficie, ayant
la moitié du diamètre des globules du sang ; une matière colorante, obscure et amorphe, des sporules ; torules ; d'autres
matières étrangères. D'après lui, l'épithélium des glandes tubu-
laires de l'estomac était granuleux, imprégné de matière colorante obscure. Cet observateur incline à penser que la matière
du vomito est sécrétée par les glandes stomacales.

Jones, Nouvelle-Orléans, comparant l'estomac dans la malaria
et dans la fièvre jaune a dit : dans la fièvre amarile, — muqueuse
souvent congestionnée, ramollie, érodée, — contenant souvent
beaucoup de liquide de vomito, souvent, le contenu à une réaction alcaline qui provient de la présence de l'ammoniaque, résultant de la décomposition de l'urée éliminée. En jetant un bâton
mouillé, de vomito, dans acide chloryde, fumée blanche de
chlorure d'ammoniaque ; — cette observation avait été faite
déjà par Chapuis, Martinique, 1855-57. Dans la malaria : muqueuse souvent normale, quelquefois ecchymoses, rarement
érosion, ou inflammation, ou sang, réaction acide.

En présence de ces nombreuses analyses indiquant la présence
du sang comme base fondamentale du vomissement noir on n'est
pas peu étonné de lire dans le livre de M. Domingos Freire que :
le sang y fait complètement défaut, et que la matière noire est le

produit de sécrétion des microcoques pathogènes de la maladie.

« Avant mes études microscopiques sur la fièvre jaune, les pathologistes croyaient que la couleur noire des matières rejetées était due à du sang plus ou moins altéré. En 1880 j'ai déjà mis hors de doute que cette couleur noire qui était produite par les cryptococci désagrégés était due au pigment noir propre à ces organismes microscopiques. En effet le vomissement noir type ne renferme pas un seul globule de sang excepté s'il y a en même temps quelque hémorrhagie gastrique, buccale, etc.

En outre non seulement l'hémoglobine mais encore les produits de ses décompositions sont des matières solubles dans les liqueurs aqueuses. M. Mello d'Oliveira, chimiste distingué, et moi, nous avons soumis à l'analyse spectrale du vomissement noir type dilué dans l'eau, et nous n'avons pas remarqué la moindre altération du spectre (Domingos Freire, *loc. cit.*, p. 74-76).

Carmona y Valle de Mexico partage la même manière de voir. « J'ai recueilli, dit-il, les matières vomies par deux malades, dans l'intention de contrôler l'opinion la plus universellement acceptée, que la coloration noire du vomissement est due à la présence du sang. L'étude microscopique des deux spécimens de vomissements noirs m'a convaincu qu'ils ne renferment aucun des éléments du sang que le microscope aurait pu nous faire connaître. « Vous savez, Messieurs, la facilité avec laquelle cet instrument (le spectroscope) révèle les quantités les plus infimes de la matière colorante du sang, par la présence des raies dites de réduction. Eh bien, après une étude des plus minutieuses, nous avons pu nous convaincre que ces matières ne renferment pas le plus petit vestige de matière colorante du sang. » (Carmona, *loc. cit.*, p. 15-16.)

Pour essayer de réduire à néant cette opinion, M. Le Dantec, médecin de la Marine qui a assisté à l'épidémie de 1886-87 à la Guyane, a fait une série de recherches ; c'est ainsi par exemple qu'il a examiné les divers vomissements de la fièvre jaune au spectroscope.

Tout d'abord, disons que Le Dantec, a eu l'idée d'examiner les vomissements manifestement bilieux du commencement de la maladie au spectroscope, pour voir s'il rencontrerait la raie correspondante à la lettre *D* qu'on constate dans la bile humaine,

— il ne l'a pas trouvée — et il a examiné, alors, la bile de trois sujets morts de fièvre jaune, et n'a pas non plus trouvé cette raie ; il signale cette particularité en disant qu'il serait intéressant de rechercher si la bile amarile présente toujours cette particularité spectrale. En revanche, dans le vomissement noir, il a trouvé manifestement les raies spectrales du sang. M. Le Dantec a fait observer : que les dérivés de l'hémoglobine (hémaphéine, hématine, etc. etc.) étant insolubles dans l'eau et seulement dans l'alcool acidifié, — il n'est pas étonnant que Freire et Carmona n'aient obtenu aucun résultat microscopique. De son côté, à l'aide de cette solution dans l'alcool, il a, à toutes les fois qu'il l'a cherchée, obtenu la trace spectrale du sang, dans le vomissement noir.

Le Dantec, a cherché le sang dans les vomissements noir a l'aide des procédés chimiques ; il n'a pas obtenu de cristaux d'hémoglobine, ni de coloration bleu foncé de l'essai par la teinture de gaïac et la térébenthine, mais il a obtenu des cristaux d'hémine en chauffant un peu de matière noire avec une goutte d'acide acétique et un peu de sel marin (chlorhydrate d'hématine). Il en a déduit que : probablement la matière colorante du sang est à l'état d'hématine et non d'hémoglobine dans le vomissement noir. Il a eu aussi l'idée de reproduire artificiellement le vomissement noir, en faisant agir quelques gouttes d'acide chlorhydrique sur du sang dilué dans l'eau ; — il a obtenu ainsi des flocons bruns qui précipitent et un liquide brunâtre qui surnage, produit qui a ressemblé aussi exactement que possible au vomissement brunâtre de la fièvre jaune.

Voici d'ailleurs les détails que M. Le Dantec donne de ses études sur le vomito : Au début les vomissements se partagent généralement en deux couches, une liquide claire, visqueuse filante, supérieure et une seconde qui occupe le fond du vase sédimenteux, composée de flocons d'un brun clair. Enfin, dans quelques cas le liquide du vomissement est noir, et contient en suspension des corpuscules de même couleur. Plus tard, la couche liquide supérieure du vomissement, devient brune et le sédiment est noir comme une infusion de café contenant le marc.

En examinant au microscope les vomissements de la première catégorie, il a trouvé dans le sédiment : 1° Des cellules épithéliales plates et des cellules cylindriques à protoplasme granuleux; 2° Des noyaux libres, provenant des cellules épi-théliales désagrégées; 3° Des leptothrix et des spores; 4° Des microcoques, le plus souvent diplocoques, quelques fois en sarcine, mais paraissant toujours capsulés. Ces microcoques sont disposés, parfois, en amas et forment de longues traînées ; 5° Quelquefois, parce qu'ils sont peut-être détruits par le suc gastrique dans certaines conditions, trois variétés de bacilles, les uns petits et grêles, les seconds épais et courts, les troi-sièmes, moyens. Le Dantec a rencontré deux fois des bacilles très gros, semblables aux bacilles ulna; 6° Des champignons du genre torula ou saccharomyces; 7° Des granulations grais-seuses de toutes les dimensions ; 8° Des plaques jaunâtres ; 9° Rarement des globules sanguins, qu'il ne faut pas con-fondre avec des globules graisseux et des cellules de torula, Ce sédiment, peu soluble dans les acides et les alcalis, ne donne aucune réaction spectroscopique.

Dans le vomissement noir de la seconde catégorie, que Le Dantec appelle vomissement sanguin, les éléments qu'on ren-contrait dans celui de la première sont devenus plus rares; et on remarque, dit-il, surtout des plaques jaunâtres ou brunes au mi-lieu desquelles on voit des granulations brunes et des globules sanguins plus ou moins altérés, ainsi que des cellules de torula, et enfin des noyaux des cellules.

Ces globules sanguins examinés directement, et sans le se-cours des matières colorantes, sont reconnaissables : en ce qu'ils présentent un cercle régulier à bords teints en jaune ou en brun clair, tandis que le centre est légèrement grisâtre ; — ceux des globules qui sont dans une période plus avancée d'altération, sont ovales, à bords quelquefois irréguliers, ils sont faiblement colorés et à peine perceptibles. Le Dantec conseille, pour éviter les erreurs, d'examiner un flocon brun de sédiment. Après l'avoir disposé on agite dans une goutte de couleur d'aniline; alors, dit-il, il n'y a plus de doute à avoir, car d'une part, les globules graisseux sont incolores et réfringents; — par ailleurs les glo-bules de sang restent dans leur état primitif, ou sont à peine teintés sur les bords. D'autre part, les cellules ovales de torula sont colorées uniformément; et si elles ont un noyau, il est coloré d'une manière plus intense (ces cellules de torula sont en voie de prolifération et portent un spore à leur extrémité). Enfin, les noyaux de cellules désagrégés, et les globules blancs ont une coloration intense, et sont en voie de dégénérescence graisseuse.

Le Dantec a cultivé le vomissement noir, d'après la méthode isolante de Koch ; il a obtenu, dans du bouillon de bœuf stérilisé : trois espèces de colonies de bacilles et deux variétés de champignons. Une de ces colonies était constituée par des bacilles, la plupart du temps droits, quelquefois recourbés se colorant fortement par les couleurs d'aniline. — Une autre formée de petits bacilles grêles se colorant moins fortement que les premiers. — Une troisième comprenant de longs bacilles grêles se colorant faiblement par les mêmes couleurs.

M. le Dantec a fait remarquer que le microorganisme signalé par Rangé, à la Guyane, et qu'il considère comme amarilogène ressemble absolument au champignon torula, c'est, dit-il, un saccharomyce qui trouve un milieu de culture favorable dans les vomissements, car plus on retarde l'étude de ces vomissements plus il est abondant. Dans ces conditions, le microorganisme signalé par Rangé, n'aurait aucune importance pathogène.

Pour terminer cette longue enquête sur les vomissements de la fièvre jaune, je dirai que toutes ces recherches sont extrêmement intéressantes assurément, mais jusqu'ici elles n'ont apporté aucun appoint réellement utile, soit à la pathogénie, soit à la thérapeutique de la fièvre amarile. Par conséquent, il suffit, pour le moment, de les signaler, sans avoir besoin de s'y arrêter plus longuement.

SELLES

Les selles, sont moins importantes que les vomissements, dans l'étude de la fièvre jaune : mais, néanmoins, elles présentent plus d'un point intéressant à examiner.

Pendant la première période, il y a généralement un peu de constipation, mais il n'est pas rare que : dans une épidémie, on voie des bouffées de cas, où il y a au contraire diarrhée bilieuse au début. Au moment de la rémission, si le cas est léger, le malade vient spontanément à la selle, et bientôt il ne présente plus rien de particulier de ce côté. Si au contraire, l'atteinte est sévère, il y a, en général, un peu de diarrhée à ce moment. — Ce n'est qu'exceptionnellement qu'on voit persister la constipation pendant la seconde période. Cette constipation peut être même très marquée, rebelle aux purgatifs ; elle est comme l'indice d'une inertie, presque d'une paralysie momentanée des intestins, chose fâcheuse pour le pronostic.

La diarrhée qu'on observe souvent dans la seconde période de la fièvre jaune a une couleur variable ; les selles d'abord bilieuses, puis sanguines arrivent, parfois, par un mécanisme facile à comprendre : à contenir les éléments du vomissement noir plus ou moins modifié par son transport à travers l'intestin. Ce que nous avons dit : touchant l'alternative du vomissement noir et du vomissement de sang rouge, est absolument de mise ici, la chose se produisant par un mécanisme tout à fait analogue.

Cunisset a fait quelques recherches touchant les selles de la fièvre jaune, il en a pu déduire divers détails, à savoir : qu'elles ne contiennent pas de carbonate d'ammoniaque, ni de stercorine. Qu'elles sont, parfois, privées absolument de sels et de pigments biliaires ; et qu'elles n'en ont jamais un excès ni même la proportion normale. D'après ses recherches, nous savons encore : que pendant toute la durée de la maladie, les selles sont alcalines. Leur examen microscopique révèle à la seconde période, c'est-à-dire alors qu'elles sont, comme on dit, muqueuses, une infinité de plaques d'épithélium altérées et granuleuses, indice du catarrhe gastro-intestinal. Nous avons dit, que, souvent, à cette période elles contiennent du sang, nous n'avons pas besoin d'y revenir. Ajoutons pour en finir, que pendant la convalescence, les selles deviennent grises, brunâtres comme une boue fine. Les Anglais les appellent les selles sablonneuses ; et, en les examinant de près, on voit que leur apparence est due à l'absence de la bile.

URINES

De toutes les sécrétions excrémentitielles, l'urine est celle qui a été le plus complètement étudiée, jusqu'ici, dans la fièvre jaune ; et des résultats très intéressants ont été obtenus déjà sur leur compte. Nous allons parler successivement de maints détails afférents à cette urine pour bien fixer les idées, car c'est en procédant très méthodiquement que nous pourrons arriver à présenter le bilan de nos connaissances actuelles sur leur compte.

Émission

Pendant la première période, les urines donnent généralement une impression pénible de chaleur à leur passage dans l'urèthre. Au moment de la rémission, elles coulent facilement et parfois en assez grande abondance. Pendant la seconde période, elles coulent en petite quantité et plus ou moins difficultueusement

Quantité

Toutes choses égales d'ailleurs, la quantité de l'urine est diminuée dans la fièvre jaune. Pour beaucoup d'observateurs, cette diminution est en rapport direct aves la gravité de l'atteinte ; d'après mon impression, il faut présenter la proposition d'une manière différente et dire : quoique la fièvre jaune puisse être très grave, sans que la quantité d'urine soit sensiblement diminuée ; en général, cette diminution est un des signes les plus certains de la gravité.

Pendant la première période, dans les cas sévères, il arrive, parfois, que la congestion active dont le rein est le siège, arrête la sécrétion urinaire. Il faut, par tous les moyens possibles, chercher à la rétablir, alors, sans retard : (émissions sanguines locales, purgatifs salins, diurétiques, frictions sur les lombes, etc. etc.), car la stase des éléments de l'urine dans le sang est toujours une mauvaise chose.

Au moment de la rémission, il y a en général émission d'une certaine quantité d'urine. Si la guérison est prochaine il y a, parfois, une urination si abondante, qu'on pourrait presque l'appeler critique.

Pendant la seconde période, la diminution est plus ou moins grande, elle peut aller jusqu'à l'anurie. Ai-je besoin de rappeler que si le malade n'urine pas, il faut savoir quelle en est la cause : inertie de la vessie ou arrêt de la sécrétion. Dans tous les cas cette cessation de l'émission des urines est chose grave, très grave même ; on n'a pas vu la guérison survenir quand elle avait duré plus de quinze à vingt-quatre heures ; et, quatre-vingt fois sur cent, les cas mortels sont accompagnés d'anurie.

Quand l'organisme réagit contre le mal, les urines augmentent de quantité ; de sorte que les fluctuations de la sécrétion peuvent très bien renseigner sur les efforts de la nature.

Réaction au papier

Pendant la première période, l'urine est toujours acide. Pendant la seconde, elle l'est le plus souvent ; ce n'est que très exceptionnellement qu'elle est neutre ou alcaline. Ce n'est que pendant la convalescence, que cette neutralité, ou cette alcalinité, sont ordinaires et bien accentuées.

Densité

Jusqu'ici, on ne sait rien de bien précis au sujet de la densité des urines dans la fièvre jaune. Les médecins brésilliens ont bien dit : qu'il fallait suivre cette densité avec soin, et qu'on voyait, alors, qu'elle montait de 1,015 jusqu'à 2,000, puis descendait jusqu'à 1,030 ou 1,040 dans les cas qui marchent bien. D'après eux, la densité ne dépasse pas 2,000 dans les atteintes légères de sorte qu'on aurait là un bon moyen de pronostic. Gama- Lobo, a trouvé la moyenne de 1,980 pour 51 observations portant sur 13 malades qui ont guéri et 2,135 pour 14 observations sur 5 malades qui sont morts ; mais il faut convenir que ces renseignements sont encore trop vagues ; et que de nouvelles recherches sont nécessaires pour fixer les idées. Quoi qu'il en soit, comme c'est surtout l'albumine qui régit la densité de l'urine dans le typhus amaril, on comprend que l'examen du liquide, au densimètre, fournit déjà une indication, qui doit d'ailleurs être complétée par d'autres investigations.

Couleur

Pendant la première période, l'urine a le caractère fébrile, c'est-à-dire est un peu rouge ou jaune rougeâtre. Dans aucun cas, alors, elle ne présente une de ces teintes dites : madère, porto, malaga, café, encre, etc. etc. qu'on lui voit dans certaines fièvres bilieuses, la mélanurique par exemple. Par conséquent, à moins de coexistence du paludisme et de l'amarilisme, ces couleurs anormales pourraient servir de moyen de diagnostic différentiel.

Pendant la rémission, la couleur s'éclaircit ; dans les cas légers, elle est bientôt parfaitement naturelle d'apparence. Dans les cas graves elle tend, dès lors, à se troubler. A mesure que la maladie marche, elles deviennent plus épaisses, troubles et comme boueuses. On s'est demandé : si pendant cette seconde période, l'urine peut devenir brune et noire même ; cette question, futile en apparence, a été grave de conséquences, touchant la pathogénie de la fièvre amarile et de la fièvre bilieuse mélanurique.

Sans entrer dans toutes les discussions qui ont eu lieu à ce sujet, disons : 1° que lorsqu'il y a une concomittance de fièvre mélanurique et de fièvre jaune, on peut avoir ces colorations à toutes les périodes ; 2° que des hémorrhagies rénales, vésicales ou uréthrales, peuvent à la seconde période altérer la couleur de l'urine comme celle de toutes les autres sécrétions ; 3° mais qu'ordinairement, la fièvre jaune n'entraîne pas une coloration très foncée de l'urine, pendant la seconde période.

Action de l'acide azotique.

M. Vidaillet, médecin de la marine, a signalé une action spéciale de l'acide azotique sur l'urine de la fièvre jaune. Voici l'analyse d'un travail qu'il a inséré sur ce sujet dans les *Archives de médecine navale*, analyse que j'ai déjà fournie dans mon *Étude sur la fièvre jaune à la Martinique.*

Douze ou vingt-quatre heures après l'invasion de la maladie, dit-il, on verse dans un verre contenant 150 grammes d'urine, quelques gouttes d'acide nitrique ; il se forme, en quelques secondes, une zone blanchâtre, albuminoïde, divisant le liquide en deux parties. Celle du dessus est constituée par l'urine dont la nuance n'a pas changé, celle du dessous a pris une teinte rougeâtre, et enfin la partie tout à fait inférieure a pris une teinte couleur de curaçao ou jaune-orangé. Cette zone blanchâtre opaline, que M. Vidaillet appelle : l'anneau prémonitoire, est pour lui l'élément de diagnostic le moins douteux du début de la fièvre jaune. Notons ce fait, en passant, et faisons remarquer qu'il dit ne l'avoir jamais trouvé, ni dans la fièvre remittente bilieuse, ni dans la fièvre intermittente paludéenne.

La zone précitée varie d'épaisseur, elle est soluble, dit-il, dans un excès d'acide, ou plutôt prend une teinte brun verdâtre de bas en haut, probablement d'après lui, par la combustion de la substance altérée· et transformée par l'oxygène du réactif. A mesure qu'elle disparaît, l'urine devient effervescente, et M. Vidaillet fait remarquer : que cette effervescence est encore un caractère très important, car elle n'a lieu qu'au début ou à la période de déclin, quand l'affection doit avoir une terminaison heureuse. Notre camarade ajoute, dans son travail, qu'après avoir examiné une quantité très considérable d'urines, il est arrivé à pouvoir dire que, lorsque l'anneau n'existe pas, il n'y a pas de fièvre jaune. M. Vidaillet a noté, que dans la fièvre jaune, l'albumine apparaissait douze heures après l'anneau précité ; elle est d'abord flottante, opaline, et presque transparente comme un nuage, puis se précipite au fond du verre comme un flot de pus.

L'anneau, signalé par Vidaillet comme caractéristique de la fièvre jaune, se rencontre dans plusieurs affections fébriles, de sorte qu'il n'a, en définitive, aucun caractère pathognomonique.

Le Dantec dit qu'en versant de ɩ'acideazotique sur les urines fortement colorées en rouge, il a obtenu souvent un précipité bleu virant rapidement au vert, ce qui pourrait faire croire, a priori, à la présence de la bile, mais le chloroforme et l'éther ne recèlent ni bilirubine ni biliverdine, de sorte qu'il faut admettre que c'est à un pigment et non à la bile qu'est due cette réaction de l'acide azotique.

Albumine

La présence. de l'albumine dans les urines de la fièvre jaune, a occupé beaucoup les médecins il y a une trentaine d'années. Mais depuis, on a constaté qu'elle n'était pas spéciale à la maladie car, dans nombres d'atteintes typhiques ou thyphoïdes, on l'a rencontrée aussi ; de sorte que, si elle indique une affection grave subie par l'organisme, elle ne peut être considérée comme pathognomonique. Néanmoins, nous dirons que l'examen des quantités d'albumine, comme celui des quantités d'urée fait, de jour en jour, dans le cours de la maladie, peut fournir des indications pronostiques précieuses.

Je n'ai pas à faire ici l'historique de la découverte de l'albumine dans les urines des fébricitants de fièvre jaune. Collins avait déjà signalé cette albumine dans les urines, à propos de l'épidémie de la Barbade en 1848. Penel, pendant l'épidémie de 1849-50, au Brésil, vit que, dans les cas légers, l'albumine était difficile à découvrir parfois dans l'urine, mais que, dans les cas graves, la chaleur produit un très fort coagulum. La Roche, de Philadelphie, en 1855, disait que : dans tous les cas intenses, on la constate facilement ; et que, dans les cas mortels, l'urine est aussi albumineuse que dans la maladie de Brigth. Ballot, qui s'en occupa avec grand soin, formula les conclusions suivantes, d'après l'observation de plus de 300 malades qu'il avait étudiés à ce point de vue aux Antilles. 1° Pendant la première période, l'urine est plus ou moins rouge, mais ne donne pas de précipité d'albumine par l'acide azotique; 2° Au commencement de la seconde période, l'urine est rouge, plus épaisse, elle devient plus rare du troisième au cinquième jour, moment où même la sécrétion semble s'arrêter parfois ; 3° Traitée alors par l'acide azotique, elle donne un précipité caillebotté, d'autant plus abondant que l'atteinte est plus grave. Ce précipité augmente à mesure que la maladie s'aggrave, et diminue dans la condition contraire ; 4° L'apparition de l'albumine est le signe du début de la seconde période.

Donnet, à la Jamaïque, voulut déterminer avec plus de précision le moment de l'apparition de l'albumine dans les urines chez les malades de fièvre jaune, et arriva aux résultats suivants pour 61 malades observés.

1er jour........................	2 fois, soit	3,3 p. 100
2e —	11 —	18,2 —
3e —	19 —	31,2 —
4e —	14 —	23,1 —
5e —	6 —	9,8 —
6e —	4 —	6,5 —
7e —	4 —	6,5 —
8e —	1 —	1,7 —
	61	

Les médecins brésiliens de nos jours, ont constaté de leur côté, que l'albumine se rencontre dans l'urine en petite quantité, il est vrai, mais déjà apparente dès le second jour.

Enfin Cunisset, pharmacien de notre marine, s'est occupé

avec soin de cette albumine dans la fièvre jaune ; et, comme je l'ai dit déjà à propos de la fièvre jaune à la Martinique, il a fait remarquer que la recherche doit être faite avec un certain soin et par des procédés spéciaux, si on veut en arriver à des résultats précis. C'est qu'en effet, dit-il, si le moyen employé habituellement, c'est-à-dire, l'acide azotique, peut renseigner très bien quand la quantité de l'albumine est considérable, il peut très bien induire en erreur quand la proportion est faible, car d'une part la décomposition des urates peut faire croire à la présence de l'albumine quand il n'y en a réellement pas, et d'autre part, la transformation en acide xanthoprotéique dont la couleur jaune se confond avec celle de l'urine, peut faire croire à son absence quand il y en a, cependant.

En conséquence, il préfère l'emploi de la chaleur, combiné avec celui de l'acide acétique ; et, pour doser la substance d'une manière suffisamment rapide, il a adopté l'échelle de réaction suivante ; A alcool ; B citrate de fer ammoniacal ; C l'acide azotique ordinaire ; D la chaleur et l'acide acétique (l'alcool est le réactif le moins sensible). Avec cet échelle de réaction M. Cunisset est arrivé aux conclusions suivantes :

1° Dans la pluralité des cas, au début de la maladie, les urines ne précipitent ni par l'alcool, ni par le citrate de fer ammoniacal. Quelquefois elles donnent lieu à un trouble léger par la chaleur et l'acide acétique, de sorte que l'albumine n'existe pas, ou existe seulement à l'état de traces, peu après l'invasion de la fièvre jaune ;

2° L'albumine va en augmentant progressivement à mesure que la maladie marche et surtout qu'elle devient très sévère ;

3° Dans quelques rares cas, la fièvre jaune la plus sévère, allant jusqu'à la mort, a pu évoluer sans que les urines, d'ailleurs abondantes, aient jamais contenu de l'albumine.

Quoiqu'il en soit, on peut conclure au sujet de cette albumine : que le moment de son apparition dans les urines de la fièvre jaune, est variable comme l'ont dit les médecins brésilliens et Donnet. En outre, je crois que la précocité de cette apparition est en relation directe avec la gravité de la maladie de sorte qu'elle serait un signe pronostique assez important. Cette albumine va en augmentant à mesure que la maladie présente des phénomènes plus sévères dans son évolution pour diminuer paral-

lèlement à l'amélioration ; sa réapparition ou son augmentation
après avoir diminué, signale une rechute. Par conséquent, on
voit, comme je le disais tantôt, qu'il y a dans son examen jour-
nalier, une excellente indication pronostique à utiliser par le
médecin.

MM. Capitan et Charrin, examinant des urines qui leur avaient
été apportées du Sénégal, ont trouvé : que l'albumine qu'elles contenaient était rétractile. Or, il faut se souvenir que M. Bouchard,
a dit, précisément : que dans les néphrites infectieuses, cette albumine est rétractile aussi ; ce qui est de nature à montrer l'espèce
pernicieuse de l'empoisonnement amaril.

Sang

La présence du sang dans les urines de la fièvre jaune, est
une question qui a occupé beaucoup les praticiens ; car la fièvre
mélanurique ayant souvent été considérée comme une variété, ou
une dépendance de la fièvre jaune, nombre de médecins ont
voulu savoir si, peu ou prou, on pourrait trouver de ce côté, une
indication pour le diagnostic différentiel. Or, comme je l'ai déjà
dit précédemment, lorsque le malade n'est pas déjà impaludé,
de manière à présenter les phénomènes de la fièvre mélanurique,
ou ne trouve jamais de sang dans l'urine de fièvre jaune, à la première période. Dans la deuxième période, la chose est différente : on peut quelque rares fois, trouver du sang dans les
urines ; et dans ce cas, les choses ne se passent pas toujours de
la même manière. En effet, suivant que ce sang provient du rein,
de la vessie ou de l'urèthre, ses caractères seront différents.

Ce que nous disons là, nous montre donc : que l'on peut trouver
dans l'urine de la fièvre jaune arrivée à la seconde période, soit du
sang en caillots bien reconnaissables, soit du sang altéré plus
ou moins. Mais, les observateurs ont été unanimes, jusqu'ici à
admettre que ce n'est qu'exceptionnellement que le sang pur ou
altéré est rencontré. N'oublions cependant pas de dire : que,
dans ses recherches très intéressantes, Décoreïs a trouvé de
l'uroxanthine, laquelle va en augmentant à mesure que la maladie s'aggrave ; que d'après lui la présence des éléments du sang
serait fréquente sinon habituelle ; et on serait autorisé à penser :
que les principes du sang altéré par l'empoisonnement amaril

vont, s'échappant par les urines, dans la maladie qui nous occupe.

Pigments et sels biliaires

Comme je l'ai dit, à propos de la fièvre jaune à la Martinique : Dans les premiers temps de la maladie, on ne trouve pas de bile dans les urines ; c'est seulement dans la seconde période qu'on en rencontre ; et alors, même, on peut considérer ce phénomène, comme favorable pour le pronostic, au dire de M. Cunisset. Il n'est pas rare, que ces pigments, et sels biliaires apparaissent en plus grande quantité pendant la convalescence, particularité qui est en rapport avec l'ictère observé, dans les mêmes conditions, chez nombre d'individus touchés par le typhus amaril.

Urée

La recherche de l'urée, ainsi que celle de l'albumine, pratiquée, d'une manière méthodique, pendant le cours de la maladie, peut donner des indications précieuses, on le comprend facilement par tout ce que nous avons dit jusqu'ici. En effet, lorsque la quantité d'urée excrétée dans les vingt-quatre heures diminue, le malade va plus mal ; si elle n'augmente pas bientôt, on peut craindre une terminaison fatale. Cunisset a pu dire, avec raison : que, lorsque l'urée tend à diminuer et l'albumine à augmenter, la maladie marche vers l'aggravation, et *vice-versa.*

Cunisset qui, dans l'épidémie de la Guyane en 1877, a étudié avec soin les variations, dans la fièvre jaune, en a tiré les conclusions suivantes : 1° La quantité d'urée éliminée est toujours plus faible qu'à l'état normal ; elle est d'autant plus, que l'atteinte est plus grave ; 2° La quantité d'urée varie, en général, assez bien avec la quantité des urines émises dans les vingt-quatre heures ; de sorte que : moins le malade sécrète d'urine, moins cette urine contient d'urée ; 3° Dans quelques cas, la gravité de la maladie n'est pas en relation avec la diminution de l'urée, et il s'en suit que les malades ont pu mourir, sans que leur urine renfermât moins d'urée qu'à l'état normal ; de même que la mort a pu survenir, sans qu'on rencontrât l'albumine dans les urines, comme nous l'avons dit précédemment.

Autres éléments

L'acide urique diminue, aussi, généralement, dans l'urine de la fièvre jaune, mais, en moins grande proportion que l'urée. Quelquefois, cependant, elle reste dans les limites normales.

Décoreïs, a constaté une augmentation des matières grasses dans l'urine, à mesure que la maladie avance et s'aggrave.

Decoreïs et Cunisset, ont trouvé des traces de cholestérine et d'acide lactique dans les urines de la fièvre jaune.

La glycose, ne se rencontre pas normalement dans l'urine de la maladie qui nous occupe.

Les matières minérales, diminuent dans l'urine de la fièvre jaune, à mesure que l'atteinte est plus intense, ou bien que la maladie s'aggrave. Les chlorures diminuent, d'après Décoreïs, dans des proportions qui correspondent étroitement avec la gravité de l'atteinte ; les sulfates et les phosphates, quoique diminuant aussi, ont une marche moins régulière et moins significative.

Examen de l'urine au microscope

Les observateurs ne devaient pas manquer d'examiner l'urine au microscope ; nous avons de ce côté, déjà, un certain faisceau de documents qui ont montré, soit la desquamation épithéliale des reins, soit l'élimination des tubules rénaux, soit la présence d'éléments figurés. Pour ces derniers, disons que Jones, à la Nouvelle-Orléans, dit avoir vu dans l'urine : des bactéries et des filaments analogues à ceux qu'il rencontrait, soit dans le sang des malades, soit dans l'air des infirmeries. Ajoutons, — et nous en parlerons encore, à propos de l'anatomie pathologique et de la pathogénie de la fièvre jaune, que Carmona y Valle de Mexico, a dit : que c'est dans l'urine qu'il faut chercher les éléments figurés, qu'on veut cultiver, pour démontrer la nature parasitaire de l'affection, et pour tenter les vaccinations amariles. Pour en finir avec cette question des urines de la fièvre jaune, je dirai que Lawson a voulu étudier, à l'occasion de l'épidémie de 1878, les particularités que présente l'urine dans la maladie. Il est arrivé à ces conclusions : dans les premiers jours, elle a les caractères ordinaires de l'urine fébrile, elle est un peu plus abondante qu'à l'état normal, est d'une couleur assez chargée, et d'un poids spécifique modéré. Du troisième au cinquième jour, la quantité diminue, descend à 450 grammes, 350, et même moins, dans les vingt-quatre heures ; sa couleur, à l'échelle de Vogel, est de 6 ou 7 ; sa densité est de 1,018 à 1,030 ; sa réaction acide contient plus ou moins de sédiments.

Quand la maladie se prolonge, on voit la quantité augmenter vers le cinquième jour ; et si le malade va mieux, elle redevient copieuse : 1,500, 1,800, 2,400 grammes même ; en même temps elle est plus claire, son poids spécifique est minimum, et elle ne contient ni sang ni bile. Au contraire, si la maladie prend une tournure fâcheuse, l'urine diminue, la suppression, du quatrième au sixième jour, est un indice pour ainsi dire fatal.

Vers le quatrième jour, d'après Lawson, elle commence à se troubler et laisse déposer un sédiment, dans lequel se trouvent des cellules d'épithélium pavimenteux ; le cinquième jour, on trouve des cylindres granuleux, quelques cellules épithéliales pavimenteuses, quelques cylindres hyalins. Après le sixième jour, les cylindres hyalins diminuent de nombre. Lorsque les phénomènes typhoïdes se manifestent, au cours de la fièvre jaune, la suppression des urines, l'albuminurie et l'apparition des cylindres granuleux est plus tardive.

Généralement, dit Lawson, il n'y a pas de globules sanguins dans l'urine amarile ; c'est à peine si parfois, on en trouve quelques-uns, très rares, soit dans le liquide, soit dans les cylindres. La couleur brune que présente parfois l'urine amarile, est formée, non par des globules, mais par des cellules épithéliales et des cylindres imprégnés d'hématine. Ajoutons, que lorsque l'urine devient plus abondante, les cylindres paraissent moins granuleux. Lawson a formulé : que par l'acide nitrique, on constate l'absence de la bile, et qu'en mélangeant l'acide azotique à l'acide chlorhydrique, on rencontre la présence de l'urrhodine et de la glaucine dans l'urine amarile. Ces pigments sont d'autant plus abondants, que le foie est plus altéré.

Lawson a vu, comme les autres, l'urine amarile se coaguler par la chaleur et l'acide nitrique ; il croit que dans le coagulum il y a non seulement de l'albumine, mais encore de la globuline et même parfois de la caséine ; la globuline ne coagule qu'à 112 ; — la caséine n'est pas coagulable par la chaleur, voilà pourquoi, dit-il, on ne les voit pas par la chaleur ; — l'acide azotique coagulant tout, on ne les voit pas non plus ; mais l'acide acétique précipitant la caséine, il arrive que le coagulum traité par le carbonate de soude dilué se dissout, s'il contient de la caséine et de la globuline ; et qu'on peut les constater alors.

Lawson qui a étudié spécialement les variations de ces substances dit : que pendant le troisième jour, ou le matin du quatrième jour, la globuline et l'albumine apparaissent. Le cinquième jour, l'albumine est à son maximum, puis diminue graduellement. La caséine, de son côté, cesse avant le dixième jour ; elle est, ajoute-t-il, toujours accompagnée d'albumine, jamais seule.

En somme, l'examen des urines de la fièvre jaune est un sujet intéressant, qui offre les champs d'étude les plus séduisants ; et que les investigateurs feront bien d'explorer, en s'inspirant des travaux récents de Bouchard, de Charcot, de Brouardel, etc. etc. En effet, on sait l'importance donnée par Bouchard aux néphrites infectieuses, celle que Charcot et Brouardel ont donné, aux relations qu'il y a entre la production de l'urée et l'intégrité des cellules hépatiques. Donc, appelons de nouvelles études sur ce liquide excrémentitiel ; elles pourront peut-être apporter un appoint très important à la pathogénie de la maladie.

HÉMORRHAGIES

Les hémorrhagies, sont si fréquentes, à un certain moment de la fièvre jaune, qu'elles peuvent être considérées comme inhérentes à une période de la maladie. Seulement, elles présentent les différences les plus grandes, touchant : le nombre, le siège, l'abondance, etc. etc. ; et même. il faut ajouter : que, dans certaines épidémies, elles semblent se produire plus souvent que dans d'autres.

Le clinicien doit être bien pénétré de ce fait : que pendant la seconde période de la fièvre jaune, toute hémorrhagie peut devenir mortelle ; et, bien que quelques auteurs aient parlé d'hémorrhagies critiques salutaires, il n'en est pas moins vrai, que dans la maladie qui nous occupe, l'écoulement du sang est le plus souvent, sinon toujours, un accident fâcheux.

Quelle est la fréquence relative des hémorrhagies dans la fièvre jaune ? Nous avons vu précédemment (p. 228 et suiv.) :

que dans l'épidémie de Lisbonne, en 1857, on a constaté :
que sur 354 malades, qui avaient présenté seulement le premier degré de la maladie, et avaient guéri, 4 avaient eu des
hémorrhagies. Sur 94 malades, qui avaient eu la fièvre jaune
complète, et avaient guéri, 80 avaient eu des hémorrhagies,
soit 85 pour 100. — Sur 2 malades, qui étaient morts pendant
la première période de la fièvre jaune, il n'y eut pas d'hémorrhagie. Enfin, sur 116 individus qui eurent la maladie complète, et qui moururent : 43, eurent des hémorrhagies, soit
37 pour 100. — Notons, que je ne compte pas, au nombre des
hémorrhagies, le vomissement noir ou les selles de même
couleur, qui se sont présentés 46 fois sur 116 individus, soit
39 pour 100. — En somme, on arriverait, en réunissant ces deux
séries de chiffres, à dire que le sang s'échappe des vaisseaux
76 sur 100 dans les cas mortels de fièvre jaune. Langellier Bellevue, sur 83 individus observés, a constaté 32 fois une absence
d'hémorrhagie et 51 fois l'écoulement du sang.

Quelles sont les hémorrhagies que l'on rencontre le plus fréquemment? Langellier Bellevue et Torrès Homen nous ont
fourni quelques indications utiles à ce sujet; et c'est ainsi, par
exemple, que Langellier a constaté : sur 51 cas d'hémorrhagies
qu'il y avait eu :

23 hémorrhagies buccales
12   —   —   et nasales
13   —   —   avec vomissement noir
 3   —   anales
——
51

Torrès Homen, a fourni des chiffres plus considérables et plus
détaillés encore; c'est ainsi qu'il est arrivé, pour 214 cas d'hémorrhagies observés, à trouver que le sang s'était écoulé :

Par l'estomac, vomissement noir	111,	soit 52	p. 100
Par la bouche, stomatorrhagie	22,	— 15,5	—
Par le nez, épistaxis	31,	— 14,5	—
Par l'intestin, enterorrhagie	15,	— 7	—
Par infiltration sous-épidermique, pétéchies	15,	— 15,	—
Par diverses solutions de continuité de téguments	9,	— 4	—

213

Les lèvres, les gencives, la langue, les parois de la bouche
le pharynx peuvent fournir le sang; dans les hémorrhagies dites

buccales, la moindre gerçure, et même la surface propre de la muqueuse, dépouillée de son épiderme, peut laisser écouler le sang. Avec les hémorrhagies du nez ce sont assurément les plus fréquentes, si nous laissons de côté le vomissement noir qui n'est, en somme, qu'une hémorrhagie stomacale ; puis viennent une infinité d'autres régions, la conjonctive, les paupières, les oreilles, l'utérus, le vagin chez la femme, l'urèthre, le gland chez l'homme, le scrotum. *A fortiori*, les piqûres des sangsues et les surfaces des vésicatoires, ainsi que les plaies de position, peuvent fournir du sang.

Comme je l'ai dit à propos de la fièvre jaune à la Martinique, dans certains cas, au lieu de se faire jour à l'extérieur, les hémorrhagies se produisent dans la continuité du tissu ; c'est ainsi que des hémorrhagies interstitielles, parfois très abondantes, déforment les membres ou le tronc, et provoquent des phlegmons diffus, pour peu que la mort tarde à survenir. Ces hémorrhagies sont souvent signalées par une sensation d'engourdissement, de fourmillements, par des douleurs ; mais souvent aussi elles se produisent, sans aucun phénomène prémonitoire.

On le voit : l'écoulement du sang, dans la seconde période de la fièvre jaune, se fait par tant d'endroits différents, qu'il faut admettre : qu'il est le résultat d'une véritable discrasie, altération du liquide et altération des vaisseaux ; de sorte que la quantité de l'hémorrhagie peut varier beaucoup. Quoi qu'il en soit, on comprend : que, pour cette raison de la discrasie, le pronostic de toute hémorrhagie doit être réservé prudemment.

Il y a longtemps, qu'on a dit, que les individus qui ont des hémorrhagies sont bientôt pris de délire, en général ; la chose se comprend très bien, car pour peu que l'écoulement dure, l'état s'aggrave vite, en vertu de ce mécanisme si connu de : *sanguis moderator nervorum*. Comme nous le disions, à propos de la fièvre jaune à la Martinique, on a vu souvent des ophtalmies : conjonctivite, kératite, et même des accidents de phlegmon de l'œil, survenir à la suite des hémorrhagies oculaires. Ces phénomènes n'ont rien qui puisse nous étonner, après tout ce que nous venons de dire jusqu'ici.

L'altération du sang est évidente, et le trouble de la circulation est profond, c'est incontestable ; aussi ne sommes-nous pas étonné d'apprendre : que maintes fois, on a signalé des accidents dus évidemment à des embolies. A l'époque où les saignées étaient souvent pratiquées, on observait de nombreuses phlébites. La congestion pulmonaire, survenant, au moment où la convalescence, semblait prête à s'établir, n'est pas due à une autre cause. Même chose à dire, pour les écharres du sacrum, qui se montrent très facilement dans la seconde période, et sont parfois très difficiles à guérir, pendant la convalescence. Nous rapprochons de tout cela, la facilité avec laquelle les vésicatoires s'ulcèrent, pendant la seconde période, ce qui prépare, parfois, de véritables difficultés pour la convalescence.

Depuis que le sang a été étudié chimiquement et avec le microscope, on s'est demandé, naturellement, quelles sont les altérations qu'il présente dans la fièvre jaune. Or maintes études ont été faites dans le but de répondre à cette question; mais jusqu'ici elles n'ont pas beaucoup fait avancer la connaissance de la maladie. Quoiqu'il en soit, voici les conclusions auxquelles est arrivé Cunisset dans un travail très intéressant, inséré dans les *Archives de médecine navale :* 1° Que le sérum contient une beaucoup plus grande quantité de sérine et de globuline qu'à l'état physiologique, indice d'un puissant travail de déglobulisation ; 2° Que la fibrine était notablement diminuée de quantité dans le caillot; 3° Que le sang ne contient pas de pigments ni de sels biliaires au début de la maladie ; qu'il n'en contient qu'exceptionnellement après la mort, et, dans tous les cas, en proportions extrêmement faibles ; 4° Qu'il contient moins d'eau qu'à l'état physiologique, et ne contient pas de carbonate d'ammoniaque. Ces résultats sont très importants, car ils ne permettent plus de partager l'opinion émise par plusieurs observateurs; que la fièvre jaune était le résultat d'un empoisonnement, soit par l'urine, soit par la bile.

PHÉNOMÈNES MAL APPRÉCIÉS ENCORE

Comme je l'ai dit, déjà, à propos de la fièvre jaune à la Martinique. Je rangerai dans cette dénomination diverses particularités signalées plus rarement que celles dont nous avons parlé précédemment. Nous dirons, par exemple, que plusieurs observateurs ont noté les battements du tronc cœliaque, appréciables au toucher et même à l'œil nu, au début de la fièvre jaune. On ne sait pas encore ce qu'il faut en penser, au point de vue du pronostic. Dans toutes les grandes épidémies, on a noté des faits extraordinaires se rattachant à la peur. Nous pouvons ajouter, à cet égard, que les individus qui, au début ou pendant la maladie, ont l'air terrifié, sont des victimes vouées, en général, à une mort certaine !

On a signalé quelquefois une tendance manifeste à l'érection du pénis pendant la fièvre jaune. Lefort a signalé un cas de ce genre, à la Martinique. Cornuel a constaté deux fois, ce phénomène dans l'épidémie de 1821, aux Antilles, à bord de *la Diligente*.

Par ailleurs, Davidson paraît avoir rencontré des bubons et des anthrax charbonneux, dans l'épidémie de 1796, à la Martinique, Torrès Homen a vu : sur 501 malades observés, 15 fois des pétéchies, survenant à une époque assez avancée de la seconde période de la fièvre jaune.

Enfin, ajoutons que dans nombre d'épidémies, on a observé, chez ceux qui n'avaient pas la réceptivité apparente de la maladie, soient parce qu'ils avaient eu la maladie, soient parce qu'ils étaient créoles, nègres, etc., divers phénomènes morbides, qu'on a été tenté de considérer, comme dépendant d'un effort du poison amaril sur un organisme réfractaire : ce sont des bourbouilles, des furoncles, des rhumatismes, des otorrhées, des coryzas, des conjonctivites, des diarrhées, qui ont été signalées dans ces conditions. Mais, je suis loin d'être convaincu qu'il y a réellement autre chose qu'une coïncidence, purement fortuite, dans ces cas, très variés du reste.

J'arrête ici l'analyse des divers symptômes de la fièvre jaune ; elle est loin d'être complète, comme on le voit ; mais enfin, allant s'ajouter à la description générale de la maladie, elle la complète, et elle familiarisera le lecteur avec ses principales allures.

CHAPITRE VII

ÉTIOLOGIE

Le chapitre de l'étiologie de la fièvre jaune, est aussi important à étudier, que difficile à écrire. Important, car c'est, en connaissant les conditions de production et d'extension de la maladie, qu'on peut employer les moyens efficaces pour empêcher sa naissance, ou combattre sa propagation. Difficile, parce que d'interminables discussions ont compliqué la question, à un point tel que, lorsqu'on entreprend, aujourd'hui, cette étude de l'étiologie du typhus amaril, l'esprit s'arrête effrayé devant le monceau d'erreurs, d'arguments oiseux, de déductions fausses, de théorisations passionnées, qui, encombrent la voie ; et qui ont, pendant un temps trop long, étouffé la vérité, stérilisé les idées justes émises sur ce sujet.

Pour cette étiologie de la fièvre jaune, plus que pour bien d'autres questions, on peut dire qu'à mesure qu'on a voulu l'étudier mieux, et qu'on a discuté davantage sur son compte, elle s'est obscurcie. — Et en effet, nous sommes peut-être moins avancés, à son égard, aujourd'hui, qu'en 1690. Les flibustiers des Antilles qui l'appelaient : la *contagion*, étaient plus dans le vrai au point de vue théorique, en savaient davantage sous le rapport pratique, que le plus grand nombre des savants du commencement, et du milieu du siècle actuel, qui ont voulu disserter sur l'étiologie et la prophylaxie du typhus amaril. Il y a deux siècles, la cause de la fièvre jaune paraissait parfaitement simple ; car, sans rechercher si la maladie pouvait naître sur place spontanément dans certains pays spéciaux, on savait que dans toutes les îles des Antilles où, à un moment donné, elle ne régnait pas, l'arrivée d'un navire portant des malades, ou seulement venant d'un lieu où elle sévissait, l'avait fait apparaître. Donc sa propriété de transmission, de *contagion*, pour nous servir du mot employé, était parfaitement établie alors, et semblait évidente ; toutes les autres conditions, dépendant du pays, de la saison, du climat, de l'aptitude des individus à la réceptivité de la maladie, paraissaient secondaires ; elles étaient reléguées au second plan. — Et on avait raison, à mon avis.

Mais il faut faire remarquer : que dès le moment qu'on acceptait la contagiosité de la maladie, il en découlait logiquement la nécessité d'appliquer des obligations sanitaires aux navires, aux marchandises et aux individus suspects ; et que les quarantaines s'imposaient.

C'est-à-dire : qu'on infligeait, dès lors, au commerce des dépenses et une gêne infiniment préjudiciables à ses intérêts. — Aussi, ce commerce, n'écoutant que la voix de sa bourse, s'éleva très vivement contre les mesures employées, et conséquemment, contre les idées théoriques qui les inspiraient. Il faut reconnaître d'ailleurs : que, toute rationnelle que fût en théorie, l'idée de la contagion, les mesures de la quarantaine, péchaient sous mille rapports, dans la pratique. Ces mesures étaient souvent puériles, souvent aussi inefficaces, malgré la perturbation et la gêne considérables qu'elles apportaient aux transactions. Elles prêtaient le flanc à de très justes et de très indiscutables critiques, que les intéressés surent habilement exploiter, dans mille circonstances.

Les choses en étaient là, lorsque certains médecins, mus par un sentiment très louable, d'ailleurs, de faire progresser la science, se mirent à souligner certaines puérilités, certains manques de logique, certaines applications défectueuses, dans la pratique des quarantaines. La discussion prit bientôt, alors, des proportions, d'autant plus grandes et plus vives, que les commerçants, ennemis naturels des quarantaines qui nuisaient à leurs intérêts, s'autorisèrent de noms très recommandables dans la science, pour battre en brèche le système dont ils désiraient si ardemment la ruine.

Il naquit donc, alors, sous la double impulsion des hommes de science et de ceux du commerce, cette mémorable dispute, dans laquelle la passion, les théorisations à perte de vue, les opinions politiques même, se mirent de la partie. — On discuta à outrance, accumulant de chaque côté des faits contradictoires. La passion fit émettre, à côté d'idées très justes et très exactes,

des paradoxes, des inexactitudes, des assertions et des dénégations qui, pour paraître plus énergiques, devinrent parfois violentes. — Or, pendant que l'on se disputait ainsi dans le champ de
la théorie, il arrivait que la vie des masses était l'enjeu, trop souvent compromis, autant par les erreurs ou les paradoxes des
savants, que par l'intérêt égoïste du commerce.

Aujourd'hui, la discussion a fini par s'arrêter, sous la pression victorieuse de la raison. — La vérité s'est enfin fait jour ; la
contagion, ou, pour ne pas employer un mot dont la signification
a été trop subtilement discutée, la propriété de propagation de
la fièvre jaune, est admise. Et, quand un opposant essaie encore
de la nier, pour défendre des intérêts pécuniaires en jeu, il sait,
au fond, que son opinion est inexacte.

Quoiqu'il en soit, celui qui, comme moi, est obligé de présenter le bilan de la situation, touchant l'étiologie de la fièvre
jaune, se trouve en présence d'un écheveau embrouillé d'arguments, de faits et de raisonnements extrêmement difficiles à
démêler. Je vais entreprendre ce labeur, tout en sachant combien
il est difficile ; et je comprends si bien qu'il faut procéder d'une
manière spéciale pour le mener à bonne fin, que je prie le lecteur de suivre mes raisonnements, sans exiger que je procède
toujours du connu à l'inconnu, très rigoureusement.— En maints
endroits, en effet, je lui demanderai d'accepter, un moment, telle
ou telle hypothèse comme une vérité démontrée, quitte à revenir
ultérieurement sur cette hypothèse pour la discuter. Ce n'est
qu'à ce prix, que je puis espérer de faire saillir la vérité, qui est
assez simple au fond, mais que trop de théorisations ont
obscurcie, pendant de longues années. — Ceci étant dit, je puis
entreprendre cette étude, si intéressante et si importante, à
tous égards.

La fièvre jaune a une très remarquable aptitude à se transmettre : la chose n'est plus à discuter aujourd'hui. Qu'elle soit
contagieuse, c'est-à-dire transmissible d'homme à homme, ou
d'un objet inanimé à l'homme ; ou bien qu'elle soit infectieuse,
c'est-à-dire, que le malade ait la propriété de contaminer, soit
des objets portatifs, soit des locaux, de telle sorte que les individus sains qui seront en rapport avec ces objets portatifs ou
ces locaux, pourront être atteints à leur tour par la maladie,
peu importe pour le moment. — Mais, quelle que soit l'opinion à

laquelle on se rallie, toujours est-il : que sa propriété de transmission ne fait plus doute pour personne. Donc, cette transmission domine toute la question de l'étiologie ; et on peut avec une seule phrase spécifier tout ce chapitre de l'histoire de la fièvre jaune, en disant : la cause principale, capitale de la maladie est sa transmission plus ou moins directe de l'individu malade à l'individu sain. Toutes les autres conditions étiologiques, dépendant du pays, de la saison, du milieu... etc... etc. ou de la receptivité de l'individu, race, sexe, âge, etc. etc., sont des causes accessoires plus ou moins efficaces, plus ou moins puissantes, on le comprend, mais toujours secondaires relativement à la première. Nous avons donc à étudier, pour nous rendre un compte suffisant de cette étiologie de la fièvre jaune, d'une part : la cause principale, la transmission ; d'autre part, les causes accessoires, l'influence du milieu et la réceptivité des individus.

Il semble, de premier abord, que nous devrions logiquement commencer par parler de la cause principale, mais une telle manière de procéder nous obligerait à des redites, et laisserait quelques obscurités peut-être dans notre exposition ; aussi vais-je d'abord étudier les causes secondaires, je pourrai ainsi parler plus fructueusement et plus clairement, ensuite, de la transmission.

CAUSES ACCESSOIRES DE LA FIÈVRE JAUNE

Ce qu'on peut appeler : les causes accessoires de la fièvre jaune, est constitué par des conditions si nombreuses, qu'il est absolument nécessaire d'établir des catégories et des subdivisions, si on veut en présenter une exposition complète.

Les nombreux auteurs qui ont écrit sur la maladie, ont fourni chacun leur classification à ce sujet ; les uns ont partagé les causes en prédisposantes et déterminantes ; les autres, en nécessaires, éventuelles, problématiques, etc. etc., sans avoir jamais trouvé un mode de groupement qui s'imposât absolument. Je ne me considère donc pas comme obligé de suivre telle ou telle de ces classifications de mes prédécesseurs ; et je crois qu'on peut se rendre un compte suffisant de la valeur relative de ces diverses causes accessoires, en les partageant en deux grandes catégories : *A*. les causes extérieures à l'individu ; *B*. les causes inhérentes à l'individu lui-même. Sans doute, on pourrait trouver mieux, mais comme je l'ai souvent répété, la chose a vraiment trop peu d'importance pour nous retenir à discuter sur elle, quelque temps.

CAUSES EXTÉRIEURES A L'INDIVIDU

Les causes extérieures à l'individu se partagent, à leur tour, en trois groupes : celles qui dépendent de la géographie, celles qui dépendent de la météorologie, enfin celles qui dépendent de la topographie du lieu où les individus sont exposés à l'action du typhus amaril

GÉOGRAPHIE

Nous nous sommes occupé assez longuement de la géographie de la fièvre jaune, dans un chapitre précédent (p. 200) pour n'avoir pas à y revenir bien longuement ici. La maladie doit être considérée, dirons-nous, pour résumer la question : comme née dans un foyer américain, que nous avons étendu plus qu'il ne l'est en réalité, pour être bien certain que nous en dépassions les limites. Ce foyer, est dans l'aire comprise d'une part : par le littoral du Mexique et du Honduras ; d'autre part par celui des grandes Antilles, Cuba, Saint-Domingue et Porto-Rico. Nous n'avons pas besoin de préciser davantage cette région, qui peut être considérée, sous le rapport sanitaire, c'est-à-dire : au point de vue pratique du service de protection à établir par les pays d'Europe, d'Afrique et d'Amérique, comme la contrée amari-logène proprement dite.

Autour de cette région spécifiée, comme centre, s'étend une zône qui va : de Charleston dans l'Amérique du Nord jusqu'à Rio-Janeiro dans l'Amérique du Sud, pour le nouveau continent ; et : de l'embouchure de la Gambie à Saint-Paul de Loanda, pour l'ancien ; zone dans laquelle la fièvre jaune fait d'assez fréquentes apparitions, et sévit avec une persistance telle, lorsqu'elle est apportée, pour qu'on puisse l'appeler : la zone ordinairement amarile.

Enfin, au nord de cette zone ordinairement amarile, s'en trouve une autre : allant jusqu'à Québec au Canada, jusqu'à Swanséa, en Angleterre, zone dans laquelle la maladie est apportée moins souvent, moins facilement, mais enfin constitue encore un danger assez grand, vis à vis de la santé publique, pour que les gouvernements aient sérieusement à s'en préoccuper : c'est la zone exceptionnellement amarile.

Sans doute comme je l'ai dit, il est assez probable qu'au delà du parallèle de Bordeaux, il n'y aura jamais de bien terrible épidémie de fièvre jaune, tant que les choses resteront dans les conditions actuelles ordinaires. Mais néanmoins, l'épidémie de Saint-Nazaire, en 1861, est bien faite pour donner à réfléchir; car si, dans certaines années exceptionnelles, la maladie venait à être importée à Paris, et même à Londres, au commencement de juillet, par exemple, elle aurait le temps de faire bien des milliers de victimes, avant que l'abaissement de température ne stérilisât les germes que les malades produisent, au fur et mesure de l'évolution morbide.

Par conséquent, si dans nos ports de la Méditerranée, et jusqu'à Bordeaux ou Saint-Nazaire, l'administration sanitaire française doit toujours avoir l'œil ouvert d'une manière très vigilante touchant la possibilité d'une importation amarile ; d'autre part, dans tout notre territoire, on n'est pas autorisé à s'endormir dans une quiétude absolue, à ce sujet. Quelque petite que soit la mauvaise chance, elle peut se produire dans un moment donné. Je crois, qu'il est prudent qu'on ne l'oublie pas.

Quand on parle des pays que la fièvre jaune n'a pas visité encore, et qu'elle peut néanmoins menacer dans l'avenir, il ne faudra pas oublier désormais de signaler l'influence que peut avoir le percement de l'isthme de Panama ; en effet, cet isthme se trouvant dans la zone amarilogène, ou peu s'en faut, il est fort probable que, dans maintes circonstances, les navires qui le traverseront se contamineront. Et comme le percement de l'isthme de Suez aura pour résultat de décupler le nombre et la rapidité des communications, entre les pays d'Amérique et d'Europe, avec ceux de l'Extrême-Orient et de l'océan Pacifique, il est très possible qu'un jour ou l'autre, on voie le typhus amaril faire, dans ces contrées, les incursions comparables à celles que le choléra fait de temps en temps dans nos régions.

MÉTÉOROLOGIE

La météorologie a paru, à maints observateurs, avoir une importance notable sur l'apparition, l'extension, la durée et la sévérité des épidémies de fièvre jaune. Quelques auteurs se sont, même, occupés de cette météorologie avec un soin minutieux, pour ce qui est des relations qu'elle peut avoir avec la manière d'être de la maladie.

Nous n'attacherons pas à cette météorologie toute l'importance que quelques uns ont voulu lui accorder ; et, on le comprend bien facilement d'un mot : quelle que soit cette météorologie dans un pays donné, si les germes amarils font défaut, telles oscillations, quelque brusques et quelque extrêmes qu'on les imagine, ne pourront les créer. Mais cependant, gardons-nous de tomber dans l'excès contraire, car il ne faut pas oublier : qu'une fois les germes fournis par l'importation, l'influence grande des vicissitudes atmosphériques sur la manière d'être de la maladie, est parfaitement démontrée ; elle est en réalité puissante.

On peut, d'ailleurs, d'un mot juger la question en disant : que si cette météorologie n'avait absolumeut aucune action, on verrait la maladie sévir, au nord comme au sud, à l'est comme à l'ouest, en été comme hiver, sur notre planète ; et chacun sait, au contraire, avec quel exclusivisme elle se cantonne, ici plutôt que là — elle sévit, dans telle saison, plutôt que dans telle autre.

Donc, nous sommes obligés de reconnaître, que cette météorologie entre dans la question de l'étiologie de la fièvre jaune, comme un facteur, secondaire si on veut, mais néanmoins comme un facteur. Aussi, sans ne voir qu'elle dans cette question, gardons-nous bien de négliger de la mettre en ligne de compte dans notre étude. D'ailleurs, pour établir avec précision les limites de cette influence, nous devons passer successivement en revue, les divers éléments qui constituent ce qu'on appelle la climatologie.

Chaleur

La chaleur a été incriminée, d'une manière spéciale, pour l'étiologie de la fièvre jaune ; c'est là un des faits les mieux établis de l'histoire de la maladie, envisagée d'une manière générale. — Néanmoins, je dois ajouter : qu'ici comme toujours, nous nous trouvons en présence de divergences d'opinions, qui peuvent tout d'abord jeter quelque perplexité dans l'esprit de celui qui n'a pas une opinion bien arrêtée, déjà, sur ce point. Il est nécessaire de fournir quelques explications, pour faire disparaître ces divergences qui paraissent inconciliables de prime abord ; et qui ont été fournies de très bonne foi par des observateurs également dignes de toute créance. Voici, en effet, ces divergences : Les auteurs disent très généralement que, sous les tropiques, dans les pays où la fièvre jaune peut régner toute l'année, on constate que la moyenne de la température ne descend pas au-dessous de 20 à 22 degrés centigrades : ils ajoutent : qu'il est de notoriété que la maladie prend rarement une extension sévère, tant que cette moyenne ne s'élève pas à 20 degrés.

On a formulé aussi, comme règle, que dans les régions où l'isochimène est au-dessous de 20 centigrades, c'est-à-dire à la Nouvelle-Orléans, à Mobile, à Key West, à Charleston, etc., par exemple, la fièvre jaune ne sévit à l'état d'épidémie, que dans la saison où la température s'élève à plus de 26 degrés ; et qu'elle est d'autant plus intense, que cette température est plus élevée. A l'appui de cette manière de voir, on a ajouté : que dans les contrées tempérées, comme la Nouvelle-Angleterre, l'Amérique, l'Espagne, le Portugal, la France, la maladie n'a pris une extension épidémique sévère, qu'au moment où la température y était assez élevée, et au-dessus de 20 à 22 degrés centigrades, chiffres semblables précisément à ceux de la saison fraîche de certains pays tropicaux amarils. Enfin on a dit : qu'il arrive souvent, dans le cours d'une épidémie, que l'extension de la maladie oscille en raison directe de ces oscillations de la température ; et qu'au moment où cette température s'abaisse assez vivement, elle cesse, et vice versa.

Il semblerait donc, que la maladie a un besoin absolu de cette température élevée pour apparaître et évoluer ; par conséquent, que tant que cette température est au-dessous de 20 à 22 degrés, il n'y a pas à craindre l'invasion de la maladie. De même, que dès qu'elle baisse au dessous de ces degrés, en temps d'épidémie, la maladie s'arrête impuissante et disparaît. — La science possède cependant plus d'un fait contradictoire : d'une part, on a vu la maladie faire des victimes dans un pays, où les germes étaient apportés, à une époque où la température était assez tempérée ; d'autre part, des observateurs très dignes de foi, ont cité des épidémies qui avaient persisté plus ou moins longtemps après un abaissement très sensible de la température.

Pour ce qui est des cas où la maladie commence, nous pouvons citer, entre cent les faits qui se sont passés au cap Vert, de 1866 et 1867 le suivant, dont j'ai parlé en détail dans mon *Étude sur la fièvre jaune au Sénégal* (Paris, Delahaye, 1875). Un M. Tachon est atteint, et meurt en novembre 1866 à Rufisque, à un moment où la température avait sensiblement baissé. En janvier, c'est-à-dire au moment des fraîcheurs, un Européen, arrivant de France, couche dans la chambre où était mort ce M. Tachon ; il est atteint et meurt. En avril 1887, c'est-à-dire avant que la température ne se fût élevée de nouveau ; un fait semblable se reproduit. Enfin, en juillet, nouvelle aventure fatale, survenue cette fois pendant que la température était assez élevée et donnant naissance à une épidémie.

Pour ce qui est d'une épidémie en cours, qui ne diminue et ne disparaît pas au moment où la température s'abaisse, nous dirons que dans l'épidémie de Philadelphie, en 1793, les froids, même sensibles, se montrèrent avant que la maladie eut diminué sensiblement d'intensité. Kéraudren rapporte, que dans l'épidémie de Malaga, en 1803, la maladie continuait à sévir pendant que les montagnes voisines étaient déjà couvertes de neige.

Comment concilier ces deux catégories d'affirmations paraissant si inconciliables de prime abord ? — Il nous faut pour cela envisager deux choses — d'une part, le développement initial des épidémies, d'autre part, leur évolution, leurs oscillations et leur disparition, une fois qu'elles ont pris naissance.

Eh bien ! pour ce qui est de la genèse de là fièvre jaune, les auteurs qui ont dit qu'une épidémie ne peut naître que lorsque la moyenne de la température est au-dessus de 20 à 22 degrés centigrades, ont eu raison d'une manière générale. — Car, si lorsque cette température est au-dessous, on peut voir des individus être atteints çà et là ; ce sont seulement des cas isolés et n'ayant pas une tendance bien efficace à la propagation. Par ailleurs, en ajoutant que lorsqu'une épidémie est en activité déjà, elle peut persister, malgré un abaissement relativement grand de la température, on est aussi dans le vrai. On complète ainsi la proposition, en même temps qu'on fait cesser un malentendu qui semblait établir une opposition formelle, entre le dire de divers observateurs.

Donc, on peut accepter comme l'expression de la vérité les conclusions de Towsend et de Drake qui ont dit : que si une épidémie de fièvre jaune a besoin d'une température relativement élevée pour naître, et une fois née, peut être activée par l'élévation de cette température ; la maladie peut aussi persister à régner, malgré l'abaissement de cette température, tant que le thermomètre n'est pas descendu à 0.

En tenant compte de ces détails, on constate sans aucune difficulté, que des faits qui, tout d'abord, avaient l'air d'être des anomalies étranges ou des contradictions absolues, finissent cependant par trouver très naturellement leur explication, et ne viennent pas à l'encontre de ce qui a été considéré primitivement comme exact. En effet, prenons tout d'abord le cas d'un navire qui a continué à présenter des atteintes de fièvre jaune en remontant dans la zone tempérée, vers des latitudes où la moyenne nycthémérale de l'air ambiant est au-dessous de 19 degrés. Dans ce cas les marins savent bien que quand un navire manœuvre ainsi, il rencontre des brises assez fortes et une mer assez agitée pour que les hublots, les sabords et même parfois les panneaux aient besoin d'être fermés ; et alors, sans compter le coefficient d'air confiné qui peut donner une puissance plus grande aux germes morbides, il faut reconnaître que la température de l'intérieur, et surtout du faux pont et de la cale reste au-dessus de ce chiffre de 20° ; et cela, pendant un temps très long. Parfois aussi, si la ventilation des parties profondes du navire n'est pas faite avec soin ; si même la forme, le tonnage, le chargement du bâtiment font que cette ventilation n'est pas bien exercée ; si le gros temps ou telle autre cause vient placer l'équipage dans de mauvaises conditions d'hygiène, il n'est pas étonnant que des cas nouveaux se montrent pendant plus ou moins longtemps. En se basant sur la température extérieure, il semble que ces cas n'ont pas eu besoin de cette moyenne de 20 à 22° ; et cependant, en réalité, cette moyenne a été dépassée, est restée plus élevée ; les hommes l'ont subie, pour ainsi dire, artificiellement.

Ce que je viens de dire pour les navires, est applicable aux habitations des villes, qui ont une température intérieure autrement plus élevée que celle du dehors, pendant l'hiver. De sorte que l'on comprend très bien : que, même alors que l'air ambiant descend au-dessous de 0 pendant la nuit, et même pendant le jour aussi à la rigueur, les parties habitées ou closes : chambres, magasins, hangars, etc. etc., continuent pendant longtemps à avoir une atmosphère sensiblement plus chaude.

En parlant des cas qui ont pu se montrer malgré le refroidissement de l'atmosphère, je ne puis me défendre du désir d'en rapporter un extrêmement remarquable à plusieurs égards, et qui s'est passé à Paris en décembre 1873 : Un des jeunes anatomo-pathologistes de cette époque, homme très distingué et trop tôt enlevé à la science, faisait des recherches sur divers liquides pathologiques, entre autres, sur des vomissements noirs provenant de la fièvre jaune de Rio-Janeiro ; il croyait pouvoir les pratiquer sans danger, car la température était basse à Paris dans ce moment ; mais son laboratoire était petit, chauffé par un poêle au charbon de terre, qui y entretenait une température élevée. Quelques jours après avoir commencé l'analyse de ces déjections, fut atteint d'une maladie que A. Tardieu, l'éminent professeur de médecine légale, et Fauvel, le savant inspecteur général des services sanitaires caractérisèrent du nom de fièvre jaune ; la mort fut la conséquence de l'atteinte.

Ce fait est très curieux, on en conviendra ; il pourrait, de prime abord, être considéré comme contredisant bien des théories faites sur la fièvre jaune ; en particulier celle de la nécessité d'une température élevée pour son évolution ; mais en y réfléchissant un peu, on voit qu'il ne présente, en somme, rien d'extraordinaire ; et que dans cette circonstance, l'appoint de la température élevée nécessaire n'a pas fait défaut, bien qu'on se trouvât au moment le plus froid du climat de Paris.

Nous ne pouvons abandonner l'étude de l'action de la chaleur sur l'évolution de la fièvre jaune, sans rappeler que lorsque l'abaissement thermique arrête la maladie dans un milieu, tout danger n'a pas disparu, désormais, pour la santé publique. En effet, si des mesures convenables de désinfection ne sont pas prises, on est exposé à voir reparaître cette maladie, dès que la chaleur remontera à un certain degré.

Il faut donc considérer, comme absolument vraie, la proposition suivante, formulée par les médecins américains : que l'abaissement de la température jusqu'à 0°, et même au-dessous, s'il fait cesser une épidémie, ne détruit pas les germes de la maladie. La preuve péremptoire qu'on peut donner pour l'appuyer, c'est : que dans les pays comme l'Espagne et l'Amérique du nord, qui ne sont pas des foyers amarils, on l'a vue souvent reparaître avec les chaleurs de l'année suivante.

Pour citer un exemple de la chose, des auteurs, antérieurs à notre époque, ont cité le cas de Barrington (journal 1833, p. 309), qui a trait au navire de guerre américain *l'Hornet*. Ce bâtiment, infecté de fièvre jaune, arriva le 29 août 1829 de Pensacola, où la température était tombée à 20°, la maladie qui avait été sévère jusque là, ralentit ses coups, et il n'y eut plus que deux atteintes nouvelles. Lorsque le navire partit pour New-York, la maladie semblait éteinte ; mais, par le travers du cap du sud de la Floride, la température étant remontée à 25 et 28°, l'épidémie reprit activité ; elle ne s'arrêta que lorsque *le Hornet* fut arrivé dans les latitudes assez froides pour subir des températures de 0°. *Le Plymouth* de la marine des États-Unis a fourni, de nos jours, un cas autrement plus remarquable dans cet ordre d'idées ; le lecteur se souvient de cet exemple, que j'ai cité précédemment, dans la chronologie (année 1879) ; et sur lequel j'aurai à revenir en détail quand je parlerai de la transmission de la fièvre jaune.

La repullutation des germes, engourdis par le froid, a été vue aussi, à terre, soit dans les pays tropicaux des deux continents soit, aux États-Unis du nord, soit en Europe ; elle s'est faite dans des conditions assez variées, pour qu'il soit inutile d'en citer bien longuement des exemples. Aussi plus personne, aujourd'hui, ne partage l'optimisme de Gamgée, de Gibbon, de Richardson, qui croyaient : que par le froid, même assez modéré, relativement, on pouvait tuer définitivement les germes de la fièvre jaune. L'efficacité du fameux navire frigorifique [1] destiné

1 A la suite d'une conférence du Dr Gamgée de Londres une dame avait offert de contribuer pécuniairement pour construire un navire frigorifique mû par la vapeur, muni d'appareils réfrigérateurs puissants, et qui devait stationner soit à la Nouvelle-

à aller refroidir artificiellement les navires contaminés, ne saurait être admise comme bien réelle. Pour en finir avec l'action de la chaleur, dans l'étiologie de la fièvre jaune, nous résumerons les dicussions qui ont eu lieu à ce sujet de la manière suivante :

1° Le facteur chaleur, a une importancc incontestable dans la collection de conditions favorables à l'évolution des germes amarils, mais n'est pas à lui seul capable de tout régir dans l'étiologie de la maladie.

2° Les germes amarils ont besoin d'une chaleur supérieure à 20 degrés pour se développer ; de sorte que, ce n'est que lorsque la température ambiante est au-dessus de ce chiffre, qu'ils peuvent évoluer à l'air libre. Mais ne l'oublions pas, ce chiffre peut très bien être atteint dans certains endroits clos, alors que la température extérieure est beaucoup plus basse. A ce titre, on pourrait, on le comprend, voir surgir la maladie au pôle et en plein hiver, si ces germes se trouvaient là, dans un milieu confiné suffisamment chauffé.

3° Les germes amarils, rendus impuissants, ou arrêtés dans leur évolution par un abaissement de température, peuvent reprendre leur activité lorsque cette température remonte ; par conséquent, il faut employer d'autres moyens que le refroidissement pour les détruire, quand on veut faire disparaître définitivement la maladie.

Ce que nous venons de dire, nous explique comment : quand la température ambiante d'un pays est faible, la maladie, a moins de chances d'apparaître ; pourquoi, aussi, à mesure que la température baisse dans un pays où règne la fièvre jaune, la maladie diminue de nombre et de gravité. —Mais en même temps, nous comprenons que maintes exceptions, qu'on a souvent été

Orléans, soit dans d'autres ports recevant des navires infectés par la fièvre jaune ; pour injecter dans les cales contaminées de l'air extrémement froid.

Le Congrès de Richmond, en 1878, vota un million pour la construction de ce navire frigorifique qui devait porter 40 ou 50 tonnes de chlorure de magnésium refroidi à 18 degrés centigrades, et dissous dans un mélange d'eau et de glycérine. — Après avoir nettoyé le navire suspect, on aurait injecté ce liquide extr-aglacial dans toutes les part ies à désinfecter; et on pouvait ainsi y abaisser la température jusqu'à — 35. Mais les expériences de Pasteur et celle de Fristh montrant qu'une température soit de — 30 soit de — 87 degrés centigrades est impuissante à tuer absolument des bactéries et à stériliser les liquides putrides, ont montré que l'espérance du Congrès de Richemond n'était pas réalisable par le moyen du frigorifique, tel qu'on l'avait conçu.

porté à considérer comme des anomalies inexplicables, sont au contraire des choses parfaitement naturelles, et facilement compréhensibles.

Action du soleil

Quelques auteurs ont prêté à l'action du soleil une influence notable, parfois considérable même, sur la production de la fièvre jaune Nous devons ajouter que : dans les pays où la maladie règne fréquemment, l'opinion des médecins comme du vulgaire même, est parfaitement fixée sur cette question ; personne ne songe à contester le danger que l'exposition au soleil présente, pour les individus susceptibles de contracter le typhus amaril. Bally qui a vu la fièvre jaune à Saint-Domingue, dans des périodes épidémiques mémorables, a été frappé de l'influence que cette exposition au soleil paraissait avoir sur le développement de la maladie. Savaresy a cité plusieurs exemples, dans lesquels l'exposition au soleil a été, si rapidement, et si terriblement, suivie d'une atteinte de fièvre jaune, qu'on ne peut se défendre d'y voir une relation étroite de cause à effet. Makittrick a accusé très directement l'action du soleil de produire de la fièvre jaune, chez les européens qui arrivent aux Antilles. Moultrie considère cette action du soleil comme tellement puissante, qu'elle est capable de donner aux germes de la maladie, restés inertes jusque là, une action subite très dangereuse. Rush de son côté a incriminé les rayons du soleil d'une manière formelle ; et bien plus nous devons signaler, que pour lui, l'action de la chaleur, même artificielle, est puissante dans le développement de la maladie ; car il croit, que c'est par cette raison qu'il faut expliquer la prédilection que semble avoir, dans certain pays, ou, à certains moments, la fièvre jaune pour les boulangers, forgerons, cuisiniers, etc.

En 1830 à Gorée, la fièvre jaune éclata si exactement après le moment où des germes amarils, enfermés depuis l'année précédente dans des tentures, draps, couvertures, etc. etc., de l'hôpital étaient placés au soleil, et après qu'une cérémonie religieuse avait exposé un grand nombre d'individus aux rayons ardents de ce soleil, qu'il est difficile de ne pas croire que cette action fut pour beaucoup, dans l'explosion de l'épidémie.

Donc, nous voyons que cette action des rayons solaires a été considérée comme capable de provoquer l'explosion de la maladie par nombre d'auteurs, dont l'opinion fait assez autorité dans la matière pour être accueillie avec déférence. Pour ma part, j'ai vu des exemples si nombreux et si frappants, où cette exposition au soleil était la cause à invoquer sans hésitation, que : je suis disposé à la considérer, comme un des plus grands dangers qui puissent menacer les individus susceptibles de receptivité, quand ils sont dans les foyers amarils.

Mais, aussitôt, je me crois obligé de faire la restriction suivante : il serait absolument illogique de penser que la seule exposition aux rayons du soleil, dans quelque condition qu'on la suppose, peut dans tous les cas provoquer l'explosion de la fièvre jaune. Il suffit de dire : que d'une part, dans toute la zone tropicale et même dans une bonne partie de la zône tempérée, ces rayons du soleil sont capables pendant au moins huit mois de l'année de nuire à la santé des hommes, chose qui arrive à chaque instant; et que d'autre part la fièvre jaune est une maladie absolument inconnue dans les huit dixièmes de la surface tropicale du globe; que même dans la zone amarile, elle n'est qu'une maladie assez exceptionnelle, pour que la question soit jugée snns appel. — Donc, il est bien entendu, que quelque puissante que soit l'action des rayons du soleil sur la production de la fièvre jaune, il va sans dire qu'il n'est question ici que des pays amarilogènes, ou bien des temps d'épidémie dans les autres pays ; en d'autres termes, de cas où il y a déjà des germes de la maladie prêts à évoluer.

Comment agit l'action du soleil surl es individus, pour l'explosion de la fièvre jaune; tel est le problème que plus d'un médecin s'est posé, sans qu'on ait pu jusqu'ici y répondre d'une manière topique et parfaitement satisfaisante. Il se passe évidemment ici, ce qui se voit dans les pays paludéens pour les individus qui portent des germes de malaria ; dans les pays cholérigènes, pour ceux qui sont dans une situation analogue vis-à-vis du choléra : Sous l'influence de l'action solaire, il y a une telle augmentation d'activité de ces germes morbides, que la réaction biologique qui, jusque-là, défendait plus ou moins efficacement l'individu contre le poison, se trouve impuissante momentanément.

Pour résumer l'état de nos connaissances, touchant l'influence du soleil sur l'apparition de la fièvre jaune, chez les individus, nous formulerons les conclusions suivantes :

1° Le soleil ne saurait-être incriminé à lui tout, seul puisque l'insolation ne provoque pas l'explosion de la fièvre jaune dans certains pays de la zône tropicale comme l'Inde, par exemple, où il est terriblement puissant cependant ; il faut donc admettre, quand on parle de son action, que la question des germes amarils la domine absolument ;

2° Dans les pays où les germes amarils sont en activité, l'exposition au soleil est une des puissantes causes d'explosion de la maladie ;

3° On peut comparer l'action du soleil, relativement à la fièvre jaune dans les pays amarils, à l'action de cet astre sur l'explosion des accidents d'impaludation, dans les pays malariens, et à celle qu'il exerce manifestement sur la production des accidents cholériques, dans les localités où les germes cholériques sont en activité.

État de l'air

De son côté, l'état de l'air a paru, à maints observateurs, avoir une importance incontestable, dans la question de l'apparition de l'évolution et de la cessation des épidémies de fièvre jaune ; la généralité des auteurs admet : que, quoique moins puissant que la chaleur, cet état de l'air ne saurait être mis en doute. Pour ma part je ne m'inscrirai pas en faux à ce sujet ; mais je ne puis m'empêcher de faire remarquer : d'abord que les théorisations les plus hasardées ont été formulées touchant l'influence de l'état de l'air, par nos prédécesseurs du début du siècle ; de sorte que lorsqu'on lit certains travaux de cette époque, on se prend tellement à sourire de leur crédulité, qu'on n'ose presque plus à son tour en parler. Pour la facilité de mon exposition, je m'occuperai séparément : de la pluie, de l'état d'humidité ou de sécheresse de l'atmosphère, etc. etc.

Pluie.

Les choses les plus contradictoires, en apparence, ont été dites au sujet de l'action de la pluie ; tandis que certains auteurs croient que leur abondance est nuisible, d'autres affir-

ment le contraire. C'est ainsi que nous voyons, d'une part consigner : que dans les pays où le typhus amaril est habituel, on
voit l'explosion épidémique annuelle, être retardée quand les
pluies sont en retard, et *vice versa*; que la maladie est relativement rare lorsqu'il y a peu de pluie, et qu'en revanche elle est
plus répandue quand il y en a beaucoup. D'autre part, nous rencontrons l'affirmation très positive : que les années les plus pluvieuses sont les plus salubres, sous le rapport de la fièvre
jaune.

Veut-on des exemples de ces divergences d'opinion? il ne sera
pas difficile de les fournir. Parmi ceux qui disent que la pluie
favorise l'explosion et la sévérité des épidémies de fièvre
jaune, Gilbert nous apprend que les années 1739, 1740, 1741,
1742 furent chaudes et peu pluvieuses à Saint-Domingue, et
que la fièvre jaune y fit rage. Catel a écrit longuement sur l'influence pernicieuse des vents du Sud-Ouest à la Martinique; et
cette influence proviendrait, de ce qu'avec ces vents, les pluies
sont plus abondantes et plus fréquentes.

Par contre, nous trouvons des faits et des affirmations non
moins positives, en faveur de l'influence pernicieuse de la
sécheresse. L'épidémie de Cadix en 1800 coïncida avec un
temps sec; et pendant la fameuse période de 1800 à 1804, il y
eut très peu de pluie, dit-on, dans les divers pays de l'Espagne
qui furent décimés par la maladie. En 1821 il plut pendant
presque tout l'été à la Nouvelle-Orléans, et l'automne se passa
sans qu'on vit un seul cas de fièvre jaune (Faget). A Charleston,
en 1845, la sécheresse parut favoriser l'éclosion de la maladie
tandis quel a pluie la contrariait. Cornuel a formulé cette opinion : qu'à la Guadeloupe la sécheresse est la meilleure condition pour l'apparition, l'extension et la gravité de la maladie. En
1850 à Cayenne la maladie cessait lorsqu'il pleuvait abondamment, pour reparaître dès que le temps redevenait sec.

Il nous faut rapprocher de ces deux opinions, si formellement
discordantes, une autre, qui tout en semblant être la moyenne
entre elles, ne vient au contraire qu'obscurcir la discussion.
Au Sénégal, les médecins qui ont observé les diverses épidémies de fièvre jaune, depuis le commencement du siècle, ont
soutenu des opinions radicalement opposées : d'après ce qu'ils
nous apprennent, nous voyons, que tantôt l'hivernage pluvieux

a paru favoriser les coups de la maladie, tandis que tantôt c'est un hivernage relativement sec qui est incriminé.

On voit donc, qu'il est bien difficile de se faire une opinion solide par la comparaison de ces diverses affirmations. Ajoutons, que pour compliquer le débat, nous devons dire : que nombre d'observateurs ont affirmé, qu'une abondante pluie, survenant tout à coup dans le cours d'une épidémie, l'arrêtait ou en diminuait l'intensité, tandis que d'autres, non moins dignes de foi, ont spécifié : qu'à un moment où la santé publique était assez bonne, une abondante pluie a provoqué une explosion épidémique. Aussi, La Roche a t-il pu dire, avec raison, que la fièvre jaune se montre dans les conditions hygrométriques les plus différentes ; et que : tantôt il semble que la pluie lui soit favorable, tantôt c'est le contraire.

Pour ma part, quelle conclusion tirerai-je, touchant l'action de la pluie sur la fièvre jaune ? Je crois que cette pluie a une importance tout à fait secondaire, et très variable sur les conditions de genèse, d'extension, de sévérité et d'extinction des épidémies. Et, si je ne me trompe, la chose se comprend sans peine, en adoptant mon explication. Dans tel pays, et dans tel moment donné, l'arrivée de la pluie peut donner une activité nouvelle à des germes amarils qui sommeillaient ; tandis que dans tel autre pays ou à tel autre moment cette pluie peut noyer ou stériliser des germes en voie d'évolution, ou bien contrarier leur expansion. D'autres fois il est possible que la pluie, en commençant, se prolongeant ou en cessant, réagisse sur la température du moment : en l'élevant ou en l'abaissant ; et qu'elle exerce, ainsi secondairement, une influence sur le début, l'extension ou la cessation d'une poussée épidémique.

Aussi, pour dire d'un mot mon opinion sur l'action de cette pluie, j'ajouterai : qu'elle n'est qu'un seul et minime élément dans une question complexe, où les influences très multiples interviennent dans des proportions infiniment variables ; de sorte qu'une observation, quelque attentionnée qu'elle soit, de cet élément seul, si elle n'est pas étendue en même temps à d'autres, peut mener à des résultats absolument contradictoires. Il serait stérile de ne vouloir étudier que son action isolée, dans la question si vaste de l'étiologie du typhus amaril.

Humidité ou sécheresse de l'atmosphère

Ce que je viens de dire de la pluie, nous fait pressentir mon opinion au sujet de l'état d'humidité ou de sécheresse de l'atmosphère. Les observateurs, sont en général, d'avis que l'humidité est favorable à la genèse et à la propagation des épidémies. Barton, a propos de l'épidémie de 1853 à la Nouvelle-Orléans dit : l'épidémie n'a jamais commencé au commencement mais, pendant la durée d'une période de forte rosée. Le minimum étant à 74°, la fièvre jaune a toujours cessé comme épidémie quand l'hygromètre était descendu à 58°. La Roche, (T 2 p. 130) rappelle : que dans les pays de la zône tempérée, où la fièvre jaune a été observée quelque fois, c'était pendant une période humide de la saison chaude. Je partage entièrement cette manière de voir, car je suis porté à penser que l'humidité, lorsqu'elle est doublée de la chaleur, favorise notablement l'évolution et la dispersion des germes amarils. Mais comme je l'ai dit déjà pour la pluie, c'est là un minime élément dans une question très complexe. Aussi, je ne crois pas qu'il soit utile de nous attarder plus longtemps sur cette partie de notre exposition.

Action des orages

Les orages de leur côté, ont été mis en cause ; et ici encore, nous trouvons des divergences d'opinion telles, que si nous nous bornions à enregistrer sans discussion, et surtout sans explications ; les affirmations émises par les hommes les plus compétents, nous dirions tour à tour les choses les plus opposées.

Luzeau signalait en 1826, pour la Martinique, que c'est pendant les orages que l'on perd le plus de monde de la fièvre jaune. Catel en 1839, Dutrouleau en 1852 ont fait la même remarque, et nous trouverions maintes citations à faire pour appuyer cette affirmation. — Il est, en effet, vulgaire dans les Antilles, que lorsque le temps est lourd, que les orages s'annoncent et se préparent, la maladie est plus sévère ; la même observation a été faite au Sénégal.

En revanche, d'autres auteurs ont dit que le calme de l'atmosphère et l'absence des orages sont favorables au développement des épidémies; de sorte qu'on est de prime abord porté à penser qu'il y a contradiction entre leur opinion et la précédente. Enfin, ajoutons que plusieurs ont affirmé de leur côté : que les orages avaient pour conséquence d'améliorer l'état des malades et de l'épidémie, en temps de fièvre jaune.

Quand on y regarde de près, on voit qu'au fond, toutes ces assertions, qui paraissent absolument contraires de prime abord, peuvent se concilier très bien, et qu'il suffit de s'entendre pour être du même avis. Voici ce qui peut être considéré comme l'expression de la réalité. Le temps orageux, c'est-à-dire celui qui se passe pendant que les nuages s'amoncellent, et avant l'explosion du tonnerre, l'arrivée des averses qui en sont la terminaison, est manifestement fâcheux pour les malades. C'est dans ces moments, qu'on voit le plus souvent leur état devenir plus mauvais, le vomissement noir et le délire se produire. Aux Antilles, le temps orageux est pernicieux aussi, pour les individus atteints de la fièvre dite inflammatoire qui, s'aggravant, peut arriver jusqu'au degré qui la fait appeler fièvre jaune véritable. Logiquement encore, on a pu dire : que la persistance des temps orageux sans que les orages aboutissent, de ces temps qui sont à la fois chauds, énervants et pénibles, ont pu, dans un pays amarilogène, assombrir la constitution médicale, jusqu'à l'explosion de la fièvre jaune épidémique inclusivement; ou, quand l'épidémie est déclarée, en ont augmenté sensiblement la sévérité.

Donc, on comprend très bien que les observateurs les plus attentionnés, aient soutenu, avec raison : que les temps orageux, ou bien que les orages n'aboutissent pas, ou bien encore que ceux où les orages habituels font défaut, soient favorables à l'explosion, à l'extension ou à la sévérité de la fièvre jaune.

Mais si les orages en préparation ont paru, à juste titre, si fâcheux; en revanche, lorsqu'ils ont éclaté, qu'ils ont produit des ondées de pluie plus ou moins fortes, des courants atmosphériques, plus ou moins violents, ils ont le plus souvent purgé l'atmosphère, comme on dit vulgairement; et on constate réellement alors, le plus souvent, qu'ils ont exercé une influence favorable sur les malades en particulier, et sur les épidémies en général. Ainsi, il est incontestable que : de même qu'on voyait, pendant la préparation d'un orage, un nombre croissant d'indi-

vidus, bien portants jusque-là, être indisposés, devenir malades ;
de même qu'on voyait ceux qui étaient déjà couchés, avoir des
accidents sérieux, inquiétants ; de même quand l'orage a éclaté,
que la pluie tombe, et que le vent souffle vivement, il y a chez
tous : bien portants et malades, une détente favorable, souvent
sensible et appréciable.

On comprend par ces explications, comment les orages ont
pu être considérés comme fâcheux pour les uns, comme utiles
pour les autres, suivant que l'esprit a été plus frappé par l'aggravation qu'entraîne la période de leur préparation ou par la
détente que produit leur évolution complète. La conclusion de
tout ceci est en somme : que l'orage est un détail dans la question
de l'étiologie de la fièvre jaune ; quelque chose de plus puissant
que lui doit être mis en cause ; et bien qu'il ait, en quelques
circonstances, une action réelle, on comprend que son importance est éventuelle, variable, et loin d'être du premier ordre.

Ouragans

Les pays où la fièvre jaune règne souvent, et avec une sorte
de prédilection, notamment les Antilles, sont si souvent boule-
versées par des coups de vent plus ou moins violents, qu'on s'est
demandé si ces grandes perturbations atmosphériques ne devaient pas influer d'une manière quelconque sur les épidémies
de fièvre jaune. Il était naturel, à priori, de penser, que par la ventilation suractive qu'ils produisent, ils disperseraient les germes
morbides dans les lieux infectés, l'expérience a cependant démontré que cette prévision était fausse, car, dans un grand
nombre de cas, et en particulier à Philadelphie, en 1802 ; à
Antigoa, en 1816 ; à Norfolk, en 1821, etc. etc., la marche de
l'épidémie ne fut pas influencée par le coup de vent.

En y refléchissant un peu, on comprend qu'en effet, les ouragans des Antilles ne peuvent guère agir d'une manière bien efficace pour la cessation des épidémies de fièvre jaune, car ils
n'abaissent pas la température, d'une manière bien sensible ; ils
sont, d'ailleurs, d'assez courte durée pour ne produire qu'une ventilation toute éphémère. Dans les autres pays, la situation n'est
pas différente, et on peut dire : que, si un orage, un coup de vent,
un cyclone, un ouragan, peut stériliser par dispersion, ou par

une autre cause, les germes de la maladie, il exercera une influence favorable, tandis qu'il n'aura aucune action sur la poussée épidémique, dans les conditions opposées.

Vents

L'influence des vents sur l'étiologie de la fièvre jaune, doit
nous occuper un instant, car nombre d'auteurs lui ont fait jouer
un rôle plus ou moins grand. Quand on parle de cette action du
vent sur la fièvre jaune, il faut tout d'abord faire la distinction
entre les vents locaux et les vents généraux; car. En effet, il y
a là deux ordres de faits qui, quoique portant sur le même sujet
au fond, et procédant sans doute des mêmes lois, se prêtent à
des considérations distinctes, pour l'observateur.

Vents locaux

Nous verrons, en parlant de la transmission de la fièvre jaune,
que les germes amarils peuvent être transportés par le vent
plus ou moins loin, et aller infecter des individus ou des milieux
à distance ; par conséquent, l'influence des vents locaux ne
saurait être méconnue; il faut, au contraire, y faire grande attention dans la pratique. — Sans entrer dans plus de détails ici
sur cette question, que nous aurons à reprendre plus loin, disons
qu'il est quelques précautions, qu'il sera bon de prendre en temps
d'épidémie. C'est ainsi, par exemple, qu'un capitaine de navire
arrivant avec son équipage, en bonne santé, dans un port où
règne la fièvre jaune, aura très grand soin de ne pas mouiller
sous le vent de tel navire ou de tel quartier qui pourraient l'infecter ; — que l'administration sanitaire, fera déplacer, tel navire
contaminé ou suspect, de manière à ce qu'il soit sous le vent,
et non au vent de tel ou tel endroit.

L'existence de ces vents locaux, soufflant dans telle ou telle
direction, à telle ou telle heure, ou bien dans telle ou telle saison, ne sera pas négligée, non plus, par l'hygiéniste, qui fera
ouvrir ou fermer telle porte ou fenêtre, déplacer tel parc ou
chantier, tel magasin, tel hôpital, etc. etc. Bref, je dirai pour finir
que, sans qu'il soit nécessaire d'insister plus longuement sur les
mille détails qui pourraient trouver place ici, il suffit d'avoir
montré au lecteur l'importance de cette iufluence étiologique

pour qu'il sache, ou devine, implicitement, ce qu'il convient de faire ou d'éviter, dans cet ordre d'idées.

Vents généraux

De leur côté, les vents généraux ne manquent pas d'avoir leur importance, très sérieuse, pour tout ce qui touche la génèse, l'extension, la sévérité etc. etc. de la fièvre jaune. — On sait d'ailleurs, que nombre de médecins qui ont exercé dans les pays chauds, ont incriminé, certains vents, pour la génèse ou l'extension de la fièvre jaune. C'est ainsi, par exemple, que depuis Pouppé, Desportes, et Poissonnier-Desperierres, qui vivaient dans le courant du siècle dernier, on considère aux Antilles les vents de la partie du Sud comme favorables à la sévérité de la maladie, et ceux du Nord comme contraires à l'évolution épidémique. Au Mexique, au Brésil, cette influence du vent est mise hors de doute ; et si suivant la localité, la direction du vent accusé change, on voit bientôt que c'est à la topographie du lieu qu'il faut l'attribuer ; et qu'en somme c'est toujours la même nature de vent qui est considérée comme morbifère. C'est ainsi par exemple qu'aux Antilles, les vents chauds et malsains viennent du S.-O ; au Mexique, ils viennent du S.-E ; au Brésil ils viennent du N.-N.-E. au N.-N.-O. ; tandis que les vents raffraîchissants viennent du N.-E. aux Antilles, du N. et N.-O. au Mexique, du S. du S.-O. et du S.-E. au Brésil. Dans ce dernier pays, les Pamperos du S.-E. qui descendent très froids des Andes ont la propriété de faire diminuer en très peu de temps, et de la manière la plus heureuse, la sévérité de la maladie.

Pour fixer les idées, le lecteur me permettra de prendre un exemple ; naturellement je choisirai celui de la Martinique, où j'ai pratiqué assez longtemps ; et, où j'ai vu les choses d'assez près et avec assez de soin j'espère, pour me faire une opinion bien arrêtée. Or, pour la Martinique, dis-je, on trouve déjà l'idée de l'influence pernicieuse des vents du sud bien clairement exprimée dans les rapports de Lefort et de Luzeau ; mais, c'est Catel qui l'a développée avec le plus d'insistance, car voici ce qu'il écrivait en 1843.

« Si la constitution atmosphérique actuelle se maintenait toujours dans les mêmes conditions, la fièvre jaune n'apparaîtrait pas. C'est ce qui a eu lieu durant, tout au plus dix années, pendant lesquelles, on n'a noté aucun cas de cette maladie. Il faut reconnaître, que les vents ne soufflent pas toujours régulièrement de la même partie, qu'il existe des séries d'années pendant lesquelles les vents dépendant du sud dominent ; c'est le règne de la fièvre jaune. Tandis qu'il existe, au contraire, d'autres séries d'années, pendant lesquelles les vents de l'autre partie du compas dominent ; et alors il n'y a pas de fièvre jaune. Cette chose nous paraît claire comme le jour ; elle a frappé tous les observateurs qui ont bien voulu s'occuper de cet objet ; et tous, ont constaté la funeste propriété qu'ont ces vents du sud de produire la fièvre jaune. Notre seul mérite, au milieu de tout cela, est d'avoir seulement présenté des tableaux qui mettent en évidence un fait connu avant nous, mais qui intéresse assez la vie des hommes, pour que nous ayons dû nous en occuper sérieusement. Espérons qu'avec le temps, et de nouvelles observations, on parviendra à faire disparaître le doute qui existe encore, au grand préjudice de nos garnisons. »

A la fin de l'année d'après, Catel revenait encore sur le même sujet et prophéthisait, cinq ans avant, l'arrivée de l'épidémie qui a sévi à la Martinique avec tant d'intensité, de 1851 à 1858. — « La fièvre jaune étant positivement l'effet des vents dépendant du sud, il serait difficile, pour ne pas dire impossible, de prédire longtemps à l'avance la réapparition de ce fléau, attendu que les observations météorologiques et médicales ne remontent pas assez haut, à la Martinique, pour qu'on puisse affirmer quelque chose à cet égard. Toutefois, il y a de grandes probabilités en faveur du retour périodique des vents dominants de l'est à l'ouest par le sud, et communiquant des épidémies de fièvre jaune, puisque l'effet est toujours lié à la cause. Mais, ce que nous savons pertinemment, c'est qu'il n'y a aucun cas de typhus ictérode noté à la Martinique de 1828 à 1838, et que cette maladie a reparu à Saint-Pierre après dix années d'absence, pour disparaître de nouveau en novembre 1844, après sept années de ravages. On serait porté à admettre, d'après les considérations qui précèdent, qu'il existe réellement des séries d'années pendant lesquelles les vents dépendant du sud dominent sur ceux du nord, et *vice versa*, ce qui établit des périodes d'épidémie et de non épidémie. S'il en était ainsi, la fièvre jaune ne devra reparaître à la Martinique, que l'an 1851 (Catel rapport du 4ᵉ trimestre 1846) ».

Catel croyait tellement à l'action des vents du sud, et il pensait si résolument que c'est leur action directe qui produit la fièvre jaune, qu'il arriva à dire : que si on logeait les européens dans un lieu abrité de ces vents, ils ne seraient pas atteints par cette fièvre jaune Cette opinion est évidemment fausse; ainsi que l'ont démontré les événements ultérieurs ; — mais néanmoins, elle tend à montrer combien il a fallu que l'action des vents généraux parut importante à cet observateur éminent.

Dans son rapport de 1844, Catel faisait la distinction très juste, entre les vents du sud locaux et les vents du sud généraux ; les premiers n'ont pas, disait-il, à beaucoup près une influence aussi puissante sur l'état sanitaire. Cette distinction est à faire dans tous les pays ; et sous peine d'enregistrer des faits absolument contradictoires, les observateurs doivent en tenir compte.

Dutrouleau, tout en admettant que les vents de la partie du sud sont justement incriminés, disait avoir vu aussi la fièvre jaune surgir après de longues séries de vents d'est. J'ai dû me préoccuper de cette opinion, et pendant mon séjour à la Martinique je constatai que ces séries de vents d'est qu'on ressent à Saint-Pierre, lieu d'observation de Dutrouleau, ne sont que des vents de la partie du sud, déviés par la disposition des terres; de sorte que l'exception signalée par mon éminent prédécesseur rentre dans la règle générale.

Si nous passions en revue tous les pays où la fièvre jaune a sévi avec quelque intensité ou quelque fréquence, nous verrions que l'action des vents généraux est incontestable pour l'observateur. Aussi, sans qu'il soit nécessaire de faire ici cette longue énumération, il faut signaler l'importance de ce facteur étiologique, tout en n'oubliant pas de rappeler : que ce n'est qu'un facteur, c'est-à-dire un des mille éléments dont la convergence constitue un tout extrêmement complexe, qui ne saurait le plus souvent être spécifié autrement que d'une manière générale.

Périodes d'immunité et d'épidémie

L'examen de l'action des vents généraux sur l'étiologie de la fièvre jaune nous conduit naturellement à parler de cette question soulevée par nombre d'observateurs à savoir : les périodes d'immunité et d'épidémie qui paraissent avoir une si grande importance sur la genèse, l'extension, la sévérité et la disparition de la fièvre jaune.

« Les épidémies de fièvre jaune reparaissent aux Antilles (Dutrouleau, p. 162) avec une telle périodicité, qu'on ne peut se refuser à reconnaître qu'elles trouvent dans ces localités une prédisposition particulière, et quelles y sont seulement un accident. On peut établir la gradation suivante pour la fréquence des épidémies de fièvre jaune, au point de vue géographique : épidémies annuelles dans les foyers épidémiques du golfe du Mexique et des grandes Antilles ; périodes épidémiques de plusieurs années revenant à six ou dix ans d'intervalle dans la chaîne des petites Antilles ; épidémies accidentelles et de durée variable se déclarant dans les climats lointain des deux hémisphères ayant plus ou moins de rapports de saison avec les climats torrides ».

Nos connaissances touchant cette question des périodes d'épidémie et d'immunité de la fièvre jaune sont encore extrêmement vagues, nous ne faisons, en réalité, qu'entrevoir encore le phénomène, sans pouvoir en apprécier la portée et l'importance. Mais néanmoins, je crois que c'est un des détails qu'il faudra rechercher avec persévérance dans l'avenir ; car, si je ne me trompe, il est de nature à nous donner l'explication dc particularités restées incompréhensibles jusqu'ici. Dans mon livre sur les maladies des Antilles, j'ai fait une étude de la climatologie dans laquelle j'ai développé tout ce que j'ai appris sur ces périodes, et cette sorte d'alternative des constitutions médicales au sujet de la fièvre jaune et de la dyssenterie ; je ne reproduirai pas ce travail ici, car, n'ayant rien de nouveau à ajouter, ce serait une longueur injustifiée. Cependant, je ne saurais quitter le sujet sans renvoyer le lecteur à cette étude précitée, persuadé qu'il y trouvera plus d'un détail intéressant.

État électrique de l'air

Tout ce qu'on a dit touchant l'état électrique de l'air, n'a aucune importance réelle jusqu'ici, de sorte que nous ne nous y arrêterons pas davantage. Des observations ultérieures renseigneront nos successeurs à ce sujet.

État chimique de l'air

Dans l'étude du problème si complexe, et encore si obscur, de l'étiologie de la fièvre jaune, les auteurs ont cherché à étudier tout ce qui pouvait être, pour eux, une source d'indications ; quelques-uns se sont occupés même de l'état chimique de l'air, pour essayer d'y trouver une explication que d'autres investigations ne leur fournissaient pas. Voici les conclusions du Dr Finlay touchant cet état de l'air, à la Havane, pendant les épidémies de fièvre jaune :

1° L'atmosphère de la Havane est constamment fortement alcaline ;

2° Son alcalinité augmente entre mai et août : elle décroît de septembre à novembre ; et demeure peu sensible de janvier à mars ou avril ;

3° Dans toutes les parties de l'île l'alcalinité de l'air a été constatée, mais à un moindre degré que dans la ville de la Havane ;

4° Le gaz ammoniac de l'atmosphère a une tendance à faire des sels acides, toutes les fois que la teinture de tournesol acidulée contient un excès d'acide sulfurique, indiquant ainsi une base plus faible que l'ammoniaque, et éveillant l'idée de quelque gaz alcalin du type des ammoniaques composés (amides ?)

Quelle conclusion tirer de ces indications? Pour ma part j'avoue que je ne saurais l'entreprendre, et je me borne à rapporter, sans y rien ajouter, ce qu'a dit le Dr Finlay.

Conclusions touchant l'action de la météorologie sur la fièvre jaune

Après avoir passé en revue dans tous ses détails la question relative à l'influence de la météorologie sur la fièvre jaune, nous devons la résumer. Or, il est évident, *apriori*, pour tout individu non prévenu: que cette météréologie n'est pas sans influence sur l'activité des germes amarils, mais qu'elle ne régit pas, à elle seule, tout ce qui les touche.

Il est incontestable, que les climats chauds sont favorables au typhus amaril, et que moins un pays est doté d'une moyenne de température chaude, moins il est exposé à voir la maladie apparaître, ou plus exactement : se propager lorsqu'elle y est apportée. — Mais, d'une part, nous avons vu que tous les climats chauds, l'Inde, l'Afrique orientale, l'Océanie tropicale ne sont pas, comme le bassin atlantique, exposés à ses coups, jusqu'ici — d'autre part, nous avons vu que certains pays à température relativement modérée, Espagne, Portugal, côtes de France et d'Italie peuvent être sévèrement traités par elle ; de sorte, qu'il n'est pas possible de préciser beaucoup l'action du climat, après en avoir tracé les lignes générales dont nous avons parlé.

La question : de la pluie, de la sécheresse, de l'humidité de l'atmosphère, des vents locaux ou généraux, des orages, des ouragans, tout en ayant son importance relative, ne saurait être considérée, non plus, comme capitale.

Quant à la question des périodes d'immunité et d'épidémie, elle est encore dans un vague très obscur ; et, tout en croyant à son importance, tout en pressentant formellement qu'elle doit entrer très sérieusement en ligne de compte, nous devons reconnaître que nos connaissances, à son sujet, sont encore très imparfaites.

Il est vivement à désirer que l'étude de la météorologie, née depuis si peu de temps, soit poursuivie avec soin et dans mille localités ; il est certain, pour moi, qu'un jour cette météorologie nous fournira des indications précieuses sur la manière d'être de la fièvre jaune. C'est peut-être, probablement même, elle, qui nous expliquera pourquoi il y a des moments où les germes éclosent ou restent à l'état latent, sont actifs ou restent en repos ; il en découlera alors une saine appréciation de l'influence réelle de la chaleur, du soleil, de l'humidité, de la sécheresse de l'atmosphère, etc. etc. Ce sera une condition qui rendra infiniment plus faciles, j'en suis certain, l'emploi et la direction des moyens capables de faire disparaître les épidémies en activité, et d'empêcher de se développer celles qui viendront à se montrer.

Saisons

On s'est occupé beaucoup de l'influence des saisons dans l'apparition, l'extension et la cessation des épidémies de fièvre jaune ; car, tant dans les pays où elle est habituelle, que dans ceux qu'elle visite éventuellement, c'est toujours à certains moments de l'année qu'elle apparaît, s'étend et diminue ou disparaît.

Fournissons d'abord quelques chiffres que des observateurs ont recueilli, dans le but de montrer l'influence des diverses saisons sur l'activité de la maladie; ils nous montreront, d'un coup d'œil, certains enseignements qu'il est utile de garder en mémoire pour se faire une opinion là-dessus.

CHIFFRES DE BOUFFIER (ARCHIVES DE MÉDECINE NAVALE, T. III, P. 289 ET SUIV.) POUR 6,941 ATTEINTES ET 3.445 MORTS DE FIÈVRE JAUNE OBSERVÉES A L'HÔPITAL DE LA VERA-CRUZ, PENDANT UNE PÉRIODE DE 32 ANS (le chiffre normal du mois est de 100; il ne devrait pas varier, d'un mois à l'autre, si toutes les époques de l'année étaient également propices au développement de la maladie).

MOIS	ATTEINTES		MORTS	
	CHIFFRES BRUTS	PROPORTIONS	CHIFFRES BRUTS	PROPORTIONS
Janvier.........	151	26	63	22
Février.........	210	37	71	25
Mars..........	437	76	348	109
Avril..........	683	118	290	100
Mai ......:.....	1,058	183	697	244
Juin..........	1,078	187	700	240
Juillet.........	815	140	343	119
Août..........	769	132	370	128
Septembre......	720	125	259	90
Octobre	494	85	174	61
Novembre......	281	49	72	26
Décembre......	245	42	88	32
TOTAL.....	6,941	1,200	3,445	1,200

En résumant ce tableau, nous voyons : que du mois d'avril à septembre, il y a 5,123 entrées, soit le 73 pour 100, ou 880 sur 1,200; tandis que d'octobre à mars, il n'y en a que 1,818, soit le 27 pour 100, ou 320 sur 1,200. Quant aux décès, nous avons les chiffres suivants : d'avril à septembre 2,659, soit le 76 pour 100, ou 920 sur 1,200; d'octobre à mars 786, soit le 24 pour 100, ou 280 sur 1,200.

Ces chiffres montrent, d'une manière bien évidente, que le mois de janvier est, à la Vera-Cruz, le moins fécond en atteintes de fièvre jaune; le mois de février lui ressemble beaucoup, quoique moins favorable; le mois de mars n'est pas beaucoup plus mauvais; mais, en avril, la maladie commence à avoir une fréquence des plus fâcheuses; mai et juin sont les plus mauvais mois; juillet et août sont moins chargés qu'eux, mais encore très défectueux; puis, à partir d'octobre, les chiffres vont en baissant graduellement jusqu'en janvier.

Par ailleurs, nous savons que les épidémies de fièvre jaune sévissent, surtout, de mai à octobre aux Antilles, dans l'Amérique du Nord, en Sénégambie, en Europe même, lorsque la maladie y est signalée. En un mot, dans l'hémisphère nord, cette période d'avril ou mai à septembre ou octobre, suivant la latitude, est la saison favorable à la fièvre jaune.

Nous possédons une statistique, comparable à celle de Bouffier, pour la ville de Rio-de-Janeiro, qui est à peu de choses près, dans l'hémisphère sud, à la latitude que la Vera-Cruz occupe dans l'hémisphère nord; aussi, nous nous hâtons de la rapprocher de celle-ci, tout en regrettant de n'avoir pour Rio-de-Janeiro que les morts, au lieu des entrées et des morts comme dans la statistique Bouffier.

8,554 décès relevés à Rio-de-Janeiro (1851 à juillet 1870), étaient partagés de la manière suivante (Rey.) :

Janvier	1,118		Juillet	242
Février	1,760		Août	164
Mars	1.732		Septembre	108
Avril	1,434		Octobre	104
Mai	996		Novembre	116
Juin	557		Décembre	223
	7,597 soit 89 p. 100			957 soit 11 p. 100

En résumant ce tableau, comme nous avons fait pour celui de Bouffier, on voit : que de juillet à décembre, il y a eu 957 décès, soit le 11 pour 100, ou 136 sur 1,200; tandis que de janvier à juin, il y a eu 7,597 décès, soit le 89 pour 100, ou 1,064 sur 1,200.

La comparaison des chiffres de la Vera-Cruz et de Rio, s'accorde donc parfaitement à montrer : que c'est pendant la saison chaude que la maladie est plus fréquente.

D'ailleurs, en examinant les divers documents que nous possédons sur les oscillations annuelles de la fièvre jaune, nous voyons : que dans tous les pays, on constate ce qui a été observé à la Vera-Cruz et à Rio ; les différences minimes que l'on relève d'un pays à un autre, sont en relation étroite avec les allures climatériques de chaque localité. Voici, à l'appui de cette assertion, la statistique que j'ai faite à la Martinique, pendant que j'y dirigeais le service de santé.

STATISTIQUE DES ENTRÉES ET DES MORTS DE FIÈVRE JAUNE DANS LES HÔPITAUX DE LA MARTINIQUE POUR 16,347 ATTEINTES ET 3,794 DÉCÈS DANS UNE PÉRIODE DE 50 ANS.

MOIS	ATTEINTES		MORTS	
	CHIFFRES BRUTS	PROPORTIONS	CHIFFRES BRUTS	PROPORTIONS
Janvier	852	62	169	35
Février	641	47	127	39
Mars	778	57	152	47
Avril	846	61	229	72
Mai	823	60	191	60
Juin	961	71	284	80
Juillet	1,112	82	301	94
Août	1,586	117	331	104
Septembre	2,460	181	590	182
Octobre	2,433	178	573	180
Novembre	2,167	159	483	161
Décembre	1,687	138	374	117
TOTAL	16,347	1,200	3,794	1,200

En résumant ce tableau, comme nous l'avons fait précédemment, nous voyons qu'à la Martinique il y a de juillet à décembre 11,445 entrées, soit le 70 pour 100, ou 840 sur 1,200 ; et de janvier à juin, 4,902 entrées, soit 30 pour 100, ou 360 sur 1,200. Quant aux décès, il y en a de juillet à décembre, 2,652, soit 69 pour 100, ou 830 sur 1,200 ; et de janvier à juin 1,142, soit 31 pour 100, ou 370 sur 1,200.

Il n'est pas sans intérêt de rechercher, à quel moment commencent et cessent les poussées épidémiques de fièvre jaune. Moreau de Jonès nous a fourni des renseignements précieux à ce sujet, pour les épidémies des Antilles. En effet, d'après lui, nous savons que sur 111 épidémies, aux Antilles et dans le golfe du Mexique, on en vit commencer :

En janvier	2	En juillet	9
En février	5	En août	8
En mars	7	En septembre	15
En avril	16	En octobre	8
En mai	9	En novembre	4
En juin	22	En décembre	9

Ces 111 épidémies finirent de la manière suivante :

En janvier	7	En juillet	8
En février	6	En août	8
En mars	1	En septembre	8
En avril	1	En octobre	8
En mai	2	En novembre	13
En juin	3	En décembre	5

On voit par ce tableau, que les épidémies commencent dans la proportion de 71 p. 0/0, du commencement d'avril a fin de septembre, aux Antilles, et dans le golfe du Mexique.

Hirsch, imitant Moreau de Jonnès, a dressé le tableau suivant, en se servant des indications fournies par divers auteurs, au sujet des épidémies observées aux États-Unis du nord.

MOIS	NOUVELLE-ORLÉANS		TEXAS et LOUISIANE		MISSISSIPI ALABAMA GÉORGIE FLORIDE TENNESSEE		CHARLESTON		CAROLINES VIRGINIE MIDDLESEX DELAWARE		PHILADELPHIE et NEW-YORK		NOUVELLE-ANGLETERRE et NEW-JERSEY		BERMUDES		TOTAUX	
	Début	Fin	Début	Fin	Début	Fin	Début	Fin	Début	Fin	Début	Fin	Début	Fin	Début	Fin	Début	Fin
Janvier........	»	»	»	»	»	»	»	»	»	»	»	»	»	»	»	»	»	»
Février........	»	»	»	»	»	»	»	»	»	»	»	»	»	»	»	»	»	»
Mars..........	»	»	»	»	»	»	»	»	»	»	»	»	»	»	»	»	»	»
Avril.........	»	»	»	»	»	»	»	»	»	»	»	»	»	»	»	»	»	»
Mai	2	»	»	»	»	»	1	»	»	»	»	»	»	»	»	»	3	»
Juin..........	3	»	»	»	4	»	3	»	2	»	4	»	2	»	1	»	19	»
Juillet........	15	»	»	»	10	»	9	»	6	»	17	»	4	»	2	»	63	»
Août.........	2	»	4	»	16	2	11	»	8	»	7	1	9	1	3	»	60	4
Septembre.....	2	»	13	»	10	3	2	4	1	2	1	2	2	2	»	»	31	13
Octobre.......	»	8	2	2	2	3	»	10	»	7	»	12	»	5	»	2	4	49
Novembre.....	»	4	»	3	»	12	»	4	»	4	»	7	»	2	»	2	»	38
Décembre	»	2	»	»	»	4	»	»	»	»	»	2	»	1	»	2	»	11
Totaux....	24	14	19	5	42	24	26	18	17	13	29	24	17	11	6	6	180	115

Il ressort de l'examen de ce tableau, que pendant les mois de janvier, février, mars et avril, la fièvre jaune n'a jamais éclaté dans l'Amérique du Nord. — En mai, on l'a vue éclater trois fois seulement : deux fois à la Nouvelle-Orléans, une fois à Charleston. — En juin, dix-neuf fois. — En juillet, soixante-trois fois.

D'autre part, les épidémies ont, quelques rares fois, fini en août (4). Un peu plus souvent en septembre (13). Mais c'est en octobre (49) et en novembre (38), qu'on les voit cesser le plus souvent.

Pour ce qui est des apparitions de la fièvre jaune dans les pays tempérés, il est aussi parfaitement reconnu, que la saison chaude est la plus propice à la maladie ; de sorte que la loi que Barton a formulée : *la fièvre jaune éclate, d'autant plus tard dans un pays, qu'il est plus septentrional*, est non seulement très exacte, mais encore peut-être complétée de la manière suivante : la fièvre jaune éclate d'autant plus tard et cesse d'autant plus tôt, que le pays est plus éloigné de l'équateur, c'est-à-dire que sa saison chaude est plus tardive, et moins longue.

Il y a là, tout un horizon pour l'hygiène sanitaire des divers pays ; mais néanmoins, tout ce que nous avons dit jusqu'ici touchant l'étiologie de la fièvre jaune, nous montre : que quelque soit le pays, l'autorité sanitaire fera bien de veiller d'une manière vigilante, toujours et en toute saison, à ce que les germes de la maladie, apportés dans la localité, soient stérilisés avec soin, sous peine d'exposer les populations aux attaques toujours sévères du typhus amaril.

Dans les divers travaux de pathologie exotique, il est dit que l'hivernage est la mauvaise saison pour la fièvre jaune. Or, pour éviter toute obscurité, je me crois obligé de bien spécifier ce qu'on entend par ce mot hivernage entre les tropiques. — Le lecteur familier avec les choses tropicales me pardonnera cette longueur inutile pour lui, mais les personnes qui n'ont jamais quitté la zone tempérée, font si souvent la confusion entre ce mot hivernage et le mot hiver, qu'il faut bien établir la différence. — Nous appelons vulgairement hiver dans la zone tempérée, la saison la plus froide : celle qui va de novembre à avril dans l'hémisphère nord ; d'avril à novembre dans l'hémisphère sud. Or cette saison là s'appelle la saison fraîche ou la saison sèche dans la zone tropicale.

Ce que l'on appelle hivernage dans cette zone tropicale, répond

au contraire à ce que nous appelons l'été, dans la zone tempérée,
— c'est-à-dire : que c'est la saison qui va de mai à novembre
dans l'hémisphère nord ; de novembre à mai, dans l'hémisphère
sud. Donc, le mot hivernage, n'est pas synonyme d'hiver, mais
bien au contraire d'été.

Une cause d'erreur, pour ceux qui ne sont pas allés dans la
zone tropicale, c'est que, pendant l'hivernage il pleut beaucoup ;
et que dans la zone tempérée, l'hiver est la saison des pluies. Il
faut donc bien se souvenir que les différences sont grandes ; par
conséquent garder en mémoire : qu'il y a opposition entre la
zone tempérée et la zone tropicale sous le rapport qui nous occupe. Dans la zone tropicale c'est la saison chaude, qui est en
même temps la saison pluvieuse ; c'est en somme celle qu'on
appelle l'été dans nos pays qui s'appelle l'hivernage. — N'oublions pas non plus : que quand il fait chaud il pleut dans la
zone tropicale ; tandis au contraire, que : quand il pleut il fait froid
dans la zone tempérée. — Ces explications ont donc bien fixé les
idées de tous désormais, et éviteront j'espère tout malentendu
touchant la valeur du mot : hivernage.

TOPOGRAPHIE

Quand on étudie l'étiologie de la fièvre jaune, il faut parler de
la topographie, après s'être occupé de la météorologie. Il a été
dit tant de choses différentes, souvent contradictoires au sujet
des conditions qui régissent ou accompagnent la génèse et la cessation de la maladie, que nous ne saurions passer cette source
d'enseignements sous silence.

Dans cette question de l'étude topographique des endroits où
se voit la fièvre jaune, et dans la recherche de l'influence que
peut avoir cette topographie, sur la génèse et la propagation de
la maladie, nous avons certains détails à envisager successivement. C'est ainsi que nous étudierons : *A* la proximité de la mer ;
— *B* l'altitude ; — *C* la nature du sol ; — *D* le paludisme ; — *E*
les fermentations ; — *F* les localités (villes et campagnes).

Proximité de la mer

On a dit, et on a répété, souvent dans la plupart des livres
qui traitent de la fièvre jaune, que c'est une maladie

maritime ; et si nous groupons les opinions secondaires qui ont été formulées autour de l'idée primitive, nous voyons que : les uns ont cru A, que la maladie, était si bien d'essence maritime, qu'elle était apparue pour la première fois, à bord des navires. Les autres B, tout en niant cette genèse nautique, ont affirmé : que la fièvre jaune naît sur le littoral de la mer ; et que nulle part ailleurs, elle ne trouve les éléments de sa production spontanée. Une troisième catégorie C, a dit : que non seulement elle naissait sur le bord de la mer, mais qu'elle ne pouvait exister que là, et qu'elle ne s'éloignait jamais des rivages.

Nous avons déjà démontré que la première hypothèse : la genèse nautique de la maladie est absolument controuvée. Audouard n'a pu la faire admettre, malgré le soin avec lequel il l'a défendue, parce que les faits plaident trop évidemment contre elle. Quant à la seconde opinion, à savoir : que la fièvre jaune naît sur les rivages, nous sommes obligé de l'admettre comme réelle, en présence des faits qui la démontrent péremptoirement. Conséquemment nous dirons, qu'il faudra tenir compte de cette particularité, toutes les fois qu'on entreprendra d'étudier la nature, le mécanisme de production de la fièvre jaune dans les foyers originels.

Mais pour ce qui est de la troisième opinion, à savoir : que la fièvre jaune est une maladie spéciale et exclusiv'eaux rivages, il y a longtemps aussi que les faits ont démontré qu'elle est absolument fausse. — Sans doute c'est sur les rivages, dans les ports de mer en particulier, qu'on voit la fièvre jaune, dans l'immense majorité des cas. Sans doute aussi, elle est si souvent cantonnée dans ces ports de mer, tandis que les localités voisines situées dans l'intérieur des terres, semblent être exemptes de ses coups, qu'on a pu de très bonne foi croire que c'est parce que la maladie a absolument besoin de l'atmosphère, du sol, ou de l'eau maritimes, pour évoluer. Mais cependant, cette idée est absolument fausse ; mille et mille exemples sont venus le prouver ; aussi, les partisans de cette opinion, ont été obligés de chercher des variantes, pour essayer de tourner la difficulté que leur créait le démenti des faits. Voici les deux principales de ces variantes :

1° Le domaine de la fièvre jaune, répondrait aux régions baignées par le Gulf Stream où ses diverses ramifications, disent quelques auteurs. Et alors on pourrait admettre que le poison amaril, né et crée dans ces endroits qu'on considère comme l'origine du Gulf Stream, serait porté ainsi par ce courant marin dans les divers pays où elle s'est montrée. — Est-il possible d'admettre cette opinion ? Non assurément, et on va le voir.

D'abord la côte du Brésil, Montévidéo et Buenos-Ayres, ne sont pas sur le trajet du Gulf Stream ; — Malaga, Barcelone, Livourne, n'y sont pas non plus ; la côte occidentale d'Afrique reçoit au contraire son courant marin du nord ; et par ailleurs, Panama, Guayaquil, ne sauraient y être rattachés non plus, quelque bonne volonté qu'on y mette. J'ajouterai, que quand on dit : que l'épidémie du Pérou, en 1868, a coincidé avec le renversement du courant marin de Humboldt, qui rafraîchit la plus grande partie de la côte occidentale de l'Amérique du sud, on ne fait qu'énoncer une particularité qui, jusqu'ici, reste absolument étrangère au sujet qu'elle veut appuyer.

Mais d'ailleurs, pourrait-on soutenir l'idée de l'intervention du Gulf Stream, quand il s'agit de la fièvre jaune à Nacthez, Saint-Louis et autres villes situées sur le cours du Mississipi ? On sait que des localités situées sur des rivières, ont été ravagées aux États-Unis, et en Europe, par le typhus amaril; or pour ces localités fluviales, à quel titre de près où de loin, pourrait-on invoquer l'idée du Gulf Stream ?

2° Voyant que les faits étaient aussi catégoriques pour faire repousser l'idée : soit de la nécessité du rivage marin, soit celle de la présence du Gulf Stream on a dit : la fièvre jaune a besoin pour son développement, soit du rivage de la mer soit de celui d'un grand fleuve ; et du même coup ces grandes villes de Saint-Louis, Memphis, etc. etc., rentraient dans la règle générale. Mais pareille opinion est-elle admissible ? Non encore, il suffit de rappeler que la fièvre jaune a sévi à Cordoue, en Espagne, à 60 lieues de la mer ; — à Madrid, et dans une infinité de localités qui n'ont ni un rivage marin ni un cours d'eau de quelque importance dans leur voisinage, pour clore la discussion. Ajoutons, qu'on a vu la maladie éclater dans le département des Basses-Alpes, loin de tout cours d'eau navigable, à la suite de l'arrivée, dans une famille de villageois, des effets d'un parent mort de fièvre jaune.

Je sais bien : que le plus souvent c'est sur le littoral de la mer et sur la berge des grands fleuves navigables, que se voit la maladie ; mais ce n'est pas parce que l'eau salée ou douce entre directement dans la génèse ou la conservation des germes amarils ; il faut chercher dans un autre ordre d'idées des éclaircissements touchant l'étiologie de la fièvre jaune. En effet, cette fièvre jaune se montre de préférence dans les endroits précités, parce que de préférence c'est là que sont les villes, les agglomérations humaines ; c'est là que se font les transactions commerciales qui rapprochent et mêlent les hommes et les choses de provenances diverses. Mais qu'on apporte la fièvre jaune dans une ville qui sera loin de la mer, des fleuves et des lacs, dans un terrain accidenté, montagneux même, etc., et elle s'y développera aussi bien que partout ailleurs, pourvu que cette ville soit dans les conditions de température, de densité de population, de race, la qui rendent apte à subir ses atteintes.

Altitude

La question de l'altitude des localités visitées par la fièvre jaune, touche d'une manière si immédiate la précédente, que nous devons nous en occuper sans retard.

On a dit, tout d'abord, que la fièvre jaune était une maladie observée seulement dans les localités peu élevées au dessus de la mer et dans la plaine ; qu'il suffisait, d'habiter un endroit quelque peu élevé pour être exempt de ses atteintes ; bien plus, on est même allé jusqu'à dire qu'il suffisait, dès qu'on était atteint, de se faire transporter dans un endroit élevé pour en être délivré.

Nous avons besoin d'étudier séparément ces deux affirmations : *A.* que la fièvre jaune ne sévit que dans les localités situées près du niveau de la mer ; *B.* que lorsqu'on est atteint on peut échapper à ses étreintes, en s'élevant rapidement dans l'intérieur du pays.

A. — *La fièvre jaune ne sévit-elle que dans les localités placées peu au-dessus de la mer ?* — On a avancé que les localités placées à une certaine altitude n'étaient que très peu, très rarement et même parfois jamais visités par le fléau ; cette altitude est variable suivant les pays. C'est ainsi, par exemple, que sous la zone tropicale : Sur la côte atlantique du Mexique, la maladie n'a jamais dépassé, dit-on, l'attitude de Cordoba (900 mètres); les villes d'Orizaba, de Xalapa, situées à un millier de mètres, seraient restées indemnes dans un assez grand nombre de cas, pour pouvoir être considérées comme parfaitement à l'abri. Ce qu'on appelle les terres chaudes, dans ce pays, s'élevant à 1000 ou onze cents mètres au dessus de la mer, il est rationnel de penser que la limite de la fièvre jaune se trouve aux environs de cette hauteur. Mais, ne nous y trompons pas, cette limite est toute arbitraire, car on a vu la fièvre jaune à Caracas qui est à mille mètres environ au dessus de la mer. A Cuzco (1854 et 1856), qui est à près de trois mille mètres de hauteur, par la même latitude.

On a dit qu'à Cuba et dans les diverses Antilles, les agglomérations de l'intérieur, situées au dessus de 200 mètres d'altitude, sont à peu près absolument indemnes de la maladie. Cette affirmation me paraît erronnée, et j'ai donné pour preuve : qu'à diverses reprises, on va vu la fièvre jaune sévir épidémiquement à des hauteurs plus grandes : ainsi par exemple à la Martinique, au Morne rouge (286 mètres), à la Guadeloupe au Camp Jacob (550 mètres), à la Jamaïque, à New-Castle (1200 mètres).

Au Vénézuela, la maladie reste limitée à la côte; il suffit, dit Zimpel, de s'éloigner de Caracas d'une petite étape de cheval vers l'intérieur de la zone dangereuse. Nous possédons cependant des faits montrant: qu'à des altitudes relativement assez grandes, la maladie apportée, a pu faire des ravages, dans un village ou une habitation.

Au Brésil, la fièvre jaune ne dépasse pas, dit-on, une altitude de 700 mètres, c'est ainsi que Pétropolis, située à 1000 mètres d'élévation, et seulement à cinq kilomètres de Rio, n'a jamais été atteinte par l'épidémie, bien que des cas isolés y aient été importés fréquemment, au dire de plusieurs observateurs.

Pour ce qui est de la zone tempérée, nous dirons que dans l'Amérique du Nord, on n'a pas observé la maladie à une altitude supérieure à 200 mètres. En Espagne, la maladie n'avait pas dépassé 300 mètres de hauteur jusqu'à ces dernières années, lorsqu'en 1878 on l'a vue atteindre 50 individus parmi lesquels 30 succombèrent, à Madrid, qui est à 675 mètres au-dessus du niveau de la mer.

Quoi qu'il en soit, malgré les faits assez nombreux, mais exceptionnels, semble exact : que dès qu'on s'élève au-dessus du niveau de la mer, on arrive dans des localités qui sont relativement à l'abri du fléau, et cela plus vite dans la zone tempérée que dans la zone torride. — A quelle raison peut-on attribuer ce phénomène? — penserons-nous que la maladie préfère les plaines aux montagnes comme l'ont formulé quelques auteurs ? — nous ne ferions pas beaucoup avancer la question, ainsi, il faut en convenir. Il est fort possible aussi, que l'immunité que l'on a constatée pour certaines villes situées dans des points relativement élevés, tienne, peut-être, autant à la basse température qui y règne, qu'à la rareté ou au peu d'intensité de leurs relations avec les les amarils. Mais en écartant ces cas, dont il faut tenir compte dans une certaine mesure, nous devons penser : qu'il est infiniment probable que cette question de l'altitude des localités, est en rapport étroit avec la température. Ce n'est pas, parce que tel ou tel pays est plus ou moins élevé au-dessus de la mer, mais parce que par le fait de cette altitude, il se trouve dans des conditions d'exposition, de ventilation, etc. telles que la thermalité de son atmosphère est moindre. Voilà pourquoi, nous voyons, dans certaines régions une localité placée à cent cinquante mètres au-dessous d'une autre, être préservée, ou moins souvent atteinte, et *vice versa*.

Jusqu'ici, nous n'avons pas une preuve précise et des chiffres suffisament probants, touchant cette hypothèse, car nous n'avons que des renseignements approximatifs pour la climatologie ; mais, réflexion faite, je crois bien que les observations corroboreront cette manière de voir. On découvrira, quand on y regardera de plus près, que telle immunité inexplicable jusque là, n'a rien que de très naturel, en constatant que : tel pays est, en somme, plus frais que tel autre ; plus ventilé, plus exposé aux refroidissements brusques etc. etc., que tel autre, qui paraîtrait de prime abord ne devoir le lui céder en rien.

On comprend, une fois lancé dans cet ordre d'idées, que le problème ne manque pas de complexité, et que l'immunité d'une localité est toute relative. A tel moment, les germes apportés ne se trouvent pas dans de bonnes conditions d'évolution ; à tel autre au contraire, ils pourront rencontrer l'élément thermique qui leur fait défaut. Dans ces conditions, ce qu'il y avait d'extraordinaire dans cette assertion : que la fièvre jaune ne dépasse pas une certaine altitude, devient aussitôt parfaitement compréhensible, et se présente comme un fait parfaitement naturel.

B. — *Lorsqu'on est atteint par la fièvre jaune, peut-on échapper à ses étreintes, en s'élevant rapidement dans l'intérieur du pays.* — Nombre d'auteurs ont cru à l'exactitude de cette proposition, qui est absolument controuvée par l'examen des faits. En effet, dans une infinité de cas, on a vu un individu, qui avait contracté la fièvre jaune, à la Vera Cruz, aller mourir dans une des villes des terres froides de la route de Mexico, telles qu'Orizaba, Puebla, Xalapa, sans que l'émigration lui ait servi à quelque chose. Dans l'île de Cuba, à la Martinique, à la Guadeloupe, dans le continent inter-américain, au Vénézuela, au Brésil, la même observation a été faite. Par ailleurs, aussi, pendant les épidémies de l'Espagne, au commencement de ce siècle, les faits sont venus prouver, de leur côté, qu'une fois atteint sur les bords de la mer, l'individu n'échappe pas aux dangers de la maladie, en s'élevant dans les montagnes.

Sans doute, il est arrivé parfois, que le changement d'habitation a eu une influence favorable sur le cours de cette maladie, pour des raisons d'aération, d'isolation, d'abaissement de la température ambiante, qui ont contrarié l'évolution des germes amarils. Mais on comprend, que ce sont là, des conditions très aléatoires, qui n'ont pas empêché l'issue fatale dans nombre de cas. Aussi, malgré des guérisons inespérées, et qui n'auraient pas eu lieu sur le littoral, on ne peut pas fonder grande espérance sur l'émigration de ceux qui sont déjà atteints par la maladie. En montant vers les régions où la fièvre jaune ne sévit pas d'ordinaire, ils bénéficient quelques rares fois du déplacement ; mais trop souvent, les désordres produits, sont trop grands pour que leur vie soit sauve ; sans compter, que, même dans cette altitude élevée, ils constituent un danger de transmission, avec lequel il faut que les voisins comptent très-sérieusement. Mille faits, absolument probants, sont si bien venus démontrer ce dernier point, pour qu'on ne doive pas le perdre de la mémoire.

La conclusion qui s'impose donc, pour ce qui touche l'altitude, est : que la facilité d'expansion de la maladie, c'est-à-dire la chance de production des épidémies, diminue très rapidement à mesure qu'on s'élève vers les hauteurs dans l'intérieur d'un pays.

On peut logiquement admettre que cette immunité n'est pas absolue, tant qu'on n'a pas atteint les hauteurs relativement élevées. Et si on essaie de se rendre compte de la raison qui fait, que les chances d'apparition ou de propagation de la fièvre jaune sont moins grandes, à mesure qu'on s'élève, on est porté à penser qu'il y a deux conditions, pour une, qui convergent ici : d'une part, l'abaissement de la température qui contrarie l'évolution des germes, dans une certaine limite ; d'autre part : les communications entre la côte et ces hauteurs, qui généralement sont restreintes dans les pays des Antilles, des Etats-Unis, et du Brésil. Que demain la fièvre jaune se montre dans un pays, où il y a des communications fréquentes entre le littoral et les hauteurs, et on verra : que, seule, la première condition, c'est-à-dire la température, garantit ces hauteurs des coups du fléau. Ce qui revient à dire : que l'immunité est toute relative, et peut produire bien des mécomptes, pour ceux qui croiraient qu'elle est absolue.

Nature du sol

A côté des questions : de la proximité de la mer, de l'altitude etc., se place celle de la nature du sol. Plusieurs auteurs se sont demandés, on le sait, si la constitution de l'écorce solide du globe n'exercerait pas une influence quelconque, soit sur la genèse, soit sur la propagation du typhus amaril.

Pour ce qui est de la genèse, nous n'en savons absolument rien; et en effet, il nous faudrait d'abord savoir ce que c'est que le poison amaril, quelle est sa nature, sa manière d'être, pour pouvoir apprécier l'influence que peut avoir la nature du sol sur lui.

Quant à ce qui est de la propagation de la maladie, il suffit de dire : que les faits montrent journellement, qu'un navire n'ayant dans ses flancs pas un atome, soit de terrain primitif, secondaire ou de transition, construit uniquement de bois ou de fer, peut prendre la fièvre jaune par l'apport seul de la brise, dans le port de Rio-Janeiro ou de Cuba ; et qu'une fois infecté ainsi, il peut avoir son équipage ravagé, soit qu'il reste au mouillage, soit qu'il s'éloigne de plusieurs centaines de milles du rivage, pour démontrer que l'influence de la nature du sol est absolument nulle.

Aussi ne nous attarderons-nous pas sur cette question de la nature du sol, qui d'ailleurs, a été résolue négativement par nos devanciers, et particulièrement par les médecins qui ont pratiqué aux Antilles. L'archipel des Antilles est admirablement constitué, au point de vue géologique, pour montrer que la nature du sol n'a aucune influence sur la fièvre jaune. En effet, depuis les terrains volcaniques et primitifs, jusqu'aux alluvionnaires les plus récents, la collection, à peu près complète se rencontre. Or, on a vu la fièvre jaune se montrer partout avec une égale fréquence, une égale facilité, et une sévérité absolument semblables. Personne ne croit plus, comme divers auteurs anglais et Wilson par exemple, qu'aux Antilles, la fièvre jaune se montre plus facilement dans les terrains secondaires que dans les primitifs. Si elle est plus fréquente dans un endroit que dans un autre, la cause doit en être recherchée ailleurs que dans la nature du sol ; tel est l'avis qui prévaut aujourd'hui, et qui me semble mériter qu'on s'y rallie.

Les théories émises récemment, touchant la genèse et la propagation de certaines maladies de nos climats, ont fait qu'on s'est demandé : si comme pour la fièvre typhoïde, peut être pour le choléra etc., la porosité, l'imperméabilité du sol, la nappe d'eau souterraine etc., avaient une importance quelconque touchant la fièvre jaune. On a opposé à cela, l'épidémie de Nassau, île des Antilles formée de rochers abruptes et élevés, sans humidité du sol, qui montrerait, dit-on, à elle seule, que la question de la nappe souterraine ne peut être invoquée toujours. Quelques praticiens sont allés, même, jusqu'à nier toute action de ces conditions telluriques, en citant, par exemple, ce qui s'observe à la Martinique, où la fièvre jaune sévit, aussi bien à Fort-de-France, dont le sol est alluvionnaire et la nappe souterraine de hauteur variable, qu'à Saint-Pierre, qui est assis sur un sol volcanique absolument imperméable.

Pour ma part, je n'oserais être aussi radical, je crois que dans certains cas la nature, la porosité, l'imperméabilité du sol, peuvent intervenir pour favoriser ou gêner la production ou l'extension de la maladie ; mais cette nature du sol n'intervient, je crois, qu'en raison de son action sur l'évolution des germes amarils qui y ont été déposés. Par conséquent, là ou les germes font défaut, cette nature du terrain n'intervient en rien. En revanche, le sol qui permet une culture efficace des germes, qu'il soit d'espèce primitive, transitionnelle ou alluvionnaire, est un terrain favorable à l'expansion, la propagation et la prolongation des épidémies, lorsque les autres conditions de thermalité et d'humidité sont favorables, aussi, à l'évolution de ces germes.

En résumé, j'avouerai que dans l'état actuel de nos connaissances, nous ne savons encore rien de précis sur ce point ; et que, si nous pouvons formuler des hypothèse, qui paraissent plausibles, à cause de ce que nous savons d'autres maladies transmissibles, nous ne pouvons nous arrêter à aucune opinion fermement basée sur des faits clairement établis.

Paludisme

Nous arrivons à une question qui a été agitée pendant bien longtemps, et qui a excité les passions les plus vives ; elle est cependant si complètement jugée aujourd'hui, qu'on est étonné, en lisant tout ce qui a été écrit à son sujet jadis, de voir que la lumière ait mis un temps si long, à se faire.

Partageons encore notre étude en deux parties : *A*. la propagation, *B*. la genèse de la maladie. *A*. Pour ce qui est de la propagation, on peut d'un mot clore le débat : la fièvre jaune apportée à bord d'un navire, absolument pur de tout paludisme, y fait des ravages semblables, soit que le bâtiment se trouve dans une localité marécageuse ou non, soit qu'il se trouve près ou loin des côtes, etc. Or cela suffit, on le comprend, pour démontrer péremptoirement que le paludisme est absolument étranger à la propagation de la maladie.

On a constaté d'une manière incontestable, que la fièvre jaune est une maladie des villes et non des campagnes. Elle se montre, se propage et se perpétue, dans une ville, aussi facilement qu'elle se montre, se propage, et persiste dans les campagnes quand elle trouve un aliment suffisant ; c'est là une chose parfaitement établie aujourd'hui.

Les environs de Charleston, de Mobile, de Savannah sont très marécageux, et cependant la fièvre jaune n'y sévit pas, car c'est là qu'émigrent les individus craignant d'être atteints par le typhus amaril ; et, chose remarquable, ils y sont frappés par le paludisme, tout en restant indemnes de fièvre ictérode. Les pays de la Guyane tels que Demérari, Cayenne, le Maroni, etc., sont très paludéens, et la fièvre jaune n'y naît jamais spontanément. Bien plus, non seulement elle y est toujours apportée, mais elle ne s'y acclimate pas.

Sur la côte occidentale d'Afrique, Gorée, est absolument pure de paludisme, et la fièvre jaune y a atteint parfois 144 individus sur 150. Les Canaries ne sont pas paludéennes, et cependant la fièvre amarile y a fait de terribles ravages. Nombre d'autres endroits, comme certaines îles du Cap Vert, celle de l'Ascension, ne peuvent être incriminées de malaria, quoique dans quelques circonstances on leur ait vu subir très-vivement l'action du fléau.

En Europe, Gibraltar, Murçie, Xérès, Cadix, Barcelone, Cordoue, n'ont pas à souffrir de l'influence paludéenne, et ont été sévèrement frappées, à l'occasion, par la fièvre jaune.

Par ailleurs, Heward a constaté que dans l'épidémie de 1791-95, à la Grenade, les points de l'île, où régnait la fièvre paludéenne, furent précisément épargnés par la fièvre jaune qui faisait rage ailleurs. Moreau de Jonnès et d'autres observateurs ont constaté à la Martinique, que Saint-Pierre, qui est le théâtre principal de la fièvre jaune est exempt de paludisme ; et qu'à Fort-de-France, la ville qui est peu, ou même, pas paludéenne en certains quartiers, a été souvent très sévèrement éprouvée par le typhus amaril, alors qu'il faisait défaut dans les habitations suburbaines entachées précisément de ce paludisme.

B. Quant à ce qui est de la genèse de la fièvre jaune, mille observations ont démontré, de la manière la plus péremptoire, que les pays marécageux ne sont pas plus aptes à engendrer la maladie que ceux où la malaria fait défaut. A la Vera-Cruz, la fièvre amarile revient avec une désespérante facilité dans la ville, au commencement de la saison chaude presque toutes les années; cependant la ville est parfaitement exempte de paludisme. Au contraire, les environs, qui sont marécageux, ne sont pas visités par cette fièvre amarile.

Ceux qui ont essayé de soutenir l'idée : que la fièvre jaune était une variété de la fièvre malarienne, ont invoqué certains faits, où une épidémie de typhus amaril avait parfois éclaté pendant, ou, peu après, qu'on faisait des travaux dans des marais, qu'on creusait des tranchées, qu'on remuait de la terre. Ces travaux sont malsains dans tous les pays, on le sait, et tous les pays ne sont pas frappés de la fièvre jaune! Voilà un premier argument à opposer à cette proposition. On peut dire aussi, que ces travaux engendrent, tout au plus, la fièvre jaune dans certaines localités, comme ils engendrent la fièvre malarienne dans d'autres, la fièvre typhoïde dans quelques-unes ; comme ils ont produit la variole, le typhus, la peste, le choléra à divers moments, et dans divers pays. Or, pour la fièvre typhoïde, la variole, la peste, il est absolument prouvé que ces travaux n'ont agi qu'en revivifiant des germes déposés là, antérieurement, et par conséquent, on voit : que, même pour les cas où on a pu constater, sans qu'il restât le moindre doute, qu'une épidémie de fièvre jaune a succédé à un mouvement de terre, on ne pourrait pas invoquer l'influence paludéenne ou tellurique ; mais seulement une revivification des germes. Si ces germes n'avaient pas été déposés là, antérieurement, la maladie ne s'y serait pas montrée, on peut bien en être persuadé.

Un fait frappant et bien capable de juger la question de la manière la plus péremptoire; tant pour l'indépendance qu'il y a entre le paludisme et la fièvre jaune, que pour la preuve de la possibilité de la revivification des germes amarils par le fait des travaux de terrassements, est celui qui s'est présenté à Gorée en 1882. Gorée, est une petite île volcanique, placée à deux milles de la base du cap Vert, ne possédant ni marécages, ni végétation propre, ni même de source vive, puisque les habitants y consomment exclusivement de l'eau de citerne; elle n'est pas non plus un foyer d'origine du typhus amaril, car toutes les fois que la fièvre jaune y est venue, on a pu constater son importation. Or à Gorée, il y a un hôpital qu'on a tranformé peu à peu, et où il ne restait, en 1881, qu'un corps de bâtiment ancien. Ce corps de bâtiment où les malades atteints de fièvre jaune de 1830-1859-1866-1867-1878 avaient été soignés, devait être démoli d'après les projets du génie militaire, dans un avenir très-rapproché. A la suite de l'épidémie de 1881, l'ordre de démolition est donné ; mais, il ne peut être suivi d'effet que quelques mois après, et précisément, au moment du retour de la saison chaude. En ce moment, il n'y avait pas de fièvre paludéenne, non seulement dans l'île, mais sur tout le littoral sénégambien, peut-on dire, car c'était précisément l'époque du minimum de l'influence paludéenne dans la région. Aucun navire n'arriva ni de la Gambie, ni de Sierra-Léone, sources habituelles de l'importation de la fièvre jaune à Gorée; et cependant, peu de jours après que les salles, où avaient été soignés jadis les malades de fièvre jaune, furent attaquées par les démolisseurs, une poussée épidémique surgit, naissant spontanément sur place dans ce pays où, je le répète, la maladie ne s'était jamais produite de cette manière. Ce fait, dont j'ai étudié avec le plus grand soin les plus minimes détails, me paraît de nature à entraîner désormais l'opinion, de la manière la plus ferme.

Pour conclure donc, nous dirons, le paludisme est absolument étranger à la fièvre jaune. La question est si complètement jugée aujourd'hui, qu'il est inutile d'insister davantage sur son compte.

Fermentations

Certains auteurs ont prêté à la fermentation, et spécialement à la fermentation putride, un rôle important dans la genèse et la propagation de la fièvre jaune. C'est ainsi, par exemple, qu'on a tout d'abord dit : que le typhus amaril naît, dans les contrées amarilogènes, sous l'influence de la putréfaction de certains animaux inférieurs, ou de certaines plantes marines jetés sur les plages par la mer et suréchauffés par un soleil ardent. Soit pour la genèse, soit pour la propagation du mal, on a accusé aussi : le bois qui se pourrit, le charbon de terre qui s'échauffe, le sucre qui fermente, etc., etc.

Que croire de tout cela ? Le mieux, à mon avis, est de dire que nous n'en savons rien. Sans doute, quand on a examiné avec attention, les conditions dans lesquelles sont les pays que la voix publique tient pour amarilogènes, on est disposé à prêter une action puissante à cette décomposition des proto-organismes rejetés sur les plages tropicales à l'ardeur du soleil. Mais là s'arrête notre savoir ; c'est une présomption, et rien de plus.

Il faudra, de toute nécessité, que nos connaissances sur la nature du poison amaril soient accrues, et de beaucoup, pour que cette question fasse un pas. Jusqu'ici, en somme, entre les plages de Cuba et du Mexique, et celles des Guyanes, et du Brésil, ou bien celles de la côte méridionale des États-Unis, nous ne saisissons aucune différence. Et cependant, les unes sont, probablement, amarilogènes, les autres ne le sont pas. Et d'ailleurs, il y a dans l'Inde, en Cochinchine, sur la côte septentrionale de l'Australie, des plages qui semblent, *a priori*, absolument semblables à celles du golfe des Antilles, et cependant la fièvre jaune n'y règne pas.

Le charbon de terre a été incriminé par nombre de médecins, c'est à cause de la fermentation dont il a paru être le siège qu'on a cru à son action amarilogène. D'autres observateurs, ont accusé le bois de construction ou de chauffage, soit lorsqu'il provenait de pays secs, soit lorsqu'il avait été embarqué souillé de boue ou de détritus des marais. Quelques-uns, ont fait le même reproche au sucre, aux chargements de graines, de peaux d'animaux, aux tissus, etc., etc. C'est encore à la fermentation ou à la putréfaction qu'ils rattachaient, en définitive, cette influence des substances très diverses.

Il est très vrai, que, souvent on a vu la fièvre jaune se montrer dans des conditions, qui semblaient donner raison à ceux qui ont mis ces substances en suspicion ; mais il n'est pas prouvé qu'on n'ait pas été aveuglé par des coïncidences, ou trompé par des rapprochements ou des analogies. Ainsi, par exemple, le charbon de terre, le sucre et les cuirs et les balles de coton brut ou tissé, sont entassés dans des entrepôts qui, d'une part, sont près des ports, des warfs, des rivières ; d'autre part ne se trouvent pas placés, le plus souvent, dans les quartiers aérés, riches, des villes; enfin ne sont pas des modèles de propreté, de dispositions hygiéniques, etc. etc. Or, est-on bien certain que dans ces cas, leur rôle n'est pas tout secondaire ; et que ce n'est pas par une aptitude spéciale, mais bien seulement par leur séjour dans ces endroits, que ces corps peuvent s'infecter de poison amaril ?

On a dit et, je crois, avec raison : que les germes amarils avaient une préférence marquée pour ces matières en fermentation. Dans nombre de circonstances, j'en suis parfaitement certain, on a pu démontrer que la maladie persistait dans un endroit, parce qu'elle avait formé, dans du bois pourrissant dans des matières en fermentation, etc., un foyer morbigène indéniable. Je crois que l'hygiène prophylactique aura, dans tous les cas, à se préoccuper très sérieusement de ces substances précitées. Mais néanmoins, quelque importance qu'elles puissent avoir sous ce rapport, l'étiologie ne peut les incriminer plus qu'elles ne le méritent. Il faut penser qu'elles sont capables de recevoir, abriter,

favoriser la pullulation des germes amarils, mais rien de plus ;
et la preuve absolue : c'est que le bois pourrit, le sucre fermente, le charbon de terre s'échauffe, etc., de la même façon
sur les côtes de l'Indo-Chine, comme sur celles des Antilles et du
Mexique, et que cependant la fièvre jaune est absolument inconnue dans les contrées de l'Extrême-Orient. Et même dans le golfe
antillien, si les substances étaient incriminées, avec juste raison,
pour la genèse de la maladie, ce n'est pas, çà et là ou de temps
en temps, qu'on verrait la fièvre jaune, c'est partout et toujours
qu'on serait exposé à ses coups.

Localités (villes et campagnes.)

Plus on serre de près la question de la genèse et de la sphère
d'action de la fièvre jaune, plus on constate que la maladie semble
être née et se cantonner dans des espaces restreints. Tout
d'abord, avons-nous vu, dans le chapitre de la géographie de la
maladie, nous étions portés à considérer l'aire de la fièvre
jaune comme relativement très étendue ; puis, le cercle est allé se
rétrécissant de plus en plus, à mesure ; de telle sorte, que
comme un nouveau Protée, le foyer amaril primitif s'est dérobé
jusqu'ici à nos yeux.

Quoi qu'il en soit, il y a certaines grandes lignes de son histoire qui nous sont assez bien connues, dès à présent, pour que
nous puissions être fixés sur quelques détails qui s'y rattachent ;
et au nombre de ceux-ci, nous dirons que Drake a formulé, avec
grande raison : que la fièvre jaune est surtout une maladie des
villes, et que les campagnards, même alors qu'ils habitent à peu
de milles du centre épidémique, n'en sont pas atteints, tant qu'ils
ne sont pas venus s'exposer à l'infection, dans le foyer.

En effet, on n'a presque jamais entendu parler d'épidémie de
fièvre jaune sévissant dans les campagnes ; c'est à peine si dans
l'épidémie de 1795, par exemple, on a vu deux habitations des
environs de New-Haven être contaminées. Si en 1800, quelques
fermes des environs de Séville et de Xérès ont été de même.
Si en 1839, la maladie se répandit dans une circonférence
de deux à trois milles anglais autour de Mobile et si dans l'épidémie de 1853, dans la Louisiane et le Mississipi ; dans celle de
1859 au Texas ; et dans celle de 1867, à Pensacola, la chose, a été

constatée. Il est à remarquer que ce furent de violentes épidémies ; et que, même à ces moments-là, la maladie fut infiniment moins répandue dans les campagnes que dans les centres populeux. Donc, il faut accepter comme un véritable axiome : que les épidémies de fièvre jaune ont une prédilection très marquée pour les localités où la population est dense. L'hygiène sanitaire doit conserver ce fait en mémoire, car il peut fournir une arme efficace, pour la prévention comme pour la curation des épidémies.

Pourquoi la fièvre jaune a-t-elle cette prédilection pour les villes, et cette sorte de répulsion, qu'on me passe le mot, tant je veux graver le fait dans l'esprit du lecteur, cette sorte de répulsion, dis-je, pour les campagnes ? — Les auteurs qui ont nié la contagiosité de la maladie, ont été obligés de faire intervenir les conditions les plus disparates ; ils ont dû invoquer les raisons les plus extraordinaires, souvent les plus contradictoires, sans pouvoir cependant expliquer la chose, d'une manière suffisamment claire, pour être admissible. Au contraire, quand on envisage l'étiologie du typhus amaril, comme nous l'avons fait, en distinguant une cause capitale importante : la transmission des germes ; des causes secondaires : la chaleur, les conditions telluriques d'une part, la réceptivité des individus, d'autre part, le problème s'éclaire si heureusement, et d'une manière si claire, que la solution est toute trouvée ; elle vient d'elle-même s'imposer à l'esprit.

D'ailleurs, étudions maintenant, comment se comporte la fièvre jaune dans les villes qu'elle attaque, nous verrons que les faits viennent se presser en foule, converger, les uns les autres de la manière la plus naturelle et la plus heureuse, pour entraîner la conviction formelle. Presque toujours, la maladie commence, même dans les pays où on peut la considérer comme endémique, et *à fortiori* dans les autres, par un endroit très limité : une chambre d'auberge, une maison d'ouvriers ou de matelots ; en un mot, dans un endroit qu'on peut appeler le lieu d'élection, tant il est toujours le même. Cet endroit, se trouve dans un quartier sale, pauvre, à habitations agglomérées, voisin du port, percé de ruelles étroites, repaire de la misère, sinon du vice. Ce n'est que tout à fait exceptionnellement, qu'il en est autrement.

Ce n'est qu'après s'être montré là ; et bien plus, en général, après y avoir duré un certain temps, qu'elle s'étend au loin ; cheminant à peu près toujours, de proche en proche, ou au moins d'une manière telle, qu'on peut saisir, dans la grande majorité des cas, la raison et le mécanisme de sa migration.

D'autre part, il est à remarquer que, même quand elle règne épidémiquement quelque part, la fièvre jaune semble se cantonner volontiers dans certains endroits ; il n'est pas rare de voir certains quartiers, dans une même ville, certaines maisons dans un même quartier, certaines chambres dans une même maison, devenir un foyer extrêmement fécond ; lorsqu'au contraire les endroits voisins sont indemnes, ou à peu près. Les exemples de ce genre sont si nombreux, qu'il est vraiment inutile d'en citer quelques-uns en détail.

Or, si on veut réfléchir un instant à ces particularités, qui sont si frappantes, qui se reproduisent avec une constante ressemblance dans toutes les épidémies et dans toutes les localités, on voit, comme nous l'avons dit à maintes reprises, que si on accepte l'hypothèse de la transmissibilité de la maladie, purement et simplement, les choses s'enchaînent d'une manière parfaite ; les faits viennent tous se ranger, l'un à côté de l'autre, pour expliquer ce qui s'est passé déjà ; pour renseigner sur ce qui doit se présenter, suivant qu'on prendra telle ou telle disposition. Au contraire, si on repousse l'idée de cette transmissibilité et que, comme maints auteurs du commencement de ce siècle, on invoque les mille choses qui ont été mises en avant dans l'étiologie de la fièvre jaune, on voit les faits être à chaque pas contradictoires ; les prévisions si constamment déjouées, que lorsqu'on tombe juste, on peut dire vraiment : que c'est par l'effet d'un pur hasard.

Donc, sans que nous ayons besoin d'insister davantage, on voit que la conclusion s'impose de plus en plus, à mesure que nous avançons dans l'étude de l'étiologie du typhus amaril : Les germes morbides y jouent le rôle capital.

Conclusions touchant l'influence de la topographie

Tout ce que nous avons dit, touchant l'influence de la topographie sur la genèse et la propagation de la fièvre jaune, nous a montré qu'il a été formulé maintes et maintes erreurs ; et que les faits ont toujours été mal appréciés quand on n'a pas invoqué la création des foyers amarils, et la transmission de la maladie d'un individu malade, ou d'un objet contaminé à un individu possédant la réceptivité.

Et en effet, la fièvre jaune n'est pas une maladie marine, d'une manière absolue ; ce n'est ni une maladie des rivages marins, fluviaux ou lacustres, ni une affection des plaines ; — la nature du sol, l'altitude de la région etc., ne sont que des choses très secondaires au fond ; elles ne peuvent réagir sur l'étiologie de la maladie que par leur influence sur la température, qui favorise ou non l'éclosion des germes amarils. Ces germes, sont la chose capitale, répétons-le encore pour la centième fois au moins, sans craindre de l'avoir dit trop souvent.

CAUSES INHÉRENTES A L'INDIVIDU

Les conditions inhérentes à l'individu, jouent dans l'étiologie de la fièvre jaune un rôle qui, tout secondaire qu'il soit d'une manière générale, mérite cependant d'être étudié avec quelque soin, car on ne saurait méconnaître son influence. Bien plus, j'ajouterai qu'il serait impossible de se rendre un compte exact des allures des épidémies, si on les laissait de côté.

Ces causes inhérentes à l'individu se partagent tout d'abord en deux grands groupes : A les causes physiologiques ; B les causes pathologiques. Chacun de ces groupes se subdivise, à son tour, plus ou moins. Les causes physiologiques se partagent en quatre catégories : — les prédispositions ethnographiques ; — celles de la vie animale ; — celles de la vie de relation ; — enfin les prédispositions psychologiques. Quant aux causes pathologiques, on les a partagées aussi en quatres catégories : la suppression d'une évacuation naturelle ; — celle d'une évacuation artificielle ; — celle d'une évacuation morbide ; — enfin l'influence d'une autre maladie. Voyons successivement ces diverses causes.

COUSES PHYSIOLOGIQUES

Prédispositions Ethnographiques

Les prédispositions ethnographiques touchent, soit à la race, soit à l'âge, soit au sexe des individus ; elles présentent plus d'une particularité intéressante à étudier.

RACE

La question de la race occupe sans contredit une place très importante dans l'étiologie de la fièvre jaune ; car la réceptivité des diverses variétés humaines, et même des diverses nationalités d'une contrée, vis-à-vis de la maladie, est une des choses les plus remarquables de son histoire nosologique.

L'immunité relative de certaines catégories d'individus est un fait incontestable ; mais n'oublions pas de le dire, par avance, elle n'est que relative ; bien plus, elle est soumise à nombre d'autres conditions absolument nécessaires. Les exemples fourmillent pour prouver, que l'imprudent qui oublie ce point capital, est exposé aux plus terribles mécomptes. Quoi qu'il en soit, nous allons essayer de déterminer, dans la limite du possible, quelle est cette immunité relative des uns et des autres. Pour cela, nous parlerons successivement des blancs, — des nègres, et de ceux qui sont intermédiaires à ces deux extrêmes.

Blancs

Les individus de race blanche sont incontestablement ceux qui sont les plus exposés à la fièvre jaune. Comme l'a très bien dit Corre (*Arch. de méd. nav.*, 1882, p. 97), c'est la race blanche, qui est partout frappée avec le plus de rigueur ; elle est choisie d'ordinaire par l'agent nocif avec une précision singulière, au milieu des autres races, qu'il dédaigne de toucher, ou qu'il effleure à peine. C'est au point, qu'on a pu émettre cette hypothèse : que la fièvre jaune avait pris naissance, du conflit de l'organisme européen, avec les influences des milieux amarils.

La question de l'influence de la race, dans les chances d'atteintes de la fièvre jaune, a préoccupé beaucoup les auteurs Aussi, nous nous trouvons en présence de documents nombreux autant que variés ; d'autre part, il y a dans cette étude des points de vue assez divers, pour qu'il soit nécessaire d'y faire plusieurs coupures, si on ne veut pas rester dans un vague et une obscurité regrettables. Par conséquent, nous allons parler successivement :

1° Des individus de race blanche, arrivés depuis peu dans un pays où règne la fièvre jaune d'habitude ; et de ceux qui sont dans un pays, où la maladie arrive éventuellement ;

2° Des étrangers de race blanche, habitant depuis plus ou moins longtemps, dans un pays tropical où la fièvre jaune sévit habituellement ;

3° Des européens ayant eu la fièvre jaune antérieurement;

4° Des créoles blancs nés et habitant sans interruption un pays à fièvre jaune;

5° Des créoles blancs provenant de pays tropicaux, où la fièvre jaune ne règne pas d'habitude;

6° Des créoles, et des acclimatés à la fièvre jaune, qui ont séjourné plus ou moins longtemps dans un pays froid.

Et, sans avoir l'espoir d'avoir expliqué toutes les particularités remarquables, de cette question encore si obscure dans bien des détails, nous aurons au moins essayé de classer les diverses conditions qui peuvent influer sur cette immunité plus ou moins grande, suivant les cas.

1° *Etrangers arrivés depuis peu de temps, dans les foyers amarils.* — Dans les pays où la fièvre jaune règne depuis longtemps, soit d'une manière endémique, soit avec une répétition fréquente des épidémies, le tribut payé à la maladie par les étrangers, est infiniment plus lourd que celui qui incombe aux natifs et à ceux qui habitent la localité, depuis un certain temps, Le fait est si général, si patent, qu'il est admis, sans contestation, par tous ceux qui se sont occupés de la maladie.

De l'avis de tous les observateurs, le degré de prédisposition des étrangers à contracter la fièvre jaune et à en mourir, car ces deux termes sont parallèles, est assez exactement en rapport avec la température de leur pays d'origine. C'est encore une proposition qui ne rencontre pas de contradicteurs. Towsend (t. II, p. 339) a formulé à ce sujet la proposition suivante, qui est acceptée comme l'expression de la réalité: La mortalité du vomito, est en relation directe avec la distance des l'équateur, du pays d'origine ou de séjour des nouveaux arrivés.

Avant lui, Bally (339) avait dit déjà en 1814: « En sortant des tropiques, voici ce qu'on remarque : les habitants sont tous sujets à contracter le typhus, mais ce danger est en raison directe du rapprochement des pôles pour le lieu de naissance : les naturels des Etats-Unis le sont moins que les Espagnols et les Italiens; ceux-ci moins que les Français, qui, à leur tour, le sont moins que les Suédois et les Russes. » — Et il avait, de plus, remarqué, déjà, que pour les Français, ceux qui étaient nés dans le midi, avaient moins à souffrir que ceux du nord, chose dont je parlerai encore tantôt.

Nous avons, aujourd'hui, quelques chiffres pour mieux fixer les idées sur cette question ; ils sont dus à Blair et à Barton ; et, quoiqu'ils ne soient pas exactement comparables, ils ne sont pas moins assez concordants, en tant qu'on se contente d'approximations.

Blair, a trouvé, dans ses observations à la Guyane, de 1837 à 1845, que la mortalité était répartie ainsi, suivant les nationalités :

Créoles des Antilles	69 p. 1000
Italiens et Français	171
Anglais	193
Allemands et Hollandais	202
Scandinaves et Russes	277
	932

Barton, a trouvé, pour l'épidémie de la Nouvelle-Orléans, en 1853, que les diverses nationalités avaient perdu : les proportions suivantes, pour 1,000 habitants :

Créoles du pays	3,58 p. 1000
Créoles des Antilles, du Mexique et de l'Amérique du Sud	6,14
Natifs des États du sud des États-Unis	13,22
Espagnols et Italiens	22,06
Natifs des États du milieu des États-Unis	30,69
— de New-York et de la NouvellesAngleterre	32,83
— des États de l'ouest et des États-Unis	44,23
Français	48,13
Anglais d'Amérique (Canadiens)	50,24
Anglais	52,19
Allemands du Nord	132,01
Scandinaves	163,26
Irlandais	204,97
Autrichiens et Suisses	220,08
Hollandais	318,94

Remarquons bien, que ces tableaux ne sont pas comparables, d'une manière bien étroite, car celui de Barton porte sur les atteintes et celui de Blair porte sur la mortalité. Ils se complètent, à proprement parler ; et ils nous portent à penser : 1° que les individus sont d'autant plus exposés à être atteints par la fièvre jaune, que leur pays de naissance est plus septentrional ; et cela dans la proportion de 3 à 300 pour 1000 ; 2°, qu'une fois atteints, les individus ont des chances de mourir, dans la proportion de 70 à 270 pour 1000, suivant qu'ils sont des pays tropicaux, ou bien qu'ils sont nés dans les contrées froides du globe.

J'ai dit tantôt : que Bally avait déjà formulé, en 1814, que parmi, les Français, ceux qui étaient nés dans le midi, étaient moins souvent attaqués par la maladie que ceux qui provenaient des départements du nord. Pendant mon séjour à la Martinique, je me suis occupé, à mon tour, de cette question. Voici les résultats auxquels je suis arrivé :

TABLEAU DES ATTEINTES DE FIÈVRE DITE INFLAMMATOIRE ET DE FIÈVRE JAUNE, PRÉSENTÉES PAR LES MILITAIRES DE LA GARNISON DE LA MARTINIQUE, EN TENANT COMPTE DU LIEU DE NAISSANCE DE CES MILITAIRES (INDICATIONS PUISÉES DANS LES FEUILLES DE CLINIQUE DE 1840 A 1876).

ZONES territoriales	DÉPARTEMENTS	CHIFFRES RÉELS		PROPORTIONS POUR MILLE	
		Fièvre inflam.	Fièvre jaune	Fièvre inflam.	Fièvre jaune
Nord. — Nord, Pas-de-Calais et Somme		26	27	189	189
Nord-Ouest. — Seine-Inférieure, Eure, Calvados, Manche, Orne		25	14	191	107
Centre-Nord. — Oise, Aisne, Seine-et-Oise, Seine, Seine-et-Marne, Aube, Marne, Haute-Marne		43	29	172	139
Nord-Est. — Ardennes, Meuse, Moselle, Meurthe, Vosges, Haut-Rhin, Bas-Rhin		77	93	517	630
Ouest. — Ile-et-Vilaine, Côtes-du-Nord, Finistère, Morbihan, Loire-Inférieure, Vendée, Deux-Sèvres, Charente-Inférieure		51	46	244	220
Centre. — Charente, Haute-Vienne, Vienne, Maine-et-Loire, Mayenne, Sarthe, Eure-et-Loir, Loiret, Yonne, Indre-et-Loire, Loir-et-Cher, Indre, Cher, Nièvre, Allier, Creuse.		65	75	273	315
Est. — Haute-Saône, Côte-d'Or, Doubs, Saône-et-Loire, Jura, Ain, Rhône, Isère		32	33	172	172
Sud-Est. — Hautes-Alpes, Basses-Alpes, Var, Drôme, Vaucluse, Bouches-du-Rhône, Corse, Alpes-Maritimes		9	10	100	100
Centre-Sud. — Loire, Haute-Loire, Puy-de-Dôme, Corrèze, Cantal, Lozère, Ardèche, Aveyron, Lot, Dordogne		45	43	249	239
Sud. — Gard, Hérault, Tarn, Aude, Pyrénées-Orientales, Ariège, Haute-Garonne, Tarn-et-Garonne		14	14	104	104
Sud-Ouest. — Lot-et-Garonne, Gironde, Landes, Gers, Basses-Pyrénées, Hautes-Pyrénées .		25	36	217	313
TOTAUX ET MOYENNES		412	420	220	229

Ce tableau a été dressé en examinant 832 feuilles cliniques, portant sur la période de 1850 à 1876. On voit que le nombre est assez grand, la période assez étendue, pour que les chances d'erreurs soient sensiblement amoindries.

Pour faire ce tableau, j'ai procédé d'une manière que je dois indiquer. D'abord, j'ai porté dans la première colonne les chiffres que j'obtenais par la numération des feuilles de fièvre dite inflammatoire ; dans la seconde colonne, ceux qui résultaient de l'examen des feuilles de fièvre jaune ; puis faisant la somme de la population masculine de tous les départements d'une région, j'ai eu un autre chiffre qui, étant, par exemple, représenté par B, tandis que nous représentons le chiffre réel par A, m'a servi a établir la proportion suivante : A : B :: x = 100,000. J'ai emprunté le chiffre de la population des départements, à l'*Atlas* de Joanne, édition de 1872.

On se demandera, de prime abord, pourquoi j'ai adopté cette formule assez compliquée, au lieu de prendre seulement celle qui aurait consisté, par exemple, pour la région du Nord, à : $\dfrac{27}{420} = \dfrac{x}{100}$ La raison en est dans ceci, que chaque région ne renferme pas un chiffre égal de population ; et que, comme les premiers numéros de la conscription sont désignés pour l'infanterie ou l'artillerie de marine, au prorata des chiffres de soldats qu'un département doit fournir, j'aurais moins approché de la vérité, si je n'avais tenu compte que des chiffres bruts, au lieu de les ramener au chiffre de la population masculine qui fournit à la conscription.

Par cette opération, je suis arrivé fortuitement à trouver : que le groupe, qui présentait la moindre élévation de chiffre, avait 100 dans les deux dernières colonnes ; et le tableau s'est trouvé très heureusement plus compréhensible, au premier coup d'œil, puisqu'on peut, en le consultant, prendre pour point de départ : que la partie de la population française, qui présente le moins de chances d'atteintes de la maladie, a l'indice de l'unité.

Je n'ai fait entrer en ligne de compte, dans mes investigations, que les feuilles de clinique des soldats ; j'ai écarté avec soin celles des matelots du commerce ou de l'État, pour cette raison que ces matelots étant beaucoup plus souvent des habitants du littoral, leur intrusion dans mes calculs eût fait pencher artificiellement la balance pour telle ou telle région, au détriment de la vérité.

Une fois ce calcul fait, pour la fièvre dite inflammatoire j'ai eu l'idée de le faire de nouveau avec les feuilles des malades atteints de fièvre jaune; et je suis arrivé à des résultats fort intéressants qui sont consignés dans les lignes, 2 et 4 du tableau précité; et qui, soit dit en passant, sont bien de nature à prouver: que la fièvre dite inflammatoire et la fièvre jaune, qu'on observe aux Antilles, sont bien de même nature.

2° *Étrangers habitant depuis plus ou moins longtemps dans les pays où la fièvre jaune existe habituellement.* — Dans le vulgaire, on admet comme bien établi : que les Européens qui habitent depuis un certain temps les pays où règne la fièvre jaune, ont acquis, vis-à-vis d'elle, une immunité qui leur permet de ne plus craindre ses atteintes. La chose est approximativement exacte, pourrait-on dire, mais elle est loin d'être absolue; elle est toute relative, et comporte maintes et maintes conditions qu'on aurait grand tort de négliger, si on veut éviter de terribles mécomptes.

On peut bien admettre, je crois, que les chances des étrangers contracter la maladie, vont, ou, au moins, paraissent diminuer, à mesure que leur séjour dans le pays se prolonge, à mesure qu'ils se créolisent, en d'autres termes; mais ne l'oublions pas, le fait seul de leur présence dans le pays n'est pas une condition suffisante, il en faut d'autres pour les garantir. Poursuivant notre raisonnement, nous dirons : que pour les acclimatés comme pour les créoles, ce n'est pas le temps de séjour dans le pays amaril, mais bien le temps de présence dans le foyer même de la fièvre jaune, dont on doit tenir compte; car s'il est prouvé que le créole qui habite les hauteurs, ou la campagne, est exposé à contracter la maladie, quand il descend sur la plage ou pénètre dans les villes, *a fortiori*, l'étranger courra les mêmes dangers. Bien plus, on a signalé ce fait curieux, que les étrangers qui habitaient depuis assez longtemps la Véra-Cruz pour avoir la prétention de l'immunité vis-à-vis de la fièvre jaune, ont été atteints quand ils sont allés à Cuba ; cela prouve, deux fois pour une, que l'immunité conférée par l'acclimatation est relative et non absolue.

Quel est le temps nécessaire pour conférer l'immunité? Telle est la question qu'on se pose dans le monde, à chaque instant, et que les familles posent au médecin, pensant qu'on va leur four-

nir des chiffres précis, sur lesquel elles pourront baser des cal-
·culs, comme on établit, dans le commerce et l'industrie, les cal-
·culs préalables avant d'entreprendre une *affaire*. Or, cette fois,
comme le plus souvent, la médecine ne peut pas répondre par
·des dates et des formules absolues ; c'est qu'en effet, la question
·de l'immunité est toute relative, d'abord, puis on comprend que :
·tel a acquis plus d'immunité que tel autre dans le même espace
de temps ; et cela, pour maintes raisons que l'on peut spécifier
·souvent, il est vrai, mais aussi pour maintes autres qui nous
·échappent jusqu'ici.

Dutrouleau avait cherché à déterminer la limite de cette
immunité relative (p. 369) lorsqu'il disait : « Les chances d'im-
·munité paraissent en rapport direct avec le temps de séjour dans
les foyers. » Mais tout d'abord, nous devons convenir que sa
formule est assez vague ; et nous devons ajouter, qu'il reconnais-
·sait, en outre, que cette immunité n'avait rien d'absolu, quand elle
·était due au fait seul de la présence plus ou moins prolongée dans
le pays. La preuve, c'est qu'il ajoutait : qu'elle était infiniment plus
grande, quand on avait déjà traversé une période épidémique,
·et surtout, quand on avait eu une première attaque de la maladie.

On a espéré que la statistique pourrait aider à résoudre le
problème ; nous possédons déjà quelques chiffres touchant cette
·question ; ils sont dus à Lota (de la Martinique), Torres Homen
·(de Rio). Ces chiffres, sont encore trop peu nombreux, et portent
·sur des cas trop particuliers, pour avoir une importance quelque
peu notoire, aussi c'est presque seulement à titre de curiosité
·que nous les rapportons. Néanmoins, ils sont un premier jalon
·qui, en attendant, nous apporte déjà son coefficient, quelque
faible qu'il puisse être.

D'après Lota, pour 72 entrants à l'hôpital de Fort-de-France,
·du 10 décembre 1856 au 15 mai 1857 :

2	comptaient	5 ans de séjour, soit	......	2,8 p. 100
4	—	4	—	 5,5
1	—	3	—	...... 1.4
1	—	2	—	 1,4
1	—	1	—	 1,4
1	—	5 mois	—	 1,4
17	—	4	—	 23,6
5	—	3	—	 6,9
7	—	2	—	 9,7
18	—	1	—	 25,0
15	—	8 à 15 jours	—	 20,7
72				

(Voir *Fièvre jaune à la Martinique*, page 281.)

Ces chiffres sont trop faibles pour donner des indicatious suffisantes. Ceux du Dr Torres Homen, de Rio, cité par Rey, sont plus importants, puisqu'ils portent sur 1,596 individus atteints de la fièvre jaune à Rio en 1076 (Rey, *Arch. de méd.*, t. XXVIII, p. 283).

67 soit	4,2 p. 100	comptaient plus de	4 ans de séjour.	
112 —	7,0 —	—	2 à 4 ans	—
153 —	22,1 —	—	1 à 2 ans	—
428 —	26,8 —	—	6 mois à 1 an —	
626 —	39,9 —	—	moins de 6 mois.	

Rey (*Arch. de méd. nav.* t. XXVIII, p. 283), a aussi rapporté que sur 100 étrangers atteints par la fièvre janne à Rio-Janeiro en 1876 :

41	étaient arrivés depuis	1 jour à 6 mois	
39	—	—	6 mois à 1 an
14	—	—	1 ans à 2 ans
4	—	—	2 ans à 3 ans
2	—	—	4 ans à 6 ans

Les chiffres de Lota ne sont pas absolument comparables à ceux de Torres Homen et de Rey, peut-être; mais, si nous avons soin de faire la réserve : que les uns comme les autres ne sont pas assez nombreux pour avoir une grande importance, et que les indications qu'ils donnent sont tout au plus capables de nous fournir un aperçu général et approximatif des conditions ordinaires, nous pouvons, en les réunissant, arriver à cette pensée : que, sur 100 atteintes, 42 portent sur des individus ayant moins de six mois de séjour dans les foyers amarils, et 4 ou 5 seulement sur ceux qui sont dans le pays depuis plus de quatre ans.

D'autre part, n'oublions pas que Rufz a dit : que lors de l'épidémie de 1838, nombre d'individus habitant la Martinique depuis 1826, furent atteints, quoiqu'ils eussent déjà six à dix ans dans la colonie. Dutrouleau, de son côté, écrivait dans son *Rapport du troisième trimestre de* 1852, pour Saint-Pierre de la Martinique : « J'avais pensé que les militaires ayant cinq et six ans de colonie seraient en grande partie préservés de la fièvre jaune. Erreur! Les plus anciens comme les plus récents dans la colonie ont été frappés. » Ce passage de Dutrouleau prouve donc d'ailleurs, que, dans la question de l'immunité relative, il faut ne pas négliger de faire entrer en ligne de compte la gravité de l'épidémie, on sait par cent observateurs divers, qu'en 1876-78, à la Véra-Cruz, — en 1796-99, 1819, 1833, 1847-1853, à la Nouvelle-Orléans, en 1817 et 1849, à Charleston, etc. etc., on signala des atteintes et des décès de fièvre jaune chez de vieux acclimatés qui se croyaient à l'abri, chez des créoles, et même chez des nègres.

Donc, pour nous résumer, nous dirons : que, sans doute on a d'autant moins de chance d'être atteint par la maladie qu'on est depuis plus longtemps dans les foyers amarils, mais que cependant il ne faut pas prêter une confiance aveugle à cette chance d'immunité ; car si d'autres conditions, plus efficaces, n'interviennent pas pour garantir l'individu de la fièvre jaune, il peut être exposé à de terribles mécomptes.

Lefort, s'occupant de la question d'immunité des étrangers vis-à-vis de cette fièvre jaune, disait, en 1820, comme tous les auteurs de pathologie exotique, que les Européens ont d'autant moins de chances d'être atteints par cette maladie ; mais il ajoutait, entrant dans un autre ordre d'idées, dont nous devons dire un mot ici : qu'en revanche, s'ils sont atteints, ces créolisés présentent moins de résistance, c'est-à-dire sont touchés plus sévèrement, et par conséquent ont plus de chances de succomber. Il est à craindre que Lefort ait trop généralisé un fait, vrai dans quelques circonstances et non toujours ; car si je suis disposé à penser, comme lui, quand il s'agit de gens anémiés, affaiblis par les maladies, les excès ou la misère physiologique, etc., je ne puis croire, que les individus qui, au contraire, sont dans le pays depuis assez longtemps, en bonnes conditions de santé, ne soient pas touchés moins sévèrement, toutes choses égales d'ailleurs, que l'étranger qui arrive.

3° *Individus ayant eu la maladie.* — Le fait d'avoir eu précédemment la fièvre jaune, paraît, jusqu'ici, être une des meilleures conditions touchant l'immunité des blancs vis-à-vis de la maladie ; tous les auteurs sont du même avis, et reconnaissent que, mieux que les autres chances d'immunité, celle-là peut garantir les individus des coups du typhus amaril. Mais ici, comme toujours, la chose n'est pas absolue ; nous dirons tout d'abord : que l'immunité acquise par une atteinte de la maladie n'est assurée que lorsque deux conditions sont remplies : *A*. une suffisante gravité de la première atteinte ; *B*. la continuité de séjour dans le foyer amaril. En effet, si l'atteinte a été très légère, on ne peut pas espérer grand'chose touchant la préservation. Et d'autre part, après avoir eu la maladie, si on est allé passer un certain temps dans la zone tempérée, on a perdu, plus ou moins, le bénéfice d'immunité ; de sorte, on le voit, que la protection n'est réelle, que dans une limite assez étroite.

Lorsqu'on a satisfait à ces deux conditions, est-on au moins assuré de ne plus avoir la fièvre jaune ? — Eh ! bien, on ne peut pas répondre encore par l'affirmative absolue ; en effet, si dans la grande majorité des cas on n'est plus attaqué par elle, il ne faut pas oublier que, dans quelques rares circonstances, on a vu une seconde atteinte survenir; cette atteinte est légère, le plus souvent alors, mais enfin quelques très rares fois elle a été sévère. Aussi, en y réfléchissant, on voit : que pour n'avoir plus beaucoup de mauvaises chances à courir, il n'en reste pas moins encore quelques-unes. Et tel, qui a pu traverser, depuis la première atteinte, un plus ou moins grand nombre d'épidémies, relativement peu sévères, est exposé à être malade dans une épidémie très grave, malgré les bonnes conditions dans lesquelles il se trouvait incontestablement jusque-là.

Nombre d'auteurs ont prêté une grande importance et une extrême efficacité à cette atteinte primitive pour conférer l'immunité. Les gens de l'intérieur de Cuba et du Mexique y croient tellement, dit-on, qu'ils envoient leurs enfants, dans les foyers amarils lorsque la maladie n'est pas sévère, dans l'expérance de les garantir ainsi pour l'avenir, par une atteinte qui ne mettra pas leurs jours en danger. D'autre part, beaucoup de très bons esprits ont pensé : que cette immunité que présentent les créoles blancs, quelques-uns ont même ajouté : que l'immunité des créoles de couleur et des nègres, ne dépendent pas d'une autre cause que de cette atteinte primitive qui les garantit désormais. Ce que Lota a dit pour les habitants de Saint-Pierre de la Martinique est applicable, selon eux, à la population tout entière de la zone, où règne la fièvre jaune.

« Les fièvres qui frappent les enfants créoles pendant les épidémies de fièvre jaune sont des formes plus ou moins atténuées de celle-ci ; et l'immunité dont jouissent les créoles adultes, à l'égard de la fièvre jaune quand dans leur enfance ils n'ont pas quitté leur pays, n'est pas un bénéfice de race ou de climat, c'est une préservation acquise par une atteinte antérieure de cette affection » (Lota , *Arch. de méd. nav.*, 1870, p. 344).

Rufz, Saint-Vel, à la Martinique, Heinnemann à la Vera-Cruz, Gros et Gérardin à la Nouvelle-Orléans, Blair à la Guyane, etc., ont affirmé que les enfants sont atteints par la fièvre jaune, d'une manière incontestable, quoiqu'ils soient généralement frappés moins sévèrement ; par conséquent, ils ont partagé la même manière de voir. Mais, pour montrer combien tout est obscur et divergent dans l'étude de l'étiologie de la fièvre jaune, et même pourrions nous dire, dans l'histoire entière de la maladie, nous devons ajouter qu'en regard de cette immunité attribuée à une atteinte subie pendant le jeune âge, il est une autre opinion qui dit : que les enfants n'ont jamais la fièvre jaune. Nous verrons, quand nous nous occuperons de la question de l'âge et du sexe touchant les atteintes de la maladie, que cette affirmation est en grande partie inexacte. Pour le moment, j'avoue, au contraire, que je me rallie avec conviction à cette idée, dont le dire de Lota, que je viens de citer, est l'expression.

4° Créoles blancs, nés dans les pays où la fièvre jaune règne fréquemment, et n'ayant pas quitté leur lieu de naissance. — Je dois faire observer, dès le début de ce paragraphe, que cette catégorie d'individus est sensiblement moins nombreuse que ce qu'on est porté à croire de prime abord. Beaucoup de créoles, croyant posséder un sang absolument pur de tout mélange mélanien, ne sont en réalité que des métis, c'est-à-dire des individus très notablement moins exposés que les autres à l'impoisonnement amaril, toutes choses égales d'ailleurs. Mais cependant, je ne saurais contester l'existence de créoles blancs parfaitement purs ; bien loin de là. Même, j'ajouterai qu'ils sont assez nombreux pour que l'on ait pu étudier, sur une très large échelle, la question de leur immunité vis-à-vis de la fièvre jaune.

Or, on peut admettre d'après les faits observés : que le créole blanc, né dans un pays à fièvre jaune, et ne l'ayant jamais quitté, n'est pas exposé aux atteintes sévère, de la maladie, tant qu'il reste dans ces conditions. Mais cependant, cette immunité est soumise à des conditions si nombreuses et si variées, qu'on ne peut s'empêcher de la trouver déjà très fragile.

Ainsi par exemple, un habitant de la Véra-Cruz, parfaitement indemne dans son pays, s'en va à la Havane, où la fièvre jaune n'est ni plus sévère ni plus fréquente que sur le littoral du Mexique; et cependant il y est atteint par la maladie, comme un étranger à la zone tropicale. Ce fait, tout extraordinaire qu'il paraisse, est cependant affirmé par des auteurs, si dignes de foi, qu'on ne saurait le mettre en doute — Humboldt, par exemple, (p. 338) l'affirme pour les créoles de la Véra-Cruz qui vont à la Havane ou dans les provinces méridionales des États-Unis du Nord. Dougthy (p. 58 et 65), le dit de son côté. Caillot aussi ; et Pugnet (*Rech. sur les fièv. de mauv. caract.*, p. 346), dit avoir constaté : que les habitants de Sainte-Lucie ; qui vont dans les îles voisines, sont exposés à contracter la fièvre jaune, dont ils sont exempts chez eux, et *vice versa*. N'est-on pas autorisé à trouver, que dans ces limites-là, l'immunité des créoles blancs, vis-à-vis de la fièvre jaune est vraiment bien capricieuse ?

Eh ! bien, il y a des choses encore plus extraordinaires dans cet ordre d'idées; c'est ainsi, par exemple, qu'un créole qui habitait, sans rien avoir à craindre soit, une maison de campagne, soit un village, à peu de distance d'un pays où règne la fièvre jaune, le village du Carbet, par exemple, près de Saint-Pierre, à la Martinique, est exposé à être atteint par la maladie. Quand il va dans cette ville, en temps d'épidémie. De sorte, qu'à proprement parler et rigoureusement, l'immunité du créole blanc vis-à-vis de la fièvre jaune, n'est complète, que tant qu'il réside habituellement dans les foyers amarils.

J'ai cité le Carbet vis-à-vis de Saint-Pierre, j'aurais pu citer Case-navire, vis-à-vis de Fort-de-France à la Martinique, parce que ce sont des villages très voisins des foyers, et placés au bord de la mer, c'est-à-dire dans des conditions d'altitude, d'humidité, de vent, etc. etc., absolument semblables. On comprend, alors, *a fortiori*, que les créoles qui habitent les hauteurs, sont encore plus exposés, quand ils viennent dans les villes du littoral, en temps de fièvre jaune. Batby Berquin et Griffon du Bellay, ont fourni des faits extrêmement intéressants touchant des créoles de la Guadeloupe.

5° *Créoles blancs, nés et habitant dans un pays où la fièvre jaune n'existe pas habituellement.* — Ceux-ci, ne présentent qu'une immunité extrêmement restreinte, vis-à-vis de la maladie, lorsqu'elle fait apparition dans le pays. Au Sénégal, par exemple, en 1830, plusieurs enfants de blancs, nés dans le pays, et ayant, par conséquent, le droit de prendre le titre de créoles, furent atteints, absolument comme leurs parents ; ils prouvèrent, que le fait d'être nés dans la zone torride, ne les garantissait aucunement.

La Sénégambie est un pays si pernicieux pour l'Européen, qu'on peut trouver l'exemple mal choisi; aussi parlerons-nous de Cayenne, par exemple, où en 1850, lorsque la fièvre jaune survint, après une longue période d'absence, nombre de créoles blancs, de tout âge et de tout sexe, furent attaqués par la maladie, avec plus ou moins de sévérité. Dans les pays méridionaux des États-Unis du nord, les mêmes choses ont été observées, de sorte qu'elles peuvent être admises sans hésitation. D'ailleurs les faits dont nous parlions tantôt, cités par Batby Berquin, Griffon du Bellay et autres, rentrent, à proprement parler, dans la catégorie actuelle.

Ramsay, Dickson, Keraudren, Fergusson, Dutrouleau et cent autres, ont signalé : que les individus, nés dans un pays tropical voisin d'un centre de fièvre jaune, mais non soumis à son influence, ont une aptitude incontestable à contracter la maladie, lorsqu'ils s'exposent à son action.

Nous conclurons donc, pour en finir avec cette question : que bien que les créoles dont nous parlons ici, se trouvent dans d'assez bonnes conditions pour subir la maladie, sans trop d'accidents, puisqu'ils sont plus habitués que les gens du Nord aux influences tropicales, ils ne présentent pas de véritable immunité vis-à-vis de la fièvre jaune; ils peuvent la contracter, quand ils s'exposent dans ses foyers.

6° *Créoles blancs, et gens ayant paru précédemment garantis contre la fièvre jaune qui ont séjourné depuis un certain temps dans la zone tempérée.* — Quelque garanti que l'on ait pu être contre la fièvre jaune dans un temps antérieur, soit parce qu'on était créole d'un pays où elle est en permanence ; soit qu'on avait habité des foyers amarils intenses sans rien craindre ; soit parce qu'on avait eu une première attaque de la maladie, assez sévère pour être désormais à l'abri de ses atteintes; l'immunité est parfois plus ou moins entièrement perdue, dès qu'on a passé un certain temps dans la zone tempérée, ou même hors des foyers de fièvre jaune; les exemples affluent à l'esprit dans cet ordre d'idées. Jackson, (*Med. repor.*, 1808) avait déjà appelé l'attention sur ce fait : que les créoles blancs, et même les nègres qui quittaient les pays à fièvre jaune pour la zone tempérée, pendant un temps plus ou moins long, étaient exposés, à leur retour, à contracter la maladie. Humboldt, (p. 338) avait signalé aussi : que les natifs de la Véra-Cruz, qui dans leur pays jouissaient d'une immunité absolue, étaient exposés aux atteintes de la maladie, quand ils allaient à la Havane ou dans d'autres foyers amarils des États-Unis. Heinemann, fournit dans cet ordre d'idées, deux faits très remarquables. Le premier, est celui d'un commandant de troupes, né à la Vera-Cruz, et qui fut forcé d'émigrer en Europe, pendant trois ans, à la chute de l'empereur Maximilien ; à son retour il fut très gravement atteint par la fièvre jaune, et faillit en mourir. Le second, est afférent à un autre natif de la Vera-Cruz, qui pendant plusieurs dizaines d'années avait dirigé l'hôpital militaire de cette ville, et qui mourut, dans l'épidémie de 1878, après avoir passé quelques années dans la capitale (Mexico).

Bally (p. 340), parle d'une dame native du Canada, qui habita pendant trente ans, les Antilles, sans avoir eu rien à craindre de la fièvre jaune ; et qui, s'étant absentée pendant deux ans, pour aller dans le nord, fut atteinte à son retour, et succomba en quelques jours à la fièvre jaune, bien qu'elle se crut acclimatée, et qu'elle pensât, en outre, être indemne de la maladie à cause de son âge : 54 ans.

Je connais, pour ma part, nombre de faits semblables à ceux que je viens de rapporter ; ils m'ont convaincu que l'immunité acquise précédemment vis-à-vis de la fièvre jaune, disparaît par un séjour quelque peu prolongé dans la zone tempérée. Je ne citerai entre mille que le suivant : Le Dr Carpentin, médecin de la marine, passe une quinzaine d'années à la Guadeloupe et y traverse plusieurs épidémies; il rentre en France en 1877, et, retournant au Sénégal, en 1880 il est atteint mortellement par la fièvre jàune, en 1881.

Conclusions touchant les blancs

Pour conclure, touchant l'aptitude de la race blanche, à contracter la fièvre jaune, nous dirons : que toutes les variétés de la race blanche sont spécialement disposées à contracter la maladie. Cette aptitude est en raison directe, nous le savons déjà, de l'éloignement de leur pays d'origine, ou au moins d'habitation. L'immunité relative que présentent les créoles blancs des régions tropicales ne paraît, en somme, dépendre que de deux conditions, la première, qu'ils ont eu la maladie, plus on moins atténuée, dans leur enfance ; la seconde c'est, qu'habitant dans un pays chaud, ils possèdent cette part d'immunité relative conférée par cette habitation.

Dans un pays où sévit la fièvre jaune, les nouveaux venus sont les plus exposés à subir ses atteintes.

Un long séjour dans un endroit où règne en permanence, ou fréquemment. la fièvre jaune, est une bonne chance d'immunité, mais ne donne pas une certitude absolue. Il est même possible, que cette chance ne soit pas plus grande que celle que confère le même temps de séjour dans un pays, sub ou inter-tropical, non soumis à l'influence amarile.

La meilleure garantie d'immunité, que l'on connaisse, est donnée par une atteinte heureusement supportée.

On a constaté, de la manière la plus positive : qu'un éloignement prolongé fait perdre, même aux indigènes d'un pays amaril, leur immunité.

Par conséquent, on voit que l'immunité vis-à-vis de la fièvre jaune des diverses variétés des blancs qui se trouvent dans les foyers amarils ou visités par la fièvre jaune, est variable et trop souvent même aléatoire.

Nègres

J'ai dit à diverses reprises : qu'on a bien raison d'avancer que tout est difficile, et souvent contradictoire, dans l'étude de la fièvre jaune ; et en effet, le point que nous avons à étudier ici, pourrait être donné comme preuve de cette assertion; car cette immunité a été acceptée ou combattue par des auteurs si également autorisés; on a opposé, pour ou contre elle, des faits si probants, dans les deux sens absolument opposés, que celui qui n'a pas d'opinion personnelle, bien assise déjà par une expérience antérieure, est très embarrassé, pour savoir de quel côté il doit se ranger.

Pour quelques auteurs, les nègres n'ont absolument rien à craindre de la fièvre jaune, ils traversent les épidémies sans être touchés, même très légèrement, alors que les blancs succombent en foule autour d'eux. Jackson (*Philad. med. journ.*) vit à Philadelphie les nègres parfaitement indemnes de la maladie, en 1793. Bailly (*loc. cit.*, p. 305) ne vit aucun nègre et aucun mulâtre atteints par la fièvre jaune, au cap Français de Saint-Domingue, à la fin du siècle dernier et au début de celui-ci. Daniell (*Obs. upon the autumnal fev. of. Savannah*, 1826), dit que dans l'épidémie de 1820, à Savannah, 300 nègres fraîchement importés d'Afrique ne présentèrent pas un seul cas de fièvre jaune. Blair (*Report on the y. f. ep. of Brit. Guyana, Brit. and for. med. journ.*, 1856) dit : que dans l'épidémie de 1853, à la Guyane anglaise, on ne constata pas un seul cas de fièvre jaune sur 7,890 nègres arrivés depuis peu. Bouffier, Reynaud, Fuzier, Corre, nous ont appris que le bataillon de 500 nègres nubiens et soudaniens, que le vice-roi d'Égypte avait envoyé au Mexique, traversa, à peu près sans encombre, dans les terres chaudes, un temps pendant lequel les troupes blanches et les Mexicains, même, étaient décimés par la fièvre jaune. Par conséquent, d'après des auteurs, fort recommandables, d'ailleurs, on serait tenté de penser que le nègre est absolument réfractaire à la fièvre jaune. Et cela à cause de sa nature, et non à cause de son acclimatement, car il s'agit souvent, on le voit, de nègres africains, provenant même de pays où jamais, jusqu'ici, on n'a constaté la maladie.

En revanche, Chevé Catel et Calvé, pour l'épidémie de 1830 en Sénégambie, disent : que les nègres furent assez fortement touchés, pour que certains villages indigènes fussent relativement aussi éprouvés que la population blanche. En 1849, à la Nouvelle-Orléans, les gens de couleur furent atteints, dit-on,

presque autant et aussi sévèrement que les blancs ; en 1852, à
la Guyane française, la même chose fut observée. Clark assure
qu'en 1793, les nègres de la Martinique, comme ceux de la côte
d'Afrique, pouvaient être atteints, aussi sévèrement que les
blancs. Rush prétend qu'en 1793, le quart de la population de
couleur de Philadelphie fut emporté. Enfin, Prost en 1803 et 1804,
affirme que les nègres, qui avaient changé de température en
venant à Demerary, éprouvèrent les symptômes de la maladie,
avec autant de violence et de danger que les blancs.

Entre ces deux opinions extrêmes il y a place pour une troisième. Catel, en parlant de l'épidémie de 1838, à la Martinique,
dit : qu'un certain nombre de nègres et de mulâtres furent atteints
au début. Les épidémies de 1852 à 1870, aux Antilles, ont fourni
quelques exemples analogues ; celles du Sénégal en 1859,
1866, 1878, sont dans le même cas. Pouppé Desportes avait
déjà dit dans le cours du siècle dernier : que les nègres sont
très rarement attaqués à Saint-Domingue par le mal de Siam
et Seagrove (*Americ. med. regist.*, 1809), pour la Géorgie,
Ramsay (*Rev. of the imp. of med.*, 1800), pour Charleston,
avaient formulé cette assertion : que le nègre, tout en étant
beaucoup moins exposé que le blanc aux atteintes du fléau,
n'était pas absolument exempt de ses coups.

Le rapport sur la fièvre jaune dans l'armée des États-Unis
du nord pendant la guerre de la sécession, indique les chiffres
suivants : sur un effectif de 20,069 hommes de troupes blanches,
il y eut 1,347 atteintes, et 427 morts de fièvre jaune ; tandis
que, 5,580 hommes de troupes noires, fournirent 171 atteintes,
et 25 décès. En rapportant ces chiffres au même dénomi-
nateur, nous voyons que 100 blancs fournissent 6,50 atteintes
et 2,07 décès, tandis que 100 nègres fournissent 3,06 atteintes
et 0,44 décès. En prenant la question d'une manière différente
nous voyons que 100 atteintes entraînent 31,6 décès chez les
blancs et 14,6 chez les nègres.

Je me range, résolument, dans la troisième des catégories
que je viens d'indiquer ; et je crois, d'après ce que je sais : tant
pour le Sénégal que pour les Antilles, à une immunité relative
de la race nègre. Néanmoins j'avoue, que je ne saurais accepter
comme expression de la réalité absolue les chiffres que je viens
de citer, touchant la statistique des État-Unis ; en effet, d'après

elle, les nègres seraient atteints moitié moins que les blancs seulement, et il mourrait un nègre pour trois ou quatre blancs en temps d'épidémie. Cette proportion me paraît considérablement trop forte. Je serais plutôt disposé à accepter des chiffres, qui indiqueraient le rapport de 50 ou même de 100 pour 1, si j'en crois l'impression que m'a laissé l'examen des divers documents écrits venus à ma connaissance sur ce point de la question. Mais le plus sage est encore de ne pas dire de chiffre, tenons nous-en à cette conclusion : que le nègre est considérablement moins exposé que le blanc à la fièvre jaune, sans lui donner un faux air de précision en indiquant des proportions qui seraient tout à fait imaginaires ; car les diverses conditions, qu'on pourrait invoquer à ce sujet, ne sont pas comparables. Il est extrêmement probable, aussi, que cette immunité relative des nègres varie dans d'assez grandes limites : suivant les pays, les catégories d'individus, et cent autres facteurs très difficiles à apprécier. En effet, il est possible que les nègres qui ont vécu toujours dans leur pays natal, ou ceux qui restent dans la zone tropicale, soient plus réfractaires au mal, que ceux qui sont exportés au loin, ou qui habitent la zone juxta-tropicale. Les chiffres des atteintes et de la mortalité des nègres vis-à-vis de la fièvre amarile ont été, il faut le remarquer, généralement plus élevés dans les États-Unis qu'aux Antilles. Il s'en suit qu'on est porté à admettre comme exact le fait constaté par nombre d'observateurs (la Roche, Dutrouleau, Thevenot, Cedont, Rush, Seaman, etc. etc.) : que dans les pays où la fièvre jaune est rare, ou bien n'est pas venue depuis longtemps ; ou bien encore dans les pays relativement froids, les nègres sont plus atteints que leurs semblables habitant des pays, à fièvre jaune, ou chauds.

Un fait signalé par plusieurs auteurs, et dont il faut admettre la réalité, c'est que dans les pays tropicaux où la fièvre jaune ne règne pas d'habitude les nègres sont cruellement frappés, la première fois que la maladie s'y montre. Au Sénégal en 1830, à Boa-Vista en 1845, etc. etc., cette observation a été faite.

D'autre part, d'après Jackson, Lemprière, Bancroft, on est porté à penser que les nègres qui ont séjourné en Europe un temps assez long, sont plus exposés, quand ils rentrent dans la zone amarile à être atteints, que ceux qui sont restés dans le

pays; ils seraient, ainsi, dans des conditions semblables à celle
des créoles blancs : ils auraient perdu, tout ou partie de leur
immunité relative.

Par ailleurs, il ne faut pas oublier que la sévérité de l'épidémie est pour quelque chose, dans les chances qu'ont les nègres
d'être touchés par la fièvre jaune. Catel, Cornuel, et cent autres,
ont expliqué ainsi, le plus ou moins grand nombre d'atteintes,
des gens de couleur, suivant le temps ou le pays.

Ce qui a été dit au sujet des variations et de la perte de l'immunité des créoles blancs et des acclimatés, est absolument applicable aux nègres, quoique dans une plus minime proportion.

Enfin ajoutons, qu'on a dit : que l'immunité des nègres est d'autant plus grande, qu'ils appartiennent à une variété de race plus
pure et moins mélangée de sang blanc; le fait cité par Bouffier
des 500 Nubiens et Soudanais, envoyés par le vice-roi d'Egypte
à la Vera-Cruz, pendant la guerre du Mexique, et ne fournissant
pas un seul cas de la maladie, alors que les Français et même
les Mexicains étaient décimés, semble un argument péremptoire pour soutenir cette opinion.

Donc, malgré le désir qu'aurait l'esprit, de voir indiquer par
des chiffres, même approximatifs, le *quantum* des chances
qu'ont les nègres, comparativement à celles des blancs, sous le
rapport de la fièvre jaune, nous devons nous en tenir à cette formule assez vague : qu'ils sont beaucoup moins souvent atteints,
sensiblement moins sévèrement touchés quand, ils sont touchés par
la maladie. A des observateurs ultérieurs, d'entrer dans des détails
plus précis, et d'indiquer dans quelle limite la sévérité de l'épidémie, la variété de race, le pays d'observation, etc., font varier
cette immunité relative que nous leur reconnaissons. Pour terminer, nous ajouterons : que dans tous les cas, le fait, que les
nègres non acclimatés aux pays de fièvre jaune, sont rarement
atteints, même lorsqu' ils se trouvent dans les conditions les
plus favorables à l'infection, semble plaider péremptoirement
la faveur d'une réelle immunité, au moins relative, de race.

MULATRES

Les métis, issus du mélange des blancs avec les nègres, et
présentant les attributs de leurs ascendants, dans une proportion

variable, devaient présenter, on le pensait, une immunité relative, en relation étroite avec leur degré de sang blanc ou de sang
noir. Le fait a été vérifié par l'observation. Par ailleurs, nous
n'entrerons pas dans les détails qui nous ont occupé précédemment, quand nous avons parlé des créoles blancs, car, nous
ferions on le comprend, un double emploi. Aussi, renvoyons-
nous le lecteur à tout ce que nous avons dit, touchant l'immunité
conférée par un long séjour dans le pays tropical ou amaril,
une atteinte antérieure, etc. Avec ces indications, il lui sera facile de se faire une opinion.

Indiens d'Amérique

Les Indiens d'Amérique, ne sont pas inaptes à contracter la
fièvre jaune, la chose a été constatée à la Guyane, au Mexique,
dans les États-Unis du nord, au Pérou, et par d'assez nombreuses observations, pour entraîner l'opinion dans ce sens. On
a même dit : que lorsque les individus de l'intérieur des terres
froides, c'est-à-dire des montagnes, descendaient dans la zone
amarile, ils étaient plus sûrement et plus sévèrement atteints que
les Européens ; détail très-secondaire, que nous ne discuterons
pas, et que nous retiendrons, seulement, pour montrer que leur
immunité est minime, sinon nulle.

Indiens et Chinois

Certaines peuplades de l'Extrême-Orient, ont des caractères
assez analogues à ceux des mulâtres, vivant dans des pays assez
chauds pour qu'il fût possible de leur prêter, à priori, une certaine immunité, vis-à-vis de la fièvre jaune. Nombre d'auteurs,
Exsaguire de Lima, Dupieris, entre autres, ont même cru
que cette immunité était complète. M. Selsis, dans son *Étude
sur la fièvre jaune à Cuba*, 1880, dit qu'à la Havane, il n'a
jamais eu à soigner un chinois pour cette affection.

Néanmoins, des faits nombreux ont montré au contraire que ces
individus sont exposés à ses atteintes, dans une assez large proportion. C'est ainsi qu'à la Guyane, au Brésil, sur le littoral

pacifique de l'Amérique, on les a vus, nombre de fois, ne pas résister mieux que certains Européens.

Algériens

Au Mexique, comme au Sénégal, on a pu constater sur une grande échelle : que les Arabes des bataillons de tirailleurs algériens vulgairement appelés turcos, étaient très-sévèrement touchés par la fièvre jaune. On peut théoriquement penser, qu'ils sont dans des conditions analogues à celles des Espagnols, sous le rapport du sang et de l'habitation antérieure. La fièvre jaune a fait d'assez grands ravages en Espagne et aux Canaries, dans le siècle passé et pendant celui-ci, pour que nous soyons édifié sur l'étendue relative de l'immunité, des natifs de la zone subtropicale.

Conclusions touchant l'influence de la race

Si, avec les éléments que nous possédons aujourd'hui, éléments très-incomplets, il faut en convenir sans plus tarder, et ne permettant d'envisager les choses que d'une manière approximative, nous cherchons à faire, dans notre esprit, une échelle des proportions touchant l'immunité des diverses races, vis-à-vis de la fièvre jaune, nous voyons : que le nègre créole d'un pays où la maladie règne habituellement, ou au moins fréquemment, est le moins exposé. Ses chances sont si minimes, qu'il peut se considérer comme exempt.

Le mulâtre créole du dit pays à fièvre jaune, est assez bien défendu aussi contre la maladie, mais dans une moindre proportion. Plus ou moins que lui, sans cependant en différer beaucoup, se trouve le nègre des pays où la fièvre jaune ne se montre pas fréquemment ; le mulâtre de ces pays n'est pas non plus bien éloigné : Donc, ces quatre catégories d'individus peuvent affronter les coups des épidémies, sans grandes craintes de danger, à condition, pourtant, qu'ils habitent depuis longtemps le foyer amaril ; car nous savons combien l'immunité est amoindrie, quand il s'agit : de campagnards venant en ville, de créoles des hauteurs descendant sur le littoral, etc..

Assez loin derrière ceux dont nous venons de parler, se trouvent les races colorées des autres pays, celles de l'Afrique septentrionale, de l'Extrême-Orient. On peut penser, avec quelques chances d'être dans le vrai, que leur immunité est en relation assez exacte avec leur degré de coloration; plus elles approchent du mélanien, moins elles ont à redouter la fièvre jaune.

Enfin, viennent les Européens qui, eux-mêmes, sont plus ou moins prédisposés à subir ses atteintes, suivant qu'ils proviennent du sud ou du nord de leur contrée.

Ajoutons, que quelle que soit la variété humaine dont il soit question, de même que les individus, primitivement susceptibles de contracter la fièvre jaune, acquièrent une immunité relative plus ou moins grande, par un séjour plus ou moins long dans un pays à fièvre jaune, de même, les individus primitivement indemnes, peuvent perdre de cette immunité par un éloignement plus ou moins prolongé. Par conséquent, on voit une fois de plus, que cette question de l'immunité des races et des individus, vis-à-vis de la fièvre amarile, est variable et trop souvent aléatoire.

AGE

Quelques auteurs ont affirmé, que la fièvre jaune a des préférences marquées, dans le choix de ses victimes, suivant l'âge des individus exposés à ses coups ; les uns croient que les enfants n'ont pas à la redouter, les autres pensent que les vieillards n'ont peut-être plus à la craindre. Tous, cependant, estiment que les adultes sont ceux qui la subissent le plus fréquemment. Parlons donc successivement des enfants et des vieillards.

Enfants

On a dit que les enfants n'avaient pas à redouter les attaques de la fièvre jaune, et qu'en temps d'épidémie les atteintes qu'on a constatées chez eux, devaient être attribués à d'autres maladies.

Cette question, qui paraît si facile à décider cependant, a été, comme tout ce qui regarde la fièvre jaune, compliquée et obscurcie, tellement, par des assertions absolument contraires, que celui qui n'a pas une expérience personnelle est très-embarrassé pour savoir à quoi s'en tenir. Et, en effet, Hume de la Jamaïque, par exemple, dit que la maladie n'attaque jamais les individus au-dessous de la puberté, tandis que Chisholm écrit, par ailleurs que, dans l'île d'Antigoa, à une certaine époque, les enfants furent plus exposés que les autres à la contracter.

Vicente Terrero, a avancé que les enfants à la mamelle ne sont pas toujours exempts de la fièvre jaune lorsque leur nourrice est malade; et, en revanche, Faget, signale qu'en 1853, et en 1858, dans le cours d'une épidémie de fièvre jaune, à la Nouvelle-Orléans, des milliers d'enfants, qui vomissaient noir, et qui étaient considérés comme ayant la fièvre jaune par beaucoup de médecins, ne la présentaient pas en réalité. A propos de l'épidémie de Barcelone, Bally, Français et Pariset, parlent d'une petite fille qui n'a vécu que trente-deux heures; et qui, à l'âge de 28 heures, eut le vomissement noir (p. 491).

Nous pourrions accroître le nombre de ces citations contradictoires, sans aucune utilité pour l'élucidation de la question; aussi, ne chercherons-nous pas à fixer nos idées par ce moyen, et essaierons-nous d'interroger les chiffres. Or, l'épidémie de 1857, à Lisbonne, frappant une population urbaine de deux cent mille habitants, environ, tout entière, est la source la plus concluante que nous puissions consulter, comme on va le voir.

TABLEAU DES PROPORTIONS DES DÉCÈS PAR AGE DANS L'ÉPIDÉMIE DE LISBONNE EN 1857 (Rélatorio, etc etc., p. 68).

	Masculin	Féminin	Total	Masculin	Féminin	Total
De 1 à 10 ans.....	20	36	26	61	64	125
De 11 à 20 ans....	127	93	116	204	122	326
De 21 à 30 ans....	246	138	212	370	172	542
De 31 à 40 ans....	212	153	194	468	207	675
De 41 à 50 ans....	171	151	166	377	217	594
De 51 à 60 ans....	126	202	152	318	285	603
De 61 à 70 ans....	73	143	94	175	198	372
De 71 à 80 ans....	18	55	31	56	99	155
De 81 à 90 ans....	05	16	9	14	27	41
De 91 à 100 ans....	2	»	»	2	2	4
Inconnu..........	11	13	»	16	12	28
TOTAUX........	1,000	1,000	1,000	2,061	1,405	3,466

Il est extrêmement fâcheux que ce tableau porte des coupures de 10 en 10 ans, au lieu de 5 en 5 années ; mais, néanmoins, il nous montre très-clairement, que l'enfance est sensiblement moins exposée à la fièvre jaune que l'âge adulte ; car, si nous prenons le total des chiffres afférents à la ligne de 1 à 10 ans et la moitié de celle de 11 à 20 ans, comme l'expression de la mortalité des impubères, nous avons 288, tandis que les adultes de 15 à 60 ans, fournissent le chiffre de 2,577. et les vieillards donnent le chiffre de 572. En d'autres termes, nous voyons que, sur 1,000 décès de fièvre jaune, les enfants n'en fournissent que 84 environ, les adultes 750 et les vieillards 166.

Les chiffres, que nous avons pour l'épidémie d'Alicante en 1804, peuvent venir de leur côté, montrer que les faits de Lisbonne ne sont pas anormaux ; et en effet à Alicante, sur une population de 13,212 individus, divisée de la manière suivante : 3,768 hommes 3,920 femmes et 1,755 enfants des deux sexes, il y eut 9,443 malades, les femmes un peu plus souvent atteintes ; mais la mortalité fut de 1,508 hommes, de 818 femmes et de 166 enfants.

Ajoutons, qu'autant qu'on peut le déduire de chiffres assez restreints d'ailleurs, on est autorisé à penser que la fièvre jaune frappe avec une égale sévérité, les petits garçons et les petites filles, avant l'âge de dix ans ; mais qu'au-dessus de cet âge, les garçons sont plus sévèrement touchés que les filles.

Donc, nous pouvons admettre comme réel : que les enfants sont sensiblement moins exposés que les adultes à la fièvre jaune ; et que chez eux, la maladie est plus bénigne ; aussi, toutes choses égales d'ailleurs, les chiffres que nous venons de fournir nous montrent que les enfants sont atteints dans la proportion de moitié, relativement au nombre des atteintes des adultes.

Bally, dans son excellent livre, explique d'une manière très acceptable la minime proportion d'atteintes que présentent les enfants, en faisant remarquer : que chez eux la crainte, la préoccupation, l'effroi ne sont jamais comparables à ce qui existe chez l'adulte ; d'autre part les enfants sont moins exposés que les grandes personnes, soit à l'influence de la chaleur, du soleil, des fatigues, des professions dangereuses ; de sorte qu'en réalité ils ne sont pas autant exposés à recevoir les germes morbides, toutes choses égales d'ailleurs.

Il n'est pas impossible que les enfants soient moins sévèrement touchés que les adultes, par la maladie : soit parce que les germes ont moins de prise sur eux, soit parce que leur organisme réagit mieux contre leurs atteintes. Nous savons que plus d'un médecin a pensé que c'est à cette bénignité de la maladie, subie au premier âge, que les créoles doivent leur immunité.

Adultes

Tout le monde est d'accord pour dire que les adultes sont ceux qui paient le plus lourd tribut à la fièvre jaune. Mille conditions concourent à cela, et sans qu'il soit nécessaire de les énumérer, car nous les avons étudiées, çà et là, en parlant d'autre chose. Nous dirons donc d'un mot : qu'en effet la fièvre jaune est plus fréquente et plus grave à l'âge adulte qu'à aucune autre époque de la vie.

D'ailleurs, les chiffres du tableau que nous avons donné ci-dessus touchant l'épidémie de Lisbonne en 1857, nous renseignent d'une manière précise ; car nous voyons en effet, que sur 3,466 décès 2,577 appartiennent aux adultes, tandis que les enfants et les adolescents n'en fournissent que 288 ; et que les vieillards y figurent pour 572.

Vieillards

On a dit que les vieillards sont moins exposés que les adultes aux atteintes de la fièvre jaune. Nous avons donné précédemment des chiffres qui montrent dans quelles proportions les décès se rangèrent à Lisbonne en 1857.

Bally, qui s'est occupé avec tant de soin de la fièvre jaune, croyait aussi que les vieillards sont moins exposés, en réalité, à ses atteintes. Mais ajoutait-il, à condition, cependant, qu'ils n'aient pas des habitudes de libertinage ou d'intempérance, car ces habitudes les exposent, au contraire, d'une manière spéciale aux coups du fléau. On voit, par cela, que la part d'immunité qu'il accordait à l'âge, était minime autant qu'aléatoire.

SEXE

On croit généralement que les femmes sont moins exposées que les hommes à contracter le typhus amaril; mais ici comme toujours, il y a des assertions assez contradictoires, pour qu'on soit assez hésitant à se prononcer quand on n'a pas déjà, par ailleurs, une opinion personnelle, et qu'on veut se baser sur le dire des divers auteurs.

Nous avons vu, dans le tableau de l'épidémie de Lisbonne que « les femmes fournirent 1,405 décès sur un chiffre de 3,466, soit le 45 pour 100 seulement »; en 1804 à Alicante une population de 13,212 habitants répartie en 3,768 hommes, 3,920 femmes et 1,755 enfants eut 9,443 malades, parmi lesquels, plus de femmes que d'hommes. Cette épidémie fournit 2,492 décès répartis ainsi : hommes 1,508, femmes 818, enfants 166, soit le 35 pour 100. A Cadix en 1800 il y eut sur un total de 7,387 morts : 5,810 hommes et 1577 femmes, d'après certains auteurs, c'est-à-dire que les femmes moururent dans la proportion de 22, 0 pour 100 relativement aux hommes. A Séville sur une mortalité totale de 9,431 il y eut 5,810 hommes et 3,621 femmes, soit une mortalité relative de 38 pour 100 pour les femmes. En réunissant divers chiffres tirés des épidémies de l'Espagne au commencement du siècle, je trouve les chiffres totaux de 24,532 morts dont 7,809 femmes, soit le 32 pour 100.

Il ressort de là que les hommes meurent deux fois plus que les femmes ; et que sur 3 individus qui succombent à la fièvre jaune, dans une population normale, il y a 2 hommes et une seule femme. Ces chiffres donnent raison à l'assertion de Humboldt, à savoir : que les femmes qui débarquent au Mexique ou qui viennent des terres froides dans les chaudes, sont moins exposées que les hommes à contracter la maladie. Ces chiffres donnent aussi raison à Bally, François et Pariset qui ont dit pour l'épidémie de Barcelone en 1821, que, quoique atteintes aussi fréquemment que les hommes, les femmes mouraient moins et dans tous les cas mouraient moins rapidement.

On a pensé que le phénomène menstruel était une des conditions rendant la maladie moins grave chez la femme. La

chose pourrait bien être vraie, car nous voyons qu'au-dessous
de l'âge de 10 ans, les garçons et les filles succombèrent à Lisbonne dans les mêmes proportions ; puis de 11 à 50 ans les
hommes moururent beaucoup plus ; mais passé cet âge, les
femmes fournirent un contingent sensiblement plus élevé à la
mortalité.

Pour la fièvre jaune comme pour la plupart des maladies
typhiques il est de notoriété, que la femme enceinte atteinte est
terriblement exposée à l'avortement qui, soit par lui-même, soit
par l'influence réactionnelle qu'il exerce sur la maladie, devient
un accident fatalement mortel. Rush et Palloni ont insisté sur ce
point, qu'on n'a d'ailleurs aucune difficulté à admettre, tant il
semble naturel.

Causes touchant à la vie animale

Les choses de la vie animale peuvent intervenir, à un moment
donné, dans l'étiologie de la fièvre jaune pour augmenter ou diminuer la réceptivité des individus, vis-à-vis de la maladie. —
Parmi elles nous placerons : le tempérament des individus, la
bromatologie, les excès de boisson ou d'aliments, les excès génésiques, la tension de l'esprit, etc. etc.

Tempérament

L'influence du tempérament ne saurait être laissée de côté,
d'après nombre d'auteurs, quand on parle de fièvre jaune ; et
bien qu'elle n'ait pas peut-être toute l'importance que quelques-
uns lui ont prêtée, elle n'est cependant pas tout à fait nulle d'action.

On a remarqué que les individus sanguins, athlétiques, à belles
apparences pléthoriques, semblent être remarquablement désignés
aux coups de la maladie. Pour ma part j'ai eu souvent l'occasion
de vérifier l'exactitude du fait. J'ai maintes fois constaté que
c'est avec une grande raison que Bally a dit : quand on voit
arriver aux Antilles un homme qui a le teint fleuri, de belles
couleurs, on suppose qu'il sera bientôt la proie du climat. Par

contre, le tempérament lymphatique a été considéré comme le plus favorable pour éviter les atteintes de la fièvre jaune ; je suis porté à penser, qu'en effet, ceux dont l'organisme est à réactions lentes, douces, placides sont dans les meilleures conditions. On se demande alors, naturellement, si les individus cacochymes, atteints d'une diathèse ou d'une cachexie, ne sont pas à ce titre encore mieux à l'abri des coups de la fièvre jaune ; — mais les faits répondent que non ; car si les pléthoriques sont des victimes désignées pour ainsi dire d'avance ; ceux qui sont par trop débilités le sont aussi, toutes choses égales d'ailleurs.

On a dit : aussi, que si la fièvre jaune attaque plus souvent les individus forts que les cachectiques, en revanche il est à remarquer qu'une fois atteint, toutes choses égales d'ailleurs, celui qui est fort et vigoureux, court moins la chance de succomber faute de force réactionnelle. La chose est encore vraie dans certaines limites. Mais arrêtons-nous vite dans cette voie, car le problème est si complexe et si obscur jusqu'ici, qu'on est grandement exposé à formuler des inexactitudes quand on entreprend d'en parler.

Tension de l'esprit

Nombre d'auteurs ont assuré que les occupations de l'esprit, les préoccupations de l'étude, prédisposaient, d'une manière très remarquable à l'invasion de la maladie.

Bally, dit dans son excellent livre : « S'il est une constitution particulière qui dispose à cette pyrexie, c'est celle où l'organe cérébral est sans cesse en action, soit par l'effet de son organisation primitive, soit par l'habitude des travaux de cabinet, soit par l'ambition du succès, en tous genres. Cette vérité reçut de terribles applications à Saint-Domingue où la plupart des individus d'un mérite distingué, ceux qui dans leurs états respectifs étaient appelés à être un jour les êtres supérieurs, furent les premières victimes. « Aussi, ajoute Bally, les hommes sans passions, qui ont un caractère froid ; ceux qui ne se livrent à aucune étude, à aucun travail de cabinet, qui ne sont pas nés avec une imagination active ou avec un tempérament sanguin, courent, toutes choses

égales d'ailleurs, moins de dangers que les autres classes d'individus. La chose me paraît exacte dans une certaine limite ; il est
parfaitement admissible, que les déperditions nerveuses, dépendant des efforts de l'intelligence, agissent d'une manière comparables à celles qui surviennent par l'exercice prolongé du système
musculaire, ou par les excès. Mais ici, encore, nous sommes sur
un terrain assez mal défini ; et le mieux, est de ne pas chercher
à atteindre plus de précision, une fois que le fait a été énoncé.

BROMATOLOGIE

On a accusé les aliments, comme la boisson, dans l'étiologie de
la fièvre jaune ; mais tout ce qui a été dit jusqu'ici, dans cet
ordre d'idées, n'est pas sorti des choses banales qu'on met en
avant, faute d'autres, pour expliquer les atteintes, en temps
d'épidémie. Le plus prudent, est d'avouer, pour le moment,
notre ignorance sur ce point. Il est possible que des germes
amarils puissent se cantonner, se développer dans les aliments
où les boissons, comme ceux de la fièvre typhoïde par exemple ;
mais la science possède un grand nombre de faits suffisamment
probants pour montrer, que la maladie, peut très bien atteindre
un individu sans avoir besoin de ce véhicule bromatologique.
En effet, il suffit de citer les faits : du tailleur de pierre de l'épidémie de Saint-Nazaire, en 1861, celui de Lampraye, dans le
lazaret de Marseille, en 1821 ; faits dans lesquels on ne peut
incriminer que le transport aérien des germes morbides, pour
que l'opinion soit fixée sur ce sujet.

Excès d'aliments et de boissons

Les excès d'aliments ou de boissons ont été incriminés, par
nombre d'auteurs, qui ont appelé avec plus ou moins d'insistance, l'attention sur cette cause éventuelle d'invasion de la
fièvre jaune.

Moreau de Jonnès dit : qu'un des aides de camp du général
Devrigny, ayant été obligé de monter à cheval en sortant de
table, eut une indigestion qui provoqua l'explosion de la maladie.
Je suis, pour ma part, facilement porté à incriminer ces excès

bromatologiques ; car, dans maintes circonstances, j'ai eu l'occasion de voir, dans les colonies, un excès de cette nature provoquer un raptus dangereux pour la santé, et souvent même pour la vie, chez nombre de jeunes imprudents.

Excès génésiques

Les excès génésiques, ont été très-directement incriminés pour l'explosion de la fièvre jaune. Mille exemples ont été fournis pour appuyer cette opinion. Il est, le plus souvent, assez difficile de déterminer la part qui revient rigoureusement à ces excès génésiques dans l'invasion de la maladie, car, assez souvent, celui qui s'y est livré, a fait en même temps d'autres imprudences. Mais néanmoins, il est si logique d'incriminer l'ébranlement nerveux inhérent à la cohabitation, que je suis porté à admettre, sans aucune réserve, son influence léthale. J'ai vu, dans les colonies, et cela tant de fois, une atteinte de dysenterie, une poussée suppurative du foie, un accès bilieux mélanurique ou pernicieux ne pas reconnaître d'autre cause, que j'ai la même conviction touchant l'étiologie de certains cas de typhus amaril.

Causes touchant à la vie de relation

De même que les conditions de la vie animale, celles de la vie de relation interviennent, dans une certaine mesure, pour ce qui regarde l'étiologie du typhus amaril. Parmi ces conditions de la vie de relation, nous envisagerons surtout : les fatigues, les professions, les effets de la pluie et du refroidissement intempestif sur le corps.

Courses, fatigues

Les courses, soit au soleil, soit à l'ombre, les fatigues corporelles résultant de la marche ou du travail manuel, ont été considérées comme prédisposant très-sensiblement à la fièvre jaune. Cornuel, Catel, et cent autres médecins, ont constaté, qu'en temps d'épidémie, un changement de garnison était capable de

faire perdre l'immunité d'un corps de troupe vis-à-vis de la fièvre
jaune. Cornuel disait, entre-autres (*Ann. mar.*, 1844, p. 739)
qu'on fasse un changement de garnison entre deux corps de
troupes, accompli dans les conditions de santé les plus satisfai-
santes, et en observant toutes les règles de prudence, et on verra
la fièvre jaune éclater parmi les soldats des deux garnisons. Et
cela sans qu'il y ait eu changement de salubrité, et sans que
pendant ce temps l'état sanitaire excellent des autres troupes
non changées de poste soit en rien modifié (V. *Annales maritimes*, 1844, p. 739). Je pourrais citer un grand nombre de
faits dans cet ordre d'idées, mais ce serait inutile, on le comprend,
après cette citation.

Effets de la pluie sur le corps.

Dans nombre de circonstances, on a cru pouvoir rattacher une
invasion de la fièvre jaune à l'action de la pluie reçue sur le
corps. La chose a été considérée comme également réelle, en
Amérique et en Espagne, dans les épidémies du commencement
de ce siècle. C'est, naturellement, par le fait du refroidissement
que la pluie agit dans le cas qui nous occupe, aussi pouvons-
nous passer de suite à l'étude de ces refroidissements.

Refroidissements

Le refroidissement intempestif du corps, tel que l'exposition à
un courant d'air, ou des transitions brusques de température, a
pu, quelquefois, sembler être une cause déterminante de l'explosion de la fièvre jaune. C'est à ces refroidissements, que quelques
auteurs ont rattaché la fréquence des atteintes, qu'on observe
chez certains individus ; les boulangers, les cuisiniers, etc. etc.,
comme nous le dirons plus loin. D'ailleurs, les exemples sont
nombreux, pour montrer que ces refroidissements peuvent avoir
une influence pernicieuse, en temps d'épidémie de typhus amaril. Lord Seymour, ayant très chaud pendant une journée d'hivernage aux Antilles, tira son habit et resta un moment exposé au
courant d'air d'une fenêtre ouverte ; il n'en fallut pas davantage,
dit Moreau de Jonnès, pour provoquer l'explosion de la fièvre
jaune.

Un des faits, qu'on a considérés comme les plus probants, touchant l'action du refroidissement et de la pluie, est celui du gouverneur de la Martinique Devrigny, qui, menacé d'une attaque de nuit par l'ennemi, fut entraîné à sortir en toute hâte de son lit ; à passer la nuit sous la pluie, pour assurer la défense, et fut atteint aussitôt après. Mais remarquons, que dans ce fait, les choses sont assez complexes, de sorte qu'il faut rester dans une certaine réserve, tout en reconnaissant que les refroidissements intempestifs sont toujours chose dangereuse; car, à défaut de fièvre jaune, ils peuvent provoquer l'explosion de la dysenterie, dans les pays chauds, tandis que dans la zone tempérée, des affections thoraciques mortelles ne reconnaissent, souvent, pas d'autres causes.

Exposition aux rayons du soleil

Nous avons dit, à diverses reprises, que l'exposition aux rayons du soleil est une des plus puissantes causes d'explosion de la fièvre jaune, en temps d'épidémie. Aux Antilles, la chose a été constatée un si grand nombre de fois qu'elle est absolument vulgaire ; je dirai, d'ailleurs, que dans ces pays, même en dehors des moments d'épidémie, il suffit à un Européen de faire de imprudences de ce genre, aller courir au soleil, surtout si un peu d'intempérance ou d'excès génésique vient s'ajouter à elles, pour voir éclater la fièvre inflammatoire, qui n'est, en réalité, que la fièvre jaune à son minimun.

L'exposition aux rayons du soleil a paru, en Espagne, en 1821, comme en Amérique tropicale, à toutes les époques, capable de provoquer l'explosion de la fièvre jaune. A Lisbonne, à Malaga, partout, en Europe comme au Sénégal et aux États-Unis, la chose a été constatée en temps d'épidémie. Il est oiseux de faire remarquer : qu'il faut qu'on soit en temps d'épidémie pour que l'exposition au soleil, à la pluie, etc. etc., provoque cette explosion. Il se passe ici, ce qu'on voit dans les pays marécageux, où l'exposition au soleil, produit souvent un accès pernicieux sévère de fièvre paludéenne. J'aurais de longues théorisations à répéter, si je n'étais pas retenu par l'impérieux besoin de ne pas donner à mon *travail actuel,* une trop grande étendue.

Professions

L'influence de la profession, n'est pas à laisser entièrement de côté, dans l'étiologie de la fièvre jaune ; en effet, en songeant à la manière dont la maladie se communique et se propage, nous sentons, *à priori*, que certaines personnes, sont plus exposées que d'autres, à ses coups.

Pour se faire une opinion raisonnée sur ce point, il ne faut pas observer les cas spéciaux, et dans lesquels, il n'y a eu que des individus de certaines catégories exposés à la maladie, par exemple, les épidémies des navires. Il y a dans ces cas d'autres facteurs qui peuvent venir obscurcir le fait de l'influence de la profession. Il faut donc examiner les grandes épidémies, frappant une population tout entière, comme cela s'est vu malheureusement très-souvent dans le courant du siècle dernier et de celui-ci ; en Amérique ou en Europe ; et notamment, dans cette dernière contrée : à Gibraltar, Cadix, Malaga, Livourne, Barcelone et Lisbonne.

Or, il a été constaté, dans ces cas de grandes épidémies urbaines : que les gens pauvres étaient, toutes choses égales d'ailleurs, exposés davantage aux atteintes de la maladie ; et, sauf certaines exceptions, que nous verrons tantôt que ces épidémies sont venues, très logiquement confirmer cette règle très générale : que plus les individus sont dans de mauvaises conditions de fortune, c'est-à-dire de bien-être matériel, plus ils sont susceptibles de fournir leur contingent au mal.

Rush, dit qu'à Livourne il mourut, en 1804 ; 10 personnes riches, 10 qui étaient dans l'aisance, et près de 700 pauvres. A Cadix, à Lisbonne, à Malaga, à Barcelone ; en un mot, partout, on a observé, que les personnes aisées sont moins souvent atteintes que celles qui sont pauvres ou de médiocre fortune. — Et cela, pour la triple raison : qu'elles peuvent mieux s'isoler ; qu'elles occupent des logements plus salubres ; et qu'enfin elles vivent d'une manière plus hygiénique.

Les exceptions, dont je viens de parler, sont celles des médecins, et des prêtres confesseurs. Or, comme je le disais, ces exceptions confirment la règle : si les médecins, par exemple, qui sont dans l'aisance, et qui vivent d'une manière convenablement hygiénique, sont atteints, à l'égal des gardes-malades, qui sont souvent des malheureux et des intempérants, c'est que les chances de contamination sont très-nombreuses et très-puissantes chez eux, à cause de leurs relations incessantes avec les malades.

Pour ce qui est des médecins, l'opinion est faite depuis longtemps ; chaque épidémie de fièvre jaune en emporte des chiffres vraiment effrayants. Le martyrologe du corps médical, par le typhus amaril, est au-delà de tout ce qu'on peut imaginer. Pour ne citer qu'un exemple, disons que les chiffres de l'épidémie du Sénégal, en 1878 : 22 décès sur un effectif de 27 médecins ou pharmaciens, n'ont rien qui puisse surprendre.

On comprend le sentiment qui m'empêche d'insister ici sur ce sujet ; mes collègues me sauraient, assurément, mauvais gré si je m'étendais longuement touchant le danger auquel nous sommes exposés en temps d'épidémie. Que d'autres professions essaient, si elles le jugent à propos, de parler des mauvaises chances auxquelles elles sont exposées ; nous devons, nous autres, aux principes de dévouement qui nous régissent, l'obligation de faire le devoir, simplement, et sans montrer le prix des sacrifices qu'il nous coûte.

A propos de la fréquence, avec laquelle les confesseurs ecclésiastiques sont atteints, je dois fournir ici quelque chiffres assez intéressants, qui fixeront les idées du lecteur. En 1821, dans le couvent des Agonisants à Barcelone, il y avait un effectif de douze religieux, dont dix confessaient ; huit d'entre eux furent atteints, tandis que les deux, qui ne confessaient pas, restèrent indemnes.

Nous trouvons dans le rapport de Bally, François et Pariset les éléments du tableau suivant, pour les prêtres qui confessaient ou non :

NUMÉROS	EFFECTIF	CONFESSEURS	ATTEINTS	NON-CONFESSEURS	ATTEINTS
1.........	12	10	8	2	»
2.........	23	21	17	3	»
3.........	24	20	20	4	1
4.........	63	60	56	3	1
	122	111	101	12	2

Ces chiffres nous montrent : que les confesseurs ont fourni le 98 p. 100 de leur effectif à la maladie ; tandis que les non con-

fesseurs, n'en ont fourni que le 17 p. 100. Quand nous parlerons
de l'influence de l'isolation, sur la transmission de la fièvre jaune,
nous verrons des faits aussi remarquables, montrant : que
la fréquentation des malades et des lieux contaminés, expose
terriblement aux coups de la maladie. Pour le moment, ce que
nous venons de dire, prouve certainement, que les professions
de médecin et de prêtre confesseur, sont extrêmement dangereuses, en temps de fièvre jaune.

On a constaté, aussi, dans nombre d'épidémies : que certaines
professions exposent plus que d'autres aux atteintes de la maladie.
Je ne parle pas des professions maritimes, qui, appelant les individus sur les bâtiments contaminés, les exposent naturellement
d'une manière spéciale. Je citerai les boulangers, les cuisiniers,
les serruriers, forgerons, etc. etc. Dans ces professions qui placent
le sujet, pendant plusieurs heures, dans une température élevée,
et qui les exposent à de brusques refroidissements du corps, il
doit y avoir quelque chose qui augmente la réceptivité des individus, vis-à-vis des germes de la fièvre jaune.— Les professions
qui exposent au contact ou au voisinage des objets sales, souillés, etc. etc., comme les tailleurs et les cordonniers en vieux,
les matelassiers, les blanchisseurs, etc. etc., fournissent, aussi,
un fort contingent à la fièvre jaune.

Séjour dans les hôpitaux

Le séjour dans les hôpitaux, a été considéré comme très-
dangereux, pour ceux qui ont une suffisante réceptivité, vis-à-vis
de la fièvre jaune. Ce que nous savons touchant la transmission
de la maladie, fait que nous sommes absolument persuadé de la
léthalité de ce séjour. On a parlé d'un certain mithridatisme
professionnel, que les médecins arrivent à posséder ; il ne faut,
hélas ! pas faire le moindre fond, là-dessus, pour ce qui regarde
la maladie qui nous occupe. D'ailleurs, ce qui le prouve : c'est
le chiffre, toujours considérable, de la mortalité, des médecins,
pharmaciens, infirmiers, sœurs de charité, etc. etc., employés
dans les hôpitaux, dans chaque épidémie.

Mais ici, encore, je n'insisterai pas plus longuement ; je n'en
reparle même, que pour bien faire ressortir le point, que je
considère comme capital, dans l'histoire de la fièvre jaune : à

savoir : la formation de foyers amarils, et la transmission de la maladie, dans certaines conditions faciles à déterminer.

CAUSES TENANT A LA PSYCHOLOGIE

Les conditions psychologiques, de leur côté, ont une influence qu'on ne saurait méconnaître, sur l'étiologie de la fièvre jaune. Parmi ces conditions psychologiques, nous rangerons : les affections morales, la frayeur, la pusillanimité, la douleur, la joie, la colère, etc. etc.

Affections morales

Nombre d'auteurs, ont assuré que les affections morales, surtout les tristes, prédisposent à la fièvre jaune, d'une manière très évidente. Il est certain, que dans nombre de cas, on a vu la maladie survenir, si immédiatement après un mouvement de colère, de tristesse, une terreur, etc. etc., qu'on s'est cru autorisé à lier les deux faits, dans d'étroites relations de cause à effet. —C'est ainsi, par exemple, que le général Richepanse, gouverneur de la Guadeloupe, fut atteint, dit Moreau de Jonnès, par la fièvre jaune, à la suite d'un accès de colère. De son côté, la nostalgie a été considérée comme prédisposant à la fièvre jaune. La chose a paru parfaitement évidente à maints et maints observateurs. Mais ce qui est plus évident encore, c'est que les nostalgiques atteints, sont, ponr ainsi dire, voués à une mort certaine. La peur entre aussi pour beaucoup, dans la prédisposition aux atteintes. On cite nombre de faits, dans lesquels elle a joué un rôle considérable ; j'en connais pour ma part plusieurs. La fièvre jaune, a donc ce point commun avec maintes maladies épidémiques : le chloléra, le typhus, etc. Moreau de Jonnès raconte qu'à la Martinique, un allemand de vingt-six ans, qui voyageait pour faire des recherches botaniques. s'exposa au soleil en sortant de déjeuner chez le gouverneur. Une heure après il était sérieusement indisposé, et se crut atteint par la fièvre jaune ; on le couche, on appelle un médecin qui le couvre de vésicatoires ; trois heures après, Moreau qui le soignait, apprend qu'il est aux Antilles depuis trois ans, et qu'il a eu la fièvre paludéenne à diverses reprises ; il s'imagine de lui démontrer qu'il ne faut pas incriminer la fièvre jaune; bientôt il le persuade, et le malade, arrivé à la fin d'un accès, se lève et ne se préoccupe plus de son état.

Arejula, raconta à Pariset qu'à Carthagène, en 1804, il rencontra un médecin, qui avait eu la fièvre jaune l'année précédente, et qui, se sentant indisposé, se croyait atteint pour la seconde fois, et se voyait déjà mort. Il le convainquit de l'impossibilité d'être touché deux fois par la maladie; et, pendant qu'il parlait, les phénomènes morbides s'évanouissaient à vue d'œil; si bien, qu'en quelques minutes, le patient fut guéri d'un mal qui semblait très-réel. Ces cas ne sont pas absolument probants, peut-on dire; mais, néanmoins, on a vu tant de fois la fièvre jaune se montrer ainsi, qu'on est porté à croire à une très positive influence de la peur.

Bally, dit qu'à Saint-Domingue, le lendemain de chaque alerte, le nombre des atteintes était plus grand que d'ordinaire. Quelle raison : de la peur de la mort par coup de feu de l'ennemi : ou de la fatigue, du refroidissement de l'exposition au soleil peut-on incriminer dans ces cas-là?

Dans quelques circonstances, la peur a quelque chose de si caractéristique et de si frappant, qu'on est porté à se demander si elle n'est pas une véritable prescience intime de l'organisme, sentant le danger qu'il court, et auquel il succombera; mille et mille faits ont été signalés dans cet ordre d'idées. Un des plus curieux, est celui du capitaine Chiosotto, au lazaret de Ponègue, lors de l'épidémie du *Nicolino*. On verra plus loin, p. 520, en effet, qu'au moment où le *Nicolino* ouvrit ses écoutilles, il s'exhala des flancs du navire, une odeur si désagréable, que le capitaine Chiosotto, d'un navire voisin, qui prenait le frais sur le pont, avec divers hommes de son équipage, s'écria avec une terreur douloureuse : *Sonomorto ;* et que, peu après, il était atteint et mourrait. Je le répète, mille autres faits parfaitement probants, ont été observés dans cet ordre d'idées.

Quelquefois, sous l'influence de cette terreur, il se produit des sensations subjectives très-extraordinaires ; celle dont j'ai parlé, touchant le fait rapporté par Moreau de Jonnès : d'un officier qui croyait sentir l'odeur cadavérique devant un cercueil vide, est typique.

Nous sommes sur un terrain encore entièrement inconnu ;

il serait tout à fait intempestif de chercher à théoriser sur cette question ; aussi dois-je me borner à citer les faits, sans en tirer le moindre commentaire.

CAUSES PATHOLOGIQUES

Il n'est pas, on le comprend, jusqu'aux maladies qui doivent être étudiées, quand on recherche les conditions capables de réagir sur les chances qu'ont les individus, de contracter la fièvre jaune. Parmi ces conditions de l'ordre pathologique, nous rangerons : la suppression d'une évacuation naturelle ; celle d'une évacuation artificielle ; d'une évacuation morbide ; l'influence d'une autre maladie.

Suppression des évacuations naturelles

On cite de nombreux cas, dans cet ordre d'idées. Tantôt, c'est un individu qui était habitué à éprouver une purgation naturelle, de temps en temps, qui ne la voit pas venir au moment voulu, et qui est bientôt après atteint de la fièvre jaune ; tantôt, c'est une femme, dont le flux cataménial se supprime accidentellement, et qui devient la proie du fléau. Mille faits divers ont été fournis ; et, comme pour l'influence de la terreur des passions tristes, etc. etc., je dirai : nous sommes sur un terrain encore si inconnu, que le mieux est de ne pas essayer de théoriser à son sujet.

Suppression des évacuations artificielles

On a cru pendant longtemps, dans les colonies, que la suppression d'une évacuation humorale artificielle, comme la cicatrisation d'un ulcère, d'un cautère etc. etc., pouvaient jouer un rôle dans l'apparition de la fièvre jaune. Mais remarquons, que c'était à l'époque, où on faisait jouer un rôle, bien oublié aujourd'hui, à ces émonctoires ; et, à mesure que l'on s'est moins occupé de ces exutoires, l'idée des dangers que ferait courir leur suppression s'est évanouie ; si bien, qu'il n'en est plus question aujourd'hui. Quelle conclusion tirerons-nous à leur égard ? Nous répèterons ce que nous venons de dire précédemment :

notre ignorance est encore trop grande, pour nous permettre de théoriser là-dessus.

Influence des autres maladies

On a, naturellement, recherché pour la fièvre jaune, comme pour maintes affections épidémiques, si telle maladie prédisposait, ou, au contraire, produisait une certaine immunité. On a formulé, à cet égard, bien des assertions qui, jusqu'ici, ne sont pas établies d'une manière suffisamment solide, pour entraîner l'opinion. On a dit, par exemple, que les aliénés étaient exempts de fièvre jaune. Ce fait a été reconnu inexact en 1821, et dans cent autres circonstances. Les fièvres éruptives, la fièvre typhoïde, la cachexie paludéenne, l'anémie etc. etc., mille autres ont été considérées comme pouvant garantir, jusqu'à un certain point, du typhus amaril. Mais les faits sont venus, comme à plaisir, démontrer le contraire. En revanche, on a accusé la dysenterie, l'hépatite, etc. etc., de favoriser l'invasion de la fièvre jaune ; nous sommes obligés de reconnaître : qu'au fond, nous n'en savons rien de bien précis.

Ceux qui aiment à théoriser, peuvent se lancer, à ce propos, dans de longues discussions. Pour ma part, je préfère ne pas m'engager dans cette voie, parce que nous manquons encore d'éléments d'appréciation. La seule chose qui soit positive, dans cet ordre d'idées : c'est que la présence des individus à l'hôpital expose terriblement à la réception des germes ; de sorte que le plus prudent c'est d'éloigner les malades, quels qu'ils soient, absolument comme les individus bien portants, des foyers où se trouve la fièvre jaune.

Conclusions touchant les causes accessoires

Arrivé à la fin de cette étude sur les causes accessoires de la maladie, il nous faut essayer de jeter un coup d'œil synthétique sur la question. Or, tout d'abord, nous voyons que ces causes sont subordonnées à l'existence préalable de germes amarils ; car aucune d'elles ne saurait provoquer l'explosion de la maladie sans eux. Ceci étant dit, nous devons spécifier : que leur importance est variable suivant mille cas. Et si nous ajoutons : que, du côté des conditions extérieures à l'individu, la chaleur et la confination des milieux ; du côté des individus, la réceptivité, sont les influences qui régissent cette partie de l'étiologie de la fièvre jaune, nous n'avons plus rien à indiquer ; à moins de redire ce que nous avons formulé, au fur et à mesure, de notre exposition précédente.

CAUSE PRINCIPALE. — TRANSMISSION

La cause principale de la fièvre jaune, est la transmission de la maladie, d'un individu malade à un individu sain. — Cette transmission peut s'exercer : soit par le rapprochement de deux individus ; soit par l'intermédiaire, entre l'individu infecté et le bien portant, d'effets ayant servi au premier ; ou enfin même seulement par l'intermédiaire de l'air qui a effleuré, soit un individu, soit un objet contaminé. Il n'est pas nécessaire de discuter longuement, pour démontrer que la transmission, c'est-à-dire l'existence préalable de germes morbides, est la chose nécessaire ; car en effet, s'il en était autrement, on verrait la fièvre jaune se montrer fatalement, et indistinctement dans tous les pays, lorsque telle ou telle condition : de climat, de saison ou de réceptivité des individus se présente. Or nous savons, au contraire, qu'elle ne se montre, que dans des cas bien spécifiés, et qui, en même temps, ne sont pas fréquents, relativement.

Pour prendre la question, tout à fait *ab ovo*, il faudrait étudier ici : la question de l'apparition initiale de la maladie ; déterminer quel jour et en quel endroit elle s'est montrée pour la première fois ; rechercher, dans quelles conditions et dans quelles localités, elle surgit de toutes pièces, de nos jours ; si elle ne se transmet pas, d'âge en âge, par une filière non interrompue, depuis sa première apparition. — Mais remarquons : que d'une part, nous obscurcirions le débat, par des longueurs, au lieu de l'éclaircir. — D'autre part, nous répèterions ce que nous avons dit déjà, à propos de l'historique et de la géographie de la fièvre jaune. Donc, nous pouvons prendre la discussion d'un peu moins loin ; et, nous plaçant en dehors de cette zone amarilogène, dont nous avons parlé précédemment, supposer le cas d'un pays où la maladie ne naît pas spontanément. Pour qu'il y ait le moins d'hésitation possible, envisageons les pays d'Europe, où personne n'admet que cette fièvre jaune peut naître de toutes pièces. Nous allons étudier : comment elle y arrive, comment elle s'y développe, s'étend et enfin prend les allures épidémiques qui lui sont familières.

Eh bien ! le plus souvent, c'est par voie de mer que la maladie arrive dans ces pays d'Europe. Bien plus, dans les îles, quelles qu'elles soient, c'est par cette voie seule qu'elle peut arriver. — Donc, nous considérerons comme voie principale de l'*initium*, dans les pays non amarilogènes l'apport par les navires. — Par conséquent c'est le navire qu'il nous faut d'abord étudier, au point de vue de l'étiologie du typhus amaril. Nous verrons, ensuite, comment la maladie se propage ; et pour présenter cette étude, d'une manière aussi méthodique que possible, nous la partagerons en six paragraphes distincts, à savoir :

1° Du rôle des navires, dans la transmission de la maladie ;

2° Comment la fièvre jaune apparaît dans un port ;

3° Comment elle s'y étend ;

4° Comment elle passe d'un pays dans un autre, par voie de terre ;

5° Des conditions qui influent sur la marche et les fluctuations d'une épidémie ;

6° Comment la fièvre jaune diminue et disparaît, dans une localité.

I

DU ROLE DES NAVIRES DANS LA PROPAGATION DE LA FIÈVRE JAUNE

Le rôle que jouent les navires, pour l'importation et la propagation de la fièvre jaune, est vraiment considérable. Dans l'histoire des épidémies enregistrées depuis deux siècles, c'est par centaines peut-être qu'on pourrait compter les cas, où ces navires ont été incriminés avec raison ; aussi, l'influence de ces navires dans la genèse des épidémies de typhus amaril, est une des choses les plus clairement établies aujourd'hui.

Déjà, pour les Antilles et pour le littoral du Mexique ou de la Guyane, le doute ne saurait exister ; il suffit de parcourir la chronologie que nous avons présentée au chapitre II, pour constater : que cinquante, cent fois et plus encore peut-être, on a signalé que la maladie avait été apportée par un navire, dans une localité, où elle n'existait pas jusque-là.

Dans l'Amérique du Nord, les faits sont nombreux, aussi, pour montrer l'influence des navires, dans le sens qui nous occupe : ils sont si nombreux même, peut-on dire, qu'il serait oiseux de chercher à les énumérer, car ils ne font plus doute pour personne.

Dans les Guyanes et le Brésil, on n'a pas de peine à recueillir des preuves irrécusables du transport de la fièvre jaune, par un navire, venant d'un lieu contaminé, dans un endroit indemne jusque-là ; les importations célèbres de la maladie, en 1849, au Brésil, et en 1850, à Cayenne, pourraient, à défaut de vingt autres, servir à fixer les idées là-dessus.

Pour la côte occidentale d'Afrique, il ne saurait y avoir aucun doute : des faits incontestables et nombreux, ceux du *Bann*, de l'*Eclair*, par exemple, montrent l'importance capitale des navires, dans l'apport et la transmission des germes amarils, d'un pays à un autre.

En Europe, on a eu, tant dans le siècle dernier que dans celui-ci, cinquante exemples frappants, pour : l'Espagne, le Portugal, l'Italie, la France et même l'Angleterre. Ces divers pays, en effet, n'ont jamais été considérés comme pouvant engendrer la fièvre jaune de toutes pièces ; et, comme un millier de lieues d'Océan les séparent des contrées amarilogènes, il s'ensuit que, fatalement, les germes ont eu besoin d'être transportés par des navires, pour venir y engendrer des épidémies.

Enfin j'ajouterai, pour fournir dix arguments au lieu d'un, en faveur de l'importance du rôle des navires, dans la genèse des épidémies de fièvre jaune : que si, par impossible, on pouvait émettre un doute, touchant les pays dont il a été question jusqu'ici, il ne pourrait en subsister aucun, pour les épidémies qui ont été observées à diverses reprises dans les îles de la Méditerranée ou de l'Océan Atlantique : Baléares, Canaries, îles du cap Vert, Ascension, Bermudes. Dans ces îles, on le comprend, ou bien, il faudrait admettre que la fièvre jaune peut y naître spontanément, ou bien, on est obligé de reconnaître que la maladie y a été apportée par un navire.

Ceci étant dit, examinons les divers détails qui touchent au rôle des navires dans la transmission de la fièvre jaune, c'est-à-dire que nous allons rechercher successivement :

A. — Si la fièvre jaune apparaît spontanément sur les navires?

B. — Comment les navires se contaminent?

C. — A quelle distance le vent peut emporter des germes dangereux, d'un navire à un autre, ou d'un point contaminé à un navire?

D. — L'apport des germes amarils infecte-t-il, fatalement et toujours, un navire?

E. — Quels sont les navires qui s'infectent le plus facilement?

F. — Quelles sont les parties du navire qui s'infectent le plus habituellement?

G. — Un navire, qui n'a pas de malades à bord, peut-il néanmoins être dangereux?

H. — Combien se passe-t-il de temps, entre l'infection d'un navire et le moment où il devient dangereux?

I. — Pendant combien de temps, un navire infecté est-il dangereux?

J. — Dans quelles conditions, un navire qui avait des germes à l'état latent à bord, les voit-il se développer tou tà coup?

K. — Quelles sont les personnes, qui présentent les premiers cas de fièvre jaune, sur un navire?

L. — Les navires qui s'isolent avec soin des foyers de fièvre jaune. ont-ils des chances d'échapper aux atteintes de la maladie.

M. — Lorsqu'un navire est atteint par la fièvre jaune, quels sont les meilleurs moyens à employer pour l'en débarrasser?

A. — *La fièvre jaune naît-elle spontanément sur un navire?*

La prédilection de la fièvre jaune pour les navires, a fait émettre une opinion qui doit nous arrêter un instant. Quelques auteurs, Pym en Angleterre, Audouard en France, etc., ont cru, que la maladie s'était développée primitivement sur des navires; et que c'est en vain qu'on lui attribuerait une origine cubaine, mexicaine, antillienne, américaine ou africaine. L'expression de typhus nautique, lui conviendrait bien réellement donc, parce que c'est aux navires seulement que la maladie doit sa genèse primordiale. Mais, remarquons que tous les navires ne sont pas susceptibles de cette genèse ; il faut qu'ils aient servi à la traite des nègres, c'est-à-dire qu'ils soient malpropres, mal aérés, et encombrés, dans des proportions qui n'existent pas ordinairement, dans d'autres circonstances.

Cette opinion est absolument inadmissible. Il est vrai, que dans certains cas, on a vu des navires négriers apporter la fièvre jaune dans des localités indemnes jusque-là ; mais ce fait est-il suffisant, pour faire partager l'opinion d'Audouard ? Non, assurément. Remarquons, d'ailleurs, qu'en réalité, la preuve n'est rien moins que probante ; car ces navires négriers étaient partis de la Havane, du Mexique ou d'un port des États-Unis, à une époque où la fièvre jaune y régnait, pour aller prendre un chargement d'esclaves ; de sorte, que lorsqu'ils arrivaient au Brésil, ou dans telle autre localité tropicale, ils apportaient, avec des nègres de provenance africaine, des germes amarils de provenance cubaine ou américaine ; sans compter, que, plus d'une fois, ils avaient contaminé, en passant, certains pays de la côte d'Afrique, où la maladie a pu sembler, à quelques observateurs, se développer spontanément, alors qu'en réalité elle y avait été apportée seulement.

D'ailleurs, n'y a-t-il pas dans cette opinion de Pym, d'Audouard et de quelques autres, un détail qui, de prime abord, éloigne l'esprit de l'hypothèse admise par eux ? Une des choses les mieux établies dans l'histoire de la fièvre jaune, c'est l'immunité des nègres vis-à-vis de la maladie. Or, ne serait-il pas étrange : que des hommes qui, précisément, sont réfractaires au typhus amaril, eussent la propriété de l'engendrer ? Vraiment il suffit de formuler cette objection, pour détruire de fond en comble cette théorie.

Mais, dira-t-on, si Pym et Audouard se sont trompés en incriminant les négriers, ne doit-on pas, quand on voit le rôle si grand que jouent les navires dans l'apport de la fièvre jaune, penser que cette fièvre jaune peut naître de toutes pièces dans les pays chauds, sur les navires dont l'équipage est européen, soit à cause de l'encombrement, de la malpropreté de cet équipage, soit à cause des altérations dont est susceptible le chargement, dans certains cas ?

Eh bien, non encore, comme l'a très bien spécifié L. Colin dans son ouvrage sur les *Épidémies*, p. 838 : « La fièvre jaune n'est jamais née en pleine mer, sur un navire indemne de toute souillure antérieure ; il a toujours fallu que ce navire fût en contact avec un agent générateur qui lui est venu du dehors. » Le fait est absolument indéniable aujourd'hui, et les preuves abondent dans cet ordre d'idées. Citons quelques exemples à ce propos.

Pendant sept mois, la flotte anglaise bloqua le cap (Bally, p. 456) à Saint-Domingue, sans communiquer avec la terre, et n'eut pas la fièvre jaune ; mais après la reddition de la ville, les prisonniers furent embarqués sur ces navires, et aussitôt la maladie se déclara.

Bally, raconte aussi, qu'à Saint-Domingue, beaucoup de navires n'eurent la fièvre jaune que lorsqu'ils communiquèrent avec la terre qui était contaminée. C'est ainsi, que *le Duguay-Trouin* fut épargné pendant huit mois ; puis, lorsque l'amiral Latouche-Tréville mit son pavillon à bord, et que le navire eut de fréquentes relations avec la garnison, il fut ravagé par la maladie.

Moreau de Jonnès (p. 183), rapporte: qu'un bâtiment de guerre français avait réussi à être préservé de la fièvre jaune, en restant isolé des centres de population ; mais un jour il reçoit à bord un matelot qui sortait de l'hôpital ; et, aussitôt, le navire fut contaminé. Moreau de Jonnès (*loc. cit.*, p. 187), rapporte aussi : qu'un capitaine de vaisseau de la marine française, qui eut soin d'interdire absolument toute communication entre son navire, et les centres de population, put visiter pendant dix-huit mois, les localités les plus dangereuses des Antilles, sans avoir jamais éprouvé une seule atteinte de la maladie.

On a voulu citer des exemples contraires ; en voici les principaux :

1° En 1799, la frégate *Général-Green*, qui était neuve, partit de New-Port (Rhode-Island) pour la Havane ; elle essuya un coup de vent, fit beaucoup d'eau, ses vivres se corrompirent et la fièvre jaune éclata, dit-on, à son bord avant d'avoir atterri ;

2° Une flottille française, partit en 1802, de Tarente ; le 2 mai, elle relâcha dans divers ports de la Méditerranée, pour cause de mauvais temps ; ses vivres se corrompirent ; et, avant d'avoir dépassé Gibraltar, la fièvre jaune avait éclaté à bord. D'abord bénigne, cette fièvre devient plus intense, à mesure que les navires avançaient dans la zone torride. Le diagnostic fut porté par son médecin : M. Béguerie, qui avait éprouvé lui-même la maladie en 1790, à Madagascar ; et qui constata, dit-il, que la maladie de son équipage ne différait : que par *une nuance imperceptible*, de celle que ladite flottille trouva à Saint-Domingue ;

3° En août 1802, le navire *Colombia*, parti de Boston, où la santé publique était bonne, dit-on, arriva à Marseille ; et, après avoir subi la quarantaine, six de ses hommes furent atteints de la fièvre jaune ;

4° En 1803, le navire *le Hibber*, parti de Portsmouth d'Angleterre, et arrivé à New-York, donna la fièvre jaune aux ouvriers qui vinrent travailler à son bord ;

5° En 1807, le capitaine Titcomb, du schooner *la Fame*, chargé de morue, et parti de Boston, où la santé publique était bonne, arrive à Marseille ; peu après avoir fini sa quarantaine, il est atteint et meurt de fièvre jaune ;

6° Pendant l'hivernage de 1818, le navire de commerce *le Fabricius*, venant de Marseille, avait, dit-on, la moitié de son équipage, atteint de fièvre jaune, avant d'avoir mouillé dans la baie de Fort-Royal (Martinique), parce qu'il avait reçu plusieurs grains en louvoyant sur rade ;

7° On a assuré : que la fièvre jaune éclata spontanément à Cayenne, en 1855, sur le ponton hôpital *le Gardien* ;

8° En 1861, le navire français de commerce *l'Aréquipa*, allant de Saint-Nazaire à Cayenne, vit la fièvre jaune éclater à son bord, en pleine mer, pendant sa traversée ;

9° On a pu croire, que la fièvre jaune avait éclaté spontanément, en 1874, sur le navire portugais *le Maria da Gloria*, dans sa traversée de Lisbonne à Rio-Janeiro ;

10° Le bâtiment de l'État *le Plymouth*, des États-Unis, vit, dit-on, la fièvre jaune éclater à bord en 1879, pendant sa traversée de Boston aux Antilles.

Ces faits, invoqués à l'appui de l'opinion : que la fièvre jaune peut éclater spontanément à bord d'un navire, sans qu'il se soit exposé à une contamination venue du dehors, ne sont rien moins que probants. Nous allons voir, même, que non seulement ils sont réduits à néant ; mais même, ils s'ajoutent aux autres, pour prouver que la maladie reconnaît toujours, pour cause initiale, une origine étrangère au navire ;

Pour la frégate *le Général-Green*, par exemple, nous savons qu'en 1798 la fièvre jaune fut terrible aux États-Unis : et que non seulement Norfolk, Baltimore, Philadelphie furent éprouvées, mais qu'elle remonta jusqu'à New-York (76 décès), et peut-être même jusqu'à Boston, qui est beaucoup plus au Nord que New-York. Or, partant d'un pays très-probablement contaminé, ayant un équipage qui, très probablement, par conséquent, avait eu des relations suspectes, il est bien possible qu'il n'y ait pas là un fait de genèse spontanée, mais au contraire un exemple de contamination, préalable au départ du navire.

Quant à celui de la flottille française partie de Tarente, puisque son médecin Béguerie avait éprouvé à Madagascar la maladie qui le frappa ; laquelle ne différait que, par *une nuance imperceptible*, de la vraie fièvre jaune qu'il trouva à Saint-Domingue, nous ne discuterons pas plus longuement sur son compte ; le lecteur sent déjà, comme nous, qu'il ne s'agit pas du véritable typhus amaril.

Pour ce qui est du *Hibber*, voici comment les choses se passèrent. Ce navire avait fait précédemment quatre voyages aux Antilles et avait porté des émigrants. Il partit de Portsmouth d'Angleterre, avec un lest composé de sable qu'on n'avait pas changé depuis des années, et qui était rempli de déjections humaines, laissées par les passagers. Les murailles, elles-mêmes, étaient horriblement sales, elles portaient de nombreuses souillures d'excréments humains. Arrivé à New-York, le 3 juillet, on le fit approprier par des ouvriers qui furent atteints, peu après, de fièvre jaune, alors que la maladie ne régnait pas à terre en ce moment. Ajoutons, que ce navire ne fut pas nettoyé à fond cette fois ; et qu'il partit de New-York pour Honduras, sans cesser d'être infecté ; aussi, plusieurs hommes de son équipage furent atteints de fièvre jaune pendant sa traversée ; et il communiqua, même, la maladie à Honduras, qui ne l'avait pas. Ces détails, nous montrent : que nous avons affaire là, à un navire précédemment infecté par des passagers, et conservant les germes de la fièvre jaune dans ses flancs, pendant un certain temps.

Le fait du *Columbia* ne peut, non plus, être invoqué, pour maintes raisons ; et d'abord, parce qu'il n'est pas présenté exactement. Ainsi, si nous recourons à la source, c'est-à-dire au livre de Robert (t., II p. 708), nous voyons : que ce *Columbia* capitaine Hallorel, était parti de Providence, et non pas de Boston, le 24 mai 1802 ; en second lieu, il est à remarquer : que précédemment le navire avait fait un voyage à la Havane, d'où il était revenu chargé de sucre et de tabac. En troisième lieu, *le Columbia* avait touché à Malaga, où régnait alors la fièvre jaune, et il avait été admis en libre pratique ; de sorte, on le voit, qu'il y avait trois chances au lieu d'une, pour qu'il fut contaminé par voie d'apport. Et d'ailleurs, au lazaret de Marseille, il y avait, en ce moment, nombre de navires qui avaient la fièvre jaune, prise à Malaga.

Kerhuel prétend, avons-nous dit, que la fièvre jaune éclata spontanément à bord du *Gardien*, ponton-hôpital, à la Guyane, en 1855 ; mais il est à remarquer : que ce navire avait envoyé une corvée d'hommes à bord d'une goëlette chargée de bœufs, et arrivant du Para, où régnait la fièvre jaune. Or, nous savons qu'en d'autres circonstances, la fièvre jaune est venue, du Para à la Guyane, dans des conditions absolument semblables.

Le fait du *Fabricius*, a été révoqué en doute, à diverses reprises, par certains observateurs. Kéraudren (p. 35), s'est attaché à montrer qu'il est inexact. D'autres auteurs, ont vu dans ce fait, une preuve du transport des germes morbides par le vent ; puisque ce *Fabricius* louvoyait pour entrer au Carénage, il était sous le vent de la ville de Fort-Royal ; et en examinant la carte du mouillage, on voit qu'il fut obligé de passer assez près des habitations, avant d'atteindre le port.

Quant à ce qui est de *l'Aréquipa*, il faut dire : que lorsque le navire *Anne-Marie* arriva à Saint-Nazaire, en 1861, avec la fièvre jaune dans ses flancs, il se trouva placé près du trois mats *l'Aréquipa*, en partance pour Cayenne, du 26 juillet au 1er août. Cet *Aréquipa* prit la mer le 1er août ; le 5, le second du navire était atteint de fièvre jaune ; et avant l'arrivée à Cayenne, le navire avait présenté déjà huit cas de la maladie. Un observateur superficiel aurait pu mettre ces faits sur le compte d'une genèse spontanée de la maladie, en pleine mer, tandis on le voit, que le navire s'était contaminé avant le départ ; quoiqu'il fut alors dans un port d'Europe, où tout cependant, semblait concourir à l'encontre de la présomption de l'existence de la fièvre jaune.

Le fait signalé par Jaccoud, ne saurait, non plus, être invoqué comme probant en faveur de la genèse spontanée de la fièvre jaune sur un navire ; car le savant professeur montre, d'une manière parfaitement explicite l'origine étrangère de l'infection par les détails suivants : En 1874, le navire portugais *Maria da Gloria*, part de Rio-Janeiro, au moment où la fièvre jaune y sévissait avec intensité. La maladie éclate à bord, peu après l'appareillage, et fait de nombreuses victimes. Arrivé à Lisbonne, il est mis en quarantaine, et, quelques semaines après, il repart pour le Brésil avec des émigrants. La santé resta bonne à bord jusqu'au parallèle de l'équateur; moment, où il se déclara, à bord, une épidémie sévère, qui dura jusqu'à l'arrivée à Rio. Là encore, le doute sur l'extranéité de la cause initiale ne saurait exister.

Voici, enfin, les détails explicatifs au sujet de la poussée épidémique présentée en 1879, par *le Plymouth*, de la marine des États-Unis, dont j'ai parlé déjà longuement, dans le chapitre de la chronologie (p. 159).

En avril 1875, étant à New-York, où régnait la fièvre jaune, il commnuiqua sans restriction avec la terre, et eut un premier cas de fièvre jaune ; puis, l'année d'après, il en eut quelques autres; enfin une véritable poussée épidémique. Il était, d'ailleurs, dans des pays infectés ; et le 12 octobre 1878, en particulier, il fit du charbon à Saint-Thomas, où la fièvre jaune avait sévi pendant cet hivernage : aussi, en novembre, eut-il plusieurs atteintes de la maladie.

Le Plymouth, arriva le 17 décembre à Boston, dans le Massachussets ; on le désarma ; il fut placé dans un bassin à sec, et réparé jusqu'au 24 février.

Le 18 mars 1879, le navire repartit pour les Antilles. Le 19 mars, le temps devint mauvais. On fut obligé de fermer les écoutilles ; et, la machine étant en activité, l'entrepont fut dans une atmosphère chaude et humide. Le 21 mars, un mécanicien commença à être atteint de fièvre jaune (il guérit) ; le 22 mars un second-maître tomba malade à son tour et mourut.

Le 24, le navire relàcha aux Bermudes, pour faire du charbon, et le 6 avril, il arriva à Portsmouth, où il fut mis en quarantaine, et où il fut de nouveau fumigé. On attendit l'hiver pour désarrimer le navire ; on s'aperçut alors : que la pourriture des membrures avait fait des progrès ; mais surtout que dans les environs des soutes, à vivres, il y avait dans les mailles du vaigrage, des amas de boue infecte, contenant des haricots putréfiés, et exhalant une odeur horrible. Ces détritus, étaient, dans les environs des postes de couchage des hommes, qui avaient été atteints par la fièvre jaune.

En somme, aucun des faits signalés en faveur de la genèse, spontanée de la fièvre jaune, à bord d'un navire, vierge jusque-là de toute contamination, ne résiste à l'analyse. Au contraire, tous viennent montrer la nécessité absolue de l'apport des germes étrangers ; de sorte que ce point paraît parfaitement élucidé aujourd'hui.

B. — *Comment les navires sont-ils contaminés par la fièvre jaune.*

Du moment qu'il est admis : que la fièvre jaune ne naît pas spontanément sur les navires, on doit rechercher, logiquement, comment les germes morbides arrivent à bord. Or, cette introduction peut se faire de cinq manières différentes :

1° Par l'embarquement de malades atteints de fièvre jaune ;

2° Par l'embarquement d'individus en bonne santé, mais provenant d'un foyer de fièvre jaune ;

3° Par des relations établies, entre le navire et un foyer amaril :

4° Par l'embarquement d'effets à usage, ou de colis de chargement, renfermant des germes de fièvre jaune ;

5° Par simple action de voisinage, sans même qu'il y ait eu communication directe entre le navire et le point contaminé.

Dans la pratique, il arrive très souvent, on le comprend, que deux de ces moyens de contamination, ou trois même, peuvent être invoqués ; le tout se combine, s'additionne, se multiplie parfois, pour transformer le navire en un foyer de typhus amaril. Mais, pour mieux faire comprendre les choses, nous devons envisager séparément, en théorie, des particularités qui se trouvent souvent réunies inséparablement, dans l'état ordinaire des hasards de la vie.

1° Contamination, par l'embarquement de malades atteints de fièvre jaune. — L'embarquement, à bord d'un navire, de malades atteints de fièvre jaune, est un des plus puissants moyens de contamination qu'on puisse imaginer. C'est, sans aucun doute, pendant l'évolution de la maladie que les germes morbides, sont émis ; et, comme dans l'état actuel de nos connaissances, nous ignorons quelle est la nature de ces germes, quel est le moment le plus efficace pour leur émission, etc. etc., il est naturel d'admettre: que, pour un navire, la chance d'être infecté est d'autant plus grande, que la maladie aura évolué à bord pendant une plus grande partie de sa durée propre.

Faut-il qu'un navire reçoive beaucoup de malades à son bord pour qu'il soit contaminé? Mille faits démontrent, qu'un seul malade, reçu à bord d'un navire, peut le contaminer de la manière, la plus dangereuse.

Les exemples de ce mode de contamination sont si nombreux, qu'il est presque inutile de les citer; néanmoins je vais en rapporter quelques-uns, que je choisis au hasard, en spécifiant qu'il me serait facile de grossir cette liste, dans des proportions considérables.

En 1769 sur la côte occidentale d'Afrique deux navires, *le Weasel* et *le Hound*, reçoivent un malade à bord; et peu après, les matelots qui soignaient leur camarade sont atteints à leur tour.

En 1816, le 4 novembre, la gabare *la Durance* part des Antilles où régnait la fièvre jaune, pour rentrer en France. Une passagère étant indisposée, le médecin-major lui prête sa chambre; elle meurt le cinquième jour de fièvre jaune. Deux jours après sa mort, le médecin reprend sa chambre, dans laquelle il y avait encore des effets de la défunte; dès le lendemain matin il était malade, et succombait avec des vomissements noirs, le jour d'après.

En 1839, la corvette de charge *la Caravane* arrive le 2 avril à Fort-Royal (Martinique), parfaitement indemne de fièvre jaune. Elle ne communique que d'une manière très-restreinte avec la terre, mais reçoit des soldats pour les transporter au Mexique. Un d'entre ces soldats était malade et meurt bientôt. Dès ce moment, le navire fut contaminé. Chervin voulut contester la réalité du fait, attribuant les atteintes à une infection du navire; mais Bertulus, qui était médecin-major de *la Caravane*, démontra péremptoirement: que c'était à cet embarquement des convalescents de fièvre jaune, et non à une autre cause, qu'il fallait attribuer la contamination du navire.

En 1852, la frégate *l'Armide* prend des convalescents de fièvre jaune à Fort-de-France (Martinique); elle est, dès lors contaminée, infectant à son passage la Pointe-à-Pitre et la Basse-Terre (Guadeloupe).

En 1854, un artilleur qui avait fini son temps de colonie à la Guadeloupe, dissimule son état de maladie pour être reçu à bord de la même frégate, *l'Armide*, qui rapatriait les hommes de sa catégorie ; il meurt trois jours après, et dès lors, le navire est contaminé (Dutrouleau, p. 375).

Le 7 juillet 1856, le transport *la Fortune*, qui arrivait de France, et qui était au mouillage des îles du Salut, à la Guyane, reçoit 63 passagers militaires de Cayenne, où régnait la fièvre jaune. Le 13, on constate qu'un de ces passagers a la maladie ; on l'évacue immédiatement sur l'hôpital à terre, mais néanmoins le navire fut contaminé. C'est au point, que sur un effectif de 212 hommes, il présenta 118 atteintes et 56 décès.

En 1880, à la Martinique, le capitaine d'un navire autrichien prend la fièvre jaune à terre ; et, arrivant à bord malade, il le contamina ; sur 9 hommes d'équipage, 8 furent atteints et 4 moururent.

Comme je l'ai dit tantôt, je pourrais sans difficulté étendre cette liste dans des proportions considérables ; mais ce serait inutile, car nous allons voir que des effets, ayant appartenu à des malades, peuvent à eux seuls, engendrer la maladie, quand on les apporte à bord ; bien plus, que de simples effluves, provenant des lieux contaminés, peuvent, quand elles sont portées par le vent, empoisonner un navire à certaine distance. On comprend, par conséquent, qu'il n'est pas utile d'insister.

2° Contamination par l'embarquement d'individus en bonne santé, mais provenant d'un foyer amaril. — Dans maintes circonstances, un navire a été contaminé par la fièvre jaune, parce qu'il avait reçu à son bord, non pas des malades ou des convalescents de fièvre jaune, mais, seulement, des individus bien portants qui provenaient d'une localité, où régnait la maladie. Voici les faits qu'on peut invoquer à l'appui de cette proposition :

En 1800, un navire de guerre français, qui avait souffert de la fièvre jaune, mais qui n'avait plus de malades à bord, depuis plusieurs semaines, rentrait en France, quand il rencontra, à la hauteur du cap Finistère, un bâtiment de commerce de la nation ennemie. Il le captura, et mit à bord une corvée de matelots bien portants, commandés par un officier, pour conduire ce bâtiment de commerce dans un port d'Europe. Or, l'équipage du navire capturé fut presque aussitôt atteint par la fièvre jaune, qui le décima très cruellement.

En 1807, le brig *le Palinure*, qui avait la fièvre jaune à bord, est envoyé au vent de la Martinique, pour y croiser et s'aérer. Il rencontre le brig anglais *la Carnation*, auquel il livre combat, et qu'il prend. Le commandant du *Palinure* mit un certain nombre de ses matelots sur sa prise, à bord de laquelle il laissa une partie de l'équipage anglais. Or, bien que ces matelots français eussent été choisis parmi les plus vigoureux, puisqu'ils avaient, non seulement à manœuvrer *la Carnation*, mais encore à surveiller l'équipage prisonnier, peu de jours après, la fièvre jaune fit des victimes parmi ces Anglais, pendant que les Français restaient indemnes.

On serait, *a priori*, porté à penser, que ce mode de contamination d'un navire doit être observé plus rarement, parce que, toutes choses égales d'ailleurs, il semble logique, que des individus bien portants soient moins dangereux que les malades eux-mêmes ; mais, néanmoins, les faits sont assez nombreux et assez explicites, pour qu'on doive considérer les relations entre un navire venant d'un foyer amaril et un navire sain, comme éminemment dangereuses, même lorsqu'il n'a pas de malades, tant que le navire et l'équipage n'ont pas été soumis à des épurations sanitaires, pratiquées avec soin.

3° Contamination par le fait de relations établies entre le navire et le foyer amaril. — Les faits ne manquent pas, pour démontrer la possibilité de la contamination d'un navire, par des communications qu'il a eues avec un milieu contaminé. Nous allons en fournir quelques-unes, qui, comme on le verra, ne laissent aucun doute dans l'esprit.

En 1797, le navire *l'Aréthuse*, dont j'ai parlé précédemment, à l'occasion de la contamination du pilote de Philadelphie, qui était allé à bord, est amarré sur le quai de cette ville, près de deux autres navires en déchargement ; il leur transmit la maladie.

Le 16 mars 1795, deux navires anglais, *la Thétis* et *le Hussard*, dont l'état sanitaire était excellent, capturent un navire français qui était parti de la Guadeloupe, en emportant des malades de fièvre jaune. Ces navires furent aussitôt contaminés de la manière la plus sévère.

En 1804, la frégate *la Franchise* arriva au fort du Môle, à Saint-Domingue, venant d'Europe, et dans un état de santé excellent. Son médecin va rendre visite à son collègue de la frégate *la Poursuivante*, où régnait la fièvre jaune. Dès le lendemain, ce médecin tombait malade, et contaminait ainsi son bâtiment.

En 1816, les navires *la Dorothée* et *le Congo*, qui portaient l'expédition de Tuckey, étaient dans un état parfait de santé, lorsqu'à l'embouchure du Congo, ils rencontrent un navire négrier, ayant un équipage d'Anglais ; ils se mettent en relations avec lui, reçoivent à bord, des matelots du négrier qui viennent pour leur donner des renseignements, et ils sont infectés de ce fait.

En 1821, à Barcelone, divers navires, le brig *la Joséphine*, entre autres, furent contaminés pour avoir eu des relations avec l'équipage du *Taille-Pierre*, qui arrivait infecté de la Havane.

Un des faits les plus remarquables dans cet ordre d'idées, est celui du navire *l'Éclair*, qui, en 1845, passa quatre mois dans les environs de Sierra-Léone, sans être infecté par la fièvre jaune, et qui fut contaminé, dès qu'il communiqua avec les navires du mouillage et la ville de Fre-Town, où régnait la maladie.

En 1853, *le Camboden-Castle* arrivant contaminé de la Jamaïque, rencontre, à l'embouchure du Mississipi le navire *l'Augusta*, et l'infecte en communiquant avec lui. Nous verrons, plus loin, que ce même *Camboden-Castle*, infecta un autre bâtiment, par son seul voisinage.

En 1804, une frégate anglaise partie de Gibraltar, où régnait la fièvre jaune, est prise de calme à la hauteur de la petite ville d'Ayamonte, située à 50 lieues dans le nord-ouest du détroit, à l'embouchure de la Guadiana. Des pêcheurs accostent ce navire, en pleine mer, pour lui vendre du poisson, et reçoivent en paiement, de l'argent et un peu de biscuit. Ces relations suffirent pour infecter leur barque, et ils portèrent la maladie dans leurs maisons à terre.

En 1804, le navire français *le Mars*, qui rentrait en Europe avec des malades et convalescents de fièvre jaune, est pris par les Anglais qui le conduisent à la Jamaïque. Là, on lui embarque un équipage anglais qui, pendant la traversée d'Europe, perdit plus de 40 hommes, tandis que les matelots français étaient indemnes.

En 1821, le brig *l'Euryale* part de Fort-de-France (Martinique), pour une croisière, pendant que la maladie régnait dans le pays. Quelques jours après, il est atteint par la fièvre jaune, perd son médecin, et 15 hommes. Rentré au port, la frégate *la Gloire* lui envoie une corvée de 30 hommes pour dégréer ses voiles. Quatre d'entre ces matelots sont atteints aussitôt, et *la Gloire* est dès lors contaminée.

Jusqu'ici, j'ai intentionnellement choisi des cas, où il n'a été question que de relations de navire à navire ; j'en ai cité, même, où ces relations avaient eu lieu, à la mer, c'est-à-dire loin de la côte, en plein Océan, parce que, dans ces conditions, ces relations ont été relativement simples, et que les causes de contamination n'ont pas été aussi complexes que lorsqu'il s'agit des communications d'un navire sain avec la terre contaminée ; par conséquent, je pourrais considérer la question comme élucidée. Je vais cependant choisir, parmi les faits de relations, entre un navire sain et un port où règne la fièvre jaune, quelques exemples qui compléteront la variété des cas de transmission, que l'on doit avoir en mémoire, dans l'étude des allures épidémiques de la maladie.

Gilpin (*Edimb., Méd. chir. journ.*) raconte le fait suivant : — « En 1794, la femme d'un chirurgien de l'armée arriva de la Barbade à la Martinique, et fut obligée de rester à bord du navire sur lequel elle était venue, jusqu'à ce qu'on pût lui trouver un logement convenable, à Saint-Pierre. Dans cet intervalle, elle descendit une fois à terre, et alla dîner à l'hôpital général de cette ville avec son mari. Elle retourna à bord immédiatement après le dîner. Le lendemain, elle fut attaquée de la fièvre jaune et mourut dans les 48 heures de l'invasion. Pendant cet espace de temps, elle fut soignée, par moi, et par quatre domestiques, qui tous furent atteints par la maladie et moururent aussi promptement que leur maîtresse. Le capitaine du navire, qui l'avait assistée, ne lui survécut que quelques jours ; et je fus informé que, peu de temps après, de tout l'équipage, il n'y avait eu qu'un seul homme qui eut échappé à la maladie » (Gilpin, cité par Moreau de Jonnès, p. 186).

En 1800, la frégate *la Poursuivante*, qui était depuis plusieurs mois sur rade de Saint-Domingue, sans avoir eu un seul malade de fièvre jaune envoie une corvée de matelots à terre, pour transporter des malades qu'on expédiait en France ; un matelot porte dans ses bras un aspirant qui vomissait noir il fut atteint peu après. En huit jours, cette frégate eut 40 hommes touchés par la maladie.

La flotte anglaise bloqua, en 1797, la ville du Cap à Saint-Domingue, pendant sept mois, sans avoir de malades ; mais, aussitôt après la reddition de la place, elle fut en rapports suivis avec la terre ; elle reçut à bord des individus qui, quoique bien portants, provenaient de lieux contaminés ; et bientôt, elle fut envahie par la fièvre jaune (Bally, p. 456).

Le Duguay-Trouin, qui était sur une rade, où il y avait de nombreux cas de fièvre jaune, fut épargné pendant huit mois, parce que son commandant avait soin de limiter autant que possible ses relations avec la terre ; mais l'amiral Latouche-Tréville, ayant mis son pavillon à bord, il y eut des communications fréquentes entre le bâtiment et la garnison ; de sorte que la maladie se déclara bientôt dans son équipage.

En 1823, le navire *la Caroline*, arrive à Sierra-Léone, venant des Antilles, et ayant perdu presque tout son équipage de fièvre jaune. Le navire *le Bann*, envoie une corvée de matelots sur *la Caroline* pour la secourir et s'infecte à son tour ; il eut 99 malades sur 107 hommes. *Le Bann* alla contaminer l'île de l'Ascension qui, à son tour, infecta le navire de guerre *le Driver*.

En 1837, le navire anglais *l'Etna*, arriva de Gibraltar à Sierra-Léone en excellente santé ; il ne passa que trois jours sur la rade pour y faire de l'eau, mais les quelques relations qu'il eut, pendant ce temps avec la terre, suffirent pour le contaminer, sans qu'il reçut aucun malade à bord.

Nous pourrions citer nombre de faits, mais la chose est inutile ; et si le lecteur voulait en ajouter d'autres, à ceux que je viens de spécifier, il n'aurait qu'à relire la remarquable relation de l'épidémie de Saint-Nazaire, en 1861, faite par Mélier.

Dans les rades des Antilles, de l'Amérique du Nord, du Brésil, où règne la fièvre jaune, si l'on questionnait avec soin les capitaines ; et surtout si l'on pouvait savoir, à ce sujet, toujours la vérité, que les intérêts cachent souvent, on découvrirait qu'un grand nombre de contaminations de navires, que l'on ne peut expliquer d'une manière assurée, si ce n'est par des miasmes portés par le vent, tiennent, tout simplement, à ce que, trompant la surveillance, un homme d'un navire sain, va visiter un camarade, un parent, sur un navire contaminé, et rapporte ainsi la maladie, dont il est bientôt atteint lui-même, ou qu'il donne à son équipage, sans la subir personnellement. J'ai entendu citer vingt faits de ce genre ; et d'ailleurs j'en connais, entre plusieurs, un qui m'a paru frappant. Je n'en dirai ni la date, ni le lieu, pour ne pas jeter une note défavorable sur la mémoire d'un officier qui paya son imprudence de sa vie ; mais qu'il me suffise d'avancer, en une parfaite connaissance, le cas d'un individu, qui abuse de l'obscurité, pour aller passer la soirée, à bord d'un navire qui était en quarantaine. Quatre jours après, il était atteint par la maladie, créant, désormais, un foyer amaril sur son propre navire.

Les relations entre navires, capables de provoquer l'apparition de la fièvre jaune sur un équipage sain, n'ont pas besoin d'être très compliquées. Nous possédons maints exemples qui le démontrent péremptoirement : c'est ainsi, par exemple, qu'en 1797, le navire *l'Aréthuse* arrive contaminé à Philadelphie, et est amarré au quai Saint-Joseph-Russel, à côté de deux navires déjà en déchargement. Après l'amarrage, l'équipage de *l'Aréthuse* descend à terre, et passe, à plusieurs reprises, sur le pont de ces deux navires qui séparaient *l'Aréthuse* du quai, cela suffit pour les contaminer.

Des faits analogues ont été signalés, dans le *Mémoire* de Mélier, sur l'épidémie de *l'Anne-Marie*, à Saint-Nazaire en 1861. Plusieurs autres, se trouvent indiqués, dans vingt épisodes de contamination de navires, soit à Cuba, soit à Saint-Domingue, soit dans les Petites Antilles, ou sur les côtes de l'Amérique du Nord. D'ailleurs, je terminerai en disant : que dans les ports où règne la fièvre jaune, on sait bien que les relations, quelque limitées et éphémères qu'elles soient, entre le personnel d'un navire sain et un foyer amaril, exposent ce navire à une contamination presque fatale. En conséquence, nous voyons combien ces relations sont dangereuses, même alors qu'elles ont été extrêmement limitées.

4° Contamination par l'embarquement d'effets à usage, ou de colis de marchandises, renfermant des germes de fièvre jaune. — Si un bâtiment ne se contaminait que lorsqu'il a reçu, dans ses flancs, un malade atteint de fièvre jaune, le problème serait relativement simple ; il serait infiniment plus facile de savoir, si un navire est ou non *suspect*, pour nous servir du terme consacré dans le service sanitaire, lorsqu'il arrive dans un pays sain. Malheureusement, le problème est beaucoup plus complexe. Nous avons, en effet, vu déjà que l'embarquement d'un individu sain, mais provenant d'un milieu contaminé ; que les relations de personnes établies entre un point infecté et le navire peuvent lui porter les germes de la maladie. Nous devons ajouter que : la contamination peut s'accomplir, par le fait seul de l'embarquement d'effets à usage, ou de marchandises, provenant d'un foyer amaril.

Belot de la Havane, qui a une si grande autorité dans la question, le dit avec raison : « Il n'est pas rare de voir des navires rester trois ou quatre mois dans un port à fièvre jaune, faire leur chargement, arriver à leur destination sans avoir eu de malades pendant la traversée, et communiquer la maladie à ceux qui viennent à bord faire le déchargement des marchandises, et mettre ainsi les miasmes en mouvement. » (Belot, p. 941.)

Les faits ne manquent pas, ici encore, pour montrer, qu'un bâtiment peut être contaminé par l'embarquement, soit d'effets à usage, soit de marchandises, provenant d'endroits où règne la fièvre jaune. En 1872, il n'y avait pas un seul cas de fièvre jaune à Mataznas (île de Cuba), lorsqu'un navire arrive de Pensacola, où régnait la fièvre jaune. Il n'avait pas de malades à bord, de sorte qu'on ne prit aucune précaution contre lui. Il donna une partie de son chargement à un navire, qui vint l'accoster, et qui reçut, avec les marchandises qu'il embarquait, les germes de la fièvre jaune, qui décima son équipage. Il ne saurait exister aucun doute, au sujet du mode de contamination qui nous occupe ; et il faudra, désormais, qu'il soit conservé en mémoire par les autorités sanitaires, désireuses d'éviter l'apparition de la fièvre jaune dans les ports indemnes.

5° Infection par simple action de voisinage, sans communication directe. — Nous venons de voir que la question de la contamination d'un navire par un autre, est déjà assez complexe, puisqu'il n'est même pas nécessaire qu'on amène un malade à bord, et qu'il suffit qu'on y apporte des objets contaminés, ou même, encore, qu'un homme de l'équipage soit en relations avec un milieu contaminé, pour que ce navire soit exposé, désormais, à recéler, dans ses flancs, les germes de la maladie. Cette question est plus complexe, encore ; car il est bien démontré que, dans certains cas, il a suffi qu'un navire fût seulement, pendant plus ou moins longtemps, au voisinage d'un foyer amaril, pour devenir à son tour un danger pour la santé publique. Les exemples ne manquent pas, pour prouver cette assertion ; et même quelques-uns ont une précision telle, qu'ils entraînent l'opinion, sans permettre aucune hésitation.

L'épidémie de Saint-Nazaire, en 1861, nous a fourni des faits très précis, et si concluants dans cet ordre d'idées, que l'on pourrait, à la rigueur, ne pas en demander davantage pour être convaincu. Mais, c'est surtout à l'événement pathologique qui s'est passé, en 1821, au lazaret de Marseille, et dont Robert nous a fourni l'histoire détaillée, que je vais recourir pour convaincre le lecteur, parce que cet événement est un des plus complets qu'on puisse désirer.

Le 7 septembre 1821, le navire danois *Nicolino*, capitaine Mold, arrive au lazaret de Marseille, ayant perdu un malade de fièvre jaune à Malaga, où il avait séjourné pendant l'épidémie de fièvre jaune, du 3 juillet au 26 août. *Le Nicolino* était sur lest.

Le 3 septembre, c'est-à-dire pendant qu'il était à la mer, un de ses matelots, Ramus Stobuy, âgé de vingt-trois ans, était mort ; ce malheureux était resté dans la cale, sans secours, pendant trois jours, l'équipage étant occupé, sur le pont, pour la manœuvre, au dire du capitaine. On pensa, au lazaret de Marseille, que ce délaissement était dû à la crainte des matelots, qui savaient bien, que c'était la fièvre jaune ; mais le capitaine dit que la mort était due à l'alcoolisme. Notons, cependant, que ses hardes, son matelas, etc. etc., tout avait été jeté aussitôt à la mer, chose assez étrange, dit Chervin lui-même, s'il n'y avait eu réellement aucune arrière-pensée, chez le capitaine Mold. Le 1er septembre, un matelot de vingt ans, Jenwersen, avait été aussi atteint, et était encore malade, au moment de l'arrivée du navire à Marseille, mais il guérit.

Le 11 septembre, quatre jours après l'arrivée à Pomègue, un troisième, Peters Limberg, âgé de seize ans, fut pris, à son tour, et mourut le 14 septembre, à l'hôpital du lazaret, où on l'avait apporté le 13.

Il est à remarquer que, le 8 septembre, le capitaine Mold ouvrit les écoutilles de son navire. Nous allons voir que les bâtiments voisins furent contaminés aussitôt.

Pour nous rendre un compte exact de la situation, disons que le port de Pomègue était un rectangle, dont les grands côtés couraient du N.-O au S.-E. Les navires, que nous allons désigner par des lettres ou des chiffres, étaient amarrés le long des quais, dans la position suivante, sans communiquer entre eux :

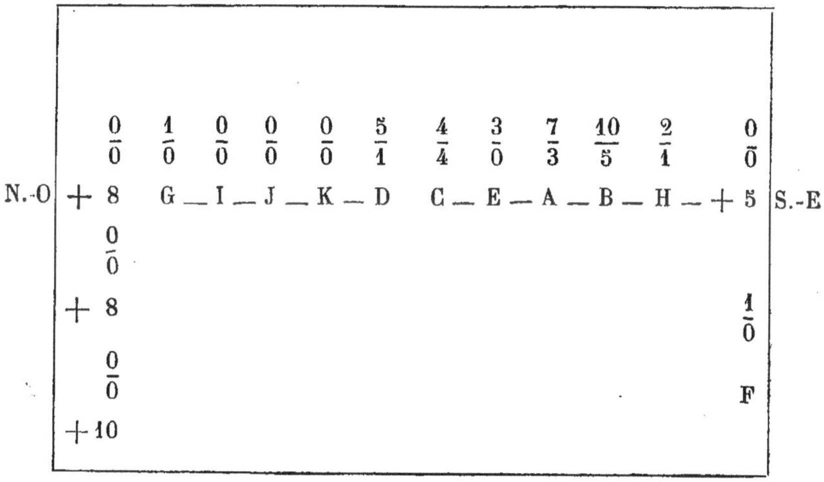

$$\frac{0}{0} \quad \frac{1}{0} \quad \frac{0}{0} \quad \frac{0}{0} \quad \frac{0}{0} \quad \frac{5}{1} \quad \frac{4}{4} \quad \frac{3}{0} \quad \frac{7}{3} \quad \frac{10}{5} \quad \frac{2}{1} \qquad \frac{0}{0}$$

N.-O $+$ 8   G — I — J — K — D   C — E — A — B — H — $+$ 5   S.-E

$$\frac{0}{0}$$

$+$ 8 $\frac{1}{0}$

$$\frac{0}{0}$$

$+$ 10   F

LÉGENDE

A. — *Nicolino*, 7 malades, 3 morts.
B. — *Comte de Goës*, 10 malades, 5 morts.
C. — *Saint-Georges*, 4 malades, 4 morts·
D. — *Catherine*, 5 malades, 1 mort.
E. — *Stevens*, 3 malades.
F — *Ponton de Lampraye*, 1 malade.
G. — *Matiowich*, 1 malade.
H. — *Venello*, 2 malades.

I. — *Icard*, ni malades, ni morts.
J. — *Bonnaud*, —
K. — *Humberg*, —
$+$ 5 (cinq navires), —
$+$ 8 (huit navires), —
$+$ 8 (huit navires), —
$+$ 10 (dix navires), —

De sorte que, par les vents de N.-O., les navires représentés par les lettres B, H, F et $+$ 5 étaient sous le vent, de *A (le*

Nicolino) ; tandis, au contraire, que, par des vents du S.-E., c'étaient ceux des lettres E — C — D — K — J — I — C et +8 + 8 + 10 qui s'y trouvaient. Ajoutons que, pendant le temps dont nous parlons, les brises oscillèrent du N.-O. au S.-E.

Voici les détails complémentaires nécessaires pour la plus facile appréciation des faits :

A. — *Nicolino*, capitaine Mold, arrive à Pomègue contaminé en août, arrivé à Marseille, le 7 septembre 1821, ouvre ses écoutilles le 8 septembre. Ce navire eut 7 atteintes, dont 3 morts.

B. — Brick *Comte-de-Goès*, capitaine Joseph Chiosotto, âgé de quarante-six ans, venu de Saint-Jean-d'Acre et de Chypre, le 29 août, amarré à côté du *Nicolino*, dans le S.-E. Le 13 septembre, le capitaine Chiosotto est atteint et meurt le 15. Le 8 septembre, à sept heures du soir, Chiosotto, étant sur le pont à prendre le frais avec une partie de son équipage, fut frappé de l'odeur putride qui s'exhala tout à coup des écoutilles qu'on ouvrait, sur le navire du capitaine Mold ; et il s'écria aussitôt : *Sono morto*, je suis mort ! Il ne s'alita cependant que le 13. Dès le 11 septembre, son fils s'était couché. L'équipage du navire, composé de 21 personnes, eut 10 atteintes, dont 5 morts.

C. — *Saint-Georges*, capitaine Demorre, sarde, amarré dans le N.-O. du *Nicolino*, dont il était séparé par un navire. Parti des Aigles, près Carthagène, le 24 août, arrivé à Pomègue le 3 septembre. Un de ses matelots, Salvador Sichière, âgé de vingt-six ans, atteint le 14 septembre, meurt le 15. Un autre Beneditto Brignole, âgé de vingt ans, est atteint le 14 et meurt aussi le 15. Ce navire eut 8 atteintes, dont 4 morts.

D. — *La Catherine*, capitaine Charles Simon, parti le 19 août de Malaga, arrivé le 3 septembre ; placé au lazaret au N.-O. du *Nicolino*. Le second du navire, Emmanuel Lénard, est atteint le 14, après avoir travaillé une partie de la journée au soleil, avec la tête nue ; il meurt le 21. Ce navire eut 5 atteintes, dont un mort.

E. — Le navire du capitaine Stiven Bexfield, venant de Xante, arriva à Pomègue le 7 septembre. Il fut placé à côté du *Nicolino*, au N.-O. Le capitaine est atteint le 14 ; le mousse de ce navire avait déjà été atteint le 11 septembre ; le matelot Guadet avait pareillement été atteint le 11. Ces trois malades guérirent ; et il n'y eut pas d'autres atteintes à bord.

F. — Le nommé Dominique Lampraye, ouvrier au ponton de Pomègue, était placé à une cinquantaine de mètres, dans le S.-S.-E. du *Nicolino*. Cet homme est atteint le 20 septembre et guérit le 18 octobre.

G. — Le navire du capitaine Matiowich, autrichïen, venant d'Alexandrie, arrive à Pomègue le 9 septembre ; il est amarré au N.-O. du *Nicolino*, dont six navires le séparent. Le 22 septembre, Ignace Simitich est atteint et guérit. Ce navire n'eut qu'une atteinte qui guérit.

H. — Le navire du capitaine Vienello, amarré dans le S.-E. de Mold, dont un navire, celui du capitaine Chiosotto, le séparait, eut 2 atteintes, dont 2 morts.

I. — Le navire du capitaine Icard, placé au N.-O. du *Nicolino*, dont cinq navires le séparaient, n'eut pas de malades, bien qu'il fût sous le vent du navire du capitaine Matiowich, qui eut un malade et pas de mort.

J. — Le navire du capitaine Bonnaud, amarré au N.-O. du *Ni-colino*, dont quatre navires le séparaient, n'eut pas de malades.

K. — Le navire du capitaine Humberg, amarré au N.-O. du *Nicolino*, dont trois navires le séparaient, n'eut pas de malades, bien qu'il fût côte à côte, au vent, du capitaine Simon, qui eut 5 atteintes, dont une suivie de mort.

+ 5. — Un navire suédois, et quatre français, amarrés dans le S.-E. du *Nicolino*, n'eurent pas de malades, bien que le navire suédois fût côte à côte de celui du capitaine Vienello, qui eut 2 atteintes, dont un mort.

Vingt-six navires amarrés au vent, c'est-à-dire au N.-O. et au N. du *Nicolino*, dans le port de Pomègue, n'eurent pas de malades à bord.

L'infection, par le vent qui avait passé sur *le Nicolino*, produisit donc dans le lazaret de Pomègue 36 atteintes, dont 14 furent suivies de mort ; et, sur quarante-deux navires, seize furent contaminés. Les navires en quarantaine ne pouvaient communiquer entre eux, parce qu'ils avaient des gardes de santé à bord ; et d'ailleurs, ils étaient trop éloignés pour qu'on pût aller de l'un à l'autre, sans le secours des embarcations. Celles-ci étaient tenues hissées rigoureusement, hors de l'eau ; de sorte que c'est bien au vent, et au vent seul, qu'il faut recourir pour expliquer la transmission de la maladie.

Un des exemples les plus remarquables de la transmission, de proche en proche, de la maladie, est fourni par Faget (p. 24), et le voici ; le lecteur le connaît déjà en partie. En 1853, un navire anglais, *le Camboden-Castle*, prend la fièvre jaune à la Jamaïque. Parti le 2 mai sur lest pour la Nouvelle-Orléans, après avoir été aspergé de chlorure de chaux, il arrive le 16 à l'embouchure du Mississipi, où il est aspergé de nouveau et admis aussitôt en libre pratique. Il est accouplé à un autre navire, *l'Augusta*, venant de Brême, pendant vingt-quatre heures, du 16 au 17 mai, pour être remorqué. Or, voilà que *l'Augusta* a, le 23 mai, un homme malade de fièvre jaune. Ce matelot fut porté à l'hôpital de la Charité de la Nouvelle-Orléans. Le 26 mai, un homme du navire *Northampton*, qui était mouillé à cent mètres de *l'Augusta*, est atteint et envoyé à la Charité. D'autre part, le navire américain *Niagara*, qui fut amarré au poteau 26, du 30 avril au 4 juin, pour y charger du coton (remarquons que ce poteau 26 est celui où fut amarré, dès le 17 mai, *le Camboden-Castle*), fut contaminé et perdit 2 hommes, du 10 au 17 juin. A côté du *Camboden-Castle*, se trouvaient deux autres navires, *le Harvest-Queen* et *le Saxon*, qui, à leur tour, fournirent des malades.

Disons, à titre complémentaire, que des navires contaminés la maladie se répandit ensuite, de proche en proche, dans la ville, aux maisons qui bordaient le quai, et spécialement dans les lieux où séjournaient, soit des matelots, soit des journaliers employés au chargement et au déchargement.

En 1872, dans le port de Matanzas, un schooner anglais resta vingt-quatre heures mouillé, à peu de distance sous le vent, du navire dont j'ai parlé précédemment (p. 146) et qui, arrivé de Pensacola, pays infecté de fièvre jaune, donna la maladie à un navire qui prit une partie de son chargement. Ce schooner anglais, fut contaminé, par la seule action du vent, et eut, pendant a traversée de Cuba à New-York, 5 atteintes de la maladie.

Il découle de ce que je viens de dire : que le vent peut emporter, plus ou moins loin, des germes dangereux de fièvre jaune, et qu'un navire peut être contaminé, non-seulement, par le fait de relations matérielles avec un autre ou avec la terre ; mais encore, qu'il peut l'être par une simple action de voisinage.

C. — *A quelle distance, les germes emportés par le vent, peuvent-
ils être dangereux : d'un navire contaminé à un autre ; de la
terre contaminée à un navire ; ou bien, au contraire d'un navire contaminé à la terre ?*

Cette question, très-intéressante pour l'hygiéniste, se pose aussitôt ; et comme complément de ce que nous venons de dire,
touchant la possibilité de l'infection d'un navire par simple action de voisinage. Quelques faits lui répondent, mais ils ne fournissent que des renseignements incomplets, car ils ne sont ni
assez nombreux, ni assez variés, pour qu'on puisse déterminer,
au mètre près, pour ainsi dire, les limites de la zone dangereuse.
Voici, néanmoins, les indications qui nous sont fournies par
l'observation de divers cas de contamination à distance.

En 1821, un navire, *la Liberté*, contaminé à la Havane,
était au lazaret de Mahon pour se purifier. On résolut de débarquer quatre cents pipes de vin qu'il avait à bord, et qu'il venait de prendre à Malaga depuis peu. Afin d'éviter tout accident,
on fit jeter toutes ces pipes à la mer, où elles étaient repêchées
et embarquées sur un brig *le Quinet*, mouillé à quelques
mètres de *la Liberté*. Or, huit jours après le début du travail,
un matelot du *Quinet* fut atteint, et tout l'équipage, composé de
9 hommes, fut malade (Rapport de B. F. P., p. 127).

En 1821, au lazaret de Marseille, lors de l'événement du
Nicolino, les navires des capitaines Humberg, Icard, Bonnaud,
restèrent indemnes, tandis que celui du capitaine Matiowich, qui
était plus éloigné qu'eux fut contaminé. Le nommé Lampraye,
fut contaminé sur un ponton placé sous le vent du *Nicolino*,
à 50 mètres environ ; le navire du capitaine Matiowich était
d'ailleurs à plus de 100 mètres dudit *Nicolino*.

En 1869, le navire *l'Impératrice-Eugénie* arriva le 25 juillet
sur rade de Saint-Pierre (Martinique), et mouilla à plus de
300 mètres des autres bâtiments ; il présenta néanmoins un cas
de maladie dès le 29, et contamina à son tour un autre navire,
le Jules-Borde, placé à plus de 200 mètres sous le vent à lui.
A la Havane, à Rio-Janeiro, à Véra-Cruz, on a parlé d'infections produites à un quart de mille marin (463 mètres), à un
demi-mille (926 mètres).

A Saint-Pierre (Martinique), en 1880, un navire, *la Confiance* qui était contaminé, et qui était placé au vent d'une série d'autres, contamina trois bâtiments mouillés à plus de 200 mètres de lui.

Le Dr Vauderport, médecin de la quarantaine de New-York, affirme avoir vu des cas de transmission de la fièvre par le vent, à 1,000 pieds, environ 350 mètres de distance ; Strobel, dans sa *Relation de l'épidémie de Charleston en* 1839, signale le cas d'un navire contaminé qui infecta trois autres bâtiments, placés sous le vent à lui, à une distance variant, d'un quart à un demi-mille anglais (environ 830 mètres).

Nous aurons à revenir sur cette question du transport des germes morbides par le vent, lorsque nous parlerons de la transmission de la maladie à terre : aussi pouvons-nous ne pas insister davantage en ce moment. Néanmoins, quoique quelques médecins aient pensé que la zone dangereuse ne dépasse pas 50 à 60 mètres, il semble, *a priori*, qu'au-delà de 4 à 500 mètres les chances de contamination sont si minimes, qu'on peut, dans l'état actuel de nos connaissances, considérer cette distance de 500 mètres, comme la limite extrême du transport des germes amarils par le vent.

D. — *L'apport de la maladie, ou de ses germes à bord, est-il toujours fécond ?*

Heureusement, l'apport des germes de la fièvre jaune à bord d'un navire, n'est pas toujours suivi du développement de la maladie ; et on comprend, sans qu'il soit nécessaire d'entrer dans de longs détails, que mille conditions, connues et inconnues de nous, interviennent dans ces questions. Aussi, est-il arrivé que, dans plus d'une circonstance, on a pu voir une manœuvre, qui paraissait devoir produire fatalement une infection désastreuse, rester absolument inféconde ; tout comme, plus d'une fois, tel agissement qui paraissait entièrement dénué de danger, a eu les suites les plus terribles.

La chose est si naturelle, si bien acceptée par la raison, que je n'aurais pas songé à l'invoquer, si dans plus d'une circonstance, la controverse ne s'était emparée d'un fait de non-contamination observé, pour affirmer que la propagation de la fièvre jaune est une pure vue de l'esprit. Mais aux détracteurs de la contagiosité, disons : de la transmissibilité, pour ne blesser aucune susceptibilité, il faut répondre, que les faits invoqués ne sont en réalité que des preuves négatives. Or, on sait que ces sortes de preuves tombent d'elles-mêmes et sont réduites à néant, quel que soit leur nombre, lorsqu'une seule preuve positive existe ; et ces preuves positives ne manquent pas, nous le savons. Par conséquent, si dans quelques rares circonstances l'importation des germes morbides à bord d'un navire n'a pas été suivie du développement du typhus amaril, on ne saurait révoquer en doute la possibilité de la contamination de ce navire par cette importation.

E. — *Quels sont les navires qui se contaminent le plus facilement ?*

Nous avons à rechercher, maintenant, quels sont les navires qui se contaminent le plus facilement ; et, par conséquent, ceux que les autorités sanitaires doivent surveiller de plus près, lorsqu'elles ont à défendre un port contre l'importation possible de la fièvre jaune.

Cette question est assez complexe, parce que divers coëfficients interviennent pour augmenter ou diminuer les chances de contamination d'un navire, toutes choses égales d'ailleurs. En effet, un navire s'infecte d'autant plus facilement qu'il reçoit plus de germes morbides dans son intérieur ; mais, d'autre part, à égalité d'introduction de germes, on sent bien, qu'un navire se contaminera, d'autant plus facilement, qu'il y aura plus de réceptivité pour ces germes, soit dans son équipage, soit dans sa cargaison, soit enfin dans sa coque.

Nous avons, donc, quatre points à étudier successivement ici : 1° les germes ; 2° le personnel ; 3° la cargaison ; 4° le navire lui-même, sous le rapport de la facilité de contamination.

Germes. — Ce qui touche les germes, dans la question de contamination des navires, se comprend si bien, qu'il n'est presque pas nécessaire de s'en occuper ; ou, au moins, peut-on ne pas insister longuemeut. En effet, suivant que le navire en aura reçu davantage, c'est-à-dire aura été exposé dans l'endroit dangereux pendant plus ou moins longtemps, ou bien encore aura reçu soit une cargaison, soit un équipage, soit des passagers plus ou moins profondément infectés, il aura reçu, toutes choses égales d'ailleurs, plus ou moins de germes, etdes germes plus ou moins dangereux.

Personnel. — La question du personnel dans les chances de contamination que court un navire, se comprend aussi d'une manière si facile, qu'il suffit d'en énoncer le titre, pour qu'elle soit presque élucidée. Tout le monde sait : que plus l'homme vient d'un pays froid et différent des localités amariles, moins il a été exposé à la maladie jusque-là, plus sa réceptivité est grande. Dans ces conditions, plus il y a de matelots ou de passagers en réceptivité, plus les chances de contamination sont grandes ; la chose ne fait doute pour personne.

Cargaison. — Les matières qui constituent le chargement d'un navire doivent exercer une influence incontestable sur les chances qu'il a, toutes choses égales d'ailleurs, à contracter la fièvre jaune. La chose se comprend, aussi *a priori*, bien que jusqu'à présent nos connaissances soient assez bornées sur la valeur relative de certains détails ; et, par conséquent, que nous ne puissions encore établir une sorte d'échelle de réceptivité des diverses substances vis-à-vis des germes de la maladie.

Les chargements de bois ont été considérés comme spécialement dangereux par quelques auteurs. Rochoux, par exemple, a dit positivement : que les navires, qui ont cette marchandise dans leurs flancs, sont ceux qui sont le plus souvent et le plus sévèrement touchés par la fièvre jaune.

Il n'est pas impossible qu'il y ait eu un malentendu à ce sujet, comme nous allons le voir. Fergusson pensait que le poison amaril est engendré par la pourriture du bois, et que c'est pour cela, que la maladie se voit si souvent à bord d'un bâtiment. De là, à étendre la suspicion aux chargements de bois, eux-mêmes, il n'y avait qu'un pas; et on s'est laissé aller à la pente, sans comprendre, qu'on était, ainsi, entraîné à des exagérations.

On a souvent vu, je le sais, des navires prendre la fièvre jaune en allant chercher du bois dans un port ; mais il est à remarquer que, dans ce cas, c'est plus le port que le bois, qui devait être incriminé. Ce navire serait-il allé chercher dans ce port : du fer, de l'eau ou des pierres, qu'il eût été infecté absolument de la même manière.

D'autres fois, on a vu un navire chargeant du bois humide, souillé par la boue, etc. etc., être ravagé par la fièvre jaune, et la transmettre plus ou moins loin ; mais, dans ce cas encore, est-ce ce bois ; ou bien est-ce ces souillures, qui doivent être considérés comme cause du mal ? évidemment ce sont les souillures, à mon avis.

On comprend, par les explications que je viens de donner, comment on a pu accuser, de très bonne foi, les chargements de bois ; et on sent dans quelles conditions ces chargements peuvent être un danger. Mais en revanche, lorsqu'on a affaire à des bois sains, propres, exempts de toute fermentation, on peut affirmer que l'on est en présence d'une des matières les moins susceptibles d'absorber, de conserver et d'émettre, ensuite, des germes amarils dangereux.

On a incriminé le charbon de terre ; et, c'est cependant une substance qui, par elle-même, n'a pas de réceptivité spéciale pour les miasmes de fièvre jaune. Il faut, cependant, reconnaître que, dans maintes circonstances, les faits ont semblé donner raison à la mauvaise opinion que quelques auteurs ont pour le charbon. Or, dans ces cas, il ne faut voir, je crois : d'une part, que l'*influence* de la confination de l'air dans la cale du navire, confination qui a pour résultat de conserver et probablement de multiplier les germes morbides. D'autre part faut-il y voir aussi la fermentation résultant de l'humidité. Néanmoins, dans ces cas, le bois et le charbon sains, dépourvus de souillure et de fermentation, n'auraient joué aucun rôle actif ; la fermeture des panneaux, c'est-à-dire, l'obstacle mécanique apporté à la circulation de l'air et la fermentation, dans les cavités du navire, sont les seuls agents à incriminer pour la conservation ou la multiplication des germes ; lesquels, dans tous les cas, ont besoin d'être apporté du dehors.

Certains chargements, le lin, la laine, le coton, les tissus, etc. etc., ont été incriminés, et avec raison. Ces corps absorbent volontiers les miasmes, retiennent facilement des germes, fermentent, eux-mêmes, sans difficulté ; de sorte, on le comprend, que lorsqu'ils ont été pris dans un lieu infecté de fièvre jaune, ils peuvent transmettre au loin les germes qu'ils ont reçu, si même ils n'ont pas favorisé leur multiplication. Mais, répétons-le, il

faut qu'ils aient reçu les germes du dehors, car ils ne les engendrent pas par eux-mêmes.

D'autres chargements, comme les peaux, le café, le sucre, etc.
etc., ont été considérés comme dangereux, sous le rapport de la
fièvre jaune. On comprend que la putridité et la fermentation, dont
ces substances sont facilement le siège, sont des conditions capables de favoriser l'absorption, la conservation ou la multiplication des germes apportés du dehors.

Dans tous les cas, ce que je viens de dire nous montre dans
quelle limite il faut incriminer les chargements ; et, en effet, ces
chargements peuvent quelquefois être dangereux par leur action
spéciale même ; mais, dans un grand nombre de circonstances,
c'est uniquement au défaut d'aération et de circulation de l'air,
et à la fermentation, dans les endroits où ils sont contenus, qu'il
faut rattacher tout le mal constaté.

Navire. — La question du navire est loin d'être indifférente
dans les conditions de réceptivité des germes. C'est avec
raison qu'on a dit : que plus un navire est vieux, malpropre,
encombré, plus la maladie s'y montre volontiers; et même, une
fois développée, y persiste avec obstination. L'expression de
l'amiral Dubourdieu : *c'est le navire* qui est malade, est profondément vraie, pour ce qui touche à la fièvre jaune.

Dans maintes circonstances, on a vu, dans un port ou sur une
rade, des navires, placés dans les mêmes conditions par ailleurs,
être très-différemment éprouvés, uniquement à cause de cette
différence de propreté, d'aménagement intérieur, de vé-
tusté, etc. etc... Et chacun admet que, toutes choses égales, le
navire en fer est moins exposé que le navire en bois; que le neuf
l'est moins que le vieux, etc. etc... C'est au point, qu'on cite
des faits remarquables, et même paraissant extraordinaires, dans
cet ordre d'idées. Tel ou tel navire qui, à diverses reprises, a
été manifestement contaminé, n'a jamais cependant donné prise
à la maladie. Entre autres faits de cette nature, parlons de *la
Monongahela*, corvette américaine, neuve et parfaitement propre,
qui eut plusieurs fois, en 1874 et en 1875, des hommes atteints de
fièvre jaune, sans que jamais la maladie ait pu s'implanter à bord.

C'est assurément à ce fait : de plus ou moins grande réceptivité des diverses sortes de navires vis-à-vis de la fièvre jaune,

qu'on 'doit ces cas si remarquables, de paquebots transatlantiques, allant presque impunément dans les foyers amarils les
plus redoutables, sans y puiser les germes de la maladie ; et,
même avoir à bord des atteintes qui, toutes dangereuses qu'elles
soient pour les individus, sont moins souvent que sur d'autres
navires, l'origine d'extensions épidémiques.

Nous avons assez parlé de la manière d'être de la fièvre
jaune sur les navires, pour qu'on sache maintenant que, toutes
choses égales d'ailleurs, c'est le bâtiment le plus malpropre,
celui dont le bois a le plus de tendance à s'altérer, qui se contamine le plus facilement. C'est pour cela que, les bâtiments
voiliers, en bois, de commerce, sont plus souvent et plus sévèrement touchés en général que les navires en fer, bâtiments de
l'État, paquebots, navires de plaisance.

Il y a même une remarque très-intéressante à faire à ce sujet ;
quand on examine les courants de transmission commerciale,
on arrive bientôt à constater : que les paquebots et, en particulier
ceux des grandes compagnies, c'est-à-dire ces magnifiques
vapeurs transatlantiques, dont nous admirons l'élégance si confortable et la richesse des aménagements, sont très rarement
atteints, alors qu'ils semblent s'exposer infiniment plus souvent,
et dans des proportions infiniment plus considérables que les
navires à voiles.

Eh bien, il y a un enseignement à tirer de ces faits, qui sont,
d'ailleurs, observés sur une si vaste échelle qu'ils ne permettent
plus, ni la controverse, ni le doute. Ce n'est pas, en réalité, par
l'effet du hasard, mais bien grâce à leur propreté, à l'aération
de leurs locaux, à leurs excellentes conditions d'hygiène, que
ces grands paquebots donnent si peu de prise à l'infection amarile. La constatation de ce fait ouvre tout un horizon à la prophylaxie de la fièvre jaune ; nous aurons à revenir longuement
là-dessus plus tard. Pour le moment, il nous suffit de faire remarquer : que certains équipages, plus maltraités que d'autres, ont
été reconnus, en même temps, être plus sales, plus mal logés,
plus sordidement entassés dans des locaux défectueux. On dirait
que, plus la propreté est négligée sur un navire, plus grandes
sont les chances de contamination. D'autre part, ajoutons : que
la tendance, à la création et à la localisation des foyers amarils,
bord des navires, suit les mêmes allures.

F. —- Quelles sont les parties du navire où les germes de la fièvre jaune se cantonnent ; ou, si on préfère : sont le plus souvent dangereux ?

On sait que les navires représentent un petit *cosmos* ; aussi sont-ils un théâtre, où l'on peut souvent étudier les allures de la maladie, mieux qu'à terre, parce que moins d'obscurités se trouvent, entre les divers faits qu'on étudie, au point de vue de la filiation des atteintes. Or, quand on étudie les divers faits de la fièvre jaune présentés par les navires, on est frappé de certaines particularités. C'est ainsi, que, tantôt un bâtiment, qui n'a pas eu de malades, a eu l'étrange propriété de jeter la fièvre jaune aux voisins, lorsqu'il a ouvert ses écoutilles ; dans ce cas, il semble bien évident que les germes amarils étaient restés cantonnés dans sa cale, comme dans une boîte de Pandore.

D'autres fois, on a vu sur un bâtiment, que le premier malade était un cambusier, par exemple, homme qui allait souvent à terre dans les quartiers pauvres, encombrés, etc. etc... Il a manifestement pris dans ces quartiers la maladie qu'il a portée à bord ; et lorsqu'il est resté plus ou moins longtemps malade, dans la cambuse, ou dans telle autre partie déterminée du bâtiment, cette cambuse ou cette partie déterminée, est devenue un foyer d'infection qu'on ne saurait méconnaître. On dirait que c'est comme un foyer incandescent : tout ce qui va à son contact s'y brûle ; chaque individu qui s'expose, dans ce lieu dangereux, est atteint presque fatalement, à moins qu'il n'ait pas de réceptivité.

D'autres fois, c'est un canotier qui a apporté les germes de la maladie à bord ; et ce sont des voisins de hamac, dans le faux pont, qui sont atteints les premiers.

On a vu un officier prendre la fièvre jaune à terre ; et, dès lors, sa chambre devenir un foyer amaril puissant, capable d'infecter tous ceux qui venaient se plonger dans son atmosphère, tandis que le restant du navire restait sain.

En un mot, la localisation du foyer amaril est une chose indéniable aujourd'hui. Si dans quelques circonstances, l'infection s'est faite sur une si vaste échelle que tout le navire est contaminé à la fois, peut-on dire ; nombre de fois cette infection est moins étendue au début, et permet de constater cette tendance, cette propension, dirai-je, des germes de la fièvre jaune, à créer des foyers amarils qui sont aussi limités que puissants.

Il est vulgaire, en marine, de dire que lorsqu'un navire a été contaminé dans un port, il se débarrasse du mal, en prenant la mer. Les exemples sont fréquents pour le démontrer, et la chose se comprend très bien. En prenant la mer, les chances de ventilation, d'aération des fonds, sont plus grandes. C'est si vrai, que lorsqu'au contraire, en prenant la mer, on n'a pas pu ventiler et aérer l'intérieur, on voit souvent la maladie persister avec une sorte d'acharnement. Dans ces conditions, nous n'avons pas grande difficulté pour expliquer, pourquoi certaines explosions de fièvre jaune à bord, ont succédé : soit à un mauvais temps, soit à une avarie, une voie d'eau, etc. etc. On a été obligé de fermer les panneaux, les ouvertures latérales, sabords et hublots, etc. etc... ; l'humidité et la stagnation de l'air, ainsi que l'élévation de température, sont à incriminer dans ce cas.

G. — *Un navire qui n'a pas de malades à bord, peut-il être néanmoins un foyer dangereux pour les étrangers ?*

Dès le moment que nous avons admis : que des effets provenant d'un malade de fièvre jaune, et emportés hors de l'endroit où se trouve ce malade, peuvent constituer un foyer amaril à bord : Bien plus, même, que les relations établies entre le navire et un foyer amaril peuvent contaminer ce navire, nous devons répondre par l'affirmative ; et dire, que même lorsqu'il n'a plus de malades à bord, même aussi lorsqu'il n'en a jamais eu, ce navire peut, s'il vient d'un pays où régnait la fièvre jaune, en recéler les germes dans ses flancs. D'ailleurs, des faits nombreux et positifs ont jugé la question, d'une manière qui ne laisse aucun doute.

C'est ainsi, par exemple, qu'une frégate venant de la Havane, où régnait la fièvre jaune, arrive à Carthagène (1821). Elle n'avait point de malades dans ce moment, et elle allait être mise en libre pratique, quand la nouvelle des malheurs de Barcelone la fait retenir en quarantaine. On met des gardes de santé et des travailleurs à bord, pour préparer le déchargement; ces hommes sont pris presque aussitôt de fièvre jaune, et succombent presque tous. On expédia cette frégate au lazaret de Mahon, où le même fait se reproduisit, sans que personne de l'équipage ne fût malade pendant ce temps.

En 1850, *le Duarte IV*, arrivant du Brésil, où était la maladie, mouilla devant Porto, n'ayant pas de malades à bord ; et cependant, cinq employés de la douane qui communiquèrent avec lui furent atteints. D'ailleurs, dans l'épidémie de *l'Anne-Marie*, en 1861, Mélier a parfaitement montré que l'équipage tout entier jouissait d'une santé parfaite, au moment où le navire contamina tant d'autres bâtiments, et plusieurs individus à terre.

En 1800, un navire de guerre français, ayant eu des malades de fièvre jaune à bord antérieurement, mais n'en ayant plus, dans le moment, capture à la hauteur du cap Finistère, en rentrant en France, un navire de commerce qui venait de la Méditerranée ; il le contamine par les matelots de son équipage, qu'il envoie à son bord, pour l'amariner.

Donc, si on veut être rigoureusement prudent, dans les ports qui reçoivent des navires venant des pays où règne la fièvre jaune, il faut, pour les admettre en libre pratique, être, non seulement assuré qu'ils n'ont pas de malades à bord, au moment de leur arrivée, mais encore, être absolument certain qu'ils n'ont pas eu de malades de fièvre jaune à bord, pendant la campagne. Bien plus, qu'ils n'ont, dans leurs flancs, aucun objet, quel qu'il soit, provenant d'un lieu contaminé ; et même, en outre, qu'ils n'ont pas eu la moindre relation, même seulement de voisinage, avec les endroits où étaient des germes amarils.

H. — *Combien de temps se passe-t-il, entre la contamination et l'apparition de la maladie?*

Ce temps est naturellement très-variable ; et la question se rattache au grand problème de l'incubation de la fièvre jaune. Comme nous aurons à revenir sur cette question, quand nous parlerons de la contamination des locaux et du personnel, à terre, nous pouvons ne pas nous étendre longuement sur elle en ce moment ; seulement disons, *in globo*, sans plus tarder, que l'on a vu parfois la maladie suivre l'infection quelques heures seulement ; de sorte que si trois ou quatre jours sont les limites de temps assez souvent observées, il faut admettre que dès que la contamination d'un navire s'est accomplie, c'est-à-dire dès qu'un malade, qu'un objet provenant d'un milieu infecté, qu'un courant d'air, venant d'un foyer amaril, est venu au contact dudit navire, il doit aussitôt être considéré comme suspect.

I. — *Une fois contaminé, pendant combien de temps un navire peut-il constituer un foyer amaril?*

Pour répondre à cette question, il faut d'abord partager les navires en diverses catégories, parce que les conditions peuvent être très différentes. En effet, après sa contamination, le navire peut rester armé et continuer à séjourner dans un pays tropical; ou bien, il peut, tout en restant armé, rester dans la zone tempérée; ou bien encore il peut être désarmé et plus ou moins bien être épuré. Voyons successivement ces divers cas.

A. — *Bâtiment contaminé, qui reste armé, dans la zone tropicale.* — Dans ce cas, on comprend que les conditions dans lesquelles la contamination du navire s'est effectuée n'étant pas modifiées, il n'y a pas de raison pour que le foyer morbide s'épuise; le navire peut rester dangereux, alors, pendant plusieurs mois, plusieurs années même.

En 1795, aux Antilles, un vaisseau anglais, *le Generous*, est contaminé par la fièvre jaune, peu de temps après avoir été employé comme hôpital. L'année d'après, des troupes arrivant d'Europe furent embarquées sur ce navire, et présentèrent aussitôt des cas de fièvre jaune.

D'autres fois, le bâtiment contaminé, séjournant ainsi dans la zone tropicale, semble être entièrement débarrassé de ses germes morbides, et reste plus ou moins longtemps sans présenter des atteintes de fièvre jaune; mais ces germes persistent. Ce n'est que parce qu'ils restent enfermés dans des conditions d'impuissance fortuite qu'ils ne provoquent pas d'accidents, car le jour où certaines conditions favorables à leur action se produisent, on les voit agir avec la violence qu'ils possèdent ordinairement. Voici des faits à l'appui de cette assertion.

Faget nous apprend qu'au commencement de 1863, le navire négrier, *le Virginia,* qui allait de Cuba au Mexique, et qu'on pouvait considérer comme contaminé, fut pris par un navire fédéral qui l'envoya à Key-West, puis à New-York, où il fut transformé en canonnière. Ce navire était en fer, à double muraille, et l'intervalle entre ces murailles était très sale. Ajoutons qu'il ne fut pas nettoyé à ce moment. Pendant l'été de 1863, *le Virginia* resta à l'ancre dans le Mississipi, sans avoir de fièvre jaune, mais il est à remarquer que sa cale contenait beaucoup d'eau. Pendant l'hiver, il alla croiser sur les côtes du Texas, sans présenter d'atteintes morbides. Enfin, pendant l'été de 1864, il resta de nouveau ancré dans le Mississipi sans avoir de malades. En septembre 1864, il fut mis à sec pour subir des réparations; sa cale fut vidée, l'intervalle des murailles fut visité, et aussitôt la fièvre jaune surgit chez les individus employés aux réparations du navire.

Le fait du *Castor*, au Sénégal, n'est pas moins remarquable, comme on peut le voir par ce que nous avons rapporté précédemment dans la chronologie (année 1881).

B. — *Bâtiment contaminé qui rentre dans la zone tempérée.* — Lorsqu'un bâtiment contaminé rentre dans la zone tempérée, on voit très-généralement les atteintes de fièvre jaune que présentait son personnel disparaître ; de sorte que le retour en Europe est depuis longtemps le moyen par excellence à préconiser pour ces cas-là. Les faits qu'on peut invoquer, dans cet ordre d'idées, sont tellement nombreux, qu'il est inutile d'en citer quelques-uns ; d'autant que la question est jugée définitivement aujourd'hui.

Mais, en revanche, un point intéressant à étudier pour ce cas-là, c'est de savoir si les germes sont réellement détruits, ou bien s'ils ne sont qu'endormis d'une manière momentanée. Or, on peut dire, avec grande chance d'être dans le vrai, que si le navire reste dans la zone tempérée, désormais, il ne voit, le plus souvent pas reparaître de nouvelles atteintes ; et, par conséquent, les germes semblent se détruire ainsi avec le temps. Mais au contraire, si peu de temps après, il retourne dans les pays chauds, ces germes peuvent provoquer de nouvelles atteintes, et une poussée épidémique, derechef.

Le fait du navire portugais, *le Maria da Gloria*, cité par Jacoud, et dont j'ai parlé précédemment (page 150), démontre clairement que le navire contaminé, et rentré temporairement dans la zone tempérée, peut redevenir un foyer amaril, à mesure qu'il retourne dans la zone tropicale.

C. — *Un bâtiment qui, non seulement rentre dans la zone tempérée, mais encore y désarme.* — Dans ce cas, il est arrivé parfois que les germes amarils peuvent ne pas être détruits ; de sorte que le foyer amaril a persisté à exister, quoique quelquefois il soit resté plus ou moins longtemps à l'état latent. Voici quelques faits intéressants dans cet ordre d'idées.

En 1846, le navire, *l'Éclair*, qui avait été contaminé, en 1845, par la fièvre jaune, sur la côte d'Afrique, arme à Voolwich, sous le nom de *Rosamonde*. Pendant son armement, deux hommes sont atteints et meurent de fièvre jaune ; puis, une fois le navire parti, son équipage fut décimé par une épidémie de fièvre jaune, avant d'avoir touché dans aucun port. Cet *Éclair* contamina Boa-Vistà (îles du cap Vert), et porta la maladie à l'île de l'Ascension.

Le lecteur se souvient du fait du *Plymouth*, dont j'ai parlé précédemment et sur lequel je n'ai pas besoin de revenir.

Dans le chapitre de la chronologie à l'occasion de l'année 1881, j'ai parlé du fait du *Castor* qui est très intéressant dans cet ordre d'idées, car il montre que les germes amarils ont pu se conserver, à bord, pendant trois ans, sans perdre de leur énergie.

Ces exemples sont très frappants, on en conviendra ; ils montrent que les germes de la fièvre jaune peuvent conserver à bord leur puissance dangereuse pendant un temps très long, deux, trois années, par exemple, et provoquer une explosion de la maladie, au moment où l'on se croyait parfaitement désormais à l'abri de leur action. Quand nous parlerons de la fièvre jaune, étudiée à terre, nous rapporterons le fait du Dr Rangé, à la Guyane, dans lequel les germes paraissent s'être conservés pendant environ 10 ans, sans perdre leur activité.

La conclusion étroite qui découle de la connaissance de ces faits, c'est, que lorsqu'un navire a été contaminé par la fièvre jaune, il est absolument nécessaire de l'épurer à fond, et de chercher d'une manière extrêmement attentionnée, autant que vigoureuse, à détruire les germes qu'il peut recéler ; le moindre oubli, la moindre négligence, à ce sujet, peuvent avoir les plus fâcheuses conséquences.

J. — *Dans quelles conditions un navire, qui avait des germes à l'état latent à bord, les voit-il se développer tout à coup ?*

Il a suffi parfois de la simple élévation de la température, pour que la maladie se développât, quand les germes avaient été introduits dans un navire précédemment. D'autres fois, cette élévation de température a dû être combinée avec un mauvais temps qui a augmenté l'humidité des locaux. Ou bien, c'est un désarrimage de tout ou partie du navire ; c'est une réparation faite dans la coque, c'est un déchargement ; ou bien seulement l'ouverture d'une écoutille, le déplacement de quelque chose de la cargaison ou des apparaux. Enfin, il faut ajouter que, parfois, la simple arrivée à bord d'individus nouveaux, a *servi d'excuse* à l'explosion de la maladie, comme si les personnes habitant à bord jusque-là, avaient acquis un mithridatisme qui faisait défaut aux derniers venus. Voici quelques faits à l'appui, dans l'ordre d'idées qui nous occupe.

Dans le rapport du mois de mars 1821, Lefort signalait que la fièvre jaune avait éclaté à bord de la corvette l'*Euryale*, pendant une croisière, à la suite d'un mouvement de cale ; et il ajoutait : que cinq fois depuis quatre ans, il avait constaté que le lavage de la cale, avait provoqué une explosion de la maladie, à bord des navires.

En 1826, le désarrimage du brick l'*Antilope* fut immédiatement suivi de l'apparition de la fièvre jaune à bord, dans un moment où la maladie n'existait pas à Fort-de-France.

En 1881 le *Castor*, dont j'ai parlé dans le chapitre de la chronologie, vit apparaître la fièvre jaune chez son matelot voilier, après qu'on eut sorti de la soute, où elle était depuis l'épidémie de 1878, une vieille tente que ce matelot répara. Nous savons que le commissaire du bord, dont la chambre se trouvait voisine de l'endroit où travaillait ce voilier, fut atteint par la même occasion.

En somme, d'après ce que nous venons de dire, il y a trois coëfficients dans cette question du développement des germes restés à l'état latent, depuis un temps plus ou moins long : *A*. la température et une humidité convenables ; *B*. le transport mécanique des germes hors de l'endroit où ils étaient restés impuissants jusque-là ; *C*. la présence d'individus en réceptivité vis-à-vis de la maladie. On comprend que ces coëfficients peuvent s'ajouter, se combiner, se multiplier ou s'opposer l'un à l'autre, pour donner, augmenter ou diminuer les chances de l'explosion de la maladie.

K. — *Quelles sont les personnes qui sont atteintes les premières par la fièvre jaune, à bord d'un navire.*

Comme complément de tout ce que nous avons dit jusqu'ici, il nous faut maintenant rechercher : quelles sont les personnes qui présentent, en général, les premiers cas de fièvre jaune, sur un navire ; question très-intéressante à élucider, comme on le comprend bien, car elle peut fournir des indications précieuses dans la question de la genèse spontanée ou de la transmission de la maladie.

En réfléchissant un peu aux divers détails que nous venons de passer en revue, nous sommes porté à penser : que puisque les navires peuvent être contaminés de diverses manières, les individus qui présentent les premières atteintes de fièvre jaune à bord peuvent varier dans certaines limites, suivant les cas. C'est, en effet, ce qui s'observe dans la pratique ; de sorte que c'est en examinant comment les navires se contaminent, qu'on peut déterminer quelles sont les premières victimes du fléau.

Un navire est-il contaminé par l'embarquement de malades à bord? C'est souvent, ou un camarade qui a soigné le malade, ou qui était seulement son voisin ; ou bien c'est un infirmier ; ou bien encore un médecin qui est atteint le premier dans l'équipage sain ; en un mot, c'est une des personnes qui se sont trouvées en relations avec le malade ; ou qui habitait dans les environs de l'hôpital du bord, qui subit de préférence l'influence morbide. En 1765, le navire anglais *le Merlin* eut un homme de son équipage atteint par la fièvre jaune, les matelots qui le soignèrent furent les premiers attaqués ; et ainsi de suite la maladie s'étendit de proche en proche, à bord.

En 1769, les navires anglais *Weasel* et *Hound*, reçoivent, à la côte d'Afrique, un malade de fièvre jaune à bord ; les matelots qui soignèrent leur camarade, furent les premiers atteints et transmirent, à leur tour, la maladie à leurs voisins.

En 1804, sur rade du Cap, un tonnelier de la frégate *la Fou-droyante* tombe malade, un soldat qui le soigne est atteint peu après, et le mousse qui les servait est pris à son tour; la maladie sembla se localiser d'abord dans la cambuse, où tous les employés furent atteints.

Sur le vaisseau le *Mont-Blanc*, en 1804, un matelot contracte la fièvre jaune au-dehors ; il est couché au poste des malades à côté d'un blessé, qui est atteint, peu après ; les exempts de service furent ensuite frappés ; et, de l'hôpital, la maladie s'étendit à tout le restant du navire.

Ajoutons à ces faits, celui de la gabare *la Durance*, partie de la Martinique en 1816 avec des passagers contaminés; il y avait à bord une madame Courtelon, à laquelle le médecin major prête sa chambre. Cette dame tombe malade et meurt; le médecin la soigne, puis après que le corps eût été jeté à la mer revient habiter la chambre, deux jours après. Il est atteint à son tour dès le lendemain matin. Ce fait, que j'ai cité déjà, est instructif, aussi bien pour ce qui regarde le danger couru par les personnes qui soignent un malade, que par le danger qu'entraîne l'infection d'un local dans lequel la fièvre jaune a évolué.

Un navire est-il contaminé par l'embarquement d'individus sains, mais provenant d'un foyer contaminé? — C'est en général les hommes de l'équipage, qui ont eu des relations avec les nouveaux arrivants, qui sont les premiers attaqués. C'est ainsi, par exemple, que c'est le voisin de hamac, de plat, de service ; s'il s'agit de l'embarquement des matelots ; que c'est un aspirant, ou un domestique du poste des élèves, si les nouveaux arrivés sont des aspirants ; que c'est un officier, ou un domestique, si les étrangers sont venus au carré des officiers; enfin que c'est le commandant, ou quelqu'un de ceux qui fréquentent son appartement, si l'apport amaril s'est fait dans cette partie du navire.

Un navire est-il contaminé par des relations établies entre lui et un foyer de fièvre jaune? — C'est en général par ceux qui ont été en relations les plus suivies avec ce foyer, que la maladie commence ; et ce que je viens de dire, me permet de ne pas insister plus longuement, car c'est toujours le même mécanisme de transmission, on le voit.

Un navire est-il contaminé par l'embarquement d'effets à usage, ou de colis de chargement contenant des germes de fièvre jaune ? — On comprend que les conditions sont encore les mêmes ; et que suivant le cas ce sont des soutiers, des caliers, des cambusiers, des magasiniers, des domestiques, ou bien des officiers qui sont les premières victimes.

Un navire est-il contaminé par simple action de voisinage, et par l'intermédiaire du vent ? — Les premiers atteints sont ceux qui ont subi les effluves morbides le plus directement. Nous avons des exemples frappants de ce mode de transmission de la maladie dans le fait du lazaret de Marseille, en 1821, dans celui du dock yard de New-Yorck, en 1878, etc. Dans ces cas, depuis le capitaine jusqu'au dernier homme de l'équipage, chacun peut être la première victime.

Un navire voit-il développer la maladie dans son équipage par le fait de la répullulation des germes, existant depuis un certain temps à bord ? — C'est encore ceux qui ont subi le plus directement cette action ; le fait du *Castor*, en 1881, où le matelot voilier qui répara la tente contaminée fut atteint, et le commissaire dont la chambre ouvrait sur l'arrière-carré dans lequel travaillait ce voilier, mourut, nous a fourni un cas frappant de cette transmission.

Une fois la maladie introduite à bord, c'est encore ceux qui sont en relations directes avec les malades, qui ont le plus de chances d'être atteints ; on a mille exemples, pour un, dans cet ordre d'idées. Un cambusier est-il le premier malade, ceux qui le soignent sont les premiers atteints après lui, en général, comme dans le fait de la frégate *La Foudroyante*, en 1804. Au lieu d'un cambusier est-ce un magasinier, un aspirant, un officier ? Le même mode de transmission s'observera en général ; et dans la plupart des cas, une observation attentionnée des conditions dans lesquelles cette transmission s'est opérée, est capable, de montrer la filiation simple et claire des faits, même alors qu'il semblait exister de prime abord quelque anomalie incompréhensible.

Envisageons encore une autre éventualité : c'est le cas, où le navire est contaminé déjà, et où il reçoit des hommes en réceptivité de la maladie. C'est alors les nouveaux arrivants qui sont atteints de préférence, on le comprend. C'est ainsi qu'en 1792, le *Charon* et le *Scorpion*, fournissent quatre matelots au navire qui rapportait les survivants de l'expédition de Boulam ; et peu de jours après, deux de ces matelots étaient déjà morts.

L. — *Les navires qui s'isolent avec soin des foyers de la fièvre jaune, ont-ils des chances d'échapper aux atteintes de la maladie.*

A la rigueur, il serait possible de ne pas nous poser cette question, parce que nous y avons répondu implicitement dans le sens de l'affirmative, déjà, en relatant les divers faits de transmission de la maladie, que nous avons pris pour exemples, dans le cours de notre exposition ; néanmoins, pour bien faire comprendre au lecteur, le danger des communications, et l'avantage de l'isolement, en matière de transmission de la fièvre jaune, je veux m'arrêter un instant sur ce point.

Les exemples fourmillent dans l'histoire, pour prouver : que des navires ont pu, par une isolation attentionnée, rester indemnes, au milieu d'une rade ou d'un port où régnait la fièvre jaune. Aux exemples que j'ai cités déjà, j'ajouterai qu'en 1764, à Cadix, les navires, qui eurent soin de s'isoler sur rade, restèrent indemnes, lorsque les autres étaient décimés. En 1765, à Pensacola en Floride ; la même chose fut constatée en 1804, *la Comète* et *la Fraternité*, restèrent, à Saint-Domingue, exemptes de fièvre jaune, tant qu'elles purent rester sans communication avec les navires contaminés. Je pourrais citer nombre d'autres faits dans cet ordre d'idées, mais ce serait inutile, car la proposition qui nous occupe ne rencontre pas de contradicteurs.

Conclusions

Cette longue étude du rôle des navires dans la transmission de la fièvre jaune, nous a montré quelques-unes des conditions dans lesquelles la maladie se communique. Nous n'entrerons pas dans plus de détails à leur sujet, pour le moment, car nous verrons plus loin que les mêmes allures, qu'on me passe le mot, se retrouvent pour la propagation du typhus amaril, quand on l'observe à terre. Il vaut mieux, dans le but d'éviter des redites, passer d'abord en revue toutes les particularités de la question, avant de souligner plus longuement les diverses conditions, suivant lesquelles, la maladie se propage.

II

DE L'APPARITION DE LA FIÈVRE JAUNE DANS UN PORT

Maintenant que nous avons déterminé, quel est le rôle des navires dans la transmission de la fièvre jaune, nous allons rechercher dans quelles conditions, ces foyers nautiques de typhus amaril, peuvent venir contaminer les personnes, ou les choses, sur un rivage qui était indemne jusque-là. Un navire peut contaminer une rade ou un port, de maintes manières différentes ; aussi, pour spécifier les cas les plus habituels, devons-nous envisager les éventualités suivantes :

1° Ce navire apporte des malades ;

2° Il apporte des gens en bonne santé, mais provenant d'un foyer amaril, de sorte qu'ils transmettent la maladie, sans en présenter eux-mêmes les symptômes ;

3° Ce navire apporte des effets à usage, ou des marchandises, renfermant des germes ;

4° Il infecte les habitants du pays qui vont à bord ;

5° Il infecte le pays, par l'intermédiaire du vent ;

6° Un navire qui arrive contaminé, et qui est admis en libre pratique sans précautions, infecte-t-il toujours le pays?

Quoique avec ces diverses subdivisions, on puisse se rendre un compte suffisamment complet des conditions de l'apparition de la fièvre jaune dans un port de mer, je crois devoir, cependant, en ajouter une septième aux précédentes : J'étudierai, à part, le rôle de la contrebande, et des relations occultes des fraudeurs avec les navires infectés, dans l'apport de la fièvre jaune, d'un navire contaminé, à terre.

Mais avant d'aller plus loin, je dois appeler l'attention du lecteur sur un point important, qu'il doit bien garder en mémoire : c'est que, quoique les faits que je rapporterai soient, comme on le verra, nombreux et assez concluants pour entraîner l'opinion, il faut ajouter : que trop souvent, dans les diverses épidémies, l'origine de la maladie n'est pas aussi clairement mise en lumière que je le ferai ci-après. La raison en est que, toutes les fois qu'il est question de fièvre jaune, il y a de tels intérêts en jeu, que la passion vient obscurcir à dessein les faits ; de telle sorte, qu'il est parfois difficile, impossible, même, d'arriver à connaître la vérité.

Quoi qu'il en soit, il suffit que dans un certain nombre de cas bien déterminés, et positivement établis, il soit montré : que la maladie a été introduite dans une ville de la manière que nous allons indiquer, pour que désormais l'esprit soit prévenu ; et pour que dans ceux où il y a contestation, discussion et même affirmation contraire, il sache à quoi s'en tenir.

1° *Le navire apporte des malades*

Ce cas est, peut-on dire, le plus simple, en même temps que très fréquent ; un navire arrive dans un port avec des malades de fièvre jaune à bord, il est admis néanmoins en libre pratique, pour telle ou telle raison : oubli, dissimulation, ignorance du danger, sur le compte de laquelle il est inutile d'insister ici. Or, ces malades, en arrivant dans une des habitations du pays, hôpital, hôtel, maisons particulières, etc. etc., la contaminent et y créent de toutes pièces un foyer amaril. Ce foyer, à son tour, émettra des germes morbides susceptibles d'infecter les individus qui viendront s'exposer à leur action.

Il y a des cas très différents, on le comprend, dans cet ordre d'idées ; et suivant telle ou telle condition, cet apport de la maladie sera plus ou moins fécond, c'est-à-dire exposera le pays à plus ou moins de dangers ; il est presque inutile de le faire remarquer.

D'autre part, suivant les cas aussi, on pourra plus ou moins facilement saisir les faits de transmission, et juger de l'importance, de la réalité, même, de cette transmission. En effet, lorsque les malades, par exemple, ont été portés du bâtiment dans un hôpital, la filiation des faits est plus facile à saisir, parce qu'elle est plus facilement tangible. Au contraire, lorsque ces malades sont allés se répandre, et se fusionner dans la population, il est plus difficile de voir la liaison qu'il peut y avoir entre les diverses atteintes. Bien plus, si à un moment donné, les responsabilités viennent se mettre de la partie, il arrive que pour éviter tel désagrément aux intéressés, les choses sont parfois obscurcies par des assertions, des dénégations, des réfutations telles, que la vérité finit par être étouffée sous un réseau inextricable d'erreurs.

Les exemples d'importation de la maladie dans un port de mer, par des malades débarqués d'un navire, sont si nombreux, qu'on n'a vraiment que l'embarras du choix pour les citer; aussi, est-ce à peine dans la proportion de un sur mille, peut-être, qu'on les signale, en général. Je me bornerai donc à rapporter les suivants. En 1741, un navire qui arrivait des Antilles, avec des malades à bord, introduisit la fièvre jaune à Malaga. En 1762, un matelot arrivant, infecté de fièvre jaune, de la Havane, la transmit à sa famille, à Philadelphie. En 1975, un navire ayant des passagers malades, contamina la même ville. En 1798, la ville de New-Burry, aux États-Unis, n'avait pas un seul malade, lorsque le navire *le Sully* y arrive, portant des malades ; cinq jours après l'épidémie y débutait. En 1802, sous le gouvernement du général Richepanse, la Guadeloupe n'avait pas la fièvre jaune, lorsque la frégate *la Clorinde*, arrivant de Saint-Domingue, apporta 300 hommes, dont quelques-uns étaient malades, et entrèrent à l'hôpital. Aussitôt après, la Pointe-à-Pitre fut contaminée, et bientôt toute la colonie fut éprouvée.

En 1804, un navire part de Malaga, où régnait la fièvre jaune, et arrive le 1er septembre à Alhucemas, petit port d'Afrique, où se trouvaient les galères espagnoles. Une jeune passagère tombe malade pendant la traversée ; elle est néanmoins débarquée sans difficulté ; elle meurt deux jours après, et un second passager tombe malade à son tour ; on le réembarque sur le bâtiment, qui est mis en quarantaine, mais néanmoins, la ville et les galères étaient infectées par la fièvre jaune. En 1809, le garde-côtes *le Polly* arrive à Savannah de Géorgie, avec des malades, il envoie 2 hommes à l'hôpital et contamina ainsi le pays.

En 1821, la fièvre jaune fut portée de Barcelone à Tortose, dans les conditions suivantes (Bally, François et Pariset, p. 54) : « Jamais Tortose n'avait connu la fièvre jaune, et jusque dans les premiers jours du mois d'août la santé publique, malgré l'excès de la chaleur, y était aussi florissante qu'elle l'avait été jusqu'en juillet à Barcelone. Dans la nuit du 5 au 6 août, le bateau *Notre-Dame de la Cinta*, qui venait de Barcelone, entra dans Tortose et y jeta l'ancre. Sur ce bateau, se trouvaient, entre autres passagers, les nommés Salvador Curto, savonnier, et Bonaventure Puyg, matelot. A son arrivée, Puyg tombe malade, on l'envoie à la campagne, il y meurt de sa maladie, qui était la fièvre jaune, sans contaminer personne. Ce fait n'eut pas de suite, mais il n'en fut pas de même pour Salvador. Cet homme était malade dès la mer : on le débarque, on le porte chez lui, il est soigné par un de ses frères ; très-peu d'heures après son arrivée, il rend le dernier soupir ; bientôt son frère le suit: Un de leurs compagnons qui les visitait, a une maladie qu'on prend pour le choléra morbus, et dont il meurt. La femme de Salvador et deux de ses fils sont attaqués à leur tour ; tous trois succombent, après avoir eu des selles noires et un vomissement noir sanguinolent. Leur confesseur eut le même sort. Vient ensuite le principal de la fabrique de savon, puis son confesseur, puis les personnes qui l'avaient assisté. De ceux-ci, le mal court à d'autres ; il atteint les premiers qui se présentent : domestiques, parents, amis, voisins, ainsi de suite ; toute la rue Sainte-Catherine, où ils demeuraient, se remplit de fièvre jaune ; tout le quartier de la Costa del Capello est contaminé ; toute la ville est enfin envahie. »

Tortose, devenu un foyer d'infection, contamina à son tour d'autres pays par voie de mer ; en voici une preuve entre dix. Le 28 août 1821, un bateau parti de Tortose, où régnait la fièvre jaune, arriva à Méguinenza, où la santé publique était excellente ; un passager, se sentant malade pendant la traversée, s'alita dès son arrivée et mourut de fièvre jaune, le 30. De neuf personnes qui composaient sa famille, sept furent attaquées et moururent peu de jours après. La petite ville de Méguinenza se trouva contaminée de ce fait.

On sait qu'en 1821, la fièvre jaune fut portée à Majorque. L'étude de ce fait présente un grand intérêt, parce que les Baléares étant des îles, on ne peut, dans aucun cas, admettre aucune autre importation que celle des bâtiments. La ville chef-lieu de Palma jouissait, comme d'ailleurs toute l'île, d'une bonne santé ; quelques cas de fièvre scarlatine y étaient seuls observés, lorsque le 6 août 1821, un navire caboteur part de Barcelone et arrive le 8. Il avait à son bord, un marchand qui n'était pas porté sur le rôle, et qui demeurait à Palma, dans la rue de la Paz. Peu d'heures après son débarquement, cet homme se sent indisposé : frisson, fièvre, douleurs à la tête et aux lombes, enfin tous les symptômes d'une fièvre jaune moyenne dont il guérit cependant ; or, voilà que pendant sa convalescence, sa fille vomit noir et meurt.

Ces deux malades avaient reçu la visite de deux amis et de deux voisins : Poutet, Roig, Féminia et Manera. Or Poutet tombe malade et meurt ; sa femme, qui le soigne, est atteinte, à son tour, et meurt aussi ; puis leurs enfants subissent le même sort. Roig est atteint pendant qu'il était chez son patron, qui l'accompagne chez lui, aidé par un voisin ; ces deux individus sont frappés à leur tour et meurent, communiquant la maladie à ceux qui les soignent, et qui sont en rapport avec eux.

Féminia et Manera sont aussi frappées par la fièvre jaune ; le linge de cette dernière, porté dans la chambre d'un patron de barque, lui communique la maladie qu'il transmet, à son tour, à sa domestique, etc. Ces quatre individus demeuraient dans deux quartiers éloignés l'un de l'autre, de sorte que la maladie parut, presque dès le début, avoir deux foyers distincts, d'où elle s'irradia de proche en proche, jusqu'à ce qu'elle eût envahi la ville entière. Bailly (p. 63 et suivantes) suit ses progrès en citant les noms des victimes et démontrant en détail, comment se fit la transmission. Nous aurons à revenir sur ce fait, quand nous parlerons de l'extension de la maladie dans les villes.

En 1849, la barque *l'Alcyon*, contaminée à Baïa, arrive à Pernambuc avec des malades qu'elle envoie à l'hôpital ; elle infecte ainsi cette ville.

En 1852, les navires *le Gaston* et *le Génie*, venant de la Martinique, où regnait la fièvre jaune, envoyèrent des malades à l'hôpital de la Basse-Terre, à la Guadeloupe, et introduisirent, ainsi, la fièvre jaune dans cette île.

En 1859, la fièvre jaune régnait en Gambie. Le 9 août, l'aviso de l'État *le Rubis*, arrive de ce pays à Gorée, apportant un prêtre et un négociant malades. Le navire est admis, néanmoins, en libre pratique, et les deux passagers étaient si bien malades, qu'on les apporta à l'hôpital de Gorée sur des cadres. Ils sont couchés : l'abbé dans la salle des officiers supérieurs, le commis dans la chambre des civils ; chacune de ces deux salles, avait à côté d'elle, une salle de malades ordinaires.

Or, quatre jours après, un des individus couchant dans cette salle voisine, mais convalescent, et ayant passé à diverses reprises devant la porte ouverte des locaux où les passagers du *Rubis* se trouvaient, est atteint de la fièvre jaune. Puis, c'est un autre malade de la même salle; et pendant environ trois semaines les atteintes de typhus amaril se manifestaient dans l'hôpital, tandis qu'on n'en observait aucune autre, soit à la caserne, soit en ville. Ce n'est qu'après ce temps, que la maladie s'implanta dans divers endroits de Gorée, dont les maisons, sont très voisines de l'hôpital, très-agglomérées, et d'ailleurs très malpropres.

En 1866, la fièvre jaune régnait en Gambie. Un navire à voiles arrive à Gorée avec des passagers malades, et est admis en libre pratique, après une quarantaine illusoire. Parmi ces malades, était un négociant qui est porté chez lui, et qui guérit, d'ailleurs, après avoir présenté, pendant plusieurs jours, des accidents très-graves. Mais notons ce fait intéressant : un soldat est atteint par la maladie bientôt après. En allant aux renseignements, on découvre que ce soldat, qui était l'ordonnance du commandant supérieur, était allé aux provisions, à plusieurs reprises, dans cette maison de commerce. Nous aurons l'occasion de dire, plus loin, que les soldats qui successivement furent employés au même service, et couchèrent dans la même chambre, furent atteints, à leur tour, d'une manière remarquable.

Un des faits les mieux propres à montrer la contamination d'une ville, par un navire apportant des malades atteints de fièvre jaune, est celui du navire *l'Hécla* : partant de Cuba, où régnait la maladie, le 26 juillet 1865, et arrivant avec un mourant et deux malades à Swanséa, dans le canal de Bristol, en Angleterre, le 9 septembre. Ce navire, fut mis aussitôt en libre pratique et accosta le quai. Or, on vit, depuis le 15 septembre jusqu'au 4 octobre, une vingtaine d'habitants de la ville, être atteints de la fièvre jaune ; et c'étaient des individus qui avaient été en relations avec *l'Hécla* ou son équipage. La latitude de Swanséa est telle, que la fièvre jaune ne saurait y être considérée comme susceptible de se développer spontanément ; par conséquent, si des objections ou des doutes ont pu se présenter, quand il s'agissait des villes d'un pays chaud, il ne peut y avoir aucun doute pour le cas actuel.

2° Le navire apporte des individus en bonne santé, mais qui transmettent la maladie, parce qu'ils proviennent d'un milieu contaminé.

Il n'est pas nécessaire, avons-nous vu précédemment, qu'un navire ait des malades à son bord, au moment de son arrivée, pour constituer un danger, vis-à-vis du pays avec lequel il entre en communication; il suffit qu'il ait présenté, dans son équipage, ou ses passagers, des atteintes de fièvre jaune pendant sa traversée de retour, ou même antérieurement à cette traversée; il suffit même, à la rigueur, qu'il se soit trouvé pendant plus ou moins longtemps, en rapport avec un milieu, ou des individus contaminés, pour pouvoir, désormais, apporter la maladie dans un pays, où elle n'était pas jusque-là.

Ces exemples sont nombreux ici encore; et si, à la rigueur, la critique peut les discuter quelquefois, ce n'est qu'en admettant que dans ces cas, ce sont les effets des individus, et non leur personne, qu'on doit considérer comme le véhicule de la transmission de la maladie; c'est-à-dire que cette critique ne peut les révoquer en doute, qu'en admettant un mode de transmission de la maladie, encore moins direct. Par conséquent, loin d'affaiblir la portée des déductions qu'on était autorisé à en tirer, elle ne fait que la sanctionner et même l'étendre.

En 1763, un marin, arrivant de la Havane, qui était contaminée, vient loger dans sa famille à Philadelphie, et y transmet la fièvre jaune à ses parents, bien qu'il ne fut pas malade lui-même. Dans cette même année, 1763, un navire, ayant perdu du monde pendant la traversée de la Havane à Cadix, fut admis en libre pratique, et y introduisit la maladie. Les premiers cas se montrèrent dans un cabaret, où logeaient les matelots; puis les maisons voisines habitées par de pauvres gens furent atteintes, et ce n'est qu'après un mois, que le restant de la ville fut contaminé.

En 1794, un brig danois, qui avait eu des malades précédemment, mais dont l'équipage était en bonne santé, en ce moment, est envoyé à Saint-Thomas pour y relever des navires de la côte; il infecta la ville et la garnison, bien qu'il ne perdît personne lui-même.

En 1793, un navire qui avait perdu un homme pendant la traversée, mais qui n'avait pas de malades à bord, arrive de la Martinique, à Portsmouth dans le New-Hampshire ; les premières personnes atteintes par la fièvre jaune, furent des habitants de la maison, où logea le capitaine du bâtiment, qui lui-même, jouissait d'une parfaite santé.

En 1821, un capitaine de navire (Bally, p. 53), ayant eu plusieurs personnes de son équipage atteintes par la maladie pendant sa traversée, va se mettre en pension dans une auberge de Barcelonnette ; et, sans être malade lui-même, infecte cette maison, dont la plupart des habitants moururent. En 1821, le capitaine d'un bâtiment contaminé, *Joséphine*, allait prendre ses repas dans une maison particulière de Barcelonnette. Il y apporta la maladie, sans être malade lui-même ; et, de quatre habitants de cette maison, pas un ne guérit (Audouard, p. 345).

En 1821, M. Simiane, capitaine du brick *la Confiance*, qui avait eu plusieurs cas de fièvre jaune, va s'établir en sortant du lazaret dans une auberge de Barcelonnette. Au bout de huit jours, la maîtresse de cette auberge est atteinte et meurt. Son mari, qui la soigne, est atteint à son tour. Une servante et un enfant de cinq ans, qui étaient dans la maison, sont atteints et meurent aussi (B., F., P., p. 19).

En 1804, à Livourne, un boucher français demeurait dans la maison où descendirent des Espagnols, venant du navire contaminé : *l'Anna-Maria*. En dix jours, sa femme meurt ; puis c'est la maîtresse de la maison qui est atteinte ; pendant que cette dernière était malade, un capitaine d'infanterie vient la voir, et contracte la maladie.

En 1864, un charpentier qui était allé travailler avec deux de ses camarades dans l'île de Nassau, voit ses camarades succomber à la fièvre jaune ; il s'embarque sans retard sur un navire, revient aux Bermudes, son pays d'habitation ordinaire ; peu après son débarquement, il est atteint à son tour, succombe ; et fut l'origine d'une épidémie sévère.

Comme je l'ai dit, déjà, dans plus d'un de ces cas, on est en droit de se demander si c'est la personne elle-même, ou ses vêtements, ses hardes, les marchandises qu'elle apporte, qui recèlent la fièvre jaune ; mais remarquons qu'il serait oiseux de discuter bien longuement ; car d'une part, nous savons que les individus malades émettent des germes dangereux de fièvre jaune par eux-mêmes ; d'autre part, nous savons, aussi, que les effets à usage, les marchandises contaminées, ont la même propriété fâcheuse ; et alors, comme le fait de la possibilité de la transmission est prouvé deux fois pour une, il est inutile de s'attarder à faire des distinctions subtiles.

3° *Le navire apporte la fièvre jaune dans un pays, avec des marchandises ou des effets contaminés*

Nous avons vu précédemment, qu'un navire pouvait en contaminer un autre, rien qu'en lui donnant des objets de chargement ou des effets à usage ; il en découle naturellement qu'il peut contaminer la terre de la même manière. Les exemples sont très nombreux pour appuyer cette affirmation.

On dit qu'en 1702, la fièvre jaune fut apportée à New-York, par une balle de coton, qui arrivait de l'île Saint-Thomas des Antilles, où régnait la maladie ; et qu'en 1741, une malle de vêtements apportée des Antilles à Philadelphie, fut l'origine d'une sévère épidémie.

On a souvent cité aussi le fait suivant: « Un coffre rempli de linge infecté qui appartenait à M. James Bingham, mort de la fièvre jaune dans une des Antilles, fut, plusieurs mois après que ces effets eurent été reçus, ouvert par un jeune homme dans la famille de son frère; le jeune homme mourut promptement, mais personne autre ne fut infecté. Il est bien présumable que le fait rapporté par Rush, et plus tard par Bally, doit sa première origine à Lind, qui le raconte ainsi : Il y a peu d'années que les effets d'un gentilhomme mort de la fièvre jaune aux Barbades furent enfermés dans une malle et envoyés à ses amis de Philadelphie. Là, en ouvrant la malle qui contenait ces objets infectés, la famille tomba malade. On exposa ces mêmes effets à l'air pour les purifier; ils répandirent bientôt sur cette ville la contagion de cette fièvre qui fit périr 200 personnes. Le gentilhomme qui m'a fait ce rapport fut un de ceux qui eurent à en souffrir ». Ce dernier fait, rapporté par Caillot, et les auteurs du *Dictionnaire des sciences médicales*, est attribué par eux à l'ouvrage intitulé: *Essai sur les maladies des Européens dans les pays chauds*. Nous l'y avons cherché en vain; il se trouve dans un autre livre du même auteur qui a pour titre : *Two papers on fever y* etc. etc., Lond., 1763.

En 1794, un navire venant de la Martinique, apporta à New-Haven (Connecticut), une malle d'effets provenant d'un individu mort de fièvre jaune à Saint-Pierre. Trois personnes, qui avaient assisté à l'ouverture de cette malle, furent atteintes et moururent, communiquant à leur tour la maladie; et constituant le commencement d'une épidémie, qui emporta 64 personnes dans la ville (Currie).

En 1797, le navire *le Hind* qui avait eu des malades de fièvre jaune dans sa traversée de Port-au-Prince à Philadelphie, mais qui dans ce moment n'en avait plus, envoie des voiles à réparer chez un nommé Moyse, dans le magasin duquel, 4 personnes sont aussitôt atteintes par la maladie.

C'est par des effets à usage, que la fièvre jaune arriva à Lisbonne, lors de la fameuse épidémie de 1857, qui a si sévèrement frappé la capitale du Portugal. En effet, nous savons que le premier cas observé se manifesta le 22 juillet, sur un individu, nommé José Francisco, employé à visiter à la douane les bagages arrivant du Brésil.

En 1804, un boulanger de Livourne envoie du pain au navire *Anna-Maria* qui était contaminé. Ce pain était contenu dans des sacs, qui furent renvoyés du bord à terre deux jours après. Des ouvriers, qui couchèrent sur ces sacs, contractèrent la maladie, et la transmirent à plusieurs personnes.

En 1804, un navire suédois venant de Gibraltar, qui était contaminé, arrive à Carthagène; on le met en quarantaine, mais il parvient à débarquer, en fraude, un ballot de tissus de coton, qui était destiné au consul de Suède de Carthagène. — La fille de ce consul, déballe ces objets, et envoie, à un couvent de religieuses, des mouchoirs à ourler; or cette jeune fille fut la première personne atteinte par la fièvre jaune; et les 7 premiers cas qui suivirent, furent observés dans le couvent précité.

En 1855, une malle renfermant des vêtements d'un M. Lane, mort en 1853, près de Pensacola, fut ouverte à Brocklin; et quoique les germes y fussent renfermés depuis deux ans, 6 des personnes, qui avaient assisté à l'ouverture de la malle, tombèrent malades dans l'espace de deux ou trois jours (1855, fait du congrès de Genève en 1882: malle contenant des germes pendant deux ans).

Currie rapporte, d'après le Dr Tilton, le fait suivant, bien capable de montrer : que les effets sont peut être plus dangereux que les personnes, pour la transmission de la fièvre jaune. De Wilmington, la fièvre jaune arriva de Philadelphie, d'abord par une personne ayant fait le voyage en diligence ; mais elle ne se répandit pas, tandis que les chaloupes, chargées d'effets et de divers objets, qui vinrent par la rivière, furent plus fécondes, et la maladie commença par les maisons voisines du quai (Caizergues, p. 25).

Dans le rapport de la commission chargée de rechercher comment la fièvre jaune s'était déclarée à Pensacola, en Floride, en 1874, il y a ce fait très-remarquable. — Une petite fille est prise de la maladie, sans qu'on puisse tout d'abord saisir la raison de son atteinte, mais en allant aux renseignements ; on apprit que l'enfant avait joué à *cache-cache,* dans un grenier qui contenait de la vieille toile, apportée deux ans auparavant de la Nouvelle-Orléans, c'est-à-dire contaminée.

Voici enfin, un fait extrêmement curieux, et qui prouve combien le danger peut être grand dans des circonstances où il semblerait cependant qu'il n'est guère à craindre. En 1856, un navire arrivant de Cuba, avec la fièvre jaune, fut retenu en quarantaine au lazaret de New-York ; des hommes moururent, on jeta leur literie à la mer, qui la porta jusqu'à Ridge-Bay, lieu de villégiature, situé de l'autre côté de la baie, à plus d'un mille marin. — Un vieillard, le colonel Prince, qui habitait une villa en cet endroit, trouva, le matin, en se promenant sur la plage, ces objets qu'il remua seulement du bout de sa canne ; et quatre jours, après il tombait malade de la fièvre jaune, qui l'emporta dans l'espace d'une semaine.

Une question se pose naturellement ici, lorsqu'on parle de la transmission de la fièvre jaune, par les effets à usage ou les marchandises, provenant d'un navire contaminé ; c'est de savoir, quelles sont les substances qui se chargent de préférence des germes amarils. Or, si nous entrions dans des spécifications de détail, nous courrions le risque de nous attarder, et de retenir trop longtemps l'esprit du lecteur en suspens, de sorte que nous irons, sans plus tarder, à l'extrême. Nous parlerons des substances qui paraissent de prime abord les plus inoffensives, car, en vertu de l'adage : *qui peut le plus peut le moins* ; la question sera plus facilement éclaircie ainsi.

Eh bien, il y a des exemples de transmission de fièvre jaune par des matières qui sembleraient ne pas devoir être soupçonnées : la terre, les pierres ayant servi de lest, par exemple. Nous allons en fournir un, que nous trouvons dans le *Compte rendu du service médical de la marine militaire des États-Unis pour* 1879 (p. 711).

En juillet 1878, on constata dans le port (Navy-Yard) de New-York, 6 cas de fièvre jaune, entraînant 3 décès. Ces cas furent fournis par des hommes de l'équipage de deux navires : *le Colorado* et *le Vermont*. Ces deux navires étaient placés, à peu près nord et sud, relativement l'un à l'autre, et à deux cents mètres de distance ; *le Colorado* ayant le cap au nord-est, *le Vermont* le cap au sud-ouest, de sorte qu'ils se visageaient par le côté de tribord. Or, il est à remarquer, que les individus atteints, sur les deux bâtiments, couchaient presque tous à tribord.

Comme *le Vermont* était dans un bassin, et que *le Colorado* était bord à quai, les deux navires étaient séparés par une surface de terre. Cette surface, avait reçu du lest de plusieurs navires, notamment : 1° Celui du trois-mâts barque *Juanita-Clar*, qui était parti le 29 mai de la Havane, et arrivé le 10 juin à New-York ; 2° Celui du navire *le Castilda*, qui avait pris le sien en janvier, à Saint-Thomas, et l'avait gardé jusquelà, quoique ayant fait un voyage à Londres. Le lest de ces bâtiments avait été répandu sur le sol, sur une épaisseur variant de cinq à cinquante centimètres, de manière à égaliser sa surface.

D'après les médecins de la marine de New-York, c'est le lest du *Juanita-Clar*, qui renfermait des germes amarils. Ce navire n'avait cependant pas eu de malades à son bord, et n'avait pas fait de quarantaine à son arrivée à la Havane, ayant une patente nette. Pour la commission médicale, qui étudia cette petite épidémie, il n'y eut pas de doute ; car si la maladie n'était pas provenue du lest de *la Juanita-Clar*, venant de la Havane, elle aurait dû sa naissance à celui du *Castilda*, venant de Saint-Thomas. Or, on le voit, la source est bien spécifiée ; et il faudra désormais, en présence d'une épidémie, dont on ne trouverait pas la filiation, par ailleurs, se demander si quelque chose d'analogue ne pourrait pas être incriminé.

Donc, on voit que toutes les substances, qui peuvent constituer le chargement d'un navire, ont la triste prérogative de pouvoir être, à un moment donné, le véhicule des germes de la fièvre jaune. On m'accordera que, si quelquefois de la terre et des pierres, provenant du lest, ont été le corps du délit, *a fortiori* les tissus, les matières organiques, les graines, le sucre, etc. etc., ont pu être incriminés, avec raison.

4° *Le navire infecte des habitants du pays qui vont à bord*

Dans l'étude que nous faisons, de la transmission de la fièvre jaune, nous avons essayé de montrer, au lecteur, les faits, dans un ordre logique, c'est-à-dire en allant du simple au composé. C'est ainsi, que nous avons cité d'abord les cas où le navire apporte des malades, qui vont directement infecter les individus bien portants. Nous avons vu, ensuite, que cette condition n'était pas nécessaire, puisqu'il suffisait à des individus d'avoir habité un endroit contaminé, pour constituer un danger, en ce qui touche la fièvre jaune. Bien plus, nous n'avons spécifié encore que les objets inanimés; effets à usage, chargement, etc., provenant d'un navire contaminé, peuvent transmettre la maladie. Nous allons voir, maintenant, qu'il faut même moins que cela ; il suffit qu'un habitant d'un pays, non contaminé de fièvre jaune, aille à bord d'un navire infecté, pour être exposé à contracter la maladie, et pouvoir la communiquer à ses compatriotes.

Les exemples sont encore très nombreux dans cet ordre d'idées, ainsi qu'on va le voir.

En 1797, le navire *l'Aréthuse*, contaminé à Cuba, arriva à Philadelphie, il avait pris un pilote au cap Delaware ; ce pilote tomba malade peu après son débarquement ; le navire fut amarré au quai, à côté de deux autres qu'il contamina aussi ; et des individus qui allèrent à bord, ou même, qui ne firent que passer sur son pont pour aller à terre, furent atteints à leur tour. En 1802, un lieutenant de douanes, qui avait passé plusieurs jours à bord d'un bâtiment de guerre, retenu au lazaret de Brest, fut atteint de fièvre jaune. Un employé des douanes, de service sur le brigantin *le Taille-Pierre*, qui n'avait cependant pas de malades, fut atteint de fièvre jaune, à Barcelone, le 10 août 1821 ; il alla s'aliter chez lui, où il fut soigné par trois femmes, qui furent atteintes, à leur tour; et communiquèrent la maladie à un grand nombre de voisins, et autres personnes qui vinrent les voir.

En 1824, le schooner *l'Émigrant*, arriva de la Havane à la Nouvelle-Orléans avec des malades à bord. Un matelot du remorqueur qui le conduit au mouillage, communique avec l'équipage, et constitue la première victime de l'épidémie.

Les premiers malades de Porto, en 1851, furent des gardes de santé qui avaient été envoyés sur *le Tentadora*, arrivant contaminé du Brésil.

Le premier malade de Barcelone, en 1821, fut probablement un menuisier (Bally François et Pariset, page 32), qui demeurait près du port, et qui travaillait sur un bâtiment ; il transmit la maladie à 4 personnes qui vivaient chez lui.

En 1821, un charpentier, employé à Barcelone sur un navire où régnait la fièvre jaune, est atteint ; il s'en va, en toute hâte, dans son village voisin, où sa mère contracte la maladie, en le soignant.

Il n'est pas nécessaire d'avoir passé bien longtemps sur le navire contaminé, pour y avoir puisé les germes de la maladie ; il a suffi, parfois, aux individus susceptibles de contracter la maladie, de séjourner quelques heures à bord, pour s'y contaminer dangereusement. En voici la preuve.

En 1821, le capitaine du navire *le Grand-Turc*, qui était contaminé par la fièvre jaune, fait venir sa famille à bord pour passer la journée avec lui ; peu après toute sa famille, composée de la mère, de plusieurs enfants et d'une domestique, est atteinte par la maladie. Peu de jours après, le contre-maître du même bâtiment reçoit sa femme, sa belle-sœur et son beau-frère, qui viennent en visite à bord ; et, vingt-quatre heures après, ce beau-frère et sa belle-sœur étaient atteints mortellement. Sur 40 personnes qui montèrent sur le navire *le Grand-Turc*, à Barcelone, le 15 juillet 1821, pour voir une fête nautique, qui se donnait dans le port, 35 moururent de la fièvre jaune.

En 1821, le nommé Gabriel Roma, sellier et amateur de pêche, s'en va faire une partie en mer avec des matelots d'un navire contaminé de fièvre jaune. Le poisson pris est mangé en commun à bord et, en rentrant chez lui, Gabriel Roma est atteint et succombe. Ajoutons que, la femme qui le soigne est prise à son tour; et que les habitants de la maison perdent, en peu de jours, plusieurs personnes. La belle-sœur de Roma, qui vint le voir pendant sa maladie, fut atteinte de son côté. Et enfin une voisine qui, par curiosité. vint regarder Roma sur son lit d'agonie, y gagna anssi la fièvre jaune.

En 1821, il s'est produit le fait suivant, qui montre qu'un navire peut être dangereux, même sans qu'il ait des malades à bord. Une frégate espagnole arrive à Carthagène, en Espagne, venant de la Havane, où régnait la fièvre jaune. On allait l'admettre en libre pratique, lorsqu'on se décide à la mettre en quarantaine, à cause de l'état sanitaire de la Havane, bien qu'elle n'eût pas de malades à bord. On embarque des gardes sanitaires et des travailleurs pour le déchargement ; ils sont atteints peu après de fièvre jaune. On envoie alors la frégate au lazaret de Mahon, où des gardes sanitaires du pays furent atteints aussi, bien qu'aucun homme de l'équipage ne fût malade.

En 1821, la fièvre jaune éclata aussi à Malaga, Bally (*Rapport*, p. 112 et suiv.) démontre qu'elle fut apporté par des navires venus de la Havane ; et que le premier habitant malade, fut le fils d'un calfat, qui avait travaillé à bord d'un de ces navires ; de même, qu'il montre, comment les voisins de ce calfat furent tour à tour atteints par l'épidémie.

En 1841, le navire *Reine Victoria*, arriva à Guyaquil contaminé, et infecta les charpentiers qui vinrent travailler à bord; ceux-ci transmirent la fièvre jaune à leurs parents.

En 1850, à Cayenne, l'épidémie fut due au bateau à vapeur *le Tartare* qui venait de remplir une mission au Para où régnait la fièvre jaune. Un habitant du pays, qui était allé déjeuner à bord où il n'y avait cependant pas de malades, fut la première victime de la colonie. C'est en vain qu'on essaya, ensuite, de contester la réalité de cette propagation, en disant : qu'un sergent était mort avant, de maladie suspecte. — Le médecin en chef, M. Laure, montra, dans son rapport au ministre, que la contamination de la colonie ne reconnaissait pas d'autre cause.

En 1850, le navire *Duarte IV* apporta la fièvre jaune à Porto; les premiers malades de la ville, furent cinq douaniers qui avaient été envoyés à bord. En 1851, ce furent, encore à Porto, des gardes de santé qui furent les premières victimes.

Le fait seul d'aller visiter le navire pendant de courts instants, de passer même sur son pont, peut entraîner l'infection : les faits sont parfaitement probants à cet égard. En 1861, à Saint-Nazaire, divers hommes du *Chastang*, des gabares, etc. etc., contractèrent la maladie, pour être allés seulement à bord du *Anne-Marie*, voir opérer le déchargement des caisses à sucre; et des matelots du *Dardanelles* et l'*Oréquipa*, furent contaminés de par le seul fait d'avoir traversé le pont du *Anne-Marie*, pour aller de leur navire à terre.

En 1823, au port du Passage, des charpentiers qui travaillaient au carénage du *Donastiera*, furent atteints par la maladie, bien qu'ils n'eussent pas habité dans l'intérieur du navire, mais pour avoir séjourné, seulement, le long de ses parois extérieures, ouvertes par l'enlèvement d'un bordage avarié.

Il faut encore moins que tout cela : le fait d'avoir passé un instant, le long d'un bâtiment infecté de fièvre jaune, peut avoir les plus terribles conséquences ; et j'ajouterai, que c'est un des faits les plus remarquables, dans l'histoire de la transmission de la fièvre jaune.

Mais, voici un fait bien plus extraordinaire, et par conséquent bien plus remarquable encore : Ayamonte est une petite ville située à l'extrémité occidentale du royaume de Séville, presque à l'embouchure de la Guadiana, qui la sépare des Algarve. Cette ville eut, en 1804, une épidémie de fièvre jaune ; trois de ses rues, la rue Saint-Antoine, la rue Neuve et la rue de la Mercerie, étaient infectées. Le Dr Florès, qui a joué un rôle important dans les efforts tentés contre cette épidémie, et qui fut envoyé par l'autorité, à Ayamonte, pour traiter la maladie, en a fourni les détails. Après en avoir délivré les habitants, il en chercha l'origine, et il apprit qu'un pêcheur, étant à la mer, avait vendu son poisson à un navire de guerre qui sortait de Gibraltar, et à cette époque Gibraltar avait la fièvre jaune. Ce pêcheur reçut, en échange, du fromage et du biscuit de mer ; il apporta ces objets à Ayamonte, dans sa maison, rue Saint-Antoine. Bientôt lui et les siens, au nombre de cinq ou six personnes, tombèrent malades et moururent. Presque tout de suite, la maladie gagna les maisons voisines, puis toute la rue, puis les deux rues adjacentes. C'est là qu'elle fut bornée, par les soins du Dr Florès ; mais remarquons que le médecin, qu'il employa au traitement des malades, mourut.

— Au-delà de ces trois rues que M. Florès fit fermer, personne ne tomba malade, à l'exception de l'apothicaire, bien, cependant que rien n'entrât chez lui, provenant du foyer, sans avoir été trempé dansle vinaigre (Pariset, p. 89).

Un fait semblable s'est produit aux îles du cap Vert. En 1807, deux pêcheurs de l'île de Mai, voient passer un navire qui venait du golfe de Guinée, et qui avait des malades à bord ; ils vont lui vendre du poisson, et communiquent quelques instants seulement avec lui. Ce fut suffisant pour qu'ils contractassent la maladie, et infectassent leur pays.

Pour nous résumer, nous voyons donc : qu'un navire, portant les germes de la fièvre jaune dans ses flancs, peut être un danger pour la santé publique, même alors que les individus du pays dans lequel il arrive, ont des relations de peu de durée, consistant à peine dans un simple rapprochement de voisinage. Nous allons voir d'autres faits qui prouvent : que l'infection peut être le résultat de conditions moindres encore.

5° *Le navire peut infecter le pays, par le seul intermédiaire du vent*

En allant, comme nous l'avons dit, du simple au composé, nous arrivons à dire : qu'il n'est pas même nécessaire qu'il y ait eu des communications directes entre un navire infecté et une ville, pour que celle-ci reçoive la fièvre jaune. Les effluves morbides portées par le vent, peuvent, à elles seules, être suffisantes pour cette transmission. En voici la preuve :

En 1821, plusieurs individus, qui demeuraient contre le mur de la ville qui regarde le port de Barcelone, furent contaminés, par le seul fait des effluves apportées par le vent.

L'épidémie de Saint-Nazaire, en 1862, nous a fourni des exemples frappants de cette contamination par l'intermédiaire du vent ; le plus remarquable, d'entre tous, est celui du tailleur de pierre, qui travaillait sous le vent, à 220 mètres de *l'Anne-Marie*, de l'autre côté du bassin.

Un fait trés-curieux aussi de contamination d'un navire par simple action de voisinage est celui du *Vermont* et du *Colorado*, dans le dock yard de New-York, en 1878 (G. Ayers de la marine, U. S.). Ces navires étaient amarrés comme je l'ai dit plus haut (page 553), contre un quai sur lequel on répandit des

pierres et de la terre ayant servi de lest à un navire arrivé de la
Havane, à la date du 19 juin 1878. Or, j'ai dit : que *le Vermont*
et *le Colorado* présentèrent dans le courant de juillet, 6 cas de
fièvre jaune dont 3 furent mortels ; et l'épidémie ne s'arrêta
qu'après l'emploi de moyens de désinfection.

Rush, a dit que dans l'épidémie de 1793, il y eut des faits de
transport des germes de la fièvre jaune à 150 et 200 toises. —
Je rappellerai en passant ici, que divers auteurs ont pensé que
les germes peuvent être emportés par le vent à un quart de
mille (466 mètres). —Strobel, à Charleston, en 1839, a cru constater le transport jusqu'à 900 mètres.

Lorsque j'ai parlé de la transmission de la maladie, de navire
à navire, j'ai dit qu'on avait évalué, d'une manière un peu arbitraire, mais enfin, avec quelques chances de probabilité, que
jusqu'à la distance de 500 mètres, il peut y avoir du danger
pour les individus placés dans le voisinage d'un lieu contaminé. Je crois que pour le cas présent nous pouvons admettre
les mêmes chiffres, et par conséquent, penser : qu'à terre comme
à la mer, cette distance doit au moins être laissée, le cas échéant,
entre les malades et les individus bien portants, si on veut éviter
les chances d'accident.

6° *Un navire qui arrive contaminé dans un port, et qui est y
admis en libre pratique, sans précaution, infecte-t-il toujours le pays ?*

Heureusement, toute les imprudences ne sont pas suivies des
accidents qu'elles pourraient entraîner logiquement ; cette proposition, qui est passée dans le domaine des proverbes, est applicable à la fièvre jaune, comme à tout, en ce monde. Nous possédons maints et maints exemples qui le prouvent ; que de fois, en
effet, n'a-t-on pas vu, soit dans un port des pays tropicaux, soit
dans un port des pays tempérés, des faits de ce genre. En
voici un, qui ne manque pas d'être remarquable : Au commencement du mois d'août 1802, un navire américain *le Colombia* arrive à Marseille, et y fait la quarantaine d'usage. Le jour
où il est admis en libre pratique, le capitaine tombe malade et
meurt six jours après de fièvre jaune, le lendemain un matelot
est atteint de la même manière. Une consultation de médecins

reconnaît la maladie ; et, comme un troisième individu est atteint, le navire est aussitôt renvoyé en quarantaine. Dix jours après, on le met de nouveau en libre pratique, mais peu après un matelot est pris encore par la maladie. Le navire est renvoyé une troisième fois en quarantaine, et il perd encore 3 hommes de typhus amaril. Marseille fut donc exposée, à trois reprises différentes, à l'invasion de la maladie, sans qu'il en soit résulté une épidémie.

Dans les annales de maints lazarets, et de maints ports d'Europe, des faits analogues se rencontrent à chaque instant ; je me souviens d'un d'entre eux qui m'a frappé très vivement dans le temps. En 1856, un navire de guerre, venant des Antilles où régnait la fièvre jaune, arrive à Toulon, et est admis en libre pratique ; deux ou trois jours après, il envoie à l'hôpital de Saint-Mandrier, un jeune novice qui présenta tous les phénomènes de la fièvre jaune, et dont j'ai pu vérifier le diagnostic par l'autopsie. Ce malade, avait été reçu sans précaution à l'hôpital, avait été soigné dans une salle ordinaire, sans qu'on songeât à l'isoler; son autopsie fut faite sans aucune précaution, non plus, et cependant il n'y eut pas transmission de la maladie.

Des faits analogues se rencontrent, nombreux, dans les pays chauds de l'Afrique et de l'Amérique ; en voici, encore, un entre cent ; il est assez remarquable, comme on va le voir. En 1876, pendant que je dirigeais le service de santé de la Martinique, un navire de commerce : *le Ludovic*, arrivant de Cayenne, où régnait la fièvre jaune, débarque un malade à Saint-Pierre, et le fait admettre à l'hôpital maritime. Cet homme fut couché dans une salle ordinaire, à côté d'autres Européens ; et dans un moment, où il semblait : que tout était favorable pour une explosion épidémique. Aussitôt que je fus prévenu, je fis remporter ce malade sur *le Ludovic*, qui fut envoyé, sans retard, au lazaret, où il subit une quarantaine. Mais les relations entre malades et Européens bien portants, entre le navire contaminé et la ville saine, avait été tellement intimes et multipliées que je craignis, très-vivement, de voir surgir une épidémie ; il n'en fut rien, malgré ces chances de contamination, la maladie ne se propagea pas. Ceci prouve : que pour le développement des épidémies, ils faut un certain nombre de facteurs convergents, qui, heureusement, ne se retrouvent pas, partout et toujours, fatalement.

En 1839, en 1856, il y a eu des faits semblables à la Martinique ; je pourrais sans peine en fournir d'analogues, pour la Guadeloupe, la Havane, la Nouvelle-Orléans, le Sénégal, le Brésil, etc. etc.

La conclusion à tirer, c'est que : très-heureusement il arrive parfois, que l'apport du germe de la maladie est infécond dans un pays. Mais il arrive si souvent le contraire, que la prudence commande de considérer les faits, dont je viens de parler, comme des exceptions ; exceptions qu'il faut connaître ; mais qui, dans aucun cas, ne doivent faire départir les médecins et les autorités, de la plus grande prudence, et de la plus vigilante surveillance.

7° Du rôle des relations illicites, entre les navires et la terre, dans l'apparition de la fièvre jaune dans un port

Nous ne devons pas oublier d'étudier, maintenant, ces relations qui. dans maintes circonstances, ont joué un rôle très-important dans l'apparition de la fièvre jaune. En oubliant d'en tenir compte, on s'exposerait, pour bien des cas, à ne pas trouver l'explication de l'infection d'un port ; alors, au contraire, que cette explication est toute simple et toute naturelle, si on tient compte de ces relations illicites, entre un navire contaminé et la terre.

Les relations illicites et cachées, entre les navires et la terre, exposent à la fièvre jaune par un mécanisme exactement semblable à celui que nous avons étudié précédemment. En effet : tantôt, c'est un malade qui débarque subrepticement du navire contaminé, et va infecter, à terre, un point qui devient à son tour un foyer morbide ; d'autres fois, c'est un, ou des individus, bien portants, qui violent une quarantaine ou un cordon sanitaire, et vont, ainsi, introduire la fièvre jaune dans un endroit sain ; dans une autre circonstance, c'est par le débarquement de marchandises, ou d'effets à usage, que la maladie se transmet. Dans une quatrième catégorie, se range le cas des contrebandiers, bien portants, qui vont prendre la fièvre jaune à bord d'un navire contaminé en faisant la fraude. Il est inutile de parler de la cinquième catégorie : transmission des germes par le vent, car ce que nous avons dit précédemment le rend inutile.

Comme d'habitude, fournissons un certain nombre d'exemples, à l'appui de ces divers modes de contamination.

Pour le cas où un navire apporte des malades, nous n'avons qu'à rappeler les faits dont nous avons parlé précédemment : celui de la transmission de la fièvre jaune, en 1802, à Saint-Thomas des Antilles, par un navire ayant des malades à bord, et qui communiqua frauduleusement avec la terre. Citons aussi la contamination de Majorque, en 1821, par un passager qui n'était pas porté sur le rôle d'équipage, et qui débarqua, ainsi, malade, sans que l'autorité du port de Palma en eût connaissance, dans le premier moment.

Pour celui, où des individus en bonne santé, mais provenant d'un lieu contaminé, vont porter la fièvre jaune dans un pays sain, citons l'infection de la ville d'Algésiras, en 1800, par des contrebandiers venant de Gibraltar.

Pour ce qui est des effets à usage ou des marchandises débarquant illicitement d'un navire contaminé, nous connaissons déjà (voir ci-dessus, page 551) le fait de la famille du fonctionnaire de Carthagène en 1804 qui fut contaminée, pour avoir reçu un ballot de marchandises, provenant d'un navire en quarantaine.

Le fait de la contamination de Malaga, en 1804, est très-remarquable, dans cet ordre d'idées. — En effet, un navire, *le Jeune-Nicolas*, arrive, et est mis en quarantaine. Un contrebandier, nommé Félix Munos, va à bord, en compagnie des frères Verduras ; il tombe malade, et plusieurs personnes de la famille des Verduras furent atteintes aussi. De ces deux maisons, la fièvre jaune se répandit dans la ville.

Enfin, pour ce qui est de la contamination des individus qui vont à bord d'un navire contaminé, en violant la quarantaine, nous en possédons un grand nombre. En voici, entre autres, un dont j'ai eu connaissance : Un individu, en 1880, sur rade de Dakar, viole la quarantaine d'un navire, arrivant contaminé de Saint-Louis, et y passe une soirée, à causer avec des camarades, en riant du bon tour qu'il jouait ainsi à l'autorité sanitaire. Or, le surlendemain il était atteint, et il mourut.

III

COMMENT LA FIÈVRE JAUNE S'ÉTEND DANS UN PAYS CONTAMINÉ

Nous avons vu précédemment : d'une part, le rôle des navires dans la transmission de la fièvre jaune, d'un pays à un autre, par voie de mer ; d'autre part, comment la maladie passe de ces navires à terre. Nous avons besoin, maintenant, pour poursuivre notre étude sur les conditions de cette transmission, de rechercher, comment la fièvre jaune se propage et s'étend, dans un port, une fois qu'il a été contaminé.

A ce sujet, il nous faut spécifier, tout d'abord, quelques points généraux, avant d'entrer dans les détails des faits : c'est ainsi que je dirai d'abord que, très généralement, la fièvre jaune n'éclate pas dans un port contaminé par un grand nombre d'atteintes simultanées, même lorsque l'épidémie doit être sévère ou doit durer longtemps. Trop souvent, on observe d'abord : un, deux, trois cas qui paraissent isolés, qui parfois peuvent sembler ne pas avoir de relations bien directes ou bien évidentes entre eux. Et, chose qui, trop souvent, vient décupler les mauvaises chances courues par la localité, il arrive, trop fréquemment aussi, que les premiers cas ne sont pas typiques ; mais, au contraire, laissent plus ou moins place au doute ; de sorte que la discussion, qui a lieu au sujet de la nature de la maladie, dans les premiers moments, fait perdre un temps précieux, et augmente très-considérablement les mauvaises chances.

En revanche, après cette période de prise de possession ·latente du pays par la maladie, si je puis m'exprimer ainsi, l'épidémie éclate d'une manière indiscutable désormais ; elle atteint assez rapidement, alors, une intensité qui, souvent, est son maximum. — Quant à son évolution ultérieure, elle est en rapport, on le comprend, avec une infinité de conditions, telles que : les oscillations atmosphériques, les mouvements de la population, etc. etc.

C'est très-généralement, dans les points spéciaux, et qu'on pourrait appeler : les lieux d'élection de la maladie, que naît la fièvre jaune dans une ville ; et cela, tant sous les tropiques, que dans les pays tempérés. Nous aurons à spécifier, tantôt, ces lieux d'élection morbide.

Comme on l'a fait remarquer avec raison, les épidémies de fièvre jaune diffèrent beaucoup entre elles, sous le rapport de l'espace qu'elles occupent dans les pays envahis ; tantôt elles règnent sur une vaste surface de la ville ; tantôt, au contraire, le plus souvent même, peut-on dire, elles se cantonnent dans des endroits spéciaux assez limités, très-restreints même parfois ; et alors, même dans le cas où toute la ville subit ses atteintes, c'est dans ces endroits qu'elle semble frapper avec prédilection.

C'est ainsi, par exemple, qu'il n'est pas rare de voir la maladie frapper exclusivement : un quartier, une rue, une maison, un étage, alors qu'elle respecte, d'une manière très-étrange, tel autre quartier, telle autre maison, tel autre étage voisin, sans qu'on en saisisse bien la raison, au premier coup d'œil. Et cependant, par le raisonnement, on peut arriver, le plus souvent, à démêler, dans ces caprices apparents de la maladie, le mode de propagation. Un œil exercé peut voir ce mode de propagation se dérouler d'une manière assez claire, pour n'avoir pas de peine à connaître les moyens qu'il devra employer, pour lutter efficacement contre l'extension du fléau.

Pour éviter les obscurités, dans l'étude que nous entreprenons, sur la manière dont la fièvre jaune s'étend dans un pays contaminé, il va nous falloir envisager séparément deux points de vue qui, souvent, dans la pratique, se touchent et s'enchevêtrent d'une manière intime. C'est ainsi, que nous allons nous occuper d'abord des lieux, d'où la maladie apportée part pour se propager, plus ou moins loin, de son foyer d'origine. Ensuite, nous verrons, ce qui regarde les personnes, qui sont successivement atteintes par l'expansion épidémique. Sans doute, cette manière de procéder entraînera des longueurs, et des redites. Mais cette imperfection sera peu de chose si, en revanche, notre manière de procéder rend le problème moins difficile à comprendre, et fixe plus aisément les idées sur le point qui nous occupe.

Locaux

Pour ce qui est des locaux, d'où la fièvre jaune, apportée du

dehors, s'échappe pour se propager dans une localité ; nous
avons spécifié déjà maints détails. En effet, nous avons vu précédemment qu'un navire peut introduire la fièvre jaune dans un
port, soit par des malades qu'il apporte, soit par des individus
bien portants qu'il débarque, soit par l'intermédiaire des gens du
pays qui viennent à bord, soit par des effets ou des marchandises qu'il renfermait, soit enfin par l'intermédiaire de l'air. Il en
résulte, que les locaux où la maladie débute de préférence, sont
les hôpitaux, les hôtels, les lieux que fréquentent les étrangers,
les magasins, docks, entrepôts, etc. etc., les maisons voisines
du quai, ou celles qui ont reçu des individus ou des objets provenant du navire contaminé.

Hôpitaux

Dans nombre de circonstances, c'est de l'hôpital, où avaient
été débarqués des malades, que la fièvre jaune s'échappe, pour
s'irradier de proche en proche, et constituer une épidémie.
Dans ce cas, comme on l'a fait remarquer, souvent la transmission est si claire qu'on la saisit sans peine. Mais, plus d'une
fois, elle est moins facilement tangible, parce qu'on ignore le
détail des faits ; néanmoins, le mécanisme de la transmission est
simple.

Pour ce cas-ci, les faits sont nombreux dans l'histoire de la
fièvre jaune ; on pourrait, sans grande difficulté, colliger des
exemples de toutes les variétés, qui peuvent se présenter, dans la
pratique. Mais la chose n'aurait pas grande utilité, je crois, car
le mode d'extension de la maladie, se comprend si bien, qu'il est
à peine besoin de le signaler.

Aussi, aux faits que j'ai indiqués déjà lorsque j'ai parlé précédemment des navires qui apportaient des malades dans un port
maritime, je me bornerai à ajouter : qu'en 1804, à Alicante, on
apporta à l'hôpital 5 malades, provenant de deux gardes-côtes ;
ces malades transmirent la fièvre jaune à leurs voisins. L'hôpital fut infecté ainsi et infecta à son tour la ville.

En 1811, une jeune fille de Barcelonette fut admise à l'hôpital
de Barcelone, dans la salle de clinique où il n'y avait pas de fièvre
jaune encore ; les trois femmes dont les lits avoisinaient le sien,
furent infectées aussitôt (B., F. P., p. 42).

Cabarets

Dans nombre de circonstances, on a vu la maladie débuter par un cabaret ; et, partir de là, comme d'un foyer initial, pour se répandre dans la localité.

En 1763, un navire, venant de la Havane, et ayant perdu du monde pendant la traversée, est admis en libre pratique à Cadix. Ses matelots vont loger dans un cabaret, près du port. Quelques jours après, des atteintes de fièvre jaune survinrent dans ce cabaret ; puis les maisons voisines, occupées par des pauvres gens, furent contaminées ; et ce n'est qu'après un mois de cet état, que divers points de la ville, plus ou moins éloignés de ce foyer d'origine, présentèrent des cas de la maladie.

En 1793, la fièvre jaune débuta à Philadelphie par une hôtellerie de bas étage, où logeaient les matelots d'un corsaire français, qui arrivait, contaminé, des Antilles. Les premières victimes furent, les personnes de la classe pauvre de la ville, qui la fréquentaient. C'est encore, de proche en proche, que la maladie s'étendit dans le quartier d'abord, dans le restant de la ville, ensuite.

En 1795, un navire apporta des passagers malades dans la même ville ; et la maladie débuta, encore, par une auberge à matelots et à ouvriers, d'où elle se répandit, de proche en proche.

En 1802, le corsaire : *Sans-Culottes*, capture un navire espagnol, et le conduit à Philadelphie. Les matelots du corsaire vont loger dans une auberge, où, quatre jours après, il y eut des cas de fièvre jaune, qui allèrent s'étendant, de proche en proche, dans la ville. D'autres ont pensé que la contamination s'effectua par les passagers d'un paquebot qui arrivait d'Haïti. Mais le fait reste, dans tous les cas le même, car dans les deux hypothèses, c'est bien par une auberge à matelots, que débuta la maladie.

En 1851, la frégate *la Sybille* qui était arrivée le 23 juillet à la Martinique, où la santé était bonne, eut son équipage atteint par la fièvre jaune, le 24 août, par le fait de relations extérieures. Le 26 août, elle fait porter un matelot à l'hôpital de Fort-de-France. Les hommes, qui avaient accompagné ce malade, vont boire dans un cabaret, où était une Européenne, arrivée depuis 5 mois, à peine. Cette femme fut prise par la maladie le 30 août, et succomba peu après.

Pendant l'été de 1874, une épidémie de fièvre jaune éclata à Pensacola. En allant aux renseignements sur les conditions de son origine, la commission médicale intituée à cet effet reconnut : que le 28 mai, un navire espagnol, *Virtuoso*, était arrivé de la Havane, avec des malades de fièvre jaune à bord ; et que, malgré la quarantaine, qui lui fut imposée, les déchargeurs, qui passaient leur journée à bord, venaient passer la nuit dans des cabarets de Pensacola, et vendaient divers objets qu'ils avaient dérobés. Quelques-uns de ces déchargeurs allèrent à Washington, et au village de Voolsey, où la maladie fut apportée par eux.

Le danger que peuvent présenter les cabarets à matelots, sous le rapport qui nous occupe, se comprend facilement. C'est là, en effet, que des hommes déjà malades, ou bien ayant communiqué avec des foyers amarils ; ou bien encore, portant des habits souillés ou des objets contaminés, viennent passer de longues heures, dans une promiscuité intime. Dans ces bouges, sales toujours, infects parfois, au milieu d'une atmosphère polluée de toutes les émanations malsaines, et, le plus souvent, surchauffée par le feu, les lumières, les boissons chaudes, l'alcool, l'encombrement des individus, etc., se touvent les conditions les plus favorables à la propagation des germes morbides. D'autre part, les cabarets sont les centres, ou aboutissent, à certaines heures, des individus qui vont ensuite séjourner ou habiter plus ou moins loin ; de sorte qu'il est facile de comprendre : que lorsqu'un d'eux est contaminé par un apport amaril, il peut, non seulement, infecter beaucoup de monde, mais encore faire apparaître la maladie dans des quartiers et des locaux très-divers, parfois très-éloignés.

Hôtels de voyageurs

On a vu souvent, aussi, la maladie débuter dans un hôtel où descendent les voyageurs ; hôtel qui peut être, du premier, du moyen ou du dernier ordre, on le comprend ; car les personnes de la classe élevée, comme celles de la plus inférieure, peuvent fournir un aliment à la maladie.

En 1800, le navire *le Delphin*, venant de la Havane qui était contaminée, apporta à Cadix un M. Valientes, intendant de la Havane, qui alla loger dans un hôtel de la ville. Bientôt après, la maladie se déclara dans cet hôtel ; et les maisons voisines furent bientôt envahies, à leur tour, de proche en proche.

Le navire de guerre anglais *le Nettle*, arrive sur rade de Morant-bey (Jamaïque), vers le 12 novembre 1866. Peu de jours avant, des équipages de navires mouillés à 8 milles de là, et ayant des relations continuelles avec Morant-bey, avaient présenté des cas de fièvre jaune. Le commandant en second, son domestique et le médecin du bord, vont loger à terre dans un hôtel ; le domestique est atteint le 19, et succombe le 22 novembre ; le médecin qui le soigne, tombe malade et meurt le 10 décembre. *Le Nettle*, quitte Morant-bey le 25 novembre, et arrive à Port-Royal de la Jamaïque le 26 ; un de ses officiers, le lieutenant Jenkins, embarque aussitôt sur le vaisseau *l'Aboukir* ; il tombe malade le même jour ; on l'envoie le 27 à l'hôpital. Le vaisseau *l'Aboukir* fut contaminé, dès ce moment.

En 1821, à Barcelone, trois jeunes gens vont faire une promenade, à la suite de laquelle, ils sont obligés de coucher dans un cabaret auberge, où, on leur donne des couvertures, provenant de marins de Barcelonette, qui était contaminée. Huit jours après, un de ces jeunes hommes était mort de fièvre jaune ; et quoique la famille émigrât aussitôt après sa mort, son père et sa mère succombèrent à la maladie (B., F., P., p. 99).

Pour le cas du début de la maladie par un hôtel, je n'ai pas, non plus besoin, d'entrer dans de longs détails, car le mécanisme se comprend trop facilement. C'est à peine pour mémoire, que je dirai : que moins l'hôtel est monté sur un pied luxueux et propre, plus il est apte, toutes choses égales d'ailleurs, à s'infecter, lorsque des germes y sont apportés ; et, comme pour les cabarets, je signalerai : que l'hôtel est un centre, où convergent, et d'où rayonnent, les individus les plus divers ; de sorte que, lorsque la maladie y apparaît, ils peuvent provoquer les contaminations les plus inattendues.

Magasins, docks, etc.

Dans quelques circonstances mémorables, la maladie est manifestement partie d'un magasin, d'un dock, d'un arsenal, pour se répandre dans la ville. La fameuse épidémie de Lisbonne en 1857, pour n'en citer qu'une, partit, on le sait, des magasins de la douane, où, avaient été débarqués, des effets à usage et des marchandises, provenant d'un port du Brésil contaminé.

Les personnes qui fréquentent les docks et les magasins, sont surtout des portefaix, des employés de commerce, des agents des douanes, des brocanteurs, et marchands de bas étage ; c'est en général ces individus, qui présentent les premiers cas d'infection, lorsque les germes amarils y ont été apportés.

Maisons particulières

Nous possédons une série de faits, très-remarquables, qui montrent : que quelquefois c'est d'une maison particulière que la maladie est sortie, pour constituer une épidémie, dans une localité ; — et ici, encore, l'examen de ces faits est de nature à nous révéler le mécanisme de la transmission, si je puis m'exprimer ainsi. En effet, tantôt, cette maison particulière, où a paru commencer l'épidémie, est voisine du quai ; tantôt elle en est éloignée ; parfois elle est sordide, ou bien, située dans un quartier sale, encombré, misérable ; parfois, au contraire, elle est propre, luxueuse même, située dans un quartier riche ; en un mot paraissant se trouver dans les conditions de la meilleure hygiène.

On a raconté qu'en 1793 et en 1797, les deux citations se rapportent peut-être à un même fait, un navire venant de la Martinique arriva à Portsmouth, dans le New-Hampshire, ayant perdu du monde pendant la traversée. Le capitaine alla loger dans une maison bourgeoise, dont les habitants furent bientôt atteints, bien que lui-même ne fut pas malade ; — et, c'est de cette maison particulière, que la maladie s'étendit au restant de la ville.

En 1797, le navire *l'Aréthuse*, dont j'ai parlé précédemment, arriva contaminé à Philadelphie ; il transmit la maladie à diverses personnes ; entre autres à un domestique, qui demeurait dans une maison située à 100 mètres du quai, mais qui allait souvent sur ce quai. Cette maison devint un foyer, d'où la maladie s'étendit de proche en proche. En 1802, des navires contaminés ayant été admis en libre pratique, à New-York, la fièvre jaune se montra dans des maisons voisines des warfes, où logeaient des matelots et des portefaix. En 1804, à Malaga, la maladie commença, le 29 juin, par le n° 12 de la rue des Pozos dulces. Du 3 au 12 juillet, il y eut quatre morts au n° 13, c'est-à-dire en face ; peu après le n° 11 fournit deux décès ; — puis, ce fut le n° 6 ; et ensuite le n° 14. — Les maisons, adossées, à celles qui étaient infectées, commencèrent ensuite à avoir des malades ; et de cette manière, de nouvelles rues furent contaminées ; de sorte que la maladie s'étendit bientôt à tout le quartier.

Dans le chapitre de la *Chronologie*, p. 97, j'ai donné, en détail, la marche de l'épidémie dans la petite localité de Barrios, près d'Algésiras en 1804, où un soldat, arrivant malade, communiqua la maladie à divers habitants, logés dans le voisinage de l'auberge où il mourut. J'ai dit déjà, qu'en 1821, un sellier du nom de Gabriel Roma, va faire une partie de pêche avec des matelots d'un navire contaminé. La pêche finie, il vient manger le poisson pris, à bord de ce navire et y contracte la fièvre jaune. Or, dans la maison où Gabriel Roma fit sa maladie, il y eut 9 malades ; la femme qui le soigna fut malade à son tour. De plus, la belle-sœur de Roma qui vint le visiter, pendant qu'il était couché, et une autre femme qui entra par curiosité dans la chambre du malade, furent atteintes et moururent à leur tour (Bally, François et Pariset, p. 33).

Les quartiers pauvres, ont une très malheureuse aptitude à être le foyer initial des épidémies de fièvre jaune, dans les villes où la maladie sévit, soit d'habitude, soit accidentellement. Mais on peut voir, aussi parfois, les maisons de quartiers *riches* être contaminées de la même manière : c'est ainsi, par exemple, qu'en 1800, la maladie débuta à Cadix, par un des quartiers les plus riches de la ville, où était descendu M. Valientes intendant, de la Havane. De là, comme foyer initial, elle se répandit de proche en proche dans la ville.

En 1813, on le sait, ce fut dans la maison du vice-roi du Mexique que la fièvre jaune apparut à Cadix. C'est de là, qu'elle s'étendit de proche en proche, allant d'une grande maison, vers les quartiers populeux et les habitations de bas étage, au lieu de procéder dans le sens contraire, comme cela se voit souvent.

En 1821, la maison du marquis d'Aguilar, une des plus belles, habitée par le duc de Hyar, fut contaminée par un domestique, qui avait contracté la fièvre jaune par ses relations avec des maisons contaminées de pauvres gens. — Dans cette grande et luxueuse maison, il mourut 34 personnes (B., F., P., p. 35) ; et le palais devint un foyer, d'où la maladie s'irradia de proche en proche dans les environs.

En 1872, on vit, à la Nouvelle-Orléans, la maladie commencer par une maison d'habitation luxueuse (habitation du général Wood).

Pour envisager d'un coup d'œil d'ensemble, ce qui touche aux divers locaux d'où la maladie peut partir, dans une ville contaminée par un apport étranger, je dirai : qu'en somme, lorsqu'on examine les allures de la fièvre jaune dans le cas qui nous occupe, on arrive à voir : d'une manière si claire que le doute n'est plus permis, que c'est là où les germes de la maladie sont apportés, qu'ils se développent ; et que c'est là où ils se développent qu'on voit des malades. Le plus souvent, les lieux malpropres, les quartiers pauvres, sont ceux où on voit surgir et s'étendre la maladie, parce que le plus souvent c'est là que sont apportés ces germes ; mais lorsque, par aventure, les germes arrivent dans un milieu plus élevé, un monde plus opulent, une habitation plus luxueuse, leur évolution peut s'y faire aussi. Une épidémie peut sortir d'un palais comme d'un bouge.

Ce qui est bien fait pour frapper les observateurs, c'est que, lorsque la fièvre jaune s'est montrée dans un endroit, elle tend à s'étendre ; elle procède pour cela de deux manières différentes : tantôt c'est en gagnant, de proche en proche ; tantôt c'est en faisant des sauts plus ou moins grands. En y regardant de près, on constate, qu'en réalité, c'est toujours le même mécanisme ; et que si la transmission s'opère par des personnes ou des choses, qui vont d'une chambre contaminée dans une chambre voisine ; d'un étage, d'une maison contaminés dans un autre étage ou une autre maison ; c'est l'extension de proche en proche qui est constatée. Tandis que si les personnes ou les choses contaminées, ont eu des rapports avec des locaux éloignés du foyer initial, c'est la progression par sauts plus ou moins grands qui se produit. Guyon disait, avec grande raison, à propos de l'épidémie de Lisbonne en 1857 : « Une fois dans une maison, le fléau y faisait toujours plus ou moins de victimes ; puis, qu'elle eut encore des malades ou qu'elle n'en eut plus, cette maison devenait, pour les étrangers qui y pénétraient, un foyer de reproduction du mal ; et ce que nous disons ici d'une maison entière, nous le répéterons pour une de ses parties seulement. »

La contamination de proche en proche peut encore se faire par l'action du vent, et sans qu'il soit besoin de relations de personnes. La thèse de Jaspard nous a appris des faits extrêmement curieux, dans cet ordre d'idées, pour l'épidémie de Tampico. Nous en possédons d'autres, aussi nombreux que remarquables.

En 1821, à Barcelone, le couvent de l'Enseignance fut contaminé par les fenêtres qui ouvraient sur la place de la Trinidad (Audouard, p. 643). Lorsque la fièvre jaune envahit, en 1821, le quartier des orphelines de l'hôpital général de Barcelone, on fut obligé d'augmenter le nombre de lits contenus dans la chambre qui servait d'infirmerie. Quelques jours après, on ouvrit des fenêtres qui donnaient de cette pièce sur la rue de la Galère Vicille, afin de la mieux ventiler. Or, aussitôt, cette rue, dans laquelle il n'y avait pas eu de malades jusque-là, fut envahie par la fièvre jaune (Audouard, p. 361). En 1821, dans le même hôpital général de Barcelone, il arriva que l'ouverture des fenêtres précitées établit, quand le vent soufflait dans une certaine direction, un courant d'air allant de l'infirmerie des orphelines au quartier des aliénées, qui n'était séparé de l'escalier des orphelines que par une grille. Or aussitôt après, les aliénées, restées indemnes jusque-là, furent envahies (Audouard, p. 363).

Dans plusieurs cas, on a vu toutes les maisons contiguës d'une rue être contaminées, alors que celles du côté opposé restaient indemnes ; et souvent on a pu constater, alors, que la direction du vent expliquait cette particularité.

Enfin, nous ne saurions terminer de parler des locaux, sans rappeler le fait si remarquable de l'infection de quelques-uns d'entre eux. Cette infection des locaux est une des choses les plus remarquables dans l'histoire de la fièvre jaune. Je ne saurais trop appeler l'attention sur son compte, car c'est le point capital que la prophylaxie ne devra pas perdre de vue, lorsqu'il s'agira, dans l'avenir, de combattre efficacement une épidémie de fièvre jaune.

J'ai dit tantôt que dans la maison où mourut le sellier Gabriel Roma, en 1821, à Barcelone, 9 personnes furent atteintes successivement. Voilà j'espère un fait qui montre l'infection de ce local. J'ai dit aussi que dans la maison, habitée par le duc de Hyar à la même époque, 34 personnes furent successivement atteintes ; ce qui est une autre preuve bien évidente de cette infection des locaux. Dans l'hôtellerie de la Dorade il mourut, en 1821, à Barcelone, 12 personnes sur 15 habitants ; et dans une maison voisine sur 27 habitants, il en mourut 25 (B., F., P., p. 36).

Les locaux, une fois contaminés ont une tendance extrêmement fâcheuse à conserver leur infection, et deviennent une cause parfois très-efficace de continuation et de prolongation de l'épidémie. En 1821, à Barcelone, la chambre de l'officier du poste de la porte Saint-Antoine fut contaminée ; et, dans la même semaine, les six officiers de garde qui y passèrent successivement furent atteints par la fièvre jaune, et en moururent (Audouard, p. 363). J'ai cité précédemment un fait analogue pour la chambre du planton, à l'hôtel du commandant supérieur de Gorée en 1866. On peut admettre, *a priori*, que tous les locaux ne s'infectent pas aussi facilement ; il est rationnel de penser que ceux dans lesquels l'air ne circule pas, ceux dans lesquels des tentures, des étoffes, des meubles, etc. etc., occupent une grande place se contaminent plus facilement, et plus souvent que les autres ; c'est en effet ce qui se présente ordinairement. Mais cependant, les locaux, les moins aptes en apparence à conserver des germes, ont produit souvent des infections remarquables. Dans cet ordre d'idées, je rappellerai ici encore cette chambre de planton du commandant supérieur de Gorée, qui en 1866 transmit la maladie successivement à plusieurs individus, et qui était cependant si peu dangereuse, en apparence ; car elle avait à peine cinq à huit mètres carrés, était munie d'une grande porte et d'une large fenêtre, avait son parquet en asphalte ses murs blanchis à la chaux, et ne possédait pour tout ameublement qu'un lit en fer, sans matelas ni couverture, et une étagère pour supporter le sac du soldat appelé à y loger.

On a fait remarquer, avec raison, que pour les médecins, la pratique des hôpitaux est moins dangereuse que celle de la ville, en temps de fièvre jaune (B., F., P. 41). C'est, qu'en effet, dans les salles d'hôpital, les lits sont en général dans un milieu aéré, tandis que dans les habitations particulières, ils sont placés dans des alcôves ou dans le fond de l'appartement, entourés de rideaux, et de tentures qui empêchent la ventilation.

Une particularité qu'il nous faut signaler ici c'est que, quoique les locaux situés dans les villes aient une aptitude incomparablement plus grande, que ceux situés dans les campagnes, à s'infecter, il arrive parfois, que des habitations rurales sont atteintes par la maladie, et deviennent à leur tour un foyer d'infection. Or, dans ce cas, les allures de cette infection sont tellement semblables, que l'on peut y puiser des enseignements et des preuves pour appuyer l'opinion : que la maladie se transmet par l'intermédiaire de germes, qui évoluent, pullulent et sont capables de conserver, pendant un temps parfois très-long, leur aptitude meurtrière.

Le fait d'avoir recélé un malade de fièvre jaune, est une puissante cause d'infection d'un local. Les exemples en sont si nombreux et si variés, qu'il est inutile de les rapporter ; mais l'infection se produit dans des conditions paraissant de prime abord moins favorables : c'est ainsi par exemple, qu'il a suffi parfois qu'une chambre eût reçu seulement des objets contaminés pour l'infecter ; — bien plus, une chambre dans laquelle il n'y avait eu ni malades ni dépôt d'objets contaminés ; mais qui était restée fermée pendant la durée d'une épidémie, a pu transmettre la fièvre jaune à des individus qui y pénétraient à la fin de cette épidémie. Ajoutons enfin, que lorsqu'un local a été contaminé, non-seulement il conserve les germes de la maladie, mais encore ces germes paraissent acquérir avec le temps, lorsque le local a été fermé, une activité et une virulence très-grandes.

Quand nous avons parlé des navires, et des conditions où ces navires communiquent la fièvre jaune à un pays, nous avons dû envisager la question de la repullulation des germes ; il nous faut actuellement rappeler encore cette repullulation, dans le cas où nous sommes placés ici. La chose se comprend d'ailleurs si bien, qu'il est à peine nécessaire de s'y arrêter un instant. Nous savons en effet : qu'en Espagne, au commencement du siècle ; en Amérique, en Afrique, on a vu cent fois pour une les germes déposés dans un local, chambre, magasin, malle, coffre, etc. etc., repulluler un, deux, trois ans après, lorsqu'on les a mis dans les conditions favorables pour reproduire la maladie. En 1821, la fièvre jaune attaque la ville d'Arco, sur la rive droite de l'Ebre, et y fait des nombreuses victimes ; les habitants d'une maison dans laquelle il y avait eu un décès émigrent après l'avoir fermée ; mais voilà que peu de nuits après, quatre voleurs s'y introduisent, et sont bientôt atteints par la maladie (Bally, p. 60).

En 1821, un horloger de Barcelone meurt ainsi que sa femme, de fièvre jaune ; leur maison est fermée ; quelques jours après l'autorité décide qu'on la purifiera, et le serrurier qui fut chargé d'ouvrir la porte fut incommodé en pénétrant dans les chambres ; peu d'heures après il était lui-même atteint par la maladie (B., F., P., p. 101) ; un garde de santé fut chargé d'entrer dans cet appartement pour ouvrir largement les fenêtres, il fut atteint aussi, et succomba à son tour.

En 1830, la fièvre jaune ne régnait pas à Saint-Louis du Sénégal, quand, le 4 août, une femme blanche va au marché des nègres à Guet N'dar, où étaient des individus venant des villages noirs, où régnait la maladie ; elle est atteinte de fièvre jaune en revenant. — Une mulâtresse qui la soigne est frappée peu après ; et succombe en même temps qu'elle. La boutique de cette femme est fermée sous scellés jusqu'au 15 novembre ; lorsqu'on l'ouvre pour en faire l'inventaire, l'homme de loi qui procède à l'opération est le premier touché. L'épidémie se répandit en ville ; et sur 650 Européens, il en mourut 328. Sur 12 médecins, 10 furent atteints et 6 moururent.

En 1800, un malade parti de Cadix, va mourir à Médina-Sidonia. La maison est fermée aussitôt après le décès, et il n'y eut pas d'autres atteintes dans la ville ; mais l'année d'après, cette maison fut ouverte, les vêtements qu'elle contenait furent vendus à un fripier, qui fut malade, et transmit la fièvre jaune à nombre de personnes avec lesquelles il était en relation.

Je terminerai sur ce point en disant : que dans l'ordre d'idées qui nous occupe actuellement, le fait le plus remarquable, à mon avis, est celui de 1881 au Sénégal, et dont j'ai dit un mot précédemment (page 184) : les effets d'un officier d'administration du *Castor* mort de fièvre jaune furent déposés dans un magasin, et sur 5 personnes que leur service appelait dans le voisinage de ce magasin, 4 succombèrent.

Personnes

Si nous envisageons ce qui regarde les personnes, dans les cas d'épidémie de fièvre jaune se développant dans un pays, nous voyons : que les individus qui servent de véhicule à la maladie, et qui, par conséquent, sont les victimes de prédilection, se trouvent en général dans certaines conditions qu'il nous faut spécifier.

On peut les catégoriser de la manière suivante : 1° personnes qui soignent un malade ; — 2° celles qui voient un malade pendant plus ou moins de temps ; — 3° celles qui sont en relation avec quelqu'un qui a soigné, ou même seulement, communiqué avec un malade ; — 4° celles qui demeurent dans la maison où il y a un malade ; — 5° celles qui vont dans la maison où il y a un malade, sans le voir ; — 6° celles qui passent ou séjournent dans le voisinage d'une maison contaminée ; — 7° celles qui touchent à des effets contaminés ; — 8° celles qui pénètrent dans un local contaminé précédemment ; — 9° celles qui viennent du dehors dans un foyer épidémique ; — 10° celles qui sont en relation avec des convalescents ; — 11° nous ajouterons un mot sur le rôle qui a été attribué à la piqûre des moustiques, dans la propagation de la maladie.

Avant d'entrer dans ces diverses études, j'ai besoin de faire remarquer que les choses ne se passent pas, le plus souvent, dans les conditions ordinaires de la vie, d'une manière aussi simple que semblerait l'indiquer la classification précédente. Maintes fois, tel individu atteint, peut être classé indifféremment parfois, dans deux ou trois des catégories précédentes, au choix de l'observateur. Mais, néanmoins, il est plus facile de se rendre compte par ces divisions schématiques, que nous avons établies, un peu artificiellement, des allures générales de la maladie ; et c'est pour cela, que je me suis arrêté à ce mode d'exposition.

1° *Personnes qui soignent un malade.* — C'est assurément un des modes les plus féconds de la propagation de la maladie. Nous en avons déjà fourni tant d'exemples, en parlant des divers faits de transmission de la fièvre jaune, qu'il est presque inutile d'y revenir encore ; — néanmoins, j'en fournirai quelques autres

pour bien montrer que le danger est grand dans ce cas. — En
1762, un marin arrive infecté, avec son navire, de la Havane à
Philadelphie. Il s'alite, est soigné par sa famille qui est atteinte
à son tour, et transmit ainsi, de proche en proche, la maladie
dans la ville.

En 1804, au moment où la maladie éclata à Malaga, un
nommé Delgado s'enfuit à Antequerra, où habitait sa famille ; il
y arriva déjà malade ; sa famille le soigna, et sur 7 personnes,
toutes furent atteintes et 5 moururent.

A la même époque, un individu arrive à Ronda, malade, venant
de Malaga ; sa fille le soigne et est atteinte ; la servante qui soigne
la fille est prise à son tour ; la blanchisseuse qui lave le linge
succombe ; enfin maintes amies, qui étaient venues dans la maison,
en rapportèrent la maladie.

En 1804, à Malaga, le fils d'un contrebandier, nommé Verduras, est atteint de la fièvre jaune. Sa mère le soigne, elle est
frappée à son tour ; elle est soignée par deux autres de ses
enfants qui tombent malades. — Un ami de ces jeunes gens, qui
demeurait en face, et qui vient les voir, est frappé ; et ainsi de
suite, la plupart des amis de ces divers malades payèrent leur
tribut au mal.

Un vieillard qui demeurait à Barcelone, rue de la Fontaine-
Sèche, est atteint de fièvre jaune. Son fils qui le soigne est atteint
à son tour, et la transmet à son fils qui vient le voir (Bally, F., P.,
p. 33). En 1821, aussi, un habitant de Sans, petit village situé à
une lieue de Barcelone, allait souvent dans la ville pour affaires,
il tomba malade et mourut ; sa femme, qui n'était pas allée à
Barcelone depuis dix mois, le soigne et meurt aussi ; enfin plusieurs personnes de la maison furent atteintes. — Il est à remarquer, dit Audouard, que la maison de cet homme était dans
les champs et isolée (Audouard, p. 351).

En 1821, un menuisier qui logeait dans la rue de l'Hôpital-
Général, perd sa femme de fièvre jaune ; deux filles qui soignent
leur mère sont atteintes et succombent aussi. — Ces filles sont
soignées par le père et un frère qui succombent à leur tour. Un
frère du menuisier, qui soigna les derniers malades fut atteint
et mourut. Bref, tous ceux qui entraient dans cette maison
étaient touchés à mort (p. 349, Audouard).

A Barcelone, l'employé des douanes qui avait contracté la

fièvre jaune à bord du *Taille-Pierre*, reçut la visite de plusieurs parents et amis qui demeuraient dans la même rue que lui (rue de las Molas). Une grande partie d'entre eux fut frappée par la maladie ; et ceux qui visitèrent les nouveaux malades éprouvèrent le même accident; de sorte que, bientôt, la grande majorité des maisons de la rue et celles de la rue voisine furent envahies de proche en proche (B., F., P., p. 35).

Le 10 août 1821, un employé des douanes quitta le brick *le Taille-Pierre* qui était contaminé, et il fut atteint le même jour de fièvre jaune. Il fut soigné, pendant vingt-quatre heures, par 3 femmes qui furent atteintes à leur tour, et qui communiquèrent la maladie à d'autres personnes de leur maison (*Rapport de Bally*, p. 34).

A la fin du mois d'août 1821, un nommé Hauger, charpentier, fut employé à bord du navire *le Taille-Pierre*, qui était contaminé. Se sentant malade dès les premiers jours de septembre, il va se faire soigner chez sa mère, au Canet de la Mar, village voisin. Le 10 septembre, il meurt. Le 12, sa mère s'alite, et meurt le 15. Ajoutons que cette maison ayant été aussitôt mise sous le séquestre, la maladie ne se répandit pas dans le village du Canet (*Rapport de Bally*, p. 51).

Précédemment, j'ai cité le fait de l'apport de la fièvre jaune à Tortose, 1821, où Salvador, apporté malade dans sa maison, est soigné par un de ses frères et par sa femme. Ce frère et cette femme sont atteints. A cette occasion, j'ai montré plusieurs autres cas de transmission.

En 1856, la caserne d'artillerie, à la Basse-Terre, étant envahie par l'épidémie, on fait monter au camp les artilleurs, qui n'ont pas encore la maladie. Trois de ces militaires, atteints par elle avant de monter, entrent à l'hôpital et y meurent. La sœur qui les soigne, et qui est depuis cinq mois seulement dans la colonie, tombe malade, et présente les accidents les plus graves de la fièvre jaune.

Il ne faut pas avoir soigné pendant bien longtemps un malade pour être exposé à contracter la maladie, le fait suivant va le montrer d'une manière préremptoire. En 1881, à Gorée, une poussée épidémique se produisit par l'émission de germes provenant des effets du commissaire du *Castor*, déposés dans une chambre voisine du Conseil de santé. Les médecins et écri-

vains qui fréquentaient ce Conseil fournirent plusieurs victimes.
Or, tout à coup, alors qu'on croyait à bon droit, que le foyer
d'infection précité était la seule source des atteintes, voilà
qu'une sœur de charité, employée à l'école, et remarquons-le
bien, non occupée au service hospitalier, tombe malade et meurt.
Mon regretté ami, le Dr Daniel, resté chef de service par la mort
du Dr Carpentin, me faisait part, dans ses lettres, de ce fait qu'il
considérait comme extraordinaire ; il ne savait, tout d'abord, comment trouver la filiation entre les cas précédents et celui-là. Pour
ma part, très frappé de la chose, mais ne pouvant me laisser
aller à penser à une anomalie, je l'engageai à chercher encore,
sans se décourager, bien persuadé, lui écrivais-je, qu'il arriverait à trouver le mot de l'énigme. En effet, après avoir inter-
rogé, à diverses reprises, la supérieure, qui a toutes les sœurs
du même ordre sous sa direction, et qui désigne, suivant les besoins, les unes et les autres pour tel ou tel service, cette supérieure lui répondit : « Comme j'ai assisté à l'épidémie précédente, j'ai pensé que nous allions avoir de nombreux décès
parmi nos sœurs, et alors, j'ai résolu d'affecter au service
hospitalier cette sœur de l'école. En conséquence, pour savoir
si la vue des malades ne lui répugnait pas trop, je l'ai chargée d'assister le second soldat secrétaire à ses derniers moments,
qui se présentèrent précisément un dimanche, pendant l'office de
l'après-midi ; elle est restée environ deux heures auprès de lui,
ou dans la salle, et ce temps a suffi pour qu'elle gagnât la maladie. »

On peut même limiter à moins de temps, la durée du contact
capable de provoquer une infection amarile. Le fait suivant, du
rapport de Bally, semble le prouver. Il est vrai qu'il s'agit, non
plus d'un malade, mais d'un mort ; néanmoins, il est à garder en
mémoire. En 1821, un officier apprend la mort d'une dame qu'il
affectionnait ; il accourt, et, tant pour rassurer les parents
effrayés au point de ne pas oser toucher au cadavre, que par sentiment d'affection, il l'embrasse à plusieurs reprises. — Le soir
même, en se mettant au lit, il était atteint et mourait le troisième
jour (B., F., P., p. 90).

Je ne puis cesser de parler du danger couru par les personnes
qui soignent les malades, sans rappeler que les médecins paient
un énorme tribut à la fièvre jaune, particularité qui montre

bien la grande puissance de transmissibilité de la maladie. Pariset nous apprend, qu'en 1804, à Alicante, sur treize médecins, il y en eut dix de malades et quatre de morts. Les quatorze chirurgiens de la ville furent tous malades, et sept moururent (Pariset, p. 100). C'est la preuve la plus évidente que l'on puisse donner, du danger que courent les personnes, en réceptivité, qui approchent des malades. Nous savons que ces chiffres ne sont pas exceptionnels, car, en 1802, à Saint-Domingue, il mourut 208 officiers de santé, sur un effectif de moins de 300. En 1821, à la station des Antilles, il en mourut 10 sur 15 ; — en 1878, au Sénégal, 22 sur 26 ; — en 1830, dans la même colonie, sur un effectif total de 12, il y en eut 10 d'atteints et 8 qui moururent. — Par conséquent, le fait peut être admis sans hésitation.

Les personnes qui ont soigné un malade, peuvent être dangereuses pour les individus en réceptivité, sans être elles-mêmes malades, et paraissent être une des causes puissantes de l'extension de la maladie, dans un pays où la fièvre jaune a débuté. Les faits suivants peuvent être invoqués à l'appui de cette proposition. En 1821, dans le palais du duc de Terceire, la maladie se déclara, peu de temps après qu'on y eut reçu une femme, qui venait de soigner un parent atteint de fièvre jaune (Bally), et qui, elle-même, n'était pas malade. — A la même époque, un charpentier reçut, dans sa maison, la veuve d'un homme qui venait de mourir de fièvre jaune ; peu après, le fils de ce charpentier fut atteint, puis ce fut le tour de la mère (Audouard, p. 332), et cependant, cette veuve n'était pas malade. A cette époque, encore, il n'y avait pas de fièvre jaune dans le quartier des garçons orphelins de l'hôpital de Barcelone, lorsqu'on y apporta des nourrissons dont les mères étaient mortes de la maladie. — Aussitôt, l'épidémie se déclara parmi ces orphelins ; mais, comme on eut soin d'éloigner, à mesure, ceux qui étaient atteints, il n'y eut que peu de malades dans ce groupe (Audouard, p. 330).

On a vu, je pense, que les personnes qui ont soigné, pendant plus ou moins longtemps, un malade, sont devenues, de ce fait, un danger pour les personnes en réceptivité ; et, comme nous avons spécifié que, même au cas où elles n'étaient pas malades, elles ont pu transmettre la maladie, on comprend comment les relations de la vie, ont pu faire qu'un médecin, un parent, un

ami, un mercenaire, ait pu servir de véhicule et transporter les
germes morbides du foyer primitif, où la maladie a débuté, dans
des familles qui habitaient plus ou moins loin, et qui, souvent,
paraissaient n'avoir eu aucune relation avec ce foyer primitif.

*2° Personnes, qui vont voir seulement un malade, pendant
quelques instants.* — Nous avons spécifié tantôt: qu'il ne fallait
pas donner pendant bien longtemps des soins à un malade, pour
être exposé à contracter ou à transmettre la maladie. Nous allons
voir, qu'il suffit d'avoir été en relations de quelques instants, à
peine, avec un malade pour que l'imprégnation puisse se produire.

En 1804, à Rambla, un individu, Alphonso Mietto, arrive
malade de Malaga, après avoir touché à des chariots qui avaient
servi à transporter des cadavres. — Il est visité par son cousin,
Alphonso de Castro, qui est atteint à son tour. Une cousine,
Maria de Doblaz, vient voir ce dernier et se contamine; — le
fiancé de cette fille est pris aussi; — puis la tante de Mietto,
qui avait fait visite à ses neveux, succomba; — la femme du
médecin aussi, etc. etc. — Bref, sept personnes furent successivement atteintes. En 1821, un médecin du village de Saria,
près Barcelone, alla voir un malade atteint de fièvre jaune dans
cette ville. Dans la soirée même il fut atteint à son tour, à peine
rentré chez lui, — et sa femme, qui le soigna, fut prise à son
tour (B., F., P., p. 56). En 1821, un notaire, Ignace Marté,
est appelé auprès d'un M. Regis, malade, pour recevoir son
testament; il fut atteint aussitôt et transmit la maladie à sa
domestique (B., F., P., p. 36). En 1821, un père franciscain,
Paul Cuiro, confessa, le 17 octobre, une femme qui vomissait
noir; il fut atteint sur l'heure lui-même et succomba le 19 du
même mois (B., F., P., p. 39). En 1800, à Cadix; en 1804, à
Malaga, on a constaté un grand nombre de faits montrant, qu'un
prêtre avait pu être contaminé en confessant une malade.

Dans ces cas, il y a eu des relations assez intimes, peut-on
dire, pour que l'infection ait pu se produire. La visite du médecin entraîne souvent des investigations cliniques; l'établissement
d'un testament; la confession, font qu'on s'approche tellement du
malade, qu'il semble peu étonnant qu'on ait pu s'imprégner ainsi.
— Mais cette imprégnation peut se produire dans des conditions
de rapprochement moins accentué. — En voici quelques

exemples : En 1821, un M. Lazarte est atteint de fièvre jaune et en guérit. Pendant sa maladie, il reçut un jour la visite de onze personnes, dont neuf étaient mortes trois jours après (B., F., P., p. 91). Un jeune apprenti qui vient voir pendant quelques instants son père atteint de fièvre jaune, est pris de la maladie peu après, et la communique à son patron, chez lequel il logeait (B., F., P., p. 33). Nicolas Pereira, âgé de 24 ans, habitait Belem pendant l'épidémie de 1857, il venait tous les matins à Lisbonne, où il travaillait, et rentrait coucher chez lui tous les soirs. Le 12 octobre, il va voir un de ses amis atteint de fièvre jaune. Le 14, dans la nuit, sa femme, couchée près de lui, est prise de violent mal de tête ; bientôt la fièvre jaune est évidente chez elle, et elle succombe le 20. Le 15, il est lui-même atteint à son tour. On le transporte, le 18, chez sa mère, qui demeurait aussi à Belem, et celle-ci mourait de fièvre jaune le 28 octobre.

On peut penser que, dans ces cas, la visite a été assez prolongée, ou bien le contact assez intime, pour expliquer la transmission. Dans le fait suivant, on verra que, même au cas où le visiteur avait soin de ne pas communiquer, ni pendant trop longtemps, ni d'une manière très rapprochée, la contamination a pu se faire. En 1821, un M. Montagus est atteint de fièvre jaune légère ; pendant qu'il était couché, une dame, qui s'était isolée rigoureusement jusque-là, vient le voir, un court instant, dans sa chambre, sans rien toucher, et elle est atteinte dès le lendemain par la maladie (B., F., P., p. 88). D'ailleurs, pour montrer combien il faut peu de temps, et à quelle distance la transmission peut s'effectuer, je n'ai qu'à rapporter le fait de l'extension de la fièvre jaune en Gorée en 1866. — Un négociant européen arrive malade de Gambie, et il est placé dans une chambre, au deuxième étage de sa maison. — Le soldat, ordonnance du commandant supérieur de l'île, va dans cette maison, au rez-de-chaussée de laquelle était le magasin, pour y acheter des comestibles ; un garçon du magasin lui raconte qu'il y a au second étage un employé qui vomit noir ; le soldat monte et regarde, par la porte entrebâillée, le malheureux saignant et coloré en jaune ; il rentre au gouvernement, et dès le lendemain matin il était atteint, communiquant à son tour la fièvre jaune à d'autres, et infectant la chambre dans laquelle il habitait, puis la salle d'hôpital où il fut transporté.

3° *Personnes qui sont en relations avec quelqu'un qui a communiqué avec un malade.* — Par analogie à ce que nous avons spécifié touchant le danger, que les personnes qui ont soigné un malade, font courir, même au cas où elles ne sont pas atteintes, aux personnes en réceptivité, nous comprenons que l'individu qui a vécu dans un endroit où il y avait un malade, peut transmettre la maladie à celles qu'il a l'occasion de voir ensuite. Voici quelques faits dans cet ordre d'idées. En 1821, le portier de la Bourse de Barcelone succombe, ainsi que sa femme et trois enfants, laissant une petite orpheline qui ne fut pas malade. Cette enfant est recueillie par une dame charitable, qui tombe bientôt malade, et communique la fièvre jaune à ses parents et ses amis, de telle sorte que dans une maisonnée de douze personnes onze succombèrent, dans l'espace de quinze jours (Ball., p. 33).

Il n'est pas nécessaire d'avoir été dans des conditions de transmission aussi favorables, les moindres relations suffisent, pouvons-nous dire, et la preuve c'est qu'en 1821, une mendiante va dans une maison où était une malade, pour recevoir un secours ; elle ne voit pas la malade, et cependant elle est atteinte peu après, et communique la maladie à cinq personnes sur huit qui la visitèrent (Bally, p. 36). Currie raconte, au sujet de l'épidémie de Philadelphie, en 1794, un fait curieux qu'il faut garder en mémoire, pour expliquer dans bien des cas des atteintes qu'on ne saurait rattacher à aucune cause de prime abord. — Au moment où les premiers cas se manifestaient dans un quartier isolé de la ville, un enfant est atteint dans un autre, ne paraissant cependant pas avoir été exposé à la contagion. — Mais en allant aux renseignements, on apprit qu'ayant été rencontré dans la rue par une personne qui avait soigné divers malades, il avait été porté dans les bras par cette personne pendant quelques instants.

4° *Personnes qui demeurent dans la maison où il y a un malade.* — Jusqu'à présent, nous n'avons parlé que de cas où les personnes en réceptivité avaient été en relations avec un individu malade, soit directement, soit par l'intermédiaire de personnes qui avaient établi une sorte de transmission directe. Il y a cependant dans l'histoire des épidémies de fièvre jaune, des faits où cette transmission directe n'a pas eu besoin d'exister ;

et où la maladie a pu frapper un individu qui habitait seulement la maison, où se trouvait un malade, sans avoir eu la moindre relation avec lui ou les siens. M. Porphyrio Rodriguès Velloso, âgé de 58 ans, officier supérieur du secrétariat du Gouvernement à Lisbonne, est atteint, le 10 septembre 1857, par la fièvre jaune légère, et se remet en peu de jours. — Son parent, Maria-José, âgé de 39 ans, et habitant avec lui, est atteint légèrement, aussi, le 13 septembre. Mme Iphigénie Velloso, âgée de 33 ans, est atteinte le 15 et meurt le 22. — Le 26 septembre, cette famille émigre et va habiter à la Croix-de-Pierre, au premier étage du numéro 16. Le 27, c'est-à-dire le lendemain du jour de l'émigration Mme Thérésa Velloso, âgée de 69 ans, tombe malade pour mourir quatre jours après ; et le même jour, un jeune homme de 22 ans, de la même famille, est pris à son tour. Mais voilà que dans la nuit du 28 au 29 septembre, c'est-à-dire deux jours et demi, après l'arrivée de cette famille dans la maison, une nommée Théréza de Jésus, blanchisseuse demeurant à l'étage au-dessus, est atteinte par la maladie. — Cette femme n'avait eu, jusque-là, aucune relation avec des gens atteints de fièvre jaune, mais sa fille avait été employée par la famille Velloso, dès son arrivée dans la maison, le 26, et elle-même avait passé plusieurs fois devant leur porte. La fille de Thérésa Jésus, âgée de 21 ans, fut atteinte à son tour, dans la nuit du 29 au 30. — La mère et la fille guérirent.

5° Personnes qui vont dans la maison où y il a un malade, sans l'avoir vu. — Il n'est pas nécessaire de rester dans la maison où il y a un malade atteint de fièvre jaune, et de communiquer avec lui ou les personnes qui le soignent ; le fait seul de passer quelques instants dans cette maison, peut entraîner l'infection. Au moment où la ville de Tortose fut envahie par la fièvre jaune, en 1821, un habitant était allé à Asco, petite ville située à sept ou huit lieues, en amont, sur l'Èbre, et bâtie sur une hauteur. Il apprend, tout à coup que sa femme est malade, et il part aussitôt, en empruntant un cheval à la personne chez laquelle il logeait. Le propriétaire du cheval recevant, peu de jours après, la nouvelle de la mort de cet homme, voulut ravoir sa bête, et, pour cela faire, il expédie un domestique à Tortose, qui entre dans la maison du mort, y prend la selle, qu'il met sur le cheval, et repart sans plus tarder. Or ce domestique présentait les premiers phénomènes de la fièvre jaune. Au moment où il arrivait à Asco, il la transmit à son maître et à d'autres habitants de la maison, qui à leur tour, infectèrent la ville (B., F., P., p. 59).

6° Personnes qui séjournent, ou même seulement, qui passent dans les environs d'une maison contaminée. — Les individus qui habitent dans un quartier contaminé, peuvent être atteints, ou transporter les germes de la maladie aux personnes, en réceptivité, avec lesquelles ils sont en relation. Un don Ramon Argué, demeurant rue des Carmes, à Barcelone, en 1821, avait un fils en nourrice chez une femme qui habitait rue Neuve. Comme il y avait beaucoup de malades dans cette rue Neuve, il fait venir la nourrice et l'enfant chez lui ; mais voilà que cette femme s'alite deux jours après et meurt. Don Argué s'alite et meurt à son tour ; sa femme est prise alors et succombe, laissant cinq enfants, dont le nourrisson, cause initiale de la catastrophe, en bonne santé (Audouard, p. 341).

7° Personnes qui touchent à des effets contaminés. — Nous venons de voir que la transmission de la fièvre jaune, s'opère facilement par les relations entre les individus. Nous comprenons, en y réfléchissant, comment la maladie procède dans son expansion épidémique, suivant telle ou telle circonstance, c'est-à-dire s'étendant de proche en proche, ou semblant procéder par des sauts et des écarts plus ou moins grands. — Nous allons voir, qu'il n'est pas nécessaire, toujours, qu'il y ait eu des relations directes de personnes, et que les objets inanimés peuvent être une très puissante cause de propagation de la fièvre jaune.

En 1803, à Cadix, un fripier achète des vêtements d'un décédé et les vend à une famille Orti, dont le père, la mère, le fils et deux filles furent atteints. De cette maison, la fièvre jaune passa dans les vaisseaux (B., F., P., p. 96). A Séville, en 1804, des habitants des faubourgs Macarena et San-Roch, où la fièvre jaune n'avait pas pénétré encore, dérobèrent des hardes et des matelas provenant de malades et de morts, et introduisirent ainsi la maladie dans leurs maisons (Caizergues, p. 27). En 1821, un nommé Philippe Serret, serrurier, est atteint et meurt de fièvre jaune. Sa femme est envoyée, *en observation*, dans un couvent, puis, le temps d'épreuve fini, revient chez elle, lave le linge de son mari ainsi que la laine du matelas sur lequel il était mort ; elle passa ensuite la nuit chez une de ses sœurs ; le lendemain elle tombe malade et communique la fièvre jaune à cette sœur, à son beau-frère et à leurs enfants, au nombre de trois (B., F., P., p. 84). A cette même époque, une femme de la maison de charité, étant entrée à l'hôpital général, pour une indisposition légère, reçut, en sortant, d'une sœur de charité, le cadeau d'une paire de poches provenant d'une malade de fièvre jaune. Cette femme fut atteinte peu après et mourut (B., F., P., p. 93). En 1821, six hommes et deux femmes, qui battirent, chez eux, des matelas provenant de décédés de la fièvre jaune, et qui leur avaient été apportés de maisons dans lesquelles ils n'étaient pas allés, furent atteints par la maladie (B., F., P., p. 85.). A la même époque, un individu, qui coucha acciden- tellement sur un matelas, provenant d'un malade de fièvre jaune, fut atteint à son tour (B., F., P., p. 85). Le portier du couvent des grands Carmes, reçut les habits de son beau-frère, qui venait de succomber, et s'en revêtit ; il fut atteint peu après et mourut (Audouard, 356 et B., F., P., p. 97) En 1821, un potier qui logeait près de l'hôpital des lépreux, à Barcelone, a son fils malade ; deux jours après la mort du fils, le père est atteint et meurt aussi. — Le second fils, qui était novice dans un couvent, et qui était héritier de la maison, y vient pour recueillir la succession, il est aussitôt frappé. Deux femmes qui viennent soigner ces personnes succombent de leur côté, et d'une maison de neuf personnes il en mourut six (Audouard, p. 347). En 1821, un fripier de Barcelone achète des effets provenant d'individus décédés ; il trouve parmi eux une jolie couverture de soie piquée, qui avait servi à couvrir un malade de fièvre jaune. Séduit par sa beauté, il la met à son lit ; deux jours après, il était atteint par la maladie; sa femme est atteinte ensuite; et un troisième individu, qui vivait sous le même toit, est pris à son tour. — Tous trois succombèrent (Audouard, p. 353). A Malaga, à la même époque, on vit un jeune garçon être atteint de fièvre jaune, peu après que sa mère lui eut mis au cou un mou- choir qu'elle venait d'acheter, et qui provenait d'un ballot arrivé par un navire contaminé (B., F., P., p. 120).

Smitt, a formulé une proposition qui, toute paradoxale qu'elle paraisse de prime abord, est cependant rigoureusement vraie : c'est que le malade, lui-même, est moins dangereux, sous le rapport de la transmission, que les vêtements des personnes qui l'ont soigné, même alors qu'elles sont en bonne santé (Caizergues, p. 25). — Il faut ajouter : que quelques jours, quelques semaines après que ces effets ont été mis de côté, ils sont encore plus dangereux. La science possède plusieurs exemples qui prouvent l'exactitude de cette observation. Lind rapporte qu'après que la fièvre jaune avait cessé depuis trois mois dans l'hôpital de Haaslar, placé sous sa direction, deux gardes-malades, qui logeaient dans la même chambre, furent atteintes de la maladie et une mourut. Après une exacte recherche, on parvint à découvrir que ces femmes avaient caché, sous leurs lits, des chemises et autres hardes provenant de matelots malades, arrivés d'Amérique (Caizergues, p. 22.) En 1821, un serrurier, Galieran, est atteint de fièvre jaune ; aussitôt après sa mort, sa femme est envoyée au lazaret, où elle passe 20 jours. A son retour chez elle, elle nettoie sa maison, lave son linge, remue la laine du matelas de feu son mari. Elle tombe malade le jour même, et, vingt-quatre heures après, elle succombait (B., F., P., p. 84). Pendant l'épidémie de 1800, en juin, à Cadix, des voleurs dérobèrent des coffres dans la maison d'une dame qui avait fui l'épidémie ; la justice les saisit, et fait déposer ces coffres dans un magasin, où ils furent rendus à sa propriétaire le 2 juin 1801. Cette dame, ouvrant ces coffres, fut atteinte de fièvre jaune, ainsi que sa fille et deux domestiques (B., F., P., p. 95). En 1829 à Gibraltar, les navires *La Dygden* et *Méta* arrivent contaminés et contaminèrent le pays, par l'intermédiaire, surtout, des blanchisseuses qui avaient lavé leur linge. — Ce furent encore les blanchisseuses qui infectèrent, à cette époque, le village de Catalan bay, isolé du restant de Gibraltar. En 1838, ce furent des blanchisseuses et des brocanteurs qui furent les premières victimes dans l'île de l'Ascension, peu après l'arrivée de bâtiments contaminés.

8° Personnes qui pénètrent dans un local contaminé précédemment. — Nous avons déjà parlé de l'infection dont les locaux peuvent devenir le siège, et du danger que ces locaux peuvent présenter, à partir du moment où ils ont été contaminés. Il nous faut ajouter encore quelques exemples, à ceux que nous avons fournis précédemment, pour essayer de montrer la grande variété des divers modes de transmission de la fièvre jaune. A la Martinique, en 1802, les troupes françaises furent atteintes par la fièvre jaune, pour avoir été casernées dans des locaux où il y avait eu peu de temps avant, des atteintes de fièvre jaune. A Cadix, en 1801, un régiment qui fut placé dans une caserne où il y avait eu des malades de fièvre jaune, l'année d'avant, fut de nouveau contaminé (B., F., P., p. 95). Comme nous avons eu l'occasion de le spécifier, il semble que les germes amarils ont la funeste propriété, non seulement de se conserver longtemps, mais encore d'augmenter très notablement de virulence, à mesure qu'il s'est écoulé plus de temps, depuis leur émission, lorsque les locaux ou les objets dans lesquels ils ont été déposés n'ont pas été épurés. En 1800, un individu, émigrant de Cadix, contaminé, vient mourir à Médina-Sidonia, qui était indemne. On ferme aussitôt la maison, et il ne survient aucun accident; mais l'année suivante, au moment où on ouvrit cette maison, il y eut des atteintes de fièvre jaune parmi les personnes qui y pénétrèrent (B., F., P., p. 96). En 1821, un prêtre quitte Barcelone, au début de l'épidémie; sa domestique meurt peu après de fièvre jaune, et l'appartement reste fermé jusqu'au 16 décembre, moment où ce prêtre revient. Il met ordre à ses effets, literie, etc. etc., ce jour-là, espérant que la fraîcheur de la température lui assurerait l'immunité; mais, le 17, il était atteint, et le 19, il était mort (B., F., P., p. 94).

9° *Personnes qui viennent du dehors dans un foyer épidémique.* — Les personnes qui étaient, jusque-là, placées en dehors d'un foyer épidémique, et qui y sont amenées à un moment donné, par les circonstances de la vie, sont très exposées à la contamination, plus même, et cela d'une manière sensible, que celles qui ont vu une épidémie se développer autour d'elles sans avoir changé d'habitation. Les exemples sont nombreux et frappants, pour montrer cette funeste aptitude.

En 1855, un convoi de 21 prêtres, frères de la doctrine chrétienne, ou sœurs de charité, arrive à Cayenne, au moment où sévissait la fièvre jaune; en moins de huit jours, la moitié de ce personnel était atteinte de fièvre jaune. En 1876, une compagnie d'infanterie, forte de cent hommes environ, arrive aux îles du Salut, au moment où régnait une épidémie ; dix jours après, il y avait déjà 39 entrées à l'hôpital, pour fièvre jaune.

Le temps nécessaire pour l'infection de celui qui vient dans un foyer épidémique, a pu être, parfois, très remarquablement court ; les exemples suivants vont nous en donner la preuve. En 1796, le général Thouvenot, qui était dans les hauteurs, vient au Cap en temps d'épidémie, avec son aide de camp, et y passe vingt heures. Cet aide de camp fut malade le lendemain, et mourut le troisième jour (Dalmas, p. 41). En 1804, au moment où la fièvre jaune éclata à Carthagène, un amiral, Don Annibal Cazonnie, âgé de 67 ans, se retira à la campagne avec ses deux filles, et ne fut pas malade. — Au commencement d'octobre, l'épidémie diminuait à Carthagène, et comme l'amiral manquait de vêtements d'hiver, il se résout à aller en chercher dans son appartement de la ville. — Il y arrive, dans l'après-midi, assez tard, prépare les effets qu'il doit emporter, soupe et se couche, comptant partir le lendemain matin. — Mais voilà que, le matin, il ne peut se lever ; à midi, la fièvre jaune était déclarée chez lui. A midi, une de ses filles est atteinte ; le soir, c'est le tour de l'autre, et tous trois étaient morts le cinquième jour. En 1821, un habitant du village de Sans, où il n'y avait pas de malades, va passer cinq ou six heures à Barcelone, pendant que cette ville était contaminée. Le lendemain, il se couche, et sa femme, qui le soigne, meurt, comme lui, au bout de quelques jours (B., F., P., p. 50). En 1793, Mourgues, français, âgé de vingt-cinq ans, quitte New-York, dès qu'on parle de fièvre jaune. Obligé de revenir en ville, au fort de l'épidémie, il n'y resta qu'une heure ; trois jours après, il était atteint et, le quatrième, il était mort (Dalmas, *Rech. s. la fièv. jaun.*, p. 38). Le 17 décembre 1880, un gendarme, qui habitait un bourg isolé, à la Martinique, conduit un prisonnier à Saint-Pierre, qui était contaminé. Arrivé à six heures du soir, il séjourna en ville jusqu'à huit heures, puis alla se coucher, au cantonnement de la gendarmerie, situé à 2 kilomètres, par une altitude de 100 mètres. Le lendemain matin, à six heures, il rentra chez lui. Le 21, il était atteint, et succomba le 1er janvier (Lacroix, *Thèses de Lille*, 1885).

10° *Dangers que font courir les convalescents aux personnes, en santé, jusque-là.* — Les individus qui ont été atteints par la fièvre jaune, ne sont pas seulement un danger pour les personnes en réceptivité, pendant la durée de leur maladie, mais même, alors qu'ils sont entrés en convalescence, et sont considérés comme guéris, ils peuvent transmettre la maladie. Les faits sont nombreux, pour prouver l'exactitude de cette proposition ; nous en avons fourni plusieurs déjà, dans les exemples que nous avons cités, touchant les divers modes de transmission et de propagation de la maladie. Il est inutile d'en indiquer d'autres.

Cette particularité : du danger que constituent les convalescents, présente un si grand intérêt pour l'hygiène, qu'il devra nous arrêter un moment, lorsque nous nous occuperons de la prophylaxie de la maladie. Nous aurons à spécifier d'abord : pendant combien de temps le convalescent peut être dangereux ; d'autre part, quelles sont les mesures de précaution qui doivent être prises vis-à-vis de sa personne et vis-à-vis de ses effets.

Transmission de la fièvre jaune par les moustiques

Pour être complet dans mon exposition des conditions de la transmission de la fièvre jaune, il me faut parler maintenant de l'hypothèse formulée, il y a quelques années, par le Dr Finlay, de la Havane, au sujet du transport de l'infection amarile par les moustiques. D'après M. Finlay, le *culex mosquito* pourrait, en piquant un malade, souiller sa trompe, et aller ainsi, ensuite, inoculer la maladie à un individu en réceptivité.

Cette opinion soulève une question trop importante dans la pathogénie de la fièvre jaune pour passer inaperçue. Aussi, mérite-t-elle d'être étudiée et discutée avec soin, car, s'il était démontré que le moustique joue un pareil rôle, bien des points de la transmission de la maladie seraient élucidés aujourd'hui.

Malheureusement, en y réfléchissant, on ne tarde pas à reconnaître que l'hypothèse du docteur Finlay, toute séduisante qu'elle soit du premier coup d'œil, n'est pas admissible dans son entier. On ne peut pas facilement se résoudre à penser, que la transmission de la fièvre jaune par le moustique, soit le mécanisme ordinaire de la propagation de la maladie.

Que le moustique puisse, dans les pays où il y a des cas de fièvre jaune, transmettre cette fièvre par le mécanisme indiqué par le Dr Finlay, je le crois volontiers ; M. Finlay l'a observé, dit-il, et je suis trop confiant dans la sagacité et la valeur scientifique du savant médecin de la Havane, pour révoquer son assertion en doute. Mais j'ajoute aussitôt : que ce fait étant établi, il y a encore extrêmement loin de là, à admettre que cette transmission soit la chose ordinaire, et même, que cette transmission soit réelle ; en d'autres termes : que dans ce cas, le sujet inoculé présente tout à fait et réellement la fièvre jaune, c'est-à-dire une atteinte capable de le tuer, d'une part, et de constituer d'autre part, un foyer épidémique aussi dangereux et aussi fécond que celui que créerait un malade atteint par la véritable fièvre jaune, née sous l'influence des causes ordinaires de son développement. Peut-être que le sujet inoculé ainsi, ne présente que ce que l'on a appelé : la *fièvre bilieuse inflammatoire*, c'est-à-dire une fièvre jaune incomplète, et relativement bénigne.

Si j'ai bien fait comprendre ma pensée, on voit qu'il y a dans ce que je viens de dire deux questions distinctes, qui ont besoin d'être étudiées séparément. De sorte, que nous avons à nous demander : *A*. la piqûre du moustique peut-elle être considérée comme le moyen employé ordinairement par la nature pour propager la maladie ? *B*. cette piqure engendre-t-elle, chez les individus en réceptivité, la vraie maladie toute entière, c'est-à-dire avec toutes ses particularités de danger, tant pour le sujet que pour ceux qui pourront ultérieurement s'exposer dans son voisinage et subir l'influence de l'infection qu'il a créée ?

A. — Pour ce qui est de la première question le Dr Finlay a fait des rapprochements très ingénieux ; il a montré qu'en effet la zone amarile est celle dans laquelle la température est convenable à l'existence du culex mosquito de la Havane ; et, chiffres en main, expériences à l'appui, il a prouvé que le degré de froid auquel le mosquito succombe est celui auquel la fièvre jaune cesse, et *vice versa*. Il n'y a là à mon avis que de pures coïncidences ; et quelque curieux que soit le rapprochement, je ne puis me résoudre à penser que le transport par le mosquito soit autre chose qu'une extrême exception relative. En effet, pour admettre que c'est le moyen normal, il faudrait, pour mille et mille cas, admettre, avec une complaisance extrême, comme possibles et réelles, une série considérable d'improbabilités et même d'im possibilités. Entrons dans quelques détails, pour le démontrer.

Prenons, par exemple, l'épidémie de Saint-Nazaire, en 1861. Si nous voulons admettre l'hypothèse de Finlay, à l'exclusion d'un autre, il nous faudrait croire que *l'Anne-Marie* avait emporté dans ses flancs, depuis la Havane jusqu'à l'embouchure de la Loire, des moustiques qui, au moment de l'ouverture des panneaux, allèrent contaminer, çà et là, des victimes. On en conviendra, c'est déjà un mécanisme que plus d'un esprit refusera d'admettre, jusqu'à plus ample informé ; et que M. Finlay repousse certainement.

Mais même, en admettant que ces moustiques amarilofères sont allés inoculer la maladie aux divers matelots des navires voisins et au tailleur de pierres même, qui travaillait sur le quai, à 220 mètres de *l'Anne-Marie*, comment expliquer l'atteinte du Dr Chaillou, celles de la revendeuse et du cordonnier, qui n'avaient été que secondairement exposés aux émanations de gens contataminés ? Il faudrait penser que chaque malade a été, à son tour, piqué par un moustique français, qui a dès lors, contracté l'aptitude morbifère du moustique havanais ; ou bien admettre qu'un moustique havanais, après avoir contaminé un malade, est resté appliqué sur lui pendant qu'il s'en allait au loin, et que restant ainsi en place, pendant ce voyage de plusieurs heures, de plus d'un nycthémère même, il s'est rué sur une autre victime qui a passé à sa portée. J'ai cité cet exemple, entre mille, pour montrer que le mécanisme ne saurait être accepté pour tous les cas ; je pourrais en invoquer un bien grand nombre. Ainsi par exemple, peut-on admettre que dans l'épidémie de 1878, à Madrid, les soldats venant de la Havane avaient ainsi emporté des moustiques morbifères avec eux ?

Et même au cas où on accepterait cela comme possible, comment expliquerait-on cent faits cités, dans lesquels il a été prouvé que des effets à usage, contaminés de fièvre jaune, ont été enfermés dans des malles, y sont restés ainsi un an, deux ans, trois ans, sans occasionner aucun malheur ; puis, tout à coup, ont produit la fièvre jaune, le jour où ces malles ont été ouvertes. Dans ce cas, pour accepter les idées de Finlay, il faudrait : ou bien croire que des moustiques ont été enfermés dans ces malles, et sont restés pendant deux ou trois ans à attendre, sans mourir, le moment favorable pour communiquer la maladie, opinion absolument inadmissible; ou bien il faut admettre que, juste au moment où on ouvrait ces malles, des moustiques, avides d'aller puiser les germes amarils, se sont hâtés de fondre sur les effets contaminés pour y recueillir l'agent infectieux, et sont allés, sans perdre de temps, piquer bien vite les individus qui assistaient au déballage.

On le voit cette hypothèse est absolument inadmissible, et, pour ma part, je conclus en disant : que si, dans quelques cas on a pu voir, au cours d'une épidémie, le moustique incriminé transporter ainsi le germe amaril, d'un individu malade à un individu sain, on ne saurait penser, un seul instant, que c'est là un moyen ordinaire, normal, de la transmission de la maladie.

B. — Nous avons, maintenant, à discuter le second point que nous signalions tantôt : la piqure du moustique contaminé produit-elle la fièvre véritable jaune ? Dans l'état actuel de nos connaissances, on ne peut y répondre encore d'une manière assurée; il faudra de nombreuses expériences, des observations répétées et variées, pour fixer l'opinion sur ce point, mais, néanmoins, la science possède, dès aujourd'hui, grâce aux travaux du Dᵣ Finlay, sur ce sujet, des indications extrêmement intéressantes, et pouvant, peut-être, devenir précieuses pour la pathogénie comme pour la prophylaxie de la maladie.

Le sujet est si important, les études du Dᵣ Finlay sont si remarquables, que je ne puis laisser échapper cette occasion d'en dire un mot, quoique, à proprement parler, ce soit, en ce moment une digression ; mais le lecteur me pardonnera, j'en suis certain, cette digression, tant il trouvera d'intérêt dans les résultats signalés par le savant médecin de la Havane.

M. Finlay a constaté, à maintes reprises, qu'un moustique qui, après avoir piqué un individu atteint de fièvre jaune, venait piquer un individu sain, développait chez lui, quelques fois, une atteinte morbide du genre amaril. Or, une fois ce fait établi dans son esprit, il l'a étudié avec attention, et s'est lancé dans une voie de déductions et d'expérimentations qui l'a conduit à reconnaître : que cette atteinte, que l'on peut développer ainsi à volonté et artificiellement chez un sujet en réceptivité, a certains caractères spéciaux, dignes de frapper très vivement le médecin. C'est ainsi, par exemple, que cette atteinte est en relation directe, quant à sa gravité, avec la quantité de virus que semble posséder le moustique. Pour le prouver, M. Finlay a institué les expériences suivantes. D'une part, il prend un moustique qui a piqué un malade de fièvre jaune, et lui fait piquer directement un individu en réceptivité. D'autre part, il prend un moustique qui vient de piquer un malade de fièvre jaune ; il lui fait piquer un nègre ou un mulâtre, c'est-à-dire quelqu'un qui n'est pas en réceptivité, et ensuite il lui fait piquer successivement un certain nombre d'individus en réceptivité. Or, dans le premier cas, il a constaté que l'individu en réceptivité, piqué directement, avait une atteinte sévère de fièvre, présentant des caractères tellement semblables à ceux de la fièvre jaune véritable, qu'on pouvait considérer la transmission comme directe et complète. Dans le second cas, c'est-à-dire lorsque le moustique avait débarrassé sa trompe des éléments les plus dangereux de la transmission, par la piqûre d'un individu incapable d'avoir la fièvre jaune, ceux qui étaient piqués ensuite subissaient une atteinte de fièvre dite bilieuse inflammatoire des Antilles ; c'est-à-dire de la fièvre jaune atténuée. Cette atteinte était, elle-même, d'autant plus bénigne que le moustique avait piqué plus de monde, depuis qu'il avait chargé sa trompe de virus amaril. — Ajoutons que M. Finlay croit avoir constaté, par ailleurs, que les individus en réceptivité de fièvre jaune, qui subissent une atteinte suffisamment intense de cette fièvre dite bilieuse inflammatoire des Antilles, sont désormais indemnes de fièvre jaune.

On voit ainsi, d'un coup d'œil, les conséquences très importantes des expériences de M. Finlay. Par cette sorte de vaccination pratiquée à l'aide du moustique, on aurait un moyen commode et facile de mettre les individus à l'abri des atteintes du typhus amaril. On ferait, avec le moustique, quelque chose d'analogue à ce que fait Pasteur, avec ses cultures successives du virus morbigène. — Il est vivement à désirer que M. Finlay poursuive ses expériences et complète ses observations ; car, s'il arrivait à montrer, par des faits suffisamment nombreux, l'exactitude des propositions qu'il a formulées, dans l'ordre d'idées qui nous occupe, il aurait fait faire à la prophylaxie de la fièvre jaune un pas considérable, que n'ont encore pu lui faire accomplir les expériences de Freire, de Carmona y Valle, etc. etc.

Conclusions touchant la manière dont la fièvre jaune s'étend
dans un port contaminé

Après avoir fourni ces diverses indications, touchant la manière dont la fièvre jaune s'étend dans un port contaminé, nous avons besoin d'envisager la question à un point de vue synthétique, pour donner une idée générale de la manière dont se fait l'expansion ; pour faire le schéma de cette expansion, si on me permet cette expression. Nous avons vu, précédemment, que la maladie a commencé soit par un magasin, un dock, un entrepôt, un hôtel ou une maison particulière. Suivant le cas, la maladie procède d'une manière qui semble parfois différente, et qui est en réalité toujours la même. Si la maladie a commencé par un magasin, un dock, un entrepôt, ce sont les personnes qui y sont allées, qui ont été atteintes les premières, en général, et qui vont, à leur tour, en porter les germes plus ou moins loin, suivant l'endroit plus ou moins éloigné où ils habitent. De même, ajouterons-nous, il peut arriver, dans le cas où la maladie a commencé par un dock, un magasin, etc., que, par l'intermédiaire du vent, les germes amarils aient été transportés dans une maison voisine. N'oublions pas de rappeler encore : que les individus, qui ont été en contact avec le foyer amaril, peuvent, sans être malades eux-mêmes, donner la maladie à d'autres personnes, soit par le fait de leurs relations, soit parce que ces dernières auront reçu d'eux, des objets, marchandises, effets à usage, etc.

Si la maladie prend dans une maison, ce sont naturellement les personnes qui habitent cette maison qui, après celles qui soignent le malade, sont les plus exposées. C'est ainsi, qu'on voit les locataires du même étage, de l'étage supérieur ou inférieur, d'une autre aile de la maison, d'une maison voisine, des individus en relations suivies ou accidentelles avec la maison, qui sont atteints ; ils concourent, ainsi, à l'extension de l'épidémie, de proche en proche : en *tache d'huile*, comme on l'a dit vulgairement, pour rendre compte de ce mode d'extension.

Dans quelques circonstances, on voit la maladie tendre plus vers un côté que vers un autre, dans ce mouvement d'extension de proche en proche ; en y regardant de près, on constate souvent qu'il y a une raison tangible de cette particularité : direction du courant de l'air, du courant des relations humaines.

Enfin, dans nombre de cas, une fois le foyer initial de la maladie établi dans un lieu déterminé, on voit, çà et là, dans le pays et à des distances plus ou moins éloignées, de nouveaux foyers qui, comme des incendies secondaires allumées par les étincelles parties du foyer principal, vont, à leur tour, évoluer, s'accroître et émettre, même, de nouvelles étincelles épidémiques, concourant à l'extension du mal, dans la localité.

Je pourrais entrer dans de longs détails sur ces modes, divers en apparence, et cependant toujours semblables au fond, de l'extension de la maladie; ce serait inutile, je crois, car le lecteur comprend si bien maintenant, j'espère, l'allure de l'extension de la maladie dans une localité qu'il n'est pas nécessaire d'insister davantage sur ce sujet. Je terminerai donc, en répétant ce que j'ai rapporté déjà dans le chapitre de la chronologie, à propos de l'épidémie de Jumilla, en 1811. Le docteur Ramon de Romero, qui a suivi cette épidémie de Jumilla, a fourni des documents intéressants : « La fièvre jaune apportée de Murcie, à Jumilla observa, d'après lui, en se propageant, un ordre curieux de succession, marchant par un temps calme et s'étendant de proche en proche, de manière à occuper un véritable centre d'où elle rayonnait ensuite, soit par le souffle des vents, soit par des communications imprudentes ; tandis qu'à vingt, trente, quarante pas de ce cercle dangereux, pourvu qu'on s'abstînt d'y communiquer le moins du monde, on était sûr d'échapper; à quoi contribuaient merveilleusement une ventilation fréquente et les soins ordinaires de propreté. Que s'il arrivait à la maladie, de franchir tout à coup un grand intervalle, et de se montrer dans un point fort éloigné du centre primitif, en recherchant les causes d'une transmission si étrange, on finissait toujours par découvrir qu'elle s'était opérée par le rapprochement d'un individu sain et d'un individu qui ne l'était pas, ou qui, du moins, avait séjourné dans l'atmosphère des malades (*Rapport de Bally*). »

IV

COMMENT LA FIÈVRE JAUNE PASSE-T-ELLE D'UN PAYS DANS UN AUTRE PAR VOIE DE TERRE ?

Nous avons étudié, précédemment, comment la fièvre jaune se montre sur un navire, et se transmet d'un navire à un autre ; comment elle arrive dans un port de mer ; enfin comment, une fois qu'elle a été introduite ainsi, elle se développe dans une ville ; nous avons maintenant à rechercher comment elle passe d'une ville dans une autre, en suivant la voie de terre.

En somme, comme le mécanisme de ce transport ne diffère pas ici de ce que nous avons vu précédemment, nous devons en rechercher les conditions :

1° Dans les malades, allant d'une ville contaminée à un endroit sain ;

2° Dans des individus qui, quoique en bonne santé eux-mêmes, proviennent d'un lieu contaminé ;

3° Dans des effets à usage, ou des marchandises, renfermant des germes morbides ;

4° Dans des individus de la ville saine, qui vont s'infecter dans les endroits contaminés ;

5° Dans le transport aérien des germes.

Mais notre exposition serait incomplète, si nous omettions de rechercher, aussi, le danger comparatif qu'il y a pour la santé, dans les divers modes de communication qui peuvent exister entre deux localités, à savoir : Les piétons ; Les cavaliers ; Les voitures ; Le roulage ; Le chemin de fer ; Les canaux.

1° *Transmission de la fièvre jaune par des malades*

Nous savons déjà, par ce que nous avons dit précédemment, que ce mode de transmission de la maladie est extrêmement facile, car le foyer morbide se trouve ainsi porté, tout à coup, d'un lieu contaminé dans un endroit sain, qui est aussitôt infecté *ipso facto*. Les faits ne manquent pas pour montrer la réalité de cette assertion, et si nous n'en fournissons que quelques-uns, c'est pour ne pas donner à notre étude une étendue trop considérable. En 1819, une femme part de l'île de Léon, près Cadix, où régnait la fièvre jaune, et se réfugie chez un chanoine de Séville, demeurant rue Baraba ; elle tomba malade peu après son arrivée, et transmit la maladie au chanoine, au personnel de la maison ; puis ce fut le tour des voisins ; et peu à peu, tout le quartier fut contaminé. Une sœur de l'hôpital civil de Barcelone, va deux ou trois fois à Barcelonnette, au moment où la maladie y débutait ; elle y contracte la fièvre jaune, et bientôt quatre personnes, qui étaient en relations avec elle, à l'hôpital, sont atteintes. Peu après, les enfants orphelins furent touchés ; puis les aliénés de l'hôpital (B., F. P., p. 41). Le 11 août 1804, un moine franciscain, de Malaga, arrive à Montilla, chez son beau-frère, Miquel Gomès, et meurt cinq jours après. Son frère est atteint le 15 août, et succombe, le 27 ; sa sœur, femme de Miquel Gomez, a le même sort ; enfin un voisin, qui habitait la maison contiguë, fut atteint à son tour (Bally, *loc. cit.*, p. 439). Par ailleurs, ajoutons qu'un M. Argote, habitant San-Sebastien de Los Reyes, pays situé dans l'intérieur, à 30 lieues de Caracas, va dans cette ville au moment, en 1853, où la maladie y était très grave. A son retour, il est atteint par la fièvre jaune et succombe. Peu de jours après, la ville de San-Sebastien est décimée par la maladie, alors qu'on ne l'y avait jamais constatée jusque-là. La dissémination et la fraîcheur de la température, firent que l'épidémie ne fut pas de longue durée (Velasquez, *Thèse de Paris*, 1869, p. 97). Nous pouvons dire, enfin, qu'en 1853, pendant que la ville de Caracas était décimée par la fièvre jaune, un M. Corréa, avocat, député d'un pays où la maladie n'existait pas y vint ; et peu après s'en retourna, en passant par Macaraïbo, où régnait sévèrement le typhus amaril. Dans cette dernière ville, il fut atteint, mais il se hâta de partir, et alla mourir, en route, dans la hacienda de San-Domingo, non loin de Valera. Les porcs le déterrèrent, et son cadavre, restant exposé à l'air, pendant quelque temps, une terrible épidémie de fièvre jaune, se développa aussitôt après dans Valera, qui est à 30 lieues du littoral, et où, jusque-là, on n'avait jamais observé la maladie (Velasquez, *Thèse de Paris*, 1869, p. 96).

2° *Transmission de la fièvre jaune par des individus, bien portants, qui proviennent d'un endroit contaminé*

Nous savons déjà, aussi, combien ce mode de contamination est fécond. En 1800, les passagers du navire *le Delphin*, qui était arrivé, contaminé, à Cadix, portèrent la maladie à Séville, dans nombre de villes de l'intérieur de l'Espagne, et entre autres à Cordoue.

Comme précédemment, il ne suffit pas d'être malade pour communiquer la maladie : il suffit de venir d'un pays contaminé, même quand on est bien portant. Les exemples sont si nombreux, que nous pourrions en faire une longue énumération ; mais comme cela ne nous apprendrait rien de plus que ce que nous savons déjà, nous en citerons seulement quelques-uns pour mémoire. C'est ainsi, par exemple, que nous dirons qu'en 1878, des soldats espagnols, arrivant, bien portants de Cuba, par un transport de l'État, apportèrent la fièvre jaune à Madrid, sans avoir contaminé le port de débarquement, ni les diverses villes qu'ils traversèrent en chemin de fer. En 1801, déjà, quelque chose d'analogue s'était passé à Séville : des passagers d'un navire contaminé partirent de Cadix pour cette ville, dès que ce navire fut admis en libre pratique, et ils infectèrent Séville, en même temps que leurs compagnons, restés au port, infectaient Cadix. A Ronda, en 1804, deux hommes venant de Malaga, couchent chez une femme Debrio, qui fut atteinte sans que ces hommes fussent malades (B., F., P., p. 78). En 1819, au moment où la fièvre jaune éclata à Cadix, des mouvements de troupes qui s'effectuèrent, eurent pour résultat de faire apparaître la maladie dans plusieurs villes restées saines jusque-là. — A ce sujet, il ne faut pas omettre de signaler le grand danger qu'il y a, à faire des mouvements de troupes, de population, d'élèves, etc. etc., en temps d'épidémie, car avec la pensée, très sage, au fond, d'enlever à la maladie les éléments capables de la faire se manifester dans un endroit, on court le risque de la propager au loin, si on n'a pas agi prudemment. — Nous aurons, d'ailleurs, à revenir sur ce point, en parlant de la prophylaxie, et nous dirons : que tant qu'une localité n'est pas contaminée, le mieux est d'en éloigner les personnes en réceptivité de fièvre jaune, si on peut prévoir que l'épidémie l'atteindra prochainement ; mais dès que cette localité est contaminée, il faut avoir le plus grand soin, de soumettre les individus qui en sortent à des précautions sanitaires d'isolation, avant de les mettre en contact avec des groupes humains restés indemnes jusque-là.

3° *Transmission de la maladie par des effets à usage, ou des marchandises*

Ici encore, nous sommes fixés à l'avance sur le danger qu'il y a lorsque des objets à usage, ou des marchandises, arrivent dans une localité saine, provenant d'un lieu contaminé. Pour ce mode de transport de la maladie, les faits sont nombreux aussi autant que variés ; et, comme précédemment, nous sommes embarrassé de faire un choix, car il y en aurait cent pour un à signaler. C'est ainsi, par exemple, qu'en 1821, des matelas envoyés de Barcelone à Xlot, petit village des environs, pour y être nettoyés, communiquèrent la maladie à un homme qui les battit et les lava. Mille faits analogues ont produit les mêmes résultats dans une infinité de pays. Dans le rapport de la commission chargée de rechercher les causes de l'épidémie de Pensacola, en 1874, il y a l'indication du fait suivant : un jeune homme devant quitter Pensacola, où régnait la fièvre jaune, enferme des vêtements et des livres dans une malle qu'il envoie à 5 milles dans la campagne, chez un de ses amis. — Trois ans après, cette malle fut ouverte dans cette maison, et les cinq personnes qui y habitaient furent aussitôt atteintes par la maladie.

Il serait tout à fait inutile d'insister plus longuement sur ce mode de transmission, car ce que nous avons dit précédemment ne saurait être modifié, on le comprend, quand, au lieu de quelques mètres, c'est quelques kilomètres qui sont franchis par les individus porteurs des germes amarils.

Comme je le disais tantôt, on comprend facilement que la transmission de la maladie puisse se faire par les hommes bien portants ou malades, et par les objets inanimés, quand il y a quelques kilomètres, plutôt que quelques mètres seulement, à franchir ; mais ce qui est infiniment plus remarquable, c'est

lorsqu'il s'agit de distances beaucoup plus grandes. On sait, en
effet, d'une manière parfaitement certaine, aujourd'hui, que des
objets envoyés des colonies, ont pu apporter la fièvre jaune dans
des pays éloignés du bord de la mer ; comme des chargements
contaminés avaient pu porter la maladie des pays chauds dans
un port d'Europe. J'ai cité, dans une étude que j'ai faite (*Gaz.
méd. de Nantes*, 1883), et ci-dessus aussi, le fait d'un médecin
de Paris qui avait contracté la fièvre jaune, en étudiant, à Paris,
pendant l'hiver de 1873, des déjections amariles. J'ajouterai
que, dans les premières années de ce siècle, un Suisse mourut
à la Havane, de fièvre jaune, et que ses effets envoyés à ses
parents, eurent la fâcheuse propriété d'engendrer la maladie
dans un pays où, certes, elle ne se voit pas d'ordinaire. Je connais
un autre fait, au moins aussi étrange ; c'est celui du développement de la maladie dans un village reculé des Basses-
Alpes, où des parents reçurent des vêtements provenant de leur
fils mort de fièvre jaune au Sénégal, et qu'on n'avait pas désinfectés. Enfin, je rappellerai qu'en 1883, les journaux politiques
et médicaux ont retenti de ce fait extraordinaire, d'un diplomate de Paris, ayant contracté la fièvre jaune, parce qu'il
avait touché à des papiers de correspondance, arrivant du
Brésil, au moment où la maladie y sévissait.

Il est bien certain que des faits pareils sont extrêmement
exceptionnels, et ne peuvent guère être considérés, jusqu'ici, que
comme des curiosités médicales ; mais, néanmoins, on aurait tort,
je crois, de n'en tenir aucun compte. L'hygiène internationale et
la police sanitaire ne sauraient les laisser passer inaperçus.

4° *Transmission par des individus de la localité saine qui vont*
s'infecter dans la localité contaminée

Nous sommes édifiés, par avance, sur ce point, pouvons-
nous dire, d'après ce que nous avons déjà vu, en parlant des
navires et des ports de mer infectés. Pour être aussi complet
que possible dans mon étude sur les diverses conditions de la
propagation du mal, j'ajouterai le fait de l'armée française
contaminée à Zuzar, et à Jumilla, en 1812.

Après la bataille de Salamanca, l'armée française du Portugal fut obligée de se replier, et une partie dut passer, dans le

courant de septembre, à travers le royaume de Murcie (septembre 1812). Une division arriva le 1er octobre, à Zuzar, petite ville située sur la rive gauche de la Ségura, où, depuis le commencement du mois, la fièvre jaune régnait, apportée par deux individus venus de Carthagène. La population avait émigré en grande partie, de sorte que les troupes trouvèrent la ville presque vide ; mais il y avait néanmoins encore de nombreux malades et des cadavres. Deux jours après, l'armée communiqua avec la ville de Jumilla, également contaminée. Sept jours après le premier contact avec Zuzar, c'est-à-dire le 8 octobre, un maréchal des logis de gendarmerie, qui avait séjourné deux jours dans la ville, fut atteint, et il mourut en quarante-huit heures. La maladie se communiqua de proche en proche ; elle menaçait de prendre extension, lorsqu'on prit le parti d'isoler les malades. Il y eut une centaine de morts, et la maladie cessa peu à peu vers le 18 ou le 20 octobre, sous l'influence du déplacement des troupes, des marches dans un pays élevé, et surtout de l'abaissement de la température (Pesson, *Journ. méd. mil.*, t. V, p. 304).

5° *Transmission par le vent*

Ce que nous avons dit précédemment, nous a montré que le transport des germes, par voie aérienne, a toujours une action limitée : trois à cinq cents mètres. Le danger existerait-il encore à la distance de un kilomètre, que nous serions autorisé à dire, que ce mode de transport de la maladie doit être écarté ici ; car, en dehors des habitations agglomérées d'une ville ou d'un faubourg, il y a toujours telles distances, d'une habitation à une autre, que le danger de transmission est tout à fait illusoire; aussi, n'avons-nous pas à insister davantage sur ce point.

6° *Puissance comparative de la transmission des germes amarils, suivant les divers modes de communication, par terre, entre les villes.*

Si nous n'avons pas eu besoin de nous occuper du transport des germes par voie aérienne d'un pays dans un autre, en revanche, nous devons étudier en détail le danger comparatif que présentent les divers moyens de communication entre les villes, par voie de terre, car on sent que tel ou tel mode, peut transporter plus ou moins efficacement, des germes dangereux.

Piétons. — Nous avons fourni, précédemment, des exemples montrant que des piétons ont pu transporter la maladie plus ou moins loin. Dans l'intérieur d'une ville, il ne s'est agi que de quelques centaines de mètres; d'une ville à un faubourg ou à un village voisin, il n'est question, en général, que de quelques kilomètres, de sorte que ce n'est qu'à cette distance, mettons 10, 12, 15 kilomètres, au plus, que le danger pourrait exister. Ce danger est réel, on le comprend, car il n'y a pas de raison pour que les germes amarils, qui ont pu être portés à quelques mètres de distance, et qui ont, parfois, conservé leur activité pernicieuse pendant des mois et des années, soient portés par des piétons à des distances même assez grandes. Mais, tout en admettant ce danger, je dois ajouter qu'en pratique, on voit bien rarement l'influence des piétons s'exercer au-delà d'un périmètre assez restreint; car une infinité de conditions viennent s'additionner, en général, pour diminuer les chances d'accidents. En effet, la personne du piéton, ses vêtements sont dans de bonnes conditions d'épuration naturelle, par le seul fait de l'aération pendant la marche; les ballots transportés par le piéton sont de petit volume, et, par conséquent, présentent moins de refuges aux germes morbides, etc. etc. D'autre part, quand le piéton va d'une ville contaminée dans un village, ou à la campagne, il arrive dans un milieu où la population est moins dense, et, par conséquent, les chances d'infection sont moindres, naturellement. Donc, quoique des exemples, très positifs, aient montré que les piétons peuvent constituer un danger sérieux, et même à des distances assez éloignées; bien que la logique permette de très bien comprendre combien grand peut être ce danger, nous devons admettre aussi, en nous basant sur les faits, comme sur le raisonnement, que ce danger est au minimum, dans le cas de communications qui nous occupe ici.

Cavaliers, muletiers, etc. etc. — Pour ne pas donner à mon étude une longueur trop grande, on me permettra de ne pas recommencer, à propos du danger que peuvent présenter les communications entre pays contaminés et pays sains, par cavaliers, muletiers, etc. etc., l'énumération de tous les cas. Le danger est naturellement plus grand, et la zone dangereuse est plus étendue, on le comprend, puisque les chevaux et les mulets franchissent plus facilement les distances ; mais comme il y a une petite différence du plus au moins, seulement, ce que j'ai dit précédemment peut servir pour le cas actuel.

Transport de la maladie par les voitures. — En revanche, sans que j'aie besoin d'insister beaucoup, on devine que ce mode de transmission de la maladie est sensiblement plus dangereux que le précédent, pour la santé publique. D'une part, en effet, le voyageur infecté, étant transporté plus passivement, n'est pas aussi impérieusement obligé de s'arrêter dès les premières heures de l'invasion de la maladie ; d'autre part, la distance franchie est plus grande pour le même temps ; enfin, les effets transportés sont plus nombreux, ils sont contenus dans des· coffres, qui permettent l'infection, beaucoup plus facilement que le ballot du piéton ou du cavalier.

Transport de la maladie par la voie ferrée. — Par ailleurs, il faut dire que les chemins de fer sont infiniment plus dangereux que les autres moyens de locomotion, pour le transport de la maladie d'un pays dans un autre. Je ne puis mieux donner la mesure de la fécondité de leur influence pour la propagation de la maladie, qu'en disant qu'ils ont introduit dans les relations terrestres le danger, qui, jusqu'ici, avait été dévolu aux relations maritimes seulement.

. En effet, un train de chemin de fer est, pour ce qui nous occupe, absolument comparable à un bâtiment ; comme le navire, il parcourt de grandes distances ; comme le navire, il transporte passivement le passager, et avec des commodités telles que celui-ci peut franchir de grands espaces, même alors qu'il est très malade déjà. Enfin, les fourgons de bagages sont absolument identiques à la cale du navire dans laquelle des objets sont entassés au départ, et ne sont maniés qu'à l'arrivée, après plus ou moins de jours de maintien dans un endroit fermé ; c'est-à-dire que les wagons de bagages sont dans des conditions identiques à la cale des navires, pour ce qui est de l'infection des locaux.

Pour montrer, d'un mot, tout le danger que présente le chemin de fer pour la propagation de la fièvre jaune, je n'ai qu'à répéter encore ce que j'ai dit déjà au sujet du chemin de fer de Vera-Cruz à Mexico. En effet, pendant deux siècles au moins, la fièvre jaune, qui sévissait cependant, toutes les années à Vera-Cruz, n'avait pas dépassé certaines limites dans les terres chaudes avoisinantes, semblant donner raison à l'opinion qu'on avait formulée : que le typhus amaril est une maladie du littoral, qui ne peut exister dans l'intérieur des terres. Les communications par piétons, cavaliers et voitures, entre Vera-Cruz et Mexico, avaient toujours été si stériles, sous le rapport de la maladie, qu'on avait pu croire que la fièvre jaune était incapable de menacer certaines villes de l'intérieur ; et cependant, lorsque le chemin de fer a été établi, on a vu bientôt la maladie atteindre des pays qui semblaient à l'abri. C'est au point, qu'on peut en déduire que, pendant la saison chaude au moins, toutes les stations jusques et y compris Mexico, pourraient être exposées à subir des atteintes.

Je dois dire, d'ailleurs, pour montrer le danger que peut présenter le chemin de fer pour la transmission de la maladie, que dans les États-Unis d'Amérique, on a reconnu la nécessité de désinfecter dans certaines gares et à certains moments, les fourgons de marchandises, et même les wagons de voyageurs, avec le plus grand soin, pour éviter des accidents dont l'esprit envisage facilement l'étendue et la gravité, tant pour les individus, en particulier, que pour les populations elles-mêmes.

Transport par canaux. — Ce n'est, à vrai dire, que pour mémoire, que j'ai signalé le transport par canaux, dans cette partie de mon étude ; car il est inutile d'en parler longuement. Il suffit de dire : que les barques, bateaux, navires, à cordelle, perche, rames, machines à vapeur, etc. etc., quel que soit leur tonnage et quelle que soit la nature : douce, saumâtre ou salée de l'eau qui les porte, sont des navires absolument semblables, pour le cas qui nous occupe, à ceux dont nous avons parlé précédemment, et qui ont pu transporter la fièvre jaune du port le plus éloigné d'Amérique jusque dans nos pays. Par conséquent, tout ce que j'ai dit précédemment, au sujet de ces navires, est applicable à ceux-ci, et je puis m'arrêter, ici, pour ne pas répéter mon exposition.

V

CONDITIONS QUI INFLUENT SUR LE DÉVELOPPEMENT, LA MARCHE ET LES FLUCTUATIONS DES ÉPIDÉMIES DE FIÈVRE JAUNE

En parlant, soit du rôle des navires dans la tranmission de la fièvre jaune, soit de l'apparition de la maladie dans un port, soit de son extension ou de son passage d'un pays dans un autre, nous avons vu que, dans un certain nombre de cas, qui ont paru être des exceptions heureuses, parfois même inexplicables pour quelques-uns, la maladie qui, d'habitude, se transmet si facilement, est restée stérile, sous le rapport épidémique, et nous avons là un fait assez frappant pour être autorisés à conclure : que si la présence ou le voisinage d'individus malades, d'individus sains, mais provenant d'un lieu contaminé, d'effets à usage ou de marchandises, etc. etc., sont le plus souvent des éléments terriblement féconds de transmission; il paraît y avoir en outre, certaines conditions qui interviennent d'une manière puissante, et même qui sont indispensables pour la production et la continuation d'une épidémie. Comme nous l'avons spécifié déjà, il faut, pour qu'une épidémie de fièvre jaune se déclare et évolue, trois conditions spéciales : 1° le germe de la maladie; *la graine;* 2° des individus en réceptivité; *le terrain;* 3° certaines conditions météoriques, géographiques et topographiques; *la saison.* C'est pour avoir négligé de tenir compte de l'action relative de ces trois facteurs, que quelques observateurs ont pu être étonnés par des faits qui leur paraissaient être des anomalies inexplicables, et qui, cependant, ne présentaient rien d'anormal. Pour étudier les conditions qui influent sur l'apparition, le développement, la marche et les fluctuations des épidémies de fièvre jaune, parlons séparément, de l'apparition, et du développement de la maladie, dans un pays.

Pour ce qui est du développement, ce que nous avons dit précédemment, soit à propos de la chronologie, soit dans l'étude de la géographie, soit enfin dans celle des allures épidémiques, à propos du rôle des navires ou de l'extension de la fièvre jaune dans une ville, nous a appris déjà que si la saison chaude, la latitude peu élevée, sont des conditions favorables, on a vu parfois l'apport des germes rester stérile dans ces circonstances ; ce qui oblige à spécifier : qu'il faut encore une certaine constitution médicale, qu'on me passe le mot, tout vague et obscur qu'il soit, pou r qu'une épidémie se produise. Par ailleurs, nous savons que dans certains pays des latitudes élevées, comme Brest, le Havre, les côtes d'Angleterre ou celles des provinces septentrionales des États-Unis, par exemple, l'apport des germes, tout infécond qu'il soit d'habitude, peut cependant provoquer une explosion épidémique.

Si telles sont les brèves considérations que nous avons à formuler touchant l'influence des conditions qui influent sur l'apparition de la fièvre jaune, celles qui regardent la marche et les fluctuations des épidémies vont nous arrêter plus longtemps, comme on va le voir. — Nous dirons, en effet, qu'une fois les épidémies de fièvre jaune développées dans une localité, elles ont une marche qui n'est pas toujours semblable. — Tantôt elles durent peu, tantôt elles se prolongent plus ou moins ; quelques fois, elles semblent suivre une courbe régulière d'évolution, tandis que dans d'autres circonstances elles ont des alternatives plus ou moins nombreuses de diminution et de recrudescence. Enfin, ajoutons que les unes semblent se cantonner dans tel ou tel endroit, tandis que les autres paraissent avoir une tendance manifeste à la dissémination.

A priori, donc, on pourrait penser que les diverses épidémies ont sous ce rapport des allures spéciales ; et on a traduit ce fait par le mot de : génie épidémique ; mais, en réalité, je crois, il n'y a dans ces formes diverses de rigueur épidémique du fléau, que le résultat de conditions particulières, de divers facteurs, facteurs qui, s'ils étaient appréciés à leur juste valeur par les médecins et l'autorité, au moment où l'épidémie se manifeste, pourraient fournir les éléments nécessaires pour la prompte et efficace extinction de la poussée morbide.

Les conditions dont nous parlons sont nombreuses, et se partagent en groupes distincts. Ainsi, par exemple, il en est qui tiennent à la géographie, à la climatologie ; d'autres tiennent à la topographie des pays ; enfin, certaines tiennent à la démographie, au commerce et aux relations de la population qui est exposée aux coups de la fièvre jaune. Nous avons vu, précédemment les conditions qui tiennent à la géographie, au climat, etc. etc. ; nous n'avons plus guère à parler que des relations humaines.

Ainsi limité, mon sujet se réduit à étudier l'influence du rassemblement, de l'isolation et de la dissémination des individus, sur l'évolution des épidémies de fièvre jaune. Or, je puis dire d'un mot, tout d'abord, que : le rassemblement des individus est une cause aussi féconde de production, d'extension et de persistance ou de recrudescence des épidémies, que la dissémination et l'isolation est le moyen efficace de juguler, et d'éteindre bientôt des manifestations épidémiques. — Est-il besoin de fournir les exemples nombreux pour appuyer cette proposition? Non, assurément, car l'opinion est bien fixée actuellement sur ce point ; néanmoins nous devons catégoriser les conditions qui nous occupent, et dire un mot de chacune d'elles.

1° Lorsque les malades ne sont pas isolés des individus bien portants, la maladie a le plus souvent une tendance marquée à attaquer de plus en plus d'individus. Nous avons vu précédemment en parlant de l'extension de la fièvre jaune dans une localité contaminée, de nombreux faits que je puis invoquer. En voici quelques-uns que je rappelle pour mémoire. En 1804, des contrebandiers portent la fièvre jaune de Gibraltar à Algésiras. — Un habitant de San-Roque, qui se trouvait à Algésiras, est atteint. Son père vient le prendre et le ramène au pays. Mais voilà qu'au retour, le père tombe malade à son tour, et transmet la fièvre jaune à cinq voisins de maison, qui la donnèrent à leur tour à d'autres, contaminèrent toute la rue (B., F., P., p. 81). En 1804, un muletier, Jean de Cordoue, arrive malade à Espigo, le 27 août, venant de Malaga, qui était contaminé. Il avait des commissions pour onze personnes, entre autres : 1° Marie Chaner; 2° Redondo ; 3° la femme François ; 4° Garcia; 5° le père de ce Garcia ; 6° la femme Lucena. Or ce muletier tomba malade, et, successivement, les onze personnes furent atteintes à leur tour (B., F., P., p. 78). Bally, François et Pariset (*loc. cit.*, p. 92) citent le cas d'une famille Ruisse, dans laquelle, toute la maisonnée, y compris le confesseur et le fiancé de la fille, formant en tout dix personnes, fut atteinte et mourut de fièvre jaune, en quelques jours.

Un juif de Gibraltar, en 1828, du nom de Bensieri, habitait

avec sa famille, composée de six autres personnes, dans une maison, où était un individu s'occupant de médecine, et qui soignait des jeunes filles atteintes de fièvre jaune. Souvent, en revenant de voir ses malades, ce juif, Mosès Bocaris, entrait chez Bensieri. Trois personnes de cette famille furent atteintes ; le juif Bocaris le fut aussi et mourut (*Documents*, t. I, p. 30).

A la même époque, un juif de Gibraltar, du nom de Benzaïm, chez lequel habitait Mosès Bocaris, qui soignait des malades atteints de fièvre jaune, fut frappé à son tour, et eut sept personnes touchées, sur huit qui composaient sa famille (*Document.* t. I, p. 31). Donc, on ne saurait contester le très grand danger qu'il y a dans la communication des malades avec les bien portants; bien plus, on peut ajouter, à la lecture de ces faits, analogues à celui du juif Benzaïm, que l'isolation absolue des malades, et même les précautions sanitaires à employer par ceux qui les soignent, sont une nécessité de premier ordre, en temps d'épidémie de fièvre jaune.

2° Comme contre-épreuve destinée à montrer la réalité et l'importance de la proposition que je viens de formuler, on peut dire : que l'isolation des individus a souvent pour résultat, de les garantir de la manière la plus heureuse des atteintes du fléau. Voici encore des faits que je rappelle à la mémoire, bien que je les aie indiqués déjà précédemment, tant il est utile de ne pas les oublier, en temps de fièvre jaune. En 1794, plusieurs familles de Baltimore, habitant le quartier de Fell-Pointe, que la fièvre jaune ravageait, purent s'en garantir parfaitement en s'isolant d'une manière absolue (Moreau de Jonnès, p. 23). En 1800, les bateliers du Guadalquivir purent se préserver de la fièvre jaune, qui faisait rage à Cadix et à Séville, en s'isolant sévèrement dans leurs barques. En 1800, le régiment Maria Luisa, qui campait entre Chillana et Porto-Real, pendant que la maladie introduite à Cadix s'était répandue dans ces deux localités, resta indemne, parce que des chefs eurent le soin de le maintenir sévèrement sans communication avec les lieux et les personnes infectés (Caizergues, p. 16). En 1804, à Alicante, un faubourg isolé par deux murailles du restant de la ville, resta indemne, tandis que la fièvre jaune faisait rage tout autour. En 1800, les villages de Vejer-Conil et d'Estepona s'isolent sévèrement des pays voisins, et ne sont pas atteints par la maladie, qui rava-

geait les environs. Celui de Chipiona s'isola, en 1800, et en
1819. — il ne fut pas visité par la fièvre jaune, qui, les deux
fois, faisait rage aux environs. Pendant l'épidémie de 1803, la
prison de Malaga renfermait un assez grand nombre de détenus ;
et comme on savait qu'en 1800, à Xérès, des communications
établies avec le dehors avaient provoqué l'explosion de l'épidémie dans l'établissement, on eut soin de ne laisser aucune relation de personnes entre cette prison et le restant de la ville. Or,
il est à noter que pas un seul cas de fièvre jaune n'y fut observé
(Arejula, p. 364). En 1804, à Saint-Domingue, on constata, à diverses reprises, que les navires qui pouvaient s'isoler des lieux
contaminés et des autres navires, restaient indemnes. Il y eut
maints exemples frappants dans cet ordre d'idées, ceux de *la
Comète*, de *la Fraternité*, du *Duguay-Trouin*, etc.

Le docteur Gilpin a fourni à la Commission que le Gouvernement avait chargée, en 1813, de faire une enquête sur la
fièvre jaune, l'indication extrêmement importante que voici.
En 1804, l'arsenal de Gibraltar resta en communication avec
le restant de la ville, et fut très sévèrement éprouvé par la maladie. En 1813, il fut rigoureusement séquestré, et tandis que
la ville était décimée, il n'y eut pas une seule atteinte de fièvre
jaune dans le personnel de cet arsenal, composé de 500 personnes (Mor. de Jon., p. 163). En 1809, les soldats anglais qui
assiégeaient la Martinique ne passaient à terre, que le temps
nécessaire pour combattre en plein air ; ils ne furent pas attaqués
par la fièvre jaune. Mais ceux d'entre eux qui furent faits prisonniers, furent atteints dès qu'on les introduisit dans les prisons. En 1810, la fièvre jaune régnant à Carthagène, l'autorité
intercepta très-sévèrement les communications avec l'extérieur,
et concentra ainsi la maladie dans la ville, sans qu'elle se répandit dans les localités voisines. En 1811, au contraire, les communications ne purent pas être interrompues, et la propagation
se fit sur une vaste échelle. Enfin, en 1812, on put de nouveau
intercepter les communications, et il n'y eut pas de propagation
dans les villes voisines cette année-là.

En 1815, cinq cents individus confinés dans le chantier du
port de Gibraltar, furent à l'abri de la fièvre jaune, parce qu'ils
restèrent absolument isolés. En 1819, le 20 août, la maladie
allait gagnant de proche en proche, d'une manière inquiétante

— la ville d'Utrera ferma ses portes, et cessa toute communication avec l'extérieur : elle n'admettait des étrangers et des provinciaux, qu'après une désinfection minutieuse, et elle ne fut pas atteinte, quoique environnée de pays décimés par la fièvre jaune. En 1800, la même ville n'avait pas pris les mêmes précautions et avait été ravagée.

En 1821, une famille de pêcheurs de Barcelone, s'isola dans une partie très-sale du port, et n'eut aucune relation avec la population : elle ne présenta pas de malades (B., F., P., p. 10).

En 1821, des pêcheurs, au nombre de plus de trois cents, voyant les progrès du mal, à Barcelonnette, se mirent à vivre sur le sable du port, se livrant à la pêche et ne communiquant avec la ville qu'indirectement ; ils n'eurent que quatre ou cinq malades, et pas de décès (B., F., P., p. 9).

La ville portugaise de Castro-Marina, voisine de celle d'Ayamonte, qui était décimée par la fièvre jaune, en 1804, s'isola d'elle rigoureusement, et resta indemne.

En 1821, le couvent des carmélites chaussées, qui renfermait vingt et une religieuses ; celui des capucines, qui en renfermait vingt-huit ; celui de Saint-Dominique, qui en avait trente-quatre ; celui de Sainte-Thérèse, qui en avait vingt-huit ; celui de Saint-Jérôme, ayant quatorze sœurs : total cent-vingt-cinq, furent absolument épargnés par la fièvre jaune, bien que se trouvant dans des quartiers très-éprouvés. Mais il est à noter qu'ils restèrent très rigoureusement isolés de toute communication avec l'extérieur (Audouard, p. 369). Quant aux couvents qui avaient des relations avec la ville, ils furent éprouvés dans les proportions suivantes : Grands-Carmes, cinquante religieux, et dix morts ; Cordeliers, cent cinquante d'effectif, et trente-trois morts ; Capucins, soixante-dix d'effectif, et vingt morts ; Carmes déchaussés, trente religieux, et quatorze morts ; Minimes, quarante et un pères, et dix atteintes, dont deux morts seulement : total, trois cent quarante et une personnes, et soixante-dix-neuf morts (Audouard, p. 371).

Pendant une période de soixante-un ans, de 1817 à 1878, la fièvre jaune s'est montrée, plus ou moins, tous les ans, à la Nouvelle-Orléans, excepté de 1862 à 1865. Pendant ces quatre années (guerre de sécession), toute opération commerciale était suspendue ; et, grâce aux rigoureuses mesures de police sanitaire, instituées par les commandants militaires, il n'y eut pas de cas de fièvre jaune, malgré la présence d'un grand nombre des soldats du Nord, non acclimatés (Formento de la Nouvelle-Orléans).

3° Voici une autre série de faits, qui viennent corroborer très éloquemment la proposition du bon effet de l'isolation; car on y voit que la collection d'individus isolés a été préservée jusqu'au moment où cette isolation a été violée ; tandis que l'explosion de la maladie dans le groupe a été la conséquence de la violation.

« En 1800, la fièvre jaune régnait à Xérès. La prison de cette ville se trouvait située précisément dans le quartier, où la maladie sévissait avec le plus de violence. Cette prison, mal construite, mal aérée et très-malpropre, renfermait, à cette époque, un grand nombre de prisonniers. Sa situation, de même que les dispositions intérieures, rendaient donc très-faciles le développement et la propagation de la maladie. Cependant, M. Haury, grand négociant de Xérès, syndic de cette ville, en 1800, et particulièrement attaché à la surveillance de la prison, ayant reconnu le danger qui menaçait celle-ci, crut à la possibilité de l'y soustraire. Dans cet objet, son premier soin fut d'empêcher que de nouveaux prisonniers fussent reçus. Il intercepta toute communication directe avec l'extérieur; il veilla à ce que les détenus se tinssent propres, et reçussent, en suffisante quantité, des aliments de bonne qualité. L'intérieur de la prison fut divisé en deux départements : l'un était nettoyé, on y renouvelait l'air et on y faisait des fumigations aromatiques, tandis que l'autre servait à recevoir les détenus. L'un et l'autre étaient employés alternativement, et de telle manière, que jamais les prisonniers ne couchaient deux nuits de suite dans la même salle. Tous ces moyens continués avec assiduité, avaient un plein succès. Déjà l'épidémie, qui avait continué ses ravages dans l'intérieur de la ville, commençait à diminuer d'intensité ; elle touchait presque à sa fin, et la prison était encore saine, lorsqu'il advint que plusieurs détenus gagnèrent un geôlier et s'évadèrent. Quelques-uns d'entre eux furent repris presque aussitôt, et ramenés en prison. Qu'en arriva-t-il ? Que ces mêmes individus, évadés et repris, tombèrent malades, aussitôt après leur rentrée, et que leur maladie fut la fièvre jaune, laquelle se répandit dans toute la prison. Il fut impossible de l'arrêter, et elle y exerça ses ravages ordinaires (Mazé, *Journ. complémentaire*, 1820, t. 7, p. 208). »

Pendant l'épidémie de Cadix, en 1763, on constata que les navires, qui communiquaient avec la ville, étaient atteints par la maladie, tandis que ceux qui restèrent au mouillage, sans communication, soit avec la terre, soit avec d'autres navires contaminés, furent exempts. En 1765, à Pensacola, dans la Floride, la même particularité fut observée.

Arejula dit, à propos de l'épidémie de 1801, que les personnes qui s'isolaient à la campagne étaient indemnes, à condition de ne pas venir dans le foyer épidémique, n'eût-ce été que pour un instant, et de ne pas communiquer avec des personnes provenant du foyer épidémique, même alors qu'elles étaient bien portantes ; ni enfin de recevoir des objets venant des endroits où régnait la maladie, car, dans ces divers cas, elles étaient très facilement atteintes. Une Mlle Brek, dit Dalmas (*Rech. hist. en méd. sur la fièvre jaune*, 1805, p. 7), se réfugia à la campagne, au moment où éclata l'épidémie de fièvre jaune à Philadelphie. Elle s'y portait très bien, quand elle apprend qu'une de ses amies est dangereusement atteinte ; elle vient en ville, pour la voir, n'y reste que trois heures, et cinq jours après elle était morte, ayant été malade deux jours seulement.

Un cultivateur s'isole, avec sa femme, sa mère et trois enfants, pendant l'épidémie de Jumilla ; la mère tombe malade. Pressée de questions, elle avoue qu'elle avait reçu, pendant plusieurs nuits de suite, une de ses petites-filles, restée orpheline, et qui restait toute la journée dans Jumilla, parce que son fils n'avait pas voulu la recevoir, mais qui, une fois la nuit close, venait en cachette trouver la grand-mère. A Jumilla, en 1800, une jeune fille, promise en mariage, est confiée à une famille, qui s'isole et qui prenait les précautions les plus grandes pour se garder ; elle tombe néanmoins malade, et, pressée de questions, elle avoue que, pendant la nuit, elle causait avec son fiancé, qui demeurait dans un quartier ravagé par la maladie ; elle mourut, tandis que lui ne fut pas malade (Pariset, p. 78).

Bally (p. 52), raconte un fait analogue. En 1821, un jeune Français s'était lié avec une jeune Espagnole, qui quitta la ville de Barcelone, le 22 octobre, pour suivre sa famille dans une maison de campagne des environs. A ce moment, il était, lui, atteint légèrement de la fièvre jaune, et en guérit bientôt. Le 10 novembre, la jeune fille lui accorde un rendez-vous clandestin, pour lequel il vint de la ville jusque chez elle. Le surlendemain, elle était prise, à son tour, de la fièvre jaune, fit une fausse couche et mourut.

En 1821, au moment où l'épidémie éclate à Barcelone, huit Français s'enferment dans une maison d'hôtellerie, appelée la *Fontaine d'or*, avec des vivres, décidés à ne pas communiquer avec le restant de la ville, tant que la maladie règnera. Pendant vingt-six jours, aucun d'eux n'est atteint, mais au bout de ce temps, ils consentent à recevoir le fils de l'un d'eux, qui, se trouvant malade, avait été chassé de chez son maître. Peu de jours après, il ne survivait que trois individus de cette maisonnée (B., F. P., p. 49).

En 1857, à Lisbonne, on constata une fois de plus : que les établissements, comme les couvents cloîtrés, qui restaient sévèrement isolés et sans communication avec l'extérieur, n'étaient pas attaqués par la fièvre jaune, même alors qu'ils étaient situés dans un quartier décimé par la maladie.

En 1878, une partie de la garnison de Gorée est évacuée, le 29 juillet, sur le camp de Bel-Air, et y passe dix-neuf jours, sans présenter une seule atteinte. Mais, envoyés le 19 août, à Thiès, situé à 70 kilomètres, c'est-à-dire obligés de faire deux longues étapes, exposés au soleil, ces militaires présentèrent, dès le 24 août, des cas de maladie, et. sur 70 hommes, il en mourut 39. Ces soldats contaminèrent, à leur tour, la garnison du poste, qui perdit 8 hommes sur 15.

En 1880, à la Martinique, on dissémina les troupes, aussitôt que la fièvre jaune eût été constatée à Saint-Pierre. Un groupe de vingt-deux hommes est envoyé dans le village de la Basse-Pointe, et s'y portait bien, lorsqu'un prêtre et une sœur convalescents de la maladie, y sont envoyés ; peu de jours après la fièvre jaune se déclarait dans ce groupe. Sur vingt-deux, il y en eut seize qui furent atteints, et dix succombèrent.

En octobre 1882, un sous-officier européen qui commandait la garnison du Castel à Gorée, observa rigoureusement la consigne de ne pas descendre en ville, depuis le début de l'épidémie, jusqu'au 9 septembre, moment où il y vint en fraude, pendant la nuit. Dès le lendemain il fut atteint, et succomba le 15 septembre (Duval, *Thèses de Bordeaux*, p. 13).

4° L'isolation est un moyen si efficace, pour préserver les groupes humains de la fièvre jaune, que, même au. cas où la maladie s'introduit dans un de ces groupes, il est possible, par un redoublement de soins, et par la séparation absolue et rapide des malades, de garantir les individus bien portants, dans de très heureuses proportions. En voici quelques exemples encore :

Des émigrés de Cadix et de Séville apportèrent la fièvre jaune à Cordoue ; mais ces individus furent mis dans un lazaret et isolés avec soin, de sorte que, bien qu'il en mourut quatre, la fièvre jaune ne se répandit pas en ville.

En 1821, le gouverneur de la citadelle de Barcelonne, Don Antonio Puyg, voulant préserver la garnison qui était de plus de deux mille hommes, l'isola d'une manière sévère, après qu'un vieillard eut été atteint, probablement pour avoir communiqué avec sa nièce, qui avait des relations avec les lieux infectés de la ville. Ce Gouverneur fit brûler la literie et les meubles de la chambre du vieillard et blanchir les murs ; puis occupa ses hommes par des exercices et des travaux sagement ménagés; réduisit les relations au minimum indispensable pour les besoins de l'approvisionnement. Chaque fois qu'un homme de la garnison était malade, il était aussitôt isolé, et les mesures de précautions précitées étaient rigoureusement observées. Aussi eut-il à peine huit ou dix atteintes, pendant que l'épidémie faisait rage dans les environs (B., F., P., p. 44).

En 1821, des sœurs de l'enseignement reçoivent la fièvre jaune par leurs élèves; sur quarante-huit, dix-sept tombent malades, et dix succombent. Effrayées, à juste titre, elles s'isolent; une d'elles tombe malade, on se hâte de l'éloigner, et jusqu'à la fin de l'épidémie, il n'y eut plus de nouvelle atteinte.

En 1821, on constata que la fièvre jaune diminuait bientôt, et finissait par disparaître, dès que la population d'une ville s'éparpillait dans la campagne.

En 1796, le général Thouvenot avait ses troupes décimées par la fièvre jaune, à Saint-Domingue. Il les cantonna dans un lieu élevé, les isola de manière à ce que les relations entre les divers groupes fussent moindres, et lui-même alla s'établir dans une campagne appelée Plaisance. La maladie s'arrêta dans le corps de troupe, et on pouvait croire l'épidémie éteinte, lorsque le général vint passer vingt heures dans la ville du Cap. Son aide-de-camp qui arrivait de France, depuis peu, y fut aussitôt atteint et succomba en peu de jours.

Dans nombre de circonstances, l'isolation des individus a localisé les ravages de la fièvre jaune, de telle sorte que l'épidémie aurait pu être considérée comme terminée, si elle ne s'était manifestée par une série, parfois peu nombreuse, de cas continuant à se manifester dans les foyers où primitivement elle avait apparu. Dans l'histoire de la fièvre jaune, il existe nombre d'observations qui ont bien montré la réalité de cette proposition, car on a vu, par exemple, une épidémie qu'on pouvait croire terminée parce que l'isolation des divers groupes de population avait arrêté les progrès, et qu'elle ne se manifestait plus que par quelques atteintes persistant dans les foyers d'origine. On a vu, dis-je, une épidémie prendre une recrudescence fâcheuse, par le fait de tel événement, qui précisément a diminué, ou même fait cesser cet état d'isolation des diverses collections d'individus, susceptibles de fournir un aliment à l'épidémie.

Le fait : que l'isolation est un moyen très efficace, pour garantir les individus et lutter contre les progrès d'une épidémie de fièvre jaune, fait naturellement naître la pensée que la dissémination des individus doit avoir aussi un résultat heureux ; mais il faut reconnaître que, si maints faits peuvent être invoqués, à l'appui de cette manière de voir, nombre d'autres semblent plaider, au contraire, contre cette dissémination, et montrer que, dans certains cas, elle a servi, d'une manière extrêmement fâcheuse à la diffusion, la propagation et l'extension de la maladie.

Voici quelques-uns de ces faits, dans lesquels il ne sera pas difficile de constater, que la faute n'est pas à l'isolation et à la dissémination, mais bien à l'oubli des règles de prudence, qui doivent présider à ces opérations, en temps d'épidémie. En 1867, en Sénégambie, au moment où la fièvre jaune réapparaissait à Gorée, on voulut disséminer la garnison de l'île sur divers points de la colonie, tandis que le foyer primitif de l'épidémie serait mis en quarantaine. — L'aviso à vapeur *l'Étoile* embarqua cette garnison et la transporta dans le fleuve Sénégal.

Mais, au contraire, il arriva que la ville de Saint-Louis et toutes les localités du bord du fleuve, où la garnison précitée fut disséminée, présentèrent aussitôt des cas de fièvre jaune. En allant aux renseignements, il fut démontré, que des soldats, qui étaient à l'hôpital, au moment où la fièvre jaune y avait éclaté, avaient été mis *exeat* pour embarquer sur *l'Étoile*, et que, sur le même navire, des passagers, arrivant de France, avaient séjourné, côte à côte, avec la garnison de Gorée, pendant deux jours, et avaient été débarqués à Saint-Louis, apportant ainsi dans cette ville des germes de maladie.

En 1867, aussi, dans la même colonie, un groupe de soldats, qui était campé au lieu dit « les Mamelles », est évacué sur un autre point, au sud de Rufisque, pour être plus éloigné du centre de l'épidémie. Un navire, qui n'était pas contaminé, fait la translation. Mais cependant, bientôt, la maladie apparaît dans le nouveau campement. En allant aux renseignements, on apprit que les ordonnances des officiers avaient fait le trajet par terre, pour conduire les chevaux du campement; et qu'ils s'étaient arrêtés successivement, à Dakar et à Rufisque, qui étaient contaminés. En 1867, encore, des groupes de militaires, qui avaient été isolés, dès le commencement de l'épidémie, à Thiès, à M'bidgem, à Gandiole, à Ker-Mandoubé-Kari, furent attaqués par la fièvre jaune; et il fut constaté: que chacun d'eux avait communiqué avec des individus déjà contaminés.

Quelle conséquence tirer de ces faits? — Eh! bien, elle saute facilement aux yeux, quand on veut y réfléchir un instant; et, en effet, si la dissémination est faite en temps opportun, et avec toutes les précautions voulues, elle donne les meilleurs résultats; à condition, cependant, que les groupes d'hommes disséminés restent rigoureusement isolés des foyers morbides, et des individus, ou du matériel provenant de ces foyers. Dans le cas contraire, la dissémination est, non seulement illusoire, mais encore elle a le très mauvais effet de diffuser les centres épidémiques, et de transporter les germes de la maladie, plus ou moins loin, au-delà des limites où ils seraient restés sans elle.

Pour fournir une contre-épreuve, montrant l'utilité de l'isolation et de la dissémination des groupes humains en temps d'épidémie de fièvre jaune, nous devons ajouter: que, dans les foyers de la maladie, alors que les atteintes semblent diminuer, et même presque disparaître, un rassemblement intempestif d'individus peut provoquer une recrudescence des ravages du fléau. — Les faits à l'appui de cette proposition sont nombreux encore, dans l'histoire de la fièvre jaune.

En 1800, il n'y avait plus que quelques malades, dans un seul quartier de Cadix, lorsqu'on fit une procession. Dès le lendemain, dans les quartiers que la procession avait parcourus, on comptait des centaines de malades, qui, la veille, étaient en pleine santé (Pariset, p. 72). Aréjula a dit qu'en 1803, à Malaga, le lundi était toujours plus chargé d'atteintes que les autres jours de la semaine. A propos de l'épidémie de Malaga en 1804, Fodéré, t. IV, p. 438, rapporte le fait suivant : « Le gouverneur de Malaga, ayant ordonné de brûler, sur une place désignée, tous les effets et tous les meubles qui avaient servi aux mourants et aux malades, de quelque prix et quels qu'ils fussent, un crucifix de bois qui avait été tenu à la main par un décédé, pendant qu'il était à l'agonie, allait être jeté au feu, lorsque le portefaix qui était chargé de cet emploi le montra au peuple, après lui avoir adressé la parole en ces termes : *Pauvre Christ, ce n'était pas assez que les Juifs t'eussent crucifié, il fallait encore qu'on te brulât à Malaga!* Aussitôt, grande rumeur ; le peuple s'ameute, le crucifix n'est pas brûlé ; le gouverneur l'enferme, on écrit à la cour ; il est disgracié ; le crucifix est exposé dans une balustrade à la vénération publique. C'est là où cinq hommes, en allant le toucher, le baiser à leur aise, contractent la contagion et en deviennent bientôt les victimes. » Ce fait, dit Robert, t. 2, p. 497, a été attesté à Fodéré, par le docteur Soria, premier médecin de S. M. le roi Charles IV.

En 1804, à Antequerra, la rue d'Esteppa, où se passa la foire annuelle, et où il vînt une notable quantité d'habitants de Malaga, fut, aussitôt après cette foire (20 août), contaminée dans presque toutes ses maisons. On a attribué aussi l'épidémie de Cadix, en 1804, à une foire tenue au port Sainte-Marie, où vinrent des habitants de Malaga, qui était déjà contaminée (Bally *Typh* p. 442). Les habitants d'Antequerra, qui perdaient une trentaine d'individus par jour, firent, le 12 octobre, une procession qui dura jusqu'à 3 heures du matin, pour obtenir la cessation du fléau. Quatre jours après, le chiffre quotidien de la mortalité s'était élevé à quatre-vingt-dix (Bally *Typh.* p. 436). Depuis quelques jours, il n'y avait plus que 18 à 20 morts par jour, à Barcelone en 1821, quand on chanta le *Te Deum*, le 25 novembre, et la mortalité remonta au chiffre de 50 (Audouard 359). Les jours qui suivirent une procession, qu'on fit dans les premiers jours d'octobre, à Barcelone, furent plus chargés en mortalité (Audouard, p. 359). En 1821, il n'y avait pas de malades dans le quartier des filles orphelines du grand hôpital de Barcelone, quand une des sœurs de charité de ce quartier est invitée à la noce d'une orpheline, qui se mariait, à Barcelonnette, où régnait la maladie. Deux jours après son retour, cette sœur tomba malade, et succomba avec des vomissements noirs; sur cent orphelines, il en mourut trente-six, dans l'espace d'un mois. On se décida, alors, à évacuer le local, et dans le nouveau logement de ces orphelines, on enleva. au fur et à mesure, celles qui tombaient malades ; ce qui arrêta bientôt la maladie chez elles (Audouard, p. 329).

Comment une épidémie qui paraissait éteinte déjà reparaît-elle quelquefois ? — Dans nombre de circonstances, une épidémie, qui paraissait éteinte, reparaît et reprend activité. Lorsqu'on peut aller au fond des choses, on reconnaît, en général, sans peine, ou bien qu'il y a eu une recrudescence de température, qui a fait évoluer des germes restés jusque-là inactifs, ou bien que des mouvements de population sont venus raviver l'incendie, qui semblait éteint, et qui avait encore cependant quelques étincelles cachées. Moreau de Jonnès rapporte qu'en 1807, l'arrivée à la Martinique de quatre cents conscrits, fit renaître une épidémie qui paraissait sur le point de disparaître. Je connais, pour ma part, vingt faits analogues, pour la Martinique, la Guadeloupe, Cuba, le Brésil, la Guyane. On en a signalé plusieurs pour les épidémies du commencement de ce siècle, en Espagne. Aussi, je crois ne pas devoir insister plus longtemps sur ce point, qui me paraît bien établi aujourd'hui.

La conclusion à tirer de tout ce que nous venons de dire, touchant les conditions qui influent sur les fluctuations des épidémies, saute aux yeux du lecteur ; il lui est désormais démontré, j'espère, que l'isolation et la dissémination, sont aussi efficaces

que les communications et les rassemblements sont pernicieux,
en temps de fièvre jaune; et que, d'une part, la température,
d'autre part, les relations humaines, sont les conditions qui
réagissent sur ces fluctuations de la marche d'une épidémie de
fièvre jaune.

VI

COMMENT LA FIÈVRE JAUNE DIMINUE ET DISPARAIT DANS UN PAYS

Nous avons maintenant à étudier: comment diminuent et disparaissent les épidémies de fièvre jaune, dans un pays où elles surviennent, soit d'habitude, soit par hasard. Or, d'une manière générale, on peut admettre, tout d'abord, que ces épidémies diminuent
et disparaissent, sous l'influence d'une des trois conditions suivantes : 1° Mesures sanitaires; 2° météorologie ; 3° impuissance
des germes. Assurément cette classification pourrait être criti-
quée, à plus d'un point de vue, car, en somme, c'est en agissant
sur les germes, que les mesures sanitaires, comme les conditions
météorologiques agissent. Mais, néanmoins, nous la conserverons pour la facilité de l'étude, toute imparfaite qu'elle puisse
être.

Mesures sanitaires

Les mesures sanitaires ont pu, dans un grand nombre de circonstances, faire diminuer ou disparaître une épidémie de fièvre
jaune. Pour être complet, on peut dire, même, que ces mesures
sanitaires ont pu manifestement, dans plus·d'un cas, empêcher
une épidémie de se développer. Fidèle au plan que j'ai adopté
dans cette exposition, je vais envisager séparément les cas
suivants :

1° Les mesures sanitaires empêchent une épidémie de se
développer ;

2° Elles maintiennent l'épidémie dans des proportions relativement modérées ;

3° Elles font diminuer l'intensité de cette épidémie ;

4° Elles font disparaître l'épidémie.

1° *Cas dans lesquels les mesures sanitaires ont empêché une épidémie de se développer.* — Dans nombre de circonstances, on a vu l'intervention des mesures sanitaires empêcher une épidémie de se développer. En voici quelques-uns qui sont typiques, comme on va le constater. En 1804, à Rambla, la maladie envahit le pays très sévèrement, et emporte sept personnes, dans quelques maisons voisines les unes des autres. L'autorité prend des mesures sévères d'isolation des maisons contaminées et des personnes suspectes, et la maladie s'arrête bientôt. Le même fait fut constaté, à Véra, à la même époque. En juillet 1817, un navire part de la Martinique, qui était contaminée, pour rentrer en France. Deux aspirants, un matelot, l'infirmier et le médecin-major qui les soignent, sont atteints très rapidement, et on pouvait craindre une extension fâcheuse. Mais le commandant fait établir deux tentes sur le pont, pour y soigner les malades, et arrête ainsi l'épidémie qui commençait.

Dans la maison de la Charité, il y avait, en 1821, à Barcelone, 119 individus, de tout âge et de tout sexe ; pas un seul ne fut atteint par la fièvre jaune, et cependant, elle était au centre d'un quartier très éprouvé ; et elle fut plusieurs fois en relations avec des individus venant d'endroits manifestement contaminés. Mais il est à remarquer que, comme l'administration de cette maison croyait fermement à la contagion de la fièvre jaune, elle avait le soin très attentionné d'isoler, pendant quelques jours, les individus qui venaient du dehors ; et ce n'est qu'après une observation rigoureuse, que ces individus changeaient complètement de tout vêtement et étaient admis à communiquer avec le restant du personnel (Audouard, p. 373).

A la même époque un des ouvriers du chaudronnier Marty, tombé malade chez son patron, se fait transporter au village de Badalona, à deux lieues de Barcelone et y meurt. L'autorité locale fait interdire toute communication, désormais entre ce village et les lieux contaminés, en menaçant de mort ceux qui transgresseraient ses ordres (cela fait supposer qu'on prît des précautions vis-à-vis du cadavre et de ses objets de couchage).

Or, bien que Badalona fut entre Barcelone contaminée et le lazaret, il n'y eut aucune atteinte (B., F., P., p. 34).

En 1872, ainsi que je l'ai rapporté précédemment, un soldat d'infanterie de marine, qui avait communiqué avec les quarantenaires, est apporté à l'hôpital de Gorée, et couché dans une salle où il y avait une quinzaine d'autres malades. En passant ma visite, je le vois, après qu'il avait déjà séjourné douze heures dans ce milieu. Je le fais emporter avec sa literie, dans une chambre isolée, où je le mets littéralement en quarantaine, le faisant soigner par un infirmier qui ne communiquait pas avec le restant de l'hôpital; et moi-même, j'avais soin de mettre une blouse, que je laissais à la porte de la salle, lorsque je sortais. Ce malade mourut, et la maladie ne se développa pas à Gorée, où en général l'arrivée d'un malade entraîne de graves poussées épidémiques.

J'ai parlé précédemment de maints faits analogues : il n'est pas nécessaire d'y revenir, le sujet me paraît suffisamment élucidé, et la conséquence pratique à tirer de tout ceci, c'est que : même au cas où un malade de fièvre jaune pénètre dans un milieu sain, on peut encore avoir l'espérance d'empêcher l'explosion d'une épidémie, en employant des mesures sanitaires. Sans doute, on sera dans de moins bonnes conditions, que si ce malade était resté loin ; mais, néanmoins, on réussira dans plus d'un cas.

2° Cas dans lesquels des mesures sanitaires ont maintenu l'épidémie dans des proportions modérées. — Ici encore, les exemples fourmillent, et on n'a que l'embarras du choix. Citons, entre cent autres cas, celui-ci : A Rambla, en 1804, un nommé Alphonse Nietto arrive le 21 août de Malaga, où il était allé acheter du blé, et où il avait touché à des charriots ayant servi à transporter des cadavres. Le 22, il tombe malade, transmet la fièvre jaune à son cousin, qui la transmet à son tour; bref, en un mois, la maladie s'était transmise à sept personnes. On a soin d'isoler les gens infectés, et les locaux contaminés ; et la maladie resta confinée à quelques rues, à quelques maisons et à quelques familles, jusqu'au moment des fraîcheurs, où l'épidémie disparut.

Dans le couvent de l'Enseignance, il y avait, en 1821, quarante-huit religieuses cloîtrées, et un certain nombre de jeunes filles laïques. Le 23 septembre, une vieille sœur, infirme, dont la cellule ouvrait sur la petite place de la Trinidad, où étaient beaucoup de malades, est incommodée des mauvaises odeurs, qui viennent du dehors; elle meurt le 29. Deux infirmières, qui la soignent, sont atteintes à leur tour. Peu après, huit sœurs du couvent meurent successivement. La peur gagnant les autres, elles se retirent dans un quartier isolé du couvent, et, comme deux jours après une neuvième sœur était malade, on l'éloigna sans retard des autres. — A partir de ce moment, aucune des religieuses, ni aucune des dix jeunes filles laïques qui étaient restées avec elles ne présenta d'atteinte (Audouard, p. 338).

Lors de l'épidémie de la Guadeloupe, en 1868, le Dr Griffon du Bellay, chef du service de santé de la colonie, obtint l'envoi de tous les Européens susceptibles de contracter la maladie, dans les hauteurs, au camp Jacob. — Les ravages de la fièvre jaune diminuèrent aussitôt très notablement dans la ville de la Basse-Terre. Même chose a été faite, à vingt reprises différentes, soit à la Martinique, soit à la Guadeloupe, et toujours avec le même excellent résultat. — Je pourrais aussi rapporter maints autres exemples, pris dans les faits des épidémies d'Europe.

3° Cas dans lesquels les mesures sanitaires ont fait diminuer l'intensité de l'épidémie. — Ici encore, les faits se pressent pour prouver que des mesures sanitaires, sagement combinées, ont fait diminuer l'intensité d'une épidémie. Je rappellerai dans cet ordre idées qu'en 1804 lorque la ville d'Ayamonte fut contaminée par des pêcheurs qui avaient communiqué avec un navire anglais qui avait des malades à bord, le Dr Florès, envoyé par le Gouvernement, fit prendre des mesures sanitaires énergiques, qui consistèrent à fermer les rues contaminées, et à ne laisser aucune communication entre elles et les parties saines. — Ces mesures arrêtèrent la maladie; mais comme pour prouver l'influence des communications sur sa transmission, il arriva que l'apothicaire, qui, quoique logé loin des malades, leur envoyait des médicaments et recevait les ordonnances à exécuter, fut atteint. En 1800, à Cadix, la fièvre jaune envahissait une rue, on la barricada et on empêcha les habitants d'en sortir, leur fournissant les aliments nécessaires à leur subsistance. On fit arrêter ainsi la maladie sur place. Le fait de l'épidémie du port du passage, dont Audouard nous a fourni les détails, corrobore cette manière de voir, d'une manière si catégorique, qu'il est inutile d'insister plus longtemps là-dessus.

4° *Cas dans lesquels les mesures sanitaires ont fait disparaître l'épidémie.* — Je n'ai pas besoin de m'arrêter davantage sur ce point, qui n'est, en somme, que le corollaire et le complément du précédent, et pour lequel les exemples ne font pas défaut, non plus. Nous pouvons dire, entre cent faits, qu'à Livourne, en 1804, des mesures sanitaires, bien employées, réussirent à circonscrire l'épidémie, à faire diminuer le nombre des atteintes nouvelles, et enfin eurent raison de la maladie. En 1810, la fièvre jaune envahit Carthagène; mais en ayant soin d'interrompre sévèrement la communication entre les lieux ou les personnes infectées, et les lieux ou les personnes encore indemnes, on parvint à localiser la maladie, qui disparut avec les fraîcheurs de l'automne. Dans les derniers jours de septembre 1821, un caboteur (patron Damian Cancles), se rend d'Alicante à Palma de Majorque, ayant à bord une famille de Minorque, et un mayorquain convalescent de fièvre jaune, comme passagers. Les Minorquais débarquent et vont loger dans une taverne, en attendant de partir pour leur île. A peine à terre, la femme tombe malade ; le lendemain, c'est le mari et un enfant. Bientôt ils vomissent noir : on les envoie aussitôt au lazaret, mais, comme des soldats venaient dans cette taverne, la garnison fut bientôt contaminée ; les maisons voisines de la taverne se prirent aussi, bref l'épidémie se déclara ; néanmoins d'énergiques mesures de dissémination l'arrêtèrent bientôt (Almodovar). A Véra, en 1804, la femme d'un officier de marine arrive malade, et communique l'affection à ses domestiques, à ses parents ; les maisons voisines de son habitation furent bientôt contaminées ; mais, par une isolation sévère des lieux et des personnes suspectes, la maladie ne s'étendit pas et bientôt même disparut (Arejula). A Ronda, en 1804, il était déjà mort une cinquantaine de personnes de fièvre jaune, lorsque le coregidor eut l'énergie de faire cerner les maisons contaminées, et de faire isoler les suspects. Ces mesures empêchèrent l'expansion de la maladie qui bientôt cessa (Bally, *Typh.*, p. 441).

Dans un bourg des environs de Cadix, un cas de fièvre jaune se produit, en 1800. Aussitôt l'autorité fait murer les deux côtés de la rue, et assure la nourriture des habitants, ainsi séquestrés, à travers une grille. — La maladie emporta plusieurs personnes dans cette rue, et ne dépassa pas les barrières qu'on lui opposait.

En 1821, lorsque la fièvre jaune apparut à Asco, l'autorité fit évacuer le village par la population entière, fit tuer tous les chiens, fit laisser, pendant six jours, toutes les fenêtres des maisons ouvertes ; puis, après ce temps, fit faire des fumigations dans toutes les habitations, et plus personne ne fut atteint de nouveau (B., F., P., p. 61).

Dans quelques cas, il est vrai, les mesures sanitaires ont paru être impuissantes à arrêter ou diminuer une épidémie, dans un endroit donné ; mais, en y regardant de près, on voit que c'est parce que les moyens de défense ont été trop faibles. C'est, qu'on me permette ce rapprochement, comme des cas d'incendie, que l'eau n'a pas pu éteindre, parce que le foyer était trop intense, ou trop étendu, relativement à la quantité de liquide qu'on pouvait lui opposer. Et, de même qu'on ne saurait se baser sur des insuccès pareils en cas d'incendie, on ne pourrait arguer des cas où les mesures sanitaires ont été impuissantes, pour dire qu'elles sont inutiles.

Conditions météorologiques tangibles ou non

Je me suis occupé, précédemment, assez en détail, de l'influence de la température, de la sécheresse ou de l'humidité, etc., etc., pour n'avoir pas besoin ici d'entrer dans de nouveaux détails, et le lecteur acceptera, je crois, cette conclusion ; que l'abaissement de la température, la diminution de l'humidité, ou son abondance, etc., sont des conditions qui, dans nombre de circonstances ont influé sur la marche, la durée et la terminaison des épidémies de fièvre jaune.

Impuissance des germes

Comme je l'ai dit précédemment, les mesures sanitaires, les conditions météorologiques, ne réagissant sur une épidémie de fièvre jaune que par leur action sur les germes amarils — tant que ces germes sont actifs, l'épidémie fait rage ; augmentent-ils de nombre et de force, elle s'accroît ; diminuent-ils, elle faiblit ; sont-ils rendus impuissants, soit par l'intervention humaine, soit par les conditions atmosphériques, soit, enfin, par le fait de ce *quid ignotum*, qui fait qu'ils perdent leur léthalité, elle disparaît. On voit, d'un coup d'œil, toutes les considérations dans lesquelles je pourrais entrer, à cette occasion ; mais, ce serait une longueur inutile, dans cette étude, déjà si longue, et, par conséquent, je m'arrêterai là, à ce sujet, me contentant de montrer l'horizon, sans en étudier les nombreux détails.

VII

ALLURES ÉPIDÉMIQUES DE LA MALADIE

A une époque ou l'importance des germes amarils n'était pas appréciée, comme aujourd'hui, à sa juste valeur, l'étude des allures épidémiques de la fièvre jaune, était difficile ; car mille détails de ces allures paraissaient bizarres, contradictoires, etc., etc. Depuis que la transmission de la maladie a été mieux connue, les faits si obscurs et si insolites sont venus, si naturellement, s'expliquer d'eux-mêmes à l'observateur, que l'étude des allures épidémiques de la maladie a perdu considérablement de son importance, étant, pour ainsi dire, connue par avance, désormais.

Assez généralement une épidémie de fièvre jaune n'éclate pas d'une manière subite, et avec une grande intensité. Les faits observés dans les pays où elle a été manifestement importée, et où, par conséquent, on a su la date précise de l'intrusion des germes dans la localité, montrent que, pendant quatre, six, dix semaines, et au-delà même, on observe seulement une série de cas isolés, qui sont comme une traînée, augmentant d'abord peu à peu, puis prenant son extension, par une sorte de mouvement accéléré de progression, soit géométrique, soit arithmétique. C'est ainsi, par exemple, qu'à Gorée, sur la côte d'Afrique, qui, en sa qualité d'île, d'agglomération peu nombreuse, etc., etc., peut être considérée comme un pays éminemment favorable à l'observation des épidémies, on a vu les choses se passer ainsi !

En 1837, c'est le 12 août qu'arrivent les étrangers qui apportaient les germes ; ils s'alitent le 13 et le 14, meurent le 18 et le 20 ; et ce n'est que le 1ᵉʳ septembre qu'on voit le premier décès sur les individus de l'île. — Le 10 septembre, à peine, c'est-à-dire 20 ou 25 jours après, l'épidémie était établie d'une manière incontestable. En 1859, c'est le 9 août que pénètrent les germes dans l'île, et le 1ᵉʳ septembre, c'est-à-dire 23 jours après, que l'épidémie débute ; enfin, en 1866, les germes sont apportés le 15 août, et ce n'est que le 12 octobre, 58 jours après, que la maladie est établie, de telle sorte qu'on ne puisse plus hésiter à la reconnaître.

Un des faits les plus remarquables que je connaisse dans cet ordre d'idées, est celui-ci : en 1877, on croyait être en bonne situation sanitaire, aux îles du Salut, près de Cayenne, lorsqu'une compagnie d'infanterie de marine, forte de cent hommes, venant de France, est apportée par un bâtiment ; en moins de dix jours vingt-huit hommes étaient atteints par la fièvre jaune, et en allant aux renseignements, on apprit que quelques rares cas suspects ; et, assez douteux pour que le diagnostic fut resté hésitant, avaient été observés dans la localité depuis quelques semaines.

On comprend que je pourrais passer en revue toutes les épidémies qui ont été bien étudiées, et elles sont nombreuses ; mais nous n'en tirerions aucun enseignement de plus, la question étant suffisamment connue, par ailleurs, aujourd'hui ; il nous suffira donc, de rappeler à l'esprit : que si, quelquefois, une épidémie de fièvre jaune débute brusquement et avec intensité, dès le premier jour, le plus souvent c'est par des cas isolés et assez insidieux qu'elle commence ; circonstance qui rend la situation encore plus difficile, car, pendant que les médecins disputent sur la nature véritable de la maladie, que l'autorité indécise hésite à prendre de vigoureuses dispositions de protection sanitaire, et que la population s'endort dans une quiétude fatale d'esprit, la maladie élit silencieusement son droit de domicile temporaire, crée ses foyers primitifs d'infection ; de telle sorte que le jour où le masque qui la dissimulait est levé, on s'aperçoit que le mal est plus grand, déjà, qu'on ne pouvait le penser.

Une fois l'épidémie déclarée, elle atteint rapidement son maximum ; elle est alors soumise à des oscillations qui sont surtout en rapport avec les nouveaux apports d'étrangers, tant que la température reste élevée. — Quand la température s'abaisse, tantôt on voit l'épidémie s'éteindre brusquement, ou peu à peu, s'il n'y a pas de mouvement dans la population ; tantôt, au contraire, elle paraît influencée, tour à tour, soit par le refroidissement de l'atmosphère, soit par l'apport de nouveaux aliments à la transmission de la maladie. Ces faits sont encore si concordants avec ce que nous savons, d'autre part, qu'il suffit de les énoncer pour les faire comprendre.

Faget insiste sur ce fait : que des navires contaminés ont pu arriver dans des ports susceptibles du développement de la fièvre jaune, et y apporter ou y engendrer des cas de la maladie, sans qu'il en soit résulté une épidémie (New-York, 1803 ; Nouvelle-Orléans, 1852) ; de sorte, dit-il, que pour qu'une épidémie éclate, il faut non seulement un apport de germes, mais encore, sans doute, une constitution atmosphérique particulière. C'est là, encore, un fait que nous savions déjà ; car une épidémie ne peut survenir, on le devine, comme je l'ai dit précédemment que lorsque trois éléments capitaux : *A*. du germe ; *B*. de l'individu propre à le recevoir ; *C*. des conditions extérieures favorables à l'évolution de la maladie, se trouvent réunis dans des concurrences convenables. Sinon, pour la fièvre jaune, comme pour toutes les autres maladies, les cas restent isolés et l'épidémie ne se produit pas.

Quant à la durée des épidémies de fièvre jaune, elle est extrêmement variable ; dans certains cas, c'est à peine quelques semaines ; dans d'autres, c'est par mois qu'on la compte ; dans maintes circonstances, c'est par années qu'il faut la subir. Ici, la question de température moyenne de l'été et de l'hiver a une grande importance comme on l'a démontrée maintes fois.

Influence de l'agglomération, de l'isolation et de la dissémination des individus sur la marche des épidémies

Nous sommes naturellement amené, par tout ce que nous venons de dire, à parler encore de l'influence de l'agglomération, de l'isolation et de la dissémination des individus sur la propagation ou la disparition d'une épidémie de fièvre jaune. Cette question est si importante, que je n'hésite pas à y revenir, quoique, précédemment, j'ai assez souvent insisté sur son compte, pour qu'on puisse considérer ceci comme une redite. Mais, je suis intimement persuadé que, dans l'histoire de la fièvre jaune, il y a certains points qu'on ne saurait trop vivement mettre en lumière. Aussi, au risque d'être accusé de répétitions trop nombreuses, je me décide à insister encore là-dessus, en ce moment.

Je dirai donc encore, sans hésitation, et au contraire en insistant de la manière la plus marquée : l'agglomération des individus est une des plus puissantes causes que l'on connaisse, pour l'extension et la persistance d'une épidémie de fièvre jaune ; de même que la dissémination de ces individus est la mesure la plus efficace pour faire diminuer et bientôt disparaître une épidémie. L'infection des locaux et les mesures de désinfection ont aussi une extrême importance sur l'extension et la cessation des épidémies. Mais, on le comprend, ce sont des conditions qui tiennent de si près aux premières, qu'on doit les faire marcher de pair dans son esprit, quand on a charge de garantir les populations des coups terribles du fléau amaril.

Pour prouver l'influence pernicieuse de l'agglomération des individus, dans la question de l'extension de la fièvre jaune, les preuves abondent. J'en ai déjà fourni un certain nombre, précédemment ; il serait facile d'en citer un nombre plus grand encore, en parcourant les divers écrits publiés sur les épidémies du commencement de ce siècle.

En 1821, on vit très bien comment les villages, dans lesquels la population est peu dense et les habitations disséminées, offrent à la fièvre jaune un théâtre moins propice, pour son extension, que les villes où les maisons sont agglomérées, les ruelles étroites, les habitants entassés dans d'étroits logements.

A Charleston, les rues tortueuses, étroites et malpropres, où sont les ouvriers, dans le quartier de l'Est, sont infiniment plus dangereuses, au point de vue de la fièvre jaune, que celles des quartiers aisés. Je pourrais passer en revue toutes les villes où la maladie s'est vue, soit souvent, soit rarement, j'arriverais toujours, ainsi que je l'ai dit plus haut, au même résultat.

On a souvent accusé certaines réunions publiques, des cérémonies militaires, religieuses ou civiles, d'avoir provoqué, soit l'explosion, soit la recrudescence d'une épidémie de fièvre jaune. Je rappelle qu'Arejula remarqua, en 1803, à Malaga, que le lundi il y avait plus d'atteintes que les autres jours ; et il l'attribuait aux réunions qui avaient lieu le dimanche dans les églises. Qu'en 1804, à Antequerra, en Espagne, la procession faite pour demander la fin de l'épidémie, eut pour résultat de faire aussitôt doubler le nombre des décès. En 1830, à Gorée (Sénégal), ce fut, on le sait, à la suite d'une procession, que la maladie se déclara. Quant à ce qui est de l'influence de l'isolation des individus, elle n'est pas moins frappante ; et c'est au point qu'on peut la considérer comme la contre-épreuve, dans la question présente ; contre-épreuve qui ne laisse aucun doute dans l'esprit.

Quand on étudie l'étiologie de la fièvre jaune, on dirait vraiment, que toutes les variantes d'erreur ont été tour à tour formulées ; et c'est ainsi que, même, il n'est pas jusqu'à cette idée très juste et très exacte : que la dissémination est souverainement utile contre la fièvre jaune, qui n'ait été faussée, altérée et travestie, de telle sorte qu'elle a pu donner lieu à des discussions intéressantes. En effet, quelques-uns ont prétendu lorsque des individus déjà atteints par la fièvre jaune s'en allaient à la campagne, où dans des lieux élevés, isolés, etc., etc., ils ne transmettaient aussitôt plus leur maladie, de même qu'ils guérissaient sans tarder et d'une manière certaine. Or, la question formulée ainsi est inexacte, parce qu'elle est mal présentée ; elle nécessite maintes réserves.

En effet, tout d'abord, nous dirons qu'un individu, touché par la fièvre jaune, dans une ville populeuse, chaude, mal aérée, etc. etc., qui est emporté aussitôt à la campagne, dans un endroit isolé, frais, etc. etc., n'est malheureusement pas sauvé *ipso facto;* — et que si, toutes choses égales d'ailleurs, il est mieux placé, désormais, pour guérir, parce que le milieu est plus sain par lui-même, trop souvent l'atteinte a si profondément brisé les ressorts de la vie du premier coup, qu'il est condamné à périr dès le premier moment de l'invasion.

D'autre part, il est faux que les individus infectés dans un foyer de la ville, ne puissent transmettre la maladie aux personnes qui les approchent, à la campagne, ou dans des localités saines, isolées et fraîches. — Mille et mille exemples le démontrent péremptoirement ; et si le plus souvent, les conditions de moindre voisinage, de fraîcheur de l'atmosphère, etc., interviennent favorablement, il ne faudrait pas se fier aveuglément sur elles, de peur de terribles mécomptes.

Enfin, nous ajouterons : que s'il est exact que la maladie, qui se propage si facilement, dans les endroits populeux, semble s'épuiser dans les endroits isolés, aérés, à la campagne ou dans les villages, nous ne devons pas oublier que c'est parce que, dans ces dernières conditions, les éléments de la transmission sont moins nombreux, et font bientôt défaut. Supposons qu'un hasard malheureux fît approcher à temps, chaque fois qu'il y a un malade dans une maison isolée, quelque bien située qu'on la suppose, des individus aptes à contracter la fièvre jaune, juste au moment où les germes morbides sont capables de se transmettre ; on verrait sans doute la transmission s'y faire, avec la persistance et la sévérité qu'on lui reconnaît ailleurs.

Influence des mesures de désinfection

Les mesures de désinfection produisent, en général, de si heureux résultats, pour diminuer ou faire disparaître les atteintes de fièvre jaune, qu'on peut aussi les invoquer à titre de contre-épreuve, pour défendre l'hypothèse de l'infection des locaux. En 1821, à Barcelone, le docteur San Germon, s'aperçut que les individus, qui étaient couchés dans certains lits d'une salle de malades, étaient fatalement atteints par la fièvre jaune, il fit brûler leur literie, gratter et blanchir la muraille, et aussitôt la maladie ne s'y reproduisit plus. Jaccoud rapporte un fait analogue pour l'hôpital de Rio-Janeiro ; nous en trouverions vingt autres, si nous voulions rechercher dans les travaux que la fièvre jaune a inspirés dans les premières années de ce siècle.

Influence de l'isolation combinée avec les mesures de désinfection

Si la désinfection des locaux contaminés donne de bons résultats, *a fortiori*, cette désinfection combinée avec l'isolation des individus, doit être un puissant moyen de protection contre les épidémies ; et c'est en effet, ce que les faits démontrent. En

1819, une femme s'échappe de San Fernando, près Cadix où régnait la fièvre jaune, et vient à Séville, où elle est reçue dans la maison d'un chanoine, demeurant dans le quartier Sainte-Croix, — elle y tombe malade, et meurt. Le chanoine ne tarde pas à la suivre, et de proche en proche tout le quartier est atteint. — Aussitôt l'autorité fait barricader les rues, de manière à empêcher les malades de ce quartier de sortir. Un lazaret est établi aux environs de la ville. — On a soin d'y envoyer les malades, au fur et à mesure et à désinfecter les locaux où il y a eu des atteintes; et bientôt l'épidémie s'arrêta, et disparut.

Je m'arrêterai ici dans cette étude de l'influence de l'agglomération et de la dissémination des individus, dans la question de l'infection des locaux, persuadé que le lecteur est convaincu, maintenant, comme moi, que c'est là qu'est le véritable nœud de la question, dans l'étiologie comme dans la prophylaxie de la fièvre jaune.

Coup d'œil synthétique sur l'étiologie de la fièvre jaune

Tout ce que nous avons dit, au sujet de l'étiologie de la fièvre jaune, est assez complexe pour qu'il soit utile de jeter maintenant un coup d'œil d'ensemble, sur la question ; car c'est en synthétisant ainsi, que le lecteur pourra plus facilement se rendre compte de ce que l'analyse des diverses particularités de cette étiologie indique à notre esprit.

Et d'abord, il est ressorti, j'espère, de notre longue étude, que si certaines conditions inhérentes ou extérieures à l'individu, comme la race ; l'acclimatement, la profession, d'une part ; la géographie, la météorologie, la saison, d'autre part, peuvent, à certains moments, exercer une influence plus ou moins grande, soit pour la sévérité d'une épidémie, considérée dans l'ensemble de la population, soit pour la gravité de l'atteinte, chez un individu. Ces conditions ne jouent, à vrai dire, dans l'histoire de la maladie, qu'un rôle relativement secondaire ; le rôle important, capital, c'est, en somme, l'apparition à un moment donné, de germes amarils dans un endroit déterminé : germes qui sont transportés plus ou moins loin, conservés plus ou moins longtemps, et qui se développent plus ou moins fructueusement, suivant telle ou telle circonstance déterminée.

Dans l'état actuel de nos connaissances, nous ne pouvons pas encore décrire ces germes, comme le botaniste décrit une plante, ou le zoologiste décrit un animal. Mais, ce que nous savons des allures de ces germes, ce que nous savons des manières d'être des autres maladies épidémiques analogues à la fièvre jaune : fièvre typhoïde, choléra, etc., nous font penser : que les germes amarils, si différents qu'ils puissent être, ne doivent pas être bien différents de ceux de ces maladies. Aussi, sans nous attarder à discuter sur la nature de ces germes, acceptons leur existence, ne serait-ce qu'à titre d'hypothèse, car cette hypothèse sera fécondé en résultats et en applications. Elle nous montrera, comme a dit avec raison Lister, à propos des microbes chirurgicaux, le danger qui menace, comme on voit, les oiseaux volant autour de nous ; et, conséquence de cette vue de l'esprit, elle nous portera à faire à ces germes amarils, une chasse attentionnée et minutieuse, comparable à celle que le chasseur dirige contre les oiseaux, quand il veut en détruire le plus possible, dans un moment et dans un endroit déterminés.

Admettons donc l'existence matérielle de ces germes ; et, nous figurant qu'ils pullulent, qu'ils se reproduisent, vivent, se multiplient et meurent d'une manière analogue à ce que l'histoire naturelle nous enseigne pour des germes similaires, nous sommes, je crois, dans de bonnes conditions, pour relier synthétiquement les divers détails que nous avons enregistrés dans l'étude de l'étiologie que nous venons de faire. En effet, nous constatons que ces germes amarils prennent naissance, même dans les pays amarilogènes, d'une part : dans des circonstances assez rares ; et d'autre part, d'abord en quantité assez restreinte ; de sorte que, sans essayer de déterminer avec une extrême rigueur si la genèse primitive se fait ici où là, dans telle ville ou dans telle contrée, ce que nous constatons, c'est qu'à la Vera-Cruz et à la Havane, c'est-à-dire dans les endroits les plus favorables à son éclosion, la fièvre jaune débute comme une simple et petite étincelle, qui est d'abord limitée à un espace très restreint : le poste de couchage d'un équipage, une chambre d'hôtel, de maison, un magasin, etc. Ce n'est qu'une fois cette étincelle avivée, et ayant gagné de proche en proche en étendue, que l'incendie s'allume, se déclare, et prend des proportions inquiétantes pour les masses.

Il découle donc, de ce premier fait, que si on pouvait éteindre cette étincelle, très faible, dès le premier moment, chaque fois qu'elle apparaît, on aurait grande chance, j'allais dire on serait certain, d'éteindre l'incendie dans son début même ; et, par conséquent, on préserverait efficacement les populations, chaque fois qu'elles sont menacées.

Faute de savoir remonter plus haut, figurons-nous que la fièvre jaune débute avec le premier malade. Or, ce que nous avons vu dans l'étiologie, nous a montré que ce malade devient sans tarder un producteur de germes amarils. Comment et par où ? nous ne le savons pas d'une manière précise ; mais, ce que nous savons bien, c'est que l'air de la chambre dans laquelle se trouve ce malade, les objets qui lui ont servi, et même qui se sont trouvés seulement déposés dans cette chambre, peuvent communiquer désormais la maladie.

Il découle naturellement de ce fait : c'est que, d'une part, tout malade atteint de fièvre jaune doit être isolé, avec soin, des individus capables de recevoir les germes de la maladie ; — d'autre part, que le local dans lequel s'est trouvé un malade, les meubles que contient ce local, et les effets de corps, de couchage, etc., etc., qui y ont séjourné, ne serait-ce qu'un court instant, doivent être rigoureusement épurés.

Autre point qui est ressorti de l'étude de l'étiologie : c'est que les germes amarils semblent augmenter de force, de nombre ou d'énergie, à mesure qu'il s'est écoulé plus de jours depuis leur émission, lorsque rien n'est venu contrarier leur évolution. C'est ainsi, par exemple, qu'une chambre, que des individus, susceptibles de contracter la maladie, pouvaient traverser ou habiter, sans grand danger, au moment où le premier malade s'y trouvait, devient un foyer, où, presque fatalement, tout individu qui y pénètre est atteint, dès qu'il s'est écoulé quelques jours depuis la première émission des germes, si des mesures de précaution n'ont pas été prises, et si une ventilation convenable du local n'a pas été pratiquée.

On peut se faire grossièrement une idée de la manière de se comporter de ces germes, en supposant qu'ils sont, comme ces mouches, par exemple, que l'on voit dans les lieux d'aisances et autres endroits malpropres : au début il n'y a qu'un individu ; mais s'il n'est pas chassé, il y pond des œufs, et, peu de temps après, c'est dix, vingt, et cinquante mouches qui s'y trouvent ; qu'il s'écoule encore un certain temps, sans qu'une intervention ne soit venue contrarier cette pullulation, et c'est par milliers qu'on les comptera.

Pendant combien de temps, les germes conservent-ils leur faculté d'infecter les individus qui viennent s'exposer à leur action ? — Nous avons vu, qu'on a constaté la persistance de leur virulence pendant trois ans. Il est possible que, pendant quatre, cinq ans, peut-être plus encore, ces germes conservent leur aptitude dangereuse, lorsqu'ils ont été placés dans des conditions convenables de conservation.

Cette particularité pourrait être mise à profit par les adversaires des mesures quarantenaires, car diront-ils avec raison : A quoi servent, en réalité, ces huit, quinze, vingt, quarante jours de séquestration au lazaret, si les germes se conservent pendant trois ans ? Pour ma part, je trouve l'objection parfaitement fondée, à certains égards, bien que je sois un partisan absolument convaincu de l'utilité souveraine et incontestable des mesures sanitaires. On verra plus loin, en détail, dans le chapitre de la prophylaxie, quand je parlerai de la désinfection, comment je crois qu'on devrait procéder dans ces mesures, pour garantir efficacement, d'une part, les populations contre la maladie, d'autre part, pour éviter au commerce les pertes de temps et d'argent que les règlements sanitaires lui ont imposées jusqu'ici.

L'étude de l'étiologie, que nous venons de faire précédemment, nous montre, quand on veut réfléchir un instant, qu'en somme, les germes amarils n'ont ni une ténacité, ni une puissance expansive bien grandes, au moins dans les premiers temps de leur émission. Il a suffi, souvent, d'un déplacement, de quelques dispositions peu compliquées, de quelques mesures qu'on serait presque disposé à considérer presque comme illusoires, pour arrêter une épidémie, c'est-à-dire empêcher leur repullulation.

Or, celui qui y regarde de près, voit que, de même, ces germes amarils vont décuplant, de moment en moment, leur puissance, tant qu'ils sont maintenus dans un milieu clos, un air immobile, confiné, malpropre, etc., etc.; de même, ils perdent très vite cette puissance d'infection, dès qu'ils sont diffusés au grand air, qu'une ventilation convenable se pratique. Si on veut bien y songer, on arrive à constater, que l'abaissement de température, qui a été considéré, parfois, comme utile, parfois comme inutile, ne doit peut-être son efficacité qu'aux courants aériens qu'elle développe dans les locaux ; et, alors, ce n'est encore que par la ventilation que les germes sont stérilisés.

Les germes amarils ne paraissent pas avoir une force de pénétration très grande ; si nous en croyons l'impression qui nous est restée de l'examen des faits, ils restent à la surface des corps, sans entrer dans leur intérieur. Lorsque ces corps sont tomenteux, comme le linge de coton, la ouate, les tissus de laine ils s'abritent, entre les brins, comme le gibier dans les fourrés ; lorsqu'il y a des cavités, des fissures, ils vont se cacher là comme des animaux dans un terrier. Au contraire, dans les conditions opposées, c'est-à-dire lorsqu'ils tombent sur une surface, lisse ventilée, exposée aux divers agents extérieurs, ils sont comme le gibier en plaine découverte, exposés à tous les agents de leur destruction, et, par conséquent, grandement menacés dans leur existence propre. Que le lecteur me permette d'appeler encore son attention sur cette figure, toute grossière, par laquelle j'essaie de lui faire comprendre la manière d'être et les allures des germes amarils. En s'en pénétrant bien complètement, la prophylaxie s'éclaire tout à coup d'un jour très utile. On devine, du premier coup, alors, les moyens que l'on devra employer, et la méthode que l'on devra suivre pour la poursuite, la chasse et la destruction de ces germes amarils. — J'aurai à revenir, encore, sur cette idée, que je considère comme éminemment féconde.

CHAPITRE VIII

ANATOMIE PATHOLOGIQUE

Une maladie, aussi remarquable que la fièvre jaune, par sa symptomatologie, et la diversité de ses phénomènes morbides, devait présenter des altérations cadavériques intéressantes. Les médecins, comme les gens du vulgaire, furent de bonne heure, frappés de l'aspect que présentaient les individus qui avaient succombé à cette affection; et dès que les ouvertures du corps ont été pratiquées couramment, on a cherché avec soin, dans l'autopsie, les indications qui pouvaient être utiles pour son traitement.

Déjà, dans le siècle précédent, de nombreuses recherches ont été faites dans cette direction; dans celui-ci, non seulement les investigations macroscopiques ont été très fréquentes, mais encore les recherches microscopiques, l'analyse chimique sont venues prêter leur concours aux nécropsies; de sorte que nos connaissances ont fait un pas très heureux dans la voie de l'anatomie pathologique. Néanmoins, nous devons convenir, que nous ne savons pas encore grand'chose; et, tout en applaudissant aux acquisitions que nous devons aux observateurs passés et actuels, nous devons appeler de tous nos vœux, des recherches ultérieures qui fixeront mieux les idées, sur des points à peine indiqués sur des connaissances à peine ébauchées, à l'heure présente.

Lorsque j'ai écrit sur la fièvre jaune à la Martinique, j'ai basé mes études, pour ce qui concerne l'anatomie pathologique, sur 551 autopsies que j'avais puisées dans les registres des hôpitaux confiés à ma direction. Pour le travail d'ensemble que je fais aujourd'hui, j'ai dû puiser à des sources différentes et j'ai pu recueillir, çà et là, le chiffre de 873 autopsies, en consultant les divers travaux qui nous fournissent des indications sur ce sujet. Ce chiffre est assez élevé, on le voit, pour fixer assez bien nos idées sur quelques-uns des détails qu'il nous importe de connaître.

HABITUDE EXTÉRIEURE

Un des caractères les plus constants, et les plus remarquables des cadavres qui ont succombé au typhus amaril, est la couleur jaune. C'est au point, que Dutrouleau disait : qu'il révoquerait en doute la maladie, sur un corps qu'il ne verrait pas ictéricié après la mort ; chose, qui sans être absolument exacte, montre au moins combien il est rare que cet ictère fasse défaut après la mort. En effet, même alors que pendant la vie il n'était pas apparent, on le voit se dessiner, dans l'immense majorité des cas, dès que la terminaison funeste est arrivée.

Tout constant qu'il soit, d'une manière générale, l'ictère que présentent les cadavres est variable sous maints rapports ; et nous trouvons dans les auteurs, des appréciations très diverses à ce sujet : c'est ainsi, que tantôt il est jaune clair, à peine marqué, tantôt jaune verdâtre, ou bien jaune plus ocreux. — Dans quelques cas, il est généralisé et uniforme ; dans d'autres, au contraire, il semble plus intense en certaines régions, et *vice versâ ;* enfin dans nombre de cas, il coexiste avec des vergetures, des sugillations, des ecchymoses, de la cyanose, toutes conditions qui montrent sa variabilité.

Dans les autopsies du livre de Dutrouleau, nous trouvons la teinte jaune signalée pour le 84 0/0 des cas. Alvarenga, sur 63 autopsies a noté une teinte jaune générale 46 fois, soit le 71 0/0 ; une teinte jaune paille 7 fois, soit le 12 0/0 ; l'absence de cette teinte jaune 10 fois, soit 17 0/0. Corre, a signalé la teinte jaune dans toutes les autopsies. Dans les 551 autopsies qui ont servi de base à mon *Étude de la fièvre jaune à la Martinique,* la coloration de la peau est indiquée 476 fois, soit 87 0/0 environ, c'est-à-dire un chiffre assez élevé pour mériter confiance. Or, la peau était signalée comme seulement jaune 306 fois, soit le 64 0/0 des cas observés ; jaune très accentué 141 fois, soit 30 0/0 ; jaune assez accentué 5 fois, soit 1 0/0 ; légèrement jaune 24 fois, soit 5 0/0. Si nous remarquons, que dans les autopsies analysées par Corre au Mexique, ou par moi à la Martinique : la teinte jaune est toujours signalée, et qu'il n'y est pas dit une seule fois d'une manière positive que le cadavre ne présentait pas de teinte ictérique ; tandis que dans celles d'Alvarenga, nous la voyons manquer 17 fois 0/0, nous pouvons, peut-être, en inférer : que dans la zone tropicale, il y a, moins souvent qu'en Europe, absence de cette coloration.

Quant à l'intensité de la coloration, on peut penser, je crois, que dans la moitié des cas, elle est très marquée ; et que dans l'autre, elle est encore très facilement appréciable, bien qu'elle soit moins foncée de ton.

La nature de cet ictère a exercé la sagacité des théorisateurs ; les uns l'ont considéré comme purement hémaphéïque ; d'autres comme entièrement biliphéïque ; une troisième catégorie a dit que c'est un mélange des deux. Nous en avons assez parlé dans l'analyse des symptômes, pour n'y pas revenir encore, mais nous ne devons pas omettre, cependant, que Domingos Freire et Carmona y Valle, donnent une autre cause à cette coloration jaune. Pour eux, elle est due à un pigment jaune, sécrété par le microbe pathogène. « La formation de pigments anormaux, dont l'un, jaune, s'infiltre dans les organes, et l'autre, noir, se dépose dans les cavités, èst un fait désormais incontestable, et ces pigments sont ; fabriqués par le microbe (Freire *loc. cit.*, p. 107). » — « L'organisme, qui existe dans toutes les parties de l'économie, ne meurt pas parce que le malade succombe, et, comme il rencontre dans le sang et dans tous les liquides les éléments nécessaires à son développement, il croît, se meut, et même se multiplie, augmentantant ainsi, de moment en moment, la coloration du cadavre (*Carmona y Valle, loc. cit.*, p. 62). »

Le microbe signalé par Freire, et celui de Carmona n'ayant pas été admis comme amarilogènes ; bien plus, l'analyse du sang n'ayant, jusqu'ici, décelé la présence d'aucun micro-organisme, la théorie tombe d'elle-même ; nous n'avions qu'à la signaler, pour rapporter, aussi complètement que possible, tout ce qui a été dit au sujet de cette coloration.

La disposition de la couleur jaune sur le corps du cadavre, a été étudiée par plusieurs médecins ; il ressort de leurs observations : qu'elle n'est pas uniforme, comme dans certaines affections, la fièvre mélanurique par exemple ; cette couleur est plus intense en certains endroits.

Des sugillations ecchymotiques se montrent, abondantes, sur

le plan déclive, dans un très grand nombre de cas ; et c'est là, un phénomène que Dutrouleau, comme bien d'autres, a voulu étudier. Pour cela, il a fait placer sur la table de l'amphithéâtre, un certain nombre de sujets, sur le dos, sur le ventre ou sur le côté ; et il a constaté que ces ecchymoses étaient beaucoup plus marquées, suivant le cas, aux points qui s'étaient trouvés à la partie inférieure ; maïs il a observé aussi : que certaines régions, comme : le cou, la verge, le scrotum, les avant-bras, sont marbrés d'ecchymoses, quelle que soit la position imposée au cadavre.

La face est très fréquemment cyanosée ; quelques rares fois, elle est turgescente, comme on le voit chez quelques noyés ; et même alors que la cyanose n'est pas très accentuée, on voit qu'elle ne fait pas défaut aux ailes du nez, aux pavillons des oreilles, sur les côtés du cou, dans les régions mastoïdiennes. Les conjonctives sont, en général, plus jaunes que la peau, aux points où elle est le plus colorée.

Les mains et les pieds sont cyanosés, de leur côté, d'une manière plus ou moins marquée ; cette cyanose se retrouve aussi aux parties génitales, sur la verge et le scrotum ; ce dernier présente, ainsi que le pourtour de l'anus, les vestiges de cet érythème spécial, de cette excoriation, de ces ulcérations qui ont été signalés pendant la vie. Les altérations que subit la peau du scrotum dans la fièvre jaune, nous ont occupé quand nous avons fait l'analyse des symptômes de la maladie ; nous n'avons donc rien à y ajouter ici.

Le ventre est généralement déprimé et comme contracté, tant que la décomposition cadavérique n'a pas commencé ; les membres sont dans l'extension , le plus souvent les doigts allongés, le pouce appliqué contre le bord radial ou la face palmaire de l'index, les pieds étendus sur les jambes. Mais ces caractères, qui n'ont rien de pathognomonique jusqu'ici, ne méritent pas de nous occuper plus longuement.

Les pétéchies lorsqu'on en a observé pendant la vie ne disparaissent pas chez le cadavre, elles sont roses ou brunes, et se rencontrent surtout aux membres inférieurs, plus rarement à la face, au cou ou aux bras ; elles sont rondes ou oblongues, font une légère saillie, quelquefois, et ressemblent assez, d'autres fois, à une piqûre de puce.

Les cadavres présentent parfois, en outre, de la couleur jaune qui les caractérise, un phénomène bien propre à les faire reconnaître, c'est l'écoulement soit par la bouche, soit par les fosses nasales, de la matière du vomissement noir. Quant à ce qui est de l'écume blanche ou sanguinolente, que quelques observateurs ont notée à ces orifices, elle n'a rien de pathognomonique, elle est plutôt en rapport avec la mort par asphyxie, qu'avec la maladie proprement dite.

On trouve souvent des épanchements sanguins sous-cutanés ou intermusculaires dans diverses régions du corps ; les sugillations du plan postérieur sont parfois tellement accentuées, en certains endroits, qu'elles constituent de fortes ecchymoses. Ajoutons que, lorsque la maladie a duré longtemps, on trouve quelquefois que les épanchements sanguins ont subi la transformation pyoïque ; ou que des phlegmons, des abcès, des gangrènes étaient en train d'évoluer dans les derniers temps de l'existence. M. Jaccoud pense que, dans la fièvre jaune, ces extravasations sanguines des muscles, sont probablement des altérations inflammatoires du même ordre que celle du typhus.

Lorsque des sangsues ont été appliquées pendant la vie, on voit les piqûres être entourées d'une auréole ecchymotique plus ou moins large, plus ou moins marquée, souvent très accusée ; et souvent encore saignante, même au cas où ces sangsues avaient été mises au début de la maladie, et où leur écoulement sanguin avait été tari pendant plusieurs jours. Les surfaces des vésicatoires sont souvent ecchymosées, saignantes ; bref on voit que le sang a cherché, pour ainsi dire, toutes les issues et toutes les excuses pour s'épancher au dehors, à la période ultime de la vie.

Il n'est pas rare de voir la verge dans un état de demi-érection ou plus ou moins turgescente ; souvent aussi une émission de sperme s'est effectuée au moment de la mort.

Dans quelques cas, la chaleur du cadavre persiste pendant longtemps. Cornillac (p. 647) dit l'avoir constatée quelquefois huit ou dix heures encore après la mort.

La rigidité cadavérique est un phénomène très fréquent, peut-être même constant, car quoique je ne le trouve signalé que 305 fois sur 675 autopsies, je n'ai pas remarqué que l'absence de rigidité fût notée une seule fois. Cette rigidité cadavérique se développe de bonne heure, elle est très marquée, le plus souvent; et elle dure longtemps, ainsi que l'a très bien fait remarquer Dutrouleau.

Dans la très grande majorité des cas, la décomposition cadavérique est rapide, et cela pour maintes raisons : d'une part, en effet, la température ambiante la favorise ; d'autre part, la nature même de la maladie, les phénomènes de résorption qu'on constatait avant que le sujet n'ait succombé, font comprendre que le travail de destruction marche avec une grande rapidité.

TÊTE

Dans les autopsies de fièvre jaune on a souvent ouvert le crâne ; et à ce sujet je dirai que dans les 873 autopsies qui ont servi de base à mon étude, j'ai trouvé qu'on avait ouvert le crâne 593 fois, ce qui fait une proportion considérable, on le voit.

La première chose qui frappe le médecin à l'ouverture du crâne, c'est l'aspect congestif des membranes et de l'encéphale. Vient aussitôt après, la coloration jaune qu'on trouve, ici comme ailleurs, dans tous les tissus. Cette coloration jaune est due incontestablement à une surabondance de bile qui est démontrée par les réactifs.

Je n'ai pu m'empêcher d'être frappé de la similitude des lésions trouvées dans les 593 ouvertures du crâne que j'ai analysées, car dans chacune on signale : 1° une forte congestion des sinus et des autres vaisseaux veineux méningiens; 2° des lésions de l'arachnoïde ; 3° l'augmentation du liquide céphalorachidien ; 4° le piqueté congestif et le ramollissement de la substance cérébrale. Je vais dire un mot de chacun de ces quatre détails, et je terminerai, ce qui a trait au cerveau, par l'indication des lésions que le microscope a commencé à nous y montrer.

A. — *Congestion méningienne*

La congestion des méninges est généralement très accentuée, nous la voyons signalée dans toutes les autopsies; et tous les observateurs sont unanimes à la reconnaître comme un des phénomènes constants de la maladie. Cette congestion est telle, qu'en ouvrant la boîte crânienne, on voit par transparence des lacis veineux trés accusés sur toute la surface encéphalique, tandis que les sinus, gorgés de sang, se dessinent comme de vastes ampoules turgescentes.

Il n'est pas rare, de rencontrer des caillots dans les sinus cérébraux ; mais le plus souvent, cependant, le sang qu'ils contiennent est poisseux seulement ou liquide, en même temps que très fortement coloré en noir. La congestion de tout le réseau est telle, que la moindre piqûre faite à ces sinus, laisse écouler une quantité relativement considérable de sang.

B. — *Lésion de l'arachnoïde et de la pie-mère*

Quand la dure-mère a été incisée, on voit que l'arachnoïde, la toile choroïdienne, la pie-mère, sont, aussi, le siège d'une forte congestion. On voit, dans plusieurs cas, des suffusions sanguines, véritables hémorrhagies interstitielles, siéger çà et là. Le plus souvent, comme Lawson l'a dit, la pie-mère a un aspect opalin qui dénote une exsudation morbide, analogue à celle que l'on voit dans la méningite proprement dite. Les médecins brésiliens, ceux des États-Unis du Nord, ceux de nos possessions de la Guyane, des Antilles et du Sénégal ont constaté, de leur côté, cet état ; et l'ont trouvé, au microscope, constitué gar un exsudat d'aspect finement granulé siégeant à la surface de l'arachnoïde qui est au contact de la pie-mère.

C. — *Augmentation du liquide céphalo-rachidien*

La sérosité des ventricules et de l'arachnoïde est toujours augmentée de quantité. Quelquefois, cette augmentation est très marquée ; et bien qu'elle n'ait pas été déterminéc d'une manière précise, par des pesées, nous voyons qu'elle a très souvent, presque toujours, frappé les observateurs. Sur les 473 autopsies que j'ai étudiées à ce point de vue j'ai trouvé 127 fois l'augmentation de cette sérosité signalée comme considérable.

Rochoux avait considéré cette augmentation de la quantité du liquide céphalo-rachidien comme une véritable hydropisie des ventricules latéraux du cerveau.

D. — *Piqueté congestif et ramollissement de la substance cérébrale.*

La surface du cerveau, une fois qu'elle a été dépouillée de ses enveloppes méningiennes, paraît toujours congestionnée, et très souvent jaunâtre; elle porte assez fréquemment de petits piquetés hémorrhagiques, indice d'une suffusion sanguine qui s'est faite pendant la vie. Les coupes du cerveau révèlent aussi cette congestion, par l'aspect sablé ou piqueté, de la surface mise à nu; la chose a été signalée par tous les auteurs; de sorte que nous n'avons pas à citer des noms en plus ou moins grand nombre. Savaresi, a cru reconnaître que le cerveau était généralement affaissé, réduit au 5/6 de son volume; mais les observateurs ultérieurs n'ont pas retrouvé ce phénomène, qui a donc été tout accidentel. L'encéphale est asez fréquemment ramolli; Alvarenga, dit que dans l'épidémie de Lisbonne on vit cet organe induré 9 fois sur 90 cas, soit 10 0/0; ramolli, 17 fois, soit 19 0/0; à densité normale 18 fois, soit 20 0/0. Lawson a vu, à la Jamaïque, cet encéphale tantôt ramolli, tantôt d'apparence normale. À la Martinique, il a paru à peu près constamment ramolli car dans les nombreuses autopsies que j'y ai étudiées; une seule fois, j'ai vu l'indication d'une consistance plus grande qu'à l'état normal.

Bally avait cru d'abord, que dans les autopsies de fièvre jaune, on constatait une diminution de volume, une sorte d'atrophie de la protubérance annulaire, comme de la queue de la moelle allongée, mais il reconnut lors de l'épidémie de 1821, à Barcelone, qu'il n'y avait, en réalité, rien de semblable.

EXAMEN DU CERVEAU AU MICROSCOPE

Déjà Lawson, constatait, à la Jamaïque, de 1856 à 1860: que, même dans les cas où la substance cérébrale paraissait saine à l'œil nu, on trouvait, au microscope, de nombreux corpuscules d'exsudat, dans la substance blanche de la périphérie des hémisphères; et que les parois des capillaires sanguins, étaient couvertes de noyaux; ce qui y démontre la présence d'un processus d'exsudation.

Gama Lobo, dans trois autopsies faites à Rio, en 1873 et 1874, trouva une dégénérescence graisseuse des cellules cérébrales et des parois des capillaires encéphaliques. « Les capillaires cérébraux, dit-il, offraient la dégénérescence graisseuse à ses diverses périodes ; les vésicules graisseuses étaient, tantôt distribuées en séries çà et là sur les bords des vaisseaux, et tantôt distribuées en stries au centre, tandis que rien d'anormal ne se voyait aux bords. D'autres fois, et ceci était le phénomène le plus fréquent dans les capillaires de la masse grise, tout le vaisseau présentait la dégénérescence graisseuse à sa dernière période. » Quant aux cellules cérébrales, il dit : que celles de la substance grise, présentaient la dégénérescence graisseuse, tandis que celles de la blanche, n'offraient rien de semblable. Gama Lobo ajoute : que l'examen microscopique d'un filet nerveux de la moelle allongée, montra l'existence des stries cellulaires graisseuses, pareilles à celles des vaisseaux sanguins. Ces cellules graisseuses se trouvaient placées dans le névrilème ; le cylindre axis conservait son état normal.

Schmidt, a vu, en 1878, à la Nouvelle-Orléans, cette même dégénérescence graisseuse, tant dans les cellules de la couche corticale du cerveau, que dans les vaisseaux artériels et veineux. Dans plusieurs vaisseaux, les noyaux avaient disparu, ils étaient remplacés par des globules de graisse ; dans d'autres vaisseaux, il y avait une augmentation du protoplasma qui environne les noyaux à l'état normal ; et on voyait un amincissement des parois, qui étaient l'origine de dilatations variqueuses ; lesquelles, en se déchirant, produisaient, en dernière analyse, une petite hémorrhagie, véritable apoplexie.

MÉNINGES RACHIDIENNES, MOELLE ALLONGÉE ET MOELLE ÉPINIÈRE

Les méninges rachidiennes, la moelle allongée et la moelle épinière présentent les mêmes lésions que leurs similaires de l'encéphale ; c'est ainsi que Thomas trouva, à la Nouvelle-Orléans, que les méninges rachidiennes étaient congestionnées et souvent de couleur jaune ; souvent aussi il y avait effusion de sang dans le canal vertébral, par le fait d'une véritable hémorrhagie. Cartwright de Natchez, a rencontré aussi cette congestion des méninges rachidiennes, avec inflammation de l'arrachnoïde et de la pie-mère médullaires, à un degré moindre que celle des mêmes membranes dans la tête. Bailly, Audouard et les autres médecins français de l'épidémie de Barcelone, en 1823, constatèrent l'abondance de la sérosité rachidienne, dont ils firent un phénomène pathognomonique, en relation avec la rachialgie du début.

La Roche, a trouvé les mêmes altérations dans le canal rachidien ; il les attribue à la congestion, et à la tendance à l'hémorrhagie qui constituent le caractère spécial de la maladie. Pour lui, elles sont pathognomoniques, et il considère comme exceptionnels, les cas dans lesquels on ne les rencontre pas. De la Guardia, à la Havane, a rencontré aussi cet épanchement sérieux dans le canal rachidien. Quant à la substance nerveuse, on signale son injection, sa congestion et même son inflammation. Disons, que c'est aux régions lombaires et sacrées que les lésions paraissent être les plus accentuées.

Woodward, dans les préparations du musée de l'armée des États-Unis, a vu, dans les coupes de la moëlle des individus morts à la Havane, un nombre considérable de corps arrondis ou ovales de 0,002 à 0,005, surtout dans la substance blanche. En examinant les corpuscules avec une lentille objective de 2/3, il remarqua qu'elles présentaient comme des espaces incolores, vides ou remplis de substance finement granuleuse : — par l'immersion prolongée, le caractère granuleux se montrait mieux, et ces granules paraissaient entourés par une sorte de capsule de tissu conjonctif nucléé, analogue au névrilème, condensé ou comprimé.

Quand on réfléchit, un moment, aux lésions macroscopiques et histologiques des centres nerveux de la fièvre jaune, on ne peut s'empêcher d'y trouver une analogie remarquable avec celles de la méningite cérébro-spinale ; et une fois l'esprit lancé dans cet ordre d'idées, il rapproche les phénomènes : céphalalgie, rachialgie, douleurs musculaires du typhus ictérode, de celles qu'on observe dans le typhus rachidien de nos pays. Il est vrai, que pour l'une de ces maladies, comme pour l'autre, nos connaissances sont encore si peu avancées, que nous ne pouvons que constater les lésions, sans pouvoir encore théoriser sur leur compte ; il nous faudrait d'abord savoir, dans ces altérations, quelles sont les primitives, s'il y en a, et quelles sont les secondaires ; il est parfaitement possible, très probable même que ces lésions constatées sur les cadavres, après plus ou moins longtemps de maladie, soient, comme beaucoup d'autres, des résultats de l'affection, et non l'altération spécifique. La conséquence des progrès du germe morbide sur l'organisme, en d'autres termes, et non la raison anatomique même de la maladie

SYSTÈME NERVEUX GANGLIONNAIRE

Les lésions du système nerveux ganglionnaire n'ont pas frappé beaucoup d'observateurs, peut-être et très probablement, à cause, soit de la difficulté de les constater, soit du peu d'importance qu'on a longtemps attaché à ces organes ; cependant nous trouvons quelques indications, qui n'ont, il est vrai, pas encore grande importance, et qu'il faut signaler à titre documentaire seulement jusqu'ici. Belot de la Havane, dit avoir vu les ganglions du plexus solaire et cœliaque ramollis, se laissant facilement déchirer entre les doigts. Cartwrigth de Natchez, dans 17 autopsies qu'il a étudiées, à ce point de vue, a rencontré des lésions du grand sympathique, et spécialement des ganglions semi-lunaires, et du plexus cœliaque. — Les membranes qui revêtaient immédiatement les ganglions, et les plexus, étaient de couleur rouge intense ; en quelques endroits, il y avait des points noirs. D'après lui, l'inflammation se communiquait aux tissus voisins, spécialement à ceux qui étaient au contact du ganglion semilunaire. Enfin, ajoutons que le tissu connectif contigu aux plexus : solaire, hépatique, splénique, mésentérique, rénal, cardiaque, pulmonaire, étaient rouges ; en d'autres termes : les tissus qui entouraient tous les nerfs du système ganglionnaire étaient plus ou moins enflammés.

Quant à ce qui est de l'histologie, bien que nos connaissances soient encore très bornées, nous dirons : que Schmidt de la Nouvelle-Orléans, a vu au microscope, que les noyaux des cellules nerveuses des ganglions, tendaient à disparaître, et à subir la dégénérescence graisseuse, dans un cas, où il y avait accumulation anormale de pigment dans les cellules ganglionnaires.

Guitteras, qui en 1879, examinant à la Havane, les ganglions semi-lunaires de trois cadavres, signala la tuméfaction trouble des éléments nerveux ; ainsi que du tissu connectif de nouvelle formation en plus grande quantité dans le foie et les reins. En somme, on peut dire : que le système nerveux ganglionnaire n'a paru présenter, jusqu'ici, que ces altérations banales de dégénérescence graisseuse, qu'on rencontre dans tous les organes des sujets morts de fièvre jaune.

THORAX

La cavité thoracique présente des altérations, qui, pour ne pas être pathognomoniques, n'en sont pas moins intéressantes à étudier. Aussi, devons-nous successivement parler : des plèvres, des poumons, du péricarde et du cœur, pour indiquer les lésions qui y ont été constatées.

PLÈVRES

Les altérations de la plèvre sont en général minimes et souvent nulles, mais quelques rares fois cependant assez accentuées pour être frappantes. Souvent, ces plèvres ont la teinte jaune signalée pour tous les tissus blancs ; quelquefois, on rencontre à leur surface ces petites suffusions sanguines sous-séreuses, qui constituent, soit un piqueté plus ou moins discret, soit une plaque épaisse. Plusieurs observateurs, ont constaté, à leur surface, des signes de phlegmasie plus ou moins accusés. Parfois, on a trouvé dans la cavité pleurale un épanchement plus ou moins abondant. Cet épanchement était plus ou moins coloré en rose ou en jaune, quelquefois il a été entièrement sanglant, et a paru même très analogue, pour la couleur et la consistance, au liquide du vomissement noir. L'histologie a révélé la dégénérescence graisseuse plus ou moins accentuée et avancée des capillaires des plèvres, altération qui est en relation directe, de cause à effet, avec les infarctus hémorrhagiques et les épanchements qu'on a observés sur la surface séreuse, ou dans la cavité.

POUMONS

Les poumons ne présentent tantôt pas des lésions bien caractérisées ; tantôt, au contraire, ils portent des traces indéniables d'altérations. Louis avait déjà dit, à propos de l'épidémie de

Gibraltar, en 1828, que souvent les poumons présentent les caractères de l'apoplexie pulmonaire. Lawson, a vu, à la Jamaïque, en 1855-56, les poumons avoir, quelquefois, l'apparence normale, mais le plus souvent présenter une congestion hypostatique. — La muqueuse des bronches et de la trachée lui a paru parfois congestionnée, comme dans la bronchite intense. — Les tubes bronchiques contenaient, dans certains cadavres, un mucus sanguinolent plus ou moins abondant, et chez un petit nombre, il y avait une condensation du tissu pulmonaire, comme dans la pneumonie. — Le plus souvent, on trouvait dans l'organe pulmonaire, des petits infarctus hémorrhagiques, de la grosseur d'un grain de mil ou un peu plus. Alvarenga, dans les soixante-trois autopsies qu'il a étudiées à ce point de vue, a trouvé dix fois les poumons à l'état normal, soit 16 pour 100 et cinquante-trois fois ces poumons altérés, soit 84 pour 100. — Sur ces 53 derniers cas, il a vu quarante-cinq fois l'hypérhémie hypostatique seulement; cinq fois des ecchymoses; et trois fois de véritables foyers apoplectiques. Corre, dit que les poumons sont fréquemment le siège d'une congestion intense, qu'on rencontre parfois des foyers sanguins et même purulents. De la Guardia, a vu, à la Havane, sur quatorze autopsies, quatorze fois les bronches congestionnées comme dans la bronchite aiguë. Onze fois, les poumons étaient plus ou moins congestionnés, surtout hypostatiquement. Quatre fois, sur ces onze, des foyers hémorrhagiques se rencontraient; chez deux autres, il y avait, çà et là, des taches ecchymotiques ; et enfin chez deux, aussi, un peu d'emphysème pulmonaire fut constaté.

Dans les 551 autopsies qui ont servi de base à mon étude, à la Martinique, j'ai trouvé: 57 fois l'indication de congestion, d'infarctus hémorrhagiques, d'engouement pulmonaire, etc., etc., et 498 fois l'indication des poumons sains ; rien à noter pour les poumons. Pouvons-nous penser, que dans la seule proportion de 90 0/0, on rencontre des lésions dans les poumons ? Non ; nous pouvons seulement en inférer : que 90 fois sur 100, ces lésions sont assez peu accusées pour ne pas être frappantes à première vue. Il est infiniment probable, qu'une investigation plus minutieuse eût montré, à un observateur attentionné, que dans la moitié, les trois quarts des cas, et même plus, il y avait de réelles altérations.

Ajoutons, que l'examen microscopique, a montré à Lawson, les vésicules pulmonaires pleines de cellules épithétiales granuleuses.

En somme, si nous voulons résumer ce qui ressort de l'examen des affirmations des divers observateurs, nous pouvons conclure : que les lésions du poumon sont assez variables dans la fièvre jaune. Tantôt, c'est une congestion hypostatique, en quelque sorte mécanique, et résultant du décubitus qu'a eu le sujet pendant les derniers moments de sa vie. Tantôt, au contraire, ce sont des altérations qui ont une autre signification ; car lorsqu'on rencontre, ce qui arrive souvent, de petits infarctus hémorragiques constituants des îlots bruns ou noirâtres, au milieu des portions du tissu pulmonaire, sain ; et cela, sur les deux lobes du poumon, tantôt en avant, tantôt en haut, il est incontestable qu'il ne s'agit pas d'une altération due aux lois de la pesanteur.

Si on y regarde avec soin, on trouve dans les poumons deux lésions bien distinctes : *A*. la congestion ; *B*. l'apoplexie. Dans l'apoplexie, les vaisseaux déchirés ont laissé extravaser le sang qui remplit les alvéoles pulmonaires voisines. Les deux états, congestion et apoplexie, sont si bien connus d'une manière générale que nous n'avons pas besoin de les décrire avec plus de détails ici. Disons seulement, que dans les cas d'apoplexie, les infarctus hémorragiques sont plus ou moins étendus, ils ont parfois le volume d'un œuf de pigeon et même d'un œuf de poule ; le tissu pulmonaire a perdu plus ou moins de la perméabilité, et présente cet état que Louis appelait : la carnification ; il est plus dense que l'eau.

Le sang, épanché à travers les déchirures des vaisseaux pulmonaires, suit la marche ordinaire de toute extravasation sanguine mise au contact de l'air ; il subit, par conséquent, la transformation purulente, lorsque le sujet vit encore assez longtemps. Dans ce cas, l'autopsie présente de petits foyers purulents dans les alvéoles pulmonaires ; de même qu'après une expectoration sanglante, on a pu constater, pendant la vie, des crachats louches d'abord, puis purulents. Dans la congestion, les vaisseaux sont naturellement distendus par le sang, mais ne présentent pas de solution de continuité ; de sorte que les alvéoles pulmonaires restent vides et perméables.

La surface pulmonaire est parfois le siège de ces petits infarctus superficiels, qui se présentent, sous forme de piqueté rougeâtre. Cette altération, qui indique une hémorrhagie, ou au moins, une extravasation sanguine plus ou moins forte, souvent très minime, se retrouve non seulement sur cette surface, mais encore dans les bronches de divers calibres, dans la trachée et au larynx, où elle constitue de véritables ecchymoses sous-épithéliales. N'oublions pas de signaler, ici comme pour d'autres régions, que la suffusion ictérique est parfois assez accentuée.

Les bronches présentent des traces d'hyperhémie, dans quelques circonstances ; il y a là, la lésion catarrhale ordinaire d'une infinité de maladies aiguës et en particulier des pyrexies. La dégénérescence graisseuse qu'on a trouvée, à l'aide du microscope, dans l'encéphale, et qui a été trouvée, comme nous le verrons tantôt, dans nombre d'organes abdominaux, se rencontre dans les capillaires de l'appareil respiratoire, aux plèvres ; comme d'ailleurs au cœur, et un peu partout. Très probablement, elle est en rapport direct, de cause à effet, avec les petits infarctus hémorrhagiques que l'on rencontre dans une infinité d'endroits.

PÉRICARDE

Le péricarde présente quelquefois des lésions qui, si elles ne sont pas pathognomoniques, sont cependant assez spéciales à l'affection, pour mériter l'attention des observateurs. C'est ainsi qu'en 1821, on trouva quelquefois à Barcelone, un épanchement sanglant plus ou moins abondant dans le péricarde. Catel a vu, à la Martinique en 1838, du sang liquide épanché dans le péricarde, en assez grande abondance. Bache, de Philadelphie, dit avoir vu, en 1853, un épanchement de quatre onces de liquide ayant une couleur trouble et verdâtre. Ce liquide se sépara, par le repos, en deux portions, celle du fond, blanc jaunâtre ou rose pâle, celle du dessus, verdâtre comme le verre à bouteille ; — au microscope, Bache constata dans le liquide : des globules de sang altérés avec une matière granuleuse amorphe et des globules de véritable pus — la séreuse était manifestement, irritée ; et injectée finement çà et là. Lawson, dit : que fréquemment on trouve de la sérosité, plus ou moins abondante, et généralement soit jaune, soit rosée, dans le péricarde. Alvarenga, dans les 63 autopsies qu'il a analysées, dit que 8 fois il y avait une quantité assez notable de liquide dans cette séreuse. Ce liquide était: cinq fois rosé, une fois sanguin, une fois citrin, une fois citrin avec flocons rosés.

Jaccoud, dit que souvent on trouve, dans le péricarde des individus morts de fièvre jaune, un épanchement soit séreux, soit sanglant, et les traces d'une péricardite partielle ou générale, plus ou moins étendue. et plus ou moins accentuée, parfois même un épanchement hémorrhagique dans la cavité.

Dans les 551 autopsies que j'ai consultées à cet égard, j'ai trouvé: 42 fois l'indication d'altérations marquées de la séreuse péricardique; c'est ainsi, que, tantôt il est dit: la surface extérieure du péricarde est comme marbrée et rougeâtre par transparence; d'autres fois il est signalé que cette surface extérieure est rouge ou brunâtre. — En un mot, il y a, à cette surface extérieure, ces traces qui indiquent un état anormal ; quant à la surface intérieure, elle a été aussi trouvée malade, dans ces 42 cas; car tantôt, il est dit, qu'elle était rouge, dépolie, tantôt brunâtre, présentant une exsudation sanguine, des ecchymoses sous-épithéliales, etc. etc. Donc, il doit être admis sans conteste : que le péricarde présente quelquefois des altérations plus ou moins accentuées, comme je le disais en commençant. Mais, dans quelles proportions se rencontrent ces altérations ? Pouvons-nous considérer la proportion de 8 sur 63, soit 13 p. 100 admise par Alvarenga ; ou bien de 42 sur 511, soit 7 p. 100, d'après mes observations, comme indiquant le nombre réel de fois où le péricarde présente des altérations? Non assurément ; c'est seulement dans ces proportions, que les lésions ont été assez accentuées pour ne pas passer inaperçues. Si on avait fait une attention suffisante, dans toutes les autopsies ; peut-être, l'on serait arrivé à trouver: que dans le 75, le 80, le 90 p. 100 des cas on observe des altérations pathologiques dans l'organe que nous étudions.

Quelles sont les lésions que l'on rencontre dans le péricarde? Tantôt, c'est une fine injection capillaire, injection qui peut aller de la simple coloration rosée jusqu'à l'aspect d'une vaste ecchymose, ou d'une coloration brunâtre uniforme ; parfois, on voit comme des pétéchies, répandues çà et là sur la surface interne, pétéchies qui sont en réalité de petites hémorrhagies, allant depuis le volume le plus minime jusqu'à celui d'une plaque grande comme une pièce de menue monnaie d'argent. La coloration jaune, se montre souvent, plus ou moins accentuée, dans les points qui paraissent, à l'œil nu, les plus sains, relativement.

Quant à la lésion microscopique, on voit parfois une altération plus ou moins grande de l'épithélium, et une dégénérescence graisseuse plus ou moins étendue des capillaires sanguins.

Quelle est la nature et l'abondance de l'épanchement péricardique, quand il existe? L'épanchement péricardique va depuis la sérosité citrine jusqu'au sang pur, et depuis une quantité impondérable jusqu'à 60, 100, 150, 200 grammes même. On voit par là, qu'il y a place pour toutes les variantes de quantité comme de coloration. On a trouvé les réactions de la bile, celles du sang; le microscope a montré des globules plus ou moins altérés, les principes du sang plus ou moins conservés, etc. etc. ; il est inutile d'entrer dans des spécifications plus détaillées; et il suffit de dire pour résumer cette partie de notre étude : que, quoique généralement assez peu accentuées, les lésions du péricarde sont fréquentes dans la fièvre jaune, et elles sont de même nature ; c'est-à-dire dépendent de l'altération des capillaires là, comme dans une infinité d'organes, sinon tous.

CŒUR

Le cœur présente assez fréquemment un aspect qui n'est pas l'indice de l'état normal ; mais ses lésions n'ont pas encore été assez bien étudiées pour qu'on puisse : d'une part, éliminer celles qui sont communes à la maladie, qui nous occupe ; d'autre part, et à d'autres affections, apprécier à leur juste valeur celles qui sont pathognomoniques, s'il y en a réellement de cette catégorie. Nous ne savons rien, encore, touchant les variations du volume du cœur dans la fièvre jaune; et il est probable qu'il n'y a rien à noter, sous ce rapport; car dans le cas où l'on a noté une augmentation de ce volume, il est à penser que c'est à une disposition organique, et non au typhus amaril, que la chose était due.

Alvarenga, dit avoir vu, dans un cas: la superficie de l'organe ayant une belle teinte jaune, analogue à celle que présentait la peau. Le cœur a paru parfois pâle, d'autres fois, de coloration

normale; quelques rares fois d'un rouge plus ou moins vif.
On a signalé, souvent, qu'il était mou, flasque, se laissant
facilement distendre. En revanche, Crevaux, à la Guyane, a vu:
39 fois sur 41 autopsies le cœur vide, ferme, comme contracté.
Sa surface est fréquemment chargée de graisse, au dire des
observateurs; mais on n'a pas encore suffisamment spécifié, si
dans ce cas, le tissu adipeux était en excès ou non, dans le
cadavre, par ailleurs; en un mot, si cette abondance de graisse
est éventuelle, concomitante, ou liée, de plus ou moins près, à la
maladie.

On voit assez souvent de petites ecchymoses dans le tissu musculaire du cœur, et à la surface; moins souvent cependant que
sur le péricarde, mais néanmoins il faut être prévenu de leur
existence. Crevaux, dit que: dans les deux tiers des cas, il a vu,
lors de l'épidémie des îles du Salut, en 1876, un piqueté hémorrhagique de la base du cœur, le long des vaisseaux coronaires,
et sur la face externe de l'origine des gros vaisseaux. Ce
piqueté siège, d'après lui, dans le tissu cellulo-adipeux, et non
entre les fibres musculaires du cœur.

L'état des cavités du cœur n'est pas déterminé, encore, d'une
manière bien précise; — la plupart des observateurs, disent bien:
que le cœur gauche est fréquemment vide, tandis que le cœur
droit contient des caillots dans la grande majorité des cas, mais
il y a de grands écarts dans les appréciations. C'est ainsi, par
exemple, que dans les 551 autopsies que j'ai consultées, à la
Martinique, on a signalé: 124 fois un caillot fibrineux plus ou
moins décoloré, d'apparence albumineuse, gélatineuse ou graisseuse, dans le ventricule droit.

Bally, attachait une grande importance aux concrétions fibri-
neuses qu'on recontre dans le cœur; il dit que c'est le premier
fait à noter, caillots transparents, comme de la gelée, volumineux,
siégeant dans les ventricules, les oreillettes et allant parfois jusqu'à l'aorte. A Saint-Domingue, dans le cours du dernier siècle,
et à Barcelone, en 1821, il dit avoir toujours rencontré cette concrétion fibrineuse dans les cavités du cœur et les gros vaisseaux
qui en partent, notamment de l'oreillette droite. « Ce caillot, dit-
il, est ordinairement jaune, transparent, et résiste à l'action des
doigts, quand on veut le déchirer. On serait tenté de croire, qu'il
est formé, par une pseudo-membrane, ou par un kyste lamelleux

dans les interstices duquel, se dépose la matière jaunâtre. Il est assez volumineux, chez certains sujets, et fort jaune d'ailleurs ; il est aplati, verdâtre, et renfermé dans du sang noir faiblement coagulé. Si on le presse entre les doigts ou dans un linge, la sérosité s'échappe, et il ne reste plus que la concrétion fibreuse. Lorsqu'on le fait bouillir dans de l'eau il se coagule, et prend la consistance de l'albumine de l'œuf, mais il est moins friable. »

Audouard, disait que ces caillots sont formés de fibrine emprisonnant une grande quantité de serum. Pennel, à Rio, en 1852, a trouvé dans le cœur droit, des caillots à peu près constants. Dans 54 autopsies, ces caillots étaient arrondis, gélatineux, souvent occupant soit le ventricule seulement, soit le ventricule et l'oreillette. Il a vu souvent, aussi, des caillots dans les cavités gauches, mais ils étaient notablement plus petits. Lawson, dit avoir constaté, à la Jamaïque, que les cavités droites sont souvent distendues par un sang liquide ou coagulé, et dans ce cas, il a vu maintes fois : le caillot, venir depuis les veines sus-hépatiques, la veine cave, et aller sans interruption jusqu'aux branches de l'artère pulmonaire. — Les cavités gauches lui ont, au contraire, paru contenir plus rarement du sang liquide ou des caillots.

On le voit, il y a un écart tel, dans les appréciations de l'état des cavités du cœur, que de nouvelles observations sont nécessaires pour fixer les idées. Mais, hâtons-nous de reconnaître : que jusqu'ici, on ne pressent pas quel intérêt pratique il pourra en résulter. Quand ces caillots, qu'on rencontre, si souvent, se forment-ils ? Telle est la question à laquelle il semble difficile de répondre. Néanmoins, Lawson dit qu'ils commencent à se produire pendant la vie, au cours de la seconde période, et il pense : que, par l'auscultation attentive, on peut entendre un murmure distinct, dans l'artère pulmonaire, au premier temps de la pulsation cardiaque. Dowler, est du même avis : de sorte que, par un examen attentif, on pourrait faire le diagnostic de leur apparition et de leur extension. Cela serait d'ailleurs assez inutile, car bien d'autres phénomènes indiquent, alors, l'extrême gravité de la situation, et la terminaison funeste prochaine, sans que la thérapeutique puisse lui opposer la moindre résistance.

Quant à la nature du sang, lorsqu'il est pris en caillot noir, soit dans le cœur, soit dans les gros vaisseaux, nos connaissances sont bien limitées encore. Audouard, compare l'état du sang du cœur à celui de la fièvre pernicieuse. Cathral, de Philadelphie, compare le sang fluide qui se trouve dans le cœur, à celui que l'on trouve, dans les cas de suspension ou de foudroiement.

L'examen histologique du cœur, a été fait par un assez grand nombre d'observateurs, mais n'a pas encore pu fixer les idées, d'une manière bien arrêtée. En effet, Ridell, à la Nouvelle-Orléans, en 1853, dit : que dans l'examen de près de trente sujets, il a constaté toujours une dégénérescence molléculaire des fibres musculaires de l'organe, une tendance à la disparition des stries ; cette dégénérescence était, en général, complète ou très avancée, pour peu que la maladie eût duré quelques jours.

Lawson, de la Jamaïque, dit que les fibres musculaires du cœur sont devenues pâles, que leurs stries transversales tendent à être moins distinctes ; que ces fibres se séparent facilement en fibrilles longitudinales ; toutes altérations qu'on ne rencontre pas dans les muscles volontaires. Il ajoute, que les vaisseaux situés entre les fibres musculaires du cœur, sont couverts de nombreux noyaux, et présentent, çà et là, des exsudats plus ou moins abondants. Jones, à la Nouvelle-Orléans, Gama Lobo, à Rio, ont signalé la dégénérescence graisseuse des fibres musculaires de l'organe. En revanche, Crevaux, à la Guyane, dit avoir trouvé toujours les fibres du cœur saines, leurs stries parfaitement visibles, et une absence complète de dégénérescence graisseuse. Guitteras, de son côté, n'a jamais rencontré les lésions signalées par quelques auteurs dans les fibres du cœur. Il dit : que dans les autopsies qu'il a faites, à la Havane, il a toujours vu le cœur de consistance et de couleurs normales, les stries musculaires étaient toujours distinctes, et c'est à peine si quelques-unes présentaient quelques rares globules de graisse, dans les environs des noyaux. On le voit, il faudra que de nouvelles recherches fixent les idées, au sujet de l'état histologique du cœur, dans le typhus amaril.

AORTE

L'aorte, a souvent présenté, comme tous les tissus, une coloration jaune plus ou moins manifeste ; quelques auteurs ont cru constater qu'elle avait subi la dégénérescence graisseuse, et le docteur Gama Lobo l'a vue athéromateuse ; mais il n'est pas certain que cette lésion soit dépendante de la maladie.

TUBE DIGESTIF

Dans la fièvre jaune, le tube digestif présente des altérations fort intéressantes à étudier. Ces altérations diffèrent assez peu d'un cas à l'autre, pour que leur spécialité soit facilement reconnue du premier coup d'œil. Dans l'étude que nous allons faire de l'anatomie pathologique du tube digestif, il nous faut parler séparément : des altérations de tissus des divers organes, et de la nature du contenu des diverses portions du canal alimentaire. Nous commencerons, même, par l'étude de ce contenu, pour éviter les redites et les obscurités, que notre exposition ne saurait peut-être pas éviter, si nous suivions une marche inverse. Ai-je besoin d'ajouter, que depuis longtemps l'étude des matières contenues dans le tube digestif a présenté un intérêt de premier ordre, dans la fièvre jaune. Ces matières ont été considérées, comme ayant une valeur pathognomonique, qui a frappé, aussi bien les médecins que le vulgaire ; qui même a imposé à la maladie le nom de *vomito*, dans quelques pays.

BOUCHE. — PHARYNX. — ŒSOPHAGE

Les lésions anatomiques qu'on trouve dans ces régions, sont assez variables, suivant les cas ; elles n'ont, d'ailleurs, rien de pathognomonique. Lorsque le sujet n'a pas vomi noir, ou n'a pas eu d'hémorrhagie buccale ou linguale, ou enfin n'a pas présenté de phénomènes typhoïdes, on peut ne rencontrer que l'état normal ; au contraire, dans les autres cas, la situation est très différente.

Lorsque les malades ont vomi noir, dans les derniers temps de leur vie, et lorsque la matière noire de l'estomac est en grande quantité, il arrive souvent qu'on en trouve des traces dans la bouche, le pharynx et l'œsophage. Cependant, son absence à la surface de ces organes n'implique rien, si ce n'est : qu'il s'est écoulé un certain temps, entre la dernière régurgitation mélanhémique et la mort.

On trouve très fréquemment, sur les gencives, la langue, le pharynx, des traces d'une hémorragie passive qui a existé dans les dernières heures de l'existence. La matière de ces hémorragies, lorsqu'elle n'est pas altérée par le temps écoulé, est assez différente du mélanhême ou vomito négro proprement dit, car elle a conservé un aspect plus franchement sanguin.

Quant à ce qui est des lésions de la bouche, nous dirons que Crevaux, qui a observé, pendant la vie, chez tous ses malades, une stomatite superficielle parfaitement appréciable dès le premier jour, et caractérisée par un léger gonflement des gencives, de la rougeur, un liseré blanchâtre dû à une sorte de tuméfaction trouble des cellules épithéliales, a trouvé dans ses autopsies des traces de cette lésion, qui, tout en n'ayant pas une importance de premier ordre, mérite néanmoins d'arrêter l'esprit de l'observateur. En revanche, Le Dantec dit: qu'il ne faut attacher aucune importance à ces altérations, car le liseré ginginal et l'irritation de la muqueuse, se rencontrent dans nombre d'embarras gastriques fébriles très divers. On devine donc, en présence de cette divergence d'opinions, qu'on ne sait pas encore grand chose des lésions anatomiques de la bouche, du pharynx et de l'œsophage.

ESTOMAC

Les altérations de l'estomac sont autrement plus importantes, comme on va le voir ; il est probable, même ,que quelques-unes d'entre elles sont pathognomoniques. Pour les apprécier à leur véritable valeur, il faut partager l'étude en deux parties : *A*. la nature du contenu de l'organe ; *B*. les lésions de ses parois. Disons, avant de commencer : que quelques auteurs parlent d'une odeur caractéristique, qu'on percevrait en ouvrant l'estomac dans les autopsies de fièvre jaune, particularité que Dutrouleau et beaucoup d'autres n'ont jamais constatée.

A. — Contenu de l'estomac

Le contenu de l'estomac, est tellement remarquable, dans le plus grand nombre de cas, qu'il a vivement frappé les observateurs. C'est au point, que l'appellation *vomito negro, vomito prieto*, a été donnée à la maladie.

Dans son *Étude sur l'anatomie pathologique de la fièvre jaune*, Alvarenga, a indiqué pour 63 cas, la couleur du contenu stomacal, et a fourni les détails suivants : couleur rouge, 10 fois ; noire, 33 fois ; grisâtre, 10 fois ; jaune, 5 fois ; normale, 5 fois. Corre, de son côté a donné les chiffres suivants pour 76 autopsies : l'estomac ne contenant rien 3 fois ; liquide des boissons, 3 fois ; liquide bilieux, 2 fois ; mélanhême grisâtre, 14 fois ; brunâtre, 14 fois ; noir (café, suie, encre), 33 fois ; sang, 5 fois ; rouge-vineux, 2 fois. Enfin, voici les diverses désignations que j'ai trouvées, en dépouillant les 551 autopsies qui ont servi de base à mon travail sur la fièvre jaune à la Martinique, et que je reproduis de nouveau ici :

VOMISSEMENTS CONTENANT DU SANG

Noir................................	190 soit 35,8 p. 100	
Marc de café........................	153 — 27,7 —	
Chocolat............................	109 — 19,8 —	
Aspect de suie de cheminée..........	5 —	
Sanguinolent........................	22 — 1,2 —	
Lie de vin striée de noir...........	2	
Lie de vin..........................	4	
Noir mêlé à du sang.................	3	
— — des caillots....................	3	
— — demi-coagulé....................	3	
Chocolat mêlé à du sang.............	1	
Café au lait........................	1	
Jaune strié de noir.................	1	
Gris................................	4	
Brunâtre............................	12 soit 2,2 p. 100	
Brun-jaunâtre.......................	1	

484 soit 91,0 p. 100

VOMISSEMENTS NE CONTENANT PAS DU SANG

Blanchâtre..........................	14 soit 2,5 p. 100	
Jaunâtre............................	28 — 5,0	
Jaune verdâtre......................	1	
Verdâtre............................	3	
Vert clair..........................	1	

47 soit 9 p. 100

On voit par ce tableau, que neuf fois sur dix, au moins, on trouve dans l'estomac des individus qui ont succombé à la fièvre jaune, du sang plus ou moins décomposé ; et que le liquide contenu dans cet estomac, est en quantité variable, depuis une simple couche recouvrant la muqueuse, jusqu'à un litre et plus.

Tantôt la matière noire est sans mélange, quelquefois elle est mêlée à de la tisane, du vin, et même des aliments, si on a essayé de nourrir le sujet dans les derniers jours de sa vie ; mais la chose a peu d'importance, elle ne change, en général, que fort peu l'aspect du contenu de l'estomac.

Dans 47 cas, où la matière noire a fait défaut : nous avons vu : qu'une fois, le liquide, qui était blanc dans l'estomac, était violet dans le duodenum, et devenait de plus en plus brun dans l'intestin. D'autres fois, le liquide stomacal était jaunâtre, tandis que l'intestin grêle renfermait de la matière parfaitement noire ; de sorte que, comme il est très possible que l'exsudation sanguine de l'estomac se fut présentée, si le sujet avait survécu pendant quelques heures de plus, nous sommes porté à croire : que la proportion de 91 p. 100, loin d'être trop forte, est peut-être encore au-dessous de la vérité.

Dans 3 cas, où le vomissement noir faisait défaut, on a remarqué : que le liquide stomacal était constitué par de la tisane, et une fois par de l'eau vineuse ingurgitée la veille de la mort ; ce qui prouve, que dans les dernières heures de la vie, il est devenu comme une poche inerte, que distendent les liquides placés dans son intérieur. En faisant l'analyse des symptômes, nous sommes entré dans des détails assez précis, relativement à la composition de la matière des vomissements, pour n'avoir pas à fournir, actuellement, de plus longs renseignements sur son compte.

B. — *Altération des parois de l'estomac*

Nous avons dit que les lésions de l'estomac sont variables, dans d'assez grandes limites ; l'opinion, sur leur nature et leur signification, a suivi les oscillations des doctrines médicales ; de sorte que ces lésions ont, tour à tour, paru avoir plus ou moins d'importance suivant les auteurs. Aujourd'hui, encore, quoique la question ait fait un pas de plus, et qu'on soit, quelque peu, autorisé à penser, que c'est dans l'estomac que se trouve l'altération pathognomonique de la maladie, nos connaissances, à ce sujet, sont moins avancées encore qu'on ne le penserait de prime abord. Et cela, parce que, pendant longtemps, on a considéré comme appartenant à la fièvre jaune, des lésions qui dépendent purement de l'alcoolisme.

Quoiqu'il en soit, dans les autopsies qui sont venues à ma connaissance, j'ai à peu près toujours trouvé l'indication de quelques lésions, non seulement dans l'estomac, mais encore dans le tube digestif des individus qui ont succombé à la fièvre jaune ; et j'ai pu tracer, en les dépouillant, le tableau suivant, qui montrera la fréquence proportionnelle des altérations dans les diverses portions du canal intestinal.

Estomac malade et intestins sains....................	43 soit	7,8 p. 100	
— et duodénum malades, le restant du tube digestif sain.....................................	43	— 7,8	—
— et intestin grêle malade, ce dernier l'étant de moins en moins à mesure qu'on avance vers la valvule iléo-cæcale....................	375	— 68,1	—
— et intestin grêle malades présentant en outre des lésions de la catégorie précédente, une altération des glandes de Payer depuis l'hyperémie jusqu'à l'ulcération........................	23	— 4,2	—
Lésions dans tout le tube digestif....................	67	— 12,1	—
	531	100	

Si nous nous reportons à ce qu'ont dit tous les médecins, qui ont fait des autopsies de fièvre jaune avec grand soin ; et si nous nous rappelons, surtout, les indications fournies par l'histologie, dans ces dernières années, nous sommes porté à penser : que, dans la maladie qui nous occupe, la muqueuse stomacale a subi de profondes altérations ; et que, même au cas, où on voit notée, dans une autopsie, cette mention : estomac sain, sans plus de détails, il faut penser que cet estomac présentait des altérations plus ou moins profondes.

L'état de la muqueuse stomacale est assez difficile à apprécier, exactement, dans les autopsies qui se font dans les colonies, car l'alcoolisme est très généralement répandu dans les classes qui fournissent leur contingent à la fièvre jaune. Je suis convaincu, qu'on doit souvent, encore de nos jours, prendre, à première vue, comme l'ont fait si longtemps nos prédécesseurs, des lésions de la gastrite alcoolique, au passif des véritables lésions de la maladie que l'on étudie, quelle quelle soit.

Ces réserves étant faites, nous dirons : que les lésions de la muqueuse stomacale consistent, dans la fièvre jaune, soit en des arborisations, des piquetés hémorrhagiques, des ulcérations, soit en un ramollissement plus ou moins marqué.

Il n'est pas rare de trouver des arborisations sanguines, plus ou moins accentuées, sur divers points de la muqueuse stomacale ; et, comme ces arborisations ont été observées chez des individus qui n'étaient sûrement pas alcooliques, on est obligé de reconnaître que, très probablement, elles constituent une lésion pathognomonique de la fièvre jaune. Il n'est d'ailleurs pas étonnant, que nous trouvions ici les ecchymoses, les suffusions sanguines, sous ou intra-épithéliales que l'on rencontre dans la plupart des autres organes. Bien plus, si nous songeons à la fréquence du vomissement noir, nous comprenons facilement que ces arborisations, ecchymoses, suffusions sanguines, piquetés hémorrhagiques, doivent se rencontrer fréquemment. Maintes fois on voit, au centre des arborisations stomacales, des vaisseaux capillaires érodés, et présentant encore un peu de sang à leur lumière, indice de l'exhalation sanguine qui a constitué le vomissement noir. Les arborisations sanguines sont parfois si accentuées et si brunes, qu'elles ont été prises pour une véritable gangrène, localisée, à certains endroits.

Nous avons donc, probablement, dans ces arborisations sanguines, une première lésion pathognomonique de la maladie ; mais il faut reconnaître que, dans plusieurs cas, ces arborisations font défaut, sans cependant qu'on puisse dire : que la muqueuse stomacale était saine. C'est ainsi, par exemple, que, bien qu'il soit très difficile d'apprécier le degré de résistance normal de la muqueuse stomacale, les observateurs ont souvent constaté un état plus ou moins prononcé de ramollissement. Ce ramollissement a pu aller, dans quelques rares circonstances, jusqu'à la transformation de la couche superficielle, en une portion véritablement gélatiniforme, susceptible d'être séparée, par le lavage ou un râclage peu vigoureux, des parties sous-jacentes. Cet état a été décrit depuis bien longtemps, et les observateurs du siècle dernier avaient remarqué déjà : que, quelquefois, on dirait que la surface intérieure de l'estomac a été dissoute par le contact prolongé d'un alcali énergique.

Souvent, la muqueuse stomacale est dépolie, privée de son épithélium, comme le serait, par exemple, une surface muqueuse qui aurait été ébouillantée. Enfin, disons que, dans maintes circonstances, où cette muqueuse avait paru saine de prime abord, ou bien, à des observateurs superficiels, un examen plus approfondi a montré: que çà et là, dans les environs des plis et rides que l'on y rencontre, il existait des altérations, souvent plus profondes qu'on ne l'aurait cru au premier aspect.

La Roche a spécifié: que lorsque la mort survient, le deuxième, le troisième ou le quatrième jour, au plus tard, l'injection des vaisseaux donne à la muqueuse une couleur vermeille, claire ou obscure, parsemée de taches plus foncées, noirâtres, même au cardia et au pylore; au contraire lorsque la mort est survenue, après le sixième et vers le huitième ou le neuvième, la muqueuse est beaucoup moins rouge, de couleur plombée, avec des taches livides, çà et là; ce qui est l'indice d'une désorganisation; il a expliqué, ainsi, les divergences d'opinion, qui avaient paru contradictoires jusque-là.

L'histologie de la muqueuse stomacale a révélé : que même dans les cas où cette membrane ne paraissait pas bien malade, elle présentait des altérations profondes. Crevaux, dit avoir trouvé dans toutes ses investigations, une dégénérescence graisseuse des vaisseaux capillaires et des cellules épithéliales des glandes stomacales, qui lui ont paru être pathognomoniques. Cette dégénérescence des vaisseaux, explique très bien les hémorrhagies qui produisent le *vomito*. Hache, a fait en 1877, à la Guyane, des préparations histologiques qui ont été caractérisées ainsi par Bonnet: « Lésions identiques à celles que l'on observe dans les gastro-entérites de moyenne intensité : tubes glandulaires déviés, déformés, atrophiés, infiltration cellulaire ganglionaire dans les espaces interglandulaires agrandis, mais surtout dans la portion sous-glandulaire de la muqueuse où en quelques points isolés elle est portée à son maximum. Dans l'une des préparations, les vaisseaux sanguins de la muqueuse sont très nombreux et gorgés de sang. La tunique cellulaire est peu altérée, contient des lignes de congestion vasculaire. Tunique musculeuse et séreuse normales. »

Schmidt, à l'occasion de l'épidémie de la Nouvelle-Orléans, en 1878, a signalé : que la lésion, pour ainsi dire pathognomonique, ou au moins très fréquente, de l'estomac, est une congestion inégale du réseau veineux superficiel de la muqueuse ; congestion présentant, çà et là, des centres qui, probablement, deviennent la source de l'hémorrhagie constitutive du vomito négro.

Woodward, qui a étudié, à Washington, les pièces recueillies à la Havane en 1879, a observé une congestion veineuse, avec les caractères décrits par Schmidt. Dans quelques coupes, on voit, à proximité des veines qui sont perpendiculaires à la muqueuse, pour réunir le réseau superficiel au profond, des corpuscules, en tout semblables à des leucocythes. M. Le Dantec dit : que dans la plupart des cas, la surface stomacale est divisée en deux zones ; une zone, cardiaque, présentant diverses lésions : tantôt c'est un piqueté hémorrhagique, tantôt ce sont des bandes ecchymotiques qui sillonnent la muqueuse. La deuxième zone, pylorique, est saine. Plus la mort a été rapide, et moins sont marquées les lésions de la zone cardiaque ; mais si le cas a traîné en longueur, les lésions envahissent la zone pylorique, et quelquefois, la muqueuse stomacale, tout entière, est piquetée de rouge (p. 24). Ajoutons, que M. Le Dantec, a constaté dans la muqueuse stomacale, colorée par la méthode de Gram, des micro organismes, sur lesquels l'attention des investigateurs devra se porter dans l'avenir.

En somme, les travaux récents ont éclairé d'un jour nouveau les altérations de l'estomac, on le voit ; il ne s'agirait, rien moins, peut-être, que de lésions occasionnées par un micro organisme pathogène, ce qui fixerait, d'un coup, les idées sur la nature de la maladie : le germe de la fièvre jaune arrivant dans l'estomac d'un individu en réceptivité, s'y fixerait, y évoluerait, et produirait ainsi, tant, directement, que par les conséquences indirectes de sa présence et de son développement, les phénomènes morbides, qui constituent l'affection amarile. Cette manière de voir n'est encore qu'une hypothèse, on le comprend, mais peut-être est-elle appelée à plus de succès que celles qui l'ont précédée.

INTESTINS

Nous suivrons pour l'intestin la même marche que pour l'estomac. Nous parlerons successivement, de l'altération des parois et de la nature du contenu de l'organe. Nous occupant d'abord de l'intestin grêle, puis du gros intestin.

Contenu de l'intestin grêle

La matière noire, signalée dans l'estomac, se rencontre très fréquemment dans l'intestin grêle ; c'est au point, qu'on peut avancer que, dans les trois quarts des cas, au moins, où le ventricule contient du mélanhème, on retrouve ce mélanhème dans l'espace compris entre le pylore et la valvule de Bauhin.

Pourquoi ne retrouve-t-on pas la matière noire dans l'intestin, toutes les fois qu'elle a été rencontrée dans l'estomac ? L'explication n'est pas difficile à donner, et, en effet, lorsque l'exhalation mélanhémique s'est faite de bonne heure dans l'estomac, elle a eu le temps de gagner les parties inférieures du tube digestif, obéissant aux mouvements péristaltiques de l'appareil. Au contraire, lorsqu'elle s'est faite à une époque assez rapprochée de la terminaison fatale, elle n'a pas eu le temps de cheminer bien loin, de sortir même du pylore, dans certains cas. Cette explication nous fait comprendre, pourquoi on trouve, plus souvent de la matière noire dans le voisinage de l'estomac, dans le duodenum par exemple, que dans les dernières portions de l'intestin grêle. Et, si on se souvient que, dans les derniers temps de la vie, les mouvements péristaltiques du tube digestif sont lents, faibles et même s'abolissent, chez certains sujets, on comprend comment, dans plusieurs cas, on ne trouve pas que la matière noire ait fait une grande migration, relativement au temps qui s'est écoulé depuis son exhalation dans l'estomac.

A mesure que la matière noire, d'origine stomacale, progresse dans l'intestin grêle, elle se trouve en contact avec les sécrétions biliaire, pancréatique, intestinale, de sorte qu'elle est plus ou moins digérée, qu'on me passe le mot, c'est-à-dire que son aspect se modifie de plus en plus. Il faut se souvenir aussi que, dans quelques circonstances, l'exhalation sanguine ne se fait pas seulement dans l'estomac, mais aussi dans diverses portions du restant du tube intestinal. On comprend, ainsi, comment il se fait, qu'on retrouve le mélanhème assez loin du ventricule, dans certains cas. Quoiqu'il en soit, on voit d'après ce que nous venons de dire : que plus on s'éloigne de l'estomac, moins souvent on rencontre la matière noire.

Altération des parois de l'intestin grêle

L'intestin grêle présente assez souvent des altérations, mais elles varient dans des proportions assez grandes pour qu'il soit nécessaire d'établir des catégories.

M. Cornillac, a étudié les lésions présentées par l'intestin grêle dans un certain nombre d'autopsies; et on voit, d'après le tableau suivant les résultats qu'il a obtenus.

CHIFFRES DONNÉS PAR M. CORNILLAC POUR 69 AUTOPSIES

Intestin grêle sain dans la portion supérieure, légèrement arborisé et cyanosé vers la fin de l'iléon...	15 cas,	soit 21 p. 100
Muqueuse intestinale totalement pâle, légèrement arborisée, quoique en contact avec le mélanhème ...	5 —	— 7 —
Muqueuse intestinale fortement arborisée, cyanosée dans plusieurs parties de son étendue, notamment vers l'extrémité inférieure de l'iléon..............	18 —	— 26 —
Développement des glandes de Lieberkuhn et de Peyer.	28 —	— 42 —
Ulcération des plaques de Peyer...................	3 —	— 4 —
	69 cas	100

Nous n'avons pas besoin d'entrer dans de longs développements, au sujet des arborisations sanguines qui se rencontrent dans l'intestin, car ce que nous avons dit d'elles, en parlant de l'estomac, en donne une idée suffisante ; tantôt, ces arborisations sont répandues d'une manière si uniforme, que la totalité, ou une partie du tube, présente une rougeur, qui peut varier : du rouge tendre, au rouge brun, en passant parle rouge cerise ; d'autres fois, on voit des îlots plus ou moins étendus de surface muqueuse parfaitement saine, et des arborisations plus accentuées, à côté d'autres qui le sont moins. Nous avons dit, qu'assez souvent, les arborisations deviennent d'autant plus rares, et moins accentuées, qu'on s'approche davantage de la valvule iléo-cœcale.

La fin de l'intestin grêle présente parfois les lésions de la fièvre typhoïde ; on y trouve, dans ce cas, tous les degrés de ces lésions, depuis la simple rougeur, les taches dites de Rœderer, qui sont un peu comme l'aspect d'une barbe fraîchement rasée; la saillie de quelques follicules plus ou moins confluents, etc., jusqu'à l'hypertrophie, l'induration, l'inflammation, la suppuration des plaques de Peyer ; tous phénomènes qu'il nous suffit de signaler, sans qu'il soit nécessaire d'entrer dans plus de détails sur leur compte.

Les intestins sont parfois fortement contractés, par places, de telle sorte, qu'on voit, çà et là, une diminution très remarquable de calibre. Ces rétrécissements spasmodiques vont quelquefois très loin ; ils sont très-probablement le premier temps des invaginations qui ont été observées sur quelques cadavres morts de fièvre jaune. Disons, à ce propos, que ces invaginations, bien que très-exceptionnelles, sont, probablement, un phénomène moins rare que ce qu'on pourrait croire de prime abord ; car on note, quelquefois, pendant la vie, des accidents qui autorisent à croire à l'existence de ces invaginations ; d'autant mieux, que quelquefois, la mort a été leur conséquence, et que l'autopsie a révélé l'étranglement interne par intussusception intestinale.

En outre des lésions dont nous venons de parler, il faut signaler : que quelques observateurs ont noté un aspect particulier, qu'ils ont comparé à un amincissement plus ou moins marqué de la muqueuse, ou même de toute la partie intestinale, lésion dont on ne comprend pas bien encore la signification. D'autres fois, on a rencontré, venons-nous de dire, des invaginations plus ou moins étendues et telles, qu'elles auraient pu devenir une cause d'accidents, de mort même, si le sujet avait vécu suffisamment longtemps. Ajoutons, que les intestins paraissent souvent bleuâtres par transparence ; ce qui permet de voir la substance noire qu'ils renferment, dès qu'on a ouvert l'abdomen. Quelquefois, quoique plus rarement, les arborisations ont l'air d'être sous-séreuses, au lieu d'être sous-muqueuses.

L'examen histologique de l'intestin grêle n'a révélé, aux premiers observateurs, que les lésions pour ainsi dire, banales de la fièvre jaune, à savoir : la dégénérescence graisseuse des vaisseaux capillaires et de l'épithélium glandulaire ; — mais, depuis quelques années, nos connaissances ont fait un pas de plus, — comme on peut le constater, par le résumé que je vais faire des recherches de Le Dantec.

Dans la fièvre jaune, dit-il, les follicules clos, dont toute la surface intestinale est parsemée, sont toujours tuméfiés, et atteignent facilement le diamètre d'une lentille, alors qu'à l'état normal, ils sont à peine visibles. Cette altération fait, que ces follicules clos apparaissent dans l'intestin comme une véritable éruption, qui est discrète dans la partie supérieure de l'intestin grêle et dans le gros intestin, confluente dans l'iléon et surtout au niveau de la valvule iléo-cœcale, au point que parfois, elle donne à la muqueuse un aspect chagriné en cet endroit. Si on examine la surface de l'intestin, dans la fièvre jaune, avec une forte loupe, on constate divers états, suivant les progrès des altérations. Au début, on voit que l'épithélium des glandes Lieberkuhn, qui apparaît à l'état normal comme un anneau-blanchâtre autour d'un point noir, est en voie de subir la dégénérescence graisseuse ; de telle sorte, que le point noir diminue et disparaît même, c'est-à-dire que l'orifice de la glande se rétrécit ou s'oblitère, même. Si l'altération n'est pas encore très avancée, la glande apparaît sur la muqueuse, comme une petite tâche blanche. Mais avec le progrès du temps, l'épithélium, qui a subi la dégénérescence graisseuse, tombe ; la glande se vide ainsi, son orifice apparaît d'abord plus grand, puis se transforme en une véritable ulcération à fond gris. Quelques rares fois, on voit la muqueuse soulevée par de véritables vésicules, provenant, sans doute, de la dégénérescence d'un groupe de glandes voisines ; et lorsque cette vésicule se rompt, elle laisse après elle une véritable ulcération très superficielle.

Si on examine une glande de Lieberkuhn, qui soit située juste au-dessus d'un follicule clos, on voit que celui-ci, en augmentant de volume, l'a soulevée. En subissant ce déplacement, son orifice, vidé de l'épithélium dégénéré, paraît comme une sorte de tubercule ombiliqué, qui n'est autre chose que le follicule, grossi, surmonté par une glande à orifice agrandi. Le Dantec dit : que dans ce cas, l'orifice glandulaire a tout à fait l'aspect d'une chique (*pulex penetrans*), qui vient de pénétrer dans la peau.

Les plaques de Peyer ont souvent l'aspect dit : de *barbe fraîchement rasée*, qui a été signalé dans maintes maladies, la fièvre typhoïde et le typhus (plaques de Rœderer). Cette apparence est due au même phénomène du boursouflement du follicule clos, et de la dégénérence de l'épithélium des glandes de Lieberkuhn.

Ces dernières, ne sont probablement pas pathognomoniques de la fièvre jaune, mais indiquent, simplement, comme le fait remarquer Le Dantec, un empoisonnement septique.

Quant aux micro-organismes que l'on rencontre dans l'épithélium de la muqueuse intestinale, voici ce qu'en dit notre laborieux camarade. Lorsque la mort est survenue rapidement : on ne rencontre pas de microorganismes dans le duodenum, il n'y a que de très abondantes cellules épithéliales cylindriques. Mais après le cinquième jour, on commence à y trouver des bacilles gros et courts, entourés d'une capsule, ressemblant assez à ceux de la fièvre typhoïde, à cela près, qu'ils sont un peu plus petits. Lorsque la mort est rapide, on ne trouve que des cellules épithéliales cylindriques dans l'iléon ; mais après le cinquième jour, on y rencontre : des bacilles grêles qui se.colorent peu par les couleurs d'aniline ; des bacilles moyens bien colorés ; enfin des bacilles épais, courts, ou scissiparisés s'ils sont longs, et paraissant entourés d'une capsule. Après le huitième jour, on ne rencontre plus que les bacilles gros et courts, les autres ont disparu (page 38). Nous reviendrons sur ces bacilles, quand nous aurons parlé du gros intestin qu'il nous reste à étudier.

GROS INTESTIN

Le gros intestin, contient des matières qui varient suivant les circonstances. Souvent, on y trouve la substance noire plus ou moins altérée, parfois mélangée à des fécès ; et, quand le sujet a succombé longtemps après la période des hémorrhagies, cette substance noire peut faire défaut entièrement.

Le gros intestin, présente quelquefois des lésions, mais souvent aussi il est sain. Nous avons vu, dans le tableau que nous avons présenté des 551 autopsies étudiées sous ce rapport : que cette portion du tube digestif ne nous a paru altérée que dans 67 cas, c'est-à-dire le 12 p. 100. Dutrouleau, avait déjà observé et signalé ce fait : de la fréquence d'une intégrité du gros intestin. Il y a là, ajoutons-le, une indication précieuse que le thérapeutiste ne doit pas négliger, tant pour l'introduction des médicaments actifs, que pour celle des aliments, si nécessaires à certains moments de la maladie ; la chose est d'autant plus importante, que l'estomac a souvent, on le sait, une susceptibilité des plus fâcheuses, dans le typhus amaril.

M. Cornillac, dans ses recherches, a trouvé des chiffres sensiblement plus forts que ceux de notre tableau, ainsi qu'on va le voir. Voici les chiffres relevés par Cornillac.

Côlons sains........................	38 cas,	soit	55 p.	100.	
Développement des glandes isolées.....	5	—	—	7	—
Ulcération de ces glandes	2	—	—	3	—
Muqueuse arborisée et injectée	15	—	—	22	—
Muqueuse couleur lie de vin...........	9	—	—	13	—
	69			100	

Parmi les lésions qu'on a signalées dans le gros intestin, il faut éliminer celles qui dépendent d'une maladie antérieure : lorsque par exemple la fièvre jaune survient chez un individu qui avait eu la dysenterie, il y a, on le comprend, des altérations qui sont purement éventuelles. — Cette distinction étant établie, ajoutons qu'on a signalé, parfois, des arborisations semblables à celles de l'estomac et de l'intestin grêle, et ces arborisations ont pu aller, depuis la simple couleur rosée, jusqu'à l'exsudation sanguine ou mélanhémique parfaitement marquée ; car on sait, que nombre de fois, des hémorrhagies passives se sont faites dans cette portion du tube digestif comme dans d'autres.

L'amincissement de la muqueuse ou de toute la paroi, la diminution de calibre de l'organe, les invaginations que nous avons signalées, en parlant de l'intestin grêle, ont été observées quelquefois, quoique plus rarement pour le gros intestin. Nous ne ferons ici, comme précédemment, que signaler ces faits dont nous ne connaissons pas encore une explication satisfaisante.

Pour ce qui est des micro organismes, Le Dantec nous apprend, que dans les cas où la mort est survenue vite, on trouve dans presque toute l'étendue du gros intestin : 1° Des bacilles grêles de toutes dimensions se colorant peu par l'aniline ; ces bacilles se rencontrent surtout au niveau du colon transverse, partout où il y a des matières fécales grisâtres ; ils semblent disparaître assez vite au contact de l'air ; 2° des bacilles moyens droits, bien colorés par l'aniline, ou bien des microcoques en chaînettes. Dans les cas où la mort n'est survenue qu'après le huitième jour, on ne trouve que des bacilles grêles et surtout des bacilles épais et courts.

En résumé, dit-il : dans les cas rapides, on ne trouve pour ainsi dire pas de microorganismes dans l'intestin grêle, tandis que le gros intestin contient deux variétés de bacilles (grêles peu colorés, et moyens fortement colorés). Dans les cas de mort arrivée assez tard, on rencontre des bacilles courts épais, et capsulés, mais qui pour lui se rattachent à l'état typhique et non à la fièvre amarile proprement dite.

Si maintenant, nous voulons résumer ce que nous avons dit pour le tube intestinal dans la fièvre jaune, nous voyons qu'en définitive : l'estomac est le plus souvent altéré relativement aux autres parties de ce tube ; l'intestin grêle paraît être d'autant moins altéré qu'on l'examine plus loin de l'estomac, chez les sujets qui ont succombé promptement. Au contraire, dans le cas où la maladie a duré plus longtemps, on voit, à la fin de cet intestin grêle, des altérations plus accentuées, mais qui paraissent, alors, dépendre surtout des accidents typhoïdes qui se sont produits pendant la durée de l'atteinte.

Quant au gros intestin, il semble, toutes choses égales d'ailleurs, être le moins profondément altéré. — Et ici encore, si la mort a été rapide, ce sont les altérations de nature amarile, si appréciables au point de vue macroscopique, qui y prédominent, tandis que si elle est arrivée tardivement, ce sont celles de l'état typhique, beaucoup plus apparentes à l'œil nu.

Ces altérations, corroborent bien la pensée qu'on peut avoir, sur le mécanisme de la production et de l'évolution de la maladie : des germes amarils, flottant dans l'air, sont introduits par le nez ou par la bouche ; ils pénètrent dans l'œsophage, portés par la salive ou le mucus nasal ; vont évoluer dans la muqueuse de l'estomac, qu'ils altèrent profondément à mesure. Si la vie du malade se prolonge, ils produisent dans l'organisme les désordres que produit un empoisonnement septique, celui de la fièvre thyphoïde par exemple.

GANGLIONS MÉSENTÉRIQUES

Quelques observateurs ont signalé la tuméfaction des ganglions mésentériques, plus ou moins augmentés de volume ; d'autres, au contraire, ont trouvé ces organes normaux. Il est probable que lorsque les ganglions mésentériques ont été trouvés altérés plus ou moins, l'intestin grêle présentait les lésions de la fièvre typhoïde, ce qui revient à dire : que cet état n'était pas pathognomonique de la fièvre jaune.

FOIE

Le foie paraît être profondément atteint dans la fièvre jaune; beaucoup d'auteurs ont même pu dire : que c'était l'organe le plus touché dans la maladie. La couleur ictérique du sujet, pendant la seconde période, était bien de nature à le faire présumer tout d'abord, et les nécropsies ont montré que ces présomptions étaient fondées, dans une certaine mesure. Tous les médecins qui ont écrit sur la fièvre jaune, ont constaté l'état d'altération du foie; mais, précisément à cause du grand nombre des documents, faut-il s'attendre à plus d'une divergence dans les appréciations de détail.

A l'occasion de l'épidémie de Lisbonne, en 1857, Alvarenga a fourni les indications suivantes, au sujet du foie :

Couleur jaune	58	Friabilité augmentée	18
— obscure	2	— diminuée	1
— normale	3	— normale	44
Consistance augmentée	13	Volume augmenté	25
— diminuée	9	— normal	38
— normale	43		

Dans les 551 autopsies qui ont servi de base à mon *Étude sur la fièvre jaune à la Martinique*, l'état du foie était indiqué 473 fois; et 470 fois il a été spécifié que cette glande paraissait malade. Voici les détails de ces autopsies.

Foie jaune, foncé, jaune verdâtre, jaune pâle ayant l'aspect de foie de volaille, de foie cuit, tendant au gris, exsangue, cassant dans tous les cas	448	soit	95 p. 100
Jaune gorgé de sang	22	—	4 —
Bleuâtre, violet, noir, saignant	3	—	1 —
	473		100

Dans notre étude d'anatomie pathologique sur le foie du typhus amaril, nous nous occuperons successivement : du volume, de la couleur, de la consistance, de l'état graisseux, etc.

Volume

Sous le rapport du volume nous trouvons dans les auteurs les opinions les plus contraires : c'est ainsi que les uns ont affirmé qu'il est très généralement normal ; d'autres, comme Trost à Démérari, Alvarenga à Lisbonne, disent qu'il est plus ou moins augmenté ; quelques-uns assurent qu'il peut être diminué ; enfin un grand nombre formulent qu'il peut être : augmenté, diminué ou sans changement, suivant le cas.

Quelle opinion partager en présence de pareilles divergences? Dans mon *Étude sur la fièvre jaune à la Martinique*, j'ai déjà dit : qu'il est bien possible, que ces divergences d'appréciation soient moins grandes qu'on ne serait porté à le penser, tout d'abord, parce que le poids physiologique de l'organe a été fixé d'une manière assez différente par les auteurs (1,957 grammes pour Sappey ; 1,750 pour Rouis) ; et aussi, parce que ce n'est qu'assez récemment qu'on a eu l'idée non pas de s'en tenir au poids absolu, mais aussi de rechercher la densité, qui a été trouvée : de 1,080 pour l'état physiologique et 1,037 pour la fièvre jaune. Or, quand on s'est contenté de peser le foie, sans en rechercher la densité, on a pu croire, en présence du poids de 1,650 grammes, en moyenne, qu'il était diminué effectivement ; tandis que lorsqu'on a examiné sa densité, on a pu trouver que, tout en étant plus léger, il était plus volumineux.

Ce qui a pu faire croire, soit à une augmentation soit à une diminution de volume du foie, c'est qu'en général, dans les autopsies de fièvre jaune, on trouve le diamètre vertical un peu plus étendu qu'à l'état normal ; l'organe paraît comme plus globuleux, en même temps que plus turgescent, dans sa capsule d'enveloppe ; mais c'est là une apparence qui n'entraîne pas, en réalité, une différence bien sensible de volume, soit en plus, soit en moins, comme conséquence. Quoiqu'il en soit, le raisonnement porte à conclure : que si les uns ont cru à une augmentation d'autres à une diminution, c'est qu'en réalité, les différences sont assez minimes et assez variables, pour que ce volume ne puisse fournir des indications bien importantes ; et par conséquent, ne mérite pas d'arrêter pendant bien longtemps l'esprit.

La couleur du foie diffère sensiblement de celle de l'état normal ; le tableau que j'ai fourni, tantôt, en donne la preuve, les expressions de : couleur chamois, jaune paille, jaune orange, cuir neuf, retroussis de bottes, foie gras, foie de canard, foie de volaille, demi-cuit, etc. etc., qui lui sont souvent données, nous montrent : *a priori,* qu'une modification profonde de la couleur est la règle.

Louis, à Gibraltar, en 1828, trouva que le foie était toujours décoloré, et il pensait que cette altération de couleur est le caractère anatomique essentiel et constant, unique même de la maladie. Cette couleur, d'après lui, pouvait être caractérisée ainsi : paille, café au lait, gomme-gutte, moutarde, orange, pistache, etc. « Tout se réunit, disait-il, pour prouver que l'altération dont il s'agit doit être considérée comme le caractère anatomique de la fièvre jaune, caractère d'autant plus digne d'attention, que dans les cas, où l'on ne trouve pas de matière noire dans l'estomac ou l'intestin des sujets emportés par cette affection, il n'y aurait aucun moyen de distinguer un cadavre de celui des individus qui ont succombé à une autre maladie aiguë, incertitude bien fâcheuse au commencement d'une épidémie. » Pour lui, l'altération de couleur commencerait par le lobule de Spigel; et, avant d'être uniforme, serait disséminée de proche en proche.

La Roche, d'après les observations recueillies à Philadelphie en 1855, se rallia entièrement à l'opinion de Louis, avertissant même le lecteur, que, dans quelques cas, le changement de couleur ne s'étend pas à toute la superficie, ou ne comprend pas tout le parenchyme. Cette altération de couleur partielle, lui donne alors un aspect marbré, ou bien se borne à un lobe, ordinairement le gauche.

J. Jones de la Nouvelle-Orléans, qui s'est occupé avec tant de soin de l'anatomie pathologique comparative de la fièvre jaune et de la fièvre paludéenne, a signalé plusieurs points intéressants sous le rapport de la couleur. Le foie amaril, de couleur jaune clair, fournit, par la décoction, une couleur marron d'or, tandis qu'avec un foie paludéen on a une couleur brune obscure.

La consistance du tissu hépatique est modifiée dans la fièvre jaune, les dénominations de foie sec, dur, cassant, demi-cuit ; employées par les observateurs nous en rendent compte. La densité a paru diminuée à Alvarenga, dans la proportion : de 9 à 10 pour 100. La densité normale de l'organe étant d'après Jaccoud de 1,080, ne serait que de 1,012 à 1,063 dans le typhus amaril.

La coupe du foie vient, à son tour, apporter des caractères spéciaux dans la fièvre jaune ; elle est en général plus sèche qu'à l'état normal. Dutrouleau disait que l'organe paraît pâle et desséché parce qu'il ne s'écoule du sang que des gros vaisseaux à la coupe. Comme toutes les assertions ont leur contre-partie dans la fièvre jaune, il nous faut signaler que : quelquefois, le foie habituellement exsangue, a été au contraire trouvé gorgé de sang. Dans les 473 autopsies, dont nous avons parlé précédemment, on a vu que 25 fois, les vaisseaux étaient turgescents.

Jackson de Philadelphie, les médecins Portugais de l'épidémie de Lisbonne, Crevaux à la Guyane, ont expliqué cette divergence d'opinions en disant : que lorsque la mort est prompte, le foie est en général congestionné, tandis que lorsqu'elle arrive assez loin du moment de l'invasion, ce foie est plus ou moins exsangue. On peut logiquement en déduire : qu'au début de la maladie, il y a un afflux notable de sang dans l'organe, et qu'à mesure que la dégénérescence graisseuse l'envahit, le sang est refoulé, peu à peu, et finit par ne plus paraître dans les coupes nécroscopiques.

La presque universalité des autopsies de fièvre jaune signale, un aspect gras du foie ; aussi, de bonne heure, a-t-on considéré cet état gras comme pathognomonique de la maladie. Louis, en 1828, pensait, ai-je dit, que l'altération typique du foie amaril était une transformation graisseuse avec ramollissement du tissu : et depuis tous les observateurs ont appelé l'attention sur cet état gras. Figueira de Lisbonne, a trouvé dans les analyses chimiques : 20, 33 p. 100 de graisse dans le tissu hépatique amaril. Décoreis, à la Martinique, est arrivé à des résultats un peu différents : 5 à 9,5 p. 100.

Quelques observateurs ont trouvé dans le foie amaril une grande quantité de glycose : Figueira, Alvarenga, Jones, sont de ce nombre ; Jones a, même, dans son étude comparative du foie amaril et du foie paludéen, dit : que le premier diffère, entre autres, du second parce qu'il renferme de la glycose, alors qu'il n'y en a pas dans ce dernier. Décoreis, dans deux analyses faites au point de vue de la recherche de la glycose, a trouvé : 1,05 et 1,23 p. 1,000 de matière glycogène.

D'autres observateurs, dans lesquels, pour ma part, j'ai beaucoup moins de confiance, soutiennent que le foie est très pauvre en glycose et en matière glycogène. Ne serait-ce pas là, précisément, une preuve du mauvais choix qu'ils ont fait de leurs sujets d'étude ?

En présence des altérations constantes du foie dans la fièvre jaune, les histologistes devaient pousser leurs investigations vers

cet organe. L'examen microscopique a bientôt corroboré ce que
les autopsies macroscopiques avaient fait penser, au sujet de
l'infiltration graisseuse de l'organe. Déjà, Clark de New-York,
trouva, en 1853, un état gras de toutes les cellules épithéliales
du foie, avec une surabondance de globules libres de graisse.
Bache, à Philadelphie, à la même époque, constata que le noyau
des cellules hépatiques était très généralement remplacé par un
globule graisseux. Mas Figueira (1857, Lisbonne), a dit que les
cellules hépatiques étaient pleines de graisse, de telle sorte qu'on
ne voyait pas les noyaux. Quelques globules de graisse étaient
si volumineux qu'ils occupaient presque toute la cavité de la cellule; une petite pression sur la lame de verre qui couvrait la
préparation faisait jaillir le contenu qui devenait des globules
graisseux isolés. L'éther dissolvait complètement les globules
dedans, comme dehors les cellules. Lawson (1862, Jamaïque)
trouva des foies dans lesquels les cellules ne contenaient pas de
graisse, et d'autres qui en contenaient; mais il n'attachait pas
une grande importance à cette altération. Pour cet observateur,
la lésion principale est au tissu connectif aux vaisseaux et aux
conduits biliaires. Voici d'ailleurs ce qu'il en dit : « Tissu connectif où se distribuent les petits ramuscules de la veine porte,
substance opaline isolant les veines des lobules, séparant l'artère de la veine et du conduit biliaire. Les plus petits vaisseaux
artériels ou veineux couverts de noyaux et de granules, et le
tissu connectif voisin, contenant un exsudat de matière granuleuse, plus ou moins abondant. Les conduits biliaires très petits :
parfois, épithélium distinct et coloré ; autres fois, plus souvent
épithélium moins distinct, avec aspect opalin, sans vestige de
couleur obscure. Il semblait à Lawson : que dans le premier
cas, les conduits biliaires étaient perméables et livraient passage
à la bile, dans le second cas, ils étaient imperméables et, en
même temps, il y avait ictère. Ces lésions n'étaient pas dans les
espaces interlobulaires, mais dans les propres lobules, où les
plus petits vaisseaux étaient également couverts de noyaux, et
entourés de tissu connectif, qui paraissait contenir de la matière
exsudée; en certains endroits cette matière se montrait opaline.
Les cellules hépatiques étaient, en général, bien conservées, mais
les noyaux pas toujours bien distincts; dans un cas, cellules
distantes, et à leur place matière granuleuses. Lawson concluait

de cela : que pans la fièvre amarile, il y a une exsudation active
du foie qui entoure les plus petits conduits biliaires, et empêche
le passage de la bile.

Schmidttein, à la Vera-Cruz, en 1865, nota que les cellules
hépatiques étaient détruites ; et trouva dans le foie les lésions
que Liebermeister a attribuées à l'atrophie jaune aiguë de l'organe. Leidy, à la Nouvelle-Orléans, examinant 9 foies amarils,
leur trouva la même texture que dans l'alcoolisme chronique,
et quelques affections pulmonaires. C'est-à-dire que, les cellules
secrétoires du foie n'étaient pas altérées de forme, mais avaient,
à l'intérieur, un dépôt de globules de graisse, qui souvent ca-
chaient le noyau ; lequel redevenait visible par l'acide acétique.
Les globules de graisse variaient depuis un petit noyau jusqu'à la moitié du diamètre de la cellule ; plusieurs se voyaient
libres sur le champ du microscope, provenant de cellules dila-
cérées ; et se réunissant les uns aux autres, formaient des gouttes plus grosses que les cellules elles-mêmes.

Schmidt, dit que dans l'épidémie de la Nouvelle-Orléans, en
1878, il a toujours trouvé une dégénérescence graisseuse poussée, à un haut degré, dans le foie ; mais précédemment, cependant, il avait constaté que quelquefois le foie était en partie
congestionné, en partie gras, et en partie normal.

Lebredo (Paris, 1877), à propos de recherches faites sur le
foie, à la suite de l'épidémie de la Havane, dit : que l'altération
constatée, est la dégénérescence graisseuse du parenchyme des
lobules hépatiques. D'après lui, le tissu connectif inter-lobulaire
serait hypertrophié, et contiendrait les groupes de leucocytes,
surtout autour des conduits biliaires ; de telle sorte qu'il semblerait, qu'on a affaire à un processus aigu, survenu sur un état
antérieur de cirrhose.

Sabourin, examinant, en 1878, dans le laboratoire de Charcot,
deux foies de fièvre jaune, a constaté que les cellules hépatiques
avaient subi la dégénérescence graisseuse avec une fragmenta-
tion granuleuse. Dans ce dernier processus, le proto-plasma
des cellules se fragmentait en diverses masses irrégulières qui
réfractaient la lumière, un peu. Les noyaux disparaissaient ; et
enfin, en dernier résultat, le lobule se convertissait en un magma
de fragments. D'après lui, quelques cellules suivent le processus
ordinaire de la dégénérescence graisseuse, se transformant fina-

lement en vésicules pleines de graisse, dans lesquelles on pourrait reconnaître des noyaux périphériques de ces vésicules.

Satterthwaite, à New-Yorck, en 1879, a vu dans le foie de la fièvre jaune, beaucoup de cellules hépatiques atteintes de dégénérescence graisseuse; d'autres paraissaient plus granuleuses qu'à l'état normal; on avait, dit-il, de la difficulté à reconnaître leur noyau. Il y avait aussi une notable augmentation du tissu connectif; et, en certains lieux, il existait un tissu connectif de nouvelle formation comme dans la cirrhose syphilitique.

Voodward de Washington, examinant les foies provenant de la Havane, a rencontré toujours la dégénérescence graisseuse des cellules hépatiques, à un degré plus ou moins avancé. Deux fois même, il trouva les lésions de la cirrhose, et une abondante infiltration de cellules semblables aux leucocytes.

Selon Guitteras, la lésion caractéristique de la fièvre jaune serait une inflammation parenchymateuse spéciale du foie. Les cellules hépatiques seraient à l'état de tuméfaction trouble, présenteraient une dégénérescence graisseuse, une infiltration pigmentaire; et enfin, le tissu connectif serait plus épais, et présenterait çà et là quelques cellules embryonnaires.

Bonnet, examinant à Toulon, des préparations faites par Hache à la Guyane, en 1877, en donna les conclusions suivantes : « Le tissu conjonctif péri-vasculaire, seul, est épaissi, légèrement sclérosé. Les cellules plates n'y sont pas plus nombreuses et plus volumineuses. Le lobule hépatique présente un aspect uniforme; les cellules sont hypertrophiées (de $0^{mm},0176$ à $0^{mm},0394$). Le noyau, lorsqu'il existe, est à peu près apparent; il est plus volumineux; quelquefois il en existe deux. Les cellules hépatiques contiennent, *toutes sans exception*, des globules graisseux, arrondis et en nombre variable; parfois il en existe un seul, remplissant toute la cellule et ayant refoulé le noyau, qui est aplati, atrophié. Dans quelques points des préparations, les cellules sont espacées, distantes les unes des autres; les intervalles qui les séparent ne contiennent pas de tissu conjonctif, mais une substance protoplasmique granuleuse qui doit appartenir à des cellules hépatiques détruites. En résumé, sclérose péri-vasculaire au début : tuméfaction trouble des cellules et dégénérescence graisseuse uniforme dans toute l'étendue de l'îlot hépatique. Pas de traces d'inflammation aiguë, mais plu-

tôt une lésion de nutrition intime, c'est ce qu'on observe dans
les fièvres infectieuses de la zone tempérée. »

Jones, à la Nouvelle-Orléans, étudiant comparativement le foie
dans la fièvre jaune et dans la fièvre paludéenne, dit : que dans
le foie amaril, les cellules hépatiques sont infiltrées de graisse
en forme de globules, tandis que dans le paludisme, ces cellules
contiennent des granules de pigment, provenant des corpuscules du sang et de l'hématine.

Si, après avoir présenté ainsi l'opinion des auteurs, venue à
notre connaissance touchant l'état du foie dans la fièvre jaune,
nous voulons résumer et synthétiser, de manière à nous rendre
compte de ce que l'on constate en réalité, nous dirons : qu'on
peut, je crois, admettre comme expression de ce qui existe, que
le plus souvent le foie a conservé son volume normal, assez rarement il est un peu augmenté, beaucoup plus rarement, encore,
il est diminué.

· En somme, la lésion la plus constante serait la stéatose ou
dégénérescence graisseuse moléculaire du foie ; mais peut-on
dire que c'est là une altération pathognomonique ? — Non, car
on a trouvé absolument la même chose dans diverses maladies
comme : le scorbut, la fièvre typhoïde, l'ictère grave, la fièvre
puerpérale, l'empoisonnement phosphoré, arsenical, alcoolique,
la variole, le choléra, la méningite, l'érysipèle, la pneumonie ;
de sorte, en définitive, que si, en général, la maladie imprime à
l'aspect de l'organe, constaté par l'œil, une certaine apparence
assez tranchée pour être acceptée souvent comme caractéristique, l'examen histologique n'a rien enseigné de précis, n'a rien
montré de pathognomonique jusqu'ici. — Pour appuyer cette
opinion je rapporterai textuellement les conclusions de Hache
qui alla, en 1876-77, étudier l'anatomie pathologique de la
fièvre jaune sur place à la Guyane. « L'épidémie de fièvre
jaune qui a sévi à la Guyane en 1876-77 m'a fourni l'occasion
de faire de nombreuses autopsies. Dans le nombre, je relève 33
cas, dans lesquel j'ai fait l'examen microscopique de tous les organes. De ces recherches, je crois pouvoir conclure : qu'il n'y a
pas de lésions pathognomoniques. La dégénérescence graisseuse
du foie, que la plupart des auteurs regardent comme caractéristique, n'est rien moins que constante, puisque sur 32 cas 8 fois,
l'altération hépatique a fait défaut. Onze fois, la dégénérescence

graisseuse était évidente mais limitée à la zone périphérique des lobules : elle n'était ni assez prononcée, ni assez génératrice, pour rendre compte des accidents graves observés. Treize fois, l'organe a été trouvé complètement altéré. D'après cela, il me semble difficile de regarder comme caractéristique, une lésion qui manque dans un quart des cas, et qui, si j'en juge par mes observations, semble être en rapport avec la durée du processus morbide. En effet, dans les 8 cas où la lésion hépatique a manqué, la mort est survenue du troisième au cinquième jour. Dans tous les autres faits, la terminaison funeste a eu lieu du septième au onzième jour. A mon avis, la dégénérescence graisseuse que l'on remarque dans certains organes, en particulier dans les reins et le foie, est une lésion banale secondaire, analogue à celle que l'on trouve dans la plupart des fièvres infectieuses d'une certaine durée. Et, si dans la fièvre jaune, l'altération graisseuse apparaît plus rapidement (vers le septième jour), cela tient surtout à la rapidité du processus morbide, et à l'intensité des phénomènes fébriles. Le malade qui fait l'objet de la trente-troisième observation, est intéressant, en ce sens, qu'il montre bien que l'altération graisseuse du foie ne joue dans la plupart des cas qu'un rôle secondaire, et ne peut servir à expliquer la terminaison funeste. Le malade était convalescent de fièvre jaune, lorsqu'il fut pris, de pneumonie et mourut le quinzième jour de la convalescence. Or, chez lui, on constata une altération granulo-graisseuse de la périphérie des lobules, qui ne le cédait en rien à celle que l'on peut trouver dans bon nombre de cas mortels ; et cependant, il devait être considéré comme guéri de fièvre jaune. »

VÉSICULE BILIAIRE

De même que le foie a été l'objet d'études nombreuses et approfondies, de même la vésicule biliaire a été examinée avec soin. Malgré certains résultats contradictoires fournis par les auteurs, il y a un certain nombre de points, qui, ayant été trouvés semblables par tous, sont acquis désormais.

Dans l'épidémie de Lisbonne, Alvarenga a trouvé que la vési-cule biliaire était: augmentée de volume 15 fois, diminuée, 13 fois, normale 35 fois sur 63 autopsies. Quant à la bile elle était

normale 30 fois, de couleur foncée 20 fois, sanguinolente 13
fois. Corre, a trouvé à la Véra-Cruz, la vésicule vide 7 fois,
contenant peu de bile 22 fois, en contenant beaucoup 23 fois,
sur 52 autopsies. Quant à la bile, elle était graisseuse 14 fois,
fluide 2 fois, boueuse 2 fois, sur 18 autopsies. Enfin, 46 fois
elle était d'apparence normale, 14 fois foncée en couleur,
2 fois sanguinolente, sur 62 autopsies. Dans les 551 autopsies
qui ont servi de base à mon travail sur la fièvre jaune à la
Martinique, j'ai trouvé les mentions suivantes :

Vésicule pleine	2
— contenant très peu de bile	14
— vide	24
	40

Bile noire comme du goudron	11	soit	8,4	p. 100
— citrine	7	—	5,4	—
— poisseuse	42	—	32,0	—
— verte	17	—	13,0	—
— poisseuse verte	11	—	8,4	—
— citrine vert foncé	43	—	32,8	—
	131		1,000	

Sous le rapport de la quantité, Arejula, en 1804, avait dit
que cette vésicule est plus ou moins distendue, tandis que Rochoux, a soutenu, qu'elle contient, en général, peu de liquide.
Louis, dans l'épidémie de Gibraltar, trouva, dans 30 autopsies,
que 28 fois, la bile était peu abondante; et que dans 2, où elle
était abondante, le tissu de la vésicule paraissait altéré.

Pour ce qui est de la consistance, beaucoup d'auteurs sont
d'accord pour dire : qu'elle est accrue, de consistance siru-
peuse, visqueuse, collante; mais cependant, ce que nous venons
de voir; touchant les recherches d'Alvarenga de Corre et de moi-
même, a montré, qu'il n'y a là rien de pathognomonique. Louis,
fit remarquer, à Gibraltar, que la bile n'est pas dans le même
état, quand on l'examine comparativement dans la fièvre jaune
et dans la fièvre typhoïde : dans la première, elle est épaisse et
de couleur vert obscur; tandis que dans la seconde, elle est généralement abondante, fluide et de couleur jaune. C'est une
indication dont on ne saisit plus l'importance, aujourd'hui que

tant d'autres éléments d'appréciation sont à la disposition des observateurs.

La couleur est généralement signalée comme vert obscur. Rochoux disait : vert presque noir ; mais là, non plus, il n'y a rien de spécial. Rochoux, comme Louis, ont signalé : que parfois il y a de petits caillots de sang dans la bile contenue dans la vésicule biliaire. Nous avons vu, que, dans un certain nombre de cas, Alvarenga et Corre ont constaté la présence du sang dans cette vésicule.

La vésicule ouverte, vidée et lavée, a paru parfois être injectée finement, par une turgescence morbide du réseau capillaire de la muqueuse, comme la plupart des autres organes. Les vaisseaux sanguins ont été atteints souvent par une dégénérescence graisseuse, plus ou moins étendue, et plus ou moins avancée.

Jones, de la Nouvelle-Orléans, s'est longuement occupé de l'état comparatif de la bile, dans la fièvre jaune et dans la fièvre malarienne. Il est possible, probable même, que l'état de la vésicule biliaire et de la bile, diffère, suivant le cas, dans la fièvre jaune ; car il est certains états, comme le paludisme, certaines diathèses, comme celle qui aboutit à la colique hépatique, qui réagissent sur cette vésicule et cette bile, de telle sorte, que d'un sujet à l'autre, il y a des différences sensibles. Or, on comprend, que suivant que le typhus amaril atteint tel ou tel sujet, on doit trouver à l'autopsie, telle ou telle situation. Ce qui revient à dire, en définitive, que nous ne distinguons pas, dans la fièvre jaune, une altération pathognomonique de la vésicule ou de la bile, dans l'état actuel de nos connaissances.

Les conduits biliaires sont vides ou contiennent fort peu de bile ; on comprend, qu'après trois, quatre, huit jours de stéatose hépatique, la sécrétion a eu le temps de se tarir.

PANCRÉAS

Les altérations du pancréas, qui sont encore peu étudiées d'une manière générale, n'ont pas attiré l'attention des médecins qui ont fait des autopsies de fièvre jaune, si j'en excepte L'Herminier, de la Guadeloupe, qui a dit : avoir rencontré le ramollissement de cette glande.

RATE

Ici, comme toujours, nous rencontrons des différences d'appréciation chez les auteurs. — Tandis que le plus grand nombre dit:
ne pas avoir constaté la moindre altération de son volume, de
sa consistance, etc. etc., quelques-uns ont avancé : qu'elle peut
être augmentée, friable ou ramollie, gorgée de sang, etc. etc.,
d'autres ont affirmé son état d'intégrité. La Roche, assure : que
la rate est généralement plus noire qu'à l'état normal, qu'elle est
quelquefois augmentée de volume et friable ; souvent modérément
ramollie et généralement gorgée de sang qui a la couleur et la
consistance de la gelée de groseille un peu obscure. Lawson,
tout en avouant qu'il s'est moins occupé de la rate que du foie et
des reins, signale l'avoir rencontré quelquefois volumineuse de
texture, tantôt normale, tantôt pulpeuse et ramollie. Nægeli, de
Rio-Janeiro, dit : que si le sujet succombe de bonne heure, on ne
voit pas la rate augmentée de volume, mais que si la maladie
se prolonge au-delà de huit à dix jours, on la trouve manifestement accrue. Dowler de la Nouvelle-Orléans croit que son
volume est toujours augmenté. En somme, en présence de ces
assertions contradictoires, on est autorisé à penser que la rate
est peu directement atteinte par la fièvre jaune, et qu'il n'y a
pas dans cet organe, une lésion caractéristique, qui puisse servir
au diagnostic.

CAPSULES SURRÉNALES

Je ne connais, au sujet de l'état des capsules surrénales dans
la fièvre jaune, que l'indication de Schmidt, qui signale leur
infiltration, et même leur dégénérescence graisseuse.

REINS

Après le foie, le rein est, peut-être, l'organe le plus intéressant
à étudier dans l'anatomie pathologique de la fièvre jaune ; aussi,
allons-nous voir que nombre de travaux ont été produits à son
sujet.

Les auteurs du siècle précédent disaient volontiers : que les
reins sont sains dans la fièvre jaune, mais leurs autopsies étaient

si imparfaites, en général, que c'est plutôt à cette imperfection, qu'à l'absence réelle de lésions, qu'il faut attribuer cette opinion.

Ralph, dans l'épidémie de la Barbade (1816-17), bien qu'il eût commencé à se préoccuper de l'anatomie pathologique, disait n'avoir jamais vu d'apparence anormale au rein, dans la fièvre jaune. La Roche, en 1855, commença à signaler quelques altérations rares et peu importantes ; à son avis ; de sorte que, tout en ne disant plus que les reins étaient sains, il ne les considérait pas comme bien malades. Mais les choses ne pouvaient en rester là, à mesure qu'on y regardait de plus près. Blair, à Démérari, trouva, à propos de l'épidémie de 1841-42-43, que dans 97 autopsies, 44 fois les reins étaient manifestement malades ; et les autres fois, même, il rencontra : soit de la congestion, de la stase, d'un sang très noir, des ecchymoses sur la muqueuse des calices ; et des tassements ; et même, parfois, des lésions analogues à celles de la maladie de Brigth, dans le tissu rénal.

Une fois lancés dans cette voie, les observateurs ont remarqué, en effet, diverses altérations dans les reins. Alvarenga de Lisbonne, qui, à propos de l'épidémie de 1857, a analysé 63 autopsies, au sujet des lésions des reins, a dit : que le volume de ces organes est en général normal, car à peine 3 fois, il le trouva plus gros et 3 fois, aussi, plus petit — en revanche, 18 fois, ces reins étaient hyperémiés, et il ajoute : que parfois la substance corticale était très augmentée de volume, et paraissait chargée de graisse, envahissant la substance tubuleuse, qui à son tour paraissait diminuée, puisque le volume, total n'avait pas changé. Corre, à la Vera-Cruz, a trouvé dans 76 autopsies, les reins : congestionnés, 31 fois ; pâles, 14 fois ; ramollis, 3 fois ; normaux en apparence, 28 fois. Quant à leur contenu, c'était 60 fois, de l'urine normale ; 7 fois, du muco-pus ; 3 fois, du sang ; 6 fois, enfin, un liquide blanchâtre, apparence due probablement à un excès d'urates.

Dans les 551 autopsies que j'ai analysées à la Martinique, j'ai trouvé l'état des reins indiqué 131 fois de la manière suivante : — reins paraissant sains, 24 fois, soit le 18 p. 100 ; — reins paraissant malades, 106 fois, soit le 82 p. 100.

Lawson, a toujours trouvé les reins congestionnés et presque toujours plus volumineux qu'à l'état normal. Dans la substance corticale ; là, où les vaisseaux étaient congestionnés, il constatait une couleur jaune accentuée. A la pression, la superficie et la base des pyramides étaient friables. Les pyramides étaient, d'après lui, plus congestionnées que la substance corticale ; et, en pressant leur tissu entre les doigts, on faisait sortir, par la papille, une matière laiteuse, dont on rencontrait les vestiges dans les calices. Crevaux, qui a étudié avec grand soin l'anatomie pathologique de la fièvre jaune, à la Guyane, dit : que les reins présentent un aspect différent suivant le moment où la mort est arrivée ; c'est-à-dire, suivant la durée de la maladie. Nous aurons à revenir sur son opinion dans un instant. Enfin, ajoutons : que quelques observateurs ont trouvé des signes d'inflammation, et des abcès, même, soit dans le parenchyme, soit dans les bassinets, soit dans les uretères.

Lorsque les recherches histologiques sont entrées dans l'observation courante, les altérations des reins, dans la fièvre jaune, ont été étudiées plus complètement ; c'est ainsi, que les divers auteurs dont nous allons parler ont trouvé les lésions suivantes :

Lawson, dit avoir trouvé, au microscope, que les tubes urinifères étaient tortueux, leur épithélium devenu très granuleux ; de sorte que souvent il était difficile d'y reconnaître les noyaux, qui eux-mêmes étaient granuleux, aussi, quand ils paraissaient. Il arrivait fréquemment que l'épithélium détaché obturait les tubes urinifères et empêchait le passage de l'urine. Parfois, cet épithélium était coloré par l'hématine ; d'autres fois, il existait dans les tubes urinifères un dépôt pigmentaire granuleux. Les capillaires qui se réunissaient dans les tubes tortueux, étaient couverts de noyaux, si nombreux, qu'ils formaient une couche complète. A 450 diamètres, ces noyaux se montraient granuleux ; les vaisseaux contenus dans les corpuscules de Malpighi étaient aussi altérés ; le tissu connectif qui les entourait paraissait tuméfié, contenait parfois un exsudat opalin, et souvent de la matière granuleuse. Lawson, a rencontré ces altérations bien prononcées, quand la mort arrivait de 4 à 8 jours après le début ; et il juge qu'ils indiquent une exsudation active du parenchyme rénal, ainsi qu'un état catarrhal des surfaces muqueuses.

Jones, à la Nouvelle-Orléans, avait trouvé, avons-nous dit, les reins jaunâtres. Au microscope, il constata que les corpuscules de Malpighi et les tubes urinifères contenaient une matière granuleuse albuminoïde et fibroïde. — Les cellules excrétoires étaient détachées, et se trouvaient mêlées à des globules de graisse. — Jones attribua ces lésions à l'action de l'agent toxique amaril sur l'albumine et la fibrine du sang, action qui provoquait, ainsi, la congestion des capillaires, par le désarrengement du système vaso-moteur.

Gama Lobo, dit avoir rencontré sur une coupe, les lésions suivantes : « Une grande quantité de globules de graisse nageant dans le liquide, et des cristaux d'hématine en nombre considérable. De plus, on apercevait des cristaux de tyrosine, disposés en plusieurs couches, des foyers hémorrhagiques dans l'épaisseur de la couche corticale et de la substance médullaire. La trame du tissu conjonctif observée, soit avec les corps de Malpighi et les canalicules urinifères, soit après le lavage au pinceau, se montrait comme dans la néphrite parenchymateuse. » D'après Gama Lobo, les cellules qui remplissent ou tapissent les canalicules urinifères sont plus volumineuses, et atteintes de dégénérescence graisseuse. Les glomérules de Malpighi sont aussi atteints par la même dégénérescence ; enfin ajoutons, qu'il n'y a pas de dégénérescence amyloïde, d'après lui. Decoréis, a indiqué la proportion, de 8 p. 100 de graisse dans les reins de la fièvre jaune.

D'après Schmidt de la Nouvelle-Orléans, les lésions commencent par une hyperhémie rénale, et se terminent par la dégénérescence graisseuse. Dans certains cas, on trouve que les tubes contiennent des cylindres albumineux de couleur jaune ; on y rencontre, aussi, quelques cellules de l'épithélium. Les tubes sont détruits en assez grand nombre, et leurs granules se trouvent alors libres, formant des masses opaques, agrégées, çà et là, par du mucus.

Satterwhaitte, à la Nouvelle-Orléans, a trouvé l'épithélium du rein tuméfié et granuleux ; les tubes urinifères contenaient nombre de granules de couleur jaune. — Les pyramides et les tubes collecteurs étaient presque complètement dépouillés d'épithélium ; celui qui restait, était très tuméfié, plus granuleux qu'ailleurs. — Dans divers tubes, et dans quelques vaisseaux sanguins, il y avait nombre de globules, de grandeur uniforme, qui lui paraissaient être des bactéries sphériques. — Mais remarquons, que l'autopsie avait été faite le 30 juillet, 20 heures après la mort ; de sorte que les indications fournies par cet observateur ont besoin d'être corroborées par d'autres faits.

Guittéras, a trouvé que les cellules d'épithélium du rein avaient plus ou moins de tuméfaction trouble ; quelques tubes urinifères avaient conservé un aspect normal ; d'autres présentaient une inflammation catarrhale. Il a vu quelquefois des masses jaunes obturer le calibre des tubes. Dans quelques-uns de ces tubes, il a trouvé du sang coagulé. Les vaisseaux, surtout ceux de la substance corticale, étaient souvent congestionnés.

Pour Woodward, les cellules des tubes tortueux sont granuleuses et atteintes de dégénérescence graisseuse dans la fièvre jaune. Dans quelques tubes, le fourreau épithélial était détaché et libre dans le canalicule. Dans d'autres tubes, il y avait deux espèces de masses : les unes transparentes jaunes, semblables aux cylindres hyalins ; les autres plus ou moins granuleuses. Ces dernières étaient les plus nombreuses. — Quelques tubes corticaux, et la majeure partie des pyramides avaient l'épithélium intact, mais étaient pleins de ces masses. Les tubes hyalins, comme les granuleux, se dissolvaient dans la potasse.

Voici, enfin, les indications que fournit Crevaux, au sujet de 41 autopsies qu'il a pratiquées à la Guyane. « Lorsque la durée de la maladie a été courte, les reins présentent une coloration rouge, les vaisseaux qui cheminent entre les tubes droits, les glomérules de Malpighi, les étoiles de Verheyen sont gorgés de sang. Il y a, en un mot, une congestion manifeste de l'organe, avec augmentation de volume et de poids. En examinant les reins à l'œil nu, on rencontre des ecchymoses : 1° Immédiatement dans la capsule ; 2° dans la substance corticale ; 3° sur la paroi externe des calices ; 4° sur la muqueuse des calices et des bassinets.

« Ce sont les hémorrhagies de la substance corticale qui sont les plus fréquentes, et qui présentent un intérêt plus particulier. On remarque qu'elles siègent plus spécialement dans la partie où les glomérules de Malpighi sont les plus abondants. Elles apparaissent, généralement, comme un noyau rouge foncé, globuleux, de la grosseur d'une tête d'épingle. Sur une coupe heureuse, faite au niveau de ces foyers sanguins, nous avons remarqué que deux petits canaux rouges de sang aboutissaient à ce point. L'examen histologique, nous a prouvé que la cavité sphérique remplie de sang, n'était autre que la cavité d'un glomérule, dilatée : l'un des canaux était constitué par les vaisseaux du glomérule ; l'autre, qui était plus pâle, était formé par un tubulus. D'après un grand nombre de coupes, nous nous sommes convaincu que l'hémorrhagie se fait au niveau du glomérule, c'est-à-dire au point où la tension du sang est au summum, et que le trop-plein se déverse dans les tubuli. Ce fait, explique clairement la présence des globules sanguins, dans les urines de quelques-uns de nos malades. Dans deux cas, nous avons, même, observé l'émission du sang par le canal de l'urèthre. Chez un sujet, nous avons rencontré, à côté de ces foyers apoplectiques, de petits corps purulents, tels qu'ils ont été signalés dans une épidémie de fièvre jaune à la Guyane, par M. Chapuis, médecin en chef de la marine. Ces foyers, qui avaient le même volume et la forme globuleuse des foyers sanguins, étaient grisâtres et entourés d'une mince auréole rouge de sang. L'examen microscopique nous a démontré : qu'il s'agissait de foyers hémorrhagiques, ayant subi une transformation purulente. La partie centrale était constituée par du pus, et la partie périphérique par du sang qui n'était pas encore altéré. — Il y a donc, dans le rein, comme dans l'estomac, et dans le foie un premier état, c'est la congestion qui peut être suivie d'apoplexie dans les différents points de ces organes, mais particulièrement dans l'intérieur des glomérules de Malpighi. Le deuxième état de ce processus morbide, c'est la dégénérescence graisseuse des cellules qui forment le parenchyme rénal. Il se traduit, à l'œil nu, par une coloration qui varie du gris jaunâtre au blanc jaune (gros rein blanc). Dans cette période, l'augmentation de volume et de poids persiste, bien que l'organe paraisse contenir très peu de sang. Elle tient alors, non plus à l'accumulation du sang dans les vaisseaux, mais à l'hypertrophie des éléments qui constituent le parenchyme. On trouve, en effet, que les cellules du rein qui, à l'état normal sont polyédriques, deviennent sphériques, et sont gorgées de gros globules huileux et de très fines granulations. Les cellules sont, non seulement hypertrophiées, mais encore, leur nombre a augmenté. A l'examen d'une mince coupe de l'organe, avec un faible grossissement, on remarque : que les tubes sont grisâtres et plus opaques qu'à l'état normal. Cette opacité caractéristique, tient, sans, doute à la présence des granulations graisseuses, qui forment une sorte d'émulsion dans le liquide renfermé dans chaque cellule épithéliale.

« Nous ne pouvons pas nous prononcer d'une façon définitive sur l'état des vaisseaux capillaires ; nous n'avons eu le temps de les examiner qu'une seule fois sur des organes frais. Ils étaient un peu noueux au niveau des cellules de leurs parois, qui paraissaient fusiformes, et dont les noyaux étaient hypertrophiés. En un mot, ils étaient absolument semblables à ceux que l'on observe dans l'inflammation. Cette altération n'est que le premier degré de la lésion que nous avons signalée dans l'estomac : la dégénérescence graisseuse des parois des capillaires. »

En somme, si nous cherchons à nous rendre compte de l'état des reins dans la fièvre jaune, nous voyons : que loin d'être sains, comme le pensaient les premiers observateurs, on a reconnu qu'ils étaient d'autant plus malades qu'on y regardait de plus près. Les observations de Crevaux ont, sans doute, besoin d'être répétées ou complétées pour fixer l'opinion, mais néanmoins, rapprochées de maintes autres que nous venons d'indiquer, elles tendent à faire admettre, qu'il se passe aux reins, dans le typhus amaril, ce qui se passe dans nombre d'organes : congestion capillaire allant jusqu'à l'apoplexie, quelquefois, dans les premiers temps; puis, tendance à une inflammation moléculaire en certains endroits, et à la régression graisseuse dans d'autres. Il en résulte naturellement, dans un organe comme le rein, quelque chose qui ressemble, à s'y tromper, à la néphrite catarrhale et épithéliale, aboutissant à la destruction plus ou moins étendue des éléments spéciaux.

Quant à ce qui est de la signification pathologique, et de la place qui revient à l'altération du rein, dans la gravité que présente la fièvre jaune, il ne viendra jamais à personne l'idée de penser que le typhus amaril est une néphrite; pas plus qu'une gastrite ou une hépatite. Mais néanmoins, il faut reconnaître que l'agent morbide producteur de la maladie a la propriété de se manifester, par cette congestion primitive, et cette dégénérescence consécutive, qui font, qu'à un moment donné, il y a dans les fonctions biologiques, un trouble, et même une diminution, sinon un arrêt. Ce trouble et cet arrêt deviennent à leur tour un danger pour l'existence du sujet; Ils entraînent des accidents qui achèvent ce que la maladie primitive avait commencé, dans l'œuvre de la mort.

Les recherches récentes, et notamment celles de Bouchard tendent, on le sait, à établir que des microbes existant dans le tube digestif, peuvent pénétrer dans la circulation, s'accumuler, à un moment donné, dans les vaisseaux des reins, et provoquer une espèce de néphrite épithéliale, qu'on appelle infectieuse ou typhoïde. Certains observateurs voudraient invoquer ces faits pour théoriser sur la fièvre jaune, mais il sont encore tellement dans le champ de l'hypothèse, que je ne les suivrai pas dans leur manière d'apprécier la question qui nous occupe actuellement.

VESSIE

Il était naturel, après avoir examiné les reins, de rechercher l'état de la vessie urinaire dans la fièvre jaune. Cet état a été apprécié très différemment par les divers observateurs ; les uns ont cru qu'elle était saine, d'autres ont signalé des altérations.

Alvarenga de Lisbonne, a fourni les indications suivantes pour 63 autopsies : capacité augmentée, 4 fois ; diminuée, 22 fois ; normale, 37 fois ; épaisseur augmentée, 33 fois ; diminuée, 2 fois ; normale, 28 fois. Corre, à la Véra-Cruz, a trouvé la vessie : rétractée ou vide 35 fois, contenant très peu d'urine 15 fois, en contenant beaucoup 20 fois pour 60 autopsies. D'autre part pour 76 cas examinés ,il y avait, un état de phlogose marqué 18 fois, de véritables ecchymoses 2 fois, enfin l'état normal 56 fois. Guardia qui a donné le résultat de 14 autopsies, dit, que la vessie, contenant de 30 à 500 grammes d'urine, ne présentait ni altération de volume ni altération de texture ecchymoses, congestion, etc. etc.

. Dans les 551 autopsies qui ont servi de base à mon travail sur la fièvre jaune à la Martinique, j'ai trouvé les indications suivantes pour 465 cas, ou l'état de la vessie était indiqué.

Vessie pleine d'urine......................	120	soit 20 p. 100
— contenant peu d'urine................	38	— 5 —
— entièrement vide.....................	307	— 75 —
	465	100

Ajoutons, que 6 fois, j'ai trouvé la mention de : muqueuse rouge, muqueuse hyperhémiée, suffusion sanguine interstitielle lésions, signalées par divers observateurs.

Il semble naturel d'admettre, qu'il peut y avoir, dans la vessie, cette altération des capillaires qu'on a trouvée dans tant d'organes ; altération qui, à un certain moment, dans l'évolution de la maladie, peut provoquer, là comme ailleurs, une hémorragie interstitielle ou en nappe. Mais ici, encore, nous ne trouvons rien qui puisse être considéré comme spécial à la maladie.

GROS VAISSEAUX

Les gros vaisseaux sont colorés en jaune, comme d'ailleurs le sont tous les tissus blancs ou transparents ; et ici comme ailleurs, cette coloration jaune est due à une suffusion biliaire. Les veines caves, le système porte, les vaisseaux méningiens sont gorgés d'un sang noir et diffluent.

HUMEURS

Après avoir étudié les altérations que l'on rencontre dans les organes, nous avons besoin de rechercher celles que présentent les humeurs, dans la fièvre jaune ; et nous allons parler succesivement : *A.* du sang ; *B.* de la bile ; *C.* de l'urine ; *D.* de la sérosité. Nous avons vu déjà ce qu'il faut penser du vomito, c'est-à-dire du contenu du tube digestif.

SANG

Le sang n'a été, pendant longtemps, étudié qu'assez superficiellement dans la fièvre jaune ; mais pendant les dernières années, il a été l'objet de recherches nombreuses et attentionnées, tant au point de vue chimique, qu'au point de vue histologique ; il mérite, à ce titre, de nous arrêter un instant.

Les premiers médecins qui saignèrent dans la fièvre jaune, constatèrent qu'au début de la maladie, le sang tiré de la veine, paraissait de couleur rouge brun, et était moins facilement coagulable que dans beaucoup d'autres maladies. Puis, que dans la seconde période, et après la mort, il était de couleur rouge foncée,

ne rougissait pas à l'air et n'avait qu'une très faible tendance à
la coagulation. Lorsqu'on commença à se servir du microscope
pour les investigations cliniques et nécroscopiques, on dit que les
globules rouges étaient déformés, quelques-uns décolorés, qu'ils
étaient diminués de volume ; mais aussitôt des affirmations contraires étaient produites. On constatait, en même temps, que le
sérum restait coloré en rouge, ce qui portait à penser que le principe colorant des globules, ce qu'on a appelé l'hématine, y était
en partie passé ; on trouvait aussi, dans ce sérum, un grand
nombre de corpuscules de forme variable et irrégulière, qu'on
considéra comme les débris des globules altérés. Enfin, quelques
observateurs, Stevens entre autres (1832), affirmaient, que les
quantités de sels avaient diminué notablement ; au contraire,
l'urée, et son dérivé, le carbonate d'ammoniaqne, parurent être
surabondants, à d'autres : Chassaniol, Huard et Vardon, par
exemple, qui, en 1853, à la Guadeloupe, trouvèrent, une fois
0,24 d'urée dans 50 grammes de sang, une fois 0,29 dans 60 gr.
L'analyse chimique relevait, en même temps, une grande diminution de la fibrine, une augmentation des graisses et des matières
extractives.

Quant au degré d'acidité ou d'alcalinité, on s'en occupait
aussi. Davy, en 1847, avait dit que dans la fièvre jaune, le sang
est acide, tandis qu'il est alcalin dans le paludisme. La Roche,
l'avait trouvé acide chez certains malades, alcalin chez d'autres.
Depuis, les recherches ont été poussées plus loin, et les travaux
sur le sang ont pris plus de précision.

Je connais cependant peu d'analyses complètes et synthétiques
du sang dans la fièvre jaune ; c'est à peine si je puis fournir celle
Décoreis (*Arch. de méd. nav.*) qui a obtenu, pour deux analyses,
les chiffres suivants :

	1re	2e
Globules secs	114,70	103,30
Fibrine	2,20	1,82
Albumine	65,10	77,31
Graisse	4,80	3,98
Matières extractives	8,10	9,03
— salines	7,40	7,21
Eau	797,70	797,45
	1,000	1,000

Les indications que nous trouvons dans l'examen de ces chiffres sont encore trop vagues, pour que nous entrions dans de longues considérations sur leur compte. On comprend qu'il faudra d'autres matériaux d'étude pour pouvoir théoriser. Nous allons parler successivement des globules, de la fibrine, du sérum, de l'urée, de la graisse, des matières extractives du sang; et nous ajouterons un mot des éléments figurés et des ptomaïnes que quelques observateurs y ont rencontré.

GLOBULES

Des opinions assez contradictoires ont été formulées à propos des globules du sang, dans la fièvre jaune, comme on va le voir.

Davy, à la Barbade, en 1847, délayant deux gouttes de sang, au moment où il sortait de la veine, dans une forte solution de sel commun, constata que les globules conservaient, en général, leur forme et leurs dimensions normales, et qu'à peine un ou deux lui paraissaient moins lisses qu'à l'état normal. Le sang tiré du cadavre avait, par contre, ses globules rugueux comme au début de la putréfaction. Leydy, en 1854, ne trouva ces globules altérés, ni au début de la deuxième période, ni même après la mort.

En 1878, Jones de la Nouvelle-Orléans trouvait que les globules rouges étaient fréquemment crénelés, et déformés, quelques-uns se présentaient sous forme d'étoile et étaient sensiblement granuleux, il trouva aussi des leucocytes distinctement granuleux. Schmidt, à la Havane, à la même époque, employant sur quinze malades, toutes les précautions pour avoir du sang dans de bonnes conditions, trouva les globules crénelés et déformés chez treize d'entre eux; il formula que cette altération était de nature régressive, c'est-à-dire que la vitalité de ces globules était perdue.

Sternberg, envoyé par les États-Unis à Cuba en 1879, a, de son côté, étudié le sang sur 51 malades, et a trouvé que les globules rouges étaient crénelés et déformés dans un très grand nombre de cas; qu'il y avait aussi beaucoup de globules blancs altérés, et contenant des corpuscules réfringents, qu'il considérait comme de la graisse, preuve, d'après lui, de la dégénérescence graisseuse des leucocytes.

D'après les observations faites en 1870, à Barcelone, le sang
ne paraît pas être altéré dans les premiers temps ; mais dès que
la seconde période se manifeste, on lui voit perdre, plus ou moins,
de sa faculté de coagulation, et ses globules rouges sont détruits
en partie. Ceux qui restent sont souvent modifiés dans leur
forme et leur volume. Cunisset, examinant les globules dans la
fièvre jaune, les a trouvés d'autant plus altérés que la maladie
était plus ancienne et plus près de la terminaison fatale. Finlay
et Delgado à la Havane, en 1882, ont constaté une augmentation
progressive du nombre des globules rouges du second au septième jour; et d'après eux le maximum des hématies corres-
pondrait à la période des hémorrhagies, chose inexplicable, car
les expériences de Hayem démontrent, au contraire, que les
pertes sanguines entraînent toujours une diminution du nombre
des globules, en mêmetemps que leur altération. Il y a là, une
obscurité, entre mille autres, qui reste à éclaircir.

D'ailleurs, qu'on me permette, à propos des globules de faire
une remarque qui s'adresse à tous les éléments du sang : les investigations faites jusqu'ici sont trop limitées et trop dissemblables pour pouvoir fournir des indications bien précises; on a
analysé le sang, tantôt au début, tantôt au milieu, tantôt à la fin
de la maladie, ce qui était une première cause d'erreur. Même
en admettant que les observations aient été faites, toutes à la
même période et au même moment de la durée de la fièvre
jaune, il est naturel qu'il y ait de grandes différences d'un cas
à un autre, et on n'est pas étonné de la divergence d'opinion des
divers observateurs. En effet, nous savons combien les formes
sont variables dans la maladie ; on comprend donc, que si l'on
examine comparativement un sujet qui a les hémorrhagies
passives, et un autre qui n'en a pas, la composition du sang soit
très dissemblable ; un sujet qui a de l'ictère présente une altération des hématies que n'offre pas celui dans lequel l'ictère fait
défaut, ou bien n'est pas développé encore. Quoiqu'il en soit, on
a eu raison de dire que dans la fièvre jaune il y a une puissante déglobulisation du sang.

FIBRINE

Presque tous les observateurs ont affirmé : que la fibrine est
plus ou moins diminuée dans la fièvre jaune. Cunisset voulant

déterminer d'une manière précise les quantités de fibrine du sang, fit une série d'analyses d'après lesquelles il conclut: que cette fibrine, qui existe dans la proportion de 1,80 à 2,10 p. 1,000 au début de la maladie, baisse à mesure, au point de ne plus être qu'à 0,50 ou 0,80 p. 1,000 après la mort. Pareils résultats ont été signalés à Barcelone, à l'occasion de l'épidémie de 1870.

MATIÈRES GRASSES

Dès le moment qu'on constatait que dans la fièvre jaune il y a une dégénérescence graisseuse d'un grand nombre d'organes, on devait s'attendre à rencontrer de notables proportions des matières grasses dans le sang. Les expériences de tous les observateurs ont corroboré cette pensée. Cunisset, qui a voulu, comme pour la fibrine, se rendre compte de la proportion variable de la graisse dans le sang, a constaté: qu'au début de la maladie on en trouvait, de 0,86 à 2,40 pour 1,000, et qu'à la mort; cette proportion s'était élevée peu à peu, à 3,05 et même à 4,20.

URÉE

Les observateurs se sont occupés de l'urée, dans les analyses du sang de la fièvre jaune, avec un soin tout particulier, car plusieurs cliniciens ayant rapporté certains accidents de la maladie à une intoxication urémique, que l'anurie des cas graves paraissait justifier pleinement, il était naturel qu'on demandât aux dosages chimiques de répondre par des chiffres précis.

On commença par affirmer que l'urée, et son dérivé : le carbonate d'ammoniaque, existaient en abondance dans le sang des individus atteints gravement par la maladie. Lawson, à la Jamaïque, en 1880, disait en avoir trouvé en quantité notable, non seulement dans le sang, mais encore dans la sérosité du péricarde et celle des méninges ; on expliquait les résultats contraires de Rogers de Philadelphie (1854), en disant : qu'il avait opéré avec des liquides ayant subi un commencement de putréfaction. Poursuivant les recherches, dans le sens que j'ai indiqué précédemment, Cunisset a trouvé dans la première période: de 0,18 à 0,32 d'urée p. 1,000 ; et dans la seconde, ou après la mort, de 0,17 à 0,51. Il pensa que le travail normal de la désassimilation urique est plus ou moins supprimé dans la fièvre jaune; de sorte, que les faibles quantités d'urée qu'il trouvait, n'étaient pas pour lui un phénomène plus favorable au sujet. De son côté, Décoreis a admis, les quantités d'urée de: 3,87, 3,21 2,10 p. 1,000 dans trois analyses du sang, faites en vue de déterminer la présence de ce corps. Jones, de la Nouvelle-Orléans, a trouvé dans l'épidémie de 1878, une augmentation anormale d'urée dans le sang. Dans l'épidémie de 1881 au Sénégal, Louvet a signalé des quantités d'urée très variables d'un sujet à l'autre: 0,05 à 3,00 p. 1,000.

Corre, a expliqué, d'une manière très logique, les différences que les divers observateurs ont constatées dans les quantités d'urée en disant: « Sous l'influence du poison amaril, comme sous l'influence de tout autre agent typhique, l'organisme engendre des produits excrémentitiels de nature variée. La désassimilation, dans son ensemble, est toujours plus active par rapport à l'assimilation, mais elle n'aboutit pas à la formation proportionnelle des produits qui la caractérisent habituellement. Tantôt, elle s'accomplit au profit de l'urée, tantôt au profit d'autres principes; et c'est dans ce sens que l'on peut admettre un amoindrissement ou une augmentation de telle ou telle désassimilation particulière. Ces produits excrémentitiels sont encore mal connus, on leur rapporte les phénomènes désignés sous le nom d'urémie, alors qu'en bien des cas, l'urée n'existe pas dans le sang, en proportion anormale. »

SÉRUM

Les premiers médecins qui, après avoir pratiqué une saignée dans la fièvre jaune, virent que le caillot étaitmou, diffluent, peu volumineux, et que le sérum restait coloré, eurentla pensée d'une profonde altération du sang. Plus tard, quand l'analyse chimique ou histologique a été mise en œuvre, le sérum a été examiné, comme le caillot, avec soin.

La coloration du sérum fut attribuée, dès les premières recherches, à la matière colorante du sang et aux divers pigments qu'il contenait normalement, la chose était trop naturelle pour ne pas être corroborée par les investigations ultérieures. Jones et

Schmidt, dans l'épidémie de 1878, ont démontré la présence de l'hématine dans le sérum, d'une manière mathématique, et le fait ne laisse plus de doute désormais. D'après Cunisset, 100 grammes de sérum contiennent, dans la première période, de 0,005 à 0,013 d'hémine, de 0,004 à 0,012 d'hématine, de 0,10 à 0,30 d'hémoglobuline, de 0,09 à 0,27 de globuline. Après la mort, au contraire, on trouve de 0,04 à 0,09 d'hémine, de 0,038 à 0,086 d'hématine, de 0,95 à 2,15 d'hémoglobuline, de 0,87 à 1,97 de globuline. Ces chiffres sont caractéristiques, dit Cunisset, ils expliquent la forte coloration du sérum, et rendent compte du travail puissant de destruction des globules.

MATIÈRES EXTRACTIVES

Ce qu'on a appelé les matières extractives, dans les analyses du sang, ont été trouvées très généralement augmentées, dans la fièvre jaune ; ce qui est venu à l'appui de l'opinion : que dans cette maladie, il y avait une désassimilation générale, et une désorganisation profonde des éléments intimes de la plupart des organes.

PTOMAÏNES

Un pharmacien distingué de la marine, M. Lapeyrère, a recherché les ptomaïnes qu'on pouvait rencontrer dans le sang de la fièvre jaune ; il en a signalé trois. Voici ce que nous trouvons à ce sujet, dans les *Archives de médecine navale* de février 1882, p. 161. « M. Chassaniol ayant rapporté du Sénégal une cinquantaine de grammes de matière noire (vomito), et une quantité à peu près égale de sang qui provenaient de malades atteints de fièvre jaune, M. Lapeyrère, pharmacien de première classe de la marine, voulut bien sur notre demande accepter de rechercher les ptomaïnes qui pourraient exister dans ces produits.

Au débouché du flacon qui renfermait la matière noire quatre personnes présentes dans le laboratoire d'expériences furent diversement impressionnées : deux, MM. Corre et Chassaniol, en furent quittes pour de la céphalalgie, quelques envies de vomir ou de la diarrhée. La troisième (M. Lamy, étudiant en pharmacie), fut plus gravement atteinte, parce quelle eut le soin des manipulations. Mais M. Lapeyrère, qui avait débouché le flacon, éprouva une céphalalgie très intense, un sentiment de brisement général ; un écoulement de quelques gouttes de sang par le nez, une suppression des urines pendant 48 heures ; des envies de vomir, de la diarrhée, une perte d'appétit, etc. etc. ; il ne vit disparaître cet état, qu'après l'emploi d'un vomitif, et une éruption furonculeuse, d'ailleurs discrète. Il y avait bien un empoisonnement septique. D'ailleurs, à la suite de l'inoculation d'une ptomaïne extraite de la manière noire du vomito nous avons vu des phénomènes certainement différents de cet empoisonnement septique (Voir aux vomissements). »

ÉLÉMENTS FIGURÉS

La question des éléments figurés qu'on peut rencontrer dans le sang des maladies, a pris une importance que je n'ai pas besoin de rappeler au lecteur, car elle constitue le fait le plus important, peut-être, des progrès de la médecine, pendant la seconde moitié de ce siècle. On sait que ces éléments figurés ont été rencontrés dans une infinité de maladies, dont le nombre va croissant de jour en jour ; il n'y a rien d'étonnant, par conséquent, qu'ils aient été signalés pour la fièvre jaune. Comme j'aurai à m'occuper tout spécialement de ces éléments figurés, en parlant de la nature de la maladie, je ne m'étendrai pas plus longuement sur leur compte, en ce moment ; il m'aura suffi de signaler, ici, leur présence.

COUP D'ŒIL D'ENSEMBLE SUR LE SANG

Pour en finir avec ce qui regarde l'anatomie pathologique du sang, disons que : c'est un champ encore neuf et dans lequel on n'a pratiqué que quelques très rares explorations ; de sorte que c'est à peine si nous possédons les premiers linéaments, très incomplets ,d'indications. — Les travailleurs auront là, un vaste et fécond horizon à sonder, dans l'avenir.

Le sang offre une diffluence considérable ; les globules se déforment rapidement, et ; en s'unissant, deviennent de larges plaques jaunâtres. Les globules rouges ont des dimensions très variées : les uns sont très grands, les autres petits. Dans le

sang normal cette différence est peu sensible. On constate, en
outre, la présence de granulations à reflet rougeâtre. A première
vue, on les prendrait pour des microcoques, mais elles sont irrégulières et ne se colorent par aucune couleur d'aniline. Ce sont,
probablement, ces corpuscules, que Domingos Freire et Carmona,
ont pris pour des microbes; et qui, probablement, ne sont autre
chose que des granulations pigmentaires provenant de la fonte
de globules. Les forts grossissements révèlent, encore, la présence de fines granulations graisseuses très réfringentes. Enfin,
la lésion caractéristique, est l'augmentation en nombre des globules blancs qui ont deux et trois noyaux. Quant aux microorganismes nous n'avons pu en rencontrer un seul, dit M. le
Dantec, et les nombreux examens que nous avons faits, ajouta-
t-il, ont été négatifs.

RECHERCHES CHIMIQUES

M. Le Dantec a étudié le sang amaril au point de vue chimique pour rechercher s'il ne contenait pas des traces d'alcaloïdes dans le genre de ptomaïnes; et voici comment il a procédé
avec M. Linard : le sang provenant de ventouses a été immédiatement battu dans de l'alcool à 90° puis au bout de 24 heures
distillé lentement à 50° ; les parties volatiles ont passé dans le
ballon récepteur tandis que les parties fixes sont restées dans le
premier. Ajoutant alors quelques gouttes d'acide chlorhydrique
dans les deux ballons pour faire passer les alcaloïdes à l'état
de sel, les liqueurs ont été essayées au ferro-cyanure de potassium et au perchlorure de fer. Dans les deux cas ils ont
obtenu une coloration bleu de prusse qui serait caractéristique
(Brouardel, Boutmy) des ptomaïnes. Après avoir fait évaporer
quelques gouttes du liquide des deux ballons, M. Le Dantec
a examiné le résidu au microscope et a constaté un grand
nombre de cristaux en aiguilles fines. Ces deux résultats lui firent
penser, qu'il y a, en réalité, un alcaloïde dans le sang amaril; et,
dans des recherches ultérieures, il a obtenu, par le bichlorure
de platine, un précipité de cristaux de chloro-platinate d'une
base alcaloïdique dont il n'a pu déterminer les résultats, à cause
de la trop petite quantité du produit, tout en constatant, cepen-

dant, que cette base n'était ni de l'ammoniaque ni de la trimé-
lanine.

M. le professeur Gautier, a indiqué les procédés suivants pour
ceux qui voudront tenter de nouvelles recherches dans le sens
que nous venons d'indiquer : 1° Pour recueillir du sang en vue de
recherches ultérieures, il faut prendre de l'alcool le plus concentré possible, puis le rectifier, en ajoutant, goutte à goutte
pendant une agitation constante, quatre grammes d'acide sulfurique par litre, afin d'enlever les bases pyridiques que peut contenir l'alcool commercial. En distillant, ensuite, cet alcool, on a un
produit pur, qui versé goutte à goutte sur le sang aussitôt après
sa récolte, sur le vivant, constituera un liquide favorable aux
recherches. — Il faut mettre, cinq à six parties d'alcool, pour une
de sang ; et il est nécessaire, d'avoir cinq à six litres de liquide,
pour pouvoir déterminer les liquides obtenus ;

2° Pour les recherches, immédiates, le procédé indiqué par le
professeur Gautier (*Bull. Acad. med.*, 12 et 19 janvier 1886) est
applicable « Aux liqueurs alcalines de putréfaction, au lieu d'a-
cide sulfurique j'ajoute de l'acide oxalique jusqu'à franche acidu-
lation, et tant qu'il sépare des acides gras et liquides. Je sépare ceux
des acides qui viennent surnager lorsqu'on chauffe ; je filtre et
distille tant que les liqueurs passent troubles. Le pyrol, le scatol, le
phénol, l'indol, les acides gras volatiles et une partie de l'ammoniaque sont chassés. J'alcalinise, alors, avec de la chaux, la partie
qui n'a pas distillé, je sépare le précipité qui se forme, et qui
contient la majeure partie des acides gras fixes ; et je distille la
liqueur alcaline à sec, dans le vide, en ayant soin de recevoir les
vapeurs dans de l'acide sulfurique très étendu. Les bases distillent
alors avec l'ammoniaque. A la fin, je neutralise la liqueur distillée,
je l'évapore jusqu'à sec, en séparant et rejetant le sulfate d'ammoniaque qui cristallise ; et je reprends les dernières eaux mères
par de l'alcool concentré, qui dissout les sulfates des ptomaïnes.
Je chasse ensuite l'alcool, et après addition d'un peu de soude
caustique, je traite la solution aqueuse concentrée de ce sel
successivement par l'éther, l'éther de pétrole et le chloroforme.

« Quant au produit resté dans la cornue distillatoire, avec
l'excès de chaux qui avait servi à séparer les bases, on peut le
traiter, après dessication et trituration, par l'éther à 36°, qui, dans
ces conditions, dissoudra les bases fixes. On épuise le résidu de

cet éther par un peu d'eau acidulée, et l'on précipite les bases
par un alcali. »

M. Le Dantec fait remarquer, qu'il faut avoir soin de receuillir
le sang, qu'on veut analyser, pendant la première période de la
maladie, car plus tard, on pourrait rencontrer des ptomaïnes secondaires, qui dépendent de l'état typhique.

BILE

Nous nous sommes déjà occupé de la bile, en parlant de la
vésicule biliaire, nous n'avons donc pas à y revenir, à propos
de l'étude du sang.

URINE

Je me suis suffisamment étendu sur le compte de l'urine, dans
le chapitre qui traite de l'analyse des symptômes, pour n'avoir
pas besoin, non plus, d'y revenir ici.

SÉROSITÉ

Depuis longtemps, les observateurs ont signalé la couleur
jaune de la sérosité, et des divers liquides aqueux que l'on
rencontre dans l'économie ; mais il n'a pas été fait de bien longues
études sur ce sujet, si ce n'est celles de M. Cunisset, dont je rapporte
ici les indications. « Cette sérosité des vésicatoires se présente
sous la forme d'un liquide limpide, translucide, de couleur jaune
paille, neutre aux réactifs colorés. Traité par la chaleur aidée de
l'acide acétique, ou par l'acide azotique, ce liquide donne un
précipité abondant d'albumine coagulée ; le liquide surnageant.
Le coagulum, soumis après avoir été filtré au réactif de Gmelin,
ne donne pas la gamme, de couleur caractéristique, des pigments
biliaires. Quant au précité albumineux, il est blanc, il ne présente pas la moindre coloration jaune. Si la sérosité des vésicatoires contenait de la bile, les pigments biliaires auraient été
entraînés par le coagulum, qu'ils auraient plus ou moins coloré. Dans la crainte que la masse du précipité ne marquât la couleur de la bilirubine, nous traitions à plusieurs reprises l'albu-

mine coagulée par du chloroforme : ce dissolvant ne se colorait pas en jaune ; évaporé dans un verre de montre, et traité par l'acide nitrique nitreux, il ne donnait pas la réaction caractéristique des pigments biliaires. Dans des cas exceptionnels, nous avons, au contraire, nettement caractérisé la présence de ces pigments ; mais ces exceptions n'infirment pas le fait de leur absence dans la généralité des cas. Nous en tirons la conclusion suivante : dans la fièvre jaune l'ictère n'est pas dû à une suffusion biliaire, mais à la matière du sang transformé en hémaphéine. Si l'urée existe dans la sérosité des vésicatoires, sa quantité doit être très faible. Nous ne l'avons pas constatée en employant le procédé suivant : la sérosité était additionnée de quelques gouttes d'acide acétique et chauffée jusqu'à l'ébullition. Le liquide était filtré et évaporé ; le résidu de l'évaporation traité par l'alcool, la dissolution alcoolique filtrée, évaporée et reprise par l'eau distillée. La liqueur aqueuse dans laquelle on supposait l'existence de l'urée introduite dans un tube en présence d'une solution d'hypobromite de soude ne donnait lieu à aucun dégagement de gaz. Dans ces circonstances, une très faible trace d'urée aurait produit un volume gazeux que l'on aurait pu apprécier et doser. » (*Arch. de méd. nav. Loc. cit.*)

COUP D'ŒIL D'ENSEMBLE SUR L'ANATOMIE PATHOLOGIQUE

De la longue étude que je viens de faire sur l'anatomie pathologique de la fièvre jaune, il ressort : qu'on constate, dans la maladie, un ensemble d'altérations très remarquables ; mais, en somme, qu'on ne trouve pas une lésion qui soit véritablement pathognomonique. Peut-être, que dans un avenir plus ou moins prochain, l'altération signalée dans la muqueuse de l'estomac prendra une importance spéciale, à ce point de vue, c'est probable même ; néanmoins jusqu'ici ce n'est encore qu'une hypothèse, qui ne peut être présentée qu'avec le doute que commande la prudence. Même chose à dire, pour les divers éléments figurés, qui ont été signalés, comme nous l'avons vu, et surtout, comme nous le verrons mieux, encore, quand nous parlerons de la nature de la maladie.

Un fait, qui frappe dans les autopsies de fièvre jaune : c'est la dégénérescence graisseuse, que l'on voit dans plusieurs organes,

et la tendance à l'altération du sang. Mais il est à remarquer, que
dans un grand nombre d'autres maladies, on trouve ces mêmes
altérations (empoisonnements aigus et chroniques, phosphore,
arsenic, chlore etc. etc., pyrexies essentielles, fièvre typhoïde,
typhus, scorbut, etc. etc.); de sorte que, pas plus cette altération que les lésions variables trouvées soit dans l'encéphale, les
méninges, les reins, ne peuvent servir à caractériser la fièvre
amarile, d'une manière véritablement pathognomonique.

CHAPITRE IX

NATURE DE LA MALADIE

Le lecteur qui a lu, avec attention, les détails que j'ai fournis dans le chapitre de l'anatomie pathologique ; et qui a médité les faits, si remarquables parfois, de la propagation de la maladie, dont j'ai parlé dans le chapitre de l'étiologie, s'est demandé déjà, j'en suis certain, quelle est la nature de la fièvre jaune. L'idée qu'il a affaire à une affection, dans laquelle se trouve un agent de propagation, qui, prenant naissance dans un endroit, va en infecter un autre, lui est certainement venue déjà. Cette idée, parfaitement naturelle, a préoccupé, depuis un certain nombre d'années, plusieurs excellents esprits ; elle a donné naissance à des recherches, à des expériences, à des théorisations qui, pour n'avoir pas encore abouti à des résultats bien importants en pratique, ont, au moins, préparé le terrain de la discussion ; et ont fourni des éléments qui serviront utilement, quelque jour, à l'élucidation du grand problème, de la nature du typhus amaril.

Les hypothèses les plus diverses, les théories les plus simples, et les plus compliquées, ont été formulées sur la nature de la fièvre jaune, depuis quatre siècles, que les Européens, allant dans le nouveau monde, la subissent ; et qu'elle fait, de temps en temps, des incursions dans l'ancien. Depuis l'idée d'un empoisonnement bromatologique, jusqu'à celle d'une viciation de l'air, en passant par la nostalgie, les excès, ou le travail d'acclimatation, tout a été successivement invoqué. Je n'entrerai pas dans le détail de ces hypothèses, car j'aurais à faire, ici, pour cela, l'histoire des théorisations de la médecine, depuis la fin du moyen âge. Laissant de côté tout ce qui a été dit dans les siècles précédents, je ne discuterai que les opinions récentes, datant à peine du commencement ou du milieu de ce siècle. Or, en examinant les opinions diverses, nous voyons : que les uns ont considéré la fièvre jaune comme une variété de la fièvre paludéenne, et par conséquent, rattachaient la cause à l'action des marais ; d'autres n'ont vu, dans sa production, que le résultat des compositions et de décompositions chimiques ; une troisième catégorie a incriminé des germes figurés, et s'est bientôt partagée en deux camps: *A*. Les promoteurs d'un élément végétal proprement dit. *B*. Les partisans d'un micro-organisme de nature animale.

Dans les conditions où je me trouve placé ici, je dois étudier successivement ces diverses théories pathogéniques, pour voir si, à l'heure actuelle, on peut avoir une opinion arrêtée, sur cette question.

THÉORIE MALARIENNE

On sait que Chervin a lutté toute la vie, avec une ardeur digne d'une meilleure cause, en faveur de la nature malarienne de la fièvre jaune. Pour lui, c'était purement une variété de l'empoisonnement paludéen, et il ne fallait voir que dans les marais, la raison de l'apparition et de la propagation de la maladie. Malgré ses efforts surhumains, malgré les raisonnements, les subtilités, et tous les artifices de sa discussion, les faits sont venus combattre si complètement, et si éloquemment cette opinion, qu'elle est absolument abandonnée aujourd'hui ; les preuves les plus convaincantes ayant été formées contre elle. Ce que j'ai dit dans le chapitre de l'étiologie, au point de vue de l'influence des marais et des actions hydro-telluriques, me permet de ne pas insister plus longuement maintenant.

THÉORIE CHIMIQUE

A côté de la théorie malarienne de la fièvre jaune, il faut placer la théorie chimique, qui lui ressemble quelque peu. Cette théorie chimique a été formulée, en principe, il y a bien des années déjà, car les auteurs de la fin du siècle dernier et du commencement de celui-ci, disaient quelque chose de comparable à ce qui a été dit de nos jours, quand ils parlaient : de constitutions médicales, d'influence de la chaleur, de décompositions animales ou végétales, etc. etc. Cependant, cette théorie chimique a pris une précision plus grande à notre époque. Et comme Corre s'en est fait le défenseur, c'est à ses travaux que je vais avoir recours, pour en exposer sommairement les lignes principales.

Dans son livre sur les fièvres bilieuses et typhiques des pays chauds, Corre s'est rallié à cette théorie chimique pour la production et la propagation de la fièvre jaune. Se basant sur l'insuccès des tentatives faites jusqu'ici par Domingos Freire, Carmona y Valle, Talmy, Monard, etc., etc., après avoir spécifié quels sont les gages que d'après lui la théorie parasitaire aurait dû donner, il a dit : « Mais jusque-là, nous continuerons à repousser, pour la fièvre jaune, comme pour les typhus, la doctrine de la virulence, c'est-à-dire de l'infection parasitaire, de la cause animée. Si les faits n'autorisent pas jusqu'ici, dit-il, a admettre un parasite comme agent de la fièvre jaune, ils nous paraissent plaider au contraire en faveur de la nature chimique de cet agent. » « Nous le répétons, toute analogie de symptômes et de lésions dans un ensemble d'états morbides, d'ailleurs bien distincts, semble impliquer une analogie dans la constitution de leurs facteurs étiologiques; si, donc, nous reconnaissons qu'entre le typhus, la septicémie, les empoisonnements par les matières putrides et par les venins, il existe des affinités évidentes, nous sommes porté à rattacher à celles-ci, comme à une sorte de parenté, les principes qui les déterminent. Pourquoi voudrait-on attribuer, *a priori*, à l'action d'un parasite, des accidents que nous rencontrons identiques, dans un autre cas, et que nous savons produits par une cause chimique? » (*loc. cit.* p. 463).

Puis, parlant de la manière dont naissent et disparaissent parfois les épidémies de fièvre jaune, Corre ajoute : « Quelle théorie parasitaire nous expliquera de pareils faits. Avec la doctrine chimique, au contraire, on peut admettre comme une hypothèse vraisemblable: qu'une influence commence; une constitution médicale détermine, au sein des foyers telluriques, la formation de composés similaires, très mobiles en leurs molécules, et par conséquent susceptibles de modifications incessantes. »

« Nous croyons donc, ajoute Corre, en un infectieux amaril de nature chimique. Cet infectieux se forme aux dépens de la matière organique du sol, plus particulièrement, sinon même exclusivement aux dépens de la matière animale, quelle que soit d'ailleurs son origine, car partout la maladie montre sa prédilection pour les centres où sont accumulés d'ordinaire les plus grandes quantités de cette matière (villes). La longue conservation de l'infectieux, dans les milieux où il se forme, et où il se dépose, comme aussi sa lenteur en des milieux limités, comme la cale d'un navire, une malle d'effets, etc. etc., prouve qu'il n'est pas gazeux ni même très volatil ; son action limitée à chaque organisme atteint, qu'il n'est pas réengendré en nos tissus, comme certains ferments solubles. »

J'ai longuement médité la théorie de Corre, et j'avoue que je n'ai pas été convaincu par les arguments, que mon ingénieux camarade a su accumuler avec un art infini. De ce que les expépériences de Domingos Freire, de Carmona y Valle, ne sont pas concluantes ; de ce que le micro-organisme, producteur de la fièvre jaune, n'a pas été montré encore, il ne s'en suit pas fatalement, il me semble, que la théorie parasitaire doive être niée, et ne puisse pas être considérée, comme de mise, dans la pathogénie de la fièvre jaune. D'ailleurs, la théorie chimique, de son côté, toute séduisante quelle puisse paraître à certains esprits, ne me paraît pas davantage soutenable jusqu'ici ; et pour ma part je ne puis me résoudre à l'admettre. Bien plus, je dirai qu'elle ne me paraît pas répondre d'une manière, aussi satisfaisante que celle des germes figurés, à toutes les obligations que le raisonnement impose à une idée, pour l'accepter avec confiance.

THÉORIE DES GERMES FIGURÉS

On peut dire : qu'il y a bien longtemps, aussi, que cette théorie existe en principe dans l'esprit, soit des médecins, soit des populations. Les Caraïbes qui brûlaient les carbets dans lesquels il y avait eu un individu atteint de la Poulicantina ; les flibustiers qui appelaient la maladie : « la contagion », lui rendaient hommage, peut-on dire. Cependant, c'est à peine depuis une vingtaine d'années, qu'elle a pris une importance de premier ordre, dans l'étude de la pathogénie du typhus amaril. Nous serions obligés de forcer les analogies, et d'exagérer la portée de la pensée de tel ou tel auteur de la fin du siècle dernier ou du commencement de celui-ci, si nous voulions aller trop loin dans cet ordre d'idées. Donc, je dirai que Faget père, est, peut-être, celui qui, le premier, a formulé nettement l'idée de cette théorie : de l'influence des germes dans la fièvre jaune. Séduit par les belles études de Pasteur, il se rallia à la pensée que la maladie reconnaît, pour cause, des germes animés. Mais il faut reconnaître que son opinion ne reposait que sur son intuition, et non sur la moindre preuve, ou la moindre expérience tentée en vue de montrer l'exactitude de son opinion.

Néanmoins, bientôt les investigateurs devaient se lancer dans la voie des recherches ; et on vit, dans l'Amérique du Sud, comme au Mexique, à Cuba, comme dans l'Amérique du Nord, de vaillants efforts tentés pour élucider ce problème encore si ardu. Des préparations anatomiques ; des échantillons de matières organiques, furent, aussi, rapportés en Europe, étudiés dans les laboratoires les plus autorisés de Paris ; et des documents sont venus s'ajouter, les uns aux autres, sans avoir encore permis, il faut bien l'avouer, l'établissement d'une opinion ferme, la formule d'une théorie suffisamment assise, pour ne pas être révoquée en doute.

Les expérimentateurs se partagèrent bientôt en groupes distincts, les uns croyant avoir trouvé un champignon amarilogène ; d'autres incriminant une algue ; d'autres un bacille ; quelques-uns niaient, la présence de germes figurés, quels qu'ils fussent ; tandis que certains d'entre eux croyaient : que le mal est fait par des ptomaïnes, produites spontanément dans l'organisme, ou bien engendrées par le microbe pathogène. La question en est là, encore aujourd'hui. On peut résumer l'état actuel de la question en disant : que nous ne sommes, jusqu'ici, qu'à la période de la production des documents ; toute théorisation est encore prématurée.

Nous allons passer, successivement, en revue les opinions qui sont venues à notre connaissance, touchant la théorie parasitaire de la fièvre jaune ; mais je dois commencer par dire qu'au moment de l'épidémie du Sénégal de 1878 à 1881, Talmy, qui avait étudié dans le laboratoire de Pasteur, alla recueillir sur les indications de notre illustre bactériologiste, du sang chez les malades et les cadavres. Or, en appliquant rigoureusement la méthode du maître, il constata l'absence absolue de micro-organisme dans ce sang; fait corroboré par les nombreuses expériences de M. Le Dantec à Cayenne en 1884 et 1885.

DOCUMENTS DE RICHARDSON ET DE JONES

Pendant l'épidémie de Philadelphie, en 1878, Richardson fit des recherches bactériologiques, à la suite desquelles, il signala une bactéridie en forme de haltère, qu'il appela *bacteria sanguinis febri flavo*. Des recherches ultérieures n'ont pas fait retrouver cette bactéridie dans le sang des individus atteints de fièvre jaune.

Jones de la Nouvelle-Orléans, examinant le sang récemment tiré d'un malade atteint de la fièvre jaune, y a trouvé des corpuscules ovales avec un noyau central semblable, en grandeur et en forme, à des corpuscules qu'il trouva dans l'eau, à travers de laquelle, il avait fait passer l'air des salles des malades atteints de typhus amaril. Il trouva aussi, les mêmes corpuscules, dans l'eau ordinaire que contenaient les vases placés dans les infirmeries. En outre, Jones trouva, dans le sang et dans les veines des individus atteints de fièvre jaune, des bactéries et des filaments ténus, auxquels il attribua un rôle pathogène. Voici, d'ailleurs, le passage du mémoire de J. Jones que je reproduis textuellement.

« Dans la fièvre jaune, le sang contient souvent de petits corpuscules doués d'un mouvement vibratile. J'ai fréquemment observé une bactérie et les filaments d'une algue déliée. Ce sang étant mis au repos, le développement des micrococoques, des bactéries et des conferves augmente. J'ai également dillué ce sang, en y ajoutant du sucre et d'autres substances, et j'ai observé le développement des organismes vivants. Si le sang frais d'un malade atteint de fièvre jaune, est injecté à un animal, il produit une fièvre qui, en règle générale, n'est point fatale. Si cependant le sang est prélevé sur un sujet mort, ou si, quoique pris sur un sujet vivant, il est abandonné quelque temps, soit deux ou trois heures, il devient rapidement fatal aux animaux même, si on l'injecte sous la peau. Ces expériences furent répétées en 1870-1873, en 1878 et en 1880-1882. Beaucoup d'animaux chez lesquels de petites quantités de sang et de vomissements noirs avaient été injectés, moururent le premier, le deuxième, le troisième, le quatrième ou le cinquième jour dans les convulsions.

Dans un cas de fièvre jaune développée à la Nouvelle-Orléans, le 8 septembre 1878, avec température élevée, ictère, anurie et vomissements noirs, le sang, prélevé le 8 septembre à 4 heures et demie du soir, le pouls battant 70 degrés

et la température axillaire étant de 40°, 4 présenta les caractères suivants :
aussitôt tiré, il prit une teinte écarlate vive, comme celui des personnes
empoisonnées par l'oxyde de carbone ou le cyanure de potassium. On examina
le sang, au point de vue de la présence de l'acide cyanhydrique, après son
transport au laboratoire, mais on ne trouva pas trace de ce poison. Sous le
microscope, les globules rouges présentaient un aspect crénelé, et on voyait de
très petits corps ovales, avec un noyau au centre, semblables comme grandeur
et comme apparence à ceux observés dans l'atmosphère d e la fièvre jaune.

« J'ai observé une bactérie, en forme de baguette et de délicats filaments, ressemblant au mycelium d'un champignon très fin. Les fines particules douées
d'un mouvement vibratile actif, observés dans les spécimens, et dans d'autres
échantillons de sang provenant de la fièvre jaune de 1878, peuvent avoir été
des exemples du mouvement brownien. Le mouvement vibratil de fines particules, peut être considéré : comme existant dans la matière organique, comme
dans l'inorganique, mais, au nombre de ces particules observées dans le sang
des malades de l'épidémie de 1878, j'incline à les rattacher, en partie du moins,
au processus pathologique de la maladie.

« Le sang fut reçu soigneusement dans une bouteille bouchée à l'émeri, et
examiné au microscope à des intervalles variés. Il y eut un accroissement rapide
et progressif des bactéries et des corpuscules rotatifs et vibratiles. Le troisième
our après son extraction et sa conservation dans la bouteille à l'émeri, le sang
était littéralement encombré de bactéries rougeâtres et de rotifères. Le sang,
subissant cette métamorphose, fut injecté, vingt-deux heures après son extraction, sous la peau de l'oreille et du dos d'un vigoureux lapin ; la mort s'ensuivit
en douze heures. La putréfaction fut rapide, et le sang coagulé qui distendait
les cavités du cœur de l'animal fut trouvé, à l'examen microscopique, contenir
des bactéries et des rotifères semblables à ceux observés dans le sang des
sujets atteints de fièvre jaune. Les quelques gouttes de sang de fièvre jaune
putride injectées sous la peau, paraissent avoir inoculé à un animal vivant
et bien portant, un poison mortel, et l'un des effets les· plus marqués de ce
sang putride fut la reproduction rapide dans le sang (vivant) de la bactérie.

« A la même époque (9 septembre 1878), j'injectai sous la peau à deux lapins,
bien portants, du sang frais d'un autre malade de fièvre jaune. Il fut injecté
environ deux heures après son extraction des vaisseaux du malade, qui souffrait
d'une fièvre violente, laquelle se termina par des vomissements noirs et
la mort. Un des animaux survécut à l'opération, tandis que l'autre mourut
quatre jours après. Le 11 septembre, à cinq heures du soir, treize heures avant
la mort, ce dernier, malade, rejeta des vomissements noirs et eut d'abondantes
évacuations par l'intestin. Le vomissement noir fut immédiatement transporté
de sa chambre à mon laboratoire, et injecté sous la peau de deux lapins vigoureux. L'irritation locale et la formation de pus au voisinage du lieu de l'injection
s'accompagna de fièvre chez les deux animaux, mais tous deux survécurent.

« D'autre part, le vomissement noir recueilli depuis quelque temps (de vingt-
quatre heures à quarante-huit heures), et émettant une odeur fétide et rempli
de bactéries — tout aussi bien que les vomissements noirs putréfiés, retirés
de l'estomac des malades après la mort par fièvre jaune — firent périr les
lapins quand on les injecta sous la peau, en douze ou dix-huit heures.

« Dans un cas de fièvre jaune, J. K., sexe masculin, âgé de trente-huit ans, allemand d'origine, pris à la Nouvelle-Orléans de fièvre jaune, à deux heures soir, le 27 août 1878, avec température élevée de 106 degrés Fahr. (41°,11 centigr.), délire intense, anurie, — le sang, pris le 29 août à neuf heures du matin (le pouls étant de 98 degrés et la température de 40°,5 centigr., ayant été la veille au soir de 41°,11 centigr.) présentait les caractères suivants : Par le repos, il avait pris une brillante couleur écarlate ; les caillots étaient petits et mous et rapidement dissous. Le sang devenait alors entièrement fluide, peu de temps après son extraction par la dissolution de la fibrine. Le sérum présenta d'abord un brillant reflet doré qui se changea vite en une teinte écarlate par la mise en liberté sur la matière colorante des globules rouges. Nombre de ces derniers présentaient, à des grossissements de 400 à 600 diamètres, un aspect crénelé et granuleux. A des grossissements plus puissants, on constatait que cet aspect crénelé était dû à des élévations irrégulières ou à des exsudations à la surface des corpuscules. Beaucoup de globules rouges et blancs, amplifiés à 1,800 diamètres, présentaient distinctement un aspect granuleux complètement incompatible avec la nature de ces corps constituants du sang normal. Ce sang contenait également des petites particules vibratiles variant de 1/10,000 à 1/13,000 de pouce de diamètre.

« Il semblerait que les bactéries fussent plus nombreuses dans le sang, a une période plus tardive. L'injection sous-cutanée de ce sang à des lapins ne produit pas de résultat fatal.

« L'urine émise par le malade, le 31 août à huit heures du matin, encore toute fraîche, était d'une légère couleur jaune et contenait une petite quantité d'albumine, avec quelques moules granuleux des tubes urinifères, des cellules épithéliales, des globules graisseux, des bactéries, et une substance granuleuse. Aussitôt arrivé à mon laboratoire, j'injectai deux grammes de cette urine fraîche (émise en ma présence) sous la peau de deux gros et vigoureux lapins.

Après l'injection, les extrémités inférieures furent paralysées pendant quelques instants ; mais ces animaux ne furent pas sensiblement affectés par l'absorption de cette urine, et survécurent à l'opération.

« Dans un cas de fièvre jaune, William Dwyer, vingt-sept ans, né en Irlande, atteint à la Nouvelle-Orléans, à huit heures du soir, le 11 septembre 1878, avec température élevée (106 degrés Farh. = 41°,11 centigr.), anurie et vomissements noirs ; le sang, pris le 14 septembre 1878, présentait l'aspect suivant : Exposé à l'air, il prit une brillante teinte écarlate. Je me rendis en hâte à mon laboratoire avec ce sang, qui avait été reçu dans un flacon bouché à l'émeri, chimiquement nettoyé et n'ayant jamais servi, et je le soumis à l'examen microscopique. Les globules rouges présentaient un aspect stellé et granuleux, comme si de petits globules se formaient sur leur membrane d'enveloppe. J'y découvris aussi des bactéries et des petits corps globulaires avec des noyaux, et des cellules rotatives et vibratiles, visiblement couronnées de cils, et toutes semblables aux corpuscules observés dans l'atmosphère de la fièvre jaune.

Le sang, lui-même, fut soumis à l'examen de trois membres du Conseil d'hygiène et au professeur Mc. Culloch, de Bâton Rouge, au professeur Ellioth, du département médical de l'Université de Louisiane, à M. Krutchnitt, consul de Prusse et à d'autres médecins, — et nulle différence ne leur parut exister entre l'observation du sang frais, ou du sang desséché au microscope, quant à l'altération de la forme des globules, à la présence des bactéries, et de corpuscules, ressemblant sous tous les points de vue à des spores. Quelques bactéries, ressemblaient d'une manière frappante au *bacillus anthracis* du sang de rate: d'autres au *spirochacte Obermeiri* de la fièvre rémittente. Les cellules, ressemblaient à celles du *micrococcus ureœ*. Les filaments déliés semblaient pareils à ceux du *cladothryx dichotoma*. Quand le sang fut abandonné au repos, dans les flacons bouchés à l'émeri, on trouva que, le premier jour, ces organismes s'étaient beaucoup multipliés. Le sang frais, injecté à des animaux vivants, ne produisit pas d'effets mortels, tandis que le sang, au bout de vingt-quatre heures, injecté de la même façon, était rapidement fatal. Des portions de sang furent placées dans des vases de verre dont l'ouverture fut soigneusement obturée avec du coton cardé. On fit avec elles les expériences suivantes :

1° *Sang pur.* — Au bout d'une semaine, tous les globules rouges ont disparu, et un nombre considérable de bactéries s'est développé, dont beaucoup ressemblent à des spermatazoïdes humains, constitués qu'ils sont par une cellule pourvue d'un prolongement caudiforme. Elles paraissent semblables au *Bacillus subtilis*, avec des spores, à une extrémité. J'ai observé également des micrococcus, des vibrions, des spirochiles et des spirilles.

Le sang de John Forbès, qui mourut de la fièvre jaune, en 1882, à la Nouvelle-Orléans, présentait les mêmes organismes après deux ou trois jours de repos, les globules colorés ayant disparu.

2° *Sang mélangé d'eau dans la proportion d'une partie de sang pour dix d'eau.* — Au bout de quelques jours, les globules rouges disparaissent, et l'on voit de nombreuses bactéries, rappelant principalement : *Bacillus anthracis, Bacterium termo, Spirillum tenue* et des micrococcus.

3° *Sang mélangé d'une solution de sucre blanc cristallisé.* — Au bout d'une semaine, une masse fongoïde, distincte d'un jaune intense, s'était formée à la surface du liquide.

Au microscope, les champignons ressemblaient à l'*aspergillus glaucus.* Les spores variaient en diamètres de 1/4,600 à 1/3,000 de pouce.

Les spores et les organes qui les supportent, les sporanges, le mycelium et les zoospores, étaient bien développés.

4° *Sang de fièvre jaune mêlé d'eau de chaux.* — Au bout d'une semaine, de nombreuses bactéries et des filaments allongés et déliés de dichotomiées s'étaient formés.

DOCUMENTS DE CAPITAN ET CHARRIN

Monard, a rapporté de l'épidémie du Sénégal, en 1881, des échantillons de sang et d'urines, qu'il examina et fit examiner par MM. Capitan et Charrin, au laboratoire de pathologie générale de la Faculté de Paris (Soc. de biologie, décembre 1881).

Dans ces échantillons, on trouva de nombreux microbes généralement mobiles, la majeure partie était constituée par des micrococci, les uns isolés, sous forme de points doubles, les autres sous forme de chapelet plus ou moins long, ou bien comme des petits bâtonnets rigides très déliés de $0^m,000$ à $0^m,005$ de diamètre, portant un sporule à chaque extrémité. La culture reproduisit des formes identiques.

THÉORIE DE DOMINGOS FREIRE

Le professeur Domingos Freire, de Rio, a formulé, depuis 1880, une théorie de la pathogénie de la fièvre jaune, qui a eu un grand retentissement, et qui a donné naissance à de nombreuses discussions. Ces discussions ne sont pas closes encore, à l'heure actuelle. Les travaux de M. Freire ont été publiés dans divers mémoires, et dans un fort volume de 1630 pages, *Doctrine microbienne de la fièvre jaune, ses inoculations préventives*, Rio, 1885 ; l'auteur a fait, aussi, plusieurs communications à l'Académie des sciences de Paris et dans divers journaux de médecine, depuis 1880 jusqu'à ce jour.

Je laisserai entièrement de côté la question de priorité, qui a pu s'agiter entre M. Freire et d'autres expérimentateurs ; c'est un détail si minime pour la science, malgré la grande importance pour l'amour-propre privé, que le lecteur n'en a que faire ; qu'il suffise de dire que M. Freire, comme les autres, a été mû par le désir de faire avancer nos connaissances sur la pathogénie, et qu'il s'est livré à cette recherche, avec une très louable ardeur. Qu'il ait précédé, ou suivi, chronologiquement, les études de tel ou tel autre observateur, la chose importe peu ; chacun a travaillé de son côté, sans être le plagiaire de son voisin.

La fièvre jaune serait due, pour M. Freire, à l'évolution, dans l'économie, d'un microbe appartenant à la classe des algues, et qu'il désigne sous le nom de *cryptococcus xantogenicus*. D'après lui, ce petit végétal pululle, à Rio, dans l'eau, dans l'air, dans la terre, surtout celle des cimetières, dans les infirmeries, et les hôpitaux, où on reçoit des malades de fièvre jaune.

Grâce à sa petitesse, ce microbe pénètre facilement dans les tissus sains des individus, infecte le sang, les humeurs, s'infiltre dans la trame interne des organes, et arrive, ainsi, à produire les désordres qui caractérisent la maladie.

Les cryptococci producteurs de la fièvre jaune, ont les formes les plus diverses. M. Freire en distingue une dizaine : sphériques, elliptiques, en forme de coupe (p. 84), piriformes (p. 79), ayant l'apparence de pommes ou d'annanas, ellipsoïdes, polyédriques, à forme de cône tronqué, plus ou moins anguleux, arrondis et granuleux à l'intérieur, sous forme de pyramide quadrangulaire, etc. Leur couleur n'est pas moins variée, car ils sont à reflets divers, irisés, gris, verts, verdâtres, jaunes pâles, clairs ou foncés, à bords obscurs avec un point brillant, à forme de points noirs, bordés de noir avec un point brillant au centre, etc. etc.; ces diverses formes répondraient, je crois, d'après l'auteur, aux divers âges du microbe, qui serait, sous forme d'un point noir, pendant son enfance, sous forme d'un organisme entouré d'une auréole obscure pendant son adolescence, enfin sous forme d'un organisme coloré en vert irisé, avec un point clair au centre, pendant son âge adulte. Leurs dimensions, ne sont pas moins variées que leur forme et leur couleur : les uns sont à peine perceptibles à un grossissement de 780 diamètres, et sont de beaucoup inférieurs à 1 μ; les autres, ont jusqu'à 10 μ et au-delà; il en est même qui sont énormes.

Leur disposition est un peu moins variable, ils sont habituellement isolés, mais cependant sont parfois agglomérés; ils sont deux à deux ou trois à trois, en chapelets, ou en couronne, etc.

Ces microbes sont : les uns, mobiles, doués de mouvements spontanés quelquefois très vifs; les autres immobiles. C'est, d'après l'auteur, les plus petits qui manifestent leur activité par des mouvements; arrivés à un certain degré de développement ils deviennent immobiles. Au moment où ils sortent d'une cellule-mère qui vient d'éclater, les spores sont inhérents aux matières visqueuses par cette cellule, et ne peuvent manifester leur mobilité.

Le processus de leur développement se fait de la façon suivante : La cellule est, d'abord très petite et mobile, devient immobile en grossissant, se remplit de granulations qui constituent des spores ou cellules filles, puis crève et répand son contenu qui consiste en spores nombreuses, constituant la matière colorante jaune, et le pigment noir. Cette production de matière jaune et de

pigment noir, est la cause de la couleur des malades, couleur
qui ne se montre jamais au début ; elle peut se montrer dans les
bouillons de culture, en vase clos, et indépendamment de toute
humeur de l'économie. La matière noire, insoluble, est produite
aussi par le microccus, en vase clos. Inutile, d'après M. Freire,
de chercher ailleurs l'explication du vomissement noir.

Leur évolution se fait très vite. le développement complet, dans
certaines circonstances favorables, a lieu assez rapidement, pour
qu'une seule spore puisse produire, en un jour, des millions d'êtres
semblables à elle ; ce qui suppose : qu'elle met moins d'une demi-
journée à évoluer (p. 282). Mais plus loin, l'auteur, dans un chapitre spécial, consacré à superposer l'évolution du microbe à la
symptomatologie attribue le calme, observé au commencement
de la deuxième période, à l'état de repos du cryptococcus, entre
le moment où il a fini de s'accroître, et celui où il va se briser
pour mettre ses spores en liberté. M. Freire semble alors attribuer,
deux ou trois jours environ, à cette période de développement.
Quoi qu'il en soit il est facile de constater la présence du
microbe dans les tumeurs et tissus des cadavres. D'après lui,
les cellules de cryptococcus ne se voient, dans les muscles et
le cerveau, que lorsqu'on triture ces organes dans un mortier.
Il n'est pas possible autrement de les constater. Les cellules du
cryptococcus se voient, aussi, très difficilement dans le sang,
à cause des globules qui les masquent. Il faut, dit-il, allonger le
liquide avec une solution pure de sulfate de soude, alors on distingue nettement les granulations.

Les cryptococcis ensemencés dans des bouillons de culture
prospèrent rapidement, et se multiplient avec la plus grande
facilité. Il est, seulement, fâcheux, que la caractéristique mor-
phologique de ces corpuscules soit si complexe ; il me semble, pour
ma part, en lisant le livre de M. Freire, que je serais embarrassé
de déclarer : qu'une culture renfermant des cellules de forme, dimensions et couleurs si variées, ne présente qu'une seule et même
espèce végétale. Mais l'auteur n'est nullement gêné par cette considération. Son microbe est absolument déterminé, il le figure avec
son polymorphisme et son polychromisme qui sont si remarquables, dans des planches luxueuses mais qui n'apportent, à mon avis,
aucun élément d'informations nouveau. Je note dans ces planches :
que les cellules les plus nettement figurées, les plus homogènes

représentent des préparations d'organismes qui avaient mis quatorze mois à évoluer (planche annexée à la page 80).

Nous avons, à grand'peine, dégagé cette exposition sommaire, des cent premières pages du livre, parce que l'auteur, c'est un fait facile à constater, que nous signalons ici, non par esprit de malveillance, mais pour excuser l'imperfection de notre analyse, est bien peu méthodique dans son exposition ; il saute d'un sujet à l'autre ; entremêlant le tout, de disgressions sur le charbon, la fébrine et le choléra des poules ; suivant plutôt, il me semble, une réminiscence fortuite, que le fil de son raisonnement.

Arrivé au quatrième chapitre de la première partie, nous lisons, avec le plus grand intérêt, le compte rendu des lésions constatées par le microscope, par un des coadjuteurs de Domingos Freire : M. Chapot Prévost. Nous avons lu ce chapitre, avec un empressement que justifieront les observations qui précèdent, désireux de retrouver : *in situ*, les organismes décrits avec tant de détails par l'auteur. Voici l'analyse de ce chapitre, qui me paraît très bien exposé.

I. — *Sang.* — Globules rouges déformés ; globules blancs remplis *de granulations protéiques* ; cellules graisseuses ; cellules épithéliales. Grande quantité de petits organismes, réunis : deux à deux, trois à trois, et qui sont isolés ou accolés aux globules et aux cellules épithéliales. Ces petits orgnanismes ne sont pas autrement décrits.

II. — *Matière de l'estomac.* — Quantité innombrable de petits organismes, dans les trois états de développement, de bris de cellules, de couleur noire. Quelquefois globules sanguins.

III. — *Bile.* — Cellules épithéliales, globules de graisse et difficilement appréciables, des micrococci.

IV. — *Urine.* — Mucus, cellules épithéliales appartenant aux voies urinaires (bassinet, uretère, vessie), cylindre, colloïde et granuleux, micrococci très nombreux.

V. — *Liquide céphalo-rachidien.* — Globules de sang, leucocytes, débris de cellules, *microorganismes*, en quantité considérable.

VI. — *Produits de râclage de la surface de section des principaux viscères, et de quelques organes.* — En râclant les surfaces des organes, on trouve toujours des cellules, des débris de cellules, des surfaces râclées, et, principalement, une quantité innom-

brables de *microorganismes;* surtout dans le produit de râclage
des muscles, qui est riche en graisse, comme l'est, aussi, et principalement, le foie.

Les préparations d'organes, montrent différentes lésions intéressantes, que j'omets, ne m'attachant à rechercher, ici, que la
preuve du cryptococcus : *in situ*. Mais à ma grande surprise, il
n'est décrit ni figuré nulle part, ni dans les préparations du
poumon (page 97), ni dans les préparations du péricarde, du
cœur, des gros vaisseaux et de la rate (*loc. cit.*), ni dans les
organes qui constituent l'appareil digestif, pharynx, estomac,
foie, reins (page 100), ni dans les centres nerveux, cerveau,
bulbe et moëlle. Ainsi donc, chose remarquable, les liquides
abondent en microorganismes ; et dans les tissus, il n'en est pas
fait mention. On a dû remarquer, d'ailleurs, que M. Domingos
Freire, lui-même, déclarait qu'il était difficile de constater le
microbe, dans les muscles et le cerveau, sans essayer, au préalable, de délayer le produit de trituration.

En résumé, dans la première partie, nous pouvons constater
des affirmations très nettes, mais des descriptions extrêmement
vagues de l'objet de ces affirmations. Bien plus, l'objet de ces
affirmations se trouve partout, même dans l'eau pure (page 68),
dans l'air, dans la terre, sur les parois des murs. Ce microorganisme, décrit dans les liquides seulement, n'est pas visible dans
les préparations de M. Prévot-Chapoteau, n'est pas figuré dans
les belles planches d'anatomie microscopique de Philidory, an-
nexées au volume. On voit donc : que les affirmations du docteur Domingos Freire prêtent à une objection capitale. Nous
n'entrerons pas dans la discussion des autres livres, car si le
premier manque de base, les autres n'ont plus de valeur. Il est
possible, que le microorganisme de la fièvre jaune, soit réellement figuré et décrit, dans la quantité des éléments décrits et
variés ; mais la question est de savoir : lequel de ces éléments est
le bon, et même, s'il y a un élément spécifique.

Domingos Freire, devait naturellement faire une étude approfondie du vomissement noir. Il dit avoir trouvé le micrococcus
xantogenicus, en extrême abondance, dans son contenu ; ce mic-
crocoque serait là, sous forme de cellules arrondies, de couleur
cendrée, a côté des masses de pigment jaunâtre, ainsi que de
grands corpuscules noirs. En revanche, dans ce vomissement

noir, que l'universalité des médecins et des malades, ont considéré, jusqu'ici, comme un produit éminemment sanguin, Freire affirme, qu'il n'y a pas un seul globule sain ou altéré, et qu'il n'y a que des microcoques, à l'exclusion des éléments du sang.

Le Dantec, qui a critiqué les travaux de Freire, avec une grande lucidité, pense : que le professeur de Rio, a pris, pour des cryptoccoci désagrégés, des hématies à divers degrés d'altérations, ce qui est, en somme, la contre-partie absolue de son opinion.

Notons dans le livre de Domingos Freire (page 12), quelque chose d'assurément très étrange. Le vomissement noir, traité par l'éther, se sépare en deux parties : une insoluble, et une soluble dans ce menstrue. Le liquide éthéré, exhale une odeur putride très prononcée, semblable à celle qu'exhalent les personnes gravement malades de la fièvre jaune. Ce liquide mis à évaporer, puis examiné au microscope, présente: des *cellules arrondies*, couleur cendre, bordées d'un anneau noir, les unes très petites jouissant de mouvements spontanés, d'autres *grandes* et *immobiles*. L'auteur explique que ces cellules ont dû passer, à l'état de germe, avec l'éther à travers le filtre, et y proliférer (page 13, ligne 6). Ainsi donc, les cryptococcus vivent: dans l'eau, dans l'air, dans la terre, dans le sang, les tissus, etc., et jusque dans l'éther sulfurique. Non seulement ils y vivent, mais encore ils y prolifèrent.

Lorsque M. Freire présenta ses études à l'Académie de Rio, le docteur Goès prit la parole, pour faire la critique de la théorie, et attaqua ses procédés de culture, comme les déductions, touchant les formes multiples et changeantes de son cryptococcus.

Le Dantec a dit: que le procédé du professeur de Rio est défectueux ; et que le Xantoptomaïne, qu'il a cru trouver, n'est, en somme, que de la matière grasse dissoute dans l'éther.

Domingos Freire a fait des inoculations avec des cultures du microbe de la fièvre jaune, et les résultats qu'il donnait en 1884, étaient vraiment très remarquablement heureux. C'était au point, que : quelle que fut l'opinion qu'on pût avoir sur la théorie, on était en droit d'espérer, qu'on était désormais en possession d'un véritable vaccin, contre la fièvre jaune. Mais malheureusement, les résultats ultérieurs, n'ont pas été aussi heureux; et depuis cinq ans, l'efficacité de cette vaccination de Domingos Freire, ne s'est pas affirmée, soit à Rio; soit, dans les autres pays à fièvre jaune. C'est là, je le crois bien, la preuve de son impuissance réelle.

En somme, si je ne me trompe, M. Domingos Freire a été, comme tant d'autres observateurs, trompé par la quantité prodigieuse de microorganismes qui envahissent les préparations des micrographes, surtout dans les pays chauds, lorsque les procédés d'investigations ne sont pas très rigoureusement exacts ; et n'exemptent pas absolument la lamelle micrographiques de leurs atteintes. Quant aux espérances fondées sur les vaccinations amariles, elles ont, malheureusement, été controuvées par le temps, jusqu'ici.

THÉORIE DE LACERDA

Le docteur Lacerda (*Gazeta das notitias de Rio-Janeiro,* 1883 ; *Gaz. Hop.*, 1883, p. 821) a affirmé que le poison amaril, est un organisme végétal, de la classe des champignons polymorphes qu'il a trouvé dans les viscères et les liquides des individus morts de fièvre jaune. Voici la description qu'il en donne. Je l'emprunte à la traduction du docteur Fort, qui a d'ailleurs eu soin de discuter la chose, si bien, dans divers renvois mis au bord des pages, que je n'ai rien de plus à ajouter. (*Gaz, Hop. loc. cit*).

Le champignon, *cogumello*, qui se rencontre en abondance dans tous les viscères et les humeurs des sujets qui succombent à la fièvre jaune, offre, dans la complète évolution deux formes bien distinctes. La première, transitoire, est constituée par un *tube mycélial*, simple, non ramifié, commençant par un filament translucide, très ténu, d'où sortent, à une certaine période de son développement, de petites cellules acuminées, d'aspect argentin, et réunies toutes au sommet du mycelium, tantôt sur ses côtés, et souvent sur ces deux points, en même temps. Ce mycelium est éphémère, une fois que ces cellules pointues ont acquis un certain volume, elles se séparent du mycélium, quelquefois isolément, mais presque toujours en faisceaux.

Leur développement est continu ; un pédicule basilaire les unit entre elles, et il se forme peu à peu, dans leur intérieur, un protaplasma granuleux, jaunâtre, mais prenant franchement plus tard une couleur dorée.

Arrivés à un certain degré de développement, la couleur du protaplasma s'accentue, et il se forme dans son intérieur des petits corpuscules arrondis et réfringents : ce sont les *spores*. Ces cellules sont de vrais *sporanges*, dans le langage des mycologistes. Une fois remplies de spores, elles éclatent, rejettent leur contenu et deviennent translucides. La coloration du protoplasma, de même que celles des spores, offre des nuances diverses depuis le jaune d'or jusqu'au noir. Là se termine la phase transitoire, suivie d'une autre non moins caractéristique. Les cellules pointues prenant un énorme développement, au point d'occuper tout le champ du microscope, s'entrelacent et se superposent, formant un substratum membraneux avec leur protoplasma granuleux encore inclus (traduction fidèle mot à mot).

Des granulations de ce protoplasma et des spores, naissent de petits filaments droits, quelquefois rompus au sommet; filaments, dont les extrémités lisses présentent de petits organes, probablement des *sporules*, d'une couleur vert sombre. Dans cette phase de son évolution, le champignon acquiert un aspect floconneux très caractéristique.

Quelquefois on rencontre, mêlés aux vieilles sporanges de la première phase, de nombreux fragments de mycélium unitubulé.

A la fin, les sporules, comme les filaments stylospores, prennent une coloration de plus en plus chargée, perdent leur forme primitive, et finissent par former des masses entièrement noires comme du charbon. A côté des stylospores, on rencontre souvent des filaments allongés, pointus, qui paraissent être des stylospores avortés, ou tout autre organe de fécondation.

Toutes ces formes, que nous venons de décrire succinctement, se rencontrent abondamment dans la bile, dans la matière des vomissements, dans le foie, dans les reins, dans le cerveau, etc.

La couleur brune ou complètement noire des vomissements, est liée aux changements de couleur du champignon, selon que celui-ci se trouve dans une phase plus ou moins avancée de son évolution dans l'estomac du malade. Nous dirons la même chose de la bile, du foie, etc. (textuel)[1].

Il suffit de prendre une goutte de ces liquides du cadavre, pour y constater la présence d'une énorme quantité de champignons à divers degrés de développement.

Il est à supposer encore, mais les preuves de notre supposition pourront être fournies seulement plus tard, que le champignon fait son entrée dans l'organisme humain par les voies digestives.

De là il passe dans le foie, s'y loge et trouble les conditions anatomiques et fonctionnelles de cet organe. Là le sang s'empare des spores et des autres parties du végétal et les transporte au loin dans les autres viscères[2]. Les reins

---

[1] Il n'est pas admissible que la couleur des vomissements soit produite par le champignon. Ces vomissements noirs coïncident avec d'autres hémorragies, épistaxis, etc. De tout temps, on a remarqué que les vomissements de sang sont noirs, à cause de l'action du suc gastrique, ainsi qu'on le voit dans l'hématémèse soit idropathique, soit symptomatique Si les champignons donnaient la couleur noire aux vomissements, tous les malades auraient des vomissements noirs et ce qui n'est pas.

[2] La voie d'absorption la plus probable, parce qu'elle est la plus continue et qu'elle fonctionne de la même manière dans toutes les classes de la société, est la voie respiratoire. S'il en était autrement, on pourrait se préserver de la fièvre jaune par un raffinement de cuisine, par le choix de l'alimentation, par la manière de conserver les aliments. Or, il est à remarquer: que la fièvre jaune n'affecte pas seulement les pauvres, mais les individus de toutes classes, quelque soin qu'ils prennent de leur nourriture. Du reste, la plupart des agents, qui produisent l'évolution des maladies infectieuses, pénètrent par les voies respiratoires.

envahis dès le commencement deviennent, plus tard, inaptes à exercer leur fonction dépurative, et alors se produit l'anurie, sous l'influence des nombreux infarctus intra-rénaux.

Il ne faut pas compter seulement avec l'action mécanique du végétal, il doit agir à la manière d'un ferment, comme d'autres organismes végétaux analogues. La décomposition du sang, source d'abondantes hémorrhagies, doit être attribuée à l'action du ferment.

Pour moi, tout ceci est plausible, et parfaitement d'accord avec mes observations actuelles. Mais, comme une conviction ne s'impose qu'après des expériences nombreuses et irrécusables, j'espère les donner d'ici à peu de temps, grâce aux cultures du petit végétal et aux inoculations de ce végétal aux animaux [1]. (*Gap. Hop.* 1883, *p.* 821).

THÉORIES DE M. CARMONA Y VALLE

M. Carmona y Valle, professeur à la Faculté de médecine de Mexico, a formulé successivement deux théories, au sujet de la pathogénie de la fièvre jaune. Dans la première, il pense que le microbe de la fièvre jaune serait le *peronospora lutea*, champignon de l'ordre des oomycètes ou oosporés et de la famille des péronosporés.

Dans la seconde théorie de M. Carmona, ce n'est pas un champignon, mais un bacille qu'il faut incriminer.

---

[1] Encore un point inadmissible, à moins de penser que le rein ne soit dans sa totalité le siège d'un immense infarctus, ce qui ne peut être. Dans tous les cas d'infarctus la partie du rein attaquée, ne fonctionne pas, il est vrai, mais les autres portions continuent à secréter de l'urine. Le rein est le même dans toutes ses parties, et tant qu'une portion reste saine, elle fabrique de l'urine.

[2] On voit dans les notes qui accompagnent cette traduction, que l'auteur a été victime d'une illusion. Sa théorie n'est d'accord ni avec les données actuelles de la physiologie, ni avec celles de l'histologie. La cause de la fièvre jaune est à trouver, et s'il y a un microbe, ce qui est probable, il n'est pas encore connu.

[3] L'hôpital de Jurujuba est un hôpital destiné aux malades de fièvre jaune. A Rio, cette année (1883), les décès de l'hôpital n'ont pas été signalés dans le bulletin de la mortalité. C'est pourquoi le chiffre de la mortalité du bulletin est très inférieur au chiffre réel qui était journellement quatre fois plus fort (note du traducteur).

[4] On se demande pourquoi l'auteur de cette note n'a pas examiné les humeurs et les viscères frais, au lieu de les faire macérer et de s'exposer à prendre des moisissures pour un champignon parasite. Comment admettre la présence d'un champignon dans la bile et dans l'urine, à moins qu'il ne s'agisse d'une génération spontanée. Les lois de l'anatomie, de la physiologie et de l'histologie sont contraires à la possibilité du passage d'un champignon dans la bile et dans l'urine. Aucun élément solide ne peut passer des vaisseaux du rein dans l'urine, à moins de lésion profonde du rein. Aucun élément solide ne peut passer des vaisseaux du foie dans le liquide biliaire (note du traducteur).

PREMIÈRE THÉORIE DE M. CARMONA

Le professeur Carmona y Valle, de Mexico, a d'abord pensé que l'agent pathogène de la fièvre jaune était un champignon de l'ordre des oosporés et du genre peronospora, *peronospora lutea* qui possédait une génération alternante assez compliquée que voici :

Ce peronospora passerait par trois phases successives de développement. D'abord, il serait constitué par des granulations élémentaires ou zoospores, véritables germes qui se transformeraient, ensuite, en cellules jaunâtres ou spores, et enfin arriveraient à l'état de grosses cellules, en forme de sacs, véritables sacs zoosporangiaux.

« J'ai exposé, plusieurs fois, à l'évaporation spontanée, différentes urines provenant de malades du vomito negro. Lorsque l'évaporation était complète, et que le résidu pouvait déjà se réduire en poussière, j'ai déposé sur un verre porte-objet, une goutte d'eau distillée, dans laquelle j'avais mis une très-petite quantité du résidu des urines en question, et j'ai constamment aperçu : des milliers et des milliers de granulations de la fièvre jaune, avec leur activité et leur mouvement caractéristiques, bien que quelques-unes fussent réunies par pelotons (Carmona y Valle, *Leçons*, etc., p. 81). »

M. Le Dantec, a réduit, à néant, ces conclusions, en montrant que Carmona n'avait vu, que des granulations quelconques, douées du mouvement brownien, et non de véritables microorganismes ; et il se base, précisément, sur l'aveu de M. Carmona touchant l'impossibilité de colorer ces granulations, ou d'arrêter leurs mouvements, par les anti-septiques, pour montrer qu'en réalité, ce ne sont pas des microorganismes. « J'ai soumis des zoospores à l'action du violet de méthyle, pendant un temps plus ou moins long (de 1 à 36 heures), et je n'ai pu obtenir leur coloration. Les zoospores avaient leurs mouvements libres, dans les solutions, et conservaient leur coloration normale (*loc. cit.* p. 193). »

« Nous pouvons déjà annoncer : que les moyens préconisés jusqu'à ce jour, sont entièrement inutiles, ni les températures de 110 à 120, ni l'usage de chlorure de zinc, ni l'acide phénique, ni le sulfate de cuivre, ni les fumigations d'acide sulfureux, ne peuvent s'opposer à la marche envahissante du vomito noir (p. 220). Ce n'est que dans l'alcool et les hypochlorites, ajoute-t-il, qu'ils perdent leurs mouvements. Or, ces affirmations montrent péremptoirement, que ces corpuscules ne sont pas des microorganismes ; et précisément le soin qu'a mis Carmona à spécifier leurs caractères biologiques, prouve qu'ils ne sont pas vivants. »

Carmona a essayé de cultiver le microorganisme qu'il considère comme amarilogène ; mais, ayant procédé à l'air libre, dans un verre contenant de l'eau sucrée et de la cendre, il n'a réussi qu'à trouver des moisissures de l'atmosphère, entre autres : une variété d'aspergillus et une variété de penicillium.

Disons, en passant, à titre de digression, que M. Carmona a proposé, de se servir du résidu urinaire (1 ou 2 centigrammes pour 1 gramme d'eau distillée), pour faire des injections préventives contre la fièvre jaune ; mais qu'il semble n'avoir pas obtenu de bien excellents résultats, car il a modifié son procédé, et tend, je crois, à l'abandonner.

A la suite des recherches ultérieures à la publication de son livre, Carmona y Valle, a renoncé à sa première opinion, ayant reconnu qu'il avait été trompé par de fausses apparences, et des imperfections de technique, qui l'avaient abusé.

DEUXIÈME THÉORIE DE M. CARMONA

Les microorganismes, que Carmona avait trouvé jadis dans les urines, et considéré comme des zoospores de son champignon amarilogène, sont, pour lui, aujourd'hui, les germes de son bacille.

Ces zoospores, comme il les appelle encore, résistent à la putréfaction, de sorte qu'ils conservent leur activité, même après que l'urine s'est évaporée et que son résidu s'est desséché. Carmona se base, même, sur cette propriété, pour penser que le moyen de se procurer une culture amarile pure, c'est de laisser putréfier et évaporer l'urine, puis de semer un peu de son résidu dans du bouillon.

Pour Carmona, le germe amaril contenu, ainsi, dans l'urine, a trois modes de reproductions que voici : 1° Si on sème un peu de résidu d'urine amarile, dans du bouillon épaissi par de la gélatine, on voit, au bout de quelques jours, des spores sem-

blables à ceux que l'urine contenait précédemment. On a,
ainsi, des colonies de microcoques qui, ensemencées à nouveau,
reproduisent toujours les mêmes organismes.

2° Si, au contraire, on sème le résidu dans un bouillon plus
léger et moins visqueux, les zoospores produisent des bacilles,
en même temps que des microcoques ; bacilles, qui ont deux,
trois et rarement quatre points réfringents, qui deviendront de
nouveau zoospores, de sorte qu'il y a là un second mode de reproduction, alternante, cette fois, puisque le zoospore produit le
bacille qui, à son tour, produit la spore.

3° Enfin, dans certaines cultures, on constate sur le champ
du microscope, un amas de filaments à double contour qu'on
croirait, à première vue, être du mycélium ; mais en y regardant de plus près, on voit que dans les points où la masse est
plus claire et les filaments plus écartés, il y a une ramification
dichotomique latérale de ces filaments, chaque branche formant un angle aigu avec celle qui lui a donné naissance, et
se ramifiant à son tour. Ces tubes mycéliens ne sont pas unicel-
lulaires, chaque filament est segmenté ; et c'est d'une saillie latérale d'un de ces segments, que part la branche secondaire.
Carmona appelle ces colonies de bacilles ramifiés : des cladothrix. Dans les divers segments, on trouve deux, trois ou quatre
points réfringents, qui reproduisent, à leur tour, par la culture,
les premiers microcoques. Carmona ajoute : qu'en outre de la
segmentation précitée, le cladothrix se segmente, aussi dans,
le sens transversal.

Les cultures du sang, de la sueur, du foie, produisent les
mêmes résultats que celles de l'urine, d'après Carmona, qui dit:
avoir retrouvé les mêmes microorganismes dans les résidus
venus, soit de la côte du Pacifique, soit des sables de l'Amérique du sud.

La zoospore amarile a pour caractère, d'après Carmona,
d'être très mobile et d'une vitalité très-résistante ; en effet, elle
survit à la putréfaction et à la dessication, ainsi qu'à une température, soit de — 20, soit de + 140 centigrades. — La solution
aqueuse d'hématoxyline la colore en bleu et l'immobilise, tandis
que. tout en colorant de la même manière les cocci, elle ne les
immobilise pas. Cette zoospore amarile se développe très bien
dans les solutions de potasse, même celles de cyanure de potas-

sium, de sorte que les liquides de l'organisme humain constituent un excellent milieu pour elle. Dans les solutions de potasse, cette zoospore grandit, se gonfle d'un liquide jaune-rougeâtre, qui s'échappe par rupture, et la laisse, vide et ratatinée. C'est ce liquide que Carmona appelle l'ictéroïdine, qui va pénétrer dans le sang et les autres liquides, et colorer les tissus en jaune. Cette ictéroïdine, insoluble dans l'alcool, l'éther, le chloroforme, le bromure d'éthyle, est entièrement soluble dans l'eau ; elle offre, au microscope, un reflet brillant, très analogue au reflet de la graisse.

Je ne connais pas encore de réfutation de cette dernière théorie de Carmona, mais il me semble qu'elle ne tardera pas à se produire. On pourra, je crois, accumuler, contre elle, sans peine de nombreuses objections, car le fait de la putréfaction à l'air libre de l'urine destinée à la culture, semble devoir, *a priori*, entacher de nullité tous les résultats qu'a pu obtenir le savant professeur de Mexico.

THÉORIES DE M. PAUL GIBIER

En 1884, lorsque Domingos Freire vint à Paris, il se mit en relations avec M. Paul Gibier, et ils firent en commun des recherches qui aboutirent à deux communications à l'Académie des sciences (novembre 1884 et mars 1887). Dans ces deux communications, M. Gibier partageait la manière de voir de M. Freire. Mais peu après, ayant été envoyé en mission scientifique, à la Havane, M. Gibier modifia ses opinions, et dans une note à l'Académie des sciences de Paris (22 janvier 1887), il dit :

« *Résultats obtenus.* — Je dois avouer ici, quoi qu'il m'en coûte, que mes résultats viennent contredire, d'une manière absolue, les faits avancés par M. Domingos Freire, dont j'ai le regret, en même temps que le devoir, de me séparer.

« Le *sang.* — Sur un grand nombre de préparations fraîches ou colorées, il m'a été impossible de constater la présence de microorganismes. Les cultures, tentées un grand nombre de fois, sont demeurées stériles.

« L'*urine*, traitée de la même manière que le sang, a constamment montré un résultat négatif [1].

[1] Dans le premier cas qu'il m'a été donné d'examiner, j'avais cru reconnaître un microcoque analogue à celui que M. D. Freire croit avoir vu dans l'urine et les humeurs ;

« Le liquide péricardique, la bile, pas plus que le sang et l'urine, ne contenaient de microorganismes. J'ai constaté que, même dans les cas les plus graves que j'ai vus, le sang examiné au microcospe ne présentait pas de trace appréciable d'altération dans ses éléments.

« Les nombreuses coupes que j'ai faites dans différents viscères, sauf l'intes-testin, ne m'ont pas davantage montré la présence des microbes.

» En présence de ces résultats négatifs, mon attention se porta vers l'appareil digestif. Dans la fièvre jaune, en effet, le vomissement noir est un symptôme tellement capital que, dans le langage extra-scientifique, la maladie n'est désignée la plupart du temps que sous le nom de *vomito*. L'examen et l'analyse bactériologiques des matières vomies et du contenu de l'intestin m'ont fait voir une quantité prodigieuse et une foule d'espèces de microbes de toutes formes, et ce n'a pas été un mince labeur que d'isoler ces organismes les uns des autres. Je me propose de revenir prochainement sur ce point.

« *Expériences sur les animaux.* — I. J'ai injecté dans l'estomac d'un jeune cobaye 5ᶜᶜ de matière noire, et l'animal est mort au bout de *quatre minutes*, intoxiqué par le poison que renferme cette matière, poison sécrété par les organismes qui pullulent dans le tube digestif. — II. Un gros cobaye, qui a reçu la même dose, après avoir été très malade, s'est remis en quelques heures. — III. Un cobaye jeune qui ne reçut en injection stomacale que 1ᶜᶜ n'a pas paru s'en ressentir. Dans ces cas, la matière noire s'est comportée comme une substance toxique.

« J'ai isolé du contenu noir, de l'intestin, par un procédé particulier, un microorganisme dont la culture déposait, en moins de vingt-quatre heures, dans certaines conditions, d'épais flocons et une poussière noire. Les parois des ballons de culture sont noircies, ainsi que le pourtour du bouchage à l'émeri, par les *excreta* des microbes et la coloration noire ne disparaît pas par le lavage dans de l'eau acidulée avec l'acide nitrique ou de l'acide sulfurique. L'acide chlorhydrique pur la détruit. Les inscriptions au crayon rouge d'aniline des flacons placés dans la même étuve sont noircies par le gaz émanant des cultures. J'ai inoculé une goutte de la culture de ces organismes, dans l'intestin grêle des cobayes, qui sont morts au bout de douze à seize heures, avec l'intestin extrêmement congestionné et renfermant une matière noirâtre et sanguinolente. Les expériences se continuent.

« Ces organismes sont-ils les auteurs de la coloration des matières, vomies ou contenues dans l'intestin des malades ? sont-ils pathogènes du *vomito negro*? C'est ce que j'examinerai dans une prochaine communication.

« Bien que mes recherches soient encore incomplètes, elles me portent néanmoins à émettre cette opinion : « que *la fièvre jaune n'est pas une fièvre* dans le sens donné à ce nom, mais un empoisonnement produit par une fermentation

mais, après un examen méthodique, j'ai dû renoncer à cette opinion : le micrococque en question n'était qu'une granulation organique quelconque.

Les cultures sur plaques, préparées comme il est dit plus haut (avec 1ᶜᶜ d'urine pris dans le fond d'un long tube fermé avec du coton flambé ,comme le tube lui-même, et où l'urine avait déposé pendant une heure, ce qui aurait dû couvrir la première plaque de colonies, si l'urine eût contenu des microbes), n'ont donné aucun résultat.

spécifique, se passant uniquement dans l'intestin. La fièvre ne serait qu'un
épiphénomène, commun à la plupart des empoisonnements aigus. Il en est de
même de l'albuminurie. »

Dans les comptes rendus de l'Académie de médecine (séance
du 24 juillet 1888) jai trouvé une communication de M. Gibier
qui paraît résumer son opinion d'une manière définitive ; en voici
le sommaire (*Gaz. Hòp.*, du 26 juillet 1888, p. 790).

Étiologie et traitement de la fièvre jaune. — M. Gibier rappelle avoir
présenté à l'Académie des sciences, le résultat de recherches qu'il a faites à la
Havane sur la fièvre jaune. Dans la présente communication, il se propose de
faire un résumé d'ensemble de ces recherches qu'il a complétée depuis lors.

1º Dans le sang, l'urine, la bile, la sérosité péricardique et les viscères (sauf
le tube digestif) des sujets morts de la fièvre jaune, on ne trouve, dans la
grande majorité des cas, aucun microorganisme. A tel point qu'il est juste
de se demander, dans les cas rares où l'on rencontre des microbes, s'il ne
se sont pas introduits accidentellement dans les cellules, d'autant mieux que,
dans ces circonstances exceptionnelles, ils sont d'espèces variables. Cependant,
on peut admettre comme possible leur entrée fortuite dans la circulation à la
suite des lésions intestinales ;

2º L'intestin des sujets atteints de fièvre jaune contient une matière noire,
ou foncée, plus ou moins abondante et toxique, ainsi que le démontrent les
expériences de M. Gibier ;

3º De la matière noire prise dans l'intestin, il a isolé un bacille qui semble
jouer un rôle important dans la coloration de cette substance, sinon dans la
pathogénie de la fièvre jaune. Ce microbe noircit les corps en présence
desquels il se développe. C'est un bacille tantôt droit et court, tantôt un peu
plus allongé et courbe. Il liquéfie la gélatine. L'inoculation d'une petite quantité
de son liquide de culture dans l'intestin des animaux (cobayes, chiens) provoque des accidents graves et même la mort avec formation dans l'intestin
d'une matière analogue à celle qu'on observe chez l'homme qui succombe à la
fièvre jaune. Les autres caractères de ce microbe sont les suivants :

Les cultures exhalent une odeur *sui generis* semblable à celle des vomissements noirs.

Une température de 60 degrés centigrades le détruit en dix minutes : un
froid de 10 degrés au-dessous de zéro, soutenu pendant une heure ne le tue pas.

La dessication, à l'air libre et à l'ombre, le fait périr en vingt-quatre heures.
Il se cultive bien dans l'eau de mer, et vit au moins six mois, en contact avec
des microbes vulgaires.

Une température supérieure à 20 degrés est nécessaire à son développement.
Il ne paraît pas produire les spores. La forme allongée et onduleuse qu'il
prend dans les cultures anciennes pourrait le faire ranger dans la classe des
spirilles.

Si ce bacille est bien celui qui détermine les accidents du *vomito negro*, les caractères qui précèdent donneraient l'explication de ce fait, que la fièvre jaune ne s'observe pas endémiquement ailleurs que dans un certain nombre de ports de mer des pays chauds dont la vase renferme le germe d'une maladie pour ainsi dire inconnue à une très faible distance dans l'intérieur des terres.

4° La présence constante dans l'intestin d'une matière plus ou moins abondante toxique ; l'apparition précoce d'accidents gastro-intestinaux (vomissements, douleurs épigastriques, etc.) qui persistent ordinairement pendant toute la durée de la maladie ; le début brusque des accidents, l'absence de microbes dans le sang et dans les viscères autres que l'intestin, sont autant de caractères qui militent en faveur d'une théorie intestinale de la fièvre jaune,

Et si cette théorie est d'accord avec les faits, le traitement, que M. Gibier a indiqué dans une conférence aux médecins de la Havane (purgatifs répétés et désinfectants intestinaux), devra facilement avoir raison de la maladie qu'il est destiné à combattre.

Inversement : si un cas grave de l'hôpital civil de la Havane auquel ce traitement a été appliqué avec succès, ne reste pas isolé, la théorie intestinale de la fièvre jaune pourra être considérée comme établie : *naturam morborum ostendunt curationes.*

DOCUMENTS DE MM. CORNIL ET BABÈS

Dans leur remarquable livre sur les bactéries (2ᵉ édition, p. 123). MM. Cornil et Babès, disent avoir trouvé, sur des pièces anatomiques, provenant de sujets morts de fièvre jaune en Amérique, de longues chaînettes de microbes, qui remplissaient certains vaisseaux distendus du rein et du foie. Ces vaisseaux étaient le centre d'îlots inflammatoires. Le diamètre des micro-coques de ces chaînettes est de 0 μ, 6 à 0 μ, 7.

Plus loin, à la page 528 du même livre, les mêmes auteurs ajoutent : « Depuis ces recherches nous avons eu l'occasion d'examiner plusieurs séries de pièces de fièvre jaune : 1° Le foie et le rein de deux individus morts de cette maladie, recueillis par le Dʳ Alvarez, et qui ont été examinés au Laboratoire d'anatomie pathologique de la Faculté de Paris, sans qu'on put y trouver des bactéries ; 2° les pièces de trois cas de fièvre jaune, dont Koch a bien voulu confier l'examen à l'un de nous. Dans ces trois derniers faits, malgré la recherche la plus scrupuleuse et malgré les conseils de Koch, il a été impossible de trouver des chaînettes dans le cerveau, les reins, le foie, la rate. On doit donc supposer, que dans la fièvre jaune, comme dans d'autres maladies infectieuses, on ne trouve des microbes dans les organes parenchymateux, que dans certains cas, et non dans tous. La question de savoir, si ces microorganismes constituent réellement la cause de la maladie ou simplement une complication, n'est par conséquent pas résolue. »

THÉORIE DE CARLOS FINLAY

Le Dr Finlay de la Havane, a fait depuis nombre d'années, des recherches extrêmement intéressantes sur la fièvre jaune; il est arrivé, à une théorisation vraiment très frappante pour l'esprit, au premier abord.

J'ai indiqué déjà, dans le chapitre consacré à l'étiologie de la maladie, qu'en 1882, le Dr Finlay a signalé : que le moustique pouvait être considéré comme un agent de transmission de la maladie. Depuis, il a continué ses études sur ce point, et après avoir longuement médité, discuté dans son esprit, expérimenté au lit du malade ou dans le Laboratoire, il a formulé son opinion d'une manière très précise.

D'ailleurs, pour mieux fixer les idées, reproduisons les conclusions de l'important travail qu'il a publié récemment (*Fièvre amarile expérimentale comparée à la fièvre amarile naturelle dans ses formes bénignes*, Habana, 1884), en les accompagnant de quelques indications et appréciations personnelles; après avoir indiqué, comme point fondamental, que pour Finlay, la fièvre jaune est: une maladie infectieuse, transmissible, contagieuse et inoculable.

1° La fièvre jaune naturelle est inoculable pendant les troisième, quatrième, cinquième et sixième jours de son évolution habituelle, par la piqûre du moustique ;

2° La maladie est peut-être déjà transmissible, par le moyen indiqué pendant les deux premiers jours, et après le sixième de son évolution, quelle que soit l'intensité des symptômes de cette période ultime ;

3° La durée de l'incubation de la fièvre amarile expérimentale subit les mêmes variations que celle de la fièvre amarile naturelle, c'est-à-dire de 5 à 17 ou 21 jours ;

4° La durée et l'intensité de la fièvre produite par l'inoculation du moustique morbifère paraît être en relation avec le nombre des piqûres, et la quantité de matières inoculables portées par l'aiguillon de l'insecte ;

5° L'inoculation par une ou deux piqûres de moustique n'a déterminé dans aucun cas d'autres phénomènes morbides que ceux de la fièvre amarile naturelle légère ;

6° Les résultats obtenus dans ces cas autorisent à considérer l'inoculation de la fièvre amarile, par une ou deux piqûres de moustique, comme un moyen plausible d'acquérir, sans danger, l'immunité contre les formes graves de la maladie, à ceux qui sont exposés à l'infection dans les foyers épidémiques ;

Cette appréciation est fondée : sur ce que l'intensité des paroxysmes fébriles fut plus prononcé dans le cas où l'innoculation avait été faite par des piqûres successives, ou bien avec une seule piqûre émanant d'un moustique qui s'était contaminé sur deux malades distincts; tandis, en revanche, que la manifestation la plus atténuée fut obtenue avec la piqûre d'un moustique dont l'aiguillon s'était chargé une seule fois dans les tissus d'un malade, et avait ainsi perdu déjà une partie de sa virulence, en piquant une personne saine non susceptible de contracter la fièvre jaune, avant de faire piquer celle qu'on voulait inoculer;

7° Du fait de l'inoculabilité de la fièvre amarile par les piqûres de moustique, découle la nécessité de préserver les malades atteints de la maladie, contre les atteintes de ces moustiques, afin d'éviter les chances de propagation par cette voie.

Le docteur Finlay, est arrivé aux conclusions précitées, par une série d'expérimentations très bien conduites ; et à la date du 17 juillet 1884 il m'écrivait : qu'il avait fait 27 inoculations de fièvre jaune sur vingt individus en réceptivité de la maladie. Or, sur ces vingt individus, dix-neuf, eurent de ce fait, une atteinte amarile légère; et n'ont pas été malades depuis, bien que séjournant dans un pays où régnait la maladie, de sorte qu'on peut les considérer comme probablement garantis par l'inoculation.

Le vingtième subit une inoculation, sans avoir éprouvé aucune réaction morbide, puis dix mois après, il fut atteint par une fièvre jaune grave, dont il guérit cependant; de sorte qu'ont peut, aussi bien, le considérer comme un cas discordant, que, comme un de ces faits si souvent observés pour les autres maladies infectieuses; faits, dans lesquels, le malade n'était pas en réceptivité lors de l'inoculation, ou bien, fait dans lequel le dard du moustique avait perdu toute trace de contamination.

Sans doute, ces faits sont encore trop peu nombreux et trop peu variés, pour fixer les idées d'une manière assurée; et comme me l'écrivait, si justement le docteur Finlay, il faudra, pour que ces idées arrivent à leur complet développement, de longues et patientes investigations ; mais néanmoins, on ne saurait en méconnaître la très-grande importance. Aussi dès aujourd'hui on peut espérer, que le sagace médecin de la Havane, est en voie de faire faire un pas extrêmement heureux à la prophylaxie de la fièvre jaune.

Finlay, en était à ce point que je viens d'indiquer, en 1886 lorsqu'il voulut se rendre compte de la valeur des idées de Domingos Freire ; et aidé par le Dr Delgado, très au courant de la technique bactériologique il entreprit une série d'expériences.

Par les cultures dans l'agar-agar et par des ensemencements dans le sang, l'urine, la sérosité des vésicatoires, etc., il parvint, en s'entourant de toutes les précautions possibles, à obtenir des colonies de microcoques de couleur blanche ou orange, douées de mouvements très-actifs et semblables à ceux que Matienzo de la Vera-Cruz, avait déjà signalées comme voisines du microccocus tetragenus de Gaffki.

Finlay et Delgado, ont entrepris alors l'expérience suivante, plusieurs fois répétée : Un moustique ordinaire est laissé pendant huit jours dans un tube contenant de l'agar-agar, tandis qu'un autre moustique ayant piqué un malade atteint de fièvre jaune est placé dans un autre tube semblable. Or, dans l'agar-agar du premier on ne constate rien, tandis que dans celui du second, on voit bientôt de nombreuses colonies de microcoques tétragènes. Or, comme par ailleurs, Finlay et Delgado obtenaient le même microcoque tétragène par des cultures du sang, et de liquides amarils, ils sont arrivés à considérer le microcoque tétragène comme véritablement amarilogène.

Notre collègue Vincent, qui a passé à la Havane en 1888, et qui a eu l'occasion de causer longuement avec MM. Finlay et Delgado a fourni, dans les *archives de médecine navale* (t. 51, p. 229), un résumé de leurs travaux, que je vais reproduire pour fixer les idées, mieux que je ne pourrais le faire moi-même.

Les recherches suivantes de MM. Finlay et Delgado en 1887, ont eu pour but de compléter l'étude du microbe tétragène, et de chercher à élucider les phases de son développement.

Dans certaines cultures, ils ont observé des cellules, ayant l'apparence d'une bourse pleine d'un protoplasma très-réfringent, tantôt immobiles, tantôt animées d'un mouvement oscillatoire ou rotatoire, semblable à celui que l'on constate dans les *tétrades* adultes. Ces cellules de forme arrondie, fusiformes, ou en massue, sont des cellules mères, et dans leur intérieur, on distingue des points obscurs en nombre variable, groupés déjà en tétrades ou diversement disposés. Lorsque ces cellules viennent à expulser leur contenu, ces éléments s'agitent dans le liquide de culture, ne tardent pas à présenter un bourgeonnement qui en fait des diplococcus, dont chacune des cellules se dédoublant à son tour, complète la tétrade typique.

Mais là ne s'arrête pas le développement, car si la tétrade évolue dans un milieu nutritif favorable, chacun de ses éléments peut donner naissance à une nouvelle prolifération.

Dans cette nouvelle phase, les caractères morphologiques des tétrades semblent perdre de leur précision et il est souvent difficile, à ce stade de leur développement, de différencier les tétrades des divers modes de groupement qui appartiennent à une infinité de micrococci. Ajoutons encore que, dans quelques préparations, on constate la présence de petits sacs de couleur brune, à parois plissées que Finlay et Delgado regardent comme les restes des cellules mères vides.

Nous voyons donc, des ensemencements de liquides provenant de malades atteints de fièvre jaune, produire des colonies tétragènes, mais il reste encore à rechercher leur présence dans ces liquides eux-mêmes et dans les organes. C'est ce qu'ont fait les expérimentateurs, qui assurent avoir retrouvé les mêmes éléments figurés dans la sueur et dans les larmes. C'est au cours de la série d'expériences entreprises à ce sujet, que s'est produit un fait des plus intéressants.

Il s'agit d'un jeune Européen, arrivé depuis peu à la Havane, et que l'on se disposait à soumettre à l'inoculation. Avant de procéder à cette opération, Finlay voulut, dans le but de lui donner plus de valeur scientifique, examiner les sécrétions normales de son sujet et y reconnut la présence, fort inattendue, de *microbes tétragènes*, constatation qui portait une rude atteinte à sa théorie et qui réduisait à néant toutes les idées qu'il s'efforçait de faire adopter... L'inoculation ne fut pas pratiquée et l'on n'entendit plus parler de ce jeune homme; mais quelques semaines après, on revit le sujet, pâle, émiacé, déclarant sortir d'une maladie grave. On alla aux renseignements et on sut, par le médecin qui l'avait traité, qu'il avait éprouvé *une forte atteinte de fièvre jaune.*

Ce fait donc, bien loin d'infirmer la théorie de Finlay, venait au contraire lui apporter un argument d'un grande valeur et prouvait, en outre, l'existence du microbe spécifique, à *une époque* où la maladie n'est pas encore déclarée, à la période d'incubation.

Continuant leurs recherches, Finlay et Delgado examinent les organes de sujets ayant succombé à la fièvre jaune et trouvent, dans des coupes de rein, un grand nombre de corpuscules ovales, arrondis, fusiformes, ou en massue, offrant à leur intérieur *des points noirs bien définis*, disposés *en tétrades*, ou présentant l'apparence de microcoques encapsulés à la manière des pneumococci. Dans le foie, il retrouvent encore les mêmes éléments figurés, et des capsules brunâtres, dans les parties les plus altérées ; dans la veine centrale des lobules hépatiques, il remarque en outre des leucocytes présentant les mêmes points obscurs rencontrés ailleurs, et qui ne seraient autre chose que les spores signalées par Sternberg en 1879 et ensuite par Carmona.

Tel est le résumé exact des recherches auxquelles se sont livrés Finlay et Delgado depuis 1880 jusqu'à ce jour; partant, il faut l'avouer, de données bien hypothétiques, les auteurs se sont efforcés ensuite d'asseoir leur théorie sur des preuves cliniques et expérimentales plus sérieuses. Leurs recherches très consciencieuses, malgré les critiques inévitable auxquelles elles donneront lieu, doivent, nous n'en doutons pas, être prises en grande considération, et marqueront dans l'histoire de la fièvre jaune.

Mais la solution du problème ardu de la détermination de la nature de l'infectieux amaril est encore loin d'être obtenue. Entre le cryptococcus de Freire, le cogumello de Lacerda, le cladothrix de Carmóna, le micrococcus tetragenus de Finlay, les ptomaïnes bactéridiennes, etc., le choix est bien difficile à faire... L'avenir décidera; *adhuc sub judice lis est.*

OPINIONS DE LE DANTEC

M. Le Dantec, médecin de la marine, qui se trouvait à Cayenne lors de l'épidémie de fièvre jaune de 1887, et qui s'était familiarisé, dans les laboratoires de MM. les professeurs Cornil et A. Gauthier, à Paris, avec les recherches bactériologiques, a fait une série de recherches très-intéressantes sur la nature de la fièvre jaune. Voici les résultats auxquels il est arrivé :

« Nous n'avons pas rencontré de microorganisme dans le sang, dans les reins, dans le foie, dans les centres nerveux, etc. La culture du vomissement noir nous a fourni trois variétés de bacilles, dont l'une, est manifestement prédominante: le numéro 1. La coloration par le procédé de Gram, nous a fait voir un grand nombre de microorganismes dans l'épaisseur de la muqueuse stomacale dont l'épithélium s'était exfolié. Dans le contenu du gros intestin, nous rencontrons pendant la première période des bacilles longs, grêles, peu colorés, et pendant la deuxième période, des bacilles se rapprochant de ceux de la fièvre typhoïde. Que faut-il conclure? La fièvre jaune est-elle une maladie microbienne à localisation stomacale? Les microbes de l'estomac ne sont-ils que des produits secondaires? Les bacilles du gros intestin seraient-ils des agents pathogènes, tant dans la première que dans la seconde période ? On comprend que nous ne puissions qu'émettre des hypothèses, car, pour avoir une certitude, il faut obtenir des cultures pures, les injecter dans l'estomac d'un animal susceptible d'avoir la fièvre jaune et reproduire exactement le typhus amaril. Appelé à rapatrier des Indiens de Cayenne à Pondichéry, nous avons dû interrompre nos recherches. Cependant, on ne pourra pas nier le rôle considérable, joué par le tube digestif, dans l'évolution de la fièvre jaune, et nous croyons que dès maintenant, il peut en découler des indications précieuses pour la thérapeutique ». (Le Dantec.)

De ses recherches, M. Le Dantec a conclu que le microorganisme de la fièvre jaune n'infecte pas le courant circulatoire; mais que, peut-être, les accidents et la gravité de la maladie seraient dus à un empoisonnement par absorption d'un poison alcaloïdique, il y aurait donc dans ce cas une toxhémie.

Cette toxhémie serait-elle interne, une véritable auto-toxhémie;

ou bien serait-elle externe en d'autres termes le microbe amaril
vit-il en dedans ou en dehors du corps humain ? Telle est la
question que s'est posée M. Le Dantec ; pour la résoudre il a
examiné en détail le sang, les urines, la sérosité péritonéale, les
liquides péricardiques et céphalo-rachidien, la bile, le foie, le
rein, le cerveau sans rencontrer de microorganismes qu'on put
incriminer. L'analyse des vomissements noirs lui a fourni trois
variétés de bacilles, l'examen de la muqueuse stomacale lui a
montré un grand nombre de ces microorganismes. Dans le gros
intestin il a trouvé deux espèces de bacilles suivant qu'il s'agissait de la première ou de la seconde période de la maladie; mais
il n'a pas dû tirer une conclusion ferme et n'a fait que signaler
le rôle considérable que paraissent jouer les microorganismes
contenus dans le tube digestif, chose que la thérapeutique pourrait peut-être garder en mémoire pour essayer une neutralisation
directe dans la limite du possible.

EXPÉRIENCES DE RANGÉ

Pendant l'épidémie de 1885 à 1886 à Cayenne, M. Rangé,
médecin de la marine française, a fait quelques investigations intéressantes sur la pathogénie de la fièvre jaune, je vais rapporter textuellement une partie de son mémoire qui y a trait (*Arch.
de méd. nav.*, mars 1886, p. 189).

Pendant la première épidémie de fièvre jaune aux îles du Salut, en 1885,
désireux de constater les faits annoncés à l'Académie de médecine, en 1884, par
M. Domingos Freire, je me suis livré à quelques expériences, dans le but de
rechercher si la maladie pouvait se transmettre par voie d'inoculation à des
animaux de diverses espèces, et s'il était possible d'espérer obtenir une sorte de
vaccin de la fièvre jaune.

Isolé sur le pénitencier des îles, loin de tout centre intellectuel, dans un
milieu où les recherches bibliographiques étaient impossibles, n'ayant pas toujours sous la mains les éléments les plus indispensables, je n'ai pas pu, comme
je l'eusse désiré, multiplier et varier les expériences. Mais comme dit l'apho-
risme :

Non numerandæ sunt observationes sed perpendendæ.

C'est ce qui m'engage à relater les faits observés et à en tirer certaines conclusions :

Dès le lendemain de mon arrivée aux îles, le 27 mars, en pleine épidémie, je commençai les inoculations. Le premier animal mis en expérience, fut une poule inoculée à la lancette, avec du sang pris sur un homme atteint de fièvre jaune *forme grave*. La lancette fut flambée d'abord, et j'inoculai deux ou trois gouttes de sang, en faisant trois piqûres dans les muscles de la cuisse ; la région avait d'abord été lotionnée à la *liqueur Van Swieten*. Le 28, l'homme qui avait fourni le sang succombait, la poule mise en observation ne présenta, ni le lendemain ni les jours suivants, aucun symptôme morbide.

Le 30 mars, une autre poule (p. n° 2) est inoculée de la même façon, et avec les mêmes précautions préliminaires. Comme il est recommandé par M. Bouchardat de recueillir les microbes, pour ainsi dire, dans leur lieu d'élection (pustules vaccinales ou varioliques pour la variole, taches rosées lenticulaires pour la fièvre typhoïde), je me conformai à ce conseil, et je fis avec la lancette une inoculation avec du sang provenant de larges pétéchies. Cette inoculation ne fut suivie d'aucun résultat.

Le 3 avril, une troisième poule (p. n° 3) est inoculée avec les matières vomies [1], l'injection est faite sous la peau avec la seringue de *Pravaz ;* pas de résultat.

Enfin, une quatrième (p. n° 4) est inoculée de la même façon, mais avec une culture de sang provenant des taches pétéchiales. Les résultats furent négatifs comme les précédents.?

Ainsi, les poules inoculées, soit avec du sang du vomito negro ou des cultures, sont complètement réfractaires. — Domingos Freire avait déjà constaté ces faits. — Je continuai mes expériences sur des chiens.

Un chien (n° 1) est inoculé à la lancette avec quelques gouttes de vomito. L'inoculation est faite à 8 heures du matin par deux piqûres sous la peau de l'abdomen. Dans la journée le chien refuse de manger ; il tremble, vomit deux fois. Le lendemain il avait repris ses allures ordinaires.

Deux autres chiens (n°s 2 et 3) furent encore inoculés, soit avec du sang, soit avec la matière noire des vomissements, et ne parurent pas impressionnés.

Un quatrième (n° 4), qui avait subi une inoculation de vomito le 21 avril, tomba malade le 28 mai et succomba le 5 juin avec tous les symptômes amarils : *ictère, vomissements, hémorragies* par la langue et les gencives.

Je ne pense pas que la mort de l'animal soit le résultat de l'inoculation — la période d'incubation me paraît en effet bien longue — mais elle peut s'expliquer par ce fait que ce chien couchait sur un tas de vieilles hardes dans la chambre où son maître était mort de fièvre jaune.

On peut donc conclure de ce petit nombre d'expériences que les chiens, sans être aussi réfractaires que les poules, résistent le plus souvent aux inoculations.

La faune domestique des îles du Salut est bien pauvre, je n'avais plus d'animaux à inoculer ; je priai donc M. Cassien, chef du service de santé à Cayenne, de vouloir bien me faire parvenir des *cobayes* ou des *lapins*. Grâce à sa bienveillance, je pus continuer mes essais.

Le 30 avril, un premier cobaye (c. n° 1) est inoculé à la lancette avec du sang d'homme atteint de fièvre jaune, sang pris dans les taches pétéchiales.

---

[1] *Vomito negro.*

Trois jours se passent sans aucune manifestation morbide. Le quatrième, j'injecte sous la peau de l'abdomen du même animal toute une seringue de Pravaz de vomito (partie séreuse). Le lendemain, l'animal s'isole dans un coin, il ne mange pas, son poil se hérisse, la température prise dans le *rectum* est à 40 degrés ; les jours suivants elle descend à 39 degrés, puis à 38°, 8. Au point piqué il se produit une légère inflammation phlegmoneuse. Le quatrième jour, l'animal ne manifestait aucun malaise et reprenait ses allures ordinaires.

Le cobaye n° 2 fut inoculé de la même façon que le n° 1, mais le liquide de l'injection, au lieu d'être uniquement constitué par la partie séreuse du vomito, renfermait en abondance la matière noire, qui donne à ces vomissements, leur couleur caractéristique.

Dans la nuit qui suivit l'inoculation, le c. n° 2 avorta. Le lendemain, je trouvai l'animal blotti dans un coin, en boule et refusant de manger. Le soir, légère hémorragie utérine, efforts de vomissements, soubresauts des tendons, contractions spasmodiques des muscles, température 34°,4. Le cobaye mourait à 6 heures du soir, 36 heures après l'inoculation.

Voici le résultat de l'autopsie :

Cœur décoloré, *poumons* normaux, *reins* très-congestionnés, *rate* normale, *foie* marbré, l'utérus renferme encore des caillots et un placenta ; il n'y a pas de péritonite.

L'*estomac* contient une cuillerée à café d'un liquide visqueux, gluant, noirâtre, les replis de la muqueuse sont boursoufflés, saillants avec un fin piqueté hémorragique. La vésicule biliaire est pleine de grumeaux de bile jaune, épaisse.

Les cobayes 1 et 2 furent donc impressionnés par l'inoculation, mais à des degrés différents, ce qui semblerait indiquer que la partie séreuse du vomito est moins active, moins riche en germes que la matière noire.

Quelques jours plus tard, le 19 mai, je réinoculai le cobaye n° 1, mais avec le liquide marc de café ; jusqu'au 24 il ne présenta aucun symptôme morbide ; le 24, il se mit en boule, s'isola, refusa toute nourriture et mourut le 25.

Je constatai chez lui les lésions suivantes : *suintement* sanguin par les narines, *conjonctives* très-congestionnées, *caillot* noir dans le cœur droit, *poumons* très-hypérémiés, *foie* de couleur moutarde, *reins* congestionnés, *muqueuse stomacale* lisse, mais présentant, çà et là, de petits foyers hémorragiques sous-muqueux de la dimension d'une tête d'épingle.

Ainsi, chez les *cobayes* 1 et 2, l'autopsie a permis de constater des lésions qu'on rencontre chez les sujets qui succombent à la fièvre jaune. On remarquera sans doute que le cobaye n° 1 ne succomba que 6 jours après la réinoculation. On peut expliquer cette lenteur de la manifestation de la maladie par la première inoculation qu'avait subie l'animal, inoculation qui devait le rendre moins impressionnable, et aussi par le changement de température qui se produisit à cette époque. Du 17 au 25 mai en effet [1], chez les condamnés, les cas étaient moins graves en général et traînaient en longueur. N'était-ce pas l'influence du changement de saison ? D'ailleurs Domingos Freire affirme que, dans

---

[1] Les grandes pluies commençaient à s'établir.

la saison des pluies, les inoculations réussissent moins facilement que dans la saison sèche.

Je continuai néanmoins ces inoculations avec un liquide de culture.

Le cobaye n° 3 est inoculé le 5, mais avec une culture dans l'humeur aqueuse, du contenu *stomacal* du cobaye n° 2. Le même jour un cobaye n° 4 est inoculé avec une culture de sang humain. Dès le lendemain de l'opération, le c. n° 3 se met en boule, son poil se hérisse, l'animal refuse les aliments, reste immobile dans un coin. La température rectale est de 40°,6.

Le 7, même immobilité, même attitude ; température 39°,6. Le 8, l'animal ne se tient plus sur ses pattes, il meurt dans la nuit du troisième au quatrième jour après l'inoculation.

Comme lésions anatomiques je constate : nombreux foyers de congestion sanguine dans les deux poumons. *Cœur* gorgé de sang noir, *petites ecchymoses* sous-péricardiaques, *foie* friable marbré de taches violacées, *vésicule biliaire* remplie d'un liquide vert bouteille, *reins* pâles, *rate* normale, *estomac* rempli d'un liquide crémeux, jaunâtre, d'apparence chyleuse (Fuzier dit avoir rencontré une matière analogue, à l'autopsie des décédés de fièvre jaune). Les replis muqueux sont saillants, çà et là quelques petits foyers fortement injectés.

Le cobaye n° 4, inoculé à la même époque mais avec une autre culture mourait 7 heures après l'inoculation.

A l'*autopsie*, je ne trouvai qu'une congestion générale de tous les viscères. *Cœur* rempli par un caillot noir et visqueux, sang jus de groseille, *ecchymoses* sous-pleurales de la largeur d'une petite lentille, *foie* et *reins* très *hyperémiés*, *pyramides* rouge sombre, *rate* normale, *vessie* vide. L'*estomac* est encore distendu par des aliments, mais le magma herbacé n'a ni la couleur, ni la viscosité du contenu *stomacal* du cobaye n° 1. La muqueuse est le siège de fines arborisations dues à la congestion des capillaires.

Cette expérience démontrerait donc, que la culture de sang est plus rapidement active que celle de la matière noire ; nous reviendrons d'ailleurs sur cette question.

Avec le contenu *stomacal* du cobaye n° 3, je fis immédiatement une culture, et j'inoculai un cobaye n° 6.

Dès le lendemain, l'animal se met en boule, il témoigne par les symptômes ordinaires qu'il subit l'action du virus inoculé. Il ne mange pas, s'isole, sa température est à 40 degrés, elle redescend et reste stationnaire à 38°,8. Ces troubles avaient duré 48 heures, au bout desquelles l'animal reprenait ses allures ordinaires : il était guéri.

Six jours après, il subissait une réinoculation avec du vomito pur, qui ne fut suivie d'aucune manifestation morbide. Un mois après, nouvelle inoculation avec culture de vomito : l'animal est impressionné, il se met en boule et ne mange plus ; la température monte à 40 degrés, puis redescend à 38°,6 : l'animal guérit.

Le numéro 7, inoculé avec la *même culture, mourait* deux jours après l'inoculation.

Le cobaye n° 8, est tout d'abord inoculé avec la vapeur d'eau condensée des salles, où sont traités les malades atteints de fièvre jaune ; l'opération a lieu le matin, le soir l'animal se met en boule, s'isole, le lendemain il a repris son état normal.

Cinq jours après, nouvelle inoculation avec le liquide de culture qui a tué le cobaye numéro 7 en deux jours. Dès le soir la température s'élève à 40°,6, l'animal présente les symptômes morbides ordinaires, la température se maintient plusieurs jours à 39°,8, 39°9, 39°,6 et le cobaye numéro 8 guérit.

Le même cobaye, inoculé trois semaines plus tard, avec une culture de sang de fièvre jaune, ne présente aucun épiphénomène.

Quant au cobaye numéro 5, dont nous n'avons pas parlé, il nous servit à faire une expérience comparative. Je fis une culture de *sang de bœuf* dans de l'humeur aqueuse, j'inoculai ce liquide au cobaye numéro 5, et en même temps le numéro 4 était inoculé avec une culture faite de la même façon, mais avec du sang de fièvre jaune. Le numéro 4, nous l'avons déjà dit, succombait 7 heures après l'inoculation.

Le numéro 5 mourait 48 heures après. A l'autopsie, je trouvai les muscles sous-jacents au point d'inoculation, réduits en putrilage : il y avait une congestion de *tous les viscères*, des granulations miliaires dans la *rate* ; la muqueuse de l'*estomac* était lisse et se détachait avec l'ongle.

Une autre série d'expériences faites sur des *lapins* ne nous a pas donné des résultats aussi démonstratifs, parce que les lésions constatées après la mort étaient multiples et dues en partie à des causes étrangères aux inoculations. La plupart des lapins inoculés étaient *tuberculeux*, est-ce pour cette raison que chez eux les manifestations amariles ont été moins intenses, plus lentes ? Est-ce parce que les inoculations furent faites pendant la saison des pluies ? Nous n'avons pas pu trancher la question. Quoi qu'il en soit, voici les résultats obtenus.

Un lapin numéro 1, est inoculé avec du vomito négro pur et succombe 4 jours après l'inoculation.

A l'autopsie, je trouve toutes les traces d'anciennes pleurésies, adhérence des deux lèvres aux parois thoraciques, *péricardite*, symphyse *cardiaque* ; les *poumons* sont farcis de tubercules, petites cavernes ; *estomac* pâle, *foie* volumineux, *reins* congestionnés, noyaux tuberculeux disséminés sur la séreuse péritonéale.

Le lapin numéro 2, est inoculé avec culture du sang de fièvre jaune, il succombe sept jours après l'inoculation ; les premiers symptômes mirent 48 heures à se manifester. L'animal s'isole, reste dans un coin, ne mange pas ; les oreilles sont tombantes, la température est à 40 degrés ; le jour de la mort la température est à 38 degrés ; l'animal est pris de secousses convulsives, il meurt en rendant par la bouche un liquide *filant, citrin, visqueux*.

A l'autopsie je trouve les *poumons* sains, le *foie* porte de nombreuses taches violacées, les *reins* sont le siège de petits foyers ecchymotiques, les replis muqueux de l'*estomac* sont boursouflés, très en relief, mais il n'y a point d'extravasat hémorragique.

Sur un troisième lapin, je refis une inoculation de vomito ; comme sur le numéro 1. Dès le lendemain, la température s'élevait à 40 degrés, s'y maintenait 3 jours, et l'animal succombait le quatrième. A l'autopsie, il existait une injection très accusée de l'*estomac* avec saillie des replis, des taches violacées sur les *reins*, il n'y avait rien au *foie*. Avant de mourir l'animal avait rendu, comme le numéro 2, un liquide *citrin, filant* et *visqueux*.

Les *poumons*, comme ceux du lapin numéro 1, portaient des tubercules, mais à un degré de transformation bien moins avancée ; il n'y avait pas de cavernes, et ces lésions ne peuvent à elles seules rendre compte de la mort. Je crois donc pouvoir conclure que le numéro 2 et le numéro 3, sont morts des suites de l'inoculation.

Le lapin numéro 4, fut inoculé avec du vomito, neutralisé par le *salycilate de soude ;* malheureusement le liquide pénétra dans le péritoine et l'animal mourut rapidement de péritonite [1].

Deux autres sujets, 5 et 6, furent inoculés avec une culture de vomito: tous deux furent impressionnés et la température s'éleva de 39 degrés à 40° 4 chez le premier, et jusqu'à 41°, 6 chez le second ; tous deux guérirent. Ils résistèrent à une nouvelle inoculation de liquide de culture, mais la matière était vieille de date, elle avait peut-être perdu son intensité virulente, nous n'avions plus d'animaux vierges d'inoculations antérieures pour essayer son activité, de sorte que nous hésitons à voir dans cette résistance, le bénéfice de la première inoculation.

Résumons maintenant les faits que nous venons d'exposer.

Les *poules* ont toujours été réfractaires aux inoculations soit de *sang*, de *vomito*, ou de *culture* de ces liquides.

Les *chiens*, moins réfractaires, ne contractent pas aisément la maladie par inoculation. Chez le numéro 4, qui nous semble avoir succombé à la fièvre jaune, il y eut une période d'incubation trop longue, pour admettre que la mort a été le résultat de l'inoculation.

Chez les *cobayes*, l'inoculation du sang pris directement sur le malade n'a été suivie d'aucun résultat. Les inoculations de *vomito negro, les cultures de sang ou les cultures de vomito* ont toujours été positives, c'est-à-dire qu'elles ont toujours été suivies de phénomènes réactionnels ; quatre fois elles ont déterminé la mort.

Chez les *lapins*, les inoculations ont été quatre fois positives, deux fois suivies de mort.

De ce premier ordre de faits ne peut-on pas conclure que les animaux dont il s'agit ont succombé aux atteintes de la maladie, transmise par l'inoculation de certains liquides de l'organisme, *vomito, cultures* de *vomito* ou de *sang ?* Voilà les faits généraux.

Maintenant, si nous recherchons l'époque d'apparition des premiers symptômes de réaction qui suivent les inoculations, nous constaterons qu'ils sont plus ou moins lents à se produire, et nous en conclurons nécessairement, que les liquides employés pour l'inoculation, n'ont pas tous le même degré de virulence.

---

[1] Plus, tard nous avons eu l'occasion de reprendre ces essais (deuxième épidémie, novembre 1885) et nous avons constaté: que le salycilate de soude mêlé au liquide inoculé, rend l'inoculation inoffensive. Il y a donc neutralisation complète du virus. Ceci se passe très bien *in vitro*, mais il n'en est pas ainsi chez l'homme; et les injections hypodermiques de salycilate employées, ne nous ont pas toujours donné les résultats que la théorie devait faire espérer et nous pensons pouvoir affirmer, que le salycilate de soude n'est pas le microbicide de la fièvre jaune.

Ainsi le cobaye numéro 1, inoculé à la lancette avec du sang pris dans les pétéchies, reste trois jours sans présenter aucun phénomène, il subit une inoculation de vomito negro (partie séreuse), les premiers symptômes apparaissent le lendemain, durent deux jours, et le quatrième l'animal est guéri. Quinze jours plus tard, le même cobaye numéro 1 est inoculé avec du vomito negro, partie séreuse et demi-solide. Nous voyons l'animal rester quatre jours sans manifester aucun trouble, puis les symptômes morbides disparaissent et l'animal meurt 48 heures après. Ces faits indiquent que la partie séreuse du vomito est moins active, puisqu'une première inoculation ne tue pas l'animal. Quant à la lenteur d'action de la seconde inoculation, composée de la partie séreuse et demi-solide, ne peut-on pas l'expliquer par la résistance que devait éprouver une seconde inoculation, la première ayant été suivie de résultats positifs ? Les suites des inoculations du vomito negro pur, chez le cobaye numéro 2, et le lapin numéro 3, sont absolument les mêmes.

Nous avons fait remarquer que : chez les lapins, les symptômes étaient plus lents à se produire, soit parce que ces animaux étaient tuberculeux, il pouvait y avoir antagonisme entre le microbe de la fièvre jaune et le microbe de la tuberculose, soit parce que lors des inoculations faites sur les lapins, la température était plus fraîche.

Les cobayes 3 et 6, furent inoculés avec un liquide dont la virulence semblerait être atténuée par des inoculations successives. Ainsi le cobaye numéro 2, inoculé au *vomito negro* meurt en 4 jours : le numéro 3, est inoculé à son tour, avec une *culture* du *contenu stomacal* du numéro 2, et meurt 4 jours après l'inoculation ; le *contenu stomacal* du numéro 3 est mis en culture, et inoculé au cobaye numéro 6, ce dernier est manifestement impressionné puisque la température s'élève de 38°,8 à 40 degrés, et qu'il donne des signes non équivoques de malaise. Enfin il guérit. Ce même animal est réinoculé 6 jours après, puis un mois plus tard avec une culture de vomito, laquelle, inoculée au cobaye numéro 7, le tue en deux jours.

Ces faits ne démontrent-ils pas que de cobaye à cobaye, la virulence du liquide d'inoculation décroît, tout en conservant des propriétés vaccinifères ? Et n'est-il pas permis d'espérer, qu'en faisant passer le microbe par une série plus ou moins nombreuse d'individus, on puisse obtenir un liquide atténué, qui conférerait l'immunité ?

Le cobaye 6, fut en effet réinoculé deux fois avec un liquide dont la virulence mortelle avait été éprouvée, sur le cobaye numéro 7. Le numéro 4, inoculé avec une culture de sang, mourant sept heures après l'inoculation, indique que la virulence de la culture est supérieure à celle du sang ; rappelons que le cobaye numéro 1, fut inoculé avec du sang pris dans les pétéchies, et qu'il ne se manifesta chez l'animal, aucun symptôme morbide. De même la culture du vomito est inférieure en virulence à celle de la culture du sang, puisque le temps écoulé entre l'inoculation de ces liquides et la mort varie de quelques heures à 4 jours (7 heures pour la culture du sang, 2 et 4 jours pour les cultures de vomito). Nous établirons donc ainsi l'échelle de virulence des liquides inoculés :

1° *Culture du sang de fièvre jaune ;*

2° — *de vomito negro ;*

3° *Vomito negro.*

Enfin, le résultat des inoculations faites chez le numéro 8, démontre (autant que l'on est autorisé à conclure d'un seul fait, *testis unus*) que les germes contenus dans l'atmosphère peuvent être inoculés.

Nous avions condensé la vapeur d'eau des salles, la vapeur d'eau contenus dans l'air expiré par les malades ; cette eau de condensation, inoculée, a déterminé des phénomènes positifs chez le cobaye numéro 8.

Réinoculé, plus tard, avec une culture dont la virulence ne pouvait pas être mise en doute, puisqu'elle avait tué en deux jours le cobaye numéro 7, le cobaye 8 n'a pas succombé. Avait-il été vacciné par la première inoculation ? On peut le supposer et nous regrettons de n'avoir pas pu répéter plusieurs fois cette expérience, car ce vaccin, si vaccin il y a, me paraît préférable aux liquides de culture.

Enfin, l'expérience comparative faite avec le cobaye numéro 5, nous permet de ne pas confondre les résultats obtenus, avec l'inoculation des liquides de culture, et ceux déterminés par l'injection des matières putrides, de produits septiques.

Chez les lapins, les faits se sont passés à peu près comme chez les cobayes ; les numéro 2 et 3 inoculés par les cultures de sang et de vomito, succombèrent ; les numéros 5 et 6 résistèrent à la première inoculation, celles qui suivirent n'eurent que des résultats négatifs. Nous avons dit comment on pouvait expliquer ces faits chez ces animaux, nous n'y reviendrons pas. En conséquence, je pense que nous pouvons conclure, malgré le petit nombre des expériences relatées :

1º La fièvre jaune est transmissible à des animaux d'espèces inférieures : *cobayes, lapins ;*

2º La transmission se fait par l'intermédiaire de germes ou microbes contenus dans le sang, le vomito negro, l'air atmosphérique;

3º Les liquides de culture ont plus de virulence que les liquides naturels;

4º En passant de cobaye à cobaye, la virulence décroît, d'où possibilité d'obtenir un liquide d'inoculation dont la virulence serait atténuée, et qui servirait de vaccin ;

5º Il serait possible d'obtenir un vaccin pour l'inoculation, avec la vapeur d'eau condensée des salles où sont traités les malades atteints de fièvre jaune.

Il nous reste à examiner la composition des liquides inoculés, soit naturels, soit de culture.

Malheureusement, pour ce genre de recherches microscopiques, nous ne possédions pas de forts grossissements, je ne pouvais dépasser 540 diamètres, et je manquais de matières colorantes pour isoler le microbe dans le sang, suivant la méthode d'Erlich. Aussi ne donnons-nous ces détails qu'avec réserve. Les éléments figurés dont nous avons pris le dessin, nous les avons rencontrés, dans le vomito negro de l'homme, dans le contenu stomacal des cobayes, dans les cultures de sang, dans la vapeur d'eau condensée, mais en moins grand nombre. Ce sont des agglomérations de cellules; quelques-unes rondes ayant un noyau central; à côté, et avec un développement plus considérable, nous rencontrions des cellules elliptiques, de la dimension d'un globule sanguin, ayant un noyau toujours approché d'une des extrémités du grand diamètre. Ces cellules se trouvaient par groupe de deux ou trois, accolées par l'extrémité où l'on remarquait le noyau. Celui-ci se rapprochait peu à peu de la périphérie ; à ce moment on constatait un léger renflement, sorte de bourgeon qui peu à peu se séparait de la cellule qui lui avait donné naissance. A côté de ces éléments, on en trouve d'autres, sous forme de bâtonnets gros et courts non ramifiés. Ces bacilles renferment parfois des granulations ; nous croyons qu'ils proviennent des cellules elliptiques, car nous avons suivi sous le microscope les phases de leurs transformations. Mais l'absence de traité didactique, le manque absolu de ressources bibliographiques, ne nous permettent pas d'être absolument affirmatif sur la morphologie de ces microorganismes.

Dans le sang, examiné à plusieurs reprises, nous n'avons jamais pu trouver ces bâtonnets, mais nous avons rencontré des corpuscules très-ténus (peut-être les germes de ces bâtonnets ?) sur lesquels nous ne pouvons donner rien de bien précis, à cause du faible grossissement de nos objectifs [1].

Ainsi que le fait avait été constaté plusieurs fois, nous avons reconnu la déformation des globules sanguins, leur aspect crénelé, muriforme, et aussi la facilité avec laquelle ils se mettent en nappe ; il est bien rare qu'ils affectent la disposition si connue, en piles d'écus. Quant à la préparation des cultures, voici en quoi elle consistait : je recueillais l'humeur aqueuse de l'œil d'un bœuf, l'animal n'étant pas encore mort ; ce liquide, aspiré à la seringue de Pravaz, était enfermé dans un petit tube préalablement flambé à la lampe. Je déposais dans ce tube quelques gouttes soit de sang, soit de vomito. Les éléments figurés se rencontraient 48 heures après l'ensemencement, surtout dans les couches inférieures. Dans l'humeur aqueuse abandonnée à elle-même à la décomposition putride, je n'ai jamais rencontré les mêmes bâtonnets associés à ces cellules elliptiques si caractéristiques.

Sur notre prière, M. le pharmacien universitaire Liotard, à qui nous adressons ici tous nos remerciements, a bien voulu se charger de rechercher dans le sang l'alcaloïde, la ptomaïne qui, selon la théorie, serait due à la transformation du microbe... Voici les manipulations auxquelles a été soumis le liquide sanguin et les résultats obtenus.

On recueille 120 grammes de sang, sur un sujet atteint de fièvre jaune, au moment de la mort. Ce sang est additionné de quelques centigrammes d'acide tartrique, et étendu de deux volumes d'alcool à 90 degrés. Le mélange est maintenu pendant 24 heures à la température de 70 degrés, fréquemment agité et jeté, après refroidissement, sur un filtre humide. Le résidu est repris par l'alcool et passé au filtre. Les deux liquides réunis sont évaporés à une température de 40 degrés.

Pendant l'opération, la coloration du mélange, qui était rose au début, pâlit et, en même temps, il se dépose, au fond du récipient, de petits cristaux bruns en plaques. Après évaporation de l'alcool, il reste un liquide aqueux abondant qui est filtré sur un filtre humide.

Les matières restées sur le filtre sont reprises par l'alcool, et cette dernière solution après filtration, est mélangée à la partie aqueuse.

L'évaporation du mélange est faite à la température du milieu ambiant, 27

---

[1] Nous avons conservé deux tubes à vaccin rempli du liquide d'inoculation riche en bacilles.

ou 29 degrés ; la décoloration est presque complète, et le précipité qui se dépose est recueilli et traité à part par l'alcool.

Ce précipité, repris de nouveau par l'alcool, est filtré, puis évaporé jusqu'à réduction à un quart du volume total.

Le liquide est abandonné au repos pendant 24 heures ; dans ce liquide je retrouve, sous le porte-objet du microscope, les éléments figurés, bâtonnets et cellules elliptiques, de forme et d'aspect identiques à ceux trouvés dans le liquide de culture et dont nous avons déjà parlé.

Ce liquide est additionné de bicarbonate de soude par petites fractions, puis traité par deux volumes d'éther sulfurique, avec agitations fréquentes.

Après quelques heures de contact, l'éther qui surnage est décanté, abandonné à l'évaporation spontanée ; le résidu faiblement aqueux est repris par l'alcool, filtré ; puis évaporé.

Le résidu est encore une fois traité par l'éther ; nouvelle décantation, puis évaporation ; il reste toujours un résidu aqueux dont l'incinération ne donne pas d'odeur animale.

Les solutions éthérées, d'abord incolores, deviennent jaunes à mesure que l'évaporation se produit, et la portion aqueuse, réduite à un très petit volume, est d'un jaune intense comme une solution d'acide picrique et de consistance résineuse.

Une dernière dissolution par l'éther, évaporée dans un verre de montre, donne un résidu composé de deux matières d'aspect cristallin ; ce résidu contient un peu de soude, et de beaux cristaux très fins, très soyeux, en aiguilles, sur la nature desquels nous n'avons pas pu nous prononcer [1].

Est-ce l'*alcaloïde*, la *ptomaïne*?

Ces cristaux en aiguille sont insolubles dans l'eau, ils se dissolvent dans l'alcool à chaud, dans l'ammoniaque. Les acides chlorhydrique et azotique les dissolvent, sans les colorer.

Les mêmes manipulations faites sur du sang de bœuf, n'ont donné rien de semblable.

En réunissant ces divers résultats, faut-il conclure à l'existence du bacille de la fièvre jaune (bacille ictérode), et à la possibilité de trouver son vaccin ? Nous le croyons sans l'affirmer.

Puissent nos collègues contrôler et renouveler ces essais, et arriver à déchirer complètement le voile que nous avons essayé de soulever! (Rangé, *Arch. de méd. nav.* mars 1886).

PTOMAÏNES DE LAPEYRÈRE

Nous avons parlé de ces ptomaïnes dans le chapitre qui traite de l'anatomie pathologique, nous n'avons pas besoin d'y revenir de nouveau ici ; il nous suffit de les rappeler à l'esprit du lecteur.

---

[1] Nous avons une préparation microscopique de ces cristaux.

COUP D'ŒIL D'ENSEMBLE SUR LA NATURE DE LA FIÈVRE JAUNE

Je viens de fournir tous les documents qui sont venus à ma connaissance, touchant la pathogénie de la fièvre jaune cherchée : par le microscope, l'analyse chimique et l'analyse bactériologique ; le lecteur a certainement éprouvé cette impression que : nos connaissances se réduisent encore à fort peu de chose à ce sujet. Nous possédons bien, çà et là, quelques documents qui pourront devenir précieux, un jour ou l'autre ; et dans quelqu'un desquels il y a probablement le filon qui doit devenir fécond dans l'avenir ; mais, néanmoins, il faut bien l'avouer, rien de précis et de définitif n'a été produit, jusqu'ici, dans cet ordre d'idées.

Des documents que nous possédons sur la fièvre jaune, il faut faire deux parts : ceux qui résultent d'analyses faites sur les lieux où règne la fièvre jaune, ceux qui ont été fournis par les analyses faites à Paris. Or tout d'abord, me retranchant derrière la haute compétence de M. Cornil, je dirai, que c'est dans les premiers surtout, sinon seulement, qu'il y a lieu de penser qu'on pourra trouver des indications réellement utiles ; en effet, on est, sur les lieux, toutes choses égales d'ailleurs, dans de bien meilleures conditions pour examiner avec succès et mener à bonne fin des recherches, aussi délicates, et aussi difficiles que celles dont il est question ici.

Malheureusement, jusqu'ici, on ne paraît pas avoir pu faire des recherches dans de bonnes conditions de succès, sur les lieux où règne la maladie. Les travailleurs qui, dans le nouveau monde, ont cherché à élucider le problème, avaient plus de bonne volonté que de bonnes armes, étaient plus enflammés par les belles découvertes de Pasteur, qu'ils n'avaient l'habitude de recherches, toujours extraordinairement difficiles à mener à bien.

Les uns, se sont laissés entraîner dans une voie sans issue, d'autres se sont trop hâtés de conclure et de théoriser ; de sorte que leurs recherches, tout intéressantes qu'elles soient, ont été en somme stériles jusqu'ici. C'est en vain que dix fois, ils ont cru être en possession du véritable germe amaril, qu'ils ont espéré l'avoir cultivé, accru ou atténué d'activité, comme Pasteur a fait pour l'élément transmissif de la rage ; toujours des mécomptes cruels sont venus détruire les espérances qui étaient nées trop hâtivement dans leur esprit.

Voilà donc l'état actuel de nos connaissances : *nous ne savons encore rien de précis*. Il est probable que la fièvre jaune est une maladie parasitaire ; il est probable que c'est à l'action nocive des microorganismes qui infectent l'individu, que la maladie doit d'être si terriblement grave ; mais, si telle est la pensée, qu'on peut raisonnablement avoir aujourd'hui, à cet égard, il faut reconnaître, que nous n'avons que des présomptions, et pas de preuves absolues, jusqu'ici.

Malgré la répugnance que j'ai personnellement pour les théorisations, je ne puis me soustraire au devoir de terminer, en présentant, en quelques lignes, ce qui semble résulter logiquement de ce que nous savons, au sujet de la nature de la fièvre jaune, quand on se base sur les éléments fournis par les mille investigateurs qui ont apporté leur contingent de faits, dans cette question, encore si obscure à l'heure actuelle.

La fièvre jaune paraît être produite par un germe figuré ; c'est en un mot une maladie zymotique. Voilà un premier point, que l'immense majorité des observateurs paraît accepter comme infiniment probable.

Ce germe est originaire d'un ou de plusieurs points des pays Antilliens, qu'on me passe le mot, pour désigner le grand espace à peu près ovalaire, formé : par le continent inter-américain, la partie supérieure de l'Amérique du Sud, les îles des Antilles, la partie méridionale de la côte de l'Amérique du Nord et le golfe du Mexique. J'étends intentionnellement, plus que de raison, cette patrie du germe amaril, pour que le lecteur soit plus vite fixé ; je suis entré dans des spécifications plus précises, dans le chapitre où je me suis occupé de la géographie de la fièvre jaune.

Dans cette zone amarile, le germe se trouve, on ne sait où, dans l'eau, dans l'air, dans la terre, dans des animaux peut-être, nous ne pouvons encore le spécifier actuellement ; seulement, il paraît ne pas avoir, à toutes les époques de l'année, et même toutes les années, une égale aptitude ou une égale facilité pour son développement et sa culture.

A un moment donné, lorsque le concours de certaines conditions vient converger dans un certain sens, c'est-à-dire que les germes sont suffisamment actifs, si un individu susceptible d'être atteint se trouve dans leur sphère d'action, etc. etc., un cas initial se montre; et à partir de ce moment, il se produit une culture, qu'on me passe le mot, des germes amarils, qui rend la localité spécialement dangereuse.

Comment se cultivent ces germes ? nous ne le savons pas, mais néanmoins il y a tant d'exemples indiscutables où la maladie a atteint un individu à distance : le fait du tailleur de pierres de St-Nazaire dans l'épidémie de Mélier, celui de Lampraye au lazaret de Marseille en 1827, par exemple; il y a, dis-je, tant d'exemples indiscutables de sujets contaminés à distance, que nous sommes autorisés à penser que, si l'air n'est pas le véhicule unique de la maladie, c'est au moins un de ses agents de propagation.

Donc, a un moment donné, pouvons-nous penser, il y a des germes amarils dans l'air; un individu en réciptivité les reçoit, par son intermédiaire, et présente bientôt les symptômes de la maladie.

Comment se fait la contamination du sujet? est-ce par la peau, est-ce par la respiration, est-ce par l'intermédiaire des aliments ou des boissons, est-ce seulement par le passage de l'air sur la muqueuse de la bouche ou du pharynx? il est assez difficile de répondre d'une manière précise. Seulement, en se souvenant que quelques individus, le tailleur de pierres de Saint-Nazaire par exemple, n'ont ni mangé ni bu dans le foyer amaril, on peut penser qu'il n'est pas besoin du concours des aliments et des boissons pour infecter un individu en réceptivité.

Reste alors le contact de l'air: sur la peau, la muqueuse respiratoire et celle de la bouche et du pharynx. *A priori*, on est porté à penser que la peau n'est pas la porte d'entrée habituelle. Quant à la question de savoir, si c'est la muqueuse respiratoire ou celle du commencement du tube digestif qui accueille le germe, elle me paraît insoluble, quant à présent, car jusqu'ici les investigations nécroscopiques n'ont rien révélé de suffisamment saillant pour éclairer le problème.

Les symptômes morbides présentés par les individus au début de leur atteinte, et les autopsies, portent à penser: que le germe amaril, qu'il entre par la muqueuse respiratoire ou celle de la bouche, ne fait pas de ravages, dès le point du premier contact; en effet, c'est un peu dans l'œsophage, peut-être, mais surtout dans l'estomac que l'on voit des désordres qui peuvent être considérés comme pathognomoniques.

On peut donc penser, jusqu'à nouvel ordre, que l'infection se produit par l'arrivée de germes qui vont évoluer dans la muqueuse stomacale ; dans cette muqueuse, ils produiraient, si nous en croyons l'hypothèse qui tend à être admise aujourd'hui, des désordres locaux, en même temps qu'ils pulluleraient, évolueraient; et allant, ainsi en se multipliant, ils arriveraient à intoxiquer l'organisme, par l'intermédiaire de la masse de ses humeurs, c'est-à-dire par quelque chose comme ce que M. le professeur Bouchard a appelé l'auto-infection; chose qui se rencontre dans une infinité de maladies : la fièvre typhoïde, la dyphthérie, etc.

La fièvre jaune envisagée dans ses symptômes, son évolution et ses lésions, serait donc le drame pathologique d'une aggression zymotique ; au début les symptômes et les lésions seraient le résultat des premiers effets directs de l'aggression, c'est-à-dire de l'empoisonnement primitif du sujet. Puis, la perturbation de l'organisme, le développement des germes, l'altération anatomique des organes lésés, engendreraient d'autres phénomènes : phénomènes d'intoxication secondaire, si je puis m'exprimer ainsi, venant ajouter leur très-grande gravité, à l'atteinte primitive. La première aggression est-elle minime et les germes amarils ne pullulent-ils pas facilement? on a affaire à une atteinte légère de fièvre jaune. — Les conditions contraires existent-elles ? c'est une atteinte grave, c'est-à-dire une atteinte dans laquelle le sujet a grande chance de succomber, soit par le fait des désordres primitifs, soit par celui des désordres secondaires survenus dans ses organes.

Par cette hypothèse pathogénique que je viens d'exposer, on voit qu'il y a place pour l'explication de bien des détails ; entre autres la production et l'intervention de ptomaïnes, la dégénérescence graisseuse de certains organes, etc. On pourrait même expliquer, il me semble, pourquoi tel observateur a constaté telle lésion ou tel microorganisme, que tel autre observateur n'a pas retrouvé. — En un mot, on voit le vaste champ qui est ouvert ainsi à la théorisation. Mais je dois le reconnaître aussitôt, et ne veux pas manquer d'être le premier à le dire au lecteur, tout cela n'est encore que pure hypothèse. C'est assurément un échafaudage qui, probablement, croulera, de fond en comble, un de ces jours, lorsque nos connaissances auront fait un pas de plus, au sujet de la fièvre jaune.

Aussi n'insisterais-je pas plus longtemps, et ne donnerais-je l'hypothèse que pour ce qu'elle vaut à mes yeux ; c'est-à-dire comme un moyen éphémère de se rendre un compte approché des altérations de ce protée pathologique, dont nous n'avons pas encore surpris la véritable nature jusqu'ici. Par conséquent, comme une de ces mille théories condamnées à l'avance à être remplacées par d'autres, et n'ayant eu son utilité, que pour permettre à l'esprit d'en édifier une meilleure.

CHAPITRE X

DIAGNOSTIC

En général, le diagnostic de la fièvre jaune n'est pas très difficile à établir ; en effet, le caractère épidémique de la maladie fournit déjà une induction précieuse, que l'aspect du malade, que les allures, la marche, la terminaison si souvent funeste de l'affection, viennent corroborer de la manière la plus précise. Mais il faut cependant convenir que, si le doute ne saurait exister, en général, quand il s'agit d'une poussée épidémique bien accentuée, durant déjà assez longtemps pour qu'on ait eu le temps de bien l'étudier ; et enfin, ayant emporté assez de malades pour qu'on ait pu faire un certain nombre d'autopsies, constater bien positivement et les vomissements noirs et l'ictère ; en revanche, quand il n'est question que de quelques faits isolés, dans les premiers temps d'une épidémie, etc. etc., il peut y avoir, non seulement des doutes, mais même de grandes indécisions. Dans maintes circonstances de cette nature, on a vu les médecins les plus habiles se tromper, les hommes les plus experts avoir une opinion contraire entre eux ; je n'ai pas besoin de citer des exemples pour le prouver.

Quoi qu'il en soit, le diagnostic de la fièvre jaune peut, être divisé en deux questions distinctes : *A*. le diagnostic propre ou absolu ; *B*. le diagnostic différentiel. Nous allons les passer successivement en revue.

DIAGNOSTIC PROPRE OU ABSOLU

Comme je le disais dans mes *Études sur la fièvre jaune au Sénégal, et à la Martinique* il faut, dans le cas actuel, faire une distinction : 1° L'épidémie est en activité depuis un certain temps, médecins, infirmiers, malades mêmes sont renseignés sur son existence. Dans ce cas il est presque inutile d'en parler ; on reconnaît l'atteinte du premier coup d'œil, et il est bien rare qu'on s'y trompe ;

2° L'épidémie n'existe pas, on est en présence du premier ou des premiers cas, et alors le diagnostic est infiniment moins facile, on ne saurait le contester. Nous avons besoin de nous arrêter plus spécialement sur cette seconde condition, car si on détermine alors d'une manière précise quelle est l'affection à laquelle on a affaire, il est incontestable que la première condition n'a plus besoin d'être étudiée avec quelque détail.

Eh bien ! le médecin qui pratique dans un pays à fièvre jaune, ou bien dans une localité où des individus venant de lieux contaminés peuvent se rencontrer, doit penser à la possibilité du typhus amaril lorsqu'il verra une période de fièvre avec congestion, ou au moins hyperhémie cutanée de la face et de la partie supérieure du corps, faire place à une rémission à la suite de laquelle un peu d'ictère, quelques troubles nerveux, gastriques, et enfin, parfois les vomissements bruns ou noirs et les hémorragies passives se seront montrés.

Certes, on peut théoriquement objecter que bien des maladies présentent ces phénomènes. Par un concours spécial de circonstances, une fièvre typhoïde, une rougeole, un ictère grave, peuvent entraîner exactement tous les phénomènes précités. Cependant, si non seulement, nous songeons à ces divers symptômes: période fébrile, rémission, ictère, vomissements noirs, hémorragies passives ; mais encore, et qui plus est, si nous songeons à leur durée et à leur ordre d'apparition, nous trouvons que c'est seulement dans la fièvre jaune que les choses se passent de la sorte ; dans les autres maladies il y a, soit un coefficient de temps, soit une interversion dans l'ordre d'apparition des accidents, qui peuvent très bien mettre le médecin sur la voie du diagnostic réel de la maladie.

DIAGNOSTIC DIFFÉRENTIEL

Le diagnostic différentiel de la fièvre jaune, vis-à-vis de certaines maladies, est assez facile, peut-on dire d'une manière générale; mais cependant, il serait tout à fait inexact de soutenir que, dans tous les cas, on peut parfaitement établir la distinction, car tout le monde sait que, dans nombre de circonstances, les meilleurs esprits, les hommes les plus autorisés à avoir une opinion, ont différé d'avis, de la manière la plus absolue, en présence de certaines atteintes.

Quelles sont les maladies qui pourraient de prime abord être confondues avec la fièvre jaune ? Ce sont: la fièvre bilieuse mélanurique, la fièvre rémittente bilieuse, ou telle autre forme grave de la fièvre bilieuse des pays chauds, la typhoïde bilieuse, la fièvre à rechutes, l'hépatite fébrile et l'ictère grave.

Nous allons dire quelques mots de ces diverses maladies au point de vue du diagnostic différentiel. Mais avant tout, je dois répéter au lecteur que, pour ne pas donner à ce présent travail une longueur trop grande, je ne discuterai pas tous les côtés de la question ; je l'engage à lire, au préalable, le chapitre du diagnostic différentiel de la fièvre dite inflammatoire des Antilles, dans le travail que j'ai publié précédemment (*De la fièvre dite bilieuse inflammatoire*, Paris, Delahaye, 1878) ; il y trouvera bien des détails utiles, que je suis obligé de négliger en ce moment. Dans un travail que j'ai publié sur la fièvre bilieuse mélanurique observée au Sénégal, j'ai fait ressortir en détail la différence qu'il y a entre cette maladie et la fièvre jaune ; j'y renvoie aussi le lecteur, pour plus amples informations. Dans ce moment je me bornerai à fournir un tableau résumé des divers phénomènes des deux maladies, pour en faire ressortir les dissemblances.

FIÈVRE BILIEUSE MÉLANURIQUE	FIÈVRE JAUNE
Le séjour prolongé dans les pays chauds paludéens est la cause prédisposante la plus puissante et même indispensable.	Le séjour prolongé, dans les pays chauds paludéens ou non, donne une immunité de plus en plus grande.
La maladie est toujours précédée de nombreux et fréquents accès de fièvre paludéenne, simples d'abord, puis plus ou moins compliqués ; et prenant, en général, de plus en plus l'aspect bilieux, ayant dans tous les cas très notablement anémié le sujet.	La maladie débute très généralement au milieu d'une santé parfaite, et peut survenir chez des sujets qui n'avaient jamais eu aucune atteinte de fièvre intermittente, ou qui présentent les attributs de l'état pléthorique le plus satisfaisant.
Très généralement, la maladie débute par un accès de fièvre avec frisson, violent et plus ou moins prolongé, en tout semblable à l'accès de fièvre paludéenne.	La maladie débute assez fréquemment par une céphalalgie qui va en augmentant, et dont le début ne peut être précisé aussi bien que le début de l'accès paludéen qui est instantané.

L'ictère paraît d'emblée, avec le premier accès, au début de la maladie, ne manque jamais ; il donne, dès le commencement et pendant tout le temps, au malade, un aspect jaunâtre, variant du jaune vert au jaune ocre très accusé, il est, dans tous les cas, général et de même teinte partout.

La marche est intermittente ou rémittente d'abord ; le pouls, les urines, les vomissements suivent très-exactement ces variations. Quand la fièvre cesse, survient la période de faiblesse et de réparation, qui ne ressemble en rien à la rémission de la fièvre inflammatoire, et qui n'est pas séparée d'une manière parfaitement et absolument tranchée de la première. On dirait, en effet, que la fièvre ne cède qu'à regret, et cherche à revenir. Si le malade résiste à la période fébrile, et succombe à la période adynamique, il meurt plutôt d'un profond épuisement, que par l'effet des phénomènes de décomposition.

Le pouls suit les variations habituelles à la fièvre paludéenne, pendant la période fébrile de deux ou trois accès qui constituent la première partie de la maladie, il ne tombe pas d'un coup et absolument, étant en cela, en tout semblable au pouls des accès intermittents.

La céphalalgie est totale, formant comme une lourde calotte sur le crâne du sujet ; elle va croissant pendant les six ou huit heures que dure l'accès, puis diminue très notablement, et disparaît même, quelquefois, pour reprendre au prochain accès.

Le facies est abattu, jaunâtre dès le début ou peu après l'invasion de la maladie. Les conjonctives sont de couleur jaunâtre, jamais injectées et brillantes, comme dans le cas de conjonctivite qui commence.

L'ictère n'apparaît que consécutivement, vers le troisième jour, fait place à la coloration rouge des téguments qui existait au début de la maladie ; il manque quelquefois, si la maladie est légère, ou si la guérison est rapide ; il est borné, parfois, à certaines régions, ou présente de notables différences d'intensité, par places, sur le même individu.

La marche est continue d'abord, et comme inflammatoire pendant deux, trois ou quatre jours ; une transition survient alors, elle est très marquée souvent ; la seconde période est très courte, fugace, pour ainsi dire, dans le degré léger.

Le pouls est, au début, plein, régulier comme dans une fièvre continue ; il reste ainsi jusqu'à la transition ; à cette époque, il tombe, reste mou, dépressible et sans fréquence.

La céphalalgie sus-orbitaire est d'abord très intense ; mais, ou elle cède rapidement aux moyens dirigés contre elle, ou bien elle continue sans intermittences jusqu'à la fin de la période inflammatoire, c'est-à-dire pendant un ou deux jours.

Le facies est vultueux, couleur acajou, clair au début. Ce n'est qu'après plusieurs jours qu'il apparaît jaunâtre aux ailes du nez, aux paupières et aux lèvres. Les yeux sont brillants, les conjonctives injectées, quelquefois légèrement chas-

Les douleurs du tronc sont en ceinture, allant des reins aux hypochondres ; les régions hépatique et épigastrique sont parfois extrêmement douloureuses, et le toucher y donne des élancements qui arrachent des cris au malade ; mais souvent elles sont à peine marquées, c'est au point que quelquefois ces douleurs, de même que les douleurs de courbature dans les membres, ne présentent ni grande persistance, ni grande acuité : c'est plutôt un état de gêne et d'inquiétude, qu'un état de douleurs bien accusées.

Les vomissements sont bilieux, de couleur verte très accusée, le plus souvent analogue à l'eau d'épinards ; ils se présentent constamment, dès le début de l'accès, et s'arrêtent avec lui pour reprendre avec le suivant.

Après la première période ou la période fébrile, les vomissements continuent, mais en conservant exactement les mêmes caractères ; ils tachent très fortement les linges en vert clair ; et, s'ils sont recueillis dans une cuvette, ils paraissent très transparents, d'une belle couleur vert émeraude ou d'une couleur olivâtre.

Il y a quelquefois une diarrhée bilieuse, dès le début de la maladie, et pendant les vomissements ; plus tard, il y a souvent diminution des selles de sorte qu'il faut recourir fréquemment à des minoratifs pour entretenir la liberté du ventre.

La langue est humide, large, couverte d'abord d'un enduit blanchâtre assez épais ; cet enduit se colore bientôt en verdâtre, par les vomissements. La langue n'est rouge, ni à sa pointe, ni sur ses bords, elle reste ainsi large, chargée et humide jusqu'à la fin de la maladie.

Les urines sont noires, dès le début ; leur couleur est caractéristique, à tel point que le malade en est

sieuses, comme dans la conjonctivite qui commence.

Les douleurs lombaires sont rarement violentes, ne s'étendent pas en ceinture. La région hépatique n'est pas douloureuse au toucher. Il y a, très généralement, des douleurs vives dans les membres, et particulièrement aux mollets.

Les vomissements du début ne sont pas fréquents ; et, dans tous les cas, ne sont pas bilieux ; ils ne présentent pas non plus cette intermittence constatée dans la fièvre bilieuse mélanurique.

Constipation, très généralement, au début, la diarrhée ne survient que quand la maladie se prolonge ; elle n'est pas bilieuse, mais au contraire fétide.

Langue blanche à son centre, où elle est comme cotonneuse, rouge à la pointe et sur ses bords, moins large et comme globuleuse. Plus tard, elle est quelquefois saignante.

Les urines du début sont rouge clair et simpleme fébriles ; elles sont limpides, rares et peu abon-

toujours vivement impressionné. Elles sont très généralement abondantes et fréquentes, n'ont leur aspect mélanurique que pendant les accès. Plus tard, les urines sont fortement colorées encore, mais ne sont plus noires. Elles sont peu abondantes quelquefois, mais ne sont pas supprimées, si ce n'est pendant quelques heures avant la mort.

Les accès du début peuvent être enrayés par la quinine, ne réclament jamais les antiphlogistiques.

La maladie est manifestement liée au paludisme ; elle suit et est suivie d'accès intermittents, elle n'est absolument pas transmissible d'homme à homme.

Les récidives sont très fréquentes et de plus en plus faciles, à mesure que les atteintes se sont multipliées.

Pas d'enduit gingival ni d'érythème scrotal.

dantes, ne contiennent de l'albumine que dans les cas intenses. Plus tard elles sont de plus en plus limpides.

La fièvre continue du début ne peut être atteinte par la quinine.

L'influence du paludisme n'a pas été mise en lumière d'une manière incontestable. La maladie n'est pas forcément et même normalement, on peut dire, précédée ou suivie d'accès de fièvre intermittente. La transmission d'homme à homme est fréquente.

La récidive, bien que possible, est rare.

Enduit gingival et érythème scrotal.

DIAGNOSTIC DIFFÉRENTIEL ENTRE LA FIÈVRE JAUNE ET LA FIÈVRE RÉMITTENTE BILIEUSE

Ce que nous venons de dire touchant les différences qu'il y a entre la fièvre jaune et la fièvre bilieuse mélanurique, nous permet d'être assez bref dans ce moment, En effet, cette fièvre mélanurique n'étant qu'une partie de ce qu'on a appelé la rémittente bilieuse des pays chauds. Nous connaissons déjà une certaine somme de points de divergence.

Nous n'avons pas à discuter ici ce qu'on a entendu sous le nom de fièvre rémittente bilieuse ou de grande endémique des pays chauds ; nous avons vu dans notre *Étude sur la fièvre inflammatoire,* à laquelle nous avons si souvent renvoyé le lecteur, qu'on a appelé de ce nom nombre d'affections que nous avons essayé d'énumérer ; et à la suite de cette discussion, si on s'en souvient, le nom de rémittente bilieuse est resté à une affection bien déterminée et de nature malarienne.

Or, précisément parce que la rémittente bilieuse est de nature malarienne, elle est différente de la fièvre jaune, ses atteintes sont d'autant plus graves que le sujet est plus profondément impaludé, et elle n'attaque pas les individus deux ou trois jours après leur arrivée dans le foyer morbide. D'autre part, la transmission d'homme à homme ne s'observe pas comme dans la fièvre jaune ; enfin, la succession des symptômes et en particulier la courbe de la chaleur animale, pendant l'évolution de la maladie, est tout à fait différente.

On comprend que nous pourrions, en prenant un à un tous les symptômes, tous les points de l'étiologie ou du traitement, écrire de longues pages là-dessus, mais serait-ce bien nécessaire? Néanmoins, nous avons signalé déjà assez de divergences, pour n'avoir point à insister plus longuement.

DIFFÉRENCE ENTRE LA FIÈVRE JAUNE ET LA TYPHOÏDE BILIEUSE

L'illustre Larrey, dans sa *Relation de la campagne d'Égypte*, a décrit une maladie qui depuis a été étudiée sous le nom de typhoïde bilieuse, et qui a assez de points de contact avec la fièvre jaune pour avoir besoin d'être mise en parallèle avec elle, quand on s'occupe du diagnostic différentiel du typhus amaril.

Cette typhoïde bilieuse présente d'abord un premier point de divergence, avec le typhus amaril: c'est qu'elle a été observée sous forme d'épidémies intenses, et de longue durée, dans des pays de la zone tempérée et même de la zone froide, Moscou, par exemple, tandis que la fièvre jaune a, au contraire, une préférence marquée pour les pays de la zone torride. Mais n'oublions pas de constater que cette divergence est toute relative; elle peut même cesser entièrement; en effet, d'une part, lorsqu'on a vu la typhoïde bilieuse en Égypte, on ne peut plus dire qu'elle ne vient pas se montrer dans les pays chauds; d'autre part, les apparitions du typhus amaril en Espagne, en Portugal, en France, en Italie, en Angleterre même, ont prouvé qu'il peut faire des incursions dans les parallèles élevés; bien plus, on peut penser qu'à mesure que la fréquence des relations transatlantiques sera augmentée, on verra les chances de propagation de la maladie, dans les pays tempérés, être de plus en plus grandes.

Si on n'y regarde pas de très près, il est bien difficile de mon-

trer une différence radicale entre la typhoïde bilieuse et la fièvre
jaune; car, d'une part, on voit des phénomènes réactionnels, à
forme inflammatoire, dans les premiers temps de l'atteinte : fièvre intense, céphalalgie, injection des conjonctives, etc. etc. ; d'autre part, quand un certain temps s'est écoulé, on constate dans les deux affections : de l'ictère, des hémorrhagies, des accidents dits typhoïdes, etc. etc. Mais, cependant, on peut déjà noter quelques divergences : ainsi par exemple la marche de la température est différente puisque, graduellement et assez lentement ascendante dans la typhoïde bilieuse, elle acquiert très vite son apogée dans le typhus amaril. Notons, aussi, que tandis que cette température reste élevée pendant un temps relativement long dans la typhoïde, elle tend à descendre bientôt dans la fièvre ictérode. D'autre part, la constance de l'hypertrophie de la rate dans la typhoïde bilieuse, est de nature à séparer cette maladie de la fièvre jaune. Enfin, la marche, elle-même, de la maladie présente une différence assez sensible, car les phénomènes sont plus lents à évoluer dans la typhoïde bilieuse que dans l'autre.

On a vu la typhoïde bilieuse naître sur place, dans la zone tempérée, sans qu'on pût accuser l'importation. On a toujours pu constater, ou au moins très fortement présumer l'importation tropicale de la fièvre jaune; l'autre, a été observée plus d'une fois dans l'extrême Orient, où l'une n'a jamais été vue. Mais, ne nous y trompons pas, c'est là, une ou plusieurs différences, qui n'ont rien de bien péremptoire. Il faudra de nouvelles études; qui nous feront mieux connaître les détails des deux maladies, pour bien les différencier, sans crainte d'avoir à revenir sur ce point du diagnostic.

DIFFÉRENCES ENTRE LA FIÈVRE JAUNE ET LA FIÈVRE A RECHUTES

Il me semble tout d'abord irrationnel, de faire entrer la fièvre à rechute dans le nombre des maladies qui peuvent être confondues avec la fièvre jaune, quand on consulte certains auteurs étrangers. Mais cependant, après les travaux publiés par les médecins de la marine qui l'ont observée, soit à la Réunion, soit dans l'archipel indien, soit à la Guyane, il est indispensable de ne pas négliger le parallèle entre les deux maladies.

Le Dr Mac-Auliffe, a inséré dans les *Archives de médecine navale,* une excellente monographie de la fièvre à rechutes. Le Dr Maurel, qui l'a observée à la Guyane, nous a fourni, sur le compte de cette pyrexie, de précieux documents ; c'est à ces sources que je puiserai, pour le diagnostic différentiel.

FIÈVRES A RECHUTES	FIÈVRE JAUNE
Degré léger	*Degré léger*
Pas de prodromes. Courbature peu prononcée. Pas de lumbago ; pas de douleurs. Pas d'agitation. Toux, bronchite légère.	Prodromes très souvent. Courbature très-prononcée. Lumbago, épigastralgie, douleurs dans les hypochondres. Un peu d'agitation. Pas de toux, quand il n'y a pas de changements subits de température dans l'atmosphère. Le pouls ne montant pas à 100.
Pouls plein, sans dureté, de 112 à 140. Bouche amère, pâteuse. Ventre indolore et souple.	Souvent ni amère, ni pâteuse. Abdomen développé, sensible à la pression dans les hypochondres surtout ; gargouillements au toucher.
Pas de constipation.	Presque toujours constipation, quelquefois diarrhée, chez tous les sujets pris à tel ou tel moment de l'épidémie.
Urines normales.	Urines brunissant par l'acide azotique. Érythème scrotal ; très souvent : enduit gingival.
Pas de taches ombrées.	Taches ombrées très souvent.'
Degré grave	*Degré intense*
Plus fréquent que le degré léger. Quatre périodes : *A.* Augment. ; *B.* Collapsus ; *C.* Rechute ; *D.* Convalescence.	Plus rare que le degré léger. Trois périodes : *A.* Augment. ; *B.* Adynamie ; *C.* Convalescence.
Première période	*Première période*
Début subit le plus souvent ; période inflammatoire du début, moins franchement accusée. Pouls plein et dépressible de 112 à 140.	Prodromes le plus souvent ; période inflammatoire du début très accentuée. Le pouls dépasse exceptionnellement 100 ou 110.

Respiration anxieuse dans les cas très graves seulement.	Respiration anxieuse dans les cas ordinaires même.
Ventre douloureux aux hypochondres seulement.	Abdomen douloureux en plusieurs endroits ; épigastralgie.
Pas de vomissements pendant la première période.	Vomissements ou vomituritions fréquemment.
Subdélirium ; mouvements musculaires involontaires.	Pas de phénomène analogue dans la première période.
Pas d'éruption signalée.	Éruption de taches ombrées.
Pas d'enduit gingival ; pas d'érythème scrotal signalé jusqu'ici.	Enduit gingival et érythème scrotal pathognomoniques.
La mort survient quelquefois à la fin de cette première période.	La maladie n'est presque jamais mortelle à ce moment.

Deuxième période	*Deuxième période*

Les phénomènes indiqués par la description générale sont les mêmes : défervescence, rémission, ictère, etc., mais, en comparant un cas particulier à un autre, on voit qu'il n'y a pas d'analogie bien exacte.

Troisième période	*Troisième période*
Rechutes tellement fréquentes qu'elle ont imposé le nom à la maladie.	Manque dans la fièvre jaune, dans l'immense majorité des cas.
La rechute est toujours moins grave que la première atteinte.	Dans les très rares cas de rechute signalée dans la fièvre jaune, elle a été plus grave que l'atteinte.
Quelquefois une seconde rechute.	Rien d'analogue.

Pour ce qui est de la fièvre à rechutes, telle que l'a observée notre camarade, Mac-Auliffe, dans l'Océan indien, on peut donc dire que les différences sont assez accentuées pour que la fièvre jaune ne puisse plus être mise en question. Mais nous devons convenir, cependant, que les faits observés au Maroni, dans ces dernières années, font qu'on ne peut pas dire que toute indécision soit bannie désormais, touchant ce point de pathologie, quand cette fièvre à rechutes se montre dans les pays comme la Guyane. On sait, en effet, que Maurel a diagnostiqué fièvre à rechutes des atteintes que d'autres médecins de la marine, en service au Maroni, soit avant, soit après lui, ont appelées fièvre jaune. Aussi, le débat ne pourra être jugé que lorsque des études contradictoires auront été faites, de manière à ce qu'on puisse les discuter, les peser et les comparer.

DIAGNOSTIC DIFFÉRENTIEL DE LA FIÈVRE JAUNE ET DE L'HÉPATITE
FÉBRILE (1° *hépatite proprement dite*; 2° *ictère grave*)

1° Ceux qui n'ont vu, ni la fièvre jaune ni l'hépatite fébrile jusque-
là, peuvent bien se demander: si par hasard la confusion entre
les deux maladies existe quelquefois, mais je crois que les différences entre les deux maladies sont telles, qu'elles ne sont
jamais prises l'une pour l'autre. En effet, ce n'est que dans un
pays à fièvre jaune qu'on pourrait penser au typhus amaril en
voyant un sujet atteint de phlegmasie aiguë du foie à un moment
où la fièvre s'allume ; je suis persuadé que l'indécision ne serait
pas de longue durée.

Je sais bien que l'hépatite est une maladie assez insidieuse,
pour avoir évolué sans être diagnostiquée comme il faut ; mais,
remarquons que c'est avec le paludisme ou avec la fièvre typhoïde,
qu'elle a été confondue dans ce cas ;

2° Quant à ce qui est de l'ictère grave, il est des moments de
son évolution, où il ressemble beaucoup à la fièvre jaune ; mais,
néanmoins, ce n'est qu'en forçant les analogies et en n'envisageant qu'une partie de la question, que la similitude serait acceptée ; mille preuves de la dissemblance peuvent être fournies.
M. Jaccoud indique, pour la zone tempérée, cette première divergence que la fièvre jaune y est toujours importée, tandis que
l'ictère grave peut se développer spontanément ; dans le cas particulier où nous sommes placé ici, cette divergence est moins
importante.

Au début, la fièvre jaune et l'ictère grave sont loin de présenter les mêmes phénomènes ; en effet, pas d'ictère avant le 3ᵉ, 4ᵉ
ou 5ᵉ jour, dans les cas de typhus amaril et même dans les atteintes légères, c'est à peine si cet ictère est visible ; ajoutons que,
dans beaucoup de cas il est tellement peu accentué qu'il passe
inaperçu. Dans l'ictère grave, au contraire, la teinte jaune est
très précoce, accentuée, même dans les cas les plus légers ; car on
ne comprendrait pas par la pensée un cas d'ictère grave sans
jaunisse bien accusée.

Nous ne dirons pas que la rachialgie, la céphalalgie, sont des
phénomènes capables de baser un diagnostic différentiel bien
absolu, car on sait que ces symptômes sont variables d'un sujet

à l'autre et souvent communs à plusieurs maladies. Mais, cependant, il n'y a dans l'ictère grave ni le *coup de barre*, ni cette céphalalgie avec photophobie que l'on note, si souvent, dans le typhus amaril.

M. Saint-Vel, qui a fait une étude approfondie de l'ictère, à la Martinique, dit, dans son *Traité des maladies des régions intertropicales*, quelques mots qui jugent, il me semble, la question ainsi qu'on va le voir. « La confusion entre l'ictère grave et la fièvre jaune est impossible pour celui qui a vu les deux maladies. Les symptômes qui marquent l'invasion de l'une ne se rencontrent pas d'ordinaire au début de l'autre. Les hémorrhagies intestinale et stomacale sont assez rares et assez peu abondantes dans l'ictère malin. Dans la fièvre jaune les hémorrhagies sont multiples, variées, abondantes ; le vomissement noir en est le symptôme capital. Dans l'une absence d'ictère ; dans l'autre, comme phénomène primordial et essentiel, une véritable cholémie avec le précipité caractéristique que les urines donnent par les réactifs. L'évolution des symptômes antérieurs ne permettrait pas de confondre l'ictère accidentel de la seconde période qui annonce généralement une heureuse terminaison et coïncide avec l'amendement de tous les symptômes, avec les graves accidents de l'ictère malin (Saint-Vel, *loc. cit.*, p. 330).

ANALOGIES ET DIFFÉRENCES DE LA FIÈVRE JAUNE ET DE LA FIÈVRE DITE INFLAMMATOIRE DES ANTILLES

Nous ne saurions finir d'étudier le diagnostic différentiel de la fièvre jaune, sans nous demander quelles sont les analogies et les différences de cette fièvre jaune avec la fièvre dite inflammatoire des Antilles ; car, si nous songeons un moment aux phénomènes qui sont attribués aux deux maladies, par ceux qui les ont observées, nous en arrivons à cette pensée qu'aucun état morbide n'est plus voisin ni plus comparable.

Certes, pour les gens du monde, la fièvre inflammatoire est absolument différente de la fièvre jaune, pour la grande raison, disent-ils, que dans l'une la guérison est la règle à peu près absolue ; tandis que dans l'autre, le quart, sinon la moitié des individus succombe. Cette raison paraît péremptoire à ceux qui ne sont pas familiers à l'étude des maladies ; mais nous semblerat-elle aussi convaincante? Non ! et si nous admettons, par exemple, qu'il y a entre les deux maladies une simple différence d'intensité, cette question de grande mortalité d'une part, de bénignité extrême d'autre part, ne s'oppose plus à la réunion des deux maladies dans un même groupe.

Pour pouvoir parler des analogies et des différences qu'il y a entre la fièvre inflammatoire et la fièvre jaune, il faut tout d'abord faire des éliminations; ainsi, par exemple, si nous voulions essayer de comparer le degré léger de la fièvre inflammatoire avec le degré intense du typhus amaril, nous ne trouverions, j'en conviens, rien de satisfaisant pour l'esprit. Par conséquent, commençons par dire que, quels que soient les résultats auxquels nous pourrons arriver dans notre comparaison, il reste bien sous-entendu, et une fois pour toutes, que nous éliminons, pour un moment, de la discussion, le degré léger et même le second degré de la fièvre inflammatoire, d'une part; que nous éliminons la fièvre jaune grave d'autre part. Par conséquent, que nous ne comparons que les degrés moyen et intense, de la fièvre inflammatoire, et les degrés léger et moyen, de la fièvre ictérode.

Or, la question étant réduite à ces termes, je dois avouer qu'après mûre réflexion, après étude approfondie et minutieuse, je suis arrivé à penser, comme Câtel, Amic, Ballot, Chapuis, Langelier-Bellevue et tant d'autres, qu'il n'y a pas de différence, essentielle; qu'il ne s'agit pas en réalité de deux affections voisines, quelque rapprochées qu'on les suppose? mais que c'est bien au contraire la même nature de maladie : ce seraient deux manifestations, une légère, l'autre grave, une bénigne, l'autre maligne, d'une même intoxication. Ou bien, si on préfère, la fièvre inflammatoire et la fièvre jaune seraient le résultat différent produit par des mêmes germes dont nous ne connaissons pas encore la nature. Tant que les atteintes morbides produites par ces germes restent dans certaines limites, elles ne peuvent produire que l'ensemble de phénomènes relativement bénins qui s'amendent, s'épuisent et disparaissent avant d'avoir compromis sérieusement la vie des individus frappés; c'est-à-dire qu'on a, alors, affaire, seulement à la fièvre inflammatoire. Lors, au contraire, que ces germes morbigènes dépassent cette limite, et arrivent au degré d'intensité suffisant, ils produisent le véritable typhus amaril avec sa terrible gravité.

En un mot, et pour bien faire comprendre notre pensée en finissant, nous dirons que la fièvre inflammatoire des Antilles ne serait, à mon avis, comme l'ont pensé mes prédécesseurs : que le premier degré de la fièvre jaune, le degré atténué de la maladie. Par conséquent, comme je le disais précédemment, on pourrait très bien l'appeler la fébricule ictérode, la synoque amarile, ou bien la fièvre jaune abortive, d'après l'opinion du professeur Jacoud ; fièvre jaune bénigne de M. Crouillebois, pour donner, d'un mot, l'indication de sa nature et de sa gravité.

CHAPITRE XI

PRONOSTIC

Dans le chapitre où nous avons fait l'analyse des symptômes, nous avons déjà dit quelques mots du pronostic ; de sorte que nous n'avons, pour ainsi dire, plus qu'une étude complémentaire à en faire ici. Aussi, devons-nous, dès le début, rappeler au lecteur que c'est dans le chapitre sixième qu'il trouvera les indications que nous ne fournirons pas ici. Nous suivrons la marche d'exposition que nous avons adoptée, en décrivant la maladie elle-même, pour signaler les phénomènes que l'on peut considérer comme favorables ou défavorables dans le cours d'une fièvre jaune ; c'est-à-dire que nous parlerons succinctement de la première période, de la rémission, enfin, de la seconde période. A proprement dire, on peut avancer que les signes favorables de la fièvre jaune n'ont pas besoin d'être énumérés bien longuement, car il suffit peut-être de spécifier que la maladie dont l'issue doit être heureuse, et celle qui évolue sans phénomènes excessifs, et sans irrégularités symptômatiques, de sorte qu'en réalité : c'est plutôt l'énumération des signes pronostics fâcheux que nous faisons dans ce chapitre.

Il est presque oiseux de rappeler : que le pronostic de la fièvre jaune varie suivant la gravité de l'atteinte. Nous savons déjà que, dans la forme franche et légère, la guérison est la règle très générale ; et que cette guérison s'obtient facilement, tandis que, dans la forme insidieuse du degré intense, la mort est très fréquente ; que cette mort est, pour ainsi dire, fatale, dans le degré sidérant.

Nous pouvons dire, d'un mot : que toutes les fois qu'on voit dans le cours de la fièvre jaune un phénomène prendre une importance plus grande que de coutume, un symptôme persister au-delà du temps normal, pour ainsi dire, la porte est ouverte aux accidents les plus graves, la vie est en danger. Donc, sans qu'il soit nécessaire d'entrer dans de longs détails, on doit avoir présent à la mémoire ce point capital que toute anomalie est de fâcheux augure.

PREMIÈRE PÉRIODE

On a dit souvent: que, plus la température s'élève au début de la fièvre jaune, plus le danger est grand ; la chose est exacte le plus ordinairement; mais, d'une part, les cas de fièvre abortive, ce que l'on appelle la fièvre inflammatoire des Antilles, vient donner un démenti à cette opinion, parce que, malgré une ascension considérable du thermomètre, on voit la santé revenir; d'autre part, le début insidieux des degrés graves, induirait en erreur un observateur qui ne porterait pas son attention sur tous les signes capables de le renseigner.

On a été frappé, avec raison, de la terreur que présentent quelques individus, et les auteurs s'accordent à dire que c'est un signe pronostique des plus fâcheux. Ceux qui ont traversé les épidémies de fièvre jaune, se souviennent de nombreux faits, dans lesquels le médecin ne voyait pas de prime abord une bien grande sévérité, alors que le malade prédisait sa mort prochaine, ce que l'événement a vérifié.

La persistance des phénomènes morbides, sans aucune apparence d'amélioration pendant plus de quarante-huit heures, est un signe pronostique fâcheux ; la chose se comprend très bien, car nous savons que, dans le degré léger, la défervescence se fait vite ; et que, dans les degrés plus intenses, la gravité de l'atteinte est toujours telle qu'on peut craindre pour la vie.

Notons brièvement: que la sécheresse persistante de la peau sans moiteur ou avec des moiteurs fugaces, après un certain temps de durée de la période fébrile ; que l'exagération des douleurs, dès le début, leur durée, leur réapparition après qu'elles s'étaient amendées ; que les vomissements persistants avec notable anxiété épigastrique ; que la respiration troublée, inégale, suspirieuse ; que la longueur de la première période ou bien sa grande brièveté, lorsqu'il y a apparition rapide d'une

teinte sub-ictérique sans détente bien franche et de bon aloi, avec
défervescence bien accusée par le thermomètre ; que l'apparition
d'une notable quantité d'albumine dans les urines, peu après le
début de la fièvre ; que la prostration ou l'excitation insolite ;
que la sécheresse de la langue, dès le commencement de la
maladie ; que le manque de consensus entre les divers phénomènes morbides de la période, sont des signes pronostiques
fâcheux. Ils ne sont pas toujours, il est vrai, l'indice assuré de
la mort ; mais, comme ils présagent une atteinte intense, et que,
dans les atteintes graves la vie est sérieusement menacée, le
médecin doit craindre une issue funeste ou au moins la considérer comme une chose possible.

RÉMISSION

On peut dire que, toutes choses égales d'ailleurs, une rémission
franche de tous les phénomènes, après la première période, est
un signe favorable, faisant espérer une guérison prochaine et
facile. Au contraire, la persistance de la chaleur, de la fièvre,
de la sécheresse de la peau, d'un phénomène morbide quelconque,
de la première période, quel qu'il soit, est l'indice d'une gravité qui peut, d'un moment à l'autre, être la cause d'accidents.

Nous avons, encore ici, une occasion, que nous ne laisserons
pas échapper, d'insister sur la nécessité d'observer les malades
avec grand soin. En effet, au moment de la rémission, le bien-
être est si grand relativement à ce qu'il était pendant la période initiale, que le malade est disposé à se trouver mieux.
C'est un optimisme, qu'on me passe le mot, auquel on aurait tort
de croire aveuglément. C'est assurément à cause de cela que
nombre de fois les médecins ont eu des mécomptes, après avoir
espéré très positivement une guérison, qui leur semblait promise,
par la rémission favorable, qu'ils croyaient observer.

Un des signes les moins équivoques de la bonne rémission,
est l'abaissemeut de la température ; aussi le thermomètre doit-il
être mis en usage souvent et chez tous les malades, quand on
veut se rendre un compt exact de leur état. Bien plus, le thermomètre doit être observé avec soin, car lorsqu'il n'est pas placé
convenablement il peut donner des indications inexactes, qui

doivent être imputées à l'observateur et non à l'instrument. Dans les cas qui nous occupent ici, je dirai que l'examen de la température par la main du médecin promenée sur l'avant-bras ou la face du malade, est un mauvais moyen d'appréciation ; Il faut, de toute nécessité, si on veut avoir une idée exacte de la situation, placer la main exploratrice dans l'aisselle ou sur l'abdomen, ces régions étant couvertes par la chemise et même le drap de lit. Si on oublie d'interroger la température avec un soin aussi minutieux, il arrive souvent qu'on note une chaleur normale, une fraîcheur de bon aloi de la peau, alors qu'en réalité la température du malade est encore à 39°, 39,5, 40° même.

N'oublions pas, ainsi que le fait remarquer avec une certaine insistance M. le professeur Jaccoud, que dans la fièvre jaune la température reste élevée, pendant ce qu'on appelle la rémission, et la seconde période, dans les cas graves. En un mot, la température est le critérium le plus sûr pour l'appréciation du degré de gravité. La connaissance de cette particularité nous montre d'un coup, toute l'importance de l'investigation, à l'aide du thermomètre, et la nécessité de prendre des précautions pour que ce thermomètre soit placé dans des conditions convenables afin de bien indiquer l'état réel de la chaleur du malade.

SECONDE PÉRIODE

Ce que nous venons de dire touchant la persistance d'une température élevée pendant le moment où on devrait normalement la voir baisser, est *a fortiori* de mise ici ; car en effet, lorsque les phénomènes de localisation se montrent, si la chaleur est forte, la situation est grave, et peut se terminer fatalement.

La sécheresse de la peau, les inégalités du pouls ou de la circulation dans les diverses portions du corps, se traduisant par des sueurs partielles, la cyanose de la face ou des extrémités, l'anxiété, la peur, les troubles de la respiration, la sensation de chaleur intérieure, etc., que l'on observe parfois dans la seconde période, sont des signes fâcheux.

L'insomnie persistante est d'un mauvais pronostic, de même

qu'un sommeil calme survenant après une insomnie prolongée est une bonne chose.

La réapparition des douleurs, est un signe pronostic fâcheux en général ; Rochoux (*loc. cit.*, p. 118) l'avait déjà reconnu, et maintes fois, depuis, on a eu l'occasion de le vérifier.

Du côté du tube digestif, il est maints phénomènes qui sont l'indice de plus ou moins de gravité ; c'est ainsi, par exemple, que la sécheresse et la tendance à la sécheresse de la langue, les spasmes du pharynx, de l'œsophage, la dysphagie, le hoquet sont des plus fâcheux indices.

Les vomissements sanglants, depuis celui qu'on a appelé ailes de mouche, jusqu'au vomissement noir proprement dit, sont extrêmement graves. Nous en avons assez parlé précédemment pour n'avoir pas y à revenir ici. Les selles noires sont l'indice d'une exhalation sanguine dans le tube digestif, et à ce titre présentent une gravité notable. N'oublions pas de rappeler : que des selles bilieuses, assez abondantes, signalent une amélioration, dans nombre de cas.

Les hémorrhagies passives sont d'un fâcheux augure, quand elles sont abondantes ou persistantes. L'apparition d'ecchymoses autour des piqûres de sangsues, ou sur diverses parties du corps, sans cause appréciable, est dans le même cas.

Nous avons vu que l'ictère présente, suivant le moment de son apparition et suivant son intensité ou sa coloration, des différences notables pour le pronostic ; c'est ainsi, par exemple, que lorsque cet ictère se manifeste lentement, et garde une couleur claire, il ne constitue pas un signe inquiétant, toutes choses égales d'ailleurs.

L'état des urines mérite aussi une attention soutenue ; nous avons vu précédemment que la gravité est en relation directe avec la quantité de l'albumine, et en relation inverse de la quantité de liquide excrété.

Le docteur Cornillac, dans son excellent livre sur la fièvre jaune, a fourni une énumération des signes favorables et défavorables. Nous y renvoyons le lecteur, et nous terminerons ce chapitre, en présentant sous forme de tableau à deux colonnes les bons et les mauvais indices que l'observateur peut rencontrer.

TABLEAU SOMMAIRE DE LA VALEUR PRONOSTIQUE DES PHÉNOMÈNES MORBIDES DE LA FIÈVRE JAUNE

BONS SIGNES	MAUVAIS SIGNES
Première période	
Phénomènes modérés, bien pondérés, ne durant pas trop longtemps; défervescence naturelle, rapide, sans hésitation.	Peur, agitation ou prostration insolite, exagération d'un phénomène de douleur ou sa persistance, durée de la fièvre.
	Persistance de la sécheresse et de la chaleur de la peau, respiration inégale, anxieuse, pouls intermittent, tendance à la sécheresse de la langue.
	Soif inextinguible surtout si l'ingurgitation des moindres quantités de liquide, provoque des vomissements, nausées, vomituritions, hoquet, dysphagie.
Transition de bon aloi, arrivant à son heure, suivant que l'atteinte est plus ou moins intense, rémission franche, sans exception.	Brièveté de la période inflammatoire franche et apparition précoce d'une sorte de détente de mauvais aloi, avec persistance de la chaleur, apparition précoce de l'ictère.
Deuxième période	
Température peu élevée, amélioration franche de tous les phénomènes sans exception, retour du sommeil calme, transpiration de bon aloi, les selles bilieuses sont parfois critiques et de bon augure.	Persistance ou réapparition des douleurs, de l'agitation, délire, cris inconscients, stupeur, vertige, défaillance, ataxie, convulsion, épigastralgie, spasmes, dysphagie, nausées, sentiment de chaleur intérieure intense, insomnie, hyperesthésie de certains points, algidité générale ou partielle.
État humide de la langue, et tendance au retour à l'état normal de la bouche.	La sécheresse persistante, l'état *rôti* de la langue, les hémorrhagies de cet organe. Quand elles sont abondantes, la soif inextinguible, le hoquet, le vomissement, la dysphagie.
	Les vomissements colorés d'autant plus qu'ils sont plus voisins de la couleur noire.
L'état est d'autant moins grave que les urines restent plus près de l'état physiologique, l'apparition des principes de la bile en petite quantité à la fin de la maladie n'est pas un mauvais indice.	Diminution de la quantité des urines, augmentation de leur densité, de la quantité d'albumine, anurie plus ou moins prolongée, ce dernier phénomène est mortel pour peu qu'il se prolonge.
	Ecchymoses autour des piqûres de sangsues, des vésicatoires; sur des régions où rien ne paraît les justifier, les hémorrhagies quelles qu'elles soient, quand elles sont assez abondantes sont un signe très fâcheux, elles présagent souvent l'apparition du délire et des accidents ultimes.

Nous pouvons, je crois, arrêter ici l'étude du pronostic de la fièvre jaune. Les renseignements que nous venons de fournir, joints à ceux que nous avons donnés précédemment, sont de nature à fixer assez bien les idées, sur ce qui se voit ordinairement.

CHAPITRE XII

TRAITEMENT

Nous arrivons aux chapitres les plus importants de ce livre, qui vise surtout une utilité pratique ; mais ce sont les plus difficiles à écrire. Celui-ci, en particulier, présente une difficulté si grande, que mon esprit s'arrête devant l'aridité de la tâche. L'insuffisance de nosconnaissances actuelles, touchant la nature et les lésions pathognomoniques de la fièvre jaune, rend vraiment cette tâche impossible, en ce moment.

Si l'étude du traitement de la fièvre jaune, pouvait consister seulement dans l'énumération d'une série de médications ou de médicaments plus ou moins différents, le travail ne serait que long et ennuyeux ; mais si l'on veut ne pas rester dans le champ des banalités de la thérapeutique, si l'on veut, en en mot. prendre. à un moment donné, la maladie, véritablement corps à corps, pour arriver à un résultat utile, c'est-à-dire à la guérison de quelques malades de plus, on s'aperçoit aussitôt de l'inanité de nos moyens de traitement. Aussi, dix fois ai-je entrepris d'écrire ce chapitre, et dix fois mon esprit découragé s'est laissé vaincre par l'aridité du sujet. Il faut, même, que la nécessité absolue me force à ne pas passer ce traitement sous silence, pour avoir la force d'aller jusqu'au bout. Je ne puis le faire qu'en avouant, dès la première page, notre impuissance à lutter efficacement contre le typhus amaril jusqu'ici.

Cependant faut-il renoncer à essayer désormais de traiter la fièvre jaune, se bornant à employer seulement tels ou tels remèdes, sans espoir de faire un peu mieux que n'ont fait nos prédécesseurs ? Non, assurément, ce serait non seulement l'aveu d'une paresse d'esprit très condamnable, mais aussi ce serait une grande faute. Ici plus que jamais, le médecin est en droit de répéter cette phrase célèbre : que la difficulté de réussir ajoute à la nécessité d'entreprendre.

Après avoir fait, au début, cet aveu de l'imperfection de nos connaissances actuelles en matière de fièvre jaune, je vais présenter l'énumération des agents que la thérapeutique doit employer contre la maladie dans l'état actuel. Si un jour, nos successeurs trouvent un moyen plus efficace que ceux que nous connaissons, qu'ils ne songent à notre faiblesse, que pour nous plaindre d'avoir été si pauvres, dans notre grand désir de faire le bien.

Précisement parce que je ne puis indiquer un traitement véritablement efficace, je commencerai par rapporter les divers traitements qui ont été préconisés par les principaux auteurs qui ont écrit sur la maladie ; cela donnera au lecteur une première idée sur ce point de la question ; et peut-être cela pourra-t-il l'aider, le cas échéant, dans des investigations thérapeutiques. Après cette exposition sommaire des efforts de nos prédecesseurs, je dirai quelques mots des médicaments et des médications qui ont été essayés ; et j'arriverai enfin à formuler quelle est la thérapeutique qui paraît rationnellement devoir être préférée pour le moment.

En somme, une fois de plus, la richesse apparente des médications préconisées, aura caché la pénurie des moyens réellement efficaces ; et, malgré les affirmations les plus optimistes de ceux qui ont proposé tel médicament ou telle méthode comme capable d'assurer la guérison, il faut être bien pénétré de ce fait : que si les atteintes légères sont à peu près toujours suivies de guérison, les autres entraînent la mort dans la moitié des cas, d'une manière générale. Trop souvent, le sujet est voué à une mort certaine, quoi qu'on fasse, dès le premier moment de sa maladie.

TRAITEMENT EMPLOYÉ DANS LES PREMIERS TEMPS DE L'OCCUPATION DES ANTILLES

Nous n'avons que des renseignements très incomplets sur les premières médications employées contre la fièvre jaune ; la plupart des auteurs qui ont parlé de la maladie, au début, étaient des historiens et non des médecins, de sorte qu'ils ne se sont guère étendus sur ce point. Néanmoins, nous savons qu'on recourait à la saignée et aux purgatifs dans une large mesure ; mais à côté de ces agents d'une thérapeutique rationnelle, mille moyens dictés par

un empirisme aveugle, ou le souvenir de l'alchimie et de l'astrologie, même,
venaient, avec des prières, occuper le temps des malheureux malades, en attendant que la vie eût triomphé, ou que la maladie eût fait sa lugubre besogne.

TRAITEMENTS EMPLOYÉS AU COMMENCEMENT ET AU MILIEU
DU DIX-HUITIÈME SIÈCLE

Nous pouvons nous faire une idée de la manière dont on soignait la fièvre
jaune, au commencement et au milieu du siècle dernier, par les livres de Pouppé-
Desportes, de Campet et de Poissonnier-Desperrières. Voici en particulier ce
que dit ce dernier, dans son *Traité des fièvres de Saint-Domingue* (Paris, 1780,
p. 72), qui rend bien compte de la manière dont on se figurait, alors, que la maladie devait être soignée. « Les indications que cette maladie présente sont de
faire cesser l'éréthisme, de diminuer l'épaississement des humeurs, de modérer
l'action des solides, de tempérer la chaleur excessive et d'adoucir l'acrimonie
de la bile et des humeurs. Ces indications pourraient être réduites à deux :
savoir, de faire tomber l'éréthisme, et d'adoucir l'acrimonie des humeurs,
puisqu'en satisfaisant à ces deux indications, on satisfait également à toutes les
autres. On remplira ces deux indications principales et toutes celles qui leur sont
subordonnées, par les saignées du bras plus ou moins multipliées, par les
boissons délayantes et acidulées, par les lavements émollients, et enfin, par les
purgatifs donnés dans les temps convenables. Le traitement, comme on le voit,
n'est pas fort étendu et fort difficile ; c'est cependant, de la juste application de
la petite quantité de moyens que je viens d'indiquer, que dépend la conservation
des malades ; il suffit donc d'exposer ici l'ordre qu'on doit suivre dans la curation d'une maladie que j'ai traitée avec le plus grand succès.

« Pendant le premier et le deuxième jour de la maladie, lorsque le mal de tête,
les douleurs dans les reins, dans la région du diaphragme sont considérables,
lorsque le ventre est tendu et douloureux et que la chaleur est extrême, lorsque
la soif est pressante et qu'il y a sueurs, nausées, vomissements d'humeur por-
racée, etc. etc., il faut faire des saignées, de deux palettes seulement, de peur
de jeter le malade dans un état d'affaissement et de trop grande faiblesse, mais
aussi il faut les multiplier jusqu'à cinq ou six dans les deux premiers jours, en
observant de les rapprocher lorsque les accidents l'exigeront ; et cela, sans avoir
égard aux sueurs et au vomissement. Les sueurs, dans ce temps, sont sympto-
matiques, et il faut bien se donner de garde de les exciter par aucun moyen,
de même que le vomissement qui est produit par une irritation de l'estomac et
par l'état de phlogose et d'éréthisme dans lequel ce viscère se trouve. Il est
aisé de concevoir comment cette irritation peut produire des nausées et des
vomissements. Les humeurs étant très acrimonieuses dans cette maladie, et la
bile étant alkalescente, par des raisons que j'ai déjà rapportées, on ne doit pas
être surpris que l'esprit vital participe à l'espèce d'acrimonie dont se ressent le
liquide duquel il est séparé dans le cerveau. Or, d'après cette vérité à laquelle
on ne peut se refuser, il est naturel de penser que le fluide qui parcourt les
nerfs du plexus gastrique, participant de l'acrimonie générale des humeurs,
irritera les tuniques de l'estomac et donnera lieu à des nausées et à des vomissements. L'acrimonie de l'esprit vital ne sera pas ici le seul agent ; le suc

gastrique étant de même nature que les autres liquides, il concourra à augmenter l'irritation et ses effets ; mais ce ne sera pas dans une abondance de crudités contenues dans les premières voies, qu'il faudra chercher la cause des nausées et des vomissements, ni dans les remèdes vomitifs qu'il faudra rechercher les secours : car, bien loin de faire cesser l'irritation, l'éréthisme et la phlogose de l'estomac, les émétiques ne peuvent qu'augmenter les désordres ; c'est pourquoi, ce genre de remèdes doit être absolument proscrit du traitement de cette maladie. En effet, rien ne m'a paru si condamnable et si pernicieux que l'émétique ; aussi suis-je très convaincu que l'usage qu'on en fait dans certains cantons de l'île est la cause de la mort de plusieurs malades, parce que ceux qui l'emploient, faute d'être instruits, croient que les nausées et les vomissements indiquent la nécessité de recourir à ce remède. Le vomissement même, bien loin d'être une contre-indication à la saignée, est précisément ce qui doit guider le médecin ; il fera saigner tant que le vomissement durera et dès qu'il sera cessé (ce qui arrive ordinairement après trois, quatre ou cinq petites saignées), on aura en partie satisfait à l'indication de faire tomber l'éréthisme. La saignée est réellement un excellent moyen pour produire cet effet, et le signe le plus certain qu'on puisse avoir de son efficacité, dans ce cas, c'est la cessation du vomissement. Le médecin sera encore parvenu par ce seul secours à diminuer l'épaississement des humeurs, à tempérer la chaleur et à modérer l'action des solides. Dès qu'on aura fait cesser le vomissement, les boissons qui étaient un secours presque inutile, seront mises en usage avec succès ; dans cette vue, on fera boire copieusement le malade d'un apozème fait avec des plantes adoucissantes et pour le rendre un peu tempérant et rafraîchissant, on y joindra du nitre purifié à petite dose, mais par-dessus tout, on fera usage d'une limonade faite avec du limon, l'orange sauvage, l'ananas ; le malade sera réduit, pour toute nourriture, à l'eau de poulet émulsionnée avec des semences froides. Par tous ces moyens, on détrempera le sang, on tempérera la chaleur des liquides et on modérera l'acrimonie de la bile. Pendant tout ce temps, le malade prendra quatre fois par jour une prise de poudre faite avec six grains de nitre purifié et deux grains de camphre, et boira par-dessus un verre de limonade ou d'eau de poulet.

« Les lavements ne seront pas non plus négligés : on en fera prendre quatre ou cinq par jour et ils seront faits, les premiers jours, avec la seule décoction émolliente ; et dès que l'éréthisme sera tombé on ajoutera au lavement un grain et demi de cristal minéral, et on en continuera constamment l'usage jusqu'à ce qu'il n'y ait plus de danger, mais on diminuera leur nombre suivant qu'ils paraîtront moins utiles. Après avoir fait saigner suffisamment les malades et les avoir mis à l'usage de l'eau de poulet pour toute nourriture et à celui de quelque apozème adoucissant nitré ou de la limonade légère pour boisson on attendra la crise ; ce qui termine presque toujours la maladie, ce sont des déjections bilieuses annoncées par une sueur assez abondante et presque générale par un pouls souple et égal ; le reste du traitement se dirige relativement à l'espèce d'évacuation qui se fait. Lorsqu'on voit que la fièvre diminue et que les accidents baissent, après ces déjections bilieuses, il faut laisser agir la nature. Ce ne sera guère qu'à la disparition de la fièvre jaune qu'on aura recours à ce genre de remèdes ; on purgera avec une décoction d'une once de quinquina

à laquelle on ajoute une demi-once de sel dissous. Cette décoction se prend
en trois ou quatre verres, à des distances plus ou moins grandes selon l'effet.
On s'en tiendra même aux deux premiers verres s'ils produisent une évacuation suffisante, car il est bon d'observer ici qu'on doit éviter les grandes évacuations par les selles. Le remède que je propose est un purgatif tonique qui
réussit à merveille. Il soutient en purgeant l'action des solides affaiblis par la
maladie et les saignées. On ne doit donc jamais purger autrement dans la terminaison de la maladie et pendant la convalescence. Si après le quatrième jour,
il survenait une hémorrhagie par le nez qui fît cesser la grande violence des
accidents, il faudrait toujours insister sur l'usage du camphre et du nitre, employer les boissons désignées ci-devant, donner des lavements et ne se décider
à purger que lorsque la fièvre sera beaucoup diminuée. Pour lors, on aura
recours au quinquina purgatif qui est la seule médecine dont on se permettra
l'usage. On suivra le même ordre si une sueur abondante survient dans le temps
convenable et fait cesser les dangers de la maladie : la limonade légère, les lavements, etc. etc., seront continués et on attendra que la fièvre soit très
légère, ou que la nature l'indique par une évacuation bilieuse, pour recourir au
purgatif indiqué.

« Tous ces moyens seuls sont souvent insuffisants dans le traitement de cette
fièvre, car malgré les secours les mieux administrés, l'affaissement est parfois
si considérable que les malades tombent dans le coma avant que la crise soit
venue. C'est un accident qui mérite beaucoup d'attention et il est même très
essentiel afin de le parer. Un médecin intelligent qui suit de près son malade
sait, à ne pas s'y tromper, lorsque le coma veut survenir. Cet accident s'annonce
par un pouls qui baisse et qui devient convulsif. Quand on trouve le malade
dans cet état, il ne faut pas hésiter, les vésicatoires sont un remède assuré pour
lors. Les épaules, les bras, les gras des jambes et la partie interne des cuisses
seront les endroits sur lesquels ils seront appliqués ; mais pour qu'ils opèrent
efficacement, il est utile que les emplâtres soient grands et bien chargés. On
les lève après qu'ils ont produit leur effet, et on fait suppurer avec du beurre
frais ou de l'onguent suppuratif auquel on peut même ajouter des cantharides
mises en poudre récemment, suivant la nécessité d'une suppuration abondante.
Pendant l'usage des vésicatoires, le malade boira copieusement, de peur que
les cantharides ne portent à la vessie, et on continuera l'usage des autres
secours qui ont été prescrits. Par ce moyen, on peut prévenir le coma qui est
toujours un accident grave et qu'il est plus aisé de combattre dans son principe
que lorsqu'il dure depuis quelques heures. Du moins, si les vésicatoires n'empêchent pas cette espèce de léthargie, lors même qu'ils ont été appliqués avant
que cet accident soit survenu, ils en diminuent sûrement la durée et le sommeil
n'est jamais fort profond. L'expérience m'a fait voir qu'ils ne manquaient jamais
leur effet dans ce cas. Il n'en est pas de même lorsque les malades sont dans
le sommeil léthargique pour avoir négligé l'application des vésicatoires dans
le temps que le pouls convulsif en indiquait la nécessité, alors l'action de ce
remède peut souvent être inutile, si cet accident subsiste depuis quelques heures.
Cependant on ne doit pas désespérer des malades, mais il ne faut pas perdre de
temps ; les vésicatoires doivent pour lors être appliqués sur plusieurs endroits
à la fois et, afin qu'ils agissent avec efficacité, on fera de grands emplâtres et

ls seront chargés de beaucoup de cantharides. C'est dans ce cas-ci qu'on peut donner aux malades des cordiaux stimulants propres à relever un peu le sentiment des nerfs et l'action organique des vaisseaux ; et cela afin de favoriser l'action des vésicatoires qui sont le seul moyen auquel il faille recourir. Si leur application ne fait pas tout l'effet qu'on doit en attendre, le malade ne laisse aucun espoir, mais si l'on est parvenu par ce moyen à le réveiller, on peut bien augurer pour lui. Il faut cependant se tenir en garde contre la rechute. Dans cette vue, on fait beaucoup suppurer les vésicatoires en les pansant avec le *basilicum* qu'on saupoudre parfois de cantharides pour entretenir et augmenter la suppuration selon que les circonstances l'exigent.

Dès que cet accident est paré, on attend la crise avec d'autant plus de sécurité que la suppuration qui se fait et qu'on entretient est une crise artificielle qui termine assez souvent la maladie sans le secours d'aucune autre excrétion sensible. Mais pendant que la suppuration tend à diminuer les dangers de cette fièvre, les autres moyens ne doivent pas être négligés : des boissons copieuses acidulées, des lavements adoucissants et légèrement purgatifs, le camphre, le nitre, etc etc., seront employés et on aura recours aux purgatifs aussitôt que les évacuations ou la diminution de la fièvre indiqueront qu'ils peuvent être mis en usage sans crainte. — Il y a encore ceci à observer dans le traitement de cette maladie : c'est de ne presque pas couvrir les malades, de leur tenir le tronc élevé dans leur lit et presque droit, c'est de renouveler l'air de la chambre et même de le rafraîchir par quelque moyen. Les cordiaux, les diaphorétiques et en général tous les remèdes échauffants sont très pernicieux dans une maladie où il ne faut que tempérer et empêcher en modérant la fougue des humeurs et la violence des accidents que la nature ne succombe avant que la crise ne survienne. Les narcotiques doivent être proscrits. Le danger de la maladie étant passé, il faut s'occuper de la convalescence. Pour la rendre courte, le malade sera nourri avec des potages légers au riz et des aliments farineux fermentés, il mangera de la volaille, des compotes, etc. etc. — Les rechutes sont autant et plus à craindre que la maladie ; c'est pourquoi il faut pour les éviter se ménager beaucoup sur la quantité d'aliments qu'on prendra. Il sera utile dans la convalescence de purger de temps en temps avec le quinquina purgatif.

TRAITEMENT DES MÉDECINS ANGLAIS A LA FIN DU SIÈCLE DERNIER

Beaucoup d'entre les médecins anglais qui pratiquaient de 1794 à 1802, employaient le traitement suivant : ils commençaient par l'emploi d'une poudre composée de 0,75 centigrammes de jalap. et de 0,50 centigrammes de calomel, répétant la prescription de six en six heures jusqu'à ce qu'ils eussent obtenu quatre ou cinq selles copieuses.

Les médecins anglais ne recouraient à la saignée générale qu'exceptionnellement et chez les sujets pléthoriques, l'employant concurremment au purgatif précédent, d'après les idées de Chisolhm.

Pour aider l'action de ce purgatif, ils donnaient une tisane agréable à boire : eau d'orge, eau de poulet, et pendant tout le temps de la période fébrile, ils

tenaient le ventre libre avec soin par de l'huile de ricin, de l'orge additionnée
soit d'émétique (émétique en lavage), soit de manne, soit de crême de tartre,
soit d'un sel de soude ou de magnésie; — ils donnaient aussi, dans le même but,
des lavements émollients, légèrement purgatifs même, et il est bien entendu
qu'ils ne cherchaient pas à provoquer le vomissement en employant l'émétique.

Dès que le pouls baissait, ils donnaient de l'infusion de camomille ou de
serpentaire de Virginie, additionnée d'alcool sulfurique ou de laudanum. ·

Dès que les forces se déprimaient, les médecins anglais recouraient au vin,
au rhum, au quinquina, ils poursuivaient volontiers les douleurs de la première
et surtout de la seconde période par les vésicatoires.

TRAITEMENT DE SAVARESI (1803-1804)

Voici les indications que donne Savaresi, qui a été le médecin en chef de
l'expédition de 1802 à la Martinique, à l'époque de la mémorable épidémie dont
Moreau de Jonnès nous a laissé la relation :

« Un résumé pratique de mon traitement donnera une idée claire de l'application des règles et servira d'introduction aux observations cliniques, lesquelles achèveront de donner la connaissance la plus exacte de ma méthode
curative. Supposons donc qu'il se présente un cas de fièvre jaune de premier
degré et au premier jour de la maladie, je commence le traitement par faire
appliquer un large vésicatoire à la nuque ou sur le crâne, ou aux régions rénales, ou sur le creux de l'estomac [1]. Je prescris immédiatement une ou deux
potions excitantes majeures, à prendre par cuillerées, la limonade minérale
ou l'eau vineuse canellée pour boisson, un lavement huileux ou laxatif, et une
ou deux pilules camphrées à l'entrée de la nuit. Au second jour, on observe
que l'action de ces remèdes a déjà causé du soulagement ; je fais raviver le
vésicatoire, je fais appliquer des cataplasmes stimulants au creux de l'estomac
et aux reins, si ces parties sont tourmentées par la douleur, et, si le cas l'exige,
de préférence l'épispatique à la nuque. De plus, je n'oublie pas l'épithème de
vinaigre antiseptique sur le front. Si le mal de tête menace de revenir, je
prescris deux autres potions excitantes (avec l'addition de dix gouttes de ces
acides), un ou deux autres lavements; le soir, une pilule camphrée opiatique,
ou un bol sudorifique, ou une pilule de zinc, s'il y a un hoquet obscur [2] et
la même boisson, alors le malade a donné quelques selles et les urines ont
diminué. Au troisième jour, les mêmes potions, mais nitriques, un ou deux
lavements toniques, renouvellement de l'épithème, des cataplasmes et du vésicatoire, s'il est nécessaire, poudre sudorifique ou musquée le soir, si le trouble
se manifeste au cerveau, continuation de la même boisson ou limonade nitrique.
Au quatrième jour, le malade vomit tout ce qu'il prend, et ne peut retenir
aucun remède excepté les mixtures volatiles, ou les potions antipasmodiques, ses
urines sont très diminuées ou supprimées, il y a de la suffusion ictérique vomis-

---

[1] Comme la céphalalgie est la douleur qui domine le plus communément, je commen-
çais presque toujours par faire appliquer le vésicatoire à la nuque.

[2] L'oxyde blanc de zinc réussit à merveille pour réprimer le hoquet quand il paraît
pendant la fièvre.

sement noir, le délire, etc. J'ordonne deux mixtures volatiles à prendre, par petites cuillerées, toutes les cinq minutes, les poudres sudorifiques, ou deux pilules de ciguë opiatique ou musquées le soir, deux lavements irritants, les frictions spiritueuses sur la surface du corps, et les vésicatoires fortement ranimés. Si les cantharides ne mordent pas, et que la suppression d'urine se confirme, ou si le hoquet et le vomissement noir sont continuels, le malade meurt. Si ces accidents n'ont pas lieu, le malade continue à vivre, et son état exige des soins bien dirigés et des secours puissants : on ordonne les mixtures volatiles ou les potions antispasmodiques jusqu'à ce que le vomissement soit entièrement passé, on administre ensuite les potions excitantes ordinaires, ou des potions de quinquina et toniques. Les vins amers, les vins chalibés, éthérés ou simples, le bain chaud, le bon vin et le malade guérit peu à peu. Le second degré n'est pas attaqué avec autant de vigueur, je conserve absolument la même marche dans le traitement, mais les moyens curatifs sont moins énergiques.

« Le vésicatoire n'est pas ranimé si fréquemment et il m'arrive rarement d'en appliquer un second ; les potions excitantes majeures sont remplacées par les potions excitantes simples, qui ne contiennent pas d'opium, les bols et les pilules sont les mêmes, et leur usage est alterné avec le bol mercuriel camphré ou mercuriel opiatique que j'ordonne également dans le premier degré, et qui n'ont jamais produit de salivation. Les lavements toniques et irritants sont administrés en moindre nombre, et l'emploi des remèdes topiques ne change point. Pour combattre le troisième degré, on se sert de ce second traitement modifié, sans rien changer à la marche, et en faisant subir une légère diminution à cette dernière méthode on agit efficacement contre le quatrième degré et la seconde espèce. Le lecteur pour bien comprendre tout ce que je viens d'exposer dans ce résumé et pour s'en rendre raison facilement doit avoir présente à sa mémoire la description générale de la fièvre jaune, il verra avec exactitude que les puissances curatives sont employées à propos, et si elles correspondent avec les indications fournies par les différentes époques et par les accidents qui surviennent aux jours indiqués. Dans les troubles du cerveau, je ne manque pas de faire usage d'une plus forte dose de camphre, de musc et d'ammoniaque ; j'augmente celle de l'acide nitrique dans l'affection des reins et de la vessie, je me sers plus copieusement de l'acide muriatique ou sulfurique pendant l'éruption de l'ictère ; j'ai recours à l'opium dans les fortes dyspnées, ou dans les mouvements retardés ou irréguliers du cœur, et j'emploie dans les hémorrhagies, le sulfate acidulé d'alumine, dont j'élève la dose à mesure que les pertes de sang augmentent. Le muriate de mercure doux n'a pas été négligé, dans l'affection hépatique quand elle dominait. Le premier degré exige qu'on l'attaque dès le commencement, par une grande dose d'ammoniaque et par l'addition de l'opium, pourvu que l'on ne voit pas approcher l'affection comateuse ; l'état convulsif de l'estomac, dans les vomissements, ne peut être soulagé ou tout à fait réprimé que par l'usage des mixtures volatiles. Relativement aux rechutes qui sont très fréquentes, un traitement aussi énergique que celui destiné à triompher du premier degré accompagné de plusieurs immersions dans l'eau chaude au 34ᵉ degré ou 35ᵉ degré de Réaumur, avec l'addition des autres remèdes, des éthers sulfurique et nitrique est le seul qui convienne et qui m'a réussi. » (*loc. cit.*, p. 347 et suiv.)

TRAITEMENT DE DARISTE

Dariste, qui a passé plus de trente ans aux Antilles, de 1791 à 1819, et qui a pratiqué la médecine avec grand succès, nous a donné dans son livre (*Recherches pratiquées sur la fièvre jaune*, Paris, 1825), des renseignements précis sur la manière dont il traitait la fièvre jaune.

Deux méthodes générales de traitement, dit-il, ont été imaginées pour combattre la fièvre jaune. Dans l'une l'on se propose d'attaquer le principe délétère prétendu putride qu'on croit être la cause de la maladie. En conséquence, on met en usage les antiseptiques, c'est la méthode excitante ou antiseptique. Dans l'autre, l'on considère la maladie comme une phlegmasie produite par l'action d'un principe délétère sur les nerfs, et de là, sur les vaisseaux capillaires, qui s'engorgent, d'où l'indication d'employer les antihplogistiques et des débilitants.

Dariste penchait résolument du côté de la seconde méthode, en compagnie de Hillary, Moseley, Jakson, Clark, Chisolhm, Schoote, mais il faisait remarquer avec soin qu'il y a certaines conditions à observer, car il dit : toutefois la méthode débilitante ne réussit pas, si elle n'est employée avec la plus grande circonspection et surtout dès l'invasion de la maladie. Il est hors de doute que beauccup de malades ont succombé pour n'avoir pas été saignés quelques heures plus tôt, et il ajoute : ces méthodes exclusives, si utiles qu'elles soient, ne peuvent jamais remplir toutes les indications, et ne doivent, par conséquent, pas être admises en principe comme généralement bonnes, car si on emploie la méthode excitante pendant la période d'irritation ou si l'on admet la méthode débilitante pendant la période d'asthénie et même pendant celle qui la prépare, le mal que l'on peut faire est incalculable.

Dariste attachait une grande importance à la distinction des diverses périodes de la maladie et voici ce qu'il conseillait pour chacune d'elles.

PREMIÈRE PÉRIODE. — *Irritation*. — Lorsque le malade éprouve de vives douleurs à la tête, que le pouls est dur et élevé, qu'il y a de la rougeur et de la chaleur à la peau, douleurs aux membres et aux reins, la saignée convient. Celle du pied doit avoir la préférence lorsqu'à la douleur de tête se joignent l'embarras et la pesanteur de cette partie. Cette saignée qui amène parfois une détente favorable sera aussi copieuse et aussi souvent répétée que la nature et la ténacité des accidents le commandent.

Mais il se présente ici un précepte dont la stricte observation est de rigueur, c'est de précipiter les évacuations sanguines, si on juge qu'elles doivent être réitérées. Autrement, la marche des accidents est telle, qu'on n'a pas ordinairement vingt-quatre heures à sa disposition pour recourir avec succès à ce puissant moyen, lequel, au contraire, deviendrait nuisible si la jaunisse apparaissait, si le pouls se déprimait naturellement ou s'il s'affaiblissait au fur et à mesure de la sortie du sang.

Dariste cessait de pratiquer des saignées, dès qu'il voyait survenir une détente, et, si quelques douleurs de tête persistaient, il recourait à quelques sangsues autour du cou, aux tempes, il les appliquait au thorax dans les cas de gêne respiratoire, à l'épigastre, aux lombes, à l'anus ; bref, il avait pour objectif de poursuivre et faire cesser ainsi les douleurs. Il attachait d'autant plus d'importance à l'emploi de ces sangsues, qu'elles pouvaient être mises en usage, d'après lui, à une époque où les saignées générales n'étaient plus indiquées.

Pendant l'emploi de ces saignées et des sangsues, Dariste donnait à l'intérieur des boissons tempérantes nitrées ou acidulées, tels que, eau de veau, de poulet ou d'orge, additionnées de 1 gr. 21 de nitrate de potasse par litre, limonades végétales, minérales, eaux gazeuses acidulées, et même, il conseillait de donner, lorsque le malade pouvait le supporter, du jus d'orange ou de citron édulcoré, reconnaissant que, trop souvent, le vomissement est un grand obstacle.

Dans le cas de vomissement empêchant l'ingestion des tempérants, Dariste donnait des lavements tempérants, par petites quantités à la fois, afin que le malade les conservât. Il donnait des bains presque froids, considérant comme une très heureuse condition quand les malades les supportaient, mais signalant que, trop souvent, ces bains donnaient une agitation pénible aux malades qui étaient obligés d'en sortir aussitôt.

Dariste trouvait aussi que les fomentations froides au jus de citron sur la peau, sont un des plus puissants moyens à mettre en œuvre dans la première période, et il faisait exprimer avec des fruits, pour pouvoir frictionner le malade avec une éponge ou une flanelle trempée dans le liquide. Dans l'intervalle des fomentations et des bains, il appliquait autour du front, au thorax, sur l'abdomen, des serviettes trempées dans le jus de citron et fréquemment renouvelées. Il recommandait de ne pas être parcimonieux pour ce jus de citron et de le remplacer par de l'acide sulfurique, ou un acide pyroligneux, très étendus au cas où l'on ne pourrait s'en procurer.

Pour que la détente se manifestât, il donnait 60 grammes d'huile de ricin dans 30 grammes de suc d'orange, de citron ou de sirop, à prendre par cuillerées à bouche d'heure en heure, rapprochant ou écartant les prises, de manière à obtenir rapidement des évacuations alvines qu'on maintenait dans un état de fréquence convenable. Mais n'oublions pas de rappeler que Dariste signale le vomissement comme un obstacle fréquent et très grand à la médication. Inutile d'ajouter que tout aliment, le vin, même étendu d'eau, étaient prescrits d'une manière absolue par lui pendant la première période.

SECONDE PÉRIODE. — *Relâchement.* — Lorsque les moyens précités avaient obtenu une résolution complète, la convalescence se manifestait, réclamant de grands soins et des ménagement très attentionnés. Mais, trop souvent, cette résolution était incomplète, et dès les premiers moments de calme, Dariste conseillait de cesser résolument tout moyen débilitant pour recourir, au contraire, aux excitants, aux toniques, aux dérivatifs administrés avec prudence.

Pour cela, il prescrivait une infusion de quinquina, de camomille, de germandée, de petite centaurée, de serpentaire de Virginie, d'écorces d'oranges. Si un phénomène nerveux se manifestait, il prescrivait du camphre, de l'éther acétique, de l'eau de fleurs d'oranger, de l'eau de cannelle et d'orge.

Mais, ici encore, Dariste signale le vomissement comme l'obstacle capital et fréquent, et il conseille, le cas échéant, d'employer les médicaments en fomentation, ou en lavement. Dariste fondait des espérances sur l'action tonique de la quinine qui venait d'entrer dans la pratique, mais l'expérience ne les a pas justifiées.

Pour tous les médicaments de la seconde période, il dit avec grande insistance qu'il faut les donner avec un soin extrême et beaucoup de prudence ; les grosses doses sont nuisibles, disait-il, et augmentent l'excitation au lieu de produire la résolution, de sorte que, tout en tâchant de ne pas se laisser gagner de vitesse par les accidents toujours rapides à s'aggraver, il ne faut pas chercher à agir ni trop vite ni trop fortement.

CONVALESCENCE. — Dariste prescrivait une diète sévère dans la première période, — quelque légère nourriture quand la détente était faite et que le vomissement avait cessé ; — il commençait par des féculents en forme de crême, croyait que les substances grasses et le vin donnés trop tôt produisaient un mauvais effet, et ce n'était qu'au fur et à mesure de la réparation qu'il augmentait le régime, en se basant sur la tolérance de l'estomac. Il donnait des toniques, infusion ou décoction de quinquina, de colombo, de petite centaurée, etc. etc., le vin de Séguin, de gentiane, de quinquina, et ayant bien soin de les suspendre, au moindre signe d'irritation.

TRAITEMENT DE BALLY

Bally dont le nom fait grande autorité en pathologie exotique et particulièrement pour la fièvre jaune décrit ainsi dans son livre (p. 555) le traitement de la maladie.

1° MOYENS A EMPLOYER CONTRE LA PREMIÈRE PÉRIODE

« Si elle est caractérisée par l'asthénie et la phlegmasie des organes, il conviendra d'employer promptement les moyens affaiblissants mis en usage avec ménagement et de manière que leur plus ou moins d'activité soit subordonnée aux règles connues de l'art et dont les principales sont les suivantes :

« Disons d'abord avec tous les praticiens expérimentés, que toutes les épidémies ne se ressemblent pas, quoique les maladies qui les constituent, portent avec elles tous les caractères généraux qui forcent à leur donner la même dénomination. Supposons qu'il se présente un jeune homme livré aux boissons spiritueuses, d'un tempérament robuste et sanguin, ayant une céphalalgie violente, les yeux très rouges, un fort battement dans les tempes, la face animée, la bouche sèche, une soif vive, la respiration haletante, la chaleur brûlante, le pouls élevé, plein, dur, fréquent, les urines rouges, et chaudes au passage, de fortes douleurs aux membres, une sorte de gonflement sur la peau, une douleur prononcée dans un organe interne qui se soulève en tumeur circonscrite et qui ne peut souffrir le tact le plus léger. Ces symptômes qui ne sont pas rares étant donnés, pourrons-nous ne pas ouvrir la veine ? D'autre part si le malade a, dès l'invasion, les symptômes de l'affection gastrique tels que le contour des lèvres et des ailes du nez d'un jaune pâle, la langue humide, chargée et couverte d'un enduit qui semble vouloir se détacher; des nausées sans efforts répétés, des vomissements et surtout sans douleur au *scrobiculum cordis*; une diarrhée bilieuse, des urines jaunes ou très chargées, enfin, s'il est dans cet état que les auteurs ont désigné sous le nom de turgescence supérieure et que la constitution régnante prête à l'idée d'une affection gastrique, alors on peut hasarder un vomitif d'ipécacuanha, en ne perdant pas de vue que les moyens de ce genre donnés à contre-temps augmentent les dispositions au vomissement et le perpétuent jusqu'à la fin de la maladie. La divergence des opinions sur l'usage du quinquina atteste qu'on ne s'est point encore entendu sur les circonstances qui exigent son emploi et que presque toujours il a été prescrit empiriquement. Ce que nous en avons dit suffira pour déterminer les lois de son application. J'ajouterai seulement que pour prévenir ses effets nuisibles il convient de se former une idée de la maladie avant son administration dans la première période. En supposant l'irritation poussée à un trop haut degré on s'en abstiendra : si les symptômes du début annoncent une grande débilité, on pourra insister plus activement sur son emploi. Dans le traitement de cette première période il est une considération de la plus haute importance qu'on ne doit pas perdre un instant de vue; je veux parler de la prédominance de l'affection nerveuse qui est toujours plus ou moins prononcée. On s'en défiera chez les sujets d'une mobilité active, d'une sensibilité exquise et que des causes morales, la terreur surtout disposent plus particulièrement aux lésions du système cérébral et sensitif. Il faut convenir que les cas où cette lésion a lieu sont les plus fréquents et qu'alors il serait dangereux d'employer les saignées ou les vomitifs, tandis que les éthers, les teintures de succin, de castor, le musc, le camphre seuls ou associés conviendront beaucoup mieux. Ce fut aussi cette prédominance de l'action cérébrale qui me détermina en 1802 à faire un usage fréquent des bains froids et dans d'autres cas des bains chauds alternés avec les froids et même d'applications de vinaigre sur la tête. Si je ne retirai pas de cette méthode tout l'avantage que j'en espérais, je pourrais l'attribuer à cette série de circonstances fâcheuses qui nous accablaient au Cap et qui mettaient de nombreux obstacles à l'emploi des moyens les plus recommandés. Après avoir rempli les premières indications, il faut se hâter de faire prendre des boissons adoucissantes, mucilagineuses ou acidules selon le besoin et surtout celles qui sont légèrement laxatives sans oublier les applications et fomentations émollientes sur l'abdomen. Je crois encore important de signaler une remarque pratique dont l'oubli pourrait exposer à de fâcheuses conséquences. C'est que la maladie tout en conservant sa même marche, son premier type ainsi que son caractère contagieux est susceptible de varier dans le cours d'une épidémie de trois mois, de telle sorte que le médicament qui a réussi dans le commencement ne produira aucun effet à la fin et qu'il sera même contraire. Ainsi le docteur Rush atteste que pendant l'épidémie de 1793, les stimulants, le quinquina, le vin, les bains froids convenaient moins dans les mois d'août et de septembre que dans les suivants lorsque la maladie se fut dépouillée des signes extérieurs et communs de la diathèse inflammatoire. »

2° MOYENS A OPPOSER A LA DEUXIÈME PÉRIODE

« C'est à détruire l'état de stupeur dominant dans la deuxième période que doivent s'appliquer toutes les ressources de l'art; il importe d'autant plus de combattre et de ne pas se reposer sur une apparence de calme, que cet état prépare sourdement le dernier temps ou celui de la dissolution. Il semble que toutes les forces des causes destructives se réunissent, pour attaquer les principes de la vie avec une vigueur toute nouvelle. Ce singulier silence en impose facilement à celui qui n'a pas l'habitude de ces maladies. C'est le calme précurseur des orages; malheur au médecin qui, trop confiant, abandonne le gouvernail, il sera brisé par la tempête avant qu'il ait eu le temps de le ressaisir. Lors donc que cet état se manifestait, quand les symptômes inflammatoires disparaissaient tout à coup je me hâtais d'employer les toniques et les stimulants. On remarquera que plus la première période était accompagnée de symptômes intenses, plus la deuxième était abrégée et plus la troisième était violente et rapprochée de la première, de sorte qu'il convenait d'apaiser la grande effervescence manifestée dans l'invasion et de la réveiller dans le deuxième temps, afin que le passage d'une période à l'autre fut moins tranché; afin de les égaliser autant que possible, de les niveller, s'il est permis d'employer une semblable expression. C'est ce qui justifie l'usage modéré des débilitants au début quoique celui des toniques recommandé dans la deuxième paraisse impliquer une contradiction. L'élément nerveux et adynamique prédominant ici c'est le moment de placer le quinquina avec le camphre, l'éther et la serpentaire, l'extrait de quinquina et ses teintures, le vin et l'élixir sulfurique de Mynsicht, etc. J'appliquais aussi des vésicatoires et des sinapismes que je promenais sur la surface du corps, comme rubéfiant la moutarde me paraissait préférable. C'est alors qu'il convenait d'ordonner les bains de quinquina, d'user des lotions froides, de faire passer du bain chaud dans les froids, et *vice-versa*. Il fallait moins provoquer les évacuations alvines que dans la période précédente, parce qu'elles affaiblissaient et qu'elles pouvaient accélérer l'invasion du dernier stade, par les diarrhées colliquatives ou trop violentes. Mais ce qui prouverait que les douces évacuations étaient utiles c'est qu'on en observa de naturelles qui furent critiques. Quant au vomissement ce n'était pas la place, et l'on se serait exposé en le mettant en usage à voir renaître les nausées mal éteintes qui n'auraient fini qu'avec la mort. Cependant l'administration des médicaments proposés dans cette période était subordonnée aux règles générales et connues; et si l'on apercevait la prédominante trop marquée d'une complication particulière, il importait d'associer sagement les moyens propres à la combattre avec ceux qui étaient reconnues efficaces contre l'état actuel en ne perdant jamais de vue les contre-médications nombreuses que l'expérience fait naître. »

3° MOYENS QUI CONVIENNENT DANS LA TROISIÈME PÉRIODE

« Il serait difficile d'établir pour cette époque des règles fixes de traitement, parce qu'elle se compose de symptômes disparates et d'un désordre tels que les lois de la médecine dogmatique ne trouvent plus que de vagues applications. Les sources de la vie sont épuisées, les organes sont profondément lésés soit dans leur texture, soit dans leur constitution primordiale, il semble que le mal se soit attaché jusqu'aux éléments et aux soutiens de l'existence. Il les a sapés, ruinés, dans les deux premières périodes et il fait son explosion dans la troisième pour renverser totalement l'édifice. Le peu de succès de l'art lorsque la maladie est parvenue à ce degré démontre mieux que tous les raisonnements, de quel intérêt il est qu'on s'efforce de prévenir la dégénérescence en, appliquant promptement les moyens les plus efficaces. Mais lorsque tout a été inutile il ne faut pas encore désespérer, nous avons dit au pronostic qu'on avait vu parfois des résurrections miraculeuses parce qu'elles arrivaient chez des espèces de cadavres qui paraissaient n'être plus animés que par un souffle fugitif. C'est donc ici le cas d'insister sur les remèdes recommandés pour la dernière période et d'en augmenter les doses ou de les réitérer. Tout ce qui est connu dans la matière médicale sous les noms de toniques, d'antiseptiques, de stimulants, appartiennent à ce stade de décomposition à moins que des idiosyncrasies particulières ne mettent des obstacles à leur administration ; en même temps on attaquera les symptômes dominants et dangereux et l'on ajoutera les secours voulus par les circonstances nécessaires soit pour soutenir les forces soit pour ramener vers les extrémités la chaleur qui les abandonne. Ainsi les fermentations toniques et chaudes avec le vin aromatique, l'eau-de-vie camphrée; les briques chaudes, les flanelles placées à la vapeur des résines aromatiques pour envelopper les pieds qui se glacent, sont parfaitement appropriés dans cet état fâcheux. J'ajouterai que tout en remplissant les précédentes indications il ne faut pas négliger les complications primitives de la fièvre, ni le génie de la constitution régnante. Si la maladie a débuté avec un appareil bilieux on combinera les acides pendant tout le cours du traitement. Si c'est l'élément muqueux on associera les substances amères, salines, la magnésie bicarbonatée, le cachou, etc. etc. Enfin on ordonnerait les antispasmodiques avec les autres médicaments si l'on avait à combattre les symptômes nerveux. Mais toutes ces subtilités de la médecine théorique sont infiniment difficiles à saisir. Oserait-on même répondre qu'elles fussent bien dans les vues de la nature?

TRAITEMENT DE COPLAND

Copland a recommandé la térébenthine comme un moyen de traitement très efficace de la fièvre jaune, il la donnait à la dose de quatre grammes par la bouche et de douze grammes en lavement, plusieurs fois par jour, et en faisait des applications sur la peau dans les régions douloureuses. Divers observateurs et en particulier les médecins de Lima, lors de la grande épidémie de 1852 à 1855, ont trouvé que c'était un moyen excellent pour rendre la première période moins longue et moins sévère, ce qui réagit naturellement sur la gravité de la seconde ; mais en revanche un grand nombre d'autres observateurs n'ont prêté aucune confiance à cette médication.

TRAITEMENT DE ROCHOUX

Rochoux, qui a pratiqué longtemps à la Martinique et à la Guadeloupe, nous
renseigne dans son livre sur la manière de traiter la fièvre jaune, employée par
lui et les médecins de son temps. La saignée était le moyen qu'il employait volontiers, car il dit (p. 372): C'est sans contredit le remède sur lequel on doit le
plus compter, mais, pour cela, elle doit être pratiquée dès le commencement
de la maladie. Trente-six ou quarante-huit heures après l'invasion, le mal est
fait. Lors donc qu'on n'a pas saigné vers la fin du second jour, il est presque
inutile de le tenter ensuite. On peut, pour ceux chez qui on a usé de la saignée
dès le début, continuer un peu plus tard l'usage du même secours, mais, même
dans cette supposition, il y a peu à gagner en saignant après le troisième jour.
La quantité de sang se mesure sur la gravité des symptômes et les forces
du malade, il est bon que le malade éprouve un commencement de défaillance,
cinq ou six saignées au plus, si elles sont faites dès le début à des intervalles
rapprochés, c'est-à-dire dans l'espace de 40 à 60 heures, suffisent ordinairement pour modérer la violence des symptômes et permettre à la nature de résoudre l'inflammation.

TRAITEMENT DE LEFORT

Lefort qui a été le médecin du roi à la Martinique pendant une dizaine d'années, commençait volontiers le traitement de la fièvre jaune par une saignée
copieuse. Cette saignée était répétée de suite quand la fièvre persistait, mais
c'était l'exception, car il dit qu'en général la première phlébotomie amène une
détente favorable. Il recommandait de saisir le moment de cette détente pour
purger le malade avec de l'huile de ricin ou un sel neutre, et disons qu'il attachait une grande importance à l'emploi de ce purgatif en temps opportun :
C'est, disait-il, une grande indication que celle de débarrasser les intestins
par, une médecine douce, des matières fécales, qui y deviendraient, par leur
séjour, une cause auxiliaire d'irritation. Quelquefois la maladie prenait dès
lors une tournure favorable; dans le cas contraire il recommençait exactement
la même chose, à savoir une ou deux nouvelles saignées et une purgation analogue à la première, au moment où la détente semblait se faire sous l'influence
de la phlébotomie. Quand la tendance au vomissement se produisait, Lefort,
donnait 10 à 15 centigrammes de sulfate de quinine dans la plus petite quantité
d'eau possible. Dès qu'il avait pu obtenir la rémission des symptômes fébriles,
par l'emploi énergique des bains froids et de la glace, et, comme il le disait le
plus tôt est le meilleur, Lefort cessait les applications d'eau froides, et n'y
revenait plus dans la seconde période, mais, au contraire, il donnait aussi vite
que possible, par le haut comme par le bas, le quinquina soit en poudre, soit
en extrait à des doses massives, un peu d'après les idées de Bobadilla, dont je
vais rapporter le traitement, à titre de renseignement.

TRAITEMENT DE BOBADILLA

Les médecins espagnols ont employé quelquefois le traitement suivant préconisé par le Dr Bobadilla en 1804 : on donne dans les quarante-huit heures de l'invasion, 8 onces, 240 grammes de poudre de quinquina et on dit que : 1° si le malade peut ne pas le rejeter ; 2° s'il commence à le prendre dès l'invasion même ; 3° si le sujet est placé dans un lieu bien aéré, la fièvre cesse aussitôt et la convalescence survient. Bobadilla a fourni à l'appui de son traitement des chiffres que nous trouvons consignés dans le livre de Bally (536) et dont voici la teneur :

1ro Médication commencée avant la 8° heure	97	atteints	1	mort soit	1,0	p. 100	
2° — — de la 8° à la 12° heure.	8	—	1	—	1,0	—	
3° — — de la 12° à la 24° heure.	5	—	2	—	40,0	—	
4° — — le 2° jour............	20	—	7	—	35,0	—	
5° — — 3° et 4° jour............	17	—	9	—	52,8	—	
6° l'ayant vomie ou prise trop tard...........	43	—	26	—	60,3	—	
	190		45		23,6		
7° N'ayant pas pris de quinquina..............	80		67		75,4		
Totaux généraux...........	279		112		39,8		

Si nous cherchons à baser un jugement d'après l'examen de ces chiffres, nous arrivons à trouver que la proportion de 23,6 des décès p. 100 n'est pas un signe de grande efficacité. Par ailleurs les 105 cas qui n'ont fourni que deux décès appartiennent assurément au 1er degré de la maladie qui guérit toujours. Et alors il ne reste plus que 85 atteintes ayant produit 44 décès c'est-à-dire le 52 p. 100. De sorte que le groupement des cas ne nous paraît devoir être attribué qu'à l'extrème désir qu'on a eu d'avoir trouvé un moyen utile contre la fièvre jaune, et par conséquent nous ne croirons pas que le traitement de Bobadilla soit supérieur à un autre. D'ailleurs, Bally était déjà de cet avis.

TRAITEMENT DE HILAIRE GAUBERT

Le docteur Hilaire Gaubert qui a laissé une grande réputation de savoir à la Martinique et qui pendant de très longues années a été à la tête de l'hôpital Saint-Pierre où il obtenait les résultats les plus heureux dans le traitement des maladies, trouvait les indications suivantes dans la fièvre jaune sous le rapport du traitement.

Première période. — 1° Appeler l'ensemble des mouvements du centre à la circonférence afin d'opérer une révolution efficace ; et pour cela saignées, sangsues, ventouses scarifiées, au début sinapismes aux membres inférieurs, frictions sur les différentes parties du corps, large vésicatoire épigastrique, aux jambes, quelquefois l'huile de ricin, la limonade de Casse, jamais l'émétique (il le regardait comme mortel), tisane de petit lait, d'eau gommée, de limonade, de tamarin, de citron, bière, eau glacée, eau sucrée, pas de vin (il occasionne d'après lui des vomissements).

DEUXIÈME PÉRIODE. — Il reste peu de chose à faire, disait-il, puisque l'estomac est si facilement révolté et il ajoutait : le quinquina, la quinine, le camphre, l'éther ont été employés mais trop souvent, je suis convaincu que le principe de la vie est frappé d'une atteinte mortelle dès le début.

TRAITEMENT DE CATEL

Dans le rapport qu'il a publié dans les *Annales maritimes et coloniales de* 1840 sur l'épidémie de Saint-Pierre, Catel a décrit en détail le traitement qu'il avait adopté et dont voilà la teneur :

« La fièvre jaune est une phlegmasie ayant son siège dans la tête et l'abdomen, consistant d'une part dans l'épaisissement et l'inflammation de l'arachnoïde et l'engorgement des vaisseaux du cerveau ; d'autre part dans l'inflammation de la muqueuse gastro-intestinale. Le siège et la nature de la maladie une fois reconnus notre traitement a été rationnel : modérer l'action du cœur et détruire l'irritation ou la phlegmasie telles étaient d'abord les indications qui se présentaient ; la saignée générale remplissait la première, les ventouses sèches scarifiées, les sangsues à l'épigastre, sur le trajet des jugulaires, derrière les oreilles et sur l'abdomen ; les adoucissants à l'intérieur, l'eau fraîche, sucrée, gommée, eau de poulet, etc., les cataplasmes fomentataires, lavements émollients, pédiluves, bains et applications froides sur la tête ; plus tard, des cataplasmes sinapisés, et même un vésicatoire sur l'épigastre dans le but d'arrêter les vomissements, enfin les vésicatoire aux jambes, aux cuisses et des sinapismes suivant les circonstances, remplissaient la seconde indication. On voit par ce qui précède que nous avons évité avec soin l'administration des substances irritantes ou toniques à l'intérieur, convaincu qu'une maladie inflammatoire qui a son siège dans les premières voies et l'hématose, repousse une telle médication. La vive sensibilité dont l'estomac est généralement atteint dans la fièvre jaune, impose une diète rigoureuse au malade, c'est d'après cette considération qui découle de la nature elle-même de l'affection, que nous prescrivons à l'intérieur, les boissons fraîches et adoucissantes et en très petites quantités à la fois ; nous recommandons même au malade dans certains cas de s'abstenir de toute boisson et de se borner à se rincer la bouche de temps à autre afin de prévenir le vomissement, symptôme toujours fâcheux dans cette maladie.

Nous combattons la constipation lorsqu'elle existe, par les lavements émollients, laxatifs et même purgatifs ; lorsque le gros intestin est sain et qu'il s'agit de le débarrasser des matières dont la rétention ne peut qu'être préjudiciables, les bains chauds conviennent et produisent généralement de bons effets à la suite des émissions sanguines ; vers le troisième jour ils dissipent les douleurs qui existent encore dans les lombes et les membres, favorisent la transpiration, la sécrétion et l'émission des urines. Dans le cas où le malade a été menacé de la suppression des urines, une application de trente à quarante sangsues sur l'hypogastre a souvent favorisé la sécrétion de ce fluide. Dans ce cas, on seconde l'action des sangsues par un cataplasme émollient sur cette région et lorsqu'il y a lieu par un demi-bain chaud. Lorsque les vomissements persistent après les émissions sanguines générales, nous avons eu à nous louer

quelquefois de l'application d'un vésicatoire à l'épigastre. Nous avons également
obtenu de bons résultats de l'emploi des vésicatoires aux cuisses et aux jambes
toutes les fois que les malades ont été apportés dans un état de congestion cérébrale voisin de l'apoplexie. Dans les circonstances graves nous avons simultanément employé la saignée du bras, les sangsues derrière les oreilles et à l'épigastre et les épispastiques aux extrémités inférieures, ces moyens ont presque
toujours produit d'heureux résultats. Tels sont les procédés à l'aide desquels
nous avons traité 1,202 individus atteints de fièvre jaune.

TRAITEMENT D'AMIC

Pendant que Catel était chef du service de santé de la Martinique et pratiquait à Fort-de-France, Amic était son second et dirigeait l'hôpital de Saint-
Pierre. Or il ne partageait pas du tout les idées de son supérieur hiérarchique;
et, au contraire, il préconisa d'autres moyens de traitement de la fièvre jaune,
avec une ardeur qui sentait de près la critique des actes de son prédécesseur.

Nous ne pouvons partager, disait Amic (3° trimestre 1851), l'opinion des médecins qui préconisent la saignée générale même jusqu'à la syncope dès l'invasion
de la maladie. Nous avons vieilli dans la pratique et communément étudié
l'effet de tous les moyens employés contre la fièvre jaune. La saignée jette le
malade dans une prostration de forces dont il est difficile de le retirer. Nous
nous sommes toujours abstenu de ce moyen comme aussi de l'emploi des vésicatoires qui le plus souvent ajoutent à l'irritation nerveuse persistante et développent les accidents fâcheux, presque toujours la plaie des épispastiques
passe à l'état de gangrène.

Dans le rapport de l'année 1851, il donnait les indications suivantes qui
rendent bien compte de sa manière de voir dans le traitement de la fièvre
jaune. Le peu de succès de cette médication (saignées larges) en est la preuve
évidente, de plus elle a le grave inconvénient d'affaiblir le malade qui a besoin de
toutes ses forces pour réagir contre la débilitation dont la période d'adynamie
frappe les organes ; quant aux purgatifs, leur action est bien insuffisante, qu'on
les emploie seuls ou avec les antiphlogistiques. La méthode de perturbation au
contraire m'a donné des résultats aussi avantageux au moins que dans les fièvres typhoïdes, mais il faut l'employer avec la plus grande énergie dès le début
de la maladie, car le second jour même il est souvent trop tard. On commence
le traitement par une forte application de sangsues aux tempes pour prévenir
l'engorgement des vaisseaux sous-arachnoïdiens, puis on plonge le malade dans
un bain froid en lui conservant une vessie pleine de glace sur la tête. Au
sortir du bain froid, on l'entoure de couvertures de laine, on le met dans un
bain de vapeur et on lui fait boire une infusion théiforme chaude. En alternant
ainsi les bains le jour et la nuit sans discontinuer et en combattant constamment la constipation par des loochs d'huile de ricin on finit par obtenir une
détente complète. Le principe délétère s'élimine par des sueurs abondantes et
la maladie est réellement jugulée. Voilà quels sont les moyens thérapeutiques
qui m'ont le mieux réussi dans le traitement de la fièvre jaune. Tout le succès
dépend de la promptitude et de la persévérance avec lesquelles ils sont employés.
Lorsque le malade se présente au troisième jour de la maladie, passage de la

première période à la seconde, alors qu'une amélioration trompeuse commence à se déclarer, il n'est pas possible d'y recourir. On ne peut plus faire de la médecine des symptômes, et laisser le soin à la nature de guérir le malade car en pareilles circonstances toutes les médications ont échoué (Amic, *Rapport de l'année* 1851).

Enfin, nous terminons ce qui a trait au traitement d'Amic, en disant qu'il a résumé de la manière suivante le traitement qu'il employait contre la fièvre jaune (*Rapport de* 1852, Fort-de-France). » Nous proscrivons la saignée et les applications de sangsues en masse. Une longue expérience jointe aux observanstio nombreuses nous ont démontré que leur usage hâtait la mort. Les médecins qui les emploient, nous paraissent se tromper sur la nature de la fièvre jaune, ils prennent pour la cause ce qui n'est que l'effet ; la turgescence des vaisseaux capillaires, ainsi que quelques lésions que révèle l'autopsie, ne sont nullement les indices d'une inflammation franche. La fièvre jaune est si peu un état inflammatoire général que lorsqu'elle est foudroyante comme nous en voyons beaucoup de cas, elle ne laisse aucune trace d'inflammation.

La fièvre jaune est, à n'en plus douter, une intoxication miasmatique. Le principe délétère se met en contact avec le sang dans les poumons par l'acte respiratoire, se répand avec lui dans toute l'économie par la circulation, va exercer son influence destructive sur tous les organes et trouble leurs fonctions. C'est cet état si grave que l'on veut combattre par la méthode antiphlogistique ou évacuante.

On y a été porté par l'examen anatomique qui montre une inflammation grave des principaux organes; mais ce n'est là qu'un effet. En l'attaquant par des émissions sanguines on ne détruit pas la cause qui existe réellement dans le corps. D'un autre côté, s'il est vrai, si on l'admet théoriquement, qu'en enlevant une grande quantité de sang, on enlève en même temps la plus grande partie du corps principe délétère, il est incontestable aussi que ce qui reste continue à exercer une influence fatale ; le peu de succès de cette médication en est la preuve évidente. De plus elle a le grave inconvénient d'affaiblir le malade qui a besoin de toutes ses forces pour réagir contre la débilitation dont la période d'adynamie frappe les organes. La méthode de perturbation ne donne des résultats aussi avantageux au moins que dans les fièvres typhoïdes, mais il faut l'employer avec la plus grande énergie dès le début de la maladie, car le second jour il serait trop tard. On commence le traitement par une forte application de sangsues aux tempes pour prévenir l'engorgement de vaisseaux sous-arachnoïdiens puis on plonge le malade dans le bain froid en lui conservant une vessie pleine de glace sur la tête. Au sortir du bain froid on le met dans une couverture de laine, on lui fait boire une infusion théïforme chaude. Ces bains et tous ces accessoires sont répétés autant de fois qu'il y faut recourir pour amener une transpiration abondante. Lorsqu'elle n'était pas assez promptement déterminée par les immersions d'eau glacée, je les alternais avec des bains de vapeur et la sueur ne tardait pas à se montrer. En alternant ainsi les bains jour et nuit sans discontinuer et en combattant constamment la constipation par des loochs d'huile de ricin, on finit par obtenir une détente complète. Le principe délétère s'élimine par des sueurs abondantes et la maladie est réellement jugulée. Voilà les moyens thérapeutiques qui m'ont réussi le mieux dans le traitement de la fièvre jaune. Tout le succès dépend de la promptitude et de la persévérance avec lesquels ils sont employés. »

Amic conseillait les opiacées intus et extra contre la tolérance au vomissement de la seconde période, c'est ainsi qu'il trompait la soif par des fragments de glace dans la bouche, qu'il donnait du sirop de codéïne par petites fractions et qu'il saupoudrait les vésicatoires épigastiques avec de la morphine. Ajoutons qu'il donnait de la rapure de racine de l'arada (petiveria alliacea) de la famille des phytolaccacées, dans la pensée de rétablir ou entretenir les cours des urines.

Après avoir cru très sincèrement que le traitement précité était excellent, Amic l'abandonna tout à coup pour les frictions d'huile empyreumatique et les potions iodées ; mais il n'obtint encore que des résultats très médiocres qui n'ont pas engagé ses successeurs à continuer les errements de sa pratique.

TRAITEMENT DE BLAIR

Blair a prétendu qu'on pouvait *couper ou faire avorter* la fièvre jaune par une médication fort simple qui consiste en un gramme de calomel associé à un gramme vingt centigrammes de quinine, et moins peu après, de huit grammes de carbonate de magnésie, ou bien de soixante grammes de sulfate de magnésie dans deux cents quarante grammes d'infusion de menthe. Ce purgatif est répété deux et même trois fois à quatre où six heures de distance si besoin, et jusqu'à cessation de la fièvre. Il va sans dire que ce traitement exalté par quelques-uns, a paru absolument impuissant aux autres.

TRAITEMENT DE DUTROULEAU

Dutrouleau, dont le nom est répété avec une respectueuse sympathie par tous les médecins, de la marine, parce qu'il a passé sa vie sur la brèche des épidémies coloniales, sourd à toute défaillance, Dutrouleau trouvant qu'il n'avait pas fait suffisamment encore en prodiguant tout son dévoument aux malades, a légué à ses successeurs un livre remarquable, véritable vade-mecum de la génération médicale actuelle. Il y a formulé à diverses reprises son opinion sur le traitement de la fièvre jaune.

Plein d'admiration et de respect pour mon illustre prédécesseur, dont le livre a été mon conseiller intime et de tous les jours, pendant mes longues années de séjour dans la zone tropicale, je vais donner un résumé de son opinion. Je ne saurais mieux faire que de citer textuellement des passages de son traité et de ses rapports trimestriels lors de son séjour à la Martinique.

PREMIÈRE PÉRIODE. — « C'est sur le traitement de la première période que la vraie pratique varie le plus comme c'est aussi sur le véritable caractère de cette période, et sur ces rapports avec la seconde, que l'observation clinique est le plus en désaccord. Dire que l'activité de la circulation aboutissant assez rarement à la phlegmasie et se restreignant ordinairement à la congestion plus ou moins grave, doive toujours être combattue par les saignées à outrance, comme on l'a fait pendant longtemps de 1838 à 1844 particulièrement, c'est tomber dans une exagération aussi grande que de ne voir du commencement à la fin qu'une discrasie anémique qui exclut toute possibilité du processus inflammatoire du congestif et doit faire envisager les saignées comme agissant dans le même sens que la cause morbide. Cliniquement pour ceux qui emploient la saignée et qui en étudient les effets sans prévention, il est incontestable que, appliquée opportunément et dans de justes mesures, elle occasionne un bien-être et particulièrement un amendement des douleurs que tous les malades accusent, et que, si cette amélioration n'est pas toujours définitive, elle n'est pas suivie cependant d'accidents comme dans certains cas pernicieux, la chaleur et l'activité circulatoires reprennent leurs caractères primitifs et l'adynamie de la deuxième période n'est pas plus grande que dans le cas où le traitement tonique et excitant a été mis en usage. Cette adynamie n'est pas un effet du traitement, c'est le caractère de la maladie (*Traité des maladies des Européens dans les pays chauds*, p. 385). Quand un malade entrait, si c'était un acclimaté, un de ces matelots de fort constitution et si tous les symptômes du début étaient bien prononcés et qu'il n'y eût pas plus de vingt-quatre heures, et le plus souvent moins, on débutait par lui faire une saignée de six cents grammes et une application de quarante sangsues aux tempes, à cela on ajoutait des sinapismes, des compresses froides sur le front, des compresses de citron et de sel sur les articulations douloureuses, puis enfin un lavement de Casse et de sel d'Epsom (sulfate de soude) comme dérivatif de l'intestin. Presque toujours dans la même journée si le malade était entré le matin, ou autrement le lendemain, si les symptômes persistaient on revenait à une saignée du bras de quatre à cinq cents grammes suivant l'intensité des symptômes et l'on répétait l'application des sangsues ainsi que les moyens révulsifs intérieurs et extérieurs. Là se sont toujours bornées les siagnées générales, mais pendant la seconde journée, de nombreuses sangsues étaient appliquées soit à la tête, soit à l'épigastre, suivant que c'était vers l'une ou vers l'autre de ces parties, que la cause paraissait plus particulièrement porter son action. J'ai cependant été avare de l'application de sangsues à l'épigastre, parce que plus tard c'était une porte ouverte à l'hémorrhagie qui affectionne plus particulièrement cette voie et qui alors résiste longtemps aux hémorrhagies. Toujours est-il qu'après l'emploi des saignées, des révulsifs et des purgatifs en lavement, on voyait le plus ordinairement la fièvre tomber, la coloration changer et les douleurs de tête, des lombes et des membres disparaître presque complètement, quelquefois la maladie s'arrêtait là, le pouls reprenait sa souplesse, l'agitation cessait et le sommeil revenait. Toutes les fois que le traitement par la saignée au début a pu être largement employé il a réussi ; il faudrait être aveugle pour ne pas voir les effets presque immédiats ; s'il n'a pas toujours eu les mêmes résultats avantageux, c'est que le malade réclamait des soins trop tard ou que la maladie était modifiée. Ce n'est pas seulement d'ailleurs, sur l'autorité toujours brutale des faits et l'expérience que notre conviction était assise, elle reposait aussi sur le raisonnement et sur les idées que je me suis fait sur la pathogénie de la fièvre jaune et de la marche de la maladie (Dutrouleau *rapport sur l'épidémie de* 1852).

Dans les commencements de sa pratique, Dutrouleau (*Rapport de Saint-Pierre et thèse inaugurale* employait volontiers la quinine disant: « La présence des sueurs et de frissons irréguliers a nécessité fréquemment l'usage du sulfate de quinine ; il me semble qu'il se mêle à la fièvre jaune quelque chose de paludéen qu'il est prudent de combattre ; » il donnait ce médicament dans la première période de manière à en faire absorber douze grammes en trois jours en potion ou en lavement. Mais bientôt il reconnut que cette pratique ne produisait aucun bon résultat mais il écrivait dans son livre (page 390) : « Je n'hésite pas à signaler le sulfate de quinine employé au début de la fièvre jaune à titre d'antipériodique ou d'antipaludéen comme toujours inutile et souvent dangereux. »

Plus loin (page 392) Dutrouleau ajoutait : « C'est surtout après la première période et pendant le temps de repos quelquefois très marqué, mais manquant souvent aussi, qui la sépare de la seconde, qu'on prescrit le quinquina et le sulfate de quinine dans la pensée qu'en profitant de cette sorte de rémittence on préviendra les accidents de la seconde période. J'ai suivi moi-même cette pratique en débutant, mais depuis je l'ai vue si constamment rester sans résultat dans les cas graves que je suis convaincu, aujourd'hui que, si elle a paru réussir, c'est qu'il s'agissait de cas sans gravité et qui ne devaient pas avoir de seconde période. Le sulfate de quinine ne fait qu'augmenter les accidents qui vont suivre. »

Dutrouleau n'était pas partisan de l'émétique et le passage suivant de son livre le prouve. « C'est à l'émétique qu'ont été attribué les résultats heureux de l'épidémie de la Basse-Terre en 1852. On n'a pas fait attention qu'à la même époque les saignées modérées produisaient le même effet à la Pointe-à-Pitre. J'ai assez insisté sur la part qu'il fallait faire au degré de la maladie dans l'appréciation des effets du traitement pour avoir besoin de faire remarquer, que dans le cas que je cite, l'émétique n'eut pas d'influence réelle. Pendant les six premiers mois de 1853 à la Basse-Terre où je venais d'arriver, la maladie fut si bénigne que je ne jugeai pas à propos d'employer un traitement actif, je ne perdis que trois malades sur quarante mais bientôt l'épidémie se renouvela bien plus grave qu'elle ne l'avait été l'année précédente ; j'employai l'émétique dont avait eu tant à se louer mon prédécesseur et je ne tardai pas à me convaincre de ses mauvais effets dans les cas graves, bien que j'eusse le soin de ne le donner que dans ceux où la réaction fébrile n'était pas trop intense et où l'estomac paraissait principalement intéressé. J'aurais à me reprocher de l'avoir employé de nouveau pendant la terrible épidémie de 1854 si l'extrême gravité de la maladie n'avait mis également en échec tous les autres genres de traitement. Le vomissement noir est le symptôme le plus grave de la fièvre jaune et tout ce qui provoque le vomissement ne peut que favoriser la formation de la matière noire, et chez plusieurs la matière noire a paru assez promptement après le vomitif pour qu'elle ait pu être rapportée à son action. Tout à fait au début et dans les cas peu menaçants peut-on espérer que la perturbation qui résulte de l'acte vomitif amènera une crise qui puisse arrêter la fièvre dans son cours !... Il m'est prouvé par ma pratique personnelle qu'il faut encore que ces cas appartiennent à la catégorie des cas légers, or dans de telles circonstances tous les moyens rationnels de traitement réussissent à peu près égalment. »

Dutrouleau considérait en revanche les purgatifs comme un des principaux agents du traitement, surtout l'huile de ricin, les sels neutres, la casse. Quand à l'hydrothérapie, il l'a reléguée au nombre des moyens secondaires et il prescrivait dans les cas ordinaires les toniques et les excitants. Quant à ce qui est du traitement de la seconde période, les extraits suivants vont nous fixer sur les idées de Dutrouleau.

DEUXIÈME PÉRIODE. — « Deux genres d'indication sont à remplir dans la seconde période : celles qui ressortent de la prédominance symptomatique, celles qui sont fournies par l'état général du malade. Les symptômes graves sont le vomissement, les accidents cérébraux, les hémorrhagies. Le vomissement se présente avec deux caractères, il est seulement nerveux ou sympathique ou bien il est essentiel ou hémorrhagique. Dans le premier il doit être combattu par le sinapisme à l'épigastre et, si cela ne suffit pas, par le vésicatoire. Les boissons doivent être rares, peu abondantes et composées d'eau simple ou gazeuse à la glace, il faut une grande appétence des acides pour y ajouter un peu de jus de citron ou de groseilles. Quelquefois le vin blanc coupé avec de l'eau de Seltz, le champagne ou la bière coupée. Quand le spasme est prononcé et que l'état du cerveau le permet, il faut prescrire une potion au sirop de codéine ou de morphine, et si elle n'est pas tolérée appliquer le sel de morphine à l'épigastre par la méthode endermique. Quant au vomissement hémorrhagique c'est par la glace en morceaux, les limonades minérales glacées, prises par de petites quantités, les astringents de toutes sortes, sans grand espoir de l'arrêter, je lui ai opposé le perchlorure de fer sans succès. Les excitants diffusibles n'ont jamais paru produire de bons résultats, le sulfate de quinine non plus. Les accidents cérébraux ne doivent jamais être combattus par les émissions sanguines, les compresses glacées sur le front, le vésicatoire entre les épaules, aux extrémités inférieures, aux tempes, les lavements purgatifs, les opiacées à doses fractionnées, tels sont les moyens qu'il convient d'employer. Les hémorrhagies abondantes sont très difficiles a arrêter, mais les moyens les plus puissants contre ce symptôme dans les autres maladies échouent-ils ici. Sur les parties directement accessibles, on agit par le froid, l'alun, le nitrate d'argent, les acides concentrés, le perchlorure de fer ; intérieurement la glace en morceaux, les limonades minérales, le seigle ergoté, le perchlorure de fer en potion. Parmi les autres symptômes qui peuvent mériter un traitement spécial, il faut noter la suppression d'urines, qu'on parvient à faire cesser par des frictions acides ou térébenthinées sur les reins en même temps qu'on fait prendre des lavements nitrés ou camphrés. »

TRAITEMENT POPULAIRE DES MEXICAINS

Dès l'invasion de la maladie, les Mexicains donnent à leurs malades un ou deux lavements d'huile d'olive pour vider l'intestin, font boire par verres jusqu'à une bouteille de l'huile d'olive, et enfin font des frictions sur tout le corps avec la même substance, recommençant toutes les deux heures les lavements, les ingestions et les frictions, en tenant dans l'intervalle le malade entouré dans une couverture de laine. Quand le malade doit guérir, les accidents morbides cessent avec la première période et la médication est arrêtée alors ; lorsque ces accidents ne cessent pas ainsi ils considèrent le cas comme désespéré et songent à appeler un médecin.

Un médecin distingué de la marine que j'ai connu au début de ma carrière, feu Bonnardel, avait essayé de réglementer en 1821 le traitement vulgaire des Mexicains; et voici comment il pratiquait: Je faisais, dit-il, avec parties égales d'un fort mucilage de gomme arabique édulcorée et de bonne huile d'olive une mixture que j'administrais par cuillerée de demi-heure en demi-heure, et à des distances plus éloignées quand j'avais obtenu quelques selles, l'administration de ce remède était précédée à moins de contre-indication d'un lavement stimulant avec de l'eau de mer, après l'effet duquel, une embrocation huileuse était faite sur tout le corps, mais plus particulièrement sur la région lombaire et sur l'abdomen. Cette embrocation était ammoniacale et continuée jusqu'à rubéfaction. Lorsque la fièvre et la chaleur de la peau étaient modérées les mêmes prescriptions étaient renouvelées de deux en deux heures. Je substituais l'huile de ricin à l'hui e d'olive lorsque l'irritation était peu considérable et que je me promettais un résultat plus prompt; mais une fois obtenu je revenais à ma mixture simple. Chez quelques malades elle excitait le vomissement; alors cinq à six gouttes d'eau de canelle, d'éther ou de teinture d'opium la faisaient supporter. Il y en eut néanmoins qui malgré tous ces correctifs ne purent la garder, il fallut alors se borner aux boissons gommeuses légèrement acidulées et à la magnésie par gramme dans un verre d'eau gommeuse; mais les malades se trouvaient si bien de l'embrocation (qu'elle fut simplement huileuse ou ammoniacale) qu'ils la demandaient avec instance. Par cette méthode suivie avec constance j'ai quelquefois obtenu les mêmes résultats que les Mexicains par la leur. A la fin de la première période les malades entraient en convalescence. » Ajoutons que sur vingt atteintes ainsi traitées Bonnardel eut sept décès et treize guérison; soit le 35 p. 100 de décès; ce qui ne prouve guère en faveur de la méthode.

TRAITEMENT DIT DES MULATRESSES

Le traitement dit des mulâtresses se compose d'une série de pratiques absurdes autant que ridiculement inutiles; celle-ci prétend qu'il faut faire les tisanes dans un pot de telle forme ou de telle matière, l'autre assure qu'il faut y mettre une pincée de telle poudre inerte, ou un morceau de telle substance fort étonnée de se trouver mêlée ici à la thérapeutique. Depuis quelques années, l'eau de de tel autre lieu célèbre, est le véhicule indispensable au succès. Bref, toutes les insanités les plus absurdes, toutes les combinaisons les plus ridicules, souvent des mélanges malpropres, sinon des pratiques immorales, entrent dans ce traitement pour une part considérable.

En outre de maintes simagrées, au moins inutiles, le traitement des mulâtresses consiste: en bains fréquents, en larges lavements émollients, salins, huileux, en boissons tempérantes acidulées ou légèrement purgatives, dans lesquelles le tamarin, la casse, le citron entrent pour une large part, des frictions avec des morceaux de citron, des rouelles de ce fruit appliquées aux tempes, au front, aux poignets, au cou-de-pied, à l'abdomen.

AUTRE TRAITEMENT DES MULATRESSES

On a essayé maintes fois un traitement que le colonel Villaret-Joyeuse préconisa à Bally, disant avoir été sauvé par lui en 1803, à la Martinique, dont voici la teneur. Dès l'invasion de la fièvre, on applique un vésicatoire à chaque bras, quand on a enlevé l'épiderme, on saupoudre la plaie avec du calomel et l'on fait de légères frictions avec le doigt pendant les trois premiers pansements. Si malgré ce moyen, le mal se soutient, avec violence, un vésicatoire à la nuque et une saignée au bras sont nécessaires.

Bally qui a eu recours à cette médication ne lui reconnaît pas d'avantages et croit que le mercure n'agit guère que par les douleurs cuisantes et l'inflammation des vésicatoires qu'il produit.

TRAITEMENT DE BELOT DE LA HAVANE

Belot qui a acquis une si juste réputation d'expérience dans le traitement de la fièvre jaune à l'hôpital français fondé par son père à la Havane a donné dans son mémoire de 1865 les indications suivantes sur la manière dont il soignait ses malades :

« La fièvre jaune étant un poison miasmatique, dit-il, dont nous ne connaissons pas l'antidote, la seule médication rationnelle est celle des symptômes contre elle, pas de saignées générales mais des saignées locales, surtout des ventouses pour combattre les congestions locales, donc en général huit ventouses à la nuque, dix aux reins et huit sur le ventre, — recommencer si quatre heures après il n'y a pas d'amélioration. Les maux de tête et maux de reins sont combattus en outre par des bains de pieds sinapisés et des sinapismes aux membres inférieurs, plusieurs fois répétés. »

En outre Belot donnait de la teinture d'aconit à la dose de six gouttes dans 360 grammes d'eau à prendre par cuillerées d'heure en heure ; — il disait que cette potion a une puissance *vraiment magique*, que le pouls baissait, la chaleur de la peau diminuait et les sueurs apparaissaient sous son influence.

Si la maladie avait commencé par des vomissements, Belot donnait 1 gramme 50 d'ipéca dans 120 grammes d'eau tiède pour faire vomir abondamment jusqu'à ce que la matière vomie fût incolore, ce vomissement provoquait souvent une diaphorèse favorable.

Si la maladie n'avait pas commencé par des vomissements et si le patient accusait une douleur vive à la région épigastrique, Belot s'abstenait soigneusement du vomitif qui lui avait donné de mauvais résultats : ventouses, cataplasmes émollients, embrocations huileuses *loco dolenti* et purgatifs légers, lavements et demi-bains, insistant sur les ventouses.

Lorsque quatre heures après le vomitif il saisissait une certaine diminution de la fièvre et un peu de diaphorèse, Belot donnait un purgatif à l'huile de ricin ou au sulfate de magnésie, recommençant deux ou trois heures après, s'il ne produisait rien et donnant des lavements d'eau salée, d'eau tiède et même d'huile d'olives pour produire une forte débâcle.

« Souvent, dit Belot, les phénomènes morbides s'amendent d'une manière très heureuse le second ou le troisième jour, dans ce cas il n'y a plus qu'à surveiller la convalescence. Si la maladie continue au bout de deux ou trois jours, arrive la seconde période. — Toute émission de sang est désormais proscrite, — les purgatifs même doivent être écartés. Les maux de tête doivent être combattus par des vésicatoires volants, à la nuque, des compresses d'eau-de-vie camphrée belladonisée sur le front. Ces compresses sont aussi appliquées au creux épigastrique s'il y a de la douleur ou de la gêne dans cette région. — A l'intérieur, Belot donnait quelques gouttes de teinture de noix vomique dans beaucoup de véhicule, le ventre était tenu libre à l'aide de lavements, — les nausées combattues par le bicarbonate de soude alternant, avec la potion à la teinture de noix vomique, — les vomissements bilieux et les vomissements noirs indiquaient à son avis l'adjonction d'une solution arsenicale qui, disait Belot, est aussi efficace ici que la quinine contre la fièvre intermittente. Les hémorrhagies étaient combattues par le tamponnement, la compression, la cautérisation même, souvent le siège. Belot les considérait comme extrêmement dangereuses et fâcheuses pour le pronostic. Les vésicatoires à la nuque, les affusions et compresses froides, sur la tête, le calomel à l'intérieur étaient employés contre les accidents cérébraux.

Dans les cas où une intermittence ou bien au moins une rémittence dans les symptômes, le justifiaient et que la maladie avait débuté par des frissons, Belot donnait de la quinine lorsque le vomitif avait provoqué une détente et un commencement de diaphorèse ; lorsqu'au contraire il n'y avait pas d'intermittence et que malgré le vomitif et les révulsifs, l'amendement ne se produisait pas, c'est au calomel à dose purgative souvent répétée qu'il recourait, — il donnait volontiers 1 gr. 20 de calomel par prise de 10 centigrammes toutes les demi-heures jusqu'à production des évacuations et s'arrêtant aussitôt. — Ce calomel produisant souvent alors une détente et de la diaphorèse, Belot en profitait pour passer sans retard à la quinine.

TRAITEMENT DE SELSIS

Le Dr Selsis de la Havane a publié, en 1880, un travail sur la fièvre jaune dans lequel il fournit les indications suivantes au sujet du traitement de la maladie (*loc. cit.*, p. 58) :

« Appelé au début de la maladie, et en présence des symptômes énoncés antérieurement, le médecin doit résoudre cette première question : Les *émissions sanguines* sont-elles oui ou non indiquées? Si nous nous trouvons en présence d'un sujet fortement constitué, de tempérament apoplectique, si surtout le vomito s'est présenté brusquement, après une vive contrariété ou une insolation qui puisse nous faire craindre une congestion cérébrale, si enfin nous voyons une de ces indications très nettes en pathologie qui réclament impérieusement une émission sanguine générale, nous n'hésiterons pas à ouvrir la veine, et nous choisirons la saignée du bras à cause de sa rapidité d'action, de sa plus grande facilité et de sa commodité pour le malade. Ces cas sont rares. Nous ferons plus volontiers usage des saignées locales, et autant que possible nous accorderons la préférence aux ventouses scarifiées sur les sangsues. — Les points d'élection seront les apophyses mastoïdes si la céphalalgie est intense, ou la nuque si la douleur se porte surtout à l'occiput ; viennent ensuite l'épigastre et la région rénale, s'il y a des douleurs vives dans ces points.

Dans quelques cas, ces trois points pourront être scarifiés alternativement à quelques heures d'intervalle, quelquefois même simultanément. Les ventouses ont une action plus rapide que les sangsues. On n'a pas à redouter des hémorrhagies exagérées et elles exposent beaucoup moins aux hémorrhagies secondaires, accident à redouter dans le vomito ; de plus il est facile de calculer la quantité de sang extrait. Son unique inconvénient est de laisser des cicatrices très apparentes. C'est une question de coquetterie que le médecin ne peut pas toujours dédaigner. Pour la région épigastrique, au lieu des ventouses ordinaires, nous avions adopté à Santiago, dans notre maison de santé, une seule ventouse de 8 à 10 centimètres de diamètre qui nous permettait de pratiquer quatre ou cinq scarifications croisées sur le même point. Les avantages étaient les suivants : rapidité d'exécution, commodité pour le patient qui n'avait pas à supporter la répétition douloureuse et fatigante de l'application de quatre ou cinq ventouses ordinaires, facilité dans l'écoulement du sang, action dérivative presque instantanée. Lorsque nous voulons employer les émissions sanguines, nous ne manquons jamais d'interroger le caractère dominant de l'épidémie, parce que si nous avons à compter avec l'élément typhoïde, par exemple, il serait plus que téméraire d'employer les saignées générales en dehors de quelques cas extraordinaires qui s'imposent avec la plus impérieuse exigence. L'indication des émissions sanguines peut se présenter dans les trois premiers jours de la maladie, mais on ne doit presque jamais pratiquer la saignée générale après le second jour.

Si aucun des organes importants, cerveau, foie ou reins ne présente d'indications qui réclament évidemment une émission sanguine, nous débutons par les *dérivatifs intestinaux*, précédés souvent d'un bain de pieds. Cette méthode a en sa faveur la presque unanimité des médecins qui ont traité cette maladie.

Nous administrons soixante grammes de citrate de magnésie, et à son défaut de sulfate, dans cinq cents grammes d'eau que nous faisons prendre en trois ou quatre fois à intervalle d'une demi-heure, nous guidant en cela sur la tolérance de l'estomac du malade. Nous prescrivons toutes les boissons légèrement glacées eu égard à l'action tonique, un peu stimulante et anti-émétique, de la glace à doses modérées.

Si vers la septième heure après avoir pris le purgatif, des évacuations abondantes n'ont pas eu lieu, nous ordonnons des lavements purgatifs au sulfate de soude ou de magnésie, avec huile d'olive et cinq cents grammes d'eau tiède.

Dès le début du vomito nous recommandons l'usage constant de bouteilles pleines d'eau chaude placées aux pieds du malade, et, sauf des cas exceptionnels, nous les maintenons tout le temps que dure la fièvre. Les boissons que nous prescrivons ordinairement sont : de l'eau, des limonades surtout, des orangeades, etc., toujours glacées. Nous recommandons leur ingestion par petites quantités avec facilité de la répéter souvent. De cette façon, l'estomac n'est pas surchargé et l'on apaise mieux une soif parfois excessive. Quelques malades demandent eux-mêmes qu'on leur applique des linges froids sur le front, nous sommes loin de nous y opposer. Nous faisons usage pour cela d'eau sédative ou d'eau vinaigrée. Tout ce que nous disons pourra sembler minutieux, mais en médecine d'une façon générale, et, surtout dans le vomito, on ne doit pas traiter de méticuleux tout ce qui peut satisfaire le malade et l'aider à supporter ses souffrances.

« Douze ou quinze heures après l'administration du premier purgatif, nous en administrons un second de la façon suivante : si le premier a produit d'abondantes évacuations, nous le donnons, celui-ci, en quatre fois, toutes les trois heures, de manière à continuer l'effet du précédent; si au contraire le résultat du premier purgatif aidé du lavement a été faible, nous donnons le second de la même façon que le premier. Nous examinons soigneusement l'état du ventre qui, dans ce cas, est presque toujours trouvé tendu, ballonné, douloureux à la pression. S'il en est ainsi, nous prescrivons la pommade belladonée en frictions et les cataplasmes émollients qui favorisent l'effet du purgatif. L'action facile des purgatifs est en général de bon augure. Dans les cas rebelles, il faut se tenir en garde parce que c'est un indice de sidération intestinale qui doit éveiller l'attention du médecin. Rarement nous avons besoin d'employer un troisième purgatif, sauf inefficacité des premiers ou existence de conditions spéciales. Nous avons, en 1877, donné trois purgatifs de suite à une malade très obèse qui eut chaque fois des évacuations bilieuses excessivement abondantes. Le résultat fut favorable.

« Nous employons peu *les vomitifs*. Dans le vomito nous tâchons d'éviter tout ce qui peut provoquer des contractions violentes du côté de la région épigastrique. Néanmoins, quand l'état saburral est très marqué et que les bords de la langue ne sont pas très rouges, nous n'hésitons pas à administrer dix centigrammes de tartre stibié en lavage. Si le malade présente une idiosyncrasie catarrhale, nous donnons la préférence à l'ipéca. Les premières voies débarrassées, trente heures environ après l'administration du premier purgatif, nous commençons l'usage de la *quinine* à raison de dix à quinze centigrammes par heure ou par deux heures, suivant l'impressionnabilité du sujet, associée à quinze ou vingt centigrammes de *bromure de potassium* dissous dans un peu d'eau sucrée et glacée. Nous suivons attentivement les effets de cette médication que nous considérons comme capitale. Quand les bourdonnements d'oreille, la faiblesse du pouls, une sueur trop copieuse, ou la diminution de la chaleur de la peau viennent accuser l'action dépressive de la quinine, nous suspendons son emploi, mais nous y revenons quelquefois au bout de quinze ou vingt heures. Le bromure de potassium seul peut être continué plus longtemps en donnant une cuillerée de la solution chaque trois ou quatre heures jusqu'à la fin du quatrième ou du cinquième jour, suivant l'intensité de la fièvre. Pendant les troisième et quatrième jours, les visites du médecin doivent être fréquentes ; c'est à ce moment en effet qu'on peut dominer la maladie et éviter, ou du moins modérer, les ictères profonds et les hémorrhagies qui vont survenir, si les accidents qui les amènent n'ont pas été vigoureusement et intelligemment combattus. Quand la peau reste sèche malgré la quinine, deux ou trois prises de jaborandi peuvent être très utiles. Une légère sueur continue est de très bon augure dans la fièvre jaune.

Les boissons seront les mêmes qu'au début. Un lavement d'eau à peine tiède, donné matin et soir, est très convenable pour éviter le séjour des matières fécales dans l'intestin. Les désordres stomacaux seront avantageusement combattus par l'emploi de quelques cuillerées de limonade concentrée et par l'administration d'autant de cuillerées de solution de bicarbonate de soude. Cette potion est plus agréable que celle de Rivière comme on la prépare dans une pharmacie. Dans certains cas où il semble qu'il y ait torpeur du côté de l'estomac il convient d'appliquer un vésicatoire.

« Si les douleurs gastriques ou hépatico-gastriques ne sont pas soulagées par les ventouses scarifiées, nous avons recours à la *morphine* en potion ou en injection sous-cutanée. Nous avons fréquemment obtenu des améliorations rapides et presque surprenantes par ce moyen. Les douleurs disparaissent, le malade s'endort, et il arrive souvent que si cette médication a été employée le quatrième ou le cinquième jour, la convalescence commence après ce sommeil réparateur. C'est ce qui nous est arrivé à nous-même quand nous avons eu le vomito. La dose est de cinq centigrammes de chlorhydrate de morphine pour cent grammes de liquide, administré à raison d'une cuillerée par quart d'heure. Quelquefois trois ou quatre cuillerées suffisent. Si, au quatrième jour et quelquefois au troisième, le pouls conserve de la dureté, nous employons l'alcoolature d'aconit sans modifier le traitement général et nous augmentons le bromure de potassium. Tel est le traitement des cinq premiers jours du vomito, et malheur au malade qui, pendant le cinquième jour ou au commencement du sixième, ne sent pas une grande amélioration. Le médecin ne sera jamais trop convaincu de cette vérité, que le traitement actif du vomito est limité aux quatre premiers jours de la maladie. Le cinquième peut être considéré comme un jour de transition. Passé ce temps, la médecine se fera expectante ou pour mieux dire elle se bornera à combattre les manifestations morbides à mesure qu'elles se présenteront. C'est souvent l'heure des complications : hémorrhagies, accidents tétaniques, etc. Le sixième jour arrivé et le malade paraissant être en bonne voie, il faut s'occuper avec soin de son entrée en convalescence. Nous avons l'habitude, à partir du cinquième ou sixième jour, de donner du lait coupé avec de l'eau à parties égales, en ayant soin de diminuer peu à peu la quantité d'eau de façon à administrer le lait pur, du septième au huitième jour. Depuis près de vingt ans que nous employons ainsi le lait froid, nous n'avons jamais eu à nous en repentir. Du reste, si quelques malades ont pour lui de la répugnance, nous lui substituons au début le bouillon de poulet ou de veau, sauf à arriver aux consommés aussitôt que l'état de l'estomac le permet. Nous avons souvent vaincu la répugnance pour le lait en coupant celui-ci avec de l'eau de Seltz ou de Vichy (source des Célestins). — Les boissons gazeuses dans la fièvre jaune conviennent à toutes les périodes.

« Les jours suivants, le médecin dirigera ses prescriptions d'après les règles établies par la convalescence des maladies graves; dans aucune affection le régime diététique ne s'impose avec autant de rigueur. La plus légère négligence peut avoir des conséquences fatales. Nous en avons eu malheureusement trop d'exemples. Les aliments seront choisis parmi les plus légers et les conserves seront absolument prohibées. Les premières sorties hors de la maison auront lieu aux heures du soleil. L'air du matin, du soir et surtout de la nuit est très dangereux, et les promenades de nuit amènent presque toujours des fièvres qui deviennent pernicieuses avec d'autant plus de facilité qu'elles se trouvent en présence d'un organisme à demi épuisé. Le traitement que nous venons d'exposer se rapporte aux cas de vomito caractérisé, à marche simple et rapide ; mais d'après ce que nous avons dit plus haut, il est aisé de comprendre que les degrés de cette maladie sont nombreux et que s'il y a des cas de fièvre d'acclimatation qui passent presque inaperçus par leur bénignité, il en est d'autres, malheureusement trop fréquents, dans lesquels, soit par la nature même de la maladie, soit comme conséquence de négligences coupables, les ictères, les hémorrhagies, les convulsions tétaniques, l'urémie, viennent compliquer la scène et forcent le médecin à mettre en jeu tout l'arsenal thérapeutique. Il ne faut jamais se décourager dans le vomito, car les cas les plus désespérés en apparence échappent parfois à une mort qui paraissait certaine. L'apparition de l'*ictère,* toujours grave au début de la maladie, perd de son importance après le cinquième jour. Nous venons d'en avoir deux exemples sur deux jeunes femmes qui sont restées jaunes pendant plus de deux mois. L'ictère était des plus caractérisés. L'une d'elles était restée près de cinq jours sans uriner. C'est le cas le plus grave que nous ayons vu. Ces deux femmes étaient de complexion robuste quoique peu sanguine. L'une d'elles était sous l'influence d'accidents syphilitiques secondaires manifestes à la peau, aux mains et à la gorge, et suivait un traitement mercuriel et ioduré lors de l'invasion. Ces sortes d'ictères se traitent par la méthode ordinaire.

« Les *hémorrhagies* doivent être combattues par des médications locales et générales. La liqueur de Pravaz en potion et en applications locales occupe le premier rang. Viennent ensuite les limonades nitrique, sulfurique, l'ergotine, etc. Dans les hémorrhagies intestinales, les lavements glacés sont indiqués.

« Les *convulsions tétaniques* sont une des pires complications. Il faut s'assurer de leur vraie cause qui peut être urémique ou congestive. Les bains généraux et les diurétiques, les préparations de lithine ont leur utilité dans le premier cas. Dans le second, les révulsifs aux jambes et les dérivatifs intestinaux trouvent leur application.

« Les *vomissements* sont quelquefois très rebelles et constituent pour le malade un véritable supplice qu'il faut calmer à tout prix. Si les boissons gazeuses, les petits morceaux de glace avalés entiers, la potion de Rivière modifiée suivant nos indications, ne les modèrent pas, il faut avoir recours à la morphine et au besoin aux vésicatoires volants à l'épigastre. »

Lorsque dans un vomito grave ou léger nous aurons des motifs de croire à l'existence de *phénomènes pernicieux,* nous administrerons immédiatement la quinine à haute dose sauf à combattre après les congestions qui pourraient se produire. Ce cas s'est présenté quand nous avons eu le vomito. Au quatrième jour, nous avons pris un gramme quatre-vingts centigrammes de sulfate de quinine par la bouche et autant le soir en lavement. Vers minuit le docteur Fernandez Celis, qui nous assistait avec autant de zèle que d'intelligence, ayant noté de la congestion du foie avec des envies de vomir, ordonna l'application de quatre ventouses scarifiées à la région hépatique avec une potion morphinée. A la troisième cuillerée et au moment où on appliquait la quatrième ventouse, nous nous sommes endormi pour nous réveiller à neuf heures du matin, couvert de sueur et en si bon état que nous nous sommes écrié : « Comme je me sens

« bien, je suis guéri ! » La convalescence commença aussitôt; au troisième jour nous avions vomi du sang en abondance et les évacuations étaient à l'avenant.

Lorsque le vomito aura été précédé de un ou deux accès de fièvre plus ou moins forte avec rémission totale, il est presque sûr qu'au troisième ou quatrième jour de l'invasion il faudra compter avec quelque accès pernicieux. Il est donc très important de bien être au courant de tout ce qui a précédé l'invasion pour combattre un accès possible. C'est ce qui nous était arrivé.

« L'*état typhoïde* se combat par les moyens qui se trouvent indiqués dans tous les traités de pathologie. Il est d'autant plus grave que presque toujours l'ictère vient ajouter son effet débilitant. Les toniques et les révulsifs occupent le premier rang dans le traitement qui d'ailleurs reste presque toujours sans succès.

Quelques malades, les femmes et les enfants en particulier, sont en proie à une certaine agitation, généralement due à leur plus grande impressionnabilité. Le chloral convient parfaitement alors, mais nous ne l'administrons jamais avant le troisième jour, pour ne pas contrarier l'effet des purgatifs dont l'action est tout à fait indispensable. Dans les cas d'*urémie*, considérant que cette très grave complication provient de l'accumulation dans le sang de principes toxiques dont il ne peut se débarrasser par des organes qui fonctionnent à peine, nous proposerons l'emploi des courants électriques continus le long de la colonne vertébrale. La respiration de l'oxygène pur conviendrait aussi dans cet état où les combustions organiques sont incomplètes. Pour les cas de *sidération générale*, nous recommanderons la quinine à très petites doses unies à la noix vomique et aidée des courants continus.

Dans les cas communs, mais souvent méconnus, que nous appellerons *insidieux* et sur lesquels nous avons déjà appelé l'attention au début de notre travail, il est impossible de formuler une règle de conduite absolue, parce que chacun offre des caractères spéciaux. — Tantôt on se trouvera en présence d'une céphalalgie en apparence simple et sans fièvre, tantôt ce sera un malaise indéfinissable, un troisième malade présentera les signes d'une affection catarrhale; seuls les phénomènes ultérieurs caractériseront la maladie et viendront, souvent trop tard, donner l'explication des souffrances antérieures.

Dans ces conditions, en temps d'épidémie surtout, le médecin prudent ayant affaire à des étrangers, purgera et emploiera le traitement quininé bromuré. — Il ne peut en aucun cas faire de mal et, presque toujours, il aura à se féliciter de sa conduite.

« Dans *les rechutes*, le traitement est entièrement symptomatique. — Nous avons vu quelquefois les signes du vomito se reproduire avec toute leur violence et même avec plus d'intensité. La cause des rechutes imprime souvent au vomito son cachet spécial. — Celles qui résultent d'indigestions sont caractérisées par des vomissements ordinairement sanguins ; celles qui résultent d'impressions atmosphériques, refroidissements, etc., présentent des accidents pulmonaires ou palustres comme nous venons d'en avoir un exemple sur une jeune femme qui, au dixième jour, avait fait une longue promenade, la nuit, en voiture découverte; celles qui résultent d'impressions morales ou d'excès vénériens, cas assez fréquents, accusent des symptômes cérébraux et nerveux, souvent mortels, comme nous l'avons vu une fois sur un jeune matelot.

TRAITEMENT DES MÉDECINS MEXICAINS

Dans sa thèse sur la fièvre jaune le docteur Galindo (Paris 1869), a résumé
de la manière suivante le traitement qu'emploient ordinairement les médecins
de la Véra-Cruz.

PREMIÈRE PÉRIODE. — Comme dans cette période ce sont les phénomènes
congestifs et inflammatoires qui dominent les autres, on doit commencer le
traitement (pourvu que le malade soit pléthorique) par une saignée déplétive
de 5 à 600 grammes, laquelle est de beaucoup préférable aux saignées locales. Il y a des médecins qui ne voyant dans la fièvre jaune autre chose
qu'une discratie anémique, s'opposent de la manière la plus absolue à l'emploi des émissions sanguines, sans réfléchir que physiologiquement il n'est pas
prouvé que le sang altéré et moins plastique (en supposant qu'il le fût dans la
première période), ne soit pas capable d'augmenter le danger d'une congestion
sanguine, vers les organes importants de la vie, par le seul fait de son altération. — Eh! bien les congestions sanguines sont évidentes pendant la première
période de la maladie, on les retrouve même après la mort comme le prouvent les autopsies. Pourquoi donc rejeter, d'une manière aussi absolue, la saignée générale? Si maintenant nous la considérons sur le terrain clinique, on
verra que si on l'emploie à temps et sans exagération, elle produit un bon
résultat, elle fait éprouver au malade un grand bien-être, un calme et un
soulagement très marqué, de toutes les douleurs dont il se plaignait auparavant.
— La chaleur et l'activité circulatoire prennent leur caractère primitif, sans
qu'on ait jamais pu prouver que l'adynamie de la troisième période soit dans
ces cas plus profonde que lorsque les malades ont été soumis dès le début, à
un traitement tonique et excitant. D'autre part, l'hypothèse du miasme doit
faire penser à son élimination plus rapide, lorsqu'on tire du sang imprégné
directement du miasme, que par les sécrétions intestinales et les réactions
organiques seules, bien qu'elles aient leur utilité et qu'on doive les provoquer en même temps. Si on admet que la fièvre jaune est un empoisonnement septique ayant une phase de réaction et une de sédation, il
est nécessaire, pour être logique, de s'efforcer de faire éliminer le poison,
avant qu'il ait produit les effets, ou les soulager s'ils existent. Quand
on compare le parti pris aujourd'hui pour proscrire la saignée avec l'abus
qu'on en faisait autrefois, on est forcé d'admettre que ces hésitations et
ces variations sont dues plus à un esprit d'école qu'à une observation rigoureuse des faits. La saignée est utile chez tout malade à constitution forte et est
inutile dans les cas qui doivent se terminer le deuxième jour, lorsqu'on est sûr
du diagnostic; elle est dangereuse dans les cas graves dans lesquels la première période est peu appréciable; et s'il est vrai que la saignée agit efficacement, quand on l'emploie dans la première période de la maladie, elle tue
au contraire, si on en fait usage à la fin de la seconde, ou au commencement
de la troisième. Les douleurs épigastriques et les battements du tronc
cœliaques sont rapidement calmées par une application de sangsues. On
doit prescrire au malade les évacuants; mais celui qui produit le meilleur

effet et qui doit être préféré, c'est l'huile de ricin qui agit en déterminant
une indigestion. On doit l'employer à la dose de 90 grammes, avec 30 grammes
de jus de citron, les effets évacuants doivent être activés par l'emploi des lavements faits avec une infusion de feuilles de séné, de sulfate de magnésie, avec
de la pulpe de casse et de la manne (tisane laxative). La céphalalgie doit être
combattue par les compresses d'eau sédative froide ou de vinaigre, par les révulsifs cutanés aux extrémités, comme les sinapismes ; la soif par l'administration, par petites doses, d'une décoction froide de tamarin ; les douleurs musculaires et articulaires, par les embrocations huileuses.

DEUXIÈME PÉRIODE. — Il faut insister sur la méthode évacuante ; maintenir
le ventre libre à l'aide de petites portions (un petit verre toutes les deux
heures), de la limonade au citrate de magnésie, des lavements à l'eau de mer.
Si la douleur épigastrique augmente, on appliquera à ce niveau des compresses
froides ; s'il y a des nausées, on doit employer la potion de Rivière. Malgré
cette potion si les nausées persistent, on doit appliquer des vésicatoires volants à
l'épigastre et administrer de la glace en petits morceaux.

Quant aux toniques et aux excitants, ils ne sont utiles dans cette période, que
dans le cas où la maladie revêt une forme torpide, ou lorsque dès le début,
les symptômes annoncent l'adynamie et une dyscrasie rapide du sang.

TROISIÈME PÉRIODE. — Il faut remplir deux espèces d'indications, celle qui
résulte de la prédominance symptomatique, et celle qui présente l'état général
du malade ; les symptômes graves sont les vomissements de sang, les accidents
cérébraux, les hémorrhagies ; alors on doit employer les limonades minérales,
le fer, chlorure de fer et toute la classe des astringents, sans grand espoir
de les dominer.

Les accidents cérébraux de cette période ne doivent jamais être combattus
par les émissions sanguines. Parmi les symptômes particuliers qui peuvent
nécessiter un traitement spécial, il faut signaler la suppression d'urine qu'on
fait parfois cesser par des frictions térébenthinées, sur la région rénale et des
lavements avec du sel de nitre et du camphre.

TRAITEMENT DES MÉDECINS BRÉSILIENS

Le Dr Rey a résumé dans les *Archives de médecine navale de* 1877 (t. XXVIII,
p. 428), la thérapeutique des médecins Brésiliens touchant la fièvre jaune, et le
mieux que je puisse faire, c'est de rapporter textuellement ce qu'il dit.

« Contre la fièvre jaune, à sa première *période*, je fais constamment usage
des diaphorétiques, et ensuite des purgatifs. Un pédiluve sinapisé est prescrit au
malade et donné avec toutes les précautions nécessaires ; après quoi il a à
prendre une tisane composée de : infusion concentrée de jaborandi, acétate
d'ammoniaque et teinture d'aconit. « Par l'usage de cette tisane, nous obtenons
presque toujours une large diaphorèse, suivie, le plus souvent, d'abaissement de
la température, avec diminution de la fréquence et de la force du pouls. — Si,
malgré cette abondante transpiration, et les évacuations obtenues par les purgatifs,

la température reste élevée, vers 40°, et, à plus forte raison, si elle dépasse ce chiffre, nous prescrivons une potion avec : nitrate de potasse, 4 grammes ; teinture de digitale, 2 grammes, et teinture de vératrine, 10 gouttes ; et l'on fait des lotions générales avec de l'eau froide alcoolisée (eau et alcool, moitié de chaque), une, deux et trois fois par jour, suivant qu'il y a besoin. — Dans certains cas où il existait un embarras gastrique très prononcé, j'ai fait usage avec grand profit du vomitif à l'ipécacuanha. — Si l'élément bilieux se manifestait avec les symptômes de la première période, le calomel, à la dose de 1 gramme, était administré immédiatement après les diaphorétiques. » L'auteur, dit Rey, n'use des émissions sanguines, qu'avec grande réserve ; ainsi, il fera une saignée de 200 grammes à un Nord-Américain athlétique, qui se présente avec les signes d'une congestion intense vers la tête, et une température de 41°, 4. Dans de rares circonstances, il appliquera des sangsues aux mastoïdes, et il ajoute à ce propos : « Les 10 malades auxquels cette application fut faite présentaient les signes bien manifestes de l'hyperémie méningo-encéphalique, et avaient tous une température très élevée. De ces malades, sept arrivèrent à guérison et trois succombèrent. » — Il sera tout aussi réservé dans l'emploi des ventouses scarifiées et les fera appliquer à la région des reins, pour remédier à la congestion qui se fait parfois de ce côté, durant la première période de la maladie, et à l'anurie qui en résulte. A la suite des ventouses, il met le malade dans un bain chaud, de longue durée, et donne une potion nitrée ; la fonction urinaire se rétablit.

DEUXIÈME PÉRIODE. — L'opportunité de l'emploi du sulfate de quinine dans le traitement de la fièvre jaune a été fort discutée au Brésil. Il semblerait même qu'il s'est formé, au sujet de ce point de pratique médicale, deux camps : celui des *quinistes* et celui des opposants ou *non-quinistes*. A la tête de ce dernier, si nous en croyons le docteur Gama Lobo, figurerait un médecin dont le nom, justement respecté, jouit à Rio, d'une grande autorité médicale. « Le docteur Pereira Rego est, au Brésil, le chef des adversaires des sels de quinine pour le traitement de la fièvre jaune. » (Page 29.) Or, M. Torrès Homem donne volontiers ce médicament pendant la deuxième période de la maladie ; aussi ne serons-nous pas surpris de le voir attester les bons effets de cette médication, et la défendre contre les reproches que lui font les médecins qui n'en sont point partisans. « J'ai prescrit le sulfate de quinine à 302 malades ; sur ce nombre, 266 se sont rétablis et 36 ont succombé. Des 302 malades qui ont pris du sulfate de quinine, et toujours à la deuxième période (période de transition) de la fièvre jaune, il n'en est que 41 chez lesquels la maladie a passé à la troisième période. « De ces chiffres, il résulte : 1° que, des 591 malades confiés à mes soins, la quinine n'a été donnée qu'à 302 ; par conséquent, je ne considère pas ce médicament comme indiqué dans tous les cas de fièvre jaune et à toute période de cette fièvre ; — 2° que, à l'usage du sulfate de quinine, ne peut être attribuée la mortalité considérable survenue dans l'infirmerie de Saint-Antoine [1], puisque la proportion des insuccès, pour les cas dans lesquels a été

---

[1] C'est l'infirmerie que dirigeait le docteur Torrès Homem ; la mortalité y fut de 36 pour 100 malades reçus.

donné ce médicament, n'est que de 11 pour 100 environ ; — 3° que le sulfate de quinine ne provoque pas l'apparition du vomissement noir, comme on a bien voulu le dire ; — attendu que la troisième période de la maladie, à laquelle appartient ce symptôme, n'est survenue que chez 41 des malades soumis à l'usage de la quinine : cette troisième période revêtant alors la forme hémorrhagique chez 19 d'entre eux et la forme ataxique, sans vomissement noir, chez les 22 autres. » Quant au mode d'administration du médicament, voici très exactement en quels termes l'auteur s'en explique : « Chez tous ceux auxquels j'ai prescrit le sulfate de quinine, la température se tenait entre 37 et 38°. Alors seulement qu'il se produisait une chute complète et rapide de la température fébrile et qu'en même temps survenait une transpiration abondante, je donnais une dose élevée de sulfate de quinine. (Quelle dose ? L'auteur ne le dit pas.) Quand ces deux circonstances ne se trouvaient pas réunies, je donnais par cuillerées, de 2 heures en 2 heures, une potion contenant *deux grammes* de quinine le premier jour ; — *un gramme* le lendemain ; — *un demi-gramme* le troisième jour ; — cette potion était additionnée de 10 gouttes de laudanum de Sydenham et de 30 grammes de sirop d'écorce d'orange. » Sans vouloir en aucune façon prendre parti sur ce point de thérapeutique, une chose cependant nous étonne, c'est que le docteur Torrès Homem ne dise pas, avec la précision désirable, l'indication à laquelle il prétend satisfaire en prescrivant le sulfate de quinine à un certain nombre de ses malades. Est-ce à titre d'antipériodique qu'il donne ce médicament ? Il y aurait lieu de le croire en le voyant réserver la quinine pour le moment de l'apyrexie et faire de cet état d'apyrexie, une condition expresse de son emploi....... D'autre part, quelle peut bien être cette *dose élevée* de sulfate de quinine, qu'on n'indique pas, si telle n'est point la dose de 2 grammes, déjà pourtant assez respectable ? — Nous ne pouvons oublier qu'un observateur, dont le nom fait autorité en matière de pathologie exotique, Dutrouleau, a exprimé, sur la valeur du sulfate de quinine dans le traitement de la fièvre jaune, une opinion qui doit nous imposer à cet égard une réserve extrême. « Je l'ai employé, dit-il, chaque fois que la fièvre jaune était précédée d'un ou de plusieurs accès paludéens, ou lorsque les sueurs abondantes, et trompeuses, pendant la première période masquaient ses véritables caractères, et je n'ai jamais vu d'effet favorable de son action sur la marche ou la gravité ultérieure de la maladie... Ce n'est que dans la vraie fièvre intermittente compliquée de quelques symptômes de fièvre jaune qu'on a pu seulement constater de bons effets de sulfate de quinine (*Maladie des Européens*, etc., 2ᵉ édition, p. 450). » Et plus loin : « C'est surtout après la première période et pendant le temps de repos qui la sépare de la seconde, qu'on prescrit généralement le sulfate de quinine, dans la pensée qu'en profitant de cette sorte de rémittence, on préviendra les accidents de la seconde période. J'ai suivi moi-même cette pratique en débutant ; mais, depuis, je l'ai vue rester si constamment sans résultat dans les cas graves, que je suis convaincu aujourd'hui que, si elle a pu réussir, c'est qu'il s'agissait de cas sans gravité et qui ne devaient pas avoir de seconde période. Le sulfate de quinine ne fait qu'aggraver les accidents qui vont suivre. » (Page 455.)

TROISIÈME PÉRIODE. — Contre les symptômes propres à cette période de la maladie, le docteur Torrès Homem a recours à divers moyens thérapeutiques : ce sont des astringents, des hémostatiques, s'il s'agit de combattre la forme hémorrhagique ; des calmants, des excitants diffusibles, des antispasmodiques, des toniques, contre la forme ataxo-adynamique. Il fait, en un mot, cette très sage *médecine du symptôme*, la seule qui nous reste dans bien des circonstances. « Dans tous les cas de vomissement noir, j'appliquais, dit-il, un vésicatoire à l'épigastre. La magnésie fluide de Murray (*bicarbonate de magnésie* de la Pharmacopée britannique), avec addition de laudanum, teinture de camomille et teinture de noix vomique, a été employée avec grand avantage contre ce symptôme. L'ergotine, l'acide gallique, la solution normale de perchlorure de fer, l'alun, la glace *intus et extra*, nous ont servi à combattre les hémorrhagies. — La belladone, la jusquiame, le musc, l'éther, les préparations ammoniacales, les teintures de cannelle, de quinquina, l'essence de menthe, la valériane, le camphre, l'assa fœtida, le vin de Porto, et, enfin, les vésicatoires aux jambes, ont trouvé leur emploi dans les formes ataxique et ataxo-adynamique. Dans deux cas d'adynamie très prononcée, j'ai prescrit avec avantage la teinture éthérée de phosphore. « Pour combattre l'anurie, je me suis servi des excitants diffusibles, de la teinture de noix vomique, à haute dose ; de la teinture éthérée de phosphore, à l'intérieur (quelques gouttes dans une potion), et en friction sur la région lombaire ; de compresses imbibées de vinaigre aromatique et appliquées sur les lombes, et j'ai eu recours également aux ventouses scarifiées. Mais rien n'y faisait, et tous ceux qui ont présenté ce terrible symptôme sont morts en peu de temps, au milieu d'accidents très graves dépendant de l'urémie. »

Rey ajoute : « La pratique du docteur Pereira das Neves est fondée sur les mêmes moyens que celle du docteur Torrès Homem ; comme ce dernier, il s'adresse d'abord aux sudorifiques et aux purgatifs. Dans la période de transition, il prescrit de 0,6 à 1,20 de sulfate de quinine, à la condition que « la langue se présente large et humide, et non dépouillée de son épithélium » (?). Dans les cas contraires, il fait usage des tempérants, de la belladone, de l'aconit, du laurier-cerise, du nitr..te de potasse, des limonades acides. — Quant à la troisième période, on conçoit aisément que la médication à opposer aux hémorrhagies et aux phénomènes ataxiques n'offre, quelle que soit la main qui la dispense, qu'un même ensemble de moyens employés d'une façon à peu près identique. Le docteur Diaz de Cruz s'est arrêté à cette résolution : « Dans les premières vingt-quatre heures de la maladie, si le sujet est pléthorique et que la température arrive à 40° ou au-delà, faire une saignée générale. » La première condition venant à manquer, il donne seulement l'émétique en lavage ; et enfin, si la température du malade est inférieure à 40°, il lui prescrira les sudorifiques, et, à la suite, l'huile de ricin ou le calomel. Dans tous les cas, le sulfate de quinine arrive, en troisième lieu, comme complément obligé au traitement de la première période de la fièvre jaune. — Contre le vomissement noir, ce médecin a retiré quelques avantages de l'emploi du sulfate de strychnine à l'intérieur, conjointement avec l'application du vésicatoire à l'épigastre. Dans les considérations sur le traitement de ses malades, le docteur Almeida Rego ne fait pas mention du sulfate de quinine ; lorsque, malgré sudorifiques et purgatifs, la fièvre persistait, il donnait des boissons tempérantes et quel-

quefois la digitale. Dans certains cas, il a vu survenir, à la fin de la première
période, des sueurs tellement abondantes, que la peau restait froide : le pouls.
petit et concentré : bref, l'organisme était impuissant à réagir ; alors venaient
à propos les excitants diffusibles, le vin de Porto, le cognac, etc. — Contre le
hoquet qui tourmente parfois les malheureux fébricitants, les perles d'éther ;
et si ce hoquet persistait quand même, on finissait par en avoir raison en faisant
prendre une potion composée avec : chloroforme, morphine et eau de mélisse.

Le docteur de Souza Lima prescrit les sudorifiques et les purgatifs au début
du traitement ; et ensuite, comme pour ce médecin le sulfate de quinine est un
apyrétique, un antifébrile direct, un modérateur de la circulation (ce qui, au
demeurant, ne saurait être nié, *voy*. Rabuteau, *Thérapeutique*, page 656),
voici comment il procédait : « J'employais alors le sulfate de quinine, à doses
petites et répétées, même pendant la fièvre et surtout pendant la fièvre, quelle
que fût l'élévation de la température, en ayant soin de prescrire des doses de
sel de quinine d'autant plus élevées que la fièvre était plus intense, sans jamais
attendre, pour administrer le médicament, la chute du pouls et l'abaissement
de la température, comme on fait d'ordinaire : pratique que, pour ma part, je
ne suis nullement, même dans les cas de fièvre intermittente franche et légitime. Chez les malades dont la température ne dépassait pas 39°, c'est-à-dire
qui n'avaient qu'une fièvre modérée, je me suis dispensé maintes fois d'employer
le sulfate de quinine, et n'ai pas eu à regretter d'avoir agi ainsi. Car, à mon avis,
ce médicament n'est nullement indispensable et essentiel au traitement de la
fièvre ; c'est un antifébrile, toujours utile contre le genre *fièvre*, mais qui n'exerce
aucune action particulière contre l'espèce de ce genre dite fièvre jaune. »

« Dès que la fièvre commence à tomber, M. de Souza Lima abandonne le sulfate de quinine et met ses malades à l'usage à peu près exclusif de la médication
alcoolique : alcool à 36°, de 30 à 60 grammes par jour. Il donne en même temps
une boisson acide, à savoir : limonade sulfurique ou chlorhydrique, quand il se
produit des hémorrhagies ; — nitrique, s'il survient de l'ictère ; — nitro-muriatique, quelquefois additionnée d'essence de thérébentine, si l'on observe une
diminution notable des urines expulsées. Cette limonade nitro-muriatique, une
fois prise par l'absorption, pourra, suivant l'auteur, donner naissance à du
chlore et du peroxyde d'azote libres, au moyen desquels se trouvera décomposée
ou détruite l'urée accumulée dans le sang. — La glace et les boissons glacées
sont rarement employées par ce médecin ; il les considère comme peu utiles, si
ce n'est même d'un effet fâcheux, chez les personnes atteintes de fièvre jaune.

« Le docteur Gama Lobo nous apprend qu'à Montevideo, la fièvre jaune était
traitée, par le docteur Barros Pimentel, au moyen de la solution de Labarraque,
à l'intérieur (8 gouttes par once d'eau, à prendre une cuillerée de 2 en 2 heures),
et, à l'extérieur, des frictions au sulfate de quinine, faites sur la colonne vertébrale toutes les 3 heures (sulfate de quinine, 16 grammes, dans 30 grammes
de glycérine). — Dans cette même ville, un *traitement* dit *de la Havane* fut
mis en usage par quelques médecins ; il consistait dans les moyens suivants :
1° dans la première et la deuxième période, potion avec :

> Hypophosphite de soude.................... 0ᵍʳ, 40
> Solution de gomme...................... 120 grammes
> A prendre une cuillerée de 2 heures en 2 heures.

2º A l'extérieur, frictions, toutes les 3 heures, sur la colonne vertébrale et les poignets, avec :

> Glycérine............................... 30 grammes
> Sulfate de quinine...................... 2   —

3º Lavements avec 2 grammes de camphre dans 90 grammes d'émulsion, et seulement avec de l'eau camphrée, quand la température du malade commence à baisser. Pour ce qui est de son sentiment personnel, le docteur Gama Lobo, après avoir constaté que la magnésie et l'ergotine, employées, dit-il, à Rio-de-Janeiro sur une grande échelle, n'ont jamais produit que des résultats négatifs, est arrivé à cette conviction, que « la base du meilleur et du plus sûr traitement de la fièvre jaune doit être l'emploi simultané de l'arsenic et du vin ».

TRAITEMENT DE RANGÉ A LA GUYANE EN 1885

Voici textuellement ce que dit au sujet du traitement de la fièvre jaune le Dr Rangé, médecin de la marine, dans les *Archives de médecine navale* de février 1886, p. 141.

« Abordons maintenant la question pratique, par excellence, la question du traitement, ou plutôt des traitements. Loin d'appliquer à tous les cas une formule unique nous avons varié les médications suivant les indications qui nous étaient fournies par le tempérament, l'intensité des symptômes du début, et aussi par les résultats obtenus. Disons d'abord que dans la forme avortée, l'expectation presque « désarmée » réussit à merveille. La diète et quelques purgatifs constituent tout le traitement. Dans les cas graves au contraire, trop souvent, hélas ! la médication la mieux raisonnée, la plus justifiée, n'empêche pas l'issue fatale. Il ne faut pourtant pas se décourager, nous avons vu plusieurs fois guérir des malades dont nous avions désespéré. Dans la fièvre jaune peut-être plus que dans aucune autre affection, les soins intelligemment donnés contribuent pour une large part aux succès que l'on peut obtenir ; il faut pour ainsi dire veiller l'éclosion des symptômes et les combattre aussitôt qu'ils apparaissent. Nous l'avons éprouvé souvent dans cette épidémie : une injection de morphine, d'éther ou d'ergotine faite au moment voulu, ont suffi pour diminuer et même arrêter des accidents dont la persistance eût amené certainement la mort.

Nous avons employé les émissions sanguines, le traitement par le bromhydrate de quinine préconisé par Selsis de la Havane, les purgatifs répétés, le calomel, les antithermiques et antiseptiques ; de toutes ces médications, c'est le calomel qui nous a donné le plus de succès. Même dans les cas où la présence des vomissements nous semblait annoncer une issue fatale, l'emploi du calomel a été suivi d'heureux résultats. Comment agissait-il alors ? comme purgatif et antithermique ! et qui sait ? peut-être aussi comme antiparasitaire ! Mais pour avoir une idée exacte de l'efficacité des divers traitements employés, nous devons indiquer les formes de la maladie auxquelles ces traitements ont été appliqués.

Nous avons arbitrairement établi trois formes ou degrés d'intensité de la fièvre jaune ; les 129 cas observés se répartissent en :

Forme fruste ou avortée.	36
Intensité moyenne.	26
Forme grave.	64
Forme foudroyante (non traitée).	3
Total.	129

Les 36 cas légers furent traités, 13 fois, par un purgatif salin au début et le bromhydrate de quinine ; 23 fois par les purgatifs seuls, répétés une ou deux fois dans le cours de la maladie, auxquels on ajoutait un peu de glace et parfois une potion à la teinture de scille et de digitale 0,50.

Les 26 cas d'intensité moyenne se décomposent ainsi :

Traités par le bromhydrate de quinine seul.	3
— calomel et lavements phéniqués.	8
— émissions sanguines, lavements phéniqués et purgatifs.	3
— purgatifs répétés.	12
Total.	26

Nous ne croyons pas utile de donner des observations de ces divers traitements, car nous pensons que c'est seulement dans leur application aux cas graves, c'est-à-dire à la maladie complète, qu'on peut juger de leur efficacité réelle.

Dans la forme grave observée au nombre de 64 cas, nous avons employé :

Les purgatifs, lotions froides, lavements phéniqués : 21 fois ; nous avons obtenu quatre guérisons. Ce traitement dirigé contre l'hyperthermie se composait d'un ou deux purgatifs, au début, suivant la tolérance de l'estomac, de lotions froides glacées, six dans la journée, quatre dans la nuit pour amener une réaction favorable du côté de la peau et abaisser la température, enfin des lavements phéniqués à la dose de 0,50 d'acide phénique dans 150 grammes de décoction de kina.

La médication de Selsis, purgatifs et bromhydrate de quinine employée 13 fois, ne nous a donné que deux succès. Ce traitement consiste en purgatifs suivant l'indication et bromhydrate de quinine à la dose de 1 gr. à 1,50 par jour [1] ; comme ce sel faisait absolument défaut, nous faisions confectionner des paquets de poudre, composée de 1 gr. de sulfate de quinine et deux grammes de bromure de potassium, le tout divisé en dix prises à prendre d'heure en heure. Ce traitement est aussi dirigé contre l'hyperthermie que combat la quinine, et les accidents nerveux auxquels s'adresse le bromure de potassium.

La saignée combinée aux purgatifs et au bromhydrate de quinine, employée dans sept cas, a donné trois guérisons. Quand nous avons employé la saignée, nous craignions que l'intensité des symptômes du début, l'injection des yeux, la congestion de la face, n'eussent un retentissement du côté des centres nerveux surtout si le sujet était vigoureusement constitué. Dans ces cas, nous mettions

---

[1] Ce traitement a été employé, au début de l'épidémie, par le docteur A...

dix sangsues aux mastoïdes, et nous renouvelions la saignée en diminuant le nombre des sangsues si les symptômes ne s'amendaient pas. En même temps nous faisions prendre un purgatif, sulfate de magnésie ou huile de ricin. Lorsque ces purgatifs n'étaient pas tolérés, je me suis bien trouvé de l'emploi de l'eau-de-vie allemande à la dose de quinze à 20 grammes que je faisais prendre en deux fois, chaque dose suivie d'une cuillerée de potion antivomitive ou d'un fragment de glace.

Enfin le calomel employé seul, 18 fois, et avec la saignée 2 fois, nous a donné douze guérisons. C'est donc la médication qui pendant l'épidémie de 1885 nous a le mieux réussi; je crois que cette médication a sur les autres de nombreux avantages. D'abord le médicament donné à dose fractionées (1,50 en 15 paquets, un toutes les heures) est facilement supporté par l'estomac, il n'excite pas les nausées et les vomissements comme les sels de magnésie et huile de ricin ; il détermine des évacuations abondantes, agit sur le foie, diminue l'hyperthermie, peut-être agit-il comme micribicide ? Au traitement par le calomel nous joignions les lavements phéniqués. J'ai dit que je débutais par 1,50 de chlorure mercureux divisé en 15 paquets, un toutes les heures ; lorsque, dans la soirée du premier jour, il n'y avait pas eu d'évacuation, je faisais administrer un lavement purgatif. Le lendemain, même dose de calomel, le soir, lavement phéniqué. Ce lavement était suivi d'une forte transpiration. Suivant le nombre des selles et l'état général, j'abaissais la dose de calomel de 1 gr. à 0,50, mais j'en continuais l'emploi jusqu'à ce que la langue commençât à se nettoyer, et à prendre son liseré rouge sur le limbe.

En même temps, j'administrais un peu de chlorate de potasse, je n'ai jamais eu d'accidents du côté de la bouche, et j'ai toujours pu continuer le traitement jusqu'à la fin de la fièvre.

Enfin nous avons essayé la médication par le salicylate de soude qui, au dire du Dr Domingos Freire, tuerait le microbe et serait presque le spécifique de la fièvre jaune. Nous le donnions à la dose de quatre à six grammes, il était difficilement supporté par l'estomac, mais comme, en même temps, nous faisions prendre d'autres médicaments, nous ne pouvons pas établir, d'une façon précise, la part qui lui revient dans les résultats obtenus.

Naturellement, à ces médications diverses se joignait la médication symptomatique dont on ne saurait méconnaître l'importance, et qui consiste à combattre les vomissements, l'hyperthermie, le hoquet, les hémorrhagies, et à prévenir les phénomènes nerveux de la dernière période, l'ataxie, l'adynamie, les phénomènes urémiques.

Pour combattre les vomissements, nous avons eu, tout d'abord, recours à la glace, puis aux injections hypodermiques de morphine, aux vésicatoires sur le creux épigastrique, à la potion Rivière, au champagne frappé. A la fin, nous préférions à l'emploi de ces divers moyens, la potion suivante :

Potion.	Chlorhydrate de morphine	15 milligrammes
	Sirop tartrique	40 grammes.
	Bicarbonate de soude	2 —
	Eau de laurier-cerise	15 —
	Eau distillée	75 —

Par petites cuillerées, elle a presque toujours arrêté les vomissements et facilité surtout l'ingestion des autres médicaments. Les hoquets si fatigants pour le malade cédaient assez bien aux injections hypodermiques de morphine, mais ils reparaissaient bientôt; je me suis bien trouvé, dans ce cas, de l'emploi de la liqueur d'Hoffmann.

Tout d'abord, nous avions essayé de combattre l'hyperthermie, aujourd'hui nous croyons que l'organisme peut très bien supporter pendant la période d'invasion les températures de 40° et 40°,5. Les lotions à l'éponge, faites avec un liquide froid légèrement alcoolisé ou acidulé, font éprouver au malade un réel soulagement, et peuvent amener, quelquefois, une abondante transpiration.

Contre les hémorrhagies nous employons d'abord l'ergotine en potion à la dose de quatre grammes, prises par cuillerées et suivie de la potion morphinée; quand elle n'était pas tolérée, nous donnions une ou deux injections hypodermiques de la solution suivante :

Solution pour injection :
Ergotine	5 grammes.
Glycérine	20 —
Eau distillée	20 —
Eau de laurier-cerise	10 —

Les accidents hémorrhagiques ont été bien amendés par l'ergotine, et cette solution n'a jamais déterminé ni indurations, ni abcès, ni douleurs consécutives.

Quand le malade est abattu par la durée et l'abondance des hémorrhagies, quand il y a une tendance manifeste à l'adynamie, les injections sous-cutanées d'éther sont indiquées, et leur administration a toujours été suivie d'heureux effets [1]. Enfin quand les symptômes gastriques ont disparu, que la langue est à peu près nettoyée, nous commençons à donner quelques aliments, potage, bouillon, jus de viande, œufs à la coque; j'y joignais l'alcool sous forme de potion de Tood mieux supportée que la potion tonique au vin et à l'extrait de quinquina. Le lait, les œufs, les potages sont les diverses étapes qu'il faut franchir avant d'arriver au régime ordinaire sous peine de s'exposer à voir se rallumer la fièvre et reparaître les vomissements.

TABLEAU INDIQUANT LE POUR CENT DES SUCCÈS OBTENUS AVEC LES DIVERS TRAITEMENTS

MEDICATIONS	CAS TRAITÉS	DÉCÉDÉS	GUÉRIS	POUR CENT DE SUCCÈS
Saignée et bromhydrate de quinine	7	4	3	42
Purgatifs, lotions froides et lavements phéniqués	21	17	4	19
Médication de Selsis	13	11	2	15
Calomel	20	8	12	60
Non traités	3	3	»	»

[1] Nous étions, hélas! désarmé contre les phénomènes de la dernière période. Les cataplasmes sur le ventre, les lavements camphrés n'ont jamais pu et ne pouvaient rien contre les effets de l'urémie par absence de sécrétion.

TRAITEMENT DE M. GIBIER

J'emprunterai à un excellent mémoire que le Dr Clarac, médecin de la marine, a publié récemment dans les *Archives de médecine navale* (février 1890, 117) le traitement préconisé par M. Gibier ; j'y joindrai les remarques que M. Clarac fait à ce sujet, en discutant la valeur pratique de divers détails de ce traitement, ce qui me donnera l'occasion de faire connaître le traitement que M. Clarac a employé lui-même pendant l'épidémie de 1888 à laquelle il a assisté à la Martinique.

« Les communications de M. Gibier sur la fièvre jaune ont fait grand bruit. Ces communications, envoyées à l'Académie de médecine, ont été résumées dans une conférence faite à la Havane et reproduite par le *Bulletin médical* du 5 août 1888. Me trouvant en présence d'une épidémie de fièvre jaune, je ne devais pas manquer de me préoccuper de l'opinion de cet écrivain. Pour lui, la fièvre jaune est une affection dont la cause première est localisée à l'intestin. C'est là que le microbe pullule et c'est de là qu'il se répand dans l'organisme. Partant de ce principe, il expose toute une méthode de traitement que je ne crois pas inutile de reproduire ici : 1° Traitement général, qui n'a rien de nouveau : toniques, stimulants, lotions, etc. ; 2° traitement local, le plus important : le premier jour, 35 à 45 grammes de sulfate de soude ; le deuxième jour 40 à 50 grammes d'huile de ricin ; le troisième jour, un gramme de calomel, et recommencer la série pendant un septénaire ; en tout 6 ou 7 purgatifs assez énergiques. En théorie, cette méthode est parfaite, et le but doit être atteint, l'intestin parfaitement lavé. Du reste, la méthode purgative est préconisée un peu partout, et surtout à la Martinique, où tout le monde connaît le classique purgatif de Casse. Dans la pratique, je doute qu'un malade atteint de la fièvre jaune grave résiste à un pareil régime ; de plus, il faut admettre qu'il ne vomit pas, que le médecin ne se trouve pas en présence de ces vomissements incoercibles que rien ne peut arrêter, qu'il ne doit même pas chercher à arrêter, pour rester dans l'esprit de la méthode, car, en parlant des vomissements, M. Gibier dit lui-même : « Il y aurait lieu plutôt de respecter un symptôme dont la tendance naturelle est de débarrasser l'économie de matières qui sont pour elle un poison. » Ce traitement ne peut être réellement efficace que si on assiste au début de la maladie, car à compter du troisième jour, l'économie est trop infectée, pour que le lavage du tube digestif ait une action curative suffisante ; mais, au début de la maladie jusqu'au troisième jour, il n'y a pas de microbes noirs dans l'intestin ni dans l'estomac, puisqu'à ce moment selles et vomissements sont bilieux et nullement colorés en noir. A mon avis, le microbe découvert par M. Gibier, microbe que je ne saurais, *a priori*, refuser de reconnaître comme pathogène, s'est simplement développé dans le sang, avant ou même après la sortie des vaisseaux. J'ai cité, dans le cours de cette étude, l'observation d'un homme mort de fièvre jaune, dans le tube disgestif duquel je n'ai pas trouvé de matière noire.

M. Gibier donne le conseil de laver l'estomac. Ce moyen me paraît excellent et doit être appliqué, car il y a certainement avantage à débarrasser l'estomac des matériaux sceptiques qui y sont accumulés. Sans doute, il doit être assez difficile de faire avaler le tube au malade, mais enfin la chose est possible, et je n'eusse pas manqué d'avoir recours à ce moyen si j'avais eu un tube à ma disposition.

Donc nous supposons le tube digestif lavé et complètement débarrassé de son contenu septique, il faut maintenant le désinfecter. Il est certain que cette partie du traitement répond à une indication formelle. Comme moyen de désinfection, M. Gibier propose d'administrer au malade la potion suivante :

Bichlorure de mercure.	5 à 8 centigr.
Cognac	50 grammes
Sirop de gomme.	50 —
Infusion de café.	150 —

A prendre en 24 heures ; joindre à cela un des désinfectants intestinaux suivants : naphtaline, 0,50 centigrammes (de 5 à 10 doses en 24 heures) ; acide tannique. 0,50 centigrammes (5 à 10 cachets en 24 heures) ; combattre la soif par une limonade chlorhydrique.

L'emploi des mercuriaux, surtout aux doses conseillées, ne me paraît pas exempt de danger. D'après la méthode que nous exposons, le malade prend non seulement un gramme de calomel tous les trois jours, mais encore de 5 à 8 et même 10 centigrammes de bichlorure tous les jours, dose toxique (Bouchardat et Rabuteau conseillent de ne pas dépasser 2 centigrammes). Non seulement cette dose est toxique, mais encore les mercuriaux ont l'inconvénient de déterminer de la stomatite et le malade n'a que faire de cette complication ; il a encore moins besoin de diminuer la plasticité de son sang. Trousseau raconte que chez un homme à qui on avait appliqué des sangsues, et qui s'était frictionné cinq jours après, avec une pommade mercurielle, les blessures faites par les sangsues s'ouvrirent et donnèrent issue à une telle quantité de sang que le malade faillit en mourir. En effet, on reproche généralement aux mercuriaux de modifier le plasma du sang en le rendant moins riche en fibrine. Pour toutes ces raisons, je pense qu'il faut rejeter le bichlorure, commen moyen de désinfection, ou l'employer à doses bien moindres.

Ces réserves faites, je pense qu'il y a toujours avantage à débarrasser le tube digestif, et pour arriver à ce résultat, je prescrivais de temps en temps des purgatifs légers de façon à ne pas fatiguer le malade. (Le purgatif salin me semble préférable.)

Comme désinfectant, j'ai employé l'iodoforme (sans succès) ; le bisulfite de soude très timidement : un malade a guéri, l'autre est mort ; le sous-nitrate de bismuth à hautes doses. Ce sel présente l'avantage de ne produire aucun accident. Je ne sais s'il tue le microbe, mais il est certain que la fétidité de l'haleine disparaît après son administration. Le perchlorure de fer agit de diverses façons : il modère ou même arrête les hémorrhagies, augmente la plasticité du sang et désinfecte le tube digestif. De plus, il est certain que son administration diminue la fréquence des vomissements. Je n'attendais pas l'arrivée des vomissements noirs, mais à la première menace le médicament était prescrit à la dose de trois gouttes toutes les dix minutes jusqu'à concurrence de cent gouttes, comme dans le traitement de la diphtérie.

Le perchlorure de fer, pas plus que les purgatifs, ne constituent une méthode nouvelle de traitement, et je ne veux nullement donner ce médicament comme ayant une efficacité absolue, mais j'ai la conviction que mes malades en ont tiré un grand bénéfice. Il présente un inconvénient : sa déglutition est parfois douloureuse ; il faut faire suivre le médicament d'une gorgée de lait.

M. Gibier conseille une limonade acide ; si le conseil est bon, la raison qu'il en donne ne me le paraît guère : « Le microbe pathogène, dit-il, ne vit pas dans un milieu même faiblement acide. Je me demande alors comment ce microbe peut se développer si facilement dans les vomissements noirs qui, d'après Cunisset, sont presque toujours acides. Quoi qu'il en soit, les malades prennent avec plaisir la limonade citronée glacée qui constitue une tisane très agréable. »

Quant à respecter les vomissements, comme le veut M. Gibier, ils fatiguent outre mesure les malades et rendent l'alimentation impossible. Contre ce symptôme, j'ai employé avec plus ou moins de succès tous les moyens connus: glace *intus extra*. Le sachet de glace est très difficilement supporté. Champagne frappé, potion de Rivière. Un malade très gravement atteint ne consentait à prendre que du lait de coco glacé, cette boisson était seule tolérée, vésicatoire à l'épigastre, injection de morphine, opium.

Contre l'élévation de la température, j'ai employé avec un insuccès absolu le sulfate de quinine. A moins de complication paludéenne, ce médicament doit être à mon avis, absolument banni du traitement de la fièvre jaune. L'antipyrine amenait une chute immédiate de la température, mais peu durable. Il ne faut donc guère compter sur son action antithermique. Je n'ai du reste, employé ce médicament que dans la première période et avec une grande réserve, non sans redouter l'action qu'on lui prête sur le foie et la sécrétion rénale. Si, comme antithermique, l'action trop fugace de l'antipyrine ne permet pas d'y compter, par contre c'est un analgésique puissant qui faisait disparaître immédiatement la rachialgie et la céphalalgie, et procurait du sommeil aux malades. Chez deux convalescents, il a mis fin à une céphalée intolérable.

Les lotions glacées m'ont rendu de réels services. Tout en abaissant la température, elles procurent un bien-être considérable aux malades. Tant que la température restait à 39 degrés et au dessus, ces lotions étaient faites tous les quarts d'heure.

Les bains frais (température de l'eau sortant du robinet) ou même légèrement tièdes constituent, à mon avis, un des auxiliaires les plus utiles du traitement. J'ai la conviction que certains malades n'ont guéri que grâce à ces bains. Deux d'entre eux, sujets très sanguins, qui présentaient des températures très élevées, avaient près de leur lit une baignoire pleine d'eau à la température de la salle et y entraient toutes les fois qu'ils en éprouvaient le besoin. Les bains tièdes mettent fin le plus souvent aux symptômes ataxiques. Ils ont surtout été utiles dans les formes dites typhoïdes. Dans le cas de congestion céphalique très forte, un sachet de glace était placé sur la tête pendant le bain.

Contre les symptômes congestifs du début : sangsues aux mastoïdes. J'estime qu'il faut toujours commencer par ces émissions sanguines locales qui doivent être proportionnées aux forces du malade. Après 48 heures, elles sont inutiles, sinon nuisibles. La vessie de glace ou de larges compresses glacées entourant toute la tête calmaient assez rapidement la céphalalgie et atténuaient les symptômes de congestion. Les mêmes moyens employés sur la région lombaire don

naient les mêmes résultats. Je n'insiste pas davantage sur ces différents moyens
qui sont réellement trop connus.

Pour mettre fin aux hémorrhagies, nous avons employé tous les moyens conseillés. Le seul résultat intéressant à signaler, est celui fourni par la révulsion
sur la région hépatique.

Nous avons essayé sans succès contre l'anurie de tous le moyens conseillés.
J'ai vu les urines, disparues jusque-là, marquer après de larges applications de
sangsues ou de ventouses sacrifiées sur la région lombaire, mais ce résultat ne
saurait être mis en ligne de compte. L'anurie a toujours été un symptôme
mortel.

Les vomissements rendent parfois l'alimentation impossible. Dans ces cas les
lavements nutritifs nous ont été d'une réelle utilité. (Bouillon, œufs, peptone,
lait, quinquina, vin, etc...) Tout en laissant l'estomac au repos, en évitant les
vomissements, ils nourrissent suffisamment le malade. Il faut avoir soin de
donner des lavements très courts et de les précéder d'un lavement d'eau tiède ;
l'addition d'une petite quantité de cocaïne à ces lavements ne serait pas sans
utilité, car, en suspendant la sensibilité et les réflexes, la cocaïne permettra de
garder plus longtemps le lavement nutritif.

Quand les malades ne vomissaient pas trop, on leur donnait comme aliment
du bouillon, du vin, des peptones et surtout du lait. Quand le malade peut to-
lérer le lait, le pronostic est moins grave, car cet aliment, tout en favorisant la
sécrétion rénale, facilite l'élimination de tous les matériaux, qui empoisonnent
l'organisme. Plusieurs de nos malades très gravement atteints et qui avaient
beaucoup d'appétence pour le lait et le toléraient bien, ont guéri et n'ont pas eu
d'anurie. Le lait glacé est mieux toléré.

Les malades acceptaient volontier les boissons et les fruits acides.

J'ai toujours largement usé du quinquina et de l'alcool dont l'emploi dans la
deuxième période est tellement banal que je ne fais que citer ces deux médicaments si utiles cependant.

En résumé, nous n'avons fait que suivre les méthodes de traitement déjà
tracées par nos collègues de la marine. Aujourd'hui, comme autrefois, et malgré les recherches à peu près stériles des microbiologistes, le typhus amaril
attend toujours son traitement, et la méthode indiquée par M. Gibier, quoique
empruntée, en vue d'une autre doctrine médicale, à l'ancienne thérapeutique,
n'a pas encore le droit de prétendre à dominer la thérapeutique de la fièvre
jaune.

TRAITEMENT DES MÉDECINS DES ÉTATS-UNIS — RÉSUMÉ PAR LE DOCTEUR FAGET FILS

(Annal report on the super. Surgeon gen, Washington, 1889, p. 47).

Il me semble plus difficile, dit M. Faget, de dire ce qu'il faut faire dans la
fièvre jaune, que ce qu'il ne faut pas faire. Comme cette maladie a une tendance
à l'asthénie rapide dès le début, tout ce qui tend à affaiblir le malade doit être
soigneusement évité. Les terribles effets de la saignée ont été démontrés. Ce
traitement a heureusement été abandonné. Une réserve pourtant pourrait être

faite en sa faveur dans le *très* petit nombre de cas sthéniques, avec une température d'environ 40° où la saignée pourrait être le seul moyen de sauver la vie. Purger avec l'idée de chasser les microbes du canal alimentaire est la pratique largement suivie.

Les symptômes et l'anatomie pathologique ne prouvent-elles pas que tout le système est affecté? Et quelle preuve y a-t-il qu'il le soit par un procédé différend — par les ptomaïnes — le canal alimentaire seul contenant la cause originelle de tous les troubles subséquents. Et dans les localités infectées, n'y a-t-il pas une provision constamment renouvelée de la cause spécifique, avant, pendant et après l'infection? Le malade a-t-il du bénéfice à se rendre dans un lieu non infecté? Quand le cours des troubles spécifiques, qui est lui-même limité, a cessé, je crois qu'il est inutile et dangereux d'essayer de chasser du système sa cause spécifique. Surchauffer avec des couvertures et des applications chaudes tend à augmenter la fièvre, et épuise le malade en amenant une transpiration exagérée. Il peut aller aussi bien sans cette pratique, et être d'ailleurs plus à l'aise. Je voudrais aussi déconseiller tout ce qui tend à irriter l'estomac, comme les doses répétées de bichlorure (qui tendent aussi à l'asthénie et à la désorganisation), calomel, huile de ricin, térébenthine à haute dose; quoique je serais tenté d'essayer la *térébenthine* comme diurétique ou comme styptique dans les vomissements noirs; et par une idée obscure que comme elle a été reconnue antidote dans l'empoisonnement par le phosphore, son action théorique n'étant pas clairement connue, elle pourrait être utile dans la fièvre jaune. Elle a été employée à large dose par d'autres médecins, mais sans résultat décisif. En outre, un diurétique est-il nécessaire, et n'est-il pas dangereux, en dehors du lait ou de l'eau en abondance, dans l'état de dégénérescence et de congestion des reins?

En dernier lieu, prenez garde à l'inanition ajoute le Dr Faget avec insistance.

Le plan général du traitement, dans mon opinion, devrait être le suivant:

Mettez votre malade dans de bonnes conditions de milieu, maintenez sa force par une alimentation convenable, et vous aurez une aussi bonne proportion de guérisons que par aucun autre traitement quelque varié qu'il soit. Heureusement, qu'en temps ordinaire, la plus grande proportion des cas guérit en dépit des formes les plus irrationnelles de traitement. Une certaine proportion, qui varie beaucoup dans différentes épidémies, meurt malgré le meilleur traitement: il est évident dès la première visite que rien ne peut les sauver. Mais, évidemment, il y a une petite proportion de cas où un traitement judicieux ou sans soin, même dans les plus petits détails fait toute la différence entre une terminaison heureuse ou mortelle. On peut aisément comprendre combien la chance joue un rôle considérable dans la répartition inégale de ces différentes classes de cas, et combien les statistiques peuvent donner de déception avec un traitement qui semble avoir été très heureux. Ceci est vrai spécialement quand les statistiques sont basées sur un petit groupe de cas se montrant des années différentes et dans des conditions diverses. Un médecin ne comptera pas les cas des moribonds ou des désespérés à la première visite ou ceux qui sont morts entre ses mains après avoir été soignés par d'autres médecins, mais il comptera les autres cas de guérison. Un autre médecin enverra ses malades à l'hôpital pour être mieux soignés, quand cela sera possible, dès l'apparition du vomissement noir, du délire, ou de la suppression des urines. Un ou deux médecins agissant ainsi changeront les statistiques de l'hôpital, et la leur propre. A l'hôpital de Wiksburg, en 1878, sur 88 morts, 15 furent envoyés moribonds et moururent le même jour, et 28 du 1er au 3e jour. Le meilleur traitement ne peut ressortir de pareilles statistiques.

La partie la plus difficile et la plus importante du traitement est, je crois, de veiller attentivement à la nourriture du malade. Du lait en abondance avec du bicarbonate de soude ou de l'eau de chaux pour corriger la tendance aux vomissements et sécrétions acides, à continuer pendant que la fièvre est forte, c'est-à-dire un ou deux jours : Aussitôt qu'elle diminue, à moins qu'elle ne se prolonge indéfiniment, bouillon de poulet ou de bœuf, deux œufs à la coque, avec une petite rôtie de pain ; alors, quand la température est à 38° ou au dessous, augmenter rapidement la nourriture, des morceaux de poulet ou de viande très tendre, cotelette ou beefteack, jus de viande, thé de bœuf, soupe, gelée. Mais le lait et les œufs à la coque sont toujours la forme de nourriture la plus prudente ; usez modérément de sucre, de graisse de peur d'amener des aigreurs d'estomac. J'ai trouvé très utile une préparation jus de viande dans de bonne eau-de-vie aromatisée. Elle est très agréable, et bien supportée par l'estomac. Des vins, de bonne heure dans la convalescence. Mais j'ai peu de confiance dans les stimulants pendant la fièvre, ils produisent des aigreurs d'estomac et le vomissement, et la congestion des reins. J'ai trouvé à un verre de vin de champagne un admirable effet pendant la prostration avec froid général de la peau, et menace de faiblesse qui est quelquefois dangereuse. Comme médecine de symptômes, l'antipyrine à la dose de 0,50 à 0,75 abaisse les hautes températures, et soulage les douleurs nerveuses, de tête, de dos et des membres. Je n'ai pas encore observé de mauvais effets de son usage, le pouls devient quelquefois irrégulier et plus faible. Le liniment à p. de camphre et de chloral (60 grammes de chaque additionnés de 0,75 d'atropine) est aussi très bon pour soulager rapidement les douleurs nerveuses. La douleur des orbites et régions sus-orbitaires est un trait remarquable de la fièvre jaune dans sa localisation, ainsi que dans le creux de l'estomac. La magnésie calcinée, comme anti-acide ou laxative dégage l'intestin. Des affusions d'eau froide dans le délire, de la moutarde à l'épigastre dans les vomissements répétés : des frictions de térébenthine sur le dos, pour la douleur, ou dans la suppression de l'urine.

Dans le vomissement noir, une forte solution de teinture de fer. Les quatre cas de vomissement noir, à Vicksburg, où je l'ai donnée à haute dose à cause des hémorrhagies abondantes, ont guéri J'ai donné à chaque cas cette année 10 à 20 minimes de teinture de chlorure de fer, dans de la glycérine et de l'eau, quatre fois par jour. Il n'a jamais eu mauvais effet, et semblait presque arrêter les vomissements. Sur les deux cas qui se terminèrent par la mort, l'un n'était resté que deux jours à l'hôpital ; l'autre refusait de prendre le remède : en sorte que les deux en prirent fort peu. Il est bon d'avoir un remède ayant la réputation dans le moment, à donner pendant cette maladie : le malade sent alors qu'il est traité avec sollicitude, c'est pour cela que j'ai employé le perchlorure de fer. Ce remède ne fait certainement pas mal ; et dans l'expérience des maîtres de la profession on trouve que c'est le meilleur remède dans les maladies asthéniques, tels qu'érysipèles, et spécialement la diphtérie, à la fois localement et à l'intérieur. L'acide muriatique est recommandé dans la fièvre typhoïde presque comme un spécifique. Pourquoi pas le chlorure de fer ?

Ne pourrait-il attribuer ses heureux effets dans les maladies zymotiques ou infectieuses, à ce que c'est un chlorure, et son fer n'aide-t-il pas à la reconstitution du sang, ou n'arrête-t-il pas sa désorganisation. Certainement c'est un bon remède dans la fièvre jaune qui a une telle tendance aux hémorrhagies. Son effet astringent sur les membranes muqueuses de l'estomac pourrait prévenir l'écoulement du sang (vomissement noir) et arrêter le vomissement. En outre de la teinture de chlorure de fer, le remède que je crois le plus important, dans le traitement de la fièvre jaune, est la quinine, qui pourrait être administrée, dès qu'il y a le moindre soupçon d'une complication malarienne. Quand la fièvre jaune est reconnue, la possibilité de l'apparition d'une autre fièvre n'est généralement pas admise et alors la quinine n'a pas de raison d'être administrée.

Un cas net, évident de fièvre intermittente survenant pendant la convalescence de la fièvre jaune, est appelée rechute. Si le fébrifuge n'est pas appliqué, un résultat malheureux peut en être la conséquence. Je crois que la présence, de l'une de ces fièvres, au lieu d'être un obstacle à l'apparition de l'autre est très souvent — non la règle — mais la cause déterminante d'autres troubles.

Si la quinine n'est pas utile dans la fièvre jaune, sans complications, elle n'est pas dangereuse, si ce n'est à doses fortes et répétées.

TRAITEMENTS PRÉVENTIFS

Pour la fièvre jaune, comme pour toutes les maladies dangereuses, on devait chercher un traitement préventif, ce qui est une idée très naturelle et très louable au fond; mais jusqu'ici il faut reconnaître que les tentatives ont été vaines et les résultats à peu près absolument nuls.

INOCULATION DE HUMBOLDT

De 1847 à 1855 il a été fait beaucoup de bruit, au sujet d'une inoculation qui aurait eu le privilège de permettre aux Européens de n'avoir rien à redouter de la fièvre jaune. Un M. de Humboldt, qui n'avait rien de commun avec l'illustre savant du siècle dernier, prétendait avoir découvert par hasard, dans un voyage à travers les terres du Mexique, que la morsure d'une petite vipère occasionnait les symptômes atténués de la maladie et conférait désormais une immunité complète.

L'opinion publique s'émut des assertions, j'allais dire des réclames, des journaux politiques ; et l'amiral de Gueydon, gouverneur de la Martinique, envoya à la Havane, où pratiquait le Dr Humboldt, une commission de médecins de la marine pour étudier la question.

Cette commission constata : que le Dr Humboldt faisait mordre un morceau de foie de mouton par la vipère amariligène, et obtenait, par la putréfaction de cette substance, son virus amaril qui avait une forte odeur de putréfaction.

. D'après les indications de M. Humboldt, l'inoculation se pratiquait comme celle du virus vaccin, par des piqûres à la face externe du bras ; elle excitait un état maladif passager plus ou moins accentué, mais ne présentait aucun danger.

Le point important était de savoir, si, en réalité, une immunité quelconque était acquise contre la fièvre jaune par cette inoculation. M. Humboldt prétendait naturellement qu'elle était absolue, mais les faits montrèrent le contraire ; en effet l'inoculation pratiquée sur le régiment de Zaragota, en garnison à la Havane, ne l'empêcha pas de perdre autant de monde qu'un autre. Une frégate espagnole qui inocula son équipage de 220 hommes, et n'en perdit pas moins 90 matelots ; de sorte que bientôt il ne fut plus question de ces inoculations qui succombèrent devant les preuves indéniables de leur inanité absolue.

INOCULATIONS DE DOMINGOS FREIRE

Le Dr Domingos Freire, a tenté, comme nous avons eu l'occasion de le dire, en parlant de la nature de la maladie, des inoculations, avec un virus amaril atténué, qu'il espérait voir prémunir les individus contre la fièvre jaune. Il a été fait grand bruit de cette méthode, qui a rencontré des apologistes et des détracteurs passionnés. Le mot de la fin paraît être resté, dans cette discussion, au Dr Goes qui a fait des recherches sur le résultat des vaccinations pratiquées par le Dr Domingos Freire à Rio, et a trouvé les chiffres suivants : vaccinés, 60 ; sont partis ensuite, 16 ; sont restés exposés à l'influence épidémique, 44. Or, sur ces 44, vingt-deux furent frappés par la fièvre jaune et 9 moururent. Par conséquent, on peut dire que le 50 p. 100 des vaccinés a été atteint par la maladie, ce qui est à peu près le chiffre des atteintes chez les individus en réceptivité, qui ne prennent aucune précaution en temps d'épidémie. Et, sur 22 atteintes, il y eut 9 morts, c'est-à-dire le 40, 9 p. 100 ce qui est une mortalité assez forte, supérieure à la moyenne générale et ordinaire à certaines épidémies. Donc, les résultats du Dr Domingos Freire peuvent, d'après le Dr Goes, être considérés comme nuls.

A diverses reprises le Dr Domingos Freire a publié des statistiques sur le résultat de ces vaccinations ; et il m'a fait l'honneur, notamment, de m'envoyer la dernière, qui date du commencement de la présente année, et qui porte sur les inoculations pratiquées pendant l'épidémie de 1888-89. J'ai étudié avec soin cette statistique, et dois avouer qu'elle n'a pas entraîné ma conviction, d'une manière ferme. En effet, les indications fournies pour les diverses séries, ne sont pas comparables, et l'exposition des faits n'a pas cette clarté, si facile cependant, à donner à un travail de cette nature ; un tableau donnant le nombre d'inoculations pratiquées et les résultats obtenus pour les diverses catégories d'individus bien différenciés, aurait été infiniment plus probant ; tandis que malheureusement je n'ai constaté dans ce travail que des résultats partiels, qui laissent, par l'obscurité de l'exposition, trop de place au doute. Aussi jusqu'à nouvel ordre je ne saurais fonder grande espérance sur les travaux de M. Domingos Freire.

Il est une autre base, sur laquelle on peut s'appuyer, pour se faire une opinion touchant la valeur de ces inoculations : c'est que la méthode de M. Domingos

Freire est appliquée par l'auteur depuis une dizaine d'années à Rio ; quelle a été aussi essayée sur les travailleurs de l'isthme de Panama. Or, si laissant de côté la question des louanges et des accusations que des plumes passionnées ont pu écrire, nous nous en tenons au fait brutal du chemin fait dans l'opinion publique par ces tentatives d'inoculation, soit au Brésil, soit à l'isthme de Panama, nous sommes obligés de reconnaître qu'après un commencement de vogue éphémère, très modéré d'ailleurs, la méthode n'a pas réussi à s'implanter dans la pratique. Sans doute on invoquera, que c'est précisément parce que la passion s'est mise de la partie, et que les détracteurs de M. Domingos Freire ont été plus puissants que ses amis. Mais on conviendra avec moi que sur un théâtre aussi vaste que Rio-Janeiro, Bahia, Fernambuc, etc. etc , où les atteintes de fièvre jaune se montrent chaque année par centaines, sinon par milliers, si les résultats avaient été si beaux qu'on a pu le penser, au début, la vérité se serait imposée d'une manière rigoureuse. Il n'est pas admissible qu'il n'y ait au Brésil que des aveuglés par la passion, et des ignorants, ou des indifférents assez peu soucieux de la santé publique, pour avoir laissé tomber dans la défaveur une méthode qui sauverait annuellement des milliers d'existence, si réellement elle était efficace.

INOCULATIONS DE CARMONA Y VALLE

Ce que je viens de dire des inoculations de M. Domingos Freire, me permet de ne pas insister plus longtemps sur les inoculations de M. Carmona y Valle, car j'aurais à répéter les mêmes phrases, en changeant le nom des villes.

INOCULATIONS DE FINLAY

En étudiant la nature de la maladie, je me suis occupé assez longuement de la pratique de M. Finlay pour n'avoir pas besoin d'en parler encore en détail. Je ferai seulement remarquer, que tout extraordinaire qu'elle paraisse, *a priori*, cette inoculation par l'intermédiaire du moustique, frappe l'esprit, et pourrait peut-être bien, au moins en attendant qu'on soit en possession d'un meilleur moyen prophylactique, donner des résultats pratiques, bien meilleurs que les cultures telles qu'elles ont été faites jusqu'ici.

APPRÉCIATION

En somme, il ressort de tout ce que je viens de dire, touchant les inoculations préventives de la fièvre jaune, que les efforts des divers expérimentateurs n'ont pas encore donné des résultats capables d'entraîner la conviction touchant leur efficacité. C'est que les recherches qu'ont entrepris de faire MM. Domingos Freire, Carmona y Valle, Lacerda, Finlay, etc., sont extrêmement difficiles à mener à bonne fin, il faut en convenir. Mais l'enjeu de la vie humaine a une telle importance, qu'il faut engager vivement ces laborieux investigateurs à continuer leurs recherches, et pour ma part, j'attends avec impatience leurs nouveaux travaux, en les félicitant sur ceux qu'ils ont faits déjà, car c'est par des essais et des tentatives multipliées que le terrain sera déblayé suffisamment, quelque jour, pour que la solution du problème devienne plus facile.

AUTRES TRAITEMENTS PRÉVENTIFS

Il y a assez longtemps, déjà qu'on a préconisé le sulfate de quinine, comme moyen préventif de la fièvre jaune; plus récemment on a proposé l'arsenic, le salicylate de soude ou l'acide salicylique, des préparations mercurielles, même, dans le même but.

SULFATE DE QUININE

En 1856, un médecin de la Martinique, le docteur Martineau, proposa de donner quarante centigrammes de sulfate de quinine, en deux fois, matin et soir chaque jour aux individus qui étaient dans un foyer amaril, exposés à contracter la maladie, et il appuya son dire sur les affirmations les plus formelles. Cette méthode ne paraît pas avoir produit grand effet utile, et, pour ma part, malgré l'opinion de divers expérimentateurs ultérieurs, je ne puis, me décider à y prêter aucune confiance; trouvant par ailleurs qu'une dose journalière de 0gr,40 de sulfate de quinine, pendant des semaines et même des mois, ne peut pas être ingérée, sans préjudice pour la santé générale. On a proposé, il est vrai, de diminuer cette dose, jusqu'à 0,25, 0,20, 0,15 centigrammes même par jour. Mais pour être moins dangereuses pour la santé, pareilles doses pourraient bien être tout à fait inutiles, vis-à-vis des chances de contracter la maladie, si j'en crois mes impressions. La seule qualité que me paraît avoir la méthode, c'est de donner une tranquillité d'esprit à ceux qui la suivent, et qui, grâce à la régularité avec laquelle ils ingèrent le médicament préservatif, ne se laissent pas aller à une frayeur toujours très fâcheuse en temps d'épidémie. Mais, en somme, pareil effet est bien minime, on en conviendra, et je doute qu'il ait jamais combattu efficacement l'action des germes amarils, cause primordiale et principale de la maladie.

ACIDE SALICYLIQUE

Le docteur Walks de Glascow a préconisé l'acide salicylique, à la dose de 20 à 25 centigrammes par jour, et il a été fait quelque bruit touchant ce traitement préventif de la fièvre jaune. Mais, il faut avouer, que comme pour les autres moyens, les résultats obtenus par des expériences ultérieures, n'ont pas confirmé les espérances conçues à la suite des premières affirmations sur son efficacité.

Comme j'aurai à parler tantôt du salicylate de soude dans la maladie confirmée, je puis ne pas insister longuement en ce moment, sur la tactique thérapeutique de l'acide salicylique.

DIVERS MÉDICAMENTS ET DIVERSES MÉDICATIONS QUI ENTRENT DANS LE TRAITEMENT DE LA FIÈVRE JAUNE.

Poursuivant notre programme, nous allons maintenant examiner, sucessivement, les divers médicaments et les diverses médications qui ont paru avoir leur indication dans le traitement de la fièvre jaune. Nous parlerons, tour à tour, pour cela : des émissions sanguines, générales, locales, des évacuants, purgatifs et vomitifs, des antipyrétiques, etc. etc.; et, afin de les grouper d'une manière aussi commode que possible, pour le lecteur, nous les partagerons en trois groupes : — médicaments et médications de la première période, de la rémission, et enfin de la deuxième période.

MÉDICAMENTS ET MÉDICATIONS DE LA PREMIÈRE PÉRIODE

La gravité de la maladie, l'insuccès si fréquent de la médication qui paraissait rationnelle, ont jeté parfois les malades et les praticiens dans les bras d'un empirisme aveugle, ou de théories plus ou moins contestables, aboutissant aux médications les plus étranges. — Mais ces essais ont été moins heureux encore que la pratique réfléchie et raisonnable, de sorte qu'ils ont été éphémères. — Quoiqu'il en soit, on peut dire que la fièvre jaune débute par un cortège tel de symptômes, dits inflammatoires, ou mieux congestifs, que, lorsque le médecin a été dégagé de tout esprit de système, il a songé aussitôt aux émissions sanguines. — Dans cette voie, on a essayé toutes les variantes, on est allé, même, à tous les excès, à toutes les réactions; aussi nous faut-il commencer par parler de ce moyen thérapeutique.

ÉMISSIONS SANGUINES

Suivant l'époque où l'on a écrit sur la fièvre jaune, les émissions sanguines ont été jugées d'une manière très différente : les uns, ont formulé que tirer du sang dans une maladie, qui, après un orage inflammatoire plus ou moins intense, va être constituée surtout par une faiblesse immense, est une mauvaise manière de procéder. Les autres, voyant au contraire, une indication péremptoire et indiscutable de l'évacuation sanguine, dans ces phénomènes inflammatoires du début, ont très formellement considéré les émissions sanguines comme le moyen efficace par excellence. Bien plus, un certain nombre de praticiens, rapportant les insuccès à ce qu'on était resté au-dessous de la mesure, plutôt qu'à une spoliation excessive, ont voulu qu'on tirât de plus en plus de sang. C'est au point, que nous avons vu des auteurs demander des saignées générales de plusieurs litres, conseiller les sangsues en nombre inouï ; et quand on lit, sans parti pris, ces travaux, on ne peut s'empêcher de frissonner d'effroi, la première fois, à la pensée de ce que devait devenir le malade, après des soustractions aussi exagérées.

Lorsque la réaction s'est faite, elle a été absolue d'abord ; puis, on a cherché à se garder d'excès dans les deux directions ; il en est sorti une méthode mixte, on peut dire, qui, reconnaissant la nécessité d'évacuer du sang, n'a pas voulu, non plus, en tirer des quantités extrêmes. De sorte. en fin de compte, que nous voyons, pour les émissions sanguines, trois camps bien tranchés : l'un n'en veut pas ; l'autre en veut beaucoup ; le troisième cherche, par une sage pondération, à n'en tirer que juste la quantité utile, reconnaissant qu'il faut en tirer néanmoins, et que l'abstention absolue de parti pris, est peut-être aussi funeste, sinon plus, que l'excès.

Saignées générales

La méthode des saignées générales comme base du traitement de la fièvre jaune, a été employée sur une vaste échelle, pendant le siècle dernier, et jusqu'au milieu de celui-ci. Elle a donné lieu aux plus vives discussions, sorties, trop souvent, du champ scientifique, pour entrer dans celui de la passion ; aussi il est aujourd'hui, encore, assez difficile d'avoir une opinion bien arrêtée sur sa valeur thérapeutique réelle dans la maladie ; d'autant que, tandis que les préconisateurs sensés de telle ou telle méthode agissaient avec discernement et une mesure au moins relative, la nuée des imitateurs inconscients exagérait souvent les prescriptions du maître, et arrivait, ainsi, à des manœuvres, dont le bon sens le plus vulgaire constatait les inconvénients.

Pour donner au lecteur un moyen, que je crois utile, de se faire une opinion sur la question qui nous occupe ici, je pense que le mieux est de rappeler ce qui s'est passé à la Martinique, pendant l'épidémie de 1838 à 1844. — En effet, il y avait là, pour ainsi dire en opposition, deux médecins de grande valeur: Câtel, qui préconisait la saignée générale abondante ; Amic qui la repoussait ; — et, par un hasard heureux pour l'histoire de la science, un troisième médecin éminent: Rufz de Lavison, a pu examiner et contrôler les assertions des deux adversaires.

Câtel, ai-je dit, était le fervent adepte des saignées abondantes et répétées. Or, comme c'était le moment où la réaction contre les idées de Broussais s'accentuait, son second, le Dr Amic, proposait un traitement qui avait pour objectif de remplacer la méthode antiphlogistique. Et voici que Rufz de Lavison, qui les vit à l'œuvre tous les deux, écrivait, plus tard, les lignes suivantes (*Loc. cit.*, p. 58 et 59). « Comme c'était la première fois que je me trouvais aux prises avec une épidémie de fièvre jaune, mon premier soin fut de consulter les traditions de la science conservées dans les livres. Je vis que, pour la fièvre jaune comme pour toutes les grandes maladies qui ont affligé l'humanité, toutes les médications possibles avaient été essayées et que toutes avaient des partisans. Mais, en 1838, on peut dire que la médication dite anti-phlogistique était peut-être celle qui jouissait le plus de crédit parmi la généralité des médecins.

« Le docteur Câtel, médecin en chef de l'hôpital où s'étaient présentés les premiers cas, partisan très convaincu des idées de Broussais, appliquait la saignée et les émissions sanguines par les sangsues, avec la plus grande rigueur. Je vis qu'il ne perdait pas tous les malades auxquels trois ou quatre saignées, et des centaines de sangsues avaient été appliquées, et je reconnus que la mortalité de l'hôpital de Saint-Pierre était au-dessous de celle de quelques épidémies dont j'avais lu les récits. Je pratiquai donc des saignées, plus modérément que M. Câtel, mais, suivant son conseil, le plus près possible du début de la maladie, car, dans la seconde période, la saignée était toujours nuisible. Je n'eus certainement pas à regretter cette pratique. Sur trente cas traités par les saignées, dans les première trente-six heures, je n'eus que quatre morts.

« Tout ce que j'ai vu plus tard n'a fait que me confirmer dans cette pratique. Des confrères qui avaient très vivement critiqué M. Câtel, sont revenus plus tard sur le compte des saignées, et

les ont recommandées dans leurs livres. En effet, dès le début
de la fièvre jaune, à la vue de ces jeunes hommes subitement
frappés : soldats, matelots ou voyageurs, dans la force de l'âge
et dans l'exubérance de la santé, offrant tous les signes de congestions sanguines, il est difficile de ne pas songer à la saignée ;
la main .se porte instinctivement sur la lancette (*Loc. cit.*,
p. 58 et 59). »

Après un pareil témoignage, qu'on nous permette de rappeler que, dans l'épidémie de 1838 à 1844, Câtel saigna 1,400
individus à Saint-Pierre, et 4,000 à Fort-de-France. A Saint-
Pierre, la proportion de mortalité fut de 12,5 pour 100 ; à Fort-
de-France de 17,7 ; soit en total 5,140 cas, et 16,6 pour 100
de mortalité. Amic, de son côté, traita de la manière que
j'ai indiquée précédemment (p. 787), sans saignées générales,
de 1841 à 1844, 806 individus à Saint-Pierre, et de 1850 à
1856, 1,783 autres à Fort-de-France. Il eut, la première fois,
une proportion de 22,7 de mortalité ; la seconde fois, 21,8 ; soit
en total 2,589 atteints, et 22,0 pour 100 de morts. Or, il semble
ressortir logiquement de cette comparaison, qu'entre les deux
méthodes, celle de Câtel était la meilleure.

Émissions sanguines locales

Les partisans de la méthode dite antiphlogistique ont eu largement recours soit aux sangsues, soit aux ventouses scarifiées,
en même temps qu'ils employaient la saignée ; ils tiraient, par
leur secours, du sang, à une époque où la déplétion du système
circulatoire général ne leur paraissait plus indiquée, et ils com-
battaient ainsi les douleurs, les tendances aux congestions, qui
se manifestent au cours de la première période de la maladie,
tant au début qu'à la fin de cette première période.

La réaction contre la méthode antiphlogistique, ne se fit pas
d'une manière aussi complète qu'on pourrait le penser. En effet,
ceux qui repoussaient les saignées générales, préconisaient
encore les sangsues et les ventouses. Ainsi, par exemple,
Amic se louait beaucoup de l'emploi de quatre-vingts sangsues aux tempes, dès le début ; et il est vrai qu'il y ajoutait des
purgatifs, l'hydrothérapie ; mais, néanmoins, constatons qu'il
tirait encore un peu de sang.

Peu à peu, on employa de moins en moins les annélides ; et bientôt aussi on négliga les ventouses scarifiées, les accusant de ne pas faire cesser la tendance à la congestion, de prédisposer aux hémorrhagies passives, etc. ; enfin, ces saignées locales ont été presque autant délaissées que les saignées générales, par la grande majorité des praticiens.

ÉVACUATIONS DU TUBE DIGESTIF

Les évacuations du tube digestif ont tenu, à certaines époques, une place très importante dans le traitement de la première période de la fièvre jaune, et ont été, maintes fois, mises en œuvre dans la seconde. On pourrait presque dire, qu'il y a eu pour elles la passion, qui a été soulevée pour ou contre les émissions sanguines. Les uns y ont eu recours avec une facilité et une insistance qui ne peuvent être comparées qu'à la parcimonie des autres. Pour rapporter ce qui a été employé par les divers médecins, et à diverses époques, nous devons parler séparément des vomitifs et des purgatifs.

Vomitifs

Les vomitifs produisent une perturbation si vive et si profonde dans notre organisme, qu'on devait y avoir recours avec la confiance qu'on prête aux moyens les plus énergiques. Aussi, dans quelques épidémies, les médecins se sont-ils mis à provoquer tout d'abord le vomissement, chez leurs malades.

Il faut ajouter, aussi, que la pensée que la fièvre jaune est de même nature que la fièvre paludéenne, devait, de son côté, pousser les médecins à recourir aux vomitifs ; car, dans les atteintes malariennes, l'embarras gastrique du début est si souvent très heureusement combattu par la réjection stomacale, que l'idée de faire vomir a dû paraître toute naturelle. Mais, bientôt, on constata que ces vomitifs produisent de mauvais effets. C'est ainsi que, parmi les médecins anglais, Moultrie, Makittrik, Hillary, Jakson, Bancroft, etc. ; que, parmi les médecins espagnols, Gonzalès, Aréjula, Diégo, Serrano, etc. ; que, parmi les français, Deveze, Lefort, Gaubert, Câtel, et nombre d'autres, il s'éleva les plaintes les plus vives contre les vomitifs, et la proscription la plus absolue fut même prononcée.

« J'avoue de bonne foi, dit Bally (*loc. cit.*, p. 480), que l'emploi des vomitifs m'a fort rarement réussi. Une langue blanchâtre, une bouche pâteuse, des nausées, des éructations fréquentes, des vomissements, des douleurs d'estomac, semblent caractériser parfaitement ce qu'on nomme la turgescence supérieure. Mais ces signes étaient tellement trompeurs, qu'une fâcheuse expérience m'avertit bientôt du danger de se livrer à ses fausses apparences. »

Ces vomitifs ont été accusés de provoquer des vomissements incoercibles, de favoriser l'apparition du mélanhême, du hoquet et de maints autres accidents. Aussi, malgré maints essais, répétés à plusieurs reprises, sans succès ; après maintes expériences, toujours malheureuses, malgré certaines distinctions, que semblent établir ceux qui y ont eu recours ; on peut dire, en fin de compte, que l'expérience plaide contre l'emploi des vomitifs, soit dans la première, soit dans la seconde période. Les médecins anglais qui exerçaient à la Martinique, de 1794 à 1802, donnaient, il est vrai, l'émétique dans la fièvre jaune, et prétendaient s'en trouver bien ; mais remarquons qu'ils le donnaient en lavage, associé à la manne, voulant provoquer des selles et non des vomissements. Nous reviendrons sur cette pratique en nous occupant des évacuants intestinaux : et ce que nous dirons alors ne sera pas en contradiction avec la proscription que nous faisons actuellement du tartre stibié comme vomitif, proscription qui s'étend aussi à l'ipéca, malgré ce qui a été dit en faveur de ce dernier médicament, touchant la moindre dépression de l'organisme, qu'il entraîne.

Purgatifs

Soit qu'on les ait employés seuls, soit qu'ils fussent le complément du vomissement initial, les purgatifs se présentent trop naturellement à l'esprit, dans le traitement de la fièvre jaune, pour ne pas avoir été employés d'une façon très générale. Les purgatifs les plus divers ont été mis en œuvre. C'est ainsi que les uns ont eu recours aux sels de soude ou de magnésie ; les autres à la manne, à la casse, à l'huile de ricin, aux drastiques mêmes. Enfin, il n'est pas jusqu'au calomel qui n'ait joué un rôle important, plus important même, que beaucoup d'autres, dans le traitement de la maladie.

Purgatifs salins. — Les sels de soude ou de magnésie sont si fréquemment employés dans la pratique de la médecine, qu'ils devaient être mis à contribution, dès qu'il est venu à la pensée de purger le sujet dans le cours de la fièvre jaune. Mais leur énergie n'a pas paru généralement assez grande, pour leur permettre de constituer, à eux seuls, tout le traitement de la première période. Aussi les a-t-on employés, le plus souvent, après que la médication avait été ouverte par un autre agent, émissions sanguines, vomitifs, purgatifs huileux. Quoiqu'il en soit, ils doivent être envisagés d'un œil favorable ; et, en effet, certains d'entre eux, le citrate de magnésie, par exemple, peuvent être pris sans aucune répugnance ; les sulfates de soude ou de magnésie, quelque désagréables qu'ils soient au goût, le sont moins encore que l'huile de ricin. Aussi est-ce à eux qu'on a recours fréquemment, soit dès le début, soit après que les premiers moments de la maladie sont passés, mais néanmoins pendant la première période.

Casse. — La casse se trouve en telle abondance dans les Antilles qu'elle devait tout naturellement être mise en œuvre, soit par les médecins, soit par le vulgaire lui-même, dans le traitement des maladies, et en particulier de la fièvre jaune. Seule ou associée au tamarin, aux sels de soude, elle a constitué une purgation sûre qui est fréquemment employée au même titre que les purgatifs salins, c'est-à-dire en qualité d'agent secondaire le plus souvent, plus rarement comme moyen principal.

Drastiques. — Les purgatifs drastiques, seuls ou associés au calomel, ont été employés dans le traitement de la fièvre jaune. Les Anglais y ont eu recours plus souvent que nous ; et les résultats qu'ils en ont tirés ne sont pas tellement favorables qu'ils aient pu entraîner la vogue. Aussi, les citons-nous, à titre de renseignement, seulement, pour ainsi dire.

Huile de ricin. — L'huile de ricin est peut-être le purgatif qui a été le plus souvent employé dans la fièvre jaune. C'est au point même, que, dans bien des pays, elle a été considérée comme le purgatif par excellence à employer dans cette maladie. J'avoue, pour ma part, que j'ai la meilleure opinion de ses effets dans les affections amariles, et que j'y ai eu recours souvent et toujours très volontiers. J'ajouterai que je crois avoir tiré de bons effets de son usage. Nombre de médecins de la Havane et du Mexique l'administrent couramment ; et ajoutons aussi *largâ manû*. Ainsi, par exemple, au lieu de s'arrêter à une dose de 40 ou 50 grammes, donnés une seule fois, plusieurs praticiens renouvellent la prescription, deux ou trois fois, dans les vingt-quatre heures, et recommencent deux, trois jours de suite, jusqu'à la rémission, en un mot.

Pendant mon séjour à la Martinique, j'employais journellement l'huile de ricin, et je graduais la dose à 30, 45 ou 60 grammes, suivant l'intensité de l'atteinte ; il m'est arrivé maintes fois de renouveler le purgatif le soir même, ainsi que le lendemain. J'ai donné, à plusieurs reprises jusqu'à 100 grammes de cette huile dans les vingt-quatre heures ; et je dois convenir que si je n'ai pas vu cette médication juguler la période fébrile, comme bien des praticiens l'ont espéré, je ne lui ai vu, au moins, jamais produire aucun accident. Je comprends très bien que les médecins aient fait préparer, dans un hôpital, une grosse bouteille d'émulsion, dans laquelle une cuillerée à bouche représente 10 grammes d'huile et qu'ils aient donné comme consigne, à la sœur ou aux infirmiers, d'en administrer deux cuillerées, de deux en deux heures, jusqu'à production des selles, avec ordre d'en donner, encore, à mesure que les selles sont plus éloignées, si la détente fébrile ne se produit pas encore.

En médecine, plus que partout, il faut se méfier des exagérations et, par conséquent, je n'oserais pas conseiller à mes successeurs d'appuyer d'une manière aveugle, et pour ainsi dire à outrance, sur l'huile de ricin. Mais, cependant, je répète : que je vois l'emploi de ce médicament de très bon œil, et que j'y ai recouru le cas échéant, avec une insistance qui m'a semblé justifiée par les bons résultats. D'ailleurs, lorsque je ferai le résumé du traitement, je dirai dans quelles conditions, dans quelles limites de temps et de doses, je crois qu'on peut se tenir, pour son emploi dans le cas qui nous occupe.

Une des objections à faire contre l'emploi du médicament en question, c'est qu'il est nauséeux par lui-même, et, qu'à ce titre, il n'est pas logique de le donner dans une maladie, où les nausées ou les vomissements sont : d'abord, un phénomène général et gênant, ultérieurement un accident souvent très grave. Cette objection mérite d'être prise en très sérieuse considération ; et elle nous explique les tentatives si nombreuses faites pour permettre aux sujets de prendre ce purgatif avec moins de répugnance. Un mélange de jus de citron et d'huile, à parties égales, ou dans les proportions d'une partie de citron pour deux d'huile ; un mélange d'un bouillon et d'huile ; de café, de jus de citron et d'huile., etc. etc., ont été fréquemment mis en usage. Pour ma part, je me suis bien trouvé de l'émulsion dont j'ai parlé bien souvent, et qui consiste à mettre deux parties d'huile de ricin, une partie d'alcoolé de menthe, et une partie d'eau sucrée, dans une fiole, qu'on agite avec vigueur, au moment de prendre la médecine : deux cuillerées à bouche d'huile de ricin représentent trente grammes : on voit que les proportions sont assez clairement indiquées pour qu'on puisse les faire comprendre aux aides les moins intelligents. Cette émulsion se boit sans répugnance ; et, surtout, si on met à portée du malade, un ou deux quartiers d'orange, pour qu'il puisse aussitôt se dégraisser la bouche, on peut faire prendre le médicament sans trop de répugnance, le plus souvent. Il arrive trop fréquemment que les vomissements font rejeter aussitôt, ou à peu près, tout ou partie de l'huile ; je crois qu'en pareil cas il faut recommencer. Mais, si l'huile est rejetée une seconde fois, j'estime qu'il ne faut pas persister, de crainte que le médicament ne produise, en fin de compte, les spasmes stomacaux que l'on a reprochés aux vomitifs ; et, alors, je suis d'avis qu'on recoure au citrate de magnésie.

Huile d'olive. — Nous avons dit plus haut, page 792, qu'au Mexique, l'emploi de l'huile d'olive, *largà manû*, est un des moyens les plus volontiers employés par le peuple. Cette huile d'olive est donnée par la bouche, en lavement et en frictions cutanées. Par la bouche, c'est par verrées qu'on la donne, si le malade veut s'y prêter ; c'est au moins par cuillerées et on en fait ingérer jusqu'à un litre en vingt-quatre heures. En lavement, on l'administre toutes les deux heures pour obtenir des selles qui sont toujours rares pendant la première période de la maladie. Enfin en frictions, on poursuit avec elle les douleurs, quelles qu'elles soient, *loco dolenti*.

Cette huile d'olive ingérée par la bouche paraît donner de bons résultats comme purgatif léger, mais la grande quantité qu'il faut en donner est un inconvénient très sérieux, de sorte qu'on lui préfère, le plus souvent, l'huile de ricin. Le lavement huileux agit dans le même sens de purgation et ne mérite que des éloges. Quant aux embrocations et aux frictions huileuses, c'est surtout par le frottement exercé par la main, par le massage, pour ainsi dire, que l'on exerce, *loco dolenti*, qu'elles produisent de bons effets.

Calomel. — Le calomel a été employé, surtout, sur la recommandation des praticiens anglais, dans le courant du siècle dernier et du commencement de celui-ci. Plus récemment, il a reparu sur la scène de la thérapeutique, en vertu d'idées théoriques nouvelles c'est-à-dire en qualité de microbicide.

Le calomel a été employé de deux manières, par les médecins du siècle dernier et ceux du commencement de celui-ci : *A*. comme purgatif, c'est-à-dire à fortes doses : *B*. comme altérant jadis. Comme microbicide aujourd'hui, il est donné à faibles doses. Après bien des fluctuations, il a été considéré comme dangereux dans les deux premiers cas. Moultrie déjà s'était élevé contre lui, dans le courant du siècle dernier. De leur côté, les médecins mexicains ont renoncé au calomel après l'avoir essayé, c'est-à-dire en parfaite connaissance de cause. Enfin, j'ajouterai que Bally, qui a essayé sur une large échelle, en 1802, en 1803, le calomel uni au jalap, d'après les idées de Rush, dit : que ses tentatives ne furent pas heureuses ; qu'il vit sous cette influence augmenter les angoisses et faiblir le pouls, contrairement aux assertions du médecin de Philadelphie; de sorte que bientôt, lui et ses collègues de l'armée de Saint-Domingue abandonnèrent ce mode de traitement.

Dans ces dernières années la pensée que la fièvre jaune est due au développement de microorganismes, et, en particulier, du microorganisme siégeant dans le tube digestif, le calomel a paru indiqué au titre de parasiticide. Je crois que d'autres sels mercuriels, et notamment la liqueur de van Swieten, se présenteraient, dans cette condition, plus favorablement à la pensée; parce qu'ils seraient les plus commodes à employer, dans la mesure exacte de ce que cherche le thérapeutiste.

ANTI-FÉBRILES

Il était naturel de recourir aux anti-fébriles, dans une maladie, et surtout dans une période, où la fièvre paraît être le phénomène capital, sinon unique. Aussi le quinquina, puis la quinine, la digitale, la vératrine, l'aconit, etc. etc., ont été mis en œuvre. Voyons séparément ces divers agents.

Sulfate de quinine

Nous n'avons plus à parler aujourd'hui du quinquina, employé sous forme d'extrait ou de poudre, dans la période fébrile, de la fièvre jaune : c'est la quinine qui est employée exclusivement désormais. Ceci étant spécifié, nous dirons que, sous l'influence d'idées théoriques qui attribuaient la fièvre jaune à une infection palustre ; le fébrifuge par excellence a été mis en œuvre de maintes manières. Je ne ferai pas un long procès à la quinine; je renverrai purement et simplement le lecteur à la condamnation prononcée par l'autorité la plus incontestée dans la Marine française en fait de fièvre jaune : j'ai nommé Dutrouleau (*loc. cit.*, p. 389). J'ai donné d'ailleurs précédemment un extrait textuel de son livre (p. 789).

Digitale. — Aconit. — Vératrine.

Les travaux récents sur la physiologie de la fièvre ont porté à préconiser la digitale, l'aconit, la vératrine contre l'élévation de température et l'accélération du pouls, dans la première période de la fièvre jaune ; il était d'autant plus naturel d'essayer ces médicaments ici, que dans les pyrexies d'Europe, on y a eu recours sur une vaste échelle, et on en a obtenu parfois de bons résultats. Les essais, quoique relativement nombreux déjà, n'ont pas encore fourni de résultats décisifs ; et on le comprend. En effet, si on possédait un moyen de faire tomber rapidement la température et le pouls, sans sidérer le sujet, on aurait, en somme, trouvé un agent thérapeutique capable d'empêcher l'évolution des pyrexies essentielles. Or cela n'existe pas encore, dans l'état actuel de nos connaissances.

Je n'ai employé les médicaments précités que dans la fièvre inflammatoire, qui, plus bénigne que la fièvre jaune proprement dite, permet davantage les expérimentations ; mais je l'ai fait avec une insistance assez grande pour pouvoir formuler, au moins, en ce qui regarde la digitale, une opinion basée sur un certain nombre de faits. Or, je dirai qu'administrée à dose de deux à trois grammes de teinture par jour, elle a paru modérer un peu l'appareil pyrétique, mais sans avoir d'action bien décisive sur la durée comme sur l'intensité de la maladie. Dans les cas légers, la digitale a paru faire tomber la fièvre plus vite ; mais, dans les cas intenses, elle n'avait pas la même puissance ; de sorte que je me suis demandé si son effet ne siégerait pas uniquement dans l'imagination de l'expérimentateur. Je n'ai fait, en réalité, que tâter la susceptibilité de quelques malades, pour ainsi dire, en cherchant à élever la dose, et j'ai vu une tendance à l'affaissement de l'individu, plus qu'une réelle diminution désirable du phénomène fébrile. Aussi, je me suis arrêté bien vite dans cette voie, craignant de faire plus de mal que de bien. En définitive, je suis porté à penser que la digitale, l'aconit et la vératrine sont peut-être préférables à la quinine, dans la fièvre jaune, en ce sens qu'à faibles doses ces médicaments produisent moins de perturbation nerveuse que les doses de quinine qu'on est assez volontiers porté à élever et qui irritent trop facilement l'estomac par action topique. Je crois qu'on peut obtenir parfois un peu d'abaissement de la température et du pouls avec leur concours. Mais je ne puis me résoudre à voir là autre chose qu'une action très secondaire.

Salicylate de soude.

Les propriétés antithermiques du salicylate de soude ont paru indiquer ce médicament dans le traitement de la fièvre jaune, à

plusieurs médecins, et, à un moment donné, on crut avoir trouvé
en lui un agent réellement efficace contre le typhus amaril ; mais
bientôt on fut obligé de convenir : qu'une fois, encore, les espérances avaient été déçues. Les Anglais ont même cru avoir trouvé,
dans le salicylate de soude ou l'acide salicylique, le moyen préventif contre la fièvre jaune, ainsi que je l'ai dit précédemment.
Le Dr Walls White, en particulier, annonce qu'il avait fait donner
à un équipage, qui allait au Brésil, une dose quotidienne d'acide
salicylique de 25 centigrammes dans de la limonade citrique. —
Or, tandis que tous les navires voisins eurent des malades, seul
cet équipage n'en eut pas pendant quinze jours qu'il fit la médication ; quelques jours après l'avoir suspendue, plusieurs matelots
commencèrent à éprouver les premiers symptômes du mal, dit
le Dr Withe ; mais une nouvelle administration d'acide salicylique
fit cesser tout phénomène morbide, et le navire put rentrer en
Angleterre sans avoir perdu personne. Inutile de répéter ce que
j'ai dit précédemment à ce sujet. D'autres équipages ayant fait plus
tard la même expérience eurent des malades et des morts, absolument comme ceux qui n'avaient pas fait usage de l'acide salicylique ; de sorte qu'une fois de plus, il y eut une déception au sujet de
la thérapeutique du typhus amaril.

Pendant l'épidémie du Sénégal, en 1881, le Dr Noury, médecin en chef de la colonie, recourut au salicylate de soude mais,
écrivait-il dans les *Archives de Médecine navale* de mars 1882 :
« Dans la majorité des cas où nous l'avons employé, la révolte
stomacale — un des symptômes les plus désespérants de la fièvre
jaune — est presque immédiatement venue couper court à nos
essais, comme du reste, à toute intervention thérapeutique active. Les malades n'ont pu prendre qu'une ou deux potions
salicylées ; tous sont morts. Trois fois seulement, des doses un
peu importantes ont pu être administrées. En résumé, les préparations salicylées ne nous ont pas plus réussi contre l'hyperthermie de la fièvre jaune, que toutes les autres médications
essayées dans le même but, par des moyens différents : bains
froids, sulfate de quinine, aconit, digitale, ergotine, etc. etc. En
effet, dans le cas où une dose appréciable de salicylate a été
prise, avec quelques chances d'être absorbée, nous avons vu, il
est vrai, la température baisser de plusieurs degrés, mais toujours, au troisème jour de la maladie. Quelle part, dès lors,

peut-on dans cette action attribuer au médicament, puisque le même phénomène qui résulte du passage naturel, à cette époque, de la fièvre jaune, de la première à la seconde période, se produisait également chez d'autres malades soumis aux médications les plus diverses. »

Salol

Dans le numéro du 30 mars 1890 du *Bulletin général de thérapeutique*, le Dr Clément Ferreira, de Rio-Janeiro, a préconisé le salol à la dose de 2,40 à 2,50 par jour, par prises de 30 centigrammes, de deux en deux heures, après une purgation au calomel, et une ou plusieurs doses d'antipyrine. L'auteur ne fournit que deux observations ; et encore, une seule est probante ; aussi il n'y a, pour le moment au moins, aucune espérance à fonder encore sur cette médication. D'autres observations seront nécessaires pour fixer les idées ; sans qu'on puisse penser, que le salol puisse faire ce que les autres médicaments ont été incapables d'accomplir.

ANTIDOTE CHIMIQUE

Térébenthine

Quelques médecins ont été tellement frappés de l'analogie qu'il y a entre les phénomènes morbides de la fièvre jaune et l'empoisonnement par le phosphore, qu'ils ont eu l'idée d'employer cette oléo-résine, contre le typhus amaril. Nous avons vu déjà, en parlant du traitement de Copland (p. 783), que la térébenthine avait été préconisée contre la fièvre jaune ; peut-être ce ne fut d'abord qu'à titre de purgatif. Quoi qu'il en soit, nous devons nous occuper de son emploi. Cette térébenthine a été donnée, le plus souvent, sous forme d'émulsion, pour ne pas exercer une action topique trop irritante sur la muqueuse buccale, le pharynx et l'œsophage. On en a prescrit une potion de quatre grammes, dans cent-vingt grammes de véhicule, à prendre d'heure en heure, par cuillerées à bouche, avec recommandation de la renouveler au besoin, de manière à ce que le malade ingérât cinq à sept grammes de térébenthine dans les vingt-quatre heures. En même temps que ce médicament était pris par la bouche, on passait un ou deux lavements contenant douze grammes de térébenthine émulsionnée, et cent vingt-cinq grammes d'eau. Un lavement émollient pris et rendu immédiatement avait, au préalable, vidé l'intestin des matières fécales qu'il pouvait contenir. En outre de l'emploi de la térébenthine, à l'intérieur, les préconisateurs du médicament ont conseillé des embrocations avec cette oléo-résine, sur la peau dans les régions douloureuses.

De nos jours, l'emploi de la térébenthine à l'intérieur, n'est guère employé ; il est réservé surtout pour combattre les douleurs sous forme d'embrocations ; il produit ainsi de bons effets contre ces douleurs, mais en somme, n'agit, en réalité, que comme moyen d'ordre très infime. L'ingestion par la bouche et le rectum, à condition que le médicament soit bien émulsionné et suffisamment étendu, pour ne pas avoir d'action topique trop irritative, pourraient, je crois, être employés plus fréquemment contre la maladie. Soit comme laxatif huileux, soit comme diurétique, soit comme anti-zymique. La térébenthine pourrait peut-être produire de bons effets, ainsi quoiqu'on ne doive, dans aucun cas, partager l'engouement de ceux qui l'ont considérée comme un véritable antidote de la fièvre jaune.

ANTI-ZIMIQUES

La pensée que la fièvre jaune est due à la pullulation des germes dans le corps de l'individu, devait naturellement pousser les médecins dans la voie des anti-zymiques, et cela, d'autant plus volontiers, que les méthodes d'antisepsie médicale et chirurgicale prenaient, de plus en plus, faveur dans la pratique. Les résultats obtenus dans la fièvre jaune sont malheureusement encore tellement minimes, sinon contestables, qu'on ne peut formuler aujourd'hui une opinion quelque peu arrêtée sur l'utilité de ces moyens contre le typhus amaril. Nous nous bornerons donc, à enregistrer les divers médicaments qui ont été préconisés dans la voie de l'antisepsie. L'avenir nous montrera leur efficacité réelle. Disons, cependant. qu'il n'est pas impossible que les bons effets obtenus par l'emploi soit de l'huile d'olive, soit par la térébenthine puissent être rapportés à une action anti-zymique, lors de leur passage dans losophage et l'estomac.

Teinture d'iode

Amic crut avoir, à un certain moment, un excellent agent
thérapeutique dans la teinture d'iode donnée à la dose de vingt
gouttes dans deux cents grammes d'eau à prendre par cuillerée
à bouche, d'heure en heure. Mais bientôt, il reconnut que ce
moyen, pas plus que les autres, n'est capable de guérir les individus atteints sévèrement. Il employait, à l'extérienr, les embrocations et les frictions avec de l'huile empyreumatique et obtenait, par ce moyen, contre les douleurs, les bons effets que j'ai
signalés pour les embrocations de térébenthine.

Bi-chlorure de mercure

Nous avons vu que le docteur Gibier propose de donner aux
malades atteints de fièvre jaune, au commencement de la seconde période, après leur avoir lavé l'estomac, une potion contenant de 5 à 8 centigrammes de bi-chlorure de mercure pour
deux cent cinquante grammes de véhicule (infusion de café, cognac et sirop). L'idée que poursuit M. Gibier dans ce cas, c'est
d'empêcher la repullulation des micro-organismes amarils dans
l'estomac, idée très séduisante, sans doute, en théorie, mais qui
me paraît bien difficile à réaliser avec quelques succès dans la
pratique. — D'abord, comme l'a fait remarquer M. Clarac, la
dose de huit centigrammes dépasse notablement la limite thérapeutique ; c'est à peine trois ou quatre centigrammes de bi-
chlorure hydrargirique qui pourraient être ingérés dans les
vingt-quatre heures pour rester dans les règles de la prudence ;
et encore, il est à craindre que les continuant pendant trois ou
quatre jours, on ne provoquât une stomatite qui ne pourrait que
faciliter les hémorrhagies buccales.

Par ailleurs, si on s'en tient à la dose de deux centigrammes,
le médicament sera, ou bien trop dilué par le véhicule, pour
agir d'une manière efficace ; ou bien, arrivera dans l'estomac,
avec trop peu de liquide pour pouvoir réellement atteindre son
but de destruction des microbes pathogènes. Toutes ces
conditions font, je crois, que le bi-chlorure de mercure doit

être écarté de la thérapeutique de la fièvre jaune et réservé pour les opérations de désinfection extérieure à l'individu.

Acide borique

Si on adopte l'idée que les microorganismes pathogènes pullulent dans le tube digestif des individus atteints de fièvre jaune, et si l'on veut essayer de les atteindre directement pour les tuer, ou bien au moins contrarier leur évolution, la logique commande d'employer un liquide parasiticide qui ne soit pas toxique pour l'organisme humain. A ce titre, l'acide borique se présente à la pensée. On peut ingérer sans danger, pendant quelques jours, quatre grammes d'acide borique dans les vingt-quatre heures, et par ailleurs, cette dose peut être dissoute dans deux cents grammes d'eau ; de sorte, qu'en faisant ingérer une cuillerée à bouche de cette solution toutes les heures, on tiendrait l'œsophage et l'estomac du malade, sous l'action assez directe du médicament, pendant presque tout le temps. Quelle est la valeur pratique de cette médication ? On ne peut le dire, parce que l'expérience n'a pas été tentée encore sur une échelle suffisante ; et il est probable qu'une fois de plus, ceux qui espèrent avoir trouvé, là, un spécifique contre le typhus amaril, éprouveront des mécomptes. Mais, néanmoins, l'essai bien dirigé est inoffensif et, à ce titre, pourra être tenté.

Logiquement, on peut penser que la maladie reconnaît pour agent capital des microorganismes pullulant dans le tube digestif et particulièrement dans l'estomac, pendant les premiers temps, au moins. En mettant cet estomac, dès le commencement de l'atteinte, sous l'influence d'une solution d'acide borique, il semble qu'on obtiendrait quelques bons résultats, d'autant que la médication boriquée peut très bien venir s'ajouter à tout ce que l'on fait ordinairement dans la thérapeutique de la première période de la fièvre jaune. Quand le malade est arrivé à la seconde période, la prudence rappellera au praticien, que si d'un côté, il faut tâcher de tuer les microorganismes pathogènes, d'autre part, il faut nourrir le malade, et comme la solution d'acide borique empêche l'évolution naturelle de la digestion, il ne faut pas s'exposer à laisser périr le malade d'inanition en voulant tuer les parasites.

Sulfite de soude

Ce que je viens de dire pour l'acide borique se rapporte si bien au sulfite de soude, que je puis me borner à rappeler au lecteur que la dose journalière de ce sel est de 2 à 4 grammes dans 2 à 400 grammes de liquide, sans avoir besoin de répéter que l'indication du médicament existe, pour les médecins qui voudront l'essayer, dès le début de l'atteinte ; que ce médicament peut venir s'ajouter à tous ceux que la thérapeutique emploie ordinairement à cette période; et enfin, que lorsque le malade doit être nourri, c'est-à-dire dès le commencement de la seconde période, le sulfite de soude, comme l'acide borique, ne doit pas entraver l'assimilation des aliments.

Perchlorure de fer

Les médecins des États-Unis prêtent, en ce moment, une efficacité assez notable au perchlorure de fer dans le traitement de la fièvre jaune. — Le médicament agit-il directement au titre de parasiticide, ou bien va-t-il, après son absorption, modifier le sang d'une manière favorable pour empêcher les hémorrhagies secondaires, ou même la déglobulisation ? La question ne peut être élucidée à cette heure. Dans ces conditions, il faut s'en tenir aux résultats obtenus, sans théoriser sur le mécanisme de leur production ; et tâcher d'employer le médicament dans les conditions les plus favorables au succès. Le perchlorure de fer se donne à la dose journalière de 1 à 2 grammes de solution normale pour 150 à 200 grammes de liquide. La prudence conseille jusqu'ici de ne l'employer, pendant la première période, que concurremment avec les moyens ordinaires du traitement, purgatifs et antifébriles, au même titre par exemple que les parasiticides dont nous venons de parler. A la seconde période, la recommandation que nous avons faite, au sujet de l'acide borique et de l'hyposulfite de soude, n'a plus de valeur pour le perchlorure de fer.

Sous-nitrate de bismuth. — Permanganate de potasse

M. Clarac dit s'être bien trouvé, dans la seconde période de la fièvre jaune, de l'emploi du sous-nitrate de bismuth comme moyen de diminuer l'odeur fétide exhalée par l'haleine, et provenant sans doute de la fermentation putride des parties altérées siégeant sur la muqueuse pharyngienne, œsophagienne et stomacale. Il me suffit de signaler ce médicament au même titre que la solution de permanganate de potasse, en spécifiant : que le sous-nitrate de bismuth se donne à la dose de 10 à 30 grammes par jour ; et que la solution de permanganate de potasse, très caustique, a besoin d'être extrêmement diluée. 10 ou 50 centigrammes pour 200 grammes d'eau distillée ; et cette potion doit être donneé par cuillerées à bouche dans les vingt-quatre heures.

SUDORIFIQUES

L'observation de plusieurs cas, qui paraissaient très graves au début, et qui se sont passés par des sueurs copieuses, ont poussé les médecins à songer aux sudorifiques, dans la première période ; mais, soit qu'on ait recours aux boissons chaudes, aux médicaments dits sudorifiques, aux moyens de balnéation les plus divers, on n'a obtenu en définitive que des résultats insignifiants. Quand on peut faire suer les malades, on voit en général un amendement favorable se produire, mais il faut ajouter que trop souvent, malgré les efforts les plus énergiques, on ne peut provoquer la diaphorèse.

BAINS

Le désir de faire tomber la fièvre dans la première période du typhus amaril devait faire songer immédiatement aux bains.

Tous les procédés possibles ont été mis en usage, dans cet ordre d'idées, et je ne crois pas qu'il fût possible, aujourd'hui, d'employer une combinaison de bains ou d'affusions qui n'ait pas été très employée déjà, à un moment donné. Ainsi, les uns ont eu recours à l'eau pure, les autres ont préconisé les bains médicamenteux ; le vulgaire croit, même, que les bains de mer sont un moyen prophylactique en temps d'épidémie, opinion aussi fausse que celle qui prête à l'ingestion d'un petit verre d'eau de mer, tous les matins, une action de préservation contre la maladie. En présence de la difficulté qu'il y a à faire garder les médicaments par l'estomac, on a eu l'idée de donner les bains médicamenteux. C'est ainsi, par exemple, qu'on a plongé le malade dans une décoction de quinquina, de serpentaire de Virginie, dans une solution alcoolique de camphre. Bally propose même les bains d'alcool, pur ou étendu de vinaigre, de jus de citron. Sous le rapport de la durée, il y a là les mêmes oscillations. Ainsi, tandis que quelques-uns ont préconisé la simple immersion passagère du corps, Garnier, qui a exercé à la Martinique, de 1802 à 1809, et dont parle Bally (p. 504), maintenait dès le début de l'atteinte, les malades pendant douze heures dans de l'eau entretenue tiède, les retirant quand ils s'affaiblissaient trop, pour les y replonger, dès que c'était possible. Il leur donnait des bouillons ou une boisson un peu réconfortante, pour leur permettre de supporter plus longtemps le séjour au bain. Sous le rapport de la température, même chose à dire : bains très chauds, chauds, tempérés, frais, froids, glacés ; alternance des bains froids et chauds, de la glace et de la vapeur d'eau ; en un mot, je le répète, toutes les combinaisons possibles.

Quel jugement porter sur ces divers procédés et sur la balnéation en général ? Eh bien ! tout d'abord, j'élimine les bains médicamenteux comme n'ayant pas produit le moindre résultat appréciable. Et, dans une maladie comme la fièvre jaune, n'oublions pas que les remèdes inutiles doivent être laissés de côté. Quant à ce qui est des bains très chauds, la tendance aux congestions, qui caractérise la première période, les condamne aussi de prime abord. J'ajouterai la même chose pour les bains froids. Déjà Lefort (*loc. cit.*, p. 24), s'était élevé contre les bains froids, disant : « Si les bains froids diminuaient également la température du corps à la périphérie et à l'intérieur, ils exerceraient, sans contredit, une influence salutaire sur la fièvre jaune, parce que la chaleur est en excès partout. Mais lorsque le corps est en entier et à la fois plongé dans un bain froid il n'en est pas ainsi, les bains froids, dans ces cas, déterminent un refoulement subit des forces vitales et du sang sur les viscères déjà irrités par toutes les causes qui exaltent l'action sanguine. Ce refoulement produit sur le malade une anxiété, une angoisse inexprimable, et un raptus ou concentration plus ou moins considérable sur un ou plusieurs organes essentiels en est l'effet immanquable. Nous avons été témoin de cet effet d'un bain froid dans un cas dont l'issue fut rapidement fatale. Lorsque la chaleur du corps est considérable, les bains et les ablutions d'eau tiède procurent, par l'évaporation, c'est-à-dire par une soustraction effective de calorique sur tous les points de la périphérie, un rafraîchissement sensible et agréable, leur action est généralement suivie de détente et d'une douce diaphorèse. Employés à propos, les bains et les affusions tièdes sont donc un des moyens auxiliaires propres à combattre la fièvre jaune. Nous y avons eu fréquemment recours, et notre expérience nous permet d'en recommander l'usage avec confiance (*loc. cit.*, p. 24). »

Quant à l'alternance des bains chauds et froids, du drap mouillé, du bain de vapeur, et des lotions froides ou des douches glacées, disons d'un mot, qu'Amic après les avoir rééditées avec une ardeur qui partait d'une conviction profonde, s'aperçut si bien de leur inutilité, je dirai plus, de leurs mauvais effets, qu'il y renonça, un beau jour, de la manière la plus absolue.

Pour ma part, j'ai largement expérimenté les bains, les lotions fraîches, froides tièdes, chaudes, et j'en suis arrivé à cette opinion que l'emploi d'une eau tenue à une bonne température, variant de 18 à 28 degrés suivant les sujets, est, en somme, ce qu'il y a de mieux. Je crois que les organismes ressentent d'une manière si différente l'impression du même degré de température, que je considère comme irrationnel, d'appliquer à tous les individus les mêmes degrés. En vertu de ces idées, voici ce que je faisais à la Martinique: Une baignoire était placée auprès du lit, et, une fois le bain préparé, on mettait un seau d'eau chaude, et un autre d'eau froide à portée. Le malade était plongé dans l'eau, on chauffait ou on refroidissait le liquide à son gré, et on laissait ainsi le sujet immergé, tant qu'il le trouvait agréable. Donc, la température et la durée étaient réglées par l'intéressé lui-même. Je crois que j'ai tiré, ainsi, tous les bons effets qu'on pouvait attendre de la balnéation. Il y a quelque chose de très frappant dans l'emploi des bains : c'est que l'orsqu'ils font du bien, le malade les désire et *vice versa ;* j'ai vu des congestions se produire si facilement, et une aggravation se manifester si vite, sous l'influence d'une persistance employée contre le gré du sujet, que je me suis fait une règle de consulter avec grand soin ses sensations. En définitive, on voit que je ne suis pour aucun moyen extrême de balnéation ; et que, recourant très volontiers au bain, je le donne au gré du malade, le renouvelant deux, trois fois par jour s'il le désire. Ajoutons : que, soit que le sujet prenne des bains, soit qu'il ne puisse les mettre en œuvre, les lotions fraîches : avec un quart d'alcool aromatique pour trois quarts d'eau, font très bien. J'ai eu recours à ce moyen, employé de deux heures en deux heures, dans un grand nombre de cas, et il m'a semblé que jamais il n'a fait mal ; tout son défaut est parfois son impuissance à faire tomber la température, mais toujours il a procuré au moins un sentiment de bien-être passager. J'ai employé l'eau fraiche ou aromatisée en compresses sur le front, pendant la période fébrile. C'est un excellent moyen à mettre en usage toujours. J'ai essayé d'abaisser la température par de grands lavements froids, frais ou tièdes, et, comme pour les bains, je suis arrivé à les donner de 18 à 28 degrés. On lave l'intestin, on donne un bain intérieur, on provoque sans efforts les mouvements péristaltiques du tube digestif par ce moyen, que j'ai employé très volontiers et sur une vaste échelle, lui trouvant souvent son utilité, jamais un inconvénient ou un danger.

BOISSONS

La soif est si souvent vive, la chaleur est si forte, que la question des boissons à prescrire au malade, a une grande importance, apparente au moins, sinon réelle. Toutes les boissons ont été mises en œuvre : chaudes, froides, douces, amères, acides, astringentes, etc. Quelques-unes sont utiles, la plupart indifférentes, mais un certain nombre sont manifestement contre-indiquées. Ainsi, tout d'abord, mettons hors de cause l'eau vineuse ; elle a été accusée avec raison, j'en suis convaincu, de provoquer le vomissement, ce qui est une des plus mauvaises choses qu'on puisse imaginer, dans la fièvre jaune.

Les boissons acides : les limonades au citron, à l'orange, au

tamarin, aux acides minéraux, sont recherchées par beaucoup
de malades ; mais il faut éviter qu'elles ne pincent l'estomac
par une forte acidité ou ne provoquent le vomissement. Dans
le cas où une limonade ordinaire ne pourrait être tolérée, une
limonade cuite (deux citrons coupés en quatre, mis à bouillir
dans un litre d'eau pendant un quart d'heure, puis la boisson
est édulcorée et refroidie) m'a paru faire bien, à la Martinique,
comme dans tous les pays chauds.

Dans certaines circonstances, une eau simplement édulcorée
et aromatisée est prise avec plaisir ; dans d'autres, au contraire,
une infusion chaude aromatique a paru préférable. Gillepsie dit
qu'une infusion de gingembre est parfois tolérée par l'estomac,
alors que toutes les autres sont rejetées. Je ne puis formuler
aucune opinion exclusive à ce sujet. J'avais, dans les colonies,
l'habitude de laisser la sœur de la salle libre de ses mouvements,
car elle savait, à cet égard, que mon premier objectif était
d'éviter le vomissement ; donc elle consultait le malade, essayait
successivement toutes les boissons : eau fraiche simple, édulcorée, aromatisée, limonade crue ou cuite, orangeade, infusion
de fleur d'oranger, de tilleul, de thé, petits fragments de glace,
quartiers d'oranges, etc., s'arrêtant à ce qui plaisait et ne provoquait pas le vomissement, faisant boire par très petites gorgées, et très souvent, proscrivant toute boisson alcoolique, vin
rouge, blanc, rhum étendu, etc., pendant la première période.
Je crois que cette pratique est encore la plus rationnelle ; elle
me semble plus capable, que telle méthode exclusive, de produire de bons effets.

DIURÉTIQUES

Dans la première période de la fièvre jaune, il y a toujours
diminution de la sécrétion urinaire, quelquefois suspension complète de cette fonction, et on a pensé que cette rétention des éléments uro-poiétiques dans le sang était une des plus puissantes
causes des accidents ultérieurs. L'idée de donner des diurétiques
se présentait tout naturellement ; et alors, le nitrate, l'acétate de
potasse ont été mélangés aux boissons. Amic employait dans ce
but la râpure de la racine de l'arada (pétivéria alliacea, de la
famille des phytolacacées), mais il ne pouvait pas mieux que les

autres rétablir le cours de l'urine, de sorte qu'il y renonça. Je crois que tout nouvel esssai de ce genre est inutile.

ANTISPASMODIQUES

Malgré toutes les précautions, le vomissement se produit si souvent dans la première période de la fièvre jaune, que l'idée des antispasmodiques, des calmants de l'estomac, a dû se présenter de bonne heure, à l'esprit des médecins. Nombre de moyens ont été préconisés dans cet ordre d'idées ; et c'est ainsi que l'éther, le camphre, l'opium, l'ammoniaque et, mille autres, ont été employés.

Savarési donnait, contre la tendance au vomissement, une potion composée de 100 grammes de véhicule sucré, d'un peu d'éther, de laudanum et d'ammoniaque liquide. En général, ãâ quinze gouttes. Moultrie a préconisé, contre le vomissement, une potion composée de 4 grammes de sous-carbonate de potasse, de 45 grammes de suc d'oranges, de 60 grammes d'alcoolé de menthe et de 1 gramme 50 de chlorhydrate d'ammoniaque dans 180 grammes d'eau, à prendre par cuillerée à bouche d'heure en heure, les diverses boissons gazeuses, depuis l'eau de Vichy, l'eau de Seltz, jusqu'au vin de Champagne ; les liquides les plus divers à toutes les températures, ont été employés au titre dont nous parlons.

Quel jugement porter sur l'efficacité de ces médicaments. Nous dirons que chaque médecin est tenté de trouver la prescription de son prédécesseur défectueuse, et cherche à en faire une différente, ce qui est la preuve absolue, pour moi, que, jusqu'ici rien de bien efficace n'a été produit pour arrêter les vomissements. Je crois que, pas plus les potions, que les épithèmes au camphre, à l'assa-fœtida, à la thériaque, les frictions d'éther sur l'épigastre, etc., n'ont jamais produit de bons effets assurés et constants : même chose à dire pour toutes les boissons. En conséquence, je crois qu'on peut essayer tous les médicaments préconisés, mais avec la pensée qu'ils constituent, tout au plus, un moyen secondaire, ajoutons : impuissant, dans l'immense majorité des cas.

RÉVULSIFS CUTANÉS

Soit pour faire tomber la fièvre, soit pour calmer les douleurs, soit pour faire cesser les vomissements, on peut dire que les révulsifs cutanés ont été employés sur une vaste échelle : sinapismes, bains locaux ou généraux sinapisés, ventouses sèches ou scarifiées, vésicatoires, injections hypodermiques de morphine, etc. etc., tout a été mis en œuvre. Je suis d'avis de continuer l'usage de ces moyens secondaires ; recourant d'abord au sinapisme, n'employant le vésicatoire, que lorsque ni les frictions, ni les embrocations, ni la rubéfaction n'ont pu obtenir une amélioration. Mais, je le répète, ce sont là seulement des moyens secondaires, et sur lesquels on ne saurait fonder grande espérance pour le soulagement définitif ; néanmoins, le peu de bien qu'ils peuvent faire n'est pas à dédaigner dans une situation aussi précaire, que celle des malheureux qui sont à la première période de la fièvre jaune.

TRAITEMENT DE LA RÉMISSION

Lorsque la période fébrile touche à sa fin, il n'y a, pour ainsi dire, qu'à attendre la guérison dans les atteintes légères ; mais les accidents sont si proches, et tellement à redouter, dans les cas de moyenne et de grande intensité, qu'il était naturel de songer à gagner la maladie de vitesse, pour ainsi dire, de manière à prévenir, si c'est possible, les complications. Sans doute, une telle pensée est parfaitement logique ; mais malheureusement, jusqu'ici nous n'avons aucun moyen réellement efficace à notre disposition. Nombre de médecins ont pensé que le quinquina, et surtout la quinine, devaient être employés dès le moment de la rémission, espérant ainsi empêcher l'arrivée de la seconde période ; hélas ! leurs espérances ont été déçues. Bally, déjà, leur a dit, que ces agents sont plutôt nuisibles qu'utiles, qu'ils hâtent l'apparition de l'ictère et de vomissements noirs, de sorte qu'il est prudent de ne pas les employer.

Je crois qu'au moment de la rémission, le rôle du médecin est extrêmement limité, toute médication énergique me paraît contre indiquée, pour ma part ; et je pense que le mieux est de surveiller la température, pour tâcher de la faire descendre, aussi bien et aussi vite que possible, dans les environs des chiffres physiologiques, à l'aide des moyens très ménagés : de la balnéation, des boissons tempérantes légèrement laxatives, et rien de plus. Quant à ce qui touche l'alimentation, il faut être excessivement prudent, et se souvenir que, s'il est très nécessaire de soutenir les forces, il ne faut pas, dans aucun cas, irriter un estomac trop susceptible déjà. Donc, tout aliment solide et même fortement nutritif, doit être proscrit. Trop souvent, malgré les plus · grandes précautions employées, des accidents se montreront, il sera alors nécessaire de faire rapidement une médication active ; mais jusqu'à ce que l'attaque ait commencé, qu'on me passe le mot, je crois qu'il faut rester sur la défensive, de peur de faire plus de mal que de bien.

MÉDICAMENTS ET MÉDICATION DE LA SECONDE PÉRIODE

Nous avons vu, en faisant la description des phénomènes morbides de la fièvre jaune, qu'il y a une différence très marquée entre les deux périodes de la maladie ; aussi, comprend-t-on, *à priori*, que les mêmes agents thérapeutiques ne sont pas également de mise, aux divers moments de son évolution.

Si nous avons vu un assez grand nombre de médicaments être préconisés dans le traitement de la première période, *à fortiori*, allons-nous en rencontrer beaucoup dans celle-ci ; et nous pensons que pour ne pas rendre notre exposition aride, autant qu'obscure, il nous faut grouper les agents thérapeutiques sous certains chefs. Ainsi par exemple, nous parlerons :

A. — Des moyens employés contre l'adynamie ;
B. — La médication opposée aux accidents cérébraux ;
C. — Les anti-vomitifs ;
D. — Les anti-hémorrhagiques ;
E. — Les agents de l'alimentation, etc. etc.

Sans doute, ces coupures sont absolument artificielles. Tel moyen agit, non seulement dans tel sens, mais encore dans tel autre ; la classification peut être faite, à volonté, de mille manières, attaquée victorieusement, à chaque pas, par des arguments excellents, quelle qu'elle soit ; mais néanmoins, nous conservons ces divisions, ayant fait, dès le premier moment, la réserve qu'elles n'ont absolument pour but, que de nous fournir un moyen de passer en revue les divers moyens thérapeutiques, qui peuvent être de mise, dans la seconde période de la maladie.

A. — MOYENS PROPOSÉS CONTRE L'ADYNAMIE QUI CONSTITUE LE FOND DE LA FIÈVRE JAUNE ARRIVÉE A LA DEUXIÈME PÉRIODE

Au premier rang, nous allons parler du quinquina et de la quinine ; nous dirons, ensuite, un mot de l'emploi du lait, qui agit, dans ce cas, autant comme médicament que comme aliment, et enfin, nous ne ferons qu'énumérer quelques-uns des autres agents qui ont été essayés.

Quinquina et quinine

Déjà, dans le courant du siècle dernier, on préconisait l'emploi de quinine en poudre, dans la seconde période de la fièvre jaune. On agissait, dans ce cas, comme pour la fièvre paludéenne ; et comme on savait qu'il faut donner des doses massives pour éviter les accidents dans les atteintes malariennes, on administrait, dans la maladie actuelle, des quantités vraiment considérables, puisqu'on est allé jusqu'à huit onces, c'est-à-dire 240 grammes de poudre en vingt-quatre heures. Lorsque la quinine a été découverte, on l'a employée d'autant plus volontiers qu'il était de notoriété, que les grandes quantités de poudre de quinquina pinçaient l'estomac, favorisaient le vomissement, etc. etc. Les idées de Chervin aidant, on employa cette quinine de toutes les manières : doses fortes, faibles, par la bouche, par l'anus, en peu de temps, longuement continuées, etc. etc. Mais disons d'un mot, qu'on n'a obtenu aucun bon résultat, en définitive. Les succès signalés par un expérimentateur ne se sont pas reproduits dans les mains des autres. A mon avis, l'expérience est bien suffisamment faite aujourd'hui. Il faut rayer la quinine du traitement de la fièvre jaune, soit au moment de la rémission, soit pendant la seconde période. Elle est inutile dans les cas légers, pernicieuse dans les cas graves. Sans doute, il faut faire la réserve : que lorsque le paludisme existe en même temps que le typhus amaril, chez un individu, la quinine est nécessaire contre l'empoisonnement malarien. Mais qu'on ne s'y trompe pas, cette réserve est presque du pur champ de la théorie, j'oserai dire ; car, pour une fois, où les deux maladies existent réellement, on en voit cent, où le paludisme est tellement relégué loin, que la quinine n'est pas indispensable contre lui, tandis qu'elle est du plus mauvais effet contre la fièvre jaune. Le quinquina a été donné comme tonique, seulement sous forme d'extrait, à doses légères, dans le cours de la seconde période. On ne peut trouver qu'il soit absolument contre indiqué. Mais, prenons-y bien garde, il ne faut pas que son emploi réveille l'idée d'une action fébrifuge ; et même dans ce cas, la crainte de lui voir faire révolter l'estomac me rend extrêmement réservé pour le conseiller. Les toniques, quels qu'ils soient, depuis le quinquina jusqu'au vin, sont dangereux, par les vomissements qu'ils peuvent provoquer ; à ce titre, les autres agents de reconstitution, et en particulier les liquides alimentaires : jus de viande, lait, me semblent beaucoup plus souvent indiqués, ou du moins beaucoup moins dangereux.

La perchlorure de fer a été employé à la dose de 50 centigrammes à 1 gramme de solution normale, pour 100 grammes de liquide, dans le traitement de la fièvre jaune ; il a paru bien faire dans les cas d'adynamie ou d'accidents cholériformes. Nous avons vu (page 814) que Faget fils en fait un grand éloge ; j'approuve volontiers son emploi, mais à condition qu'on aura bien rigoureusement évité son action topique irritative, et qu'il n'empêchera pas l'emploi des autres reconstituants, tels que le lait, le bouillon, etc. L'alcool a été mis en œuvre sous toutes les formes : tafia pur ou étendu, vin simple ou médicamenteux, rouge ou blanc ; le vin de champagne, frappé ou non, a paru souvent très utile, etc. M. Jaccoud préconise la potion alcoolique. Pour ma part j'ai eu recours à maintes formes de potions alcooliques, et particulièrement à la potion de Todd, plus ou moins modifiées : Rhum et madère, par parties égales, suffisamment édulcorées par du sirop, au gré des malades, ainsi qu'au vin de Champagne ou aux autres vins blancs ; le vin rouge m'ayant souvent paru irritant quand il contenait quelque peu de tannin. Je puis dire comme mes prédécesseurs : Nous n'avons pas sauvé tous ceux auxquels nous l'avons donné, bien loin de là ; mais néanmoins, nous pensons que c'est un moyen utile, et nous voudrions voir combiner, l'alcool et le vin blanc avec le lait et le thé de bœuf, le jus de viande, et les diverses préparations de

peptone, etc. etc.,comme base du traitement de la seconde période.

Lait

Depuis une vingtaine d'années, il y eut un revirement remarquable dans les idées des médecins, des hygiénistes, et du vulgaire même, au sujet du lait : il était naturel qu'on songeât dès
lors, à lui dans le traitement de la fièvre jaune. Le Dr Naegeli
l'a mis en contribution dans les épidémies de Rio, depuis 1870,
et s'en est très bien trouvé ; le professeur Jaccoud (*loc. cit.*,
p. 693), le préconise, et propose de le donner, en aussi grande
abondance que possible, pour entretenir la diurèse, en même
temps que pour soutenir les forces du malade.

Les faits sont encore très peu nombreux en faveur de ce moyen
alimentaire autant que thérapeutique. Néanmoins, pour ma part,
je suis tout à fait porté à lui prêter une action excellente. Je l'ai,
en effet, employé assez souvent, dans la seconde période de la
fièvre inflammatoire grave, qui, on s'en souvient, m'a paru être
identique à la fièvre jaune moyenne, pour avoir une opinion bien
arrêtée, et toute en sa faveur.

Strychnine, arsenic

On a donné des préparations de strychnine, comme excitant
tonique, dans la seconde période de la fièvre jaune. La dose préconisée est de 1 à 2 centigrammes, divisés en quatre granules,
à prendre de trois en trois heures. On a aussi conseillé l'arsenic sous forme de liqueur de Fowler, de Pearson, de Bou-
din, etc. etc. Les résultats n'ont pas été tellement marqués
qu'on doive fonder une grande espérance sur leur usage. —
J'avoue, pour ma part, que les toniques alimentaires me paraissent préférables, dans le cas actuel.

B. — Moyens employés contre les accidents cérébraux.

Les accidents nerveux, et particulièrement ceux qu'on appelle
cérébraux, sont assez fréquents, et constituent un des dangers
assez habituels de la maladie, pour avoir préoccupé les médecins.

Les antispasmodiques de toute sorte : musc, castoréum, camphre, valériane, éther, assa-fœtida, oxyde de zinc, etc., ont été mis en œuvre. Ils n'ont produit que des résultats très contestables. Mais remarquons que le cas est tellement grave, sinon désespéré, que si on trouvait un médicament sûrement utile, on aurait découvert, non seulement un spécifique contre la fièvre jaune, mais presque, pourrait-on dire, un remède contre les accidents des fièvres graves. Par conséquent, on recourra, dans l'avenir comme par le passé, à tous ces médicaments, sans plus de succès, mais, aussi, avec la même insistance. Lefort réveillait les malades plongés dans le coma, par le cautère actuel, appliqué au rouge-blanc, au sinciput et à la nuque. Le marteau de Mayor, pourrait peut-être produire les mêmes résultats ; mais il n'y a là encore qu'un moyen des moins assurés, destiné, je crois, à rester dans le traitement à titre de mémoire, à côté du moxa, de l'électro-puncture, etc. Les sinapismes, les vésicatoires, ont été préconisés ; sans avoir produit de meilleurs résultats que les autres agents trop souvent impuissants.

C. — Moyens employés contre le vomissement

On a cherché, par tous les moyens possibles, à empêcher le vomissement qui constitue un des accidents si dangereux de la seconde période. Tous les anti-spasmodiques pourraient être cités ici. Les boissons gazeuses, les potions anti-émétiques, les opiacés, les révulsifs externes, depuis le synapisme jusqu'au vésicatoire ou au cautère, passant par l'injection hypodermique. Mais l'effet produit est malheureusement trop souvent impuissant à conjurer les accidents.

D. — Moyens proposés contre les hémorrhagies

Les tanniques, les astringents, les acides minéraux ou végétaux, ont été employés, *intrus et extra*, comme toniques, ou bien comme styptiques locaux, pour prévenir ou combattre les hémorrhagies. Ai-je besoin de les énumérer? C'est inutile, je crois, devant ultérieurement parler de ceux d'entre eux que nous voudrions mettre en œuvre, le cas échéant.

E. — Alimentation

Dans une maladie, où les forces du malade sont déprimées jusqu'à la dernière limite, l'alimentation, pendant la seconde période, est capable de produire de bons effets ; malheureusement, la tendance aux vomissements est si grande que cette alimentation est le plus souvent impossible. Dans tous les cas, il faut tâcher de nourrir les sujets pour leur donner les forces nécessaires ; tous les médecins ont cherché à obtenir ce résultat, en évitant, autant que faire se peut, l'écueil du vomissement.

« J'ai vu, dit M. Cornillac (*loc. cit.*, p. 744), en 1857, pendant l'épidémie de la fièvre jaune, un marin de commerce, d'une rare énergie, qui guérit après avoir vomi cinq jours de suite ; mais les vomissements étaient chez lui assez espacés ; dans l'intervalle, il prenait du potage gras, qu'il avait obtenu à force d'insistance, et que le médecin lui avait accordé, le croyant perdu. Je n'oublierai jamais cet homme : hâve, couvert de matière noire et du sang de l'hémorrhagie linguale qui coulait de chaque commissure de ses lèvres, rejetant avec des efforts douloureux, presque toutes les deux heures, des flots de vomissements noirs, mêlés au potage qu'il venait d'avaler, et dont une certaine partie était digérée ; puis, se recouchant pour se reposer un moment, et prenant de nouveau sa cuillère, pour puiser dans l'écuelle que la sœur avait soin de garder constamment près de son lit. » Cette observation de mon savant camarade n'est-elle pas de nature à nous montrer qu'il faut insister le plus que l'on peut sur l'aliment des sujets arrivés à la seconde période de la maladie?

TRAITEMENT DE LA CONVALESCENCE

La convalescence de la fièvre jaune est plus ou moins facile, suivant que l'atteinte a été plus ou moins grave ; mais elle ne présente rien de spécial. Elle ressemble à la période de répartition de toutes les pyrexies essentielles, et, à ce titre, ne doit pas nous occuper plus longtemps car nous n'aurions ici qu'à répéter ce qui a été dit pour toute convalescence des maladies ayant fait courir de grands dangers.

TRAITEMENT QU'IL PARAIT RATIONNEL D'APPLIQUER A LA FIÈVRE JAUNE, DANS L'ÉTAT ACTUEL DE NOS CONNAISSANCES.

Mon étude sur la fièvre jaune n'atteindrait pas le but pratique que je me suis proposé en l'entreprenant, si, après avoir passé en revue les divers traitements, médicaments et médications qui ont été proposés contre la maladie, je ne résumais pas mon opinion personnelle, en spécifiant : ce qu'il me paraît rationnel de conseiller aux praticiens, qui se trouveront en présence de ses atteintes.

INDICATIONS A REMPLIR

Un des premiers points à élucider, lorsqu'on parle du traitement de n'importe quelle maladie, et, par conséquent, de la fièvre jaune, c'est de déterminer quelles sont les indications à remplir. — Dans quelle direction doit-on chercher à lutter contre la maladie ? comment pense-t-on qu'on pourra atteindre la guérison ? — Voilà, assurément, la question qu'il est nécessaire de se poser, dès le début.

Les praticiens du commencement de ce siècle et de la fin du siècle dernier : Savarési, Gilbert, Dariste, Rochoux, voyaient dans le traitement de la fièvre jaune, trois indications à remplir :

1° Calmer l'irritation au début de la maladie, et débarrasser le tube digestif, si la chose paraît nécessaire ;

2° Soutenir les forces dès que la fièvre a diminué d'intensité ;

3° Remédier aux accidents nerveux et putrides de la seconde période.

Jusqu'au moment où, d'une part, quelques observateurs furent frappés de la ressemblance extrêmement remarquable qu'il y a entre la fièvre jaune et l'empoisonnement par le phosphore, et se rangèrent à l'idée qu'il y a là un empoisonnement chimique ; que, d'autre part, un grand nombre de travailleurs posèrent, au contraire, la question de la nature zymotique de la maladie, la question des indications thérapeutiques n'avait pas changé ; et pour être formulées dans des termes différents, elles restaient au fond les mêmes. Mais, la pensée de l'empoisonnement chimique, et celle des germes morbides, cause de tout le mal, par le fait de leur évolution, a fait ajouter à ces indications des temps passés, d'autres détails que nous ne pouvons plus négliger aujourd'hui de signaler, bien qu'il n'en soit encore résulté aucun bénéfice pratique pour les malades, jusqu'ici. Par conséquent, les indications précitées peuvent être spécifiées de la manière suivante :

A. — Combattre l'empoisonnement zymotique ou chimique ;

B. — Calmer les phénomènes réactionnels de la période du début;

C. — Épargner, dans la limite du possible, les forces vitales du sujet, pour qu'elles puissent lutter contre l'aggression morbide;

D. — Lutter contre les accidents congestifs, nerveux ou putrides, de la seconde période.

Le traitement de la fièvre jaune consiste, en somme, aujourd'hui en deux catégories de moyens: d'une part, ceux qui cherchent à détruire ou stériliser les germes amarils, d'autre part, ceux qui s'adressent aux symptômes pour les combattre pied à pied. Telle est la médication qui paraît rationnelle pour le moment, en attendant que nos connaissances sur la nature de la maladie, et sur la signification de ses phénomènes morbides, se soient accrues de nouvelles acquisitions.

Si nous songeons à ce que nous ont appris la symptomatologie, l'anatomie pathologique et l'étiologie de la fièvre jaune, nous pouvons nous représenter son mécanisme de la manière suivante : des germes amarils, assaillent l'individu ; ayant l'air pour véhicule dans un certain nombre de cas, sinon toujours (faits du Nicolino au lazaret de Marseille en 1821 ; — du tailleur de pierres de Saint-Nazaire en 1861, etc., etc.), ces germes vont produire des altérations anatomiques, dans la muqueuse de l'estomac, et y pulluler.

En présence de cette aggression, se produit une première période de fièvre violente, qui est la réaction de l'organisme faisant effort pour éliminer l'ennemi qui l'attaque ; si cet effort est couronné de succès, on a eu seulement affaire à la fièvre bilieuse inflammatoire ou à la fièvre jaune légère, c'est-à-dire du premier degré, et la convalescence survient sans retard. Si, au contraire, cet effort de réaction vitale est partiellement ou totalement impuissant, les germes continuent à pulluler et à évoluer, empoisonnant plus profondément encore l'organisme; — et, alors, surviennent des localisations morbides qui constituent la seconde période : accidents qui sont dus aux altérations anatomiques de divers organes, ainsi qu'aux décompositions, dont les parenchymes et les liquides du corps sont le siège.

On comprend par cet exposé, combien le traitement, par les moyens thérapeutiques à notre disposition, jusqu'ici, est condamné à être souvent insuffisant et stérile même ; il faudrait pouvoir agir, dès le début, contre les germes, agents générateurs de la maladie ; et, au cours de leur évolution, contre les altérations des solides et des liquides qu'ils entraînent. Le moment le plus efficace pour traiter le sujet, serait donc la période d'incubation ; c'est-à-dire: qu'il faudrait traiter la maladie avant que l'individu ne soit malade, qu'on me passe le mot ; et malheureusement rien ne nous révèle l'empoisonnement amaril, à ce moment. Lorsque nous voyons cet empoisonnement se manifester par des symptômes morbides, une grande partie du mal est déjà faite. Donc, dès les premières manifestations apparentes de la maladie, il est déjà bien tard pour agir efficacement ; il est trop tard, le plus souvent. Néanmoins, on comprend, par la pensée, que le rôle du médecin peut être encore prépondérant, quelquefois, pour la guérison ; il est assurément utile, du moins, dans une certaine mesure. En revanche, avec ce que nous avons déjà dit, on comprend que, lorsque la période de localisation se présente, le mal est fait déjà depuis bien longtemps dans les organes ; les désordres sont souvent irrémédiables, de sorte que la thérapeutique doit être bien impuissante trop fréquemment. Que pourront, en effet, les hémostatiques, quand les capillaires se rompent sous la pression du sang, par le fait de la dégénérescence graisseuse ? Que feront les diurétiques, si le rein est stéatosé déjà ? Quelle action auront les médicaments contre des ptomaïnes qui se développent dans le sang ou dans les organes pour venir empoisonner secondairement, et à nouveau l'individu ? On le voit, la médication des symptômes, toute rationnelle qu'elle paraisse à première vue, a grandement la chance d'être impuissante en pareil cas ; elle ne mérite d'être employée, que par ce qu'on se pose cette question: que pourrait-on faire, sinon abandonner le malheureux à une mort sans combat du médecin, si on n'y recourait pas ?

Nous entrons dans ces détails, pour rappeler, si besoin est, ceux qui espèreront avoir trouvé un moyen toujours efficace de guérison à la triste réalité; mais il ne faut pas que notre aveu de faiblesse nous réduise à l'impuissance ou au découragement. Le rôle du médecin est de lutter sans jamais désespérer ; et même alors que ses efforts ne sont couronnés d'aucun succès, son devoir est de combattre, sans laisser le malheureux malade sans défense, soit réelle soit imaginaire, même, contre la souffrance et la mort. Et tout d'abord, en parlant du traitement de la fièvre jaune, je veux appeler l'attention sur un détail très important qu'il ne faut pas perdre de vue un seul instant, dans le cas qui nous occupe. Une des choses qui ont le mieux ressorti de l'observation des épidémies récentes, c'est l'infection des locaux, et la gravité de la maladie qui en résulte ; elle est tellement bien mise en lumière aujourd'hui, que la première préoccupation que doit avoir le médecin, dès qu'il est en présence du typhus amaril, c'est de faire disparaître ces foyers d'infection, sachant bien qu'à mesure qu'il les atténuera, il verra non seulement les atteintes futures être moins nombreuses, mais encore celles qui existent déjà, être moins graves. La meilleure chance de guérison que l'on puisse donner à un malade de fièvre jaune, est, toutes choses égales d'ailleurs, l'isolation ; telle est la proposition qu'on peut formuler de la manière la plus catégorique aujourd'hui, s'appuyant sur des centaines d'expériences. Par conséquent, il faut, avant toute chose, songer aux moyens d'obtenir cette isolation absolue, si c'est possible, ou au moins relative. Ajoutons aussi que, de tout temps on a remarqué : que les malades qui arrivaient à l'hôpital, dès le début de la maladie, avaient beaucoup plus de chances de guérir que ceux qui restaient chez eux, à la caserne, ou sur leur navire, pendant un certain temps ; donc, il découle de cela : que les premiers soins doivent être aussi rapprochés que possible de l'invasion du mal.

Entrons maintenant dans les détails de la thérapeutique ; et pour la commodité du lecteur je suivrai le même ordre d'exposition que précédemment : je parlerai du traitement de la première période, de celui de la période de transition, enfin de ce qu'il faut faire, pendant la seconde période.

TRAITEMENT DE LA PREMIÈRE PÉRIODE

Commençons par dire que ce traitement peut varier soul'influence de deux facteurs différents. — *A*. les diverse manières d'être de l'individu ; — *B*. Les conditions générales : saison, constitution médicale, milieu, allures épidémiques, etc. etc. — Ces deux facteurs réagissent, on le sait, très puissamment sur la marche, la gravité de la maladie, et par conséquent sur les indication thérapeutiques. Heureux le malade, dont le médecin aura apprécié avec le moins de tâtonnement, la situation, pour choisir entre les divers agents thérapeutiques, et les employer dans la mesure convenable, pour réussir. Il est triste de dire, que c'est par le tâtonnement, qu'on arrive à déterminer le moyen utile, quand on songe que la vie des individus est si directement en cause ici. Mais est-il possible de faire mieux, dans l'état actuel de nos connaissances ? Hélas, non ; et alors, contentons-nous d'une arme aussi imparfaite, en attendant que nous en ayons une meilleure à notre disposition.

Les individus atteints par la fièvre jaune peuvent se partager en trois groupes distincts, pour le traitement : *A*. ceux qui sont forts, vigoureux, plus ou moins pléthoriques, et présentent les phénomènes réactionnels du début avec une grande intensité ; *B*. ceux qui sont plus ou moins faibles, débilités au préalable, et chez lesquels ces phénomènes réactionnels sont moins accusés, quoique encore assez marqués ; *C*. ceux, enfin, qui, forts ou faibles, subissent une atteinte à début insidieux, c'est-à-dire chez lesquels les phénomènes de la seconde période semblent enjamber, dès le début, sur ceux de la première. A la rigueur, on pourrait dire que les malades se partagent en deux catégories : ceux qui ont une atteinte franche, ceux qui ont une atteinte insidieuse ; mais le mieux, pour les détails du traitement, est de conserver les trois catégories précitées. D'autre part, les conditions générales extérieures à l'individu se partagent aussi en deux catégories : *A*. ou bien, on se trouve dans un moment, où la température est élevée, l'état hygrométrique et électrique de l'air aggressif contre l'organisme ; — *B*. ou bien, au contraire, la température tend à s'abaisser, et l'état de l'air est favorable à cet organisme. A la rigueur, il y aurait donc, six cas : 1° celui d'un individu fort et vigoureux, atteint franchement pendant que la température est élevée, et dans de mauvaises conditions atmosphériques ou de milieu ; 2° celui d'un individu fort et vigoureux atteint franchement pendant que la température tend à baisser et dans de bonnes conditions atmosphériques, ou de milieu; 3° celui d'un individu de complexion ordinaire, ou faible, atteint franchement pendant que la température est élevée, et dans de mauvaises conditions atmosphériques, ou de milieu; 4° celui d'un individu de complexion ordinaire ou faible, atteint franchement pendant que la température tend à baisser et dans de bonnes conditions atmosphériques, ou de milieu; 5° celui d'un individu fort ou faible atteint insidieusement, pendant que la température est élevée, etc. etc.; 6° celui d'un individu fort ou faible atteint insidieusement pendant que la température s'abaisse, etc. etc. Mais, en somme, ces six cas peuvent se réduire à trois: 1° le cas d'un individu fort, atteint franchement; 2° celui d'un individu plus ou moins faible, atteint franchement; 3° celui d'un individu fort ou faible, atteint insidieusement. C'est cette division que je suivrai.

PREMIER CAS

Nous supposons un individu-jeune, robuste, pléthorique, arrivé depuis peu d'Europe, si on se trouve dans un pays tropical; ayant tous les attributs d'une vigoureuse sanguinité, si on est dans un pays tempéré. Par ailleurs, la température est élevée, l'état hygro-électrique de l'air est désagréable; le milieu est mauvais, en d'autres termes. Cet individu atteint violemment, présente presque subitement une face vultueuse, les yeux très rouges, une céphalalgie très forte, avec des battements dans les tempes, ou la sensation d'un cercle de fer, ou une calotte de plomb, il a de violentes douleurs aux reins ou dans les membres, un appareil fébrile intense; en un mot, il a la forme inflammatoire bien caractérisée. La première pensée qui viendra au médecin, nous l'avons dit, est celle d'une déplétion sanguine.

La chose est tellement vraie, qu'à part quelques rares médecins qui se sont abstenus, par parti pris, de toute émission de sang, on a vu à toutes les époques, les praticiens recourir soit à la saignée générale, soit à l'application des sangsues. L'indication paraît formelle, dans ce cas : il faut tirer du sang. — Et alors la question se pose ainsi : faut-il employer la saignée ?

faut-il recourir aux sangsues? faut-il appliquer des ventouses scarifiées?

Dans mes études sur la fièvre jaune au Sénégal, et sur la fièvre jaune à la Martinique, j'ai déjà dit que, pour ma part, je préférais la saignée pour trois motifs : 1° parce que l'on sait mieux quelle est la quantité de sang que l'on tirera ; 2° parce qu'on arrive plus vite à la dose voulue, et, en particulier, à la sidéraration passagère de l'individu, si on veut employer la phlébotomie syncopale ; 3° parce que pour le temps de la seconde période, on ne prépare pas une multitude d'ouvertures capillaires par lesquelles l'hémorrhagie en nappe pourra se reproduire. Ces raisons font que les sangsues et les ventouses scarifiées me paraissent constituer un moyen de nécessité accidentelle, tandis que la saignée est le moyen ordinaire. La saignée doit donc, je crois, être préférée, dans la très grande majorité de ces cas; mais il y a maintes manières d'employer la saignée ; nous avons en présence au moins quatre méthodes proposées par des praticiens de la plus haute valeur : *A*. l'abondante saignée faite le plus près possible de l'invasion, et non renouvelée ; *B*. l'abondante saignée, renouvelée jusqu'à la fin de la première période ; *C*. la petite saignée, perturbatrice au début, pour faire survenir une légère détente passagère, pendant laquelle on essaiera les purgatifs ; *D*. la petite saignée, répétée plus ou moins de fois, et cherchant à poursuivre la fièvre jusqu'à la rémission.

On trouverait d'excellentes raisons en faveur de chacune de ces diverses manières de tirer du sang dans la fièvre jaune, et on a l'appui d'autorités également imposantes; de sorte que, jusqu'à plus ample informé, on est un peu obligé de suivre son inspiration personnelle. Or, voici la mienne, formulée déjà dans mes études précitées. 1° Je dois déclarer que, malgré ce qu'on a dit et répété bien souvent contre la saignée, je recourrais à elle dans la plupart des cas, survenant chez des individus de forte complexion, si je me trouvais de nouveau, en présence de la fièvre jaune ; 2° suivant le cas, je pratiquerais des saignées plus ou moins abondantes, ayant une certaine prédilection pour la première et la quatrième méthode dont je viens de parler. Ainsi, si je me trouvais en face d'un individu fort jeune et convenablement vigoureux, je n'hésiterais pas à faire l'essai. Mais remarquons-le bien, en présence d'une atteinte accompagnée

d'une forte réaction fébrile, ce n'est pas un essai timoré et hésitant que je voudrais faire ; ce serait une tentative hardie, énergique et complète, car je crois fermement : que c'est à ce prix
là, seulement, qu'il faut espérer quelques bons résultats de cette
pratique. En présence donc d'un cas de fièvre jaune avec forte
réaction fébrile, et, répétons-le pour le bien spécifier, au moment
même de l'invasion, c'est-à-dire dans les trois, ou quatre
premières heures de l'atteinte, au plus tard, j'ouvrirais largement
la veine du bras ou l'artère temporale ; et je ferais une saignée
copieuse et large, ayant en vue l'avortement, pour ainsi dire,
de la maladie, et ayant pour limite la menace de syncope. Si
cette première saignée provoquait une sédation bien marquée, je
n'hésiterais pas à la renouveler deux, trois, quatre heures après,
si je voyais poindre une nouvelle poussée fébrile, après une
bonne détente. Mais pour cette seconde fois, je me déciderais,
après plus grande réflexion ; cette seconde saignée serait moins
abondante. Désormais je n'emploierais plus, chez ce malade, des
émissions sanguines pour ne pas trop l'affaiblir, d'autant qu'après
dix-huit ou vingt-quatre heures de fièvre amarile, la saignée
n'est plus guère indiquée que dans les circonstances tout à fait
exceptionnelles, dans un but spécial, et dans tous les cas à très
faibles doses alors. Ai-je besoin de faire remarquer que, si je
ne voyais pour la première fois le malade que quinze, dix-huit,
vingt-quatre heures après l'invasion, les émissions sanguines
ne me paraîtraient plus indiquées : qu'exceptionnellement et à
faible dose ?

Qu'on me permette, pour bien graver ma proposition dans
l'esprit, de la formuler de la manière suivante : A mon avis,
la saignée, large et abondante, est, pour ainsi dire, un moyen
d'infirmerie à mettre en pratique, dès la première heure de
l'atteinte, car bientôt, et le plus souvent, lorsque le sujet est
apporté à l'hôpital, le moment opportun est passé. On me dira
qu'il est assez rare de voir, de nos jours, des individus assez
vigoureux pour supporter une très abondante saignée ; je
répondrai que non. Et la preuve, c'est que du temps de la
doctrine physiologique, quand on saignait à outrance, on a
bien souvent saigné des anémiques, sans les tuer sur le coup.
On m'accordera que, dans le moment présent, le danger est
assez considérable, pour que nous ne nous laissions pas arrêter

par des considérations d'un intérêt moins immédiat, qu'on me passe le mot. Si j'ai bien fait comprendre ma pensée, on voit que chez les sujets forts, vigoureux, jeunes et présentant une réaction fébrile très accentuée, je suis assez résolument le partisan d'une large, abondante saignée, pratiquée au moment le plus rapproché possible de l'invasion du mal, et alors qu'il n'y a encore dans le corps, qu'une *lésion dynamique* dans la circulation des organes, si je puis m'exprimer ainsi.

Quel est mon but en faisant ainsi? Est-ce de soustraire la plus grande quantité possible de sang vicié, tout à fait au début de la maladie? Si je répondais affirmativement, on trouverait mon argumentation misérable, car on m'objecterait, une fois de plus : ou bien, que le sang n'est pas encore vicié au début de la maladie; ou bien que, pour débarrasser l'organisme de ce sang vicié, il faudrait pouvoir soustraire tout le sang sans détruire la vie. Aussi répondrai-je : ce n'est pas pour enlever plus ou moins le sang vicié, mais pour produire un immense ébranlement de l'organisme ; peut-être en mettant ainsi cet organisme dans des conditions moins favorables pour la rapide pullulation des germes; dans tous les cas, pour rester dans le champ de la pratique et sans théoriser, en espérant ainsi faire avorter, dans certains cas, des atteintes graves, par une pareille manière d'agir. Je ne dois pas manquer de rappeler, enfin, qu'il n'y a pas de méthode absolue, de règle immuable dans la fièvre jaune; de sorte que si, en principe, je suis pour une abondante saignée, faite absolument dans les premières heures, j'estime que, suivant les moments, les constitutions médicales, les individus, une des autres combinaisons peut être préférable.

La forte saignée ne peut pas toujours être pratiquée chez les malades, au début de la fièvre jaune, me dira-t-on, soit parce qu'ils sont trop faibles d'une manière générale, soit pour telle autre considération; ou bien encore, parce qu'une émission sanguine, même modérée, fait tomber suffisamment la fièvre réactionnelle. Je répondrai qu'en définitive, comme l'objectif est de combattre cette fièvre réactionnelle, si on l'obtient à moins de frais, c'est tout bénéfice.

Quoi qu'il en soit, et répétons-le encore, pour le faire bien comprendre, il ne faut pas le perdre un instant de vue : la saignée n'a pour but que d'amener la détente ; détente durable, si la maladie est pour ainsi dire jugulée et avortée ; détente passagère, si elle résiste à la thérapeutique qui lui est opposée. Dans tous les cas, cette détente est l'objectif que le médecin a en vue, et qu'il doit chercher à obtenir par tous les moyens possibles. Donc, si quelques heures après la saignée, copieuse ou modérée, on voit une tendance à la réapparition de la fièvre, une nouvelle saignée peut être tentée, et cela peut se répéter même une troisième fois, si l'indication est bien évidente à l'esprit du médecin.

L'utilité de la saignée du début, et, dans certains cas, des saignées répétées peut-être expliquée, peut-être de la manière suivante, qui n'est qu'une théorisation, une hypothèse peu solide, mais, néanmoins, qui paraît assez logique pour qu'on y prête quelque attention. Un des phénomènes les plus remarquables, et vers lequel, le médecin doit avoir l'esprit tendu, lorsqu'il se trouve en présence d'un individu atteint de fièvre jaune, c'est la sécrétion urinaire. En effet, pendant la première période, il paraît y avoir un état congestif général qui, du côté des reins, diminue et même, arrête chez quelques individus, la sécrétion urinaire, et empêche le sang de se débarrasser d'éléments nuisibles, qui l'altèrent. Or, dans ces cas, la saignée apportant une perturbation sensible dans la tension vasculaire, paraît aider au retour, au moins momentané, de la fonction, et, par conséquent, permettre et favoriser une dépuration du sang, très favorable, par la voie uro-poiétique.

Une fois l'esprit lancé vers cette hypothèse, que les faits semblent montrer comme possible, on comprend très bien, que la forte saignée du début, soustrayant du sang vicié directement, facilitant la dépuration par le rein, secondairement mettant peut-être l'organisme dans de moins bonnes conditions pour la pullulation des germes, diminue assez l'empoisonnement amaril, sous lequel se trouve le sujet, pour que la nature puisse lutter avec succès, dans bien des circonstances ; et qu'on assiste alors à un véritable avortement de la maladie. Pour les cas, où telle ou telle condition a fait, qu'au lieu de la saignée abondante, le médecin a employé les saignées modérées et successives, le mécanisme est le même : c'est un aide que la thérapeutique vient apporter, de temps en temps, à l'organisme tendu par la maladie ; organisme qui, détendu ainsi brusquement, par le changement dans la tension vasculaire, voit rétablir, pour un moment, cette sécrétion urinaire dépuratrice, et peut-être aussi, n'offre pas un champ suffisamment fertile à la pullulation des germes ; toutes conditions qui ont une importance capitale, dans le cas présent, pour l'issue favorable de la maladie. — Quelque jour, les physiologistes souriront, en lisant cette explication, comme nous sourions aujourd'hui en lisant les explications données par les auteurs des siècles précédents, en matière de biologie. Mais, que ce soit par tel ou tel mécanisme, que le bien soit obtenu, la chose importe peu, dès le moment que le résultat est favorable.

Dès que j'aurais obtenu un peu de détente par la saignée unique ou les saignées répétées, je recourrais au purgatif : l'huile de ricin, avec les accessoires indiqués précédemment : bains, lotions, applications froides sur la peau, boissons tempérantes, acidules ingérées en petite quantité pour ne pas provoquer ou faciliter le vomissement. C'est donc le cas présent que la théorie, basée sur les indications fournies par l'anatomie pathologique, pousserait à faire ingérer, si c'était possible, des liquides capables d'exercer une action microbicide directe sur la muqueuse de l'œsophage et de l'estomac, envahi, d'après quelques bactériologistes, par des microorganismes qui produisent les altérations, probablement pathognomoniques, de la maladie. Dans ces conditions, j'ajouterais volontiers aux tisanes quelles qu'elles soient, eau vineuse, limonade, infusion, de l'acide borique dans la proportion de 2 à 4 grammes pour 100 grammes de liquide.

Pour ce qui est du purgatif, je ne puis que rappeler ce que je faisais à la Martinique en 1875-77, contre la fièvre inflammatoire, dont le traitement est, en somme, absolument le même que celui de la fièvre jaune à la première période, à ceci près : que la bénignité de la maladie permet, de ne pas employer, avec la rigueur nécessaire dans le typhus amaril, les évacuations sanguines. Voici, ce que je faisais à la Martinique, à l'époque dont je parle : Le malade arrivant à l'hôpital au début, c'est-à-dire, six, douze ou quinze, quelquefois vingt-quatre heures après l'atteinte, je prescrivais 30, 45 ou 60 grammes d'huile de ricin émulsionnée : Huile de ricin, une partie, — alcoolé de menthe, une demi-partie, — eau sucrée, une partie, — agiter au moment de boire, sucer aussitôt un ou deux quartiers d'oranges pour débarrasser la bouche du mauvais goût ; rester dans la position horizontale, les yeux fermés, pour éviter ou diminuer les nausées. Si cette dose d'huile était rejetée par le vomissement, j'en faisais donner une seconde immédiatement après ; et si le malade la vomissait encore, je prescrivais 40 grammes de citrate de magnésie, en même temps que je faisais passer un lavement purgatif.

On pourrait essayer, dans le moment dont nous parlons, de donner par la bouche de la térébenthine émulsionnée, 15 grammes dans 100 grammes de véhicule à prendre par cuillerées à bouche d'heure en heure, pour exercer une légère purgation ou exciter la diurèse.

A la Martinique, dès le premier moment, on avait mis des compresses froides sur le front ; des lotions aromatiques, avec une partie d'alcool de menthe pour trois parties d'eau, étaient faites sur tout le corps, de deux en deux heures. Je recommandais au malade de boire le moins possible, surtout par petites gorgées, pour éviter le vomissement, prescrivant une limonade agréable, fraîche, glacée, gazeuse, une limonade cuite, de l'eau aromatisée, des fragments de glace dans la bouche, une infusion chaude, aromatisée ; c'est-à-dire, en d'autres termes, recommandant à la sœur d'étancher la soif sans provoquer des vomissements. Quand il y avait tendance à la congestione encéphalique, des sinapismes, des compresses sinapisées à la moutarde ou à la térébenthine aux membres inférieurs, à la rigueur, quelques sangsues aux mastoïdes pour désemplir les veines de la tête ; quand des nausées existaient, un sinapisme au creux de l'estomac. Des frictions sèches aromatiques ou térébenthinées sur les membres, et aux endroits douloureux quels qu'ils fussent. Lorsque le purgatif avait produit peu d'effet, et que l'amélioration ne s'était pas produite, on donnait un grand bain, à la température agréable au malade. Ce bain était prolongé, réchauffé ou rafraîchi, comme voulait l'intéressé.

Douze ou vingt-quatre heures, on renouvelait le purgatif à l'huile de ricin, dans les cas intenses ; on donnait 40 ou 60 grammes de citrate de magnésie dans les atteintes plus légères, ou quand les vomissements étaient à craindre. Les moyens précités, sauf les sangsues, c'est-à-dire les bains, lotions froides, application glacée sur le front, sinapismes loco dolenti, aux membres inférieurs, boissons agréables en petites quantités étaient continués, avec de grands lavements froids ou frais jusqu'à la détente.

D'après ce que je viens de dire, il y a un instant, on comprend que je pense après bien d'autres, que la sécrétion urinaire doit être surveillée de très près, dans la fièvre jaune ; dès la première période, il faut, sous le prétexte d'examiner les urines chimiquement, faire placer plusieurs verres à expérience à portée du malade, et prescrire de lui faire conserver le produit de toutes les urinations. On se rend ainsi, bien compte, de l'état de cette fonction. Si on voit que la quantité du liquide excrémentiel est minime, on cherche, par les émissions sanguines, les grands bains, les boissons, à changer la tension vasculaire, tandis que par des frictions, ventouses sèches, sinapismes, cataplasmes chauds sur les lombes, on essaie de rétablir le cours des urines dans les proportions convenables ; et ici, comme partout, il faut songer que l'état s'améliore d'autant plus qu'on se rapproche davantage des chiffres physiologiques, et *vice versa*.

DEUXIÈME CAS

Individu plus ou moins faible de complexion, qui est atteint franchement

Dans ce cas, la saignée du début doit être moins abondante, si elle est indiquée. Je dois même spécifier que cette saignée serait à mon avis assez rarement nécessaire, et que, dans le plus grand nombre de circonstances, elle devra être laissée de côté. Les purgatifs se présentent alors à l'esprit, dans les conditions, et avec les détails que je viens de spécifier précédemment. Même chose à dire pour combattre les douleurs et assurer la diurèse.

TROISIÈME CAS

Individus chez lesquels le début est insidieux, et de mauvais aloi

C'est assurément, le cas le plus fâcheux et le plus grave, car il semble repousser l'indication des émissions sanguines d'une manière absolue, et on a moins d'action, alors par ailleurs, sur la sécrétion urinaire. C'est seulement, alors, les purgatifs, les bains frais, qui peuvent être mis en usage ; et nous savons combien ils sont aléatoires dans ces conditions. Mêmes recommandations que pour le premier cas, touchant les douleurs.

RÉSUMÉ DU TRAITEMENT DE LA PREMIÈRE PÉRIODE

Pour nous résumer, car nous ne craignons pas de revenir encore sur ce qu'il faut faire, au risque d'être accusé de nous répéter ; le danger est si grand, que les explications compendieuses me semblent de mise ; pour nous résumer, donc je dirai : dans la première période, si le sujet est vigoureux, pléthorique, et qu'on soit aux premières heures de l'invasion : saignée, en relation pour l'abondance, avec la force de l'individu ; si le sujet est moins fort, et que la congestion encéphalique soit accentuée : sangsues aux mastoïdes ; si le sujet est plus faible, ou les phénomènes du début insidieux : proscription absolue des émissions sanguines.

Dans tous les cas, aussitôt après la saignée, ou d'emblée si on n'emploie pas les évacuations sanguines : donner un purgatif à l'huile de ricin, d'abord et de préférence, au citrate de magnésie ensuite ; parfois essayer la térébenthine émulsionnée. Puis : bains, lotions et applications fraîches sur le corps et la tête, lavements frais ou purgatifs souvent renouvelés, potion digitalée, ou salicylée sinapismes à la moutarde ou à la térébenthine aux membres inférieurs et aux lombes, frictions sèches, ou aromatiques, sinapismes, ventouses, etc. etc., pour poursuivre les douleurs locales ; boissons fraîches ou chaudes additionnées d'acide borique à 2 p. 0/0 Tout cela, doit être continué pendant la première période et jusqu'à la rémission, en insistant plus ou moins, suivant que la fièvre est forte ou qu'elle diminue. Petites saignées, répétées deux ou trois fois, dans quelques circonstances. Enfin, à mesure que la détente paraît devoir arriver, la première chose que l'on cesse est l'administration des purgatifs par la bouche, lavements purgatifs, la potion digitalée ou salicylée.

Il est facile de se rendre compte du but que l'on veut atteindre par une telle médication ; et, en effet, on essaie de faciliter la sécrétion urinaire, de tenir le ventre très-lâche, de diminuer la céphalalgie et les diverses douleurs ; cherchant à combattre les localisations congestives ; on fait tout pour éviter les vomissements ; enfin, on essaie de modérer le plus possible la température et le pouls, pour les ramener aux environs des chiffres physiologiques, dans le plus bref délai.

On voit que je n'ai pas dit un mot de la quinine ; c'est, qu'en effet, à moins que le sujet ne fût manifestement impaludé, je n'y songerais ; et même, je dois dire : je ne voudrais y recourir, que sous la menace d'un accès pernicieux imminent. Car j'estime : que, dans le cas présent, la quinine est un médicament toujours très-dangereux, le plus souvent, même, pernicieux.

TRAITEMENT DU MOMENT DE LA RÉMISSION

Dans les atteintes légères, le moment de la rémission est aussi celui qui précède de peu de temps la convalescence, et il ne réclame, à proprement parler, aucune médication. Le malade accuse un mieux être sensible sous tous les rapports ; il ne reste, pour ainsi dire, qu'à éviter de donner trop vite, et en trop grande quantité, des aliments, de peur de provoquer une révolte du tube digestif, qui serait aussitôt accompagnée d'une recrudescence d'état fébrile, ou des complications qui surviennent dans les cas d'atteintes plus intenses. Quelques légers potages, accompagnés d'un peu de vin, l'usage d'une limonade citrique, l'emploi de très-légers minoratifs, tels qu'un peu de citrate de magnésie, 15 à 18 grammes, ou bien de grands lavements émollients ou légèrement salins, pour favoriser la liberté du ventre, qui est une condition nécessaire pour que la convalescence marche régulièrement et le plus vite possible. Voilà, en peu de mots, la seule thérapeutique de la période de rémission. Mais il faut convenir, hélas ! que trop souvent, l'atteinte est assez grave pour que la rémission ne soit pas suivie aussi simplement de la convalescence ; et, en effet, dès que l'on a affaire à un degré sévère quelque peu, la situation n'est ni aussi favorable ni aussi simple. Tout d'abord, il faut faire remarquer au lecteur que, dans les cas intenses, la rémission n'est pas aussi complète et aussi franche que son nom semble l'indiquer. On se tromperait étrangement, si on croyait que, dans ces cas intenses, le malade a été un moment dans l'état physiologique. On a pu le penser, et le dire, à une époque où l'investigation clinique n'avait pas la précision qu'elle a aujourd'hui. Depuis que le thermomètre est entré dans la pratique courante, on a démontré, et bien fait constater : que, dans les cas intenses, cette rémission est plus apparente que réelle.

En effet, si le malade qui ne ressent plus les douleurs si pénibles de tête et de reins, qu'il avait au début, croit éprouver un bien-être des plus satisfaisants; s'il se réjouit, sans crainte, de voir la tendance au vomissement, qu'il avait primitivement, être maintenant très-amoindrie ; le médecin qui constate : que le thermomètre marque environ 38 et 39 degrés sous l'aisselle; que le pouls, en perdant de sa rapidité, ne prend pas cette ampleur de bon augure qui signale la rémission franche et voisine de la convalescence; que des éructations ou des sortes de haut-le-corps, véritables mouvements spasmodiques du diaphragme, se montrent de loin en loin, comme pour indiquer que les centres nerveux de la vie organique ont subi une atteinte profonde. Le médecin, dis-je, ne saurait partager la quiétude du malade ou des gens du vulgaire qui l'entourent. Il est des cas assez insidieux, je crois, pour que la rémission ait paru assez franche à tout le monde, pour abuser les médecins les plus expérimentés; mais c'est l'extrême exception. Le plus souvent, l'homme de l'art, qui a une certaine habitude de la maladie, ne se laisse pas tromper par le calme apparent de la rémission dont nous parlons, et il démêle, soit par la persistance d'une température élevée, soit par l'état du pouls, soit par les mouvements spasmodiques du diaphragme, soit enfin, par la coloration des conjonctives ou du fond de la peau, à la face et au cou, la rémission heureuse et franche, de celle qui n'est qu'une courte transition entre deux périodes également graves et dangereuses pour la vie du patient. Lorsque la rémission n'est pas franche, c'est-à-dire lorsque la température reste élevée, il faut continuer à employer les moyens capables de faire rentrer la température dans les proportions normales ; mais, comme la seconde période va se présenter, accompagnée de diverses complications et d'accidents nombreux, on comprend que le médecin doit éviter d'employer ceux des moyens anti-thermiques qui pourraient ouvrir la porte, ou favoriser l'apparition des symptômes graves, contre lesquels il va être si difficile de lutter avec quelques avantages. C'est pour cela, que les émissions sanguines, au cas même, où elles auraient été employées

au début, sont absolument contre-indiquées ; elles favoriseraient.
maintenant, cette adynamie, disons plus, cette sidération des forces de l'individu que l'on a observée si fréquemment, et contre
laquelle il n'y a rien à faire, rien à espérer. D'autre part, on peut
compter que les vomissements, s'ils se sont arrêtés, vont bientôt reparaître, marchant avec une désespérante ténacité vers le
vomito-negro, de sorte qu'il est absolument nécessaire de ne
pas irriter le tube digestif ; et, pour cette raison, les purgatifs
sont proscrits de leur côté, tandis que les anti-thermiques,
comme la quinine, ne sont pas davantage de mise.

Il ne reste plus, on le voit, que des moyens bien secondaires
et bien impuissants ; quelques affusions froides, quelques bains
demi-tièdes, quelques légers révulsifs. On se trouve, donc, dans
de tristes conditions : d'un côté, il y a nécessité d'abaisser la
température, sous peine de voir la maladie marcher très-vite vers
une terminaison funeste ; d'un autre côté, il y a indication formelle
de tonifier puissamment le sujet, parce que sous très-peu de temps
c'est l'adynamie la plus grave qui va constituer le phénomène
saillant par excellence ; et, en revanche, on ne peut agir sur le
tube digestif, car tout ce qu'on fera, même l'ingestion d'un peu
de liquide seulement, semble favoriser la tendance au vomissement, qui est un des écueils les plus grands de la seconde période. Donc, quelques moyens très-secondaires sont désormais
les seules armes du médecin, qui cherche à diminuer la chaleur fébrile par quelques ablutions, quelques lotions fraîches ;
qui s'évertue à introduire un peu de bouillon, un peu de lait, un
peu d'alcool dans l'estomac, en prenant grand soin, pour éviter,
si c'est possible la révolte de l'organe; c'est-à-dire, en tâchant
de le rendre tolérant, par quèlques fragments de glace, des boissons à basse température, prises en très-petite quantité à la fois,
quelques révulsifs épigastriques. On voit, par cette énumération,
combien sont précaires nos moyens ; aussi, trop souvent, la
maladie triomphe de toute thérapeutique. A ce moment, les boissons parasiticides sont indiquées, rationnellement, pour empêcher
la pullulation des micro-organismes qui tendent à infecter l'individu ; mais, d'autre part, ces boissons empêchent l'absorption
des aliments liquides absolument nécessaires pour soutenir les
forces ; de sorte que la situation est compliquée. Ajoutons, que
c'est à ce moment, que le perchlorure de fer, donné à doses

assez filées, pour ne pas être topiquement trop agressif, paraît indiqué ; au double titre : de parasiticide et de tonique ; mais hélas, trop souvent il est aussi impuissant que les autres agents.

TRAITEMENT DE LA SECONDE PÉRIODE

La transition entre la première et la seconde période dure peu de temps, d'une manière absolue. Dans les cas graves, on voit poindre, pour ainsi dire, les accidents, dès que les phénomènes morbides perdent de leur acuité inflammatoire. Au premier moment, dans les cas légers, c'est, au contraire, la convalescence qui se manifeste. Donc, à proprement parler, cette transition n'est que le début de la seconde période. Tout d'abord, nous ne saurions trop faire observer, après le professeur Jaccoud, que l'élément de fièvre ne saurait être méconnu. Dans la phase de la maladie qui nous occupe, il suffit de jeter les yeux sur les indications de la température que nous avons fournis précédemment, pour constater : que lorsque la chaleur ne descend pas jusqu'aux environs du chiffre normal, l'atteinte est plus sévère ; et que ce qu'on a appelé la défervescence franche, est l'apanage des cas légers. Par conséquent, une des plus pressantes indications, est de faire baisser la température le plus vite possible, et de la maintenir dans les chiffres normaux, autant que l'on pourra. Mais quels moyens possédons-nous ? Nous avons vu, que pendant le court moment de la rémission, l'estomac a déjà une susceptibilité des plus fâcheuses ; *a fortiori*, dans la période actuelle, cette intolérance gastrique est le plus terrible écueil contre lequel vont se briser, trop souvent, et les efforts de la thérapeutique et la vie du malade. D'autre part, les phénomènes de l'altération profonde du sang, et les désordres nerveux qui en sont la conséquence, doivent préoccuper le médecin. Mais, pour eux, comme pour le reste, quels moyens mettre en œuvre ? Il ne reste plus à faire qu'une médecine des symptômes. Et, en signalant l'importance qu'il y aurait à abaisser le plus possible la température du malade ; en disant qu'il semble indiqué de neutraliser le plus possible les germes par l'acide borique, le perchlorure de fer, etc. etc. ; en ajoutant, que le lavage de l'estomac apparaît ici théoriquement, comme pouvant être utile ; mais le plus souvent il sera impuissant ; nous avons dit tout ce qu'on pouvait dire, je crois, de général. Il est inutile de refaire ici la longue énumération des moyens thérapeutiques que nous avons présentée précédemment. Il ne me reste, pour compléter ce que j'avais à spécifier pour le cas actuel, qu'à répéter : que le médecin doit, en même temps qu'il agit par les médicaments, agir avec la plus grande attention, la plus grande insistance, et aussi avec la plus grande habileté, par les moyens alimentaires, pour soutenir les forces du malade. Moyens alimentaires ! me dira-t-on ; mais quels sont-ils dans une occurence aussi terrible, où les vomissements sont imminents, s'ils n'ont pas paru déjà, où la moindre ingestion dans l'estomac provoque des spasmes et un malaise extrême ? Hélas ! Je sais combien cette alimentation est difficile ; et néanmoins, j'insiste sur la nécessité de soutenir les forces du sujet, parce qu'elle est capitale. Donc, du lait, du bouillon, du jus de viande, de la peptone, des boissons légèrement alcooliques, du café, etc., voilà ce qu'il faut chercher à faire prendre au malade, le plus qu'on pourra, en veillant rigoureusement à ce que chaque ingestion soit agréable par sa forme afin de ne pas provoquer le dégoût ; à ce que chaque ingestion soit aussi minime que possible, afin d'éviter les vomissements. Nous nous arrêterons donc, laissant échapper, comme tous nos prédécesseurs, un soupir de tristesse ; car il faut bien l'avouer, la thérapeutique est presque impuissante, quand le malade est arrivé à la seconde période dans les cas intenses, et la guérison dépend plutôt, alors, de certaines conditions étrangères à nos efforts, qu'à toute autre chose.

Est-ce une raison pour se décourager et ne rien faire désormais, contre les accidents de cette seconde période, dans les cas graves ? Non, ce serait une capitulation inutile et fâcheuse de la part du médecin ; il faut lutter sans illusions, mais aussi sans défaillances, jusqu'au dernier moment, en faisant la médecine des symptômes, faute de mieux, en essayant de faire de l'antisepsie, et en nourrissant le malade aussi bien qu'on peut. On a vu, quelquefois, des guérisons inespérées qui semblaient couronner des efforts dévoués et persistants.

COUP D'ŒIL D'ENSEMBLE

Si après avoir énuméré, ainsi, en détail, les traitements et les médicaments préconisés contre la fièvre jaune, à diverses époques de son histoire, nous voulons les envisager d'un seul coup d'œil et synthétiquement, nous dirons : que, dès le début, les phénomènes morbides que constatèrent les premiers médecins, les portèrent à employer les émissions sanguines, dans une large proportion, au commencement de la maladie. Les purgatifs parurent aussi indiqués soit, parce que le malade était constipé, soit parce que la théorie prêtait à la rétention et à l'altération des humeurs, et particulièrement de la bile, une action fâcheuse, qu'on pouvait combattre efficacement par les purgatifs. En somme, le traitement fut bientôt constitué d'une manière uniforme ; et ce que nous savons, d'après les livres de Pouppé Desportes, de Poissonier Despérrières, nous porte à penser que jusqu'au-delà de la première moitié du xviiie siècle, il n'y eut pas de grands changements. A cette époque, surgirent quelques innovations. Les saignées, quoique employées sur une vaste échelle, furent moins largement pratiquées par quelques médecins, qui espérèrent trouver, soit dans le calomel, soit dans les drastiques, au début ; soit dans le quinquina à la seconde période, des armes efficaces contre le typhus amaril. Mais nous devons convenir que, tandis que la théorie proposait divers moyens ; que les expérimentateurs, et ceux qui aimaient les innovations, préconisaient les traitements les plus divers, souvent les plus disparates ; la grande masse des praticiens, et surtout ceux qui avaient eu l'occasion de soigner un grand nombre de malades, restaient fidèles à une méthode de thérapeutique, dans laquelle les saignées entraient pour une large part. Aussi, voyons-nous la méthode des saignées et des purgations, au début, conserver une prééminence, que les fluctuations des théories scolastiques ne pouvaient atteindre d'une manière durable.

Vers la fin du xviiie siècle, plusieurs médications furent introduites, sous forme d'essais, sur lesquels on fonda souvent de grandes espérances ; c'est ainsi, d'une part, que le froid fut mis en œuvre ; que l'hydrothérapie, et particulièrement l'alternance de l'eau froide et de l'eau chaude, fut employée sur une vaste échelle ; — d'autre part, la théorie de Brown retentit au-delà des mers, et poussa à employer les toniques, les stimulants, qui paraissaient d'autant plus indiqués que les phénomènes de la seconde période de la fièvre jaune sont bien évidemment de nature asthénique, pour nous servir de l'expression consacrée.

De nos jours, on peut dire que la situation n'a pas varié beaucoup'
Après un temps où la méthode physiologique était prédominante
dans la fièvre jaune, on vit essayer les réfrigérants, l'hydrothérapie, la méthode dite substitutive ; — puis, bientôt, cette thérapeutique n'ayant donné en somme que de moins bons résultats
relativement, on essaya les vomitifs, la quinine, l'aconit, la digitale, l'acide salicylique, le permanganate de potasse, qui, de leur
côté, n'ont tenu aucune des promesses que faisaient leurs préconisateurs. Quant aux moyens d'antisepsie intérieure, ils n'ont
pas encore été essayés, sur une échelle suffisamment étendue,
pour qu'on puisse avoir une opinion fortifiée par les faits sur
leur compte ; aussi, est-ce plus théoriquement, qu'en s'appuyant
sur les résultats, qu'on peut les préconiser.

Comme on l'a dit, avec raison, le traitement de la fièvre jaune
se réduit jusqu'ici, malgré le nombre infini de manières d'agir
qui ont été préconisées par tel ou tel praticien, à un certain
nombre de moyens dirigés contre quelques symptômes en particulier, et non contre la maladie elle-même. Malgré un luxe apparent de méthodes curatives, le traitement de la fièvre jaune
n'existe pas encore, en réalité. Le médecin tente, avec plus ou
moins de succès, d'aider le malade à résister dans une certaine
limite, au cours de cette terrible affection; mais dans quelle limite,
en réalité, ses efforts sont-ils efficaces ? — Hélas ! si quelques
rares fois la thérapeutique a pu vraiment sauver un individu,
çà et là; le plus souvent, la guérison ou la mort sont plutôt la
conséquence de la faible gravité de l'atteinte, que celle de l'excellence des moyens employés pour la combattre.

La doctrine des germes figurés, a donné de si remarquables
résultats dans certaines maladies, que l'esprit est porté à penser,
que quelque jour elle pourra rendre des services signalés dans
le traitement de la fièvre jaune. Pour ma part, je me laisse aller
volontiers à cette espérance, tout en reconnaissant que jusqu'ici les résultats obtenus ont été bien minimes, sinon nuls.
Aussi, et en attendant que nous possédions des moyens d'action plus efficaces, c'est encore à la médecine des symptômes
qu'il est sage de recourir, dans la fièvre jaune, comme dans
toutes les pyrexies essentielles, contre lesquelles nous n'avons,
en somme, jusqu'ici, que cette arme faible et aléatoire.

CHAPITRE XIII

PROPHYLAXIE

Pour remplir ma tâche, il me reste à parler de la prophylaxie, c'est-à-dire des moyens à employer pour empêcher : soit l'éclosion, soit la propagation de la fièvre jaune. La prophylaxie a une importance considérable dans mon étude ; on peut même dire : que c'est pour elle que j'ai réuni tous les éléments d'information qui précèdent ; car, cette prophylaxie est aussi puissante pour sauvegarder les populations menacées par la maladie, que la thérapeutique a été impuissante, jusqu'ici, à défendre la vie des individus, en particulier, lorsqu'ils sont attaqués par elle. Les mesures que nous allons exposer constituent donc, le résultat pratique de toutes mes recherches, sur l'épidémiologie de la fièvre jaune ; mais je ne puis omettre de signaler, dès le début, que leur exposition est pleine de difficultés. Malgré d'interminables discussions, qui durent depuis plus de trois siècles, il y a, sur ce sujet, des obscurités encore si nombreuses, des passions toujours si ardentes, que le débat scientifique en est très-gêné.

Quand on parle de la prophylaxie de la fièvre jaune, l'idée de la quarantaine vient aussitôt à l'esprit ; on se demande quelle opinion l'auteur professe à cet égard. J'ai donc, dès le début, l'obligation de parler de cette quarantaine, qui a soulevé, tant de polémiques passionnées, de débats acharnés, et d'opinions diamétralement contraires. Or, tout d'abord, je dirai : — L'expérience des faits observés pendant plus de deux siècles, et dans les conditions de pays, de saisons, d'agglomérations humaines les plus diverses, a montré : que les précautions sanitaires, c'est-à-dire l'isolation et l'épuration des personnes et des choses suspectes ou contaminées, constituent un moyen souverain de défense contre l'envahissement du typhus amaril. La chose est si évidente, si surabondamment démontrée aujourd'hui, qu'aucun

doute ne saurait plus subsister ; aussi, malgré les efforts qui ont
été tentés mille fois, et avec l'énergie la pins vigoureuse, pour la
la combattre, cette croyance est admise sans contestation, actuellement, par tous les hommes de science. Toutes maudites
qu'elles soient, ces mesures sanitaires sont subies, même, peut-
on dire, par le commerce, avec la conviction qu'elles sont utiles ;
de sorte que, tout récalcitrant qu'il soit, chaque fois; vis-à-vis des
dispositions nuisibles à ses intérêts, ce commerce sent, au fond,
qu'il ne peut nier leur incontestable efficacité.

On devine, d'après ce que je viens de dire là, que, pour ma part,
je n'ai aucune hésitation à me déclarer, de prime abord, partisan absolument résolu des mesures sanitaires, car je suis parfaitement convaincu de leur grande, autant qu'indiscutable utilité ;
et d'ailleurs, on verra, en poursuivant cette étude, combien j'y
suis fidèle. Mais, cependant, sans mettre un seul instant en doute
l'utilité de ces mesures sanitaires, dans leur principe, je suis
obligé de reconnaître qu'il serait profondément injuste de repousser aveuglément toutes les objections et toutes les plaintes que
les intéressés leur ont adressées parfois, surtout lorsqu'ils ont
critiqué certains détails des anciennes quarantaines. Ce serait,
même, malhabile, ajouterai-je, car les individus désintéressés
qui examinent aujourd'hui ces luttes mémorables des contagionistes et des anticontagionistes d'antan, c'est-à-dire des partisans
de la quarantaine et de ses détracteurs, sont convaincus, que
c'est, pour n'avoir pas suffisamment tenu compte de ce que les
plaintes, de ceux qui avaient à pâtir des mesures quarantenaires aveugles, avaient de juste, que les partisans de ces précautions sanitaires ont rencontré tant de résistances et d'hostilités.

Aussi, je crois qu'au lieu de rester, de part et d'autre, groupés
en deux camps hostiles et intransigeants : les défenseurs et les
détracteurs des mesures sanitaires serviront mieux leurs intérêts
respectifs, en cherchant un terrain de transaction, qu'en essayant
de continuer la célèbre lutte des contagionistes et des anticontagionistes. Chercher les moyens de garantir les populations
des atteintes du typhus amaril, en imposant la moindre gêne possible au transit des personnes et des choses, entre les divers pays,
voilà, assurément, le problème capable de résoudre la question,
à la satisfaction de tous. Pour ma part, c'est le but que je vise.

Pour procéder avec ordre dans l'étude de la prophylaxie de la fièvre jaune, que j'entreprends ici, je suivrai la marche qui est familière au lecteur de ce livre. J'étudierai, successivement, les moyens qu'on peut employer pour se défendre contre la maladie : à bord des navires ; dans les ports où arrivent les navires contaminés ; dans les villes qui sont atteintes ; et enfin, lorsqu'une épidémie existe dans une ville, les moyens que les cités voisines peuvent mettre en œuvre, pour se garantir. Mais, pour éviter des redites et des digressions qui pourraient, peut être, apporter quelque obscurité dans cette exposition, dont le premier besoin, est la clarté, je commencerai par quelques considérations générales, sur les précautions qu'il est bon de prendre, toutes choses égales d'ailleurs, et quelle que soit la situation dans laquelle on se trouve, lorsqu'on est dans le voisinage, ou à portée d'un foyer amaril.

Le tableau suivant va, d'ailleurs, indiquer les points que je me propose d'examiner en détail.

I. — Considérations générales sur les précautions
a prendre en temps de fièvre jaune.

II. — Exposé des mesures sanitaires a opposer a la maladie.

Navires

A. — Mesures à prendre pour empêcher le navire de se contaminer ;

B. — Mesures à prendre lorsque le navire est contaminé.

Ports de mer

A. — Mesures à prendre vis-à-vis des navires contaminés ;

B. — Mesures à prendre quand la maladie est signalée, à l'état de cas isolés ;

C. — Mesures à prendre lorsqu'une menace d'épidémie se produit ;

D. — Mesures à prendre lorsque l'épidémie est déclarée.

Villes voisines du pays infecté

Mesures à prendre pour empêcher l'apport de la maladie.

Avant d'aller plus loin, on me permettra une courte digression, pour fixer les idées sur bien des points de détail, qui prêteraient à la discussion, si je ne formulais pas une explication préalable, touchant les mesures prophylactiques, que l'on peut préconiser. — Je dirai donc : que nos connaissances sont encore si limitées et si imparfaites, touchant la nature des germes amarils, que notre opinion sur la valeur comparative des divers moyens prophylactiques doit s'en ressentir fâcheusement. Il est incontestable, que, si nous savions, d'une manière précise, quelle est la nature intime des germes ; quelles sont les particularités de leur genèse, de leur développement et de leur destruction ; ce qui leur est utile ou nuisible, en d'autres termes, notre tâche serait singulièrement simplifiée. — Et nous ne serions pas obligés de rester, souvent, à propos de la prophylaxie, dans un vague fâcheux ; mais, quelles que soient nos doléances, à ce sujet, la situation est telle, et nous sommes obligé de la subir. Aussi, le rôle de l'hygiéniste qui énumère les divers moyens prophylactiques à opposer au typhus amaril, consiste, en ce moment : à chercher à dépasser largement le but, de peur de ne pas l'atteindre assez sûrement. Nous devons faire ici, qu'on me passe la figure, comme fait le chasseur quand il se met à la poursuite du gibier : il sait qu'un grain de plomb suffirait pour le tuer, mais il en glisse cent dans son fusil, pour centupler les chances de son succès. Par conséquent, qu'on ne se figure pas, jusqu'à nouvel ordre, qu'on fera trop, quand on conseillera l'emploi de tel et tel moyen contre la genèse ou l'extension de la maladie : il vaut mieux, dépasser dix fois le but, que de manquer, une seule, de l'atteindre.

I

CONSIDÉRATIONS GÉNÉRALES SUR LES PRÉCAUTIONS A PRENDRE EN TEMPS DE FIÈVRE JAUNE

Nous signalerons ici, ce qu'il faut faire : soit sur les navires, soit dans les villes, en présence des menaces ou des atteintes de la fièvre jaune. Ces considérations générales, qui ont trait aux précautions que des gens prudents doivent prendre, toutes les fois qu'ils sont exposés à se trouver en présence du typhus amaril, ne peuvent, on le comprend, être que très sommaires ; je suppose donc, que le lecteur possède déjà, au préalable, des notions d'hygiène générale.

Quelle que soit la condition dans laquelle se trouvent les individus exposés à contracter la fièvre jaune ; c'est-à-dire, qu'ils soient, sur un navire ou à terre, dans la zone tropicale ou dans les régions tempérées, il ne faut pas oublier de signaler, en première ligne, qu'en temps de menace d'épidémie, ou d'épidémie confirmée, l'action du soleil est éminemment favorable à l'éclosion et à la propagation de la maladie. Par conséquent, pour ce qui touche les équipages de navires, comme pour les ouvriers des ports ou de la campagne, et les habitants des villes ; en un mot, pour tout le monde, il faut éviter l'exposition à l'action quelque peu prolongée des rayons solaires. A bord des bâtiments, on aura grand soin d'établir des tentes sur le pont, et même doubles tentes ; suppression du travail dans la mâture, dans les embarcations ou dans les parties du navire exposées au soleil, aux heures où cet astre est sur l'horizon ; suppression du concours de l'équipage pour le chargement ou le déchargement, dans les conditions précitées, etc... etc... A terre, on évitera le travail, les marches, les courses, les stations dans les lieux exposés aux rayons solaires ; on abritera, avec des tentes, certains endroits où il est nécessaire que les hommes restent : chantiers, magasins, etc... etc... En un mot, et sans que j'aie besoin d'insister plus longuement, il faut éviter, avec soin, l'action directe des rayons solaires, chez les individus en réceptivité de fièvre jaune.

Aussitôt après l'action du soleil, il faut parler de celle, presque aussi nuisible, de la température élevée ; par conséquent, on devra s'attacher, avec attention, à éviter cette élévation, quand ce sera possible, dans tous les locaux, habitations, ateliers, magasins, etc... etc..., où il peut y avoir des germes amarils. Un des meilleurs moyens pour abaisser la température, est la ventilation des locaux, ventilation qu'on facilitera, par l'ouverture des fenêtres dans telle ou telle direction, par l'établissement des courants d'air, etc. etc... En renouvelant ainsi, l'air des locaux, on diminue, dans une proportion considérable, les dangers de pullulation, et l'accroissement d'intensité des germes amarils. Nous avons signalé, précédemment, en parlant de l'infection des locaux, le danger extrême de la stagnation de l'air avec une insistance suffisante, j'espère, pour appeler l'attention d'une manière spéciale. J'insiste de nouveau, ici, là-dessus, pour bien montrer l'importance, de premier ordre, de ces recommandations.

Après la ventilation, ne négligeons pas de parler de la propreté des locaux. Cette propreté a une influence considérable dans la question de la contamination amarile. On doit considérer comme un axiome absolument indiscutable : qu'un lieu malpropre est, toutes choses égales d'ailleurs, plus apte à se contaminer, et, en cas de contamination, plus dangereux. Par conséquent, la propreté la plus scrupuleuse est, aussi, une obligation de premier ordre, en temps de fièvre jaune.

Il est un autre élément dont il faut tenir grand compte, lorsqu'on parle des épidémies de fièvre jaune : c'est l'humidité, et surtout l'humidité tiède des locaux, car, dans les locaux humides où règne une température de 15 à 25 degrés, les germes qui y sont déposés accidentellement, pullulent d'une manière extrêmement dangereuse.

Ce que je viens de dire de la propreté des locaux, s'étend aussi à la propreté corporelle des individus, car elle joue un rôle important dans cette question. Il est donc très-urgent, que chacun se tienne toujours dans un état irréprochable ; que les cheveux, la barbe, soient aussi courts que possible ; que les vêtements du corps soient souvent changés, lavés, fumigés au besoin ; que la literie, comme les vêtements de réserve, soient souvent exposés au grand air et ventilés.

Je n'ai pas besoin d'insister longuement, pour faire admettre, sans hésitation, que l'eau de boisson doit être de bonne qualité ; ne doit pas provenir de fontaines, puits, ou aiguades contaminées ; qu'elle doit être filtrée et ou mieux encore bouillie ; si c'est possible. J'ajouterai, enfin, que la sobriété et la bonne alimentation sont de puissants facteurs pour la conservation de la santé. Il me suffit de dire, pour terminer : que, naturellement, les prescriptions de l'hygiène générale sont, en tout, applicables ici.

II

MESURES DE PRÉCAUTION A EMLOYER CONTRE LA FIÈVRE JAUNE.

Nous avons vu, précédemment, le rôle très important que jouent les navires dans la propagation de la fièvre jaune : aussi, on comprend que nous devons nous occuper, avec un soin tout spécial, de ce qu'il faut faire à leur égard, dans cette étude de la prophylaxie de la fièvre jaune. Ces mesures de précaution doivent être envisagées en deux subdivisions distinctes :

A. — Celles qui ont pour but d'éviter la contamination du navire ;

B. — Celles qui sont indiquées pour faire disparaître la contamination, lorsqu'elle s'est déjà produite.

NAVIRES

A. —MESURES A PRENDRE POUR EMPÊCHER UN NAVIRE DE SE CONTAMINER

Il nous faut examiner, successivement, les cas qui se présentent dans l'évolution naturelle des conditions de l'existence, à savoir : — mesures à prendre au mouillage ; — mesures à prendre pendant la traversée, — pour empêcher le navire de se contaminer.

MESURES A PRENDRE AU MOUILLACE

Lorsqu'un navire se trouve dans le voisinage d'un foyer amaril, il doit chercher, naturellement, à se garantir de son action infectante ; et pour cela, certaines mesures doivent être employées par lui, suivant les conditions dans lesquelles il se trouve. Ces conditions sont variables : ainsi, par exemple, tantôt le navire est sur une rade, et a le choix de son mouillage ; tantôt il est obligé d'entrer dans le port, et se trouve placé dans un lieu qu'il ne peut choisir ; tantôt il ne fait que toucher au port, sans avoir besoin d'y faire des vivres, de l'eau, des chargements de passagers ou de marchandises ; tantôt c'est le contraire.

D'après ce que nous avons vu, précédemment, du transport des germes amarils par le vent, on comprend qu'il faut conseiller au navire qui mouille sur une rade, de se mettre au vent, pour me servir de l'expression maritime technique, du foyer d'infection. Si, au contraire, il est obligé de mouiller sous le vent de ce foyer, il faut se souvenir: que des cas de transmission ont été signalés, pour la distance d'un demi-mille marin; donc, c'est au moins : à mille mètres sous le vent du lieu contaminé, que le navire devra se placer, si c'est possible.

Pour le cas où le navire est mouillé au large, n'oublions pas de rappeler que la notoriété établit, d'une manière très positive, que certains bâtiments ont pu rester indemnes, pendant plusieurs mois, sur une rade contaminée, par cela seul, que leurs relations avec la terre étaient nulles ou très peu fréquentes. Ce fait doit être profondément gravé dans la mémoire du capitaine, qui, quand ce sera possible, isolera son équipage ; et qui, toutes les fois que la chose sera praticable, emploiera des embarcations du pays pour faire son service de batelage ; de même qu'il devra, quand il le pourra, empêcher les habitants du pays contaminé de venir à bord, ou d'y envoyer des marchandises susceptibles de contenir des germes morbides.

Si le navire est mouillé au large de la terre, ses communications avec l'extérieur se font à l'aide des embarcations. Or, comme il est de notoriété que, dans ces cas, c'est souvent les canotiers qui fournissent les premières atteintes, il faut que les embarcations aillent le moins souvent possible à terre ; et que, pendant leurs traversées, tout soit fait pour que les canotiers ne soient pas exposés à l'action, terriblement dangereuse, du soleil, (tentes, voyages en dehors des heures où le soleil est sur l'horizon, etc. etc.). Pendant les traversées des canots, il faut éviter, aussi, que les hommes soient mouillés par les embruns ; et s'ils le sont, il faut qu'on les oblige à changer de vêtements, dès qu'ils arrivent à bord. Les canotiers doivent rentrer sans retard à bord, lorsqu'on les envoie en corvée. Ils doivent aller le moins possible dans les maisons, à terre, et éviter surtout les cabarets, lieux mal famés, auberges, etc. etc., où, sous l'influence de l'alcool et des excès d'un autre genre, ils seraient exposés, d'une manière plus spéciale, encore, à contracter la maladie.

Si, au lieu de rester sur rade, le navire est obligé d'entrer
dans un port contaminé, on comprend que les conditions sont
beaucoup moins favorables, et le danger couru beaucoup plus
grand, par conséquent. Néanmoins, en se mettant, si c'est possible, au vent des navires ou des maisons morbifères ; au
vent, et aussi loin que possible des bouches d'égout ou des
ruisseaux provenant de la ville infectée ; dans la partie du port
où l'eau est la moins stagnante, on peut, toutes choses égales
d'ailleurs, diminuer les chances de contamination, qui sont, je
le répète, infiniment plus grandes que lorsque le navire reste
mouillé au large.

Les exigences de la vie, font que les navires sont très souvent
obligés de prendre des vivres, de l'eau, des passagers et des
marchandises dans les pays où règne la maladie; ce qui augmente,
de beaucoup leurs chances d'infection. On comprend que les
chances de contamination d'un navire seraient infiniment moins
grandes, s'il pouvait ne recevoir à bord que des vivres et de l'eau,
absolument indemnes des germes amarils ; que des passagers
et des marchandises ayant subi les épurations sanitaires convenables pour détruire ces germes amarils. Il arrivera, peut-être,
quelque jour, que des mesures de précaution relativement aux
marchandises embarquées, qu'un service d'épuration, avant
l'embarquement, sera organisé dans les pays où la fièvre jaune
règne habituellement. Ce sera un progrès considérable. Mais
pour le moment, il est infiniment rare que ces épurations aient
pu se faire, au préalable ; de sorte que le navire est obligé de
chercher à diminuer ses chances de contamination, à l'aide de ses
propres moyens seulement. Voyons séparément, ce qui regarde
les passagers et les marchandises.

Vivres et eau

Autant que possible, le navire qui veut rester indemne dans
une localité contaminée, ne doit y prendre ni vivres ni eau ;
s'il y est obligé, il doit tâcher de ne recevoir à bord que des
substances exemptes de germes, et par surcroît de précautions
n'accepter à bord que les substances qui doivent être mangées
cuites ; que de l'eau qui n'a pas été souillée par contact, ou
même, par action du voisinage. On sait que la fièvre jaune

peut être contractée autrement que par l'intermédiaire de l'eau (tailleur de pierres de Saint-Nazaire) ; mais il n'est pas prouvé que l'eau ne puisse, aussi, être le véhicule des germes amarils.

Passagers

Le médecin, ou à défaut, le capitaine, doit surveiller avec le plus grand soin les passagers qui viennent d'un lieu contaminé. Tout malade, tout convalescent, tout valétudinaire même, doit être refusé, en temps d'épidémie ; car on sait que les valétudinaires et les convalescents de l'embarquement, se transforment bien vite en malades, une fois à bord ; et que les malades sont l'agent d'infection le plus puissant, peut-être, qui existe.

Effets à usage des passagers

Nous savons combien les hardes sont dangereuses, pour le transport des germes amarils, de sorte que le navire doit ne recevoir, si c'est possible, que des effets à usage exempts de ces germes ; c'est chose difficile dans la pratique, je le sais, mais l'importance de l'épuration de ces effets est si grande, dans le cas qui nous occupe ici, que tout doit être fait en vue d'empêcher la contamination des navires par cette voie. L'intérêt est si considérable, même, qu'il serait utile que les agences de paquebots possédassent, dans les ports susceptibles d'être fréquemment visités par la fièvre jaune, un outillage spécial pour épurer rapidement les hardes des passagers, à l'embarquement ; et spécialement des appareils à désinfection dans le genre des étuves à vapeur sous pression, dont nous parlerons plus loin. Ces appareils placés : soit dans local à terre, soit sur des chalands mobiles, pourraient, ainsi, permettre de n'embarquer que des effets à usage épurés. Les compagnies économiseraient, j'en suis certain, le surcroît de leurs frais, en voyant moins souvent leurs navires arrêtés, à l'arrivée, dans un lazaret, pour cause de suspicion de maladie.

Marchandises

Les marchandises peuvent emporter des germes amarils avec elles ; il est nécessaire que le navire, qui va prendre un chargement dans un pays contaminé, tâche de ne les recevoir à bord

que dans un état d'épuration sanitaire qui annihile, ou au moins
diminue, le danger de son infection. Pour cela, certaines mesures sont à prendre, soit lorsque ces marchandises sont à terre,
soit pendant qu'elles sont en chargement, soit enfin lorsqu'elles
sont introduites à bord.

A. — *A terre, et pendant le chargement*. — Nous ne pouvons
entrer ici dans de longs détails au sujet de ces épurations à faire
à terre ou pendant le chargement, parce que les opérations
doivent varier dans de grandes limites, suivant la nature des
marchandises. Le passage dans les étuves à vapeur sous pression, la sulfuration dans un lieu clos, les lavages ou badigeonnages au bichlorure de mercure etc., sont de mise, suivant les
cas.

B. — *A bord*. Il nous suffira de dire : que lorsque des marchandises suspectes sont embarquées à bord d'un navire, la prudence la plus élémentaire commande de les épurer, au plus tôt,
pour diminuer, sinon annihiler, leur puissance nocive. Le plus
souvent, il n'est pas possible au capitaine de manipuler ces marchandises, soit par défaut de temps, soit par défaut de place,
soit, enfin, par défaut d'autorisation du propriétaire, il ne lui reste
guère, alors. qu'un moyen, assez imparfait, à employer, celui
de l'épuration sommaire à faire au moment de fermer les panneaux, qui resteront clos jusqu'à l'arrivée. Il devra la pratiquer
de son mieux.

Cette épuration sommaire peut être faite, suivant les cas, par
les fumigations sulfureuses, par les émanations chlorées ou par
les badigeonnages mercuriels, des colis et parois des cales.
Ajoutons, pour mémoire, que cette épuration devra être renouvelée au port d'arrivée, quand on ouvrira les panneaux, et avant
d'entreprendre le déchargement.

Paquebot faisant escale dans un port contaminé

Les relations entre les divers pays sont devenues si nombreuses et si fréquentes, de nos jours, qu'il me faut parler,
d'une manière spéciale, des cas où un paquebot fait escale dans
un port contaminé, pour y prendre des passagers ou des marchandises ; souvent l'un et l'autre.

D'après ce qui est observé depuis près d'un demi-siècle, les paquebots sont des agents de transmision, relativement peu actifs, de fièvre jaune ; en effet, à chaque instant, on voit un de ces navires arriver dans une localité qui est en pleine épidémie, embarquer des passagers et des marchandises dans ses flancs, sans se contaminer. Bien plus, au cas même où la fièvre jaune se montre à bord, on ne la voit, généralement pas, se propager avec la sévérité et l'activité qu'il est habituel de constater, en pareille circonstance, sur les autres bâtiments. La raison de cette particularité, est dans la propreté relative, la bonne disposition des locaux, sous le rapport de l'aération et du confortable, à bord de ces paquebots. — Et notons, en passant, que la connaissance de ce fait : de l'importance de la propreté, doit être un enseignement précieux pour les compagnies de navigation.

Quoi qu'il en soit, tout relativement moindre que soit le danger, il n'en existe pas moins pour la santé publique, lorsqu'un paquebot prend des passagers, des effets à usage ou des marchandises dans un pays contaminé ; et il est indispensable de prendre des dispositions, en vue d'éviter des transmissions et des explosions épidémiques, qu'on peut empêcher, le plus souvent.

Pour ce qui est des passagers, nous n'avons qu'à répéter ce que nous avons dit déjà : il faut que le paquebot refuse d'une manière absolue et rigoureuse l'embarquement des malades, des convalescents de fièvre jaune, et même des valétudinaires de n'importe quelle affection, parce que ce sont : soit les malades et les convalescents, soit les vêtements humains, provenant de ces individus, qui paraissent être les objets les plus favorables à la réception et à la transmission de la maladie. Pour ce qui est des effets à usage des individus embarqués dans un pays contaminé, il est prudent que le paquebot, s'il ne peut pas les épurer avant l'embarquement, les place dans une soute spéciale, et qu'ils soient rigoureusement séparés des hardes des autres passagers· Nous verrons, plus loin, que ces effets devront être épurés, encore, pendant la traversée, de manière à ce qu'au moment du débarquement, ils ne soient plus un danger pour la santé publique.

Ce que je viens de dire pour les hardes, s'applique aux marchandises susceptibles d'être contaminées, sans que j'aie besoin d'insister plus longuement sur ce point, qui ne laisse, j'espère,

aucun doute dans l'esprit du lecteur. Je ne quitterai, cependant,
pas ce sujet sans ajouter : qu'il est à désirer que la mesure dont je
vais parler, et qui a été demandée au Congrès d'hygiène du
Havre, en 1887, soit adoptée et consacrée par une obligation
réglementaire. Je veux parler d'un registre spécial, tenu à bord
de chaque navire, et sur lequel, on inscrirait les mesures d'épuration qui ont été prises, en vue de prévenir et d'empêcher la
contamination amarile — On comprend combien ce registre, s'il
était tenu avec la régularité et le soin nécessaires pour faire foi
aux yeux des autorités sanitaires, dans les ports d'arrivée, pourrait éviter les retards dans la mise en libre pratique du navire,
et par conséquent, économiserait d'argent aux armateurs.

Enfin, terminons en disant : qu'il serait à désirer qu'on pénétrât
bien les capitaines de l'immense utilité d'une grande propreté
corporelle et domiciliaire pour leur équipage ; car il est parfaitement démontré que les chances d'infection, et les dangers, sont
en rapport absolument direct, avec la malpropreté des individus
et des locaux, à bord d'un navire. — D'ailleurs, comme il faut
stimuler les hommes par l'attrait de l'intérêt pécuniaire, il faudrait, peut-être, inscrire dans les règlements sanitaires de nos
ports d'Europe, que l'autorité pourra édicter une prolongation de
deux, quatre, huit, quinze jours de quarantaine de plus, pour
les navires dont l'équipage et les postes d'habitation seront malpropres ; on pourrait, aussi, leur faire subir une épuration qui
serait tarifiée à un prix plus ou moins élevé, suivant l'état de
plus ou moins grande malpropreté. En prenant, ainsi, les capitaines et les armateurs, par la bourse, on arriverait, j'en suis persuadé, à obtenir les meilleurs résultats pour l'hygiène.

MESURES A PRENDRE PENDANT LA TRAVERSÉE, POUR EMPÊCHER LA CONTAMINATION DU NAVIRE

Le bâtiment qui, sans avoir eu de malades à bord, pendant
son séjour dans une localité infectée de fièvre jaune, a
embarqué : soit des passagers, soit des marchandises pouvant être considérés comme suspects, à l'arrivée, a tout intérêt personnel, à défaut d'autre mobile, à faire le nécessaire,
pour opérer, pendant sa traversée de retour, une épuration sanitaire qui permettra son admission en libre pratique. Les cas

pouvant être très différents, il faut les envisager séparément, suivant que le navire possède, ou non, une étuve à désinfection.

Bâtiment possédant une étuve à désinfection

Dans ce cas, l'épuration sanitaire est relativement très facile. En effet, tandis que, d'une part, une surveillance attentive du personnel, équipage et passagers, permettra de s'assurer que personne n'est atteint de fièvre jaune pendant la traversée ; on aura d'autre part, le soin de faire passer successivement tous les effets à usage de ce personnel, à l'étuve ; on fumigera aussi successivement tous les compartiments destinés à l'habitation, si besoin est. Cette manière de procéder détruira les germes qui pouraient avoir été embarqués dans le port infecté. Quant aux marchandises, il est impossible de dire formellement qu'elles devront être aussi fumigées, parce que, dans certains cas, les contrats de commerce, entre chargeurs et compagnie de transport, peuvent être tels qu'il soit défendu au capitaine de faire ouvrir les cales de chargement, pendant la traversée ; mais, en spécifiant que ces marchandises devront être épurées, soit pendant la traversée, soit à l'arrivée dans le port de déchargement, l'hygiéniste a dit ce que réclame le soin de la santé publique.

Bâtiment ne possédant pas d'étuve à désinfection

Lorsqu'un bâtiment ne possède pas d'étuve à désinfection, le problème de l'épuration, pendant la traversée, est beaucoup plus difficile à résoudre ; il peut, même, être impossible, quoique, le plus souvent avec un surcroît de vigilance, le médecin et, à son défaut le capitaine, puisse arriver à des résultats, sinon parfaits, au moins assez satisfaisants.

Dans ce cas, le problème comprend les quatre subdivisions dont nous avons parlé précédemment : passagers, effets à usage, locaux, et marchandises. La surveillance de la santé du personnel ne diffère pas ici de ce qu'elle doit être pour le cas précédent ; l'épuration des marchandises et des locaux servant au logement de l'équipage ou des passagers ne diffère pas non plus : seule, l'épuration des effets à usage, doit se faire d'une autre manière. En effet, au lieu de passer par l'étuve, ces effets seront fumigés aux vapeurs sulfureuses, soit dans les locaux servant ordinairement à l'habitation, et transformées pour un moment en chambre à sulfuration, soit dans un local qu'on disposera extemporanément pour cette opération.

B. — MESURES A PRENDRE
LORSQUE LE NAVIRE EST CONTAMINÉ.

Un navire est considéré comme contaminé, lorsqu'il a un malade de fièvre jaune à bord. Pour spécifier ce qu'il faut faire dans ce cas, nous devons partager notre exposition en deux parties, suivant : *A* que le navire est au mouillage ; *B* qu'il est à la mer.

LE NAVIRE EST AU MOUILLAGE

Si le navire est au mouillage, l'autorité sanitaire du pays doit en être informée sans le moindre retard ; le navire est mis en quarantaine. Là, suivant le cas, le malade peut être envoyé à l'hôpital ou sur un ponton d'isolation, ou bien il faut le garder à bord. Si le malade est envoyé à terre, son transport s'effectuera avec toutes les précautions nécessaires pour éviter avec un même soin extrême : d'une part les chances d'accidents qu'il pourrait subir pendant sa translation ; d'autre part les chances de diffusion des germes morbides. Si, au contraire, le malade est conservé à bord, ce qui est la plus mauvaise des conditions, il faut l'isoler, comme je le dirai dans un instant, en parlant du cas où le navire est en pleine mer. Si le malade succombe à bord, il faut, aussitôt après le décès, placer le corps dans un linceuil trempé dans une solution désinfectante (bi-chlorure de mercure de préférence) ; recouvrir ce linceuil d'une toile à voile, goudronnée si c'est possible ; avoir soin, en mettant entre le corps et la toile de la sciure de bois ou du charbon pilé largement, imbibés de solution désinfectante, afin qu'aucun liquide ne s'échappe du funèbre colis. Et, soit dans cet état, soit en plaçant le corps dans un cercueil bien étanche, on procède, sans aucun retard, à l'inhumation. Les locaux où a séjourné le malade et le cadavre sont épurés ensuite, avec soin, au soufre ; les vêtements, la literie, etc. etc. sont passés à l'étuve selon les règles ordinaires.

LE NAVIRE EST A LA MER

Si, au contraire, le navire est à la mer, comme il n'a pas à compter sur l'intervention et l'aide des autorités sanitaires d'un port, il doit pratiquer les épurations nécessaires par ses propres moyens. Nous allons spécifier ce qu'il faut faire en pareil cas.

Dès qu'un individu, quel qu'il soit, présente les symptômes de la fièvre jaune, à bord d'un navire, le premier soin doit être de l'isoler du restant de l'équipage et des passagers. Si le navire était sur rade ou dans un port, on l'aurait envoyé à terre, coûte que coûte, le plus vite possible, et on se serait débarrassé aussitôt des objets, literie et effets à usage qui lui appartiennent ou lui ont servi; de même qu'on aurait, sans plus de retard, épuré le local dans lequel le malade aurait séjourné. Mais, le navire étant à la mer, il faut, d'une part, à tout prix, l'isoler, si on ne veut pas voir la maladie faire d'autres victimes, et s'implanter, avec une ténacité très fâcheuse, à bord; d'autre part, il faut épurer avec grand soin les effets et les locaux qui ont été en rapport avec le malade.

Pour isoler le malade, les conditions varient, suivant mille cas : grand ou petit navire, nombre et nature du personnel présent à bord ; temps qu'il fait ; latitude sous laquelle on se trouve, etc. etc. De sorte, qu'il est impossible d'entrer, ici, dans des détails plus circonstanciés. Il suffit de dire, d'une part, que le lieu où le malade est isolé, doit être aussi bien séparé, du restant de l'équipage et des passagers, que possible ; d'autre part, que ce local doit être très largement et fréquemment aéré et ventilé, de manière à ce qu'il ne devienne pas un foyer d'infection amarile ; enfin, que les objets et les personnes, qui sont dans ce local, ou qui y pénètrent temporairement, doivent-être, autant que possible, choisies parmi celles qui sont réfractaires à la maladie, par le fait de leur naissance, de leur acclimatation, ou d'une attaque antérieure Il faut, surtout, dans tous les cas, qu'elles soient épurées, avec le soin le plus grand, quand elles quittent ce local, pour communiquer avec le restant du navire.

Il découle de cela que, toutes choses égales d'ailleurs, le poste des malades devra être sur le pont, de préférence aux entreponts, où, souvent, les exigences de la navigation font que les sabords, hublots, les ouvertures aératoires, en un mot, restent fermées.

Nous avons vu, précédemment, qu'un capitaine dont le navire se trouva sévèrement infecté de fièvre jaune (1817, le navire du commandant Brou) obtint les meilleurs résultats de l'établissement de deux cabines en toile, sur le pont, pour l'isolation de ses malades. Ce fait, nous montre l'influence extrêmement favorable à l'aération ; et, par ailleurs, nous avons, vu par mille exemples, le danger considérable de la confination de l'air. Il faut que ces détails restent bien présents à l'esprit des médecins et des capitaines, car, d'une aération convenable, dépend souvent le succès où l'insuccès, dans les cas qui nous occupent.

Que le local dans lequel se trouve le malade puisse, ou non, être facilement aéré, il faut qu'il soit tenu dans l'état d'absolue propreté, et épuré très fréquemment. Pour cela, des draps de lit imprégnés de solution désinfectante, au bichlorure de mercure, par exemple, doivent être placés sur la couche et par terre, de manière à ce que les déjections du malade ne soient pas en contact avec le sol ou les parois. Ces draps doivent, très souvent, être passés dans les liquides ou les vapeurs épuratoires, afin qu'ils ne recèlent pas de germes dangereux.

Il faut éviter tout encombrement, et toute stagnation d'air, dans le local où sont traités les malades de fièvre jaune ; donc d'une part, il faut qu'il y ait aussi peu d'individus que possible. Si plusieurs malades doivent y séjourner, il faut qu'ils soient assez éloignés l'un de l'autre de manière à ne pas s'infecter ; et, à plus forte raison, se souiller mutuellement par leurs déjections.

Tout objet, qui n'est pas absolument indispensable au traitement du malade, doit être rigoureusement écarté : rideaux, tentures, matelas de rechange, lits vides, meubles, ustensiles, coffres ouverts ou fermés, etc. etc. Il ne faut, en un mot, ne rien laisser qui diminue le cube d'air, empêche la ventilation de toutes les parties du local, ou puisse s'infecter, à son tour.

Comme complément de l'isolation du malade, je répète que les personnes bien portantes qui sont en contact, avec lui, et qui pénètrent dans le local où il se trouve, doivent être non seulement peu nombreuses mais aussi si c'est possible réfractaires à la maladie, afin de diminuer les chances de propagation de la maladie. Ces personnes doivent, quand elles sortent temporairement de ce local, pour être en contact avec le restant de l'équipage, prendre, avec très grand soin, les précautions épuratoires, fumigations, lavages, changement de vêtements, etc. etc.

Pour éviter des accidents, il sera bon de prescrire, d'une manière sévère, que, pendant qu'ils approchent d'un malade, le médecin et les infirmiers doivent être revêtus d'un sarreau et d'un pantalon de toile, qui seront laissés à poste fixe dans l'hôpital, et qui seront maintenus dans un état rigoureux de propreté, par de fréquentes épurations. Par ailleurs, les individus bien portants, affectés au traitement des malades de fièvre jaune, ne devront prendre aucune boisson ni aucune nourriture dans le local, où se trouvent les malades. Les aliments ou boissons qui auront pénétré dans ce local, ne devront être ingérés par personne autre que le patient, et seront jetés à la mer, très rigoureusement, s'ils ne sont pas consommés par lui. Enfin, les individus qui sont en contact avec les malades se laveront les mains, le visage, la bouche, avec des liquides désinfectants; et auront soin de passer sur leurs cheveux, et dans leur barbe, des liquides ou des vapeurs désinfectantes, ou bien encore des linges mouillés par un liquide capable de détruire les germes amarils.

Pour ne pas nous exposer à des redites, nous ne donnerons pas ici, la formule des solutions désinfectantes. Ces solutions, les fumigations, et, en un mot, toutes les opérations épuratoires, feront l'objet du chapitre suivant, afin que le lecteur puisse y recourir, au besoin, sans difficulté, ni perte de temps.

Toutes les déjections des malades doivent être immédiatement désinfectées, avec le plus grand soin ; aussi, les plateaux dans lesquels ils vomissent, les vases dans lesquels ils urinent ou défèquent, doivent contenir, au préalable, environ cinq cents grammes de solution désinfectante. Ces déjections, quoique mélangées dès l'origine à la substance désinfectante, peuvent ne pas être encore sans danger: aussi, faut-il les jeter à la mer, aussitôt que possible; le vase qui les a contenues doit être lavé à grande eau, et rincé avec une solution désinfectante.

Les linges de corps, draps, serviettes, qui ont été souillés, ou même qui viennent seulement de servir au malade, doivent, sans aucun retard, être désinfectés. Les vêtements, les couvertures, es matelas, et d'ailleurs les tissus quels qu'ils soient, qui servent à un malade, doivent être désinfectés fréquemment, même aux cas où ils ne paraissent pas souillés. Les objets de terre, de métal, de bois, etc... etc..., qui ont servi aux malades, ou qui ont séjourné dans le local où ils sont couchés, doivent être épurés.

La mort, étant une éventualité, malheureusement trop fréquente dans les cas de fièvre jaune, nous devons nous occuper ici, des mesures à prendre en cas de décès. Aussitôt qu'un malade vient à succomber, il faut l'ensevelir, sans aucun retard, dans un linceul largement imbibé de solution mercurielle, et le jeter à la mer. En conservant à bord un cadavre de fièvre jaune, les dangers que l'on ferai courir au personnel du navire, et au port d'arrivée, seraient tellement grands, que je ne veux même pas envisager la possibilité de cette conservation.

Lorsqu'un décès de fièvre jaune s'est produit à bord d'un navire, il faut, non seulement, jeter le corps à la mer, mais aussi, y jeter tous les effets à usage, la literie, etc... etc... qui lui ont servi. Il vaut mieux, cent fois, dans ce cas, pécher par excès que par défaut; et admettre que les corps les plus inoffensifs, ou les plus réfractaires à l'infection, en apparence, peuvent devenir des réceptacles de germes amarils.

J'ai indiqué la nécessité de l'épuration du local, où a été soigné le malade et ou séjourné un mort, avec une telle insistance, qu'elle est bien gravée, j'espère, dans l'esprit du lecteur, maintenant. Ajoutons, que tous les logements d'un bâtiment contaminé doivent être épurés aussi; et même, lorsqu'il est possible de pratiquer ces opérations sur le chargement, les chances de succès ne seront que plus grandes.

D'après ce que je viens de dire, on voit que, dans le cas où il y a un malade de fièvre jaune à bord, il est nécessaire de le débarquer, aussitôt, toutes les fois qu'on le peut ; dans le cas où ce débarquement n'est pas possible, il faut, non seulement l'isoler avec soin dans un local, aussi vaste et aussi bien aéré que possible, mais encore, qu'il est indispensable que tout : choses et gens, soit parfaitement épuré, d'une manière pour ainsi dire incessante, autour de lui. Il ne faut pas perdre de vue : que, de la perfection de cette épuration, dépend le succès ou la catastrophe, non seulement pour le malade, mais encore pour l'équipage, et les passagers, du navire contaminé.

Pour montrer, d'un mot, l'idée qui doit dominer dans cette question de la contamination d'un navire, je dirai qu'il faut considérer le malade atteint de fièvre jaune comme le feu, et les individus, qui constituent le restant du personnel à bord, comme des matières éminemment inflammables. Par conséquent, de même que, dans un commencement d'incendie, on s'occupe avec autant de soin, d'éviter la propagation du feu, que d'empêcher la destruction de ce qui brûle déjà ; de même, en cas de fièvre jaune, il faut s'occuper autant, sinon plus, d'empêcher l'extension de la maladie, que de chercher à guérir le malheureux qui en est atteint. Si la philanthropie commande, impérieusement, de faire tout, pour sauver la vie d'un individu isolé, ne commande-t-elle pas, à plus forte raison, et, d'une manière infiniment plus pressante encore, de garantir les agglomérations humaines ? Or, qu'on n'oublie jamais, que des mesures bien prises, peuvent réduire l'accident à un décès, lorsque c'est par centaines, que les morts se compteront, si on ne procède pas avec un soin extrême, dans les efforts tentés pour garantir la vie du personnel d'un bâtiment contaminé.

On a conseillé, avec raison, comme je l'ai dit précédemment, de faire insérer sur le journal du bord une note détaillée des opérations de désinfection qui ont été pratiquées sur un bâtiment contaminé. La mesure est excellente, car elle peut fournir d'utiles indications aux autorités sanitaires du port d'arrivée, et éviter ainsi des retards dans l'admission en libre pratique des navires qui ont eu des malades à bord pendant leur séjour dans un port contaminé ou dans leur traversée de retour.

Depuis longtemps, déjà, j'ai proposé une autre mesure qui pourrait, de son côté, donner d'excellents résultats dans plus d'un cas : ce serait, d'avoir à bord de chaque navire, un registre de santé, au lieu d'une patente de santé sous forme de feuille volante. Ce registre serait, comme le rôle d'équipage, ouvert le jour de l'armement du navire et durerait jusqu'à son désarmement. Dans chaque port où passerait le bâtiment, l'autorité sanitaire y mettrait une annotation, indiquant : le nombre d'hommes d'équipage, de passagers, le chargement pris ou laissé, l'état sanitaire du bâtiment et du pays, etc. etc. De cette manière, on aurait l'histoire sanitaire, si je puis m'exprimer ainsi, du navire ; on éviterait, avec ce registre, un grand nombre de fraudes qui consistent, quand un bâtiment a été contaminé, à aller toucher dans un port où on lui délivre une patente nette, sans qu'il présente cependant les garanties voulues pour ne pas être un danger permanent dans les localités où il sera admis en libre pratique désormais. Cette mesure, d'un registre sanitaire devant rendre de bons services, non seulement sous le rapport de la fièvre jaune, mais aussi pour toutes les maladies transmissibles, depuis le choléra jusqu'à la variole, par exemple, intéresse l'administration sanitaire à un point de vue plus général, que celui où je me trouve placé ici ; de sorte que je puis ne le signaler qu'en passant, et sans développer en détail tous les services qu'on pourrait en obtenir dans l'œuvre de l'hygiène internationale.

PORTS DE MER

A. — MESURES A PRENDRE DANS LES PORTS DE MER CONTRE LA FIÈVRE JAUNE.

Pour présenter, d'une manière facile à comprendre, les mesures qu'il est utile de prendre dans les ports, pour éviter l'explosion de la fièvre jaune, nous avons besoin de diviser cette partie de notre exposition en deux paragraphes distincts. C'est ainsi, que nous allons nous occuper :

1° Des dispositions à appliquer aux navires arrivant des pays contaminés, ou contaminés eux-mêmes ;

2° De l'organisation d'un service de médecine publique, destiné à fonctionner d'une manière permanente, et, par conséquent, même en dehors du temps où la fièvre jaune menace ; de manière à être toujours prêt à entrer, sans retard et sans hésitations, en action.

Ici encore, je ferai précéder l'étude de ces détails de quelques considérations générales, destinées à montrer, d'un premier coup d'œil, la tendance générale des idées qui doivent dominer, dans le cas qui nous occupe.

Dans le chapitre de la géographie de la fièvre jaune, quand j'ai cherché à déterminer dans quels pays on la voyait naître sur place, je suis arrivé, si le lecteur s'en souvient, à reconnaître que, dans les pays que tout le monde considère comme les plus propres à donner naissance au typhus amaril, on le voit rarement surgir de toutes pièces. Le plus souvent, il y est apporté du dehors ; ou bien, son explosion peut être considérée : comme le résultat de la repullulation de germes laissés par des malades, ou par des objets contaminés, pendant une saison précédente. Il y a là, à mon avis, un grand enseignement à tirer, et une espérance consolante à concevoir ; en effet, puisque la genèse spontanée du typhus amaril est si rare, relativement, même dans les pays les plus amarilogènes ; si, dans ces pays, on le voit être seulement, le plus souvent, être fourni par l'évolution de germes déposés antérieurement par une importation de la maladie, il est logique d'admettre : que, par les mesures attentionnées d'une saine prophylaxie sanitaire, on pourrait empêcher un grand nombre d'explosions épidémiques, qui, comme autant d'incendies, menacent périodiquement d'envahir les pays, voisins ou éloignés, qui sont en relation avec les contrées amarilogènes. Si, par exemple, sur dix explosions épidémiques, dont la Havane ou la Vera-Cruz sont le théâtre, en dix ans, huit sont apportées du dehors ou provoquées par la repullulation de germes d'une épidémie antérieure, il est logique de penser : qu'en employant des mesures sanitaires suffisantes, on ne verrait que deux épidémies, au lieu de dix, éclore dans cet espace de dix années. Résultat bien capable, de stimuler le zèle des hygiénistes qui se lancent dans la voie de la prophylaxie de la fièvre jaune.

Donc, la première conclusion, qui découle de ce que je viens de dire, c'est : qu'il serait infiniment désirable que, dans tous les pays où la fièvre jaune peut se montrer : ceux d'Europe, comme ceux d'Afrique ou d'Amérique, ceux de la zone tempérée, comme ceux de la zone tropicale, il y eût : d'une part, un service sanitaire destiné à agir contre l'importation de la fièvre jaune par les navires, au moment où ils arrivent au port ; d'autre part, un service de médecine publique, pouvant être spécialement dirigé contre le typhus amaril, dans le cas où il viendrait à être signalé dans l'intérieur même de la ville, de manière à arrêter, dès le début, ses premières manifestations, toutes les fois qu'il se montrerait au milieu de la population.

1° SERVICE SANITAIRE CONTRE LES NAVIRES

Je n'ai qu'un mot rapide à dire à ce sujet, car ce service qui a pour sanction, si besoin est, la loi du 3 mars 1822, est remarquablement bien organisé, de nos jours, sur le littoral de la France. Quelques détails sont bien encore à améliorer dans son

fonctionnement, comme dans toutes les œuvres humaines ; mais
ce qu'il reste à faire, est bien peu de chose, relativement à ce
qui existe déjà. Ce service sanitaire dépendant du ministère de
l'Intérieur et placé dans les attributions de la direction de l'assistance et de l'hygiène publiques (décrets du 5 janvier et du
9 mars 1889) comprend un inspecteur général, résidant à
Paris, dans l'intervalle de ses tournées d'inspections; et comporte
sur les côtes de France, de Corse et d'Algérie, quatorze circons-
criptions sanitaires ayant chacune un directeur de la santé, et
divers agents. Il possède cinq lazarets : Toulon, Marseille, Trompeloup, Mindi, Matifou (Algérie). Ce service sanitaire, est
chargé de surveiller les apports de maladies contagieuses, il
a, comme je viens de le spécifier, un personnel, des locaux et
un matériel qui permettent : 1° d'isoler les malades ; 2° de mettre
en observation les individus bien portants qui proviennent d'un
milieu contaminé ; 3° d'épurer les effets et les marchandises
qu'on peut suspecter de contenir des germes amarils. Enfin ce
service a un règlement écrit, que je ne reproduirai pas ici,
et qui donne, ai-je dit déjà, de si bons résultats, qu'il n'est pas
utile d'en discuter la teneur.

Nous n'insisterons, donc, pas plus longuement, au sujet de ce
service sanitaire ; disant seulement que le jour où le service de
médecine publique, que tant de bons esprits réclament depuis
plusieurs années au nom de l'hygiène générale, fonctionnerait
dans les ports de France, sous sa direction ; c'est-à-dire le jour
où l'autorité ferait surveiller d'une manière permanente, au
point de vue de la santé publique ; les établissements où les passagers qui arrivent des pays contaminés, descendent et séjournent
pendant les premiers jours de leur présence en France, on pourrait diminuer, d'une manière très notable, le temps dit d'observation, qu'on impose aux navires avant de les admettre en
libre pratique ; il s'ensuivrait que le service sanitaire deviendrait moins gênant pour les relations, qui vont augmentant de
jour en jour, entre les divers pays du monde, sans exposer
davantage les pays sains à l'importation de ces grandes maladies
transmissibles, dont la fièvre jaune est un des plus terribles
spécimens.

2° SERVICE DE MÉDECINE PUBLIQUE A ORGANISER DANS LES VILLES, CONTRE LA FIÈVRE JAUNE

Ce service, qui pourrait être assuré, très bien, dans les ports de mer, par les directeurs de la santé et agents sanitaires appartenant a l'administration dont je viens de parler, grâce à une simple extension d'attributions ; et qui se trouverait ainsi organisé presque de toutes pièces, — car une bonne partie des locaux, disposés déjà, ou devant etre installés dans l'avenir, en vue des navires qui arrivent du dehors, pourrait être aménagée à peu de frais pour soigner et isoler les malades ou suspects provenant de l'intérieur même de la ville — réaliserait un grand progrès ; il constituerait un élément de sauvegarde puissant pour la santé publique.

Dans les villes de l'intérieur, des médecins choisis par l'autorité, comme sont choisis les médecins sanitaires, seraient chargés d'assurer ce service de médecine publique, dont nous nous occupons ici. Ce service, une fois organisé, fonctionnerait sans plus de difficulté ni accroissement de dépense, non seulement contre la fièvre jaune, qui sera toujours l'exception dans notre pays, mais encore contre toutes les maladies transmissibles, exotiques ou indigènes, qui prélèvent un si lourd impôt d'existence sur la population des villes, à chaque instant, et d'une manière presque continue.

Dans ce livre, qui vise uniquement la fièvre jaune, je n'ai pas à entrer dans de bien longs développements, touchant la question de la médecine publique, à laquelle se rattache tout ce que je viens de dire. Qu'il me suffise de signaler que depuis le commencement de l'année 1889, l'administration de notre pays est entrée pour ce qui regarde cette médecine publique, dans une voie qui sera féconde en bons résultats : je veux parler de la création au ministère de l'intérieur d'une direction de l'assistance et de l'hygiène publiques. S'inspirant des indications techniques que lui fournit le Comité consultatif d'hygiène publique, de France, cette direction tend à étendre, de jour en jour, le champ de son action. Il est vivement à désirer que des lois et des décrets arment, dans un avenir prochain, cette administration d'une autorité qui lui manque encore, pour rendre les services, qu'on est en droit d'espérer, de son intervention directe dans tout ce qui touche l'hygiène et la santé publiques.

En quoi devrait consister le service de médecine publique à organiser dans les ports, contre la fièvre jaune ? Ce service comprendrait, naturellement, un personnel et un matériel. Le personnel comporterait des médecins, des infirmiers et des hommes de peine, pour opérer certains travaux que nécessite, à un moment donné, l'isolation des individus et l'épuration des marchandises.

Le matériel, de son côté, comprendrait des locaux d'isolation, pour les individus bien portants et les malades, des appareils et des substances pour l'épuration des objets. — Disons un mot rapide de ces divers détails.

Pour ce qui est des médecins et des infirmiers, je n'ai besoin que de formuler ce *desideratum*, qu'ils soient aussi peu que possible en réceptivité de fièvre jaune, car les relations qu'ils ont avec les malades les exposent très grandement à contracter la maladie, lorsqu'ils en sont susceptibles.

Le matériel du service de médecine publique, qui nous occupe, se décompose, de son côté, en deux sections : les immeubles et les objets dits de mobilier.

A. — Immeubles

Par l'apellation d'immeuble, il faut comprendre un véritable lazaret, c'est-à-dire un établissement dans lequel on peut isoler, lorsque le besoin se présente, les individus malades, et même, dans des compartiments à part, des convalescents, et des personnes bien portantes, si cela est nécessaire.

Les lazarets maritimes de : Toulon, Marseille, Pauillac, Saint-Nazaire, Alger, pourraient très bien être considérés comme le type des établissements que j'ai en vue ici ; il n'y a qu'à faire, à leur égard, cette restriction : que constitués en vue des navires contaminés, ils sont placés trop loin des villes pour pouvoir rendre commodément des services à la population. Par conséquent, en disant : que les lazarets, que j'appellerai urbains pour les différencier, doivent être conçus d'après l'idée fondamentale des lazarets maritimes, pour ce qui est de l'hygiène et des pratiques sanitaires ; en ajoutant qu'ils doivent être, aussi, assez rapprochés de la ville pour qu'on puisse y accéder facilement quand le besoin est ; j'ai indiqué les conditions générales qu'ils doivent réaliser.

Dans la plupart des grandes villes d'Angleterre, d'Écosse et d'Irlande, il existe des lazarets de désinfection, *desinfecting stations*), qui donnent journellement d'excellents résultats, et le jour où une maladie comme le choléra ou la fièvre jaune apparaîtrait dans leurs environs, ils rendraient des services signalés. En Allemagne, il y a aussi plusieurs de ces lazarets, et il est infiniment à désirer, que notre France, qui compte déjà à Paris, Lyon, Marseille, Perpignan, Privas, Narbonne, Montpellier, le Havre et Reims, des établissements de ce genre, en possède dans toutes les villes, non seulement grandes, mais aussi de moyenne et même de minime importance. Car, qu'on ne s'y trompe pas, l'argent dépensé par les communes pour cet objet, constituera un capital rapportant de gros intérêts à la patrie, sous forme d'existences humaines préservées de la mort.

. Ces lazarets sont construits d'après des plans assez différents ; les uns peuvent servir a isoler des individus suspects ou malades, les autres ne sont organisés que pour épurer les objets contaminés. Je n'ai pas à entrer dans le détail de leur organisation. On les trouve, dans l'excellent livre de Vallin sur les désinfectants, En outre, la direction de l'hygiène et de l'assistance publiques du ministère de l'intérieur à Paris, qui s'en est aussi occupée avec grand soin, pourrait, au besoin, fournir les indications les plus complètes aux villes qui voudraient se doter de cet excellent moyen de combattre les mille affections transmissibles, qui tuent chaque jour tant d'individus, dans notre pays.

DISPOSITIONS QUE DOIT PRÉSENTER UN LAZARET EN VUE DE LA PROPHYLAXIE DE LA FIÈVRE JAUNE

Dans le cas particulier où je suis placé ici, je n'ai à parler des lazarets, que pour ce qui touche à l'éventualité, très rare heureusement jusqu'à présent, de l'apparition de la fièvre jaune. fixer les idées sur leur compte, je crois nécessaire d'entrer encore dans quelques détails. Le lecteur trouvera peut-être que c'est une longueur inutile, mais j'ai cru devoir m'y laisser attarder, parce que j'ai pensé, que ces détails pourraient avoir leur utilité, le jour où le typhus amaril menacerait un de nos ports.

Les lazarets où l'on peut recevoir des malades atteints de la fièvre jaune, sont de deux sortes : 1° ceux qui existent d'une manière permanente sur notre littoral: Toulon, Marseille, Trompeloup, Mindin, Matifou ; 2° ceux qui seraient établis extemporairement, soit dans les ports ou sur les plages, soit dans des localités de l'intérieur ou du littoral, en cas d'agression ou de menace de la maladie.

Je n'ai pas besoin de m'occuper des premiers, qui ont été construits depuis de longues années, et tenus au courant des progrès de l'hygiène, par la sollicitude éclairée de l'administration sanitaire : je ne veux parler ici que de la seconde catégorie, c'est-à-dire qui seraient établis extemporanément, le jour du besoin, en attendant que des lazarets urbains soient organisés, d'une manière permanente, dans les centres d'habitation de quelque importance, pour combattre, en temps ordinaire, la variole, la diphthérie, etc. etc. Lazarets urbains qui pourraient éventuellement être utilisés contre la fièvre jaune.

Les lazarets extemporanés seront très variables, naturellement, suivant le cas. En effet, dans une ville, menacée ou atteinte de la fièvre jaune, on utilisera un édifice construit précédemment pour un autre objet ; dans un autre, on cherchera à adapter, à l'usage momentané qu'on veut en faire, un local plus ou moins favorablement disposé ; dans une troisième, on installera à la hâte, de toutes pièces, quelque chose, dans un champ, sur une plage, dans un bois, etc. etc. Tout d'abord, parlons de la question d'isolation de ce lazaret extemporané, vis-à-vis des centres d'habitation. Il est à désirer, qu'il soit assez près de la ville, pour que le transport des malades et des objets à épurer se fasse facilement ; et par, ailleurs, qu'il soit assez isolé, pour ne pas constituer un danger pour son voisinage. A ce sujet, spécifions, en outre, des conditions générales de l'hygiène ordinaire : plantations voisines, aération, etc. etc., qu'il ne doit y avoir ni habitations, ni magasins, étables, écuries, ateliers, etc. etc., à une distance de 500 mètres, au moins, sous le vent du lazaret.

Les lazarets comportent d'une manière générale, trois parties principales, pour répondre aux besoins fondamentaux : 1° un hôpital pour soigner les malades ; — 2° un établissement d'épuration pour les objets suspects; — 3° enfin, un quartier d'isolation, subdivisé lui-même en compartiments séparés, pour les diverses catégories d'individus à isoler.

Hôpital

La question de la disposition, de l'isolation et de l'aération des locaux destinés à recevoir des malades atteints de fièvre jaune, a une extrême importance ; car, suivant que ces locaux seront établis de telle ou telle manière, on verra guérir plus ou moins d'individus, et on verra la maladie se propager, ou non, à un plus ou moins grand nombre des personnes voisines. Aussi, comprend-on avec quel soin il est nécessaire de s'en occuper. D'abord, établissons en principe que : toutes les fois qu'il sera possible d'isoler les malades, de manière à ce qu'il n'y en ait qu'un dans chaque chambre, et même, un seulement dans chaque bâtiment, la chose sera pratiquée. Lorsque les nécessités du moment exigeront qu'on mette plusieurs malades dans un même local, on n'oubliera pas, que le moins grand nombre sera le meilleur. D'ailleurs, ajoutons que la fièvre jaune, étant une maladie d'été, le mieux serait, quand on pourra le faire, de placer les malades sous des tentes ou des baraques établies sur une pelouse, ou dans un endroit où règne une large ventilation. Les Américains ont employé, en 1888, a Camp-Ferri, près de Key-West, en Floride, des baraques, mi-partie bois, mi-partie toile, qui étaient aussi simples que rapidement édifiées ; elles leurs ont donné d'excellents résultats. Les tentes-baraques, comme celles qui existent à l'hôpital civil du Hâvre, et dont une paroi peut être relevée à volonté, sont d'excellents types qu'on pourra utiliser en temps de fièvre jaune. Répétons que, ces tentes ou ces baraques quelles qu'elles soient, doivent n'avoir ni habitations, ni magasins, en un mot, aucun bâtiment clos, à une distance de 500 mètres, sous le vent.

Dans le cas, où les nécessités du moment auraient fait préférer, aux tentes ou aux baraques, une maison déjà construite, il est à peine nécessaire d'ajouter que les chambres, contenant un ou plusieurs malades de fièvre jaune, devraient être, autant que possible, bien isolées des autres chambres contenant, soit des malades, soit des individus bien portants, soit même seulement: des objets à usage, literie, effets, provisions, etc. etc.

La chambre, où est placé un malade atteint de fièvre jaune, doit contenir le moins de meubles et d'ustensiles possibles : un lit, qui, de préférence, sera en fer, avec un sommier à lames métalliques, et garni d'un seul matelas ; une table en bois ou en fer, pour supporter les médicaments et autres ustensiles de traitement ou de nourriture ; un vase pour les déjections fécales ; un urinoir ; un vase plat, contenant une substance désinfectante, pour recevoir les matières de vomissement. Voilà en somme les seules choses quelle doit renfermer, en outre, des vases affectés aux désinfectants.

Ces vases, plus ou moins grands, doivent contenir des désinfectants divers, suivant le besoin ; mais n'oublions pas de dire: que l'un de ces vases doit être un cuvier formé par la moitié d'une barrique de cent litres, et à demi rempli d'un liquide aqueux, dans lequel on plongera les linges ayant servi au malade ; la liqueur de van Swieten (1 gramme de bichlorure de mercure pour un litre d'eau), est, on le sait, un excellent désinfectant pour cet effet.

Une grande amélioration à apporter dans la composition de la literie des malades atteints de fièvre jaune, serait l'emploi des matelas, à air ou à eau, en caoutchouc ; et, en effet, avec eux, les dangers, si grands, qu'il y a, pour la réception et la conservation des germes amarils par la laine, disparaîtraient. Le prix relativement élevé de ces matelas, à air ou à eau, en caoutchouc, paraît de prime abord devoir être un obstacle à leur emploi ; mais en songeant qu'un matelas ordinaire, qui a servi à un malade de fièvre jaune, doit être, le plus souvent, incinéré, ou au moins défait, épuré minutieusement, et refait, tandis qu'un simple lavage à l'éponge, avec une liqueur désinfectante, suffit pour faire servir indéfiniment le matelas en caoutchouc, d'un malade à un autre, on voit que la question de prix se modifie singulièrement. Bien plus, qu'elle tourne à l'avantage de ce dernier, lorsque tout compte est bien fait.

S'il est possibe, aucun tapis, aucun rideau, aucune tenture ne seront laissés dans la chambre où se trouve un malade atteint de fièvre jaune ; et, au cas où ces rideaux, tapis ou tentures seraient indispensables, ils seront en linge de coton ou de toile, et minces ; tout tissu de laine, ou épais, sera rejeté.

Les meubles, tels que : commodes, secrétaires, les autres lits même seront enlevés ; et s'il existe des armoires d'applique dans l'appartement, elles seront entièrement vidées, recevront une abondante provision de chlorure de chaux, et seront tenues rigoureusement fermées ; ne devant être ouvertes qu'avec des précautions sanitaires que j'indiquerai plus loin.

On a proposé d'entretenir dans l'atmosphère de la chambre où se trouvent des malades atteints d'affections transmissibles des vapeurs désinfectantes : l'oxygène, l'ozone, les vapeurs chloriques, nitreuses, sulfureuses, etc. etc., ont été préconisées. Ces diverses fumigations pourraient être essayées, en ayant soin toutefois de les surveiller exactement, de manière à ce qu'elles ne fatiguent pas le malade. Je dirai, en passant, que les remarquables résultats obtenus par la pratique, qui consiste à maintenir les phthisiques dans une atmosphères sulfureuse, me porterait à conseiller l'essai de ces fumigations, à doses très minimes, pour les chambres où sont les individus atteints de fièvre jaune. Il y a, aujourd'hui, des bougies sulfureuses qui permettent de doser, d'une manière commode et précise, ces fumigations. On pourrait peut-être, ainsi, diminuer les chances de transmission de la maladie, des individus malades aux bien portants.

Le nombre des personnes qui sont en contact avec les malades, dans le local, qui nous occupe, doit être aussi restreint que possible. Ces personnes seront, autant que faire se pourra, choisies parmi les réfractaires à la réceptivité ; et, tant à l'entrée qu'à la sortie du local, elles seront l'objet de précautions sanitaires dont voici les détails.

Les personnnes, qui vont entrer dans un local contenant un malade de fièvre jaune, devront revêtir une longue et ample blouse, ou sarreau en toile de lin, chanvre ou coton lisse, et se placeront dans un abondant nuage de vapeurs désinfectantes fourni par un pulvérisateur. Ces vapeurs désinfectantes peuvent être une solution de thymol à 2 0/0 légèrement alcoolisée, ou bien une solution d'acide phénique à 1 0/0. En sortant de la chambre, la personne s'exposera, de nouveau, à un abondant nuage de vapeurs désinfectantes, projeté non seulement sur son vêtement, mais encore sur ses mains, sa face, sà barbe et ses cheveux. Elle se lavera les mains dans une solution désinfectante de bi-chlorure de mercure. Enfin, elle devêtira son sarreau protecteur, qui restera pendu dans un local aéré, servant d'anti chambre, ou bien au grand air.

Le linge de corps ou de literie, sali par le malade, doit être plongé immédiatement dans la cuve, dont nous avons parlé précédemment, et contenant, soit de solution de bi-chlorure soit une solution de chlorure de zinc, à 10 grammes par litre ; soit une solution d'acide phénique impur, à 10 grammes par litre. La solution désinfectante contenue dans le cuvier sera assez abondante, pour que les objets soient complètement immergés, et qu'elle les surnage bien comme il faut. Après une ou deux heures de séjour dans cette solution, ces linges seront tordus, pour que le liquide en soit bien exprimé, portés aussitôt à la buanderie, où ils seront passés à la lessive ; puis exposés à une eau courante, ou renouvelée plusieurs fois, pendant assez longtemps, pour se débarrasser de toutes les particules de sel hydrargyrique ou autre ; enfin séchés, etc. etc.

Les déjections des malades : fèces, urines, vomissements, sang des hémorragies, seront reçues dans des vases contenant, comme nous l'avons dit, un liquide désinfectant, une solution soit de chlorure de zinc, de sulfate de fer, de chlorure de chaux à 2 0/0, soit d'acide sulfurique à 5 0/0, soit encore la solution de bi-chlorure dont nous avons parlé précédemment.

Matin et soir, au moins, plus souvent même si l'air ambiant est sec et poussiéreux, on projettera sur les parois de la chambre, murs et plafond, des vapeurs désinfectantes, à l'aide d'un pulvérisateur. Le sol de l'appartement sera humecté avec une toile trempée dans un liquide désinfectant: 10 grammes de chlorure de zinc et 5 grammes d'acide phénique impur, par litre, par exemple. Le balayage se fera, à l'humecté, et ses résidus seront : ou bien incinérés, ou bien, jetés dans un liquide antiseptique. Si le malade est dans une maison ou une baraque en bois, au moins deux fois par semaine, la chambre sera, si faire se peut, blanchie à la chaux avec addition de chlorure de chaux. Toutes les boiseries, ferroneries, literie, etc. etc., seront essuyées avec une éponge trempée dans un liquide désinfectant (chlorure de chaux, acide phénique, thymol, bichlorure, etc. etc.). — Si le malade est dans une tente, on badigeonnera le tissu avec une solution désinfectante.

En cas de décès, le cadavre sera mis sans retard dans un drap
trempé dans la solution désinfectante : solution de bi-chlorure,
chlorure de zinc, etc. etc.. Le drap l'enveloppera entièrement,
ne laissant absolument aucune partie, face, mains, pieds etc. etc.
à découvert. — Le corps, ainsi bien entièrement entouré de
son suaire désinfectant, sera, sans aucun retard, placé dans un
cercueil en bois confectionné de telle sorte qu'il n'ait pas de
fissures. An fond de ce cercueil, on aura placé, au préalable, soit
de la sciure de bois, soit de la poudre de charbon largement
arrosée de solution de bi-chlorure de mercure. — Une fois le corps
déposé dans le cercueil, les vides seront comblés avec cette sciure
ou poudre de charbon, en abondance suffisante pour le faire entièrement disparaître ; — puis le cercueil, fermé hermétiquement,
sera enterré avec de la chaux vive: ou bien incinéré, sans
retard. — On aura eu grand soin de laisser le cadavre, le moins
de temps possible à l'air, soit dans la chambre, soit dans un
dépositoire. En un mot, l'inhumation définitive sera aussi rapprochée que possible du moment du décès.

Établissement de désinfection.

La seconde partie du lazaret destiné à isoler et soigner des
malades atteints de maladie transmissible est constituée par l'établissement de désinfection. Cet établissement doit comporter
deux systèmes d'épuration : une chambre à fumigations sulfureuses, d'une part ; une étuve à vapeur d'eau sous pression,
d'autre part. Cette étuve à vapeur sous pression est, pour le
moment, le dernier mot de l'hygiène sanitaire; elle mérite d'être
utilisée dans la plus large mesure pour l'épuration des objets contaminés ou suspects : elle occupe incontestablement le premier
rang sous le rapport de l'importance ; mais, néanmoins, dans
nombre de cas, l'épuration par les vapeurs sulfureuses se recommande à l'esprit aussi ; par conséquent, tout indispensable que
soit l'étuve, il faut ne pas laisser tomber la sulfuration dans l'oubli.

Étuves à soufre. — L'étude à soufre consiste tout simplement,
en une chambre fermant ainsi complètement que possible, et,

par conséquent n'ayant, en général, qu'une porte. — Des montants et des traverses en fer, permettent d'y étaler les objets à épurer. Sur le sol, constitué par des dalles, du béton ou des briques, afin de ne pas être exposé à l'incendie, on dépose le vase où doit brûler le soufre. On voit que cette étuve n'est guère compliquée. C'est précisément cette simplicité, jointe à l'efficacité puissante des vapeurs sulfureuses, qui font qu'on doit conserver ce mode d'épuration, pour les cas, où il faut, pour ainsi dire, désinfecter les objets en toute hâte, et d'une manière extemporanée.

Étuves à vapeur d'eau. — C'est le système d'étuves à vapeur d'eau sous pression de MM. Geneste et Herscher, qui jouit de la faveur, aujourd'hui; faveur méritée en réalité, car, de tous les appareils proposés, c'est celui qui, actuellement, donne les meilleurs résultats. On a bien proposé des étuves à circulation de vapeur, se basant sur cette donnée : que, grâce à la circulation, c'est-à-dire au renouvellement incessant des particules de vapeur, l'action topique est plus active, même à température moins élevée, que lorsque la vapeur stagne. En d'autres termes, on a pensé qu'il y avait dans ce cas, pour la chaleur, le phénomène analogue à celui qui fait, que le vent froid est bien plus agressif sur l'organisme vivant que l'atmosphère calme, même plus froide. — Je dois ajouter que, d'après M. Vallin, si compétent en pareille matière. ces étuves à circulation sont encore, à l'heure actuelle, moins efficaces que les étuves à vapeur sous pression, dont nous venons de parler. Les étuves du système Geneste et Herscher sont tellement connues par les hygiénistes, aujourd'hui, que je n'ai besoin que de les indiquer d'un mot, sans entrer dans de longs détails explicatifs. Je me bornerai donc à dire : qu'elles se divisent en quatre catégories :

a. — L'étuve fixe pour établissement à terre ;

b. — L'étuve fixe pour navire ;

c. — L'étuve mobile pour le service à terre ;

d. — L'étuve sur chaland pour le service dans les ports.

Quartiers d'isolation.

Les quartiers d'isolation doivent contenir plusieurs compartiments, afin que les diverses catégories d'individus soient bien séparées, et, par conséquent, ne soient pas exposées à la contamination. C'est ainsi, que les convalescents, seront conservés à part, sans aucune communication avec l'extérieur, pendant un certain nombre de jours : de huit à vingt, suivant le cas ; et ne sortiront du quartier qu'après avoir été baignés, et avoir eu leurs effets à usage rigoureusement épurés. — D'autre part, les personnes, bien portantes, qui ont été au contact d'un malade : parents, voisins, devraient être placés dans un autre quartier, isolé aussi du restant de l'établissement, pendant un temps variable de 5 à 10 jours ; et ne sortiraient qu'après une épuration des personnes et des effets. On dégage, facilement, de ces indications, l'idée qui me domine en ce moment : c'est qu'il faut, par une isolation attentionnée et prudente, éviter le contact des individus contaminés, et des individus *suspects*, pour me servir du terme consacré en matière sanitaire, avec les individus sains. Or, les conditions de ce contact sont si variables, le nombre des individus à isoler peut être si différent, d'un moment à l'autre, qu'il est inutile, je crois, d'entrer dans de plus longs détails à ce sujet : il me paraît suffisant d'en avoir tracé seulement, les grandes lignes. — Aussi, me bornerai-je : à dire que le lazaret, dont nous parlons actuellement, peut n'avoir, en principe, que deux, trois, ou au plus quatre compartiments isolés ; l'autorité sanitaire pourra, toujours, en s'inspirant de l'idée fondamentale, pratiquer l'isolation d'une manière extemporanée, et avec des locaux d'occasion, en cas d'une épidémie quelque peu étendue.

B. — OBJETS SANITAIRES MOBILIERS.

Les objets dits mobiliers, du service sanitaire comprennent :
1° Les étuves à désinfection ;
2° Les pulvérisateurs à désinfection ;
3° Les appareils respirateurs que les employés doivent revêtir, parfois, pour pénétrer dans les lieux contaminés ;
4° Les vêtements que doivent porter les personnes qui communiquent avec les malades, ou. qui touchent aux objets contaminés ;
5° Les voitures d'ambulance, pour transporter les malades de leur domicile à l'hôpital d'isolation, sans exposer la population

à la contamination, et pour emporter, au besoin, les suspects dans les quartiers d'isolation ;

6° Les cercueils qui doivent transporter les cadavres des individus morts de fièvre jaune, au cimetière, sans laisser échapper des germes morbides au dehors.

7° Les voitures qui doivent transporter les cadavres, les effets, linge, etc. etc.. contaminés, de l'intérieur de la ville à l'établissement d'épuration ;

Je parlerai des substances désinfectantes, dans le chapitre suivant, lorsque je m'occuperai de la technique de la désinfection.

1° *Étuves à désinfection*

Les étuves à désinfection, par la vapeur sous pression, du système Geneste et Herscher, se partagent, ai-je dit déjà il y a un moment, en quatre modèles : 1° L'étuve fixe pour établissement à terre ; 2° L'étuve pour navire ; 3° Le chaland à désinfection ; 4° L'étuve mobile pour la désinfection à terre. Je n'ai pas besoin de revenir sur leur compte.

2° *Pulvérisateurs*

La maison Geneste et Herscher a fabriqué, aussi, des appareils à désinfection par pulvérisation, pour désinfecter les murs des chambres, les wagons, voitures, parois de navires, etc. etc. Je renvoie le lecteur aux traités généraux d'hygiène pour la description détaillée de ces appareils.

3° *Appareils respirateurs*

Des appareils, dits respirateurs, doivent faire partie du mobilier sanitaire. J'entends, par ce nom, des appareils qui permettent à un individu de pénétrer dans un milieu contaminé, en entretenant sa respiration, à l'aide de l'air puisé au dehors. — Je n'ai pas besoin d'entrer dans de longs développements pour faire comprendre l'utilité de ces appareils. En effet, on sait que, trop souvent, il a suffi à un individu, en réceptivité, de pénétrer dans une chambre renfermant des germes de fièvre jaune, pour être infecté ; et l'infection a paru se produire par le seul effet de la respiration. Dans ces conditions, il devait aussitôt, venir à l'idée des hygiénistes, de procéder comme si l'air de la chambre contaminée était irrespirable : ils ont songé à munir les personnes, obligées d'y pénétrer, d'un de ces appareils : comme le scaphandre, qui font respirer de l'air pris plus ou moins loin. Le scaphandre marin remplit absolument le but qu'on se propose d'atteindre ; son poids seul, est un obstacle qui a fait songer à d'autres appareils ; mais il ne faut pas oublier, à bord d'un navire, par exemple, qu'à la rigueur, l'hygiéniste aurait, dans ce scaphandre, un moyen précieux qu'il ne devrait pas manquer d'utiliser. Je n'insisterai pas dans le détail de la description des diverses variétés de scaphandre : le système ordinaire, le système Denayrouse et Rouquayrol ; et, d'ailleurs, toutes les variétés de ces appareils qui permettent de pénétrer dans les milieux irrespirables, peuvent rendre également de bons services. — Je ne veux cependant pas oublier de signaler un vêtement que j'ai vu fonctionner au port de Toulon, chez les pompiers de la marine, appareil appelé : « la chemise Poulain ».

Cet appareil consiste, en une sorte de vareuse en cuir, qui recouvre toute la partie supérieure du corps, y compris la tête. — A gauche, au niveau de la ceinture, est un orifice, sur lequel se visse le tuyau qui apporte l'air fourni par une pompe à refoulement, du même genre que la pompe du scaphandre ordinaire. — A la ceinture, est attachée une corde, qui servirait, au besoin, à attirer l'individu au dehors du milieu irrespirable, si besoin était. — Au niveau de la figure, se trouve un verre de lanterne, demi-cylindrique, qui permet au porteur de l'appareil de voir ce qui se passe autour de lui. Au-dessous de ce verre, est le conduit éjecteur de l'air respiré, — conduit au quel on peut ajouter, un sifflet qui sert, au besoin, de moyen d'échanger des pensées entre le porteur de l'appareil et les personnes qui l'entourent. Enfin, au-devant de la chemise, et au niveau de la ceinture il y a une lanterne qui reçoit l'air venu du dehors, et qu'a déjà respiré le porteur de l'appareil, disposition qui lui permet d'éclairer, même dans un milieu contenant des gazs impropres à la combustion, les vapeurs sulfureuses, par exemple. On comprend, aussi, qu'au besoin on pourrait aussi disposer un tube acoustique qui serait logé dans la corde, reliant l'individu à ceux qui sont au dehors ; mais la chose n'est, en réalité, guère nécessaire.

4° *Vêtements isolateurs*

La chemise de Poulain est, à la rigueur, un vêtement isolateur excellent, mais il est plus compliqué que de simples
blouses, précisément parce qu'il garantit les individus plus complètement. Néanmoins, cette chemise de Poulain, excellente à revêtir quand il s'agit d'enlever un cadavre, ou d'épurer un endroit contaminé, ne sera pas employée par les médecins et infirmiers qui auront à soigner un sujet atteint de fièvre jaune.
Le danger de la contamination, quel qu'il soit, ne pourra jamais
décider le médecin à s'affubler d'un appareil aussi effrayant
pour un malade. Alors, se présente un moyen terme : celui des
blouses ordinaires, en tissu imperméable ou non, dont il est
prudent de couvrir ses vêtements, lorsqu'on pénètre dans une
chambre, où est le typhus amaril. — Ces blouses ne diffèrent
en rien de celles qu'on emploie ordinairement dans les hôpitaux,
d'après les nouvelles idées sur l'antisepsie ; il nous aura suffi de
les indiquer, sans avoir besoin d'insister plus longtemps sur
leur compte.

5° *Voitures d'ambulance*

Je n'ai pas besoin d'entrer dans de longs détails, non plus, au
sujet des voitures d'ambulances : celles qu'on emploie de nos
jours, dans quelques villes, pour le transport des individus atteints par les maladies transmissibles, sont d'un usage assez courant pour être dans la mémoire de tous les hygiénistes. — Il faut
que ces voitures permettent d'emporter le malade, sans semer
les germes morbides sur la route ; il faut, qu'après chaque
transport de malades, elles soient rigoureusement désinfectées.
Après avoir formulé ces *desiderata*, nous pouvons passer à un
autre sujet.

6° *Cercueils pour les cadavres dangereux*

Nous n'avons pas grand'chose à dire, touchant les cercueils
destinés aux cadavres de fièvre jaune. Il faut qu'ils soient assez
bien clos, pour ne pas laisser épancher au dehors les germes
amarils : telle est la condition qu'ils doivent remplir. Pour cela,

non seulement les joints seront obturés avec soin, mais des substances désinfectantes et absorbantes seront répandues dans leur intérieur, avec la plus grande libéralité, laprofusion même, pour atteindre parfaitement le but.

Voitures pour les cadavres et les objets contaminés

Enfin, nous terminerons ce qui a trait au mobilier sanitaire, en disant que les voitures destinées à emporter les cadavres ou les objets contaminés, doivent ne pas laisser échapper les germes amarils; ici encore, il n'est pas nécessaire d'entrer dans de plus longs détails, une fois que l'idée fondamentale a été formulée.

FONCTIONNEMENT DU SERVICE

Un règlement sanitaire, paraphrasant et commentant les lois et décrets dont l'administration sanitaire est armée; lois et décrets qui seront à compléter, au besoin, afin de ne laisser prise à aucun obstacle vis à vis des mesures d'hygiène pnblique, devrait régir le fonctionnement du service de médecine publique qui nous occupe; et cela, d'une manière bien claire et bien précise, afin que, lorsqu'il faut pratiquer les isolations et les épurations, il n'y ait, ni hésitation, ni discussion, dans l'interprétation des dispositions édictées.

Je n'ai pas besoin d'entrer ici dans les détails de ce règlement: il me suffira de dire qu'il est urgent qu'il fasse, de la manière la plus formelle, une obligation étroite à tout propriétaire de garni, hôtel, taverne, etc..., etc... de signaler à l'autorité médicale les cas suspects de maladie, développés dans leur établissement; d'exiger, de tout médecin, pharmacien, parent, voisin, même, la déclaration immédiate des cas suspects venus à leur connaissance. En outre, des inspecteurs devraient avoir pour mission de se tenir très exactement au courant de la situation sanitaire des maisons, quartiers, établissements, navires, etc... etc... dans lesquels la maladie débute d'ordinaire. En un mot, et sans que j'ai besoin de spécifier ce qui est déjà en vigueur en France dans la matière, et des dispositions qu'il faudrait ajouter, je puis faire comprendre ma manière de voir en disant: il faudrait que ce règlement, écrit, édictant toutes les mesures capables d'as-

surer le bon fonctionnement du service sanitaire, armât l'autorité,
afin qu'elle pût connaître, au fur et à mesure, les diverses atteintes de fièvre jaune, dès leur apparition, et qu'elle pût prendre ses
dispositions en conséquence.

Pour fixer les idées d'une manière plus commode, nous allons
supposer le cas, où, dans un pays dont le service de médecine
publique a été organisé, comme je viens de le dire, on voit apparaître un cas de fièvre jaune. Nous allons indiquer, en quelques mots, comment on devrait procéder alors.

Un propriétaire de garni découvre, un matin, qu'un des étrangers, qui sont venus habiter temporairement son établissement,
est malade, atteint d'une affection suspecte. Il prévient aussitôt,
de peur d'avoir à subir des pénalités pécuniaires et autres,
édictées par le règlement sanitaire, la police, la municipalité,
ou l'administration de la santé publique, qui, sans retard, envoie
un médecin examiner l'individu suspect.

Nous supposons que cet examen révèle, que c'est, en effet, la
fièvre jaune dont il s'agit. Sans aucun retard, alors, le malade
est mis dans une voiture spéciale d'ambulance, et transporté dans
un local, où il sera isolé et soigné, comme son état l'exige, au
double point de vue de sa santé personnelle et de la santé publique. En même temps, ses effets à usage, le mobilier et le local
où il a séjourné, sont désinfectés.

Au moment où l'autorité sanitaire voit le malade atteint de
fièvre jaune, elle s'enquiert, naturellement, de sa provenance ;
nous allons supposer les divers cas qui peuvent se présenter
à son investigation : — 1° Ce malade est un matelot d'un navire
de commerce, en chargement, de passage, ou en déchargement
dans le port ; — 2° ou bien, c'est un passager, arrivé depuis peu
de temps, par un navire venant d'un pays plus ou moins éloigné ;
— 3° ou bien enfin, c'est un ouvrier, un employé, un habitant
quelconque de la ville, qui a été en relations avec des choses ou
des personnes suspectes.

Dans le premier cas, non seulement le malade sera isolé, le
local désinfecté, mais encore la désinfection sera appliquée au
navire d'où provient le malade.

Dans le second cas, même chose à faire pour le malade et le
navire ; surveillance à exercer sur les passagers, de manière à
ce que ces passagers et leurs effets soient désinfectés, s'ils sont

encore à bord; ou, au moins, que l'autorité sanitaire sache dans quels principaux endroits ces passagers se sont éparpillés, dans l'occurence de leur débarquement antérieur; afin de pouvoir exercer plus facilement la surveillance sanitaire, en sachant dans quels quartiers, elle doit plus particulièrement porter son attention.

Dans le troisième cas, les prescriptions, que nous avons spécifiées seront appliquées: au malade et à son habitation, aux personnes, aux locaux et aux choses suspectes.

On le voit, en résumé, l'idée qui domine en tout ceci, est la suivante :

1° Avoir, aussitôt que possible, connaissance des atteintes de fièvre jaune, dès leur début, de manière à pouvoir isoler les malades. Et la raison de la vigilance que nous voudrions qu'on mît dans cette recherche, c'est que, dans les premiers jours, la maladie paraît être moins transmissible que plus tard ; et, par conséquent, qu'en se hâtant, on a plus de chances pour empêcher : tant la transmission d'homme à homme, que l'infection des locaux.

2° Isoler le malade, de manière à le placer dans un air sain, ce qui est une très bonne condition pour sa guérison ; et d'autre part, grâce à cet isolement, on empêche la transmission de la maladie, par l'infection des individus restés sains jusque-là ;

3° Purifier les locaux, les objets et les individus contaminés, au fur et à mesure ; de manière à ce que les germes soient détruits aussitôt que possible après leur émission; ce qui diminue : et les chances de leur multiplication, et celle de l'infection des locaux et des individus.

Si on arrive, un jour, à appliquer, dans les ports de mer de quelque importance, de la zone torride et de la zone tempérée, le service et les mesures de médecine publique sanitaires dont je viens de parler, on peut prédire que les épidémies de fièvre jaune diminueront de fréquence, dans une grande proportion. Mais, il ne faut pas oublier que, pour donner de bons résultats, la donnée fondamentale, qui régit la prophylaxie de la fièvre jaune, doit être réalisée rigoureusement. Il faut bien se pénétrer de cette idée: que les précautions doivent être exagérées, doivent dépasser le but pour être suffisantes. En matière de désinfection, je le répète, il faut faire comme le chasseur qui sait bien qu'un seul grain de plomb suffit pour tuer le gibier, et qui, néanmoins, en met cent dans son fusil, de manière à avoir cent chances, pour une, de ne pas manquer le but.

B. — MESURES A PRENDRE QUAND LA MALADIE EST SIGNALÉE, A TERRE, A L'ÉTAT DE CAS ISOLÉS

Pour entrer dans le détail de toutes les conditions qui peuvent se présenter, nous avons, maintenant, à parler du cas où la fièvre jaune est signalée dans un port de mer, à l'état de quelques très rares atteintes isolées, çà et là, ét sans relations bien directes de l'une à l'autre.

Ne manquons pas de spécifier: que, par: atteintes rares et isolées, nous voulons parler de ces faits, dans lesquels on voit, positivement, qu'on n'est pas, encore, d'une manière certaine, au moins, en présence d'une épidémie qui commence; car il faut bien souligner que, dès qu'un certain nombre d'atteintes se produit dans une ville, même sans qu'elles paraissent avoir une liaison d'origine bien claire, le plus prudent, est de se considérer, aussitôt, comme étant sous la menace d'une épidémie, et d'agir vigoureusement, en conséquence, comme nous le dirons bientôt.

Quoi qu'il en soit, dans les cas qui nous occupent actuellement, l'autorité a deux indications à remplir : d'une part, isoler avec grand soin, chaque fois, le malade, et épurer le local où il a séjourné, ainsi que les effets qui ont été en rapport avec lui ; d'autre part, songer sans tarder, aux dispositions qu'il y aurait à prendre, au point de vue de l'hygiène publique, si ces cas, isolés et très rares, venaient à augmenter tant soit peu de nombre.

Ce qui touche au malade, à ses effets ou à son habitation, ne doit pas nous arrêter bien longtemps. En effet, aussitôt que l'autorité est prévenue, elle fait porter le diagnostic; et dès que la fièvre jaune est reconnue, ou même seulement suspectée, une voiture ou un brancard, disposés de manière à éviter la diffusion des germes, emporte le malade, dans le lieu où il sera isolé pendant son traitement.

Les personnes qui ont été en contact avec le malade sont examinées par un médecin sanitaire, pour être isolées, si elles présentent le moindre symptôme morbide. Si elles sont bien portantes, elles resteront, néanmoins, sous une surveillance sanitaire très attentionnée, pendant une semaine. Cette surveillance ne les empêchera pas de vaquer à leurs occupations. Elle leur laissera toute leur liberté, mais, néanmoins, elle devra être faite avec une précision et une fréquence qui permettront, le cas échéant, de saisir le début d'une indisposition.

Les effets à usage qui ont servi au malade, ainsi que sa literie sont disposés dans la chambre où il était, pour que la fumigation sulfureuse agisse bien sur leurs souillures, et les germes amarils qu'ils peuvent contenir ; puis, cette chambre, et, au besoin, les voisines, sont fumigées au soufre, dans le plus bref délai possible. On peut, même, répéter deux fois, coup sur coup, la fumigation, pour être plus certain, encore, de détruire les germes, si le moindre doute existe touchant la perfection de l'opération. Aussitôt après la fumigation au soufre, les objets spécialement dangereux : matelas, couvertures, effets divers, seront épurés par l'étuve à vapeur d'eau sous pression.

Une fois les fumigations et l'épuration, par l'étuve à vapeur sous pression, pratiquées, la chambre est ouverte, aérée, les objets qui doivent être lavés sont transportés dans des boîtes entièrement closes, dans un lieu assez éloigné de toute agglomération humaine. Là, ils sont lavés avec toutes les précautions sanitaires, et ne sont rapportés dans l'habitation, que lorsque celle-ci est considérée comme absolument épurée, et pouvant recevoir de nouveau des habitants (environ une semaine d'aération, très complète et permanente, après la fumigation).

Quant à la seconde indication qui se présente à l'esprit de l'autorité, il nous suffit de dire, en quelques mots, qu'elle consiste à songer aux dispositions qu'il y aurait à prendre, au cas où une épidémie menacerait : isolation des malades, dissémination des individus bien portants qui peuvent se déplacer, propreté des rues, des maisons, des égouts, des environs de la ville, etc... etc... D'ailleurs, comme nous allons avoir à parler en détail de ces dispositions, dans le paragraphe suivant, nous n'avons qu'à renvoyer le lecteur à cette partie de notre étude.

C. — MESURES A PRENDRE LORSQU'UNE MENACE D'ÉPIDÉMIE SE PRODUIT DANS UNE VILLE

Dès que quelques cas de fièvre jaune ont été constatés dans une ville, on peut la considérer comme étant sous l'imminence d'une épidémie. Il est alors absolument nécessaire de prendre, sans aucun retard, des dispositions énergiques pour combattre et étouffer, si c'est possible, le fléau qui menace, terriblement, la santé publique.

Quelles sont ces dispositions ? Nous avons besoin de les spécifier ici en détail, et nous les partagerons en six catégories, pour pouvoir les présenter d'une manière plus facilement compréhensible pour l'esprit :

1° Préparation de locaux, où doivent être isolés et soignés les malades, et où les objets contaminés doivent être épurés ;

2° Préparation de locaux, où seront disséminés les individus bien portants qui doivent être déplacés ;

3° Facilitation du déplacement des individus bien portants, qui peuvent s'éloigner du foyer de l'épidémie ;

4° Propreté et aération de tous les locaux et de toutes les parties de la ville contaminée;

5° Mise en fonction du service sanitaire, en vue d'appliquer, aussi vite que possible et d'une manière rigoureuse, les prescriptions d'hygiène, générale et particulière, applicables au cas d'épidémie ;

6° Application rigoureuse du principe de l'isolation des malades et de l'épuration des effets, marchandises et locaux, partout où il y a des malades, au fur et à mesure des atteintes ; ainsi que de la dissémination et de l'isolation des individus bien portants.

1° Préparation des locaux où doivent être soignés et isolés les malades, et où les objets contaminés doivent être épurés.

A la rigueur, nous pourrions nous borner à cet énoncé, car suivant les pays, les locaux se présentent dans des conditions différentes. Mais, sans entrer dans des détails, qui courraient le risque d'être obscurs, si nous voulions nous arrêter sur toutes les variétés possibles, nous allons chercher à déterminer les conditions générales qu'ils doivent remplir.

Les locaux où doivent être isolés et soignés les malades, seront assez éloignés des centres d'habitation, pour que les relations par les personnes, ou le transport des germes par le vent, ne soient pas un danger permanent pour les individus en santé.

D'autre part, même dans l'endroit qui sert à l'isolation des malades vis-à-vis de la population saine, il faut, autant qu'on peut, isoler les malades les uns des autres. Le principe que : — plus les malades sont isolés, et placés dans un milieu où l'aération se fait bien, plus ils ont de chances de guérir, et moins ils sont dangereux, — ne doit jamais être perdu de vue par l'hygiéniste et par l'autorité. Par conséquent, plus on pourra multiplier les catégories d'individus : malades au début, en cours de maladie, en convalescence, individus guéris, etc. etc., mieux on arrivera à remplir le but.

Pour ce qui est, de l'épuration des objets et des locaux qui peuvent contenir des germes, spécifions qu'il faut s'attacher toujours à dépasser le but, à pécher par excès de précautions. Un luxe de mesures épuratoires, qu'on me passe le mot, est une condition de succès, dans le cas qui nous occupe.

2° Préparation des locaux où seront disséminés les individus bien portants qui doivent être déplacés

Ce que nous avons dit à diverses reprises, dans le cours de cette étude, ainsi que les faits que nous avons cités, en parlant d s allures épidémiques de la fièvre jaune, nous a montré: 1° que l'encombrement du matériel et du personnel dans les locaux, est une condition extrêmement fâcheuse en temps d'épidémie ; 2° que lorsqu'il y a eu un malade dans un local, les individus qui ont été à son contact ou seulement dans son voisinage sont très exposés à contracter la maladie. Par conséquent, dès qu'une localité est menacée de la fièvre jaune, l'autorité a le devoir impérieux de chercher à disséminer, le plus possible, l'encombrement des personnes et des choses ; et, dès qu'un malade a été signalé dans une maison, elle devra, le plus souvent, faire disséminer et isoler, dans des lieux où elle peut exercer une surveillance rigoureuse, les individus qui ont été dans les conditions précitées. Pour cela, il est nécessaire de préparer à l'avance des locaux de dissémination et d'isolation. On comprend, que la désignation et la préparation, dans la plus large mesure du possible des locaux où cette dissémination doit se faire, doit être une de ses premières préoccupations.

3° *Facilitation du déplacement des individus, bien portants, qui peuvent s'éloigner du foyer de l'épidémie*

D'après les idées que nous cherchons à faire prévaloir, en nous basant sur les faits, il est urgent d'éloigner, autant qu'on peut, les individus bien portants, d'un foyer où une épidémie menace de se développer. Par conséquent, non seulement on doit préparer, dans la localité menacée, des quartiers d'isolation pour ceux qui ne peuvent pas s'éloigner, mais encore il faut s'occuper de favoriser l'émigration autant que possible ; et cela, avant que la population ait été contaminée. Aussi, tous les corps de troupe, groupes d'ouvriers, d'écoliers, etc. etc., sur lesquels l'autorité a une action directe, doivent être écartés avec soin de ce foyer. en temps opportun, c'est-à-dire avant leur infection ; de manière, non seulement à en être éloignés, mais encore à ne conserver absolument aucune relation, de personnel ou de matériel, capable de propager la maladie, d'un lieu contaminé, vers un endroit sain.

Quant à ce qui est de la partie de population, sur le déplacement de laquelle l'autorité n'a pas d'action directe et effective, il faut bien lui faire savoir le danger qu'il y a, pour elle, à rester dans le foyer épidémique, et les avantages considérables de la dissémination. Il faut, aussi, que toutes les facilités possibles lui soient données, pour la solliciter à cette dissémination et à l'isolation, non seulement vis-à-vis des endroits où il y a des malades, mais encore vis à vis des groupes d'individus bien portants, qui ont fui le foyer épidémique.

4° *Propreté et aération de tous les locaux, et de toutes les parties de la ville contaminée*

La propreté la plus absolue, l'aération la plus complète, doivent être appliquées, avec une rigueur extrême, dans une localité contaminée, dès le début de l'épidémie. Je n'ai pas besoin d'entrer dans des détails qui deviendraient obscurs, par le fait du trop grand nombre de spécifications qu'ils donneraient. Il suffit de formuler le principe, pour que, le cas échéant, l'autorité le fasse appliquer avec un soin extrême.

5° *Mise en fonction du service sanitaire, en vue d'appliquer, aussi vite que possible, et d'une manière rigoureuse, les prescriptions d'hygiène générale et particulière, applicables au cas d'épidémie.*

Nous ne parlons de la mise en fonction du service sanitaire, que pour le cas où il n'aurait pas été institué jusque-là ; et ce que nous avons dit précédemment, au sujet du fonctionnement du service sanitaire, est applicable ici ; de sorte que nous y renvoyons le lecteur.

6° *Application rigoureuse du principe de l'isolation des malades, de l'épuration des effets, marchandises et locaux, partout où il y a des malades, au fur et mesure des atteintes ; ainsi que de la dissémination et de l'isolation des individus bien portants, qui ont été en relations avec les malades.*

Pour en finir, avec les mesures à prendre dans une localité qui est sous la menace d'une épidémie de fièvre jaune, il nous reste à parler : de l'application rigoureuse de l'isolation des malades ; de l'épuration des effets et des locaux, partout où besoin est, avec un redoublement d'activité, au fur et à mesure de la production de nouvelles atteintes, ainsi que de l'isolation des individus bien portants, qui ont été en relations directes ou de voisinage avec les malades.

Tout ce que nous avons dit déjà, fait que le lecteur sait bien ce que nous avons en vue, en ce moment. Rappelons-le lui sommairement encore, par excès de précaution : supposons une ville menacée aujourd'hui par la maladie ; — les locaux, pour isoler et soigner les malades, pour épurer les effets contaminés, pour isoler les individus bien portants qui ont été en relations avec des malades, sont préparés ; — les troupes et groupes d'individus sur lesquels l'autorité a une action directe sont éloignés de la ville, placés par agglomérations séparées, n'ayant absolument aucune relation avec les lieux contaminés ; et aussi peu de relations que possible avec les autres agglomérations d'individus bien portants ; — les habitants qui ont pu s'éloigner ont fait de même ; — on a conseillé et facilité leur dissémination et leur émigration vers les lieux ou les conditions sanitaires sont meilleures : les pays de montagne par exemple ; dans les mêmes conditions de cessation absolue de relations avec les lieux contaminés, et de rareté, aussi grande que possible, des communications avec les autres groupes d'individus bien portants ; – on a fait nettoyer tous les locaux, habitations, magasins, ateliers, rues, places, marchés, égouts, etc. etc., qui étaient quelque peu malpropres, ou même alors qu'ils auraient été dans le plus brillant état de propreté ; – on maintient cette propreté, et on fait les aspersions, fumigations et épurations de la manière la plus libérale, partout où le moindre besoin paraît se présenter; — on facilite et assure l'aération et la ventilation partout ; — on possède un service de médecine publique, bien organisé, vigilant, qui surveille la santé de tous ceux qui sont restés dans le foyer épidémique.

D'autre part, dès qu'un malade est signalé, on l'isole en le transportant avec toutes les précautions nécessaires pour éviter la diffusion des germes ; et on le soigne, en cherchant à stériliser ces germes, au fur et mesure de leur production ; de manière à éviter, dans la limite du possible, qu'il s'empoisonne lui-même, et qu'il soit dangereux pour les autres.

Les effets à usage, literie, etc. etc., en un mot, tous les objets qui ont été au contact de ce malade, ainsi que les locaux où s'est produit une atteinte de fièvre jaune, sont épurés avec le soin le plus rigoureux.

Enfin, les personnes qui ont été en rapport avec un malade sont isolés, si besoin est, dans des locaux spéciaux, pendant qu'on épure leur logement; et, dans tous les cas, sont l'objet d'une surveillance attentionnée de la part du service sanitaire, pendant la semaine qui suit l'isolation du malade ; de manière à pouvoir être soignées, aussitôt que la maladie se déclarerait chez elles.

Si ces mesures ont été appliquées intelligemment, avec une attention et une persistance soutenues, on peut être certain : que, dans la grande majorité des cas, les menaces d'épidémie se dissiperont bien vite dans une ville ; ce qui sera un grand succès pour l'hygiéniste, et un grand bonheur pour les populations.

D. – MESURES A PRENDRE QUAND UNE ÉPIDÉMIE EST DÉCLARÉE DANS UNE VILLE

Après ce que nous venons de dire, pour le cas où une épidémie menace, il ne nous reste plus grand'chose à ajouter, pour le cas où une épidémie est déclarée dans une ville ; car c'est la continuation et la persistance, dans l'emploi des mesures que nous avons spécifiées déjà, qui constituent l'indication, plus pressante que jamais. Dans les conditions qui nous occupent, c'est une véritable lutte, entre les mesures de préservation et l'épidémie qui se déroule : et, par conséquent, comme la victoire reste au plus fort, dans un conflit de ce genre, le problème consiste à redoubler de zèle, de précision et de persistance, dans l'emploi des moyens que nous avons énumérés. Ces moyens scront employés avec la plus grande rigueur et la plus persistante énergie, tant qu'il restera un foyer d'infection et une atteinte; car, le moindre oubli, la plus légère négligence peuvent tout remettre en cause. Comme je l'ai dit, maintes fois, il faut considérer une épidémie comme un incendie ; et, de même qu'on jette de l'eau sur le feu, tant qu'il reste une étincelle, de même, l'hygiéniste doit continuer, sans découragement ni attermoiement, l'application rigoureuse des mesures de protection, tant que l'épidémie n'est pas entièrement et absolument terminée.

VILLES VOISINES

MESURES A PRENDRE DANS LES VILLES VOISINES DU LIEU OU EXISTE UNE ÉPIDÉMIE DE FIÈVRE JAUNE.

Le lecteur sait, si bien maintenant : comment nous pensons que procède l'épidémie pour s'étendre de proche en proche, et passer d'une localité dans une autre, que nous pourrions ne pas nous occuper de la présente éventualité; cependant, je veux en dire encore quelques mots, afin de fixer les idées, de la manière la plus profonde et la plus précise.

Les faits s'accumulent pour montrer que l'isolation est le meilleur moyen que puissent employer les centres d'habitation, comme les individus en particulier, lorsque la fièvre jaune les menace. Par conséquent, la prudence commande aux villes, indemnes jusque-là, de s'isoler le plus possible des foyers épidémiques. Malheureusement, une isolation absolue et complète est plus facile à demander qu'à obtenir; de sorte que, dans un grand nombre, dans la majorité des cas même, elle est impossible.

Mais, à défaut d'une isolation absolue, il reste une série de moyens qui, sans être d'une efficacité aussi grande, ont cependant leur très notable utilité; et il est encore possible, en général, de garantir une population des atteintes du fléau, par certaines mesures de précaution, que l'esprit comprend facilement, et que la pratique peut mettre en œuvre, sans grandes difficultés.

C'est ainsi, d'abord, qu'une ville, restée indemne jusque-là, devra organiser son service sanitaire comme je l'ai indiqué précédemment, lorsque la maladie est signalée dans son voisinage.

En outre, au lieu de proscrire, d'une manière aveugle, des communications qu'il est le plus souvent impossible d'empêcher ; et qui continuent à avoir lieu, sous forme de fraude, et d'une manière secrète, infiniment plus dangereuses que les relations au grand jour, lorsqu'on interdit aux habitants d'un lieu de rester en rapports avec les localités contaminées, il vaut mieux réglementer et surveiller ces rapports, de manière à gêner le moins possible les intérêts légitimes, en même temps qu'on sauvegarde la santé publique. Je puis donner pour modèle des dispositions à prendre en pareil cas : ce qui a été fait à la frontière d'Espagne, contre le choléra, en 1886, et, surtout en juin et juillet 1890. Dans cette dernière circonstance la Direction de l'assistance et de l'hygiène publiques du Ministère de l'Intérieur a fait prendre une série de mesures, auxquelles on doit applaudir sans réserves ; et qui méritent d'être mises en vigueur, désormais toutes les fois qu'on voudra empêcher une maladie transmissible de passer d'un pays dans un autre. Grâce au soin et à la vigilante intelligence de cette administration, qui s'inspire des indications fournies par le Comité d'hygiène publique de France, la gêne apportée aux relations commerciales et aux services des voyageurs a été réduite à son minimum. On peut prévoir, même, qu'à mesure qu'on aura appliqué ces mesures un plus grand nombre de fois, leur simplicité et leur perfection arriveront à sauvegarder les populations, sans nuire d'une manière quelque peu notable aux relations entre les diverses localités; de sorte que, le cas échéant, on pourra établir des postes d'épuration, non-seulement sur les frontières des nations, mais entre deux départements, deux cantons, deux villes du même département, dans l'intérieur de notre pays.

Mais, restreignant ici mon étude à ce qui touche la fièvre jaune seulement, voici dirai-je comment on peut procéder pour éviter, dans la limite du possible, le passage de la maladie d'une ville contaminée dans une ville saine : A un endroit déterminé : carrefour où se croisent les routes d'accès vers la ville saine, pont sur une rivière, gare de chemin de fer, existant déjà dans une petite localité, ou organisée extemporanément dans un endroit voisin, suffisamment éloigné de la ville et isolé, on établit un poste sanitaire, comprenant : 1° un local pour la visite des voyageurs ; 2° une étuve à désinfection ; 3° un local pour isoler les suspects ; 4° un local pour soigner les malades ; 5° au besoin un local pour retirer les voyageurs bien portants. Un médecin est affecté à ce poste sanitaire, et un nombre suffisant d'employés est prêt à faire le travail manuel nécessaire pour la mise en pratique des mesures de protection sanitaire.

Un individu isolé, un groupe d'individus, voyageant à pied ou en voiture, un train de chemin de fer, arrivent au poste sanitaire que nous venons de spécifier ; le médecin examine les personnes et il peut se présenter trois cas : *A*. Les individus sont tous bien portants ; *B*. Il y a, parmi eux, des individus suspects de maladie ; *C*. Il y a des malades.

A. — Dans le premier cas, les effets à usage des individus reconnus, sains sont épurés à l'étuve à vapeur sous pression, les wagons, voitures etc. etc., sont désinfectés de leur côté ; et les voyageurs peuvent continuer. leur route, après cette précaution, qui n'aura pas occasionné un grand retard dans leur trajet. Ces voyageurs, en outre, auront déclaré vers quel pays ils se dirigent, et auront reçu un passeport sanitaire Le médecin sanitaire de son côté, fait envoyer à l'autorité des pays où chaque individu doit se retirer, une carte postale individuelle ou collective, afin, qu'après son arrivée dans le lieu sain, les individus qui proviennent d'un pays contaminé soient soumis à une surveillance sanitaire pendant une ou deux semaines : au cas où un voyageur serait obligé de s'arrêter en route, le chef de gare du lieu ou son itinéraire serait changé, préviendrait les autorités. Les mesures adoptées à la frontière espagnole en juin 1890 à l'occasion de l'épidémie cholérique, sont si complètes et si bien combinées, que je n'ai qu'à y renvoyer le lecteur sans avoir besoin d'insister davantage la dessus.

B. — Dans le second cas, c'est-à-dire s'il y a des individus

suspects de maladie dans le convoi, on fait l'épuration du matériel :
effets, marchandises, wagons, voitures, etc. etc. ; et on retient, le
convoi en observation pendant vingt-quatre, quarante-huit heures
ou trois jours, suivant le cas, si c'est nécessaire, en ayant soin
de séparer, dès le premier moment, les individus suspects de
ceux qui paraissent bien portants. — Lorsque le temps d'observation est écoulé, et que le médecin juge que la route peut être
continuée sans danger, le convoi se remet en route. Les précautions du passeport sanitaire délivré aux individus, et de la
carte postale d'information à l'adresse de l'autorité du pays sain
vers lequel se dirigent les voyageurs venant du pays contaminé,
ont été prises au préalable.

C. — Dans le troisième cas, les malades sont soignés dans une
infirmerie isolée et organisée *ad hoc* ; les autres voyageurs sont
traités, ensuite, comme ceux de la seconde catégorie.

Quant aux marchandises, quelles qu'elles soient, elles doivent
être surveillées au point de vue sanitaire ; et suivant le cas :
ou bien, épurées et dirigées à destination, après ; ou bien refu-
sées et renvoyées dans leur lieu d'origine; ou bien épurées et
mises en réserve jusqu'à la cessation de l'épidémie. Il y a là, on
le comprend, mille points de détails que l'autorité aura à régler
lorsque les événements se présenteront, et dont nous n'avons pas
à spécifier les diverses éventualités.

Aussi, sans que j'aie besoin d'insister plus longuement, il
me suffit d'ajouter: que c'est par l'application des mesures de
précaution dont j'ai parlé précédemment, et par leur mise en
pratique d'une manière vigilante, dès le premier moment, que
les villes, voisines d'un lieu contaminé, peuvent obtenir : soit de
n'avoir pas d'atteintes, soit de ne subir que des atteintes isolées.
Dans ce dernier cas, ces villes se souviendront : qu'on empêche, au fur et à mesure, ces atteintes d'engendrer des foyers
d'infection; et qu'elles sont, seulement, des débuts stériles
d'épidémie, lorsqu'on est assez habile, ou assez heureux pour
pouvoir appliquer les mesures sanitaires, d'une manière rigoureusement complète.

Fidèle au programme que je me suis imposé dans ce livre
sur la fièvre jaune, je veux consigner à la fin du chapitre sur
la prophylaxie de la maladie, les documents qui me paraissent

de nature à intéresser le lecteur. Cette fois, comme précédemment, je les présenterai en petits caractères d'imprimerie, afin qu'ils ne constituent pas une longueur inutile, pour le lecteur qui ne veut pas étudier la question dans tous ses détails.

Voici, d'abord, les instructions fournies par le Dr Proust pour empêcher la propagation des maladies transmissibles en général. Je les emprunte au livre de M. le Dr A.-J. Martin sur les épidémies et les maladies transmissibles (Paris Steinheil 1889).

Instructions générales rédigées par M. le Dr Proust, inspecteur général des services sanitaires pour empêcher la propagation des maladies transmissibles (livre du Dr Martin, p. 293).

I. — Les maladies transmissibles contre lesquelles il y a lieu de prendre des mesures et en empêcher la transmission sont: le choléra, la fièvre typhoïde, la dysenterie epidemique, la diphtérie, la variole et la varioloïde, la scarlatine, la rougeole, la suette miliaire, la coqueluche, la tuberculose.

II. — Les moyens de transmission des maladies contagieuses sont :
1° Le malade, ses déjections et ses produits de sécrétion ;
2° L'eau et les aliments ;
3° Les personnes qui sont ou ont été en rapport avec le malade ;
4° Les objets ayant servi au malade (vêtements, linge, meubles), etc ;
5° Les pièces occupées par le malade ;
6° Les cadavres.
(¹)

III. — Toutes les affections contagieuses n'exigent pas l'emploi des mêmes moyens. Une instruction spéciale à chaque maladie indiquera les mesures à prescrire contre la propagation de cette maladie.

Mais dans toutes les maladies contagieuses on cherche à obtenir le même résultat :

Empêcher le premier malade de transmettre sa maladie et de devenir ainsi le foyer d'une épidémie, empêcher l'étincelle d'allumer un incendie.

Pour cela, il faut obtenir le plus rapidement possible :
1° L'isolement du malade ;
2° La désinfection de ses déjections, de ses produits de sécrétions, de ses linges, des objets qui l'entourent et de son logement.

IV. — Dès qu'un cas est signalé, le médecin des épidémies ou un médecin spécial délégué constate la nature de l'affection.

Si le malade ne peut être isolé et s'il ne peut recevoir chez lui les soins convenables, il doit être, quand il y consent, transporté à l'hôpital, et son logement immédiatement désinfecté.

Dans le cas où le malade ne sera pas transporté à l'hôpital, il sera nécessaire

---

(¹) On peut ajouter pour la fièvre jaune . 7° Le vent, jusqu'à une distance de 5 à 600 mètres.　　　　　　　　　　　　　　　　　　　　　B. F.

de l'isoler le plus complètement possible dans une chambre spéciale. Les personnes appelées à lui donner des soins pénètrent seuls près de lui.

Tant que le malade séjournera dans la chambre, les objets qu'elle renferme n'en sortiront pas sans avoir été préalablement désinfectés, surtout s'il s'agit de linge de corps et de literie.

V. — La désinfection a pour but d'empêcher l'extension des maladies contagieuses en détruisant les germes ou en les rendant inoffensifs.

Une instruction spéciale pour chaque maladie indiquera le procédé de désinfection à employer.

Il est nécessaire d'ajouter à la désinfection la propreté rigoureuse du malade, de son entourage et du milieu dans lequel il est placé.

VI. — Les germes morbides seront détruits :

1° Par l'exposition des objets dans une étuve à vapeur sous pression ;

2° Par l'immersion dans l'eau bouillante ;

3° Par l'action d'une solution désinfectante : chlorure de chaux, lait de chaux sulfate de cuivre, acide phénique à 2 0/0 ou 5 0/0 suivant les cas, sublimé au millième ou aux deux millièmes suivant les cas.

Pour éviter les erreurs et les accidents on aura soin de colorer la solution de sublimé.

L'emploi de ces divers procédés variera suivant la nature de l'objet à désinfecter.

VII. — Les déjections ou produits de secrétions malades seront désinfectés : dans le choléra, matières de vomissements, selles, urines ; dans la diphtérie et la scarlatine, matières de l'expectoration et de vomissements, mucus nasal, urine ; dans la fièvre typhoïde et la dysenterie, selles.

Ces différentes déjections ou produits de sécrétion seront traités par des solutions désinfectantes de chlorure de chaux, sulfate de cuivre, acide phénique à 5 0/0, le lait de chaux égal en volume à 2 0/0 et le sublimé au millième.

VIII. — La maladie terminée, on fera porter à l'établissement de désinfection les vêtements, les lits, oreillers, matelas et couvertures, les tapis, etc. etc.

On s'abstiendra de trop les remuer et on les placera dans un drap imbibé d'acide phénique à 2 0/0.

Les objets en cuir seront lavés avec une solution d'acide phénique à 5 0/0.

La chambre sera désinfectée par des fumigations de soufre ou des pulvérisations d'une solution de sublimé au millième.

Si on n'a pas de pulvérisateur et si la chambre ne peut être complètement close, on fera un lavage avec une solution de sublimé au millième, puis on blanchira les murs à la chaux.

Dans le cas où il n'existe pas d'établissement de désinfection, les vêtements, lits, oreillers, matelas et couvertures resteront dans la chambre au moment de la désinfection par le soufre.

La désinfection de la chambre ou du logement se fait de la façon suivante :

La chambre habitée par un malade atteint d'affection contagieuse n'est habitée de nouveau, qu'après désinfection complète, par la combustion de 30 grammes de soufre par mètre cube, de l'espace à désinfecter en opérant de la façon suivante :

On colle quelques bandes de papier sur les fissures ou joints qui pourraient laisser échapper les vapeurs sulfureuses.

On fait bouillir sur un réchaud, pendant une demi-heure, une certaine quantité d'eau de manière à remplir la chambre de vapeur.

Du soufre concassé en très petits morceaux est placé dans des vases en terre ou en fer peu profonds, largement ouverts et d'une contenance d'environ un litre.

Les vases en fer sont d'une seule pièce ou rivés sans soudure.

Pour éviter le danger d'incendie, on place les vases contenant le soufre au centre de bassins en fer ou de baquets contenant une couche de cinq à six centimètres d'eau.

Pour enflammer le soufre, on l'arrose d'un peu d'alcool ou on le recouvre d'un peu de coton largement imbibé de ce liquide auquel on met le feu.

Le soufre étant enflammé, on ferme les portes de la pièce et l'on colle des bandes de papier sur les joints.

La chambre n'est ouverte qu'au bout de vingt-quatre heures.

A défaut des habitants, l'administration municipale procèdera à la désinfection.

Il est de son devoir d'assurer un abri aux habitants du logement, pour procéà une purification sérieuse.

La chambre n'est réhabitée qu'après avoir subi une ventilation d'au moins vingt-quatre heures.

IX. — Le malade guéri devra, avant de sortir, prendre un bain savonneux, mettre du linge blanc et se vêtir d'habits désinfectés.

X. *Hygiène publique*. — Toutes les causes d'insalubrité qui, comme cela ressort de l'expérience, préparent le terrain à l'invasion des maladies contagieuses doivent être écartées.

Sans les mauvaises conditions hygiéniques, en effet, ces maladies ne prennent pas ordinairement un caractère dangereux et ne donnent pas lieu à la formation de foyers.

Aussi les règles d'hygiène générale, applicables en tout temps, seront plus rigoureusement observées en temps d'épidémies, surtout en ce qui concerne :

La pureté de l'eau potable ;

Les agglomérations d'individus, les fêtes, les foires, les pèlerinages ;

La surveillance et l'approvisionnement des marchés ;

La propreté du sol ;

Le contrôle minutieux des puits et la recherche des causes possibles d'infection ;

L'enlèvement régulier des immondices [1] ;

[1] *Ordures ménagères*. — Les ordures ménagères, placées dans une caisse bien fermée,

La propreté des habitations ;

La surveillance particulière des locaux, ateliers, chantiers, etc., destinés à la population ouvrière et industrielle ;

La propreté et la désinfection régulière des cabinets d'aisances publics et privés ;

La surveillance et la désinfection des fosses d'aisances ;

L'entretien et le lavage des égouts, etc. [2].

La sollicitude de l'administration doit surtout porter sur la salubrité des quartiers et des habitations qui, lors des épidémies antérieures, ont été frappés.

Voici, en outre, une instruction remarquable fournie par le Conseil d'hygiène publique et de salubrité du département du Rhône. Cette instruction, quoique visant d'autres maladies que la fièvre jaune, peut avoir son utilité, dans le cas où nous sommes placé ici, en montrant dans quelle direction et avec quel soin doivent être pratiquées les mesures prophylactiques et les désinfections (Livre du Dr A. J. Martin p. 265).

Instruction élaborée par le Conseil d'hygiène publique et de salubrité du département du Rhône et jointe à un arrêté préfectoral de ce département à la date du 30 mai 1889.

1° *Précautions à prendre par l'entourage des malades.* — Les personnes qui soignent les malades auront des vêtements spéciaux qu'elles quitteront : 1° au moment de sortir dans la rue ; 2° pendant la durée des repas ; 3° lorsqu'elles doivent se trouver en contact avec les personnes bien portantes de la maison.

Elles se laveront les mains fréquemment, surtout avant le repas, avec du savon alcalin et une grande quantité d'eau, au besoin additionnée d'une solution désinfectante et renouvelée plusieurs fois.

2° *Désinfection des ustensiles qui servent aux malades.* — Les tasses, bols, assiettes, cuillers, etc., dont les malades se sont servis seront rigoureusement nettoyés à l'eau bouillante, et on veillera à ce qu'ils ne soient pas utilisés par d'autres personnes.

sont arrosées deux fois par jour par une quantité suffisante de l'une ou de l'autre des deux solutions fortes.

Quand la caisse a été vidée, on verse à l'intérieur un verre d'une solution désinfectante forte.

Fumiers, amas d'immondices. — Les fumiers et amas d'immondices ne sont enlevés qu'après avoir été largement arrosés par une des deux solutions désinfectantes fortes.

[2] Si l'on craint l'invasion d'une épidémie, les égouts, les canaux, etc., sont complètement curés, les fosses d'aisances vidées de façon à ce qu'il y ait le moins de mouvement de matières en putréfaction pendant l'épidémie.

Les restes d'aliments laissés par les malades ne doivent jamais être consommés par les personnes en bonne santé.

3° *Désinfection des matières rendues par les malades.* — Les vomissements et les selles seront immédiatement mélangés à un verre d'une solution acidulée de sulfate de cuivre (eau 100 gr., sulfate de cuivre 2 gr., acide sulfurique ordinaire 4 gr.), puis jetées dans les cabinets. Les vases où ces matières ont été reçues seront, en outre, rincés aussitôt : d'abord, avec un second verre de solution acidulée de sulfate de cuivre, puis avec une grande quantité d'eau ordinaire.

A la campagne, les matières seront enfouies dans le sol, après désinfection, loin des cours d'eau, des sources ou des puits qui servent à l'alimentation ou à des usages domestiques.

Si les matières ont été répandues sur le parquet, elles seront absorbées par de la sciure de bois que l'on fera brûler aussitôt. La tache sera lavée avec une éponge ou un torchon imprégnés d'eau phéniquée à 2 0/0. Ces objets seront ensuite projetés dans un baquet d'eau phéniquée, dont il sera question bientôt.

Si les matières ont souillé les draps de lit, des serviettes ou des mouchoirs, on plongera ces objets le plus tôt possible dans l'eau phéniquée et on les traitera comme les autres pièces de linge.

4° *Désinfection du linge dans le cours de la maladie.* — Le linge de corps, les serviettes, les mouchoirs, les draps de lit seront désinfectés dans la maison avant d'être soumis au blanchissage.

Pour cela, aussitôt qu'ils auront cessé de servir, qu'ils soient souillés ou non souillés, on commencera par les plonger pendant une *demi-journée* au moins dans un baquet ou cuveau rempli d'eau phéniquée à 2 0/0, on les sortira de ce liquide, on les tordra légèrement, puis on les maintiendra pendant 20 minutes ou une demi-heure dans l'eau réellement bouillante ; ensuite on les soumettra à la lessive sur place, ou bien on les livrera au blanchisseur.

Il est très important de savoir que les matières quelconques rendues par le malade ne doivent jamais se dessécher sur les pièces de linge qui les ont reçues.

Si la chose est possible, on remplacera avantageusement l'ébullition dans l'eau par un passage à l'étuve à désinfection.

La solution phéniquée ainsi employée sera versée dans les cabinets d'aisances, jamais dans les dégorgeoirs des cabinets de toilette ou des éviers.

Les linges et autres objets de pansement de peu de valeur seront brûlés ; dans le cas contraire, ils seront désinfectés de la même manière que le linge de corps.

5° *Désinfection des habits, de la literie, des tapis et des tentures à la fin de la maladie.* — Les habits des malades et des gardes-malades, la literie (couvertures, matelas, oreillers) et les tapis et rideaux de la pièce dans laquelle la maladie a évolué, seront enveloppés dans des draps humectés d'eau simple ou phéniquée et portés dans l'étuve à désinfection, où ils subiront, pendant quinze minutes, l'action de la vapeur d'eau sous pression.

Ces objets ne seront remis en place qu'après la désinfection du logement.

On traitera de la même manière les hardes et chiffons, alors même qu'ils devraient être donnés ou vendus.

6° *Désinfection des meubles et de la chambre du malade*. — Cette opération comprend plusieurs temps qui seront toujours exécutés dans l'ordre suivant :

1° Humecter uniformément le carrelage ou le parquet avec de l'eau ordinaire ;

2° Essuyer soigneusement le plafond, les murs ou la tapisserie avec un linge légèrement humecté, afin d'entraîner et de fixer les poussières ;

3° Imprégner fortement les meubles d'une minime valeur, tels que berceaux en bois et en fer, chaises ordinaires, etc. etc., avec une solution de sublimé à 1 pour mille (eau 1,000 gr., sublimé 1 gr.).

L'intérieur des tables de nuit devra toujours être traité ainsi ;

4° Pour les meubles plus importants, tels que les lits et les sommiers, introduire de la solution de sublimé dans les joints, comme s'il s'agissait de la destruction des punaises, et essuyer les surfaces cirées ou vernies avec un tampon imprégné d'huile ;

5° Battre, puis frotter avec une brosse trempée dans la solution de sublimé, la surface des sièges garnis de tissus divers ;

6° Laver et brosser le parquet ou le carrelage de la chambre, les boiseries ou les murailles, jusqu'à la hauteur de deux mètres, avec des balais et des éponges emmanchées trempées dans la solution de sublimé ;

7° Deux heures après, au minimum, on procèdera à un lavage abondant, à l'aide d'éponges emmanchées, mouillées cette fois avec une solution alcaline (eau 1,000 grammes, carbonate ou cristaux de soude du commerce 10 gr.).

En même temps on lavera largement, avec la solution alcaline, les meubles d'une minime valeur qui ont été préalablement imprégnés avec la solution de sublimé ;

8° Absorber l'excès de liquide ; ventiler fortement, afin d'amener une dessication assez rapide des parois et du parquet de la chambre.

Les mesures précédentes doivent donner une sécurité suffisante.

Cependant, dans les cas où les pièces à désinfecter peuvent être évacuées pendant quarante-huit heures, on fera bien de compléter la désinfection de la chambre et du mobilier qu'elle contient, par une fumigation à l'acide *sulfureux*.

Pour cela, et avant la dessication, on dispose au milieu de la chambre une bassine en fer battu dans laquelle on place de la fleur de soufre à raison de 15 à 20 grammes, par mètre cube de l'espace à désinfecter. Pour éviter les dangers d'incendie, on place le récipient contenant le soufre au centre de bassines en fer ou de baquets contenant une couche de 5 à 6 centimètres d'eau. On bouche la cheminée et on colle des bandes de papier sur toutes les fissures qui permettraient aux vapeurs de s'échapper. On enduit de graisse les objets en métal qui ne peuvent pas être enlevés. On arrose le soufre d'un peu d'alcool et on l'enflamme. On ferme la porte de la pièce et l'on colle extérieurement des bandes de papier sur les joints. Le gaz acide sulfureux se dégage et on le maintient emprisonné pendant douze heures au moins. Le lendemain, la chambre est largement aérée. On peut la réhabiter dès que l'on ne perçoit plus l'acide sulfureux qui, d'ordinaire, cause des picotements aux yeux et à la gorge, c'est-à-dire environ vingt-quatre heures après le commencement de l'aération.

Enfin, quand on le pourra, on fera bien de remplacer le papier de la tapisserie ou de faire, suivant le cas, badigeonner ou peindre les murs à nouveau.

Voici, aussi, les instructions fournies par le Comité consultatif d'hygiène de France, sur le rapport de M. le Dr Proust. Bien que visant seulemnet la fièvre typhoïde, ces instrúctions pourraient très bien s'appliquer à la fièvre jaune; il n'y aurait, pour cela, qu'à changer le nom de la maladie, et ajouter : que l'air ambiant peut être, jusqu'à une distance de 500 mètres sous le vent, le véhicule des germes morbides.

Instructions sur la prophylaxie de la fièvre typhoïde fournie le 19 juin 1889 par le Comité consultatif d'hygiène de France d'après le rapport de M. le Dr Proust, inspecteur général des services sanitaires. (Livre du Docteur A.-J. Martin p. 311).

Le germe de la fièvre typhoïde est contenu dans les déjections des malades. Il se transmet surtout par l'eau, les linges et les vêtements.

I. *Isolement du malade.* — Le malade atteint de fièvre typhoïde doit être isolé.

Le malade est tenu dans un état constant de propreté.

Les personnes appelées à lui donner des soins pénètrent seules près de lui.

Elles s'astreignent aux règles suivantes:

Ne prendre aucune boisson ni aucune nourriture dans la chambre du malade;

Ne jamais manger, sans s'être lavé les mains avec du savon et une solution désinfectante.

II. *Chambre du malade.* — La chambre est aérée plusieurs fois par jour.

Les rideaux, tentures, tapis sont enlevés.

Le lit est placé au milieu de la chambre.

III. *Désinfection.* — Les désinfectants principalement recommandés sont : le sulfate de cuivre, le chlorure de chaux, le lait de chaux et le sublimé.

On fera usage de deux solutions suivant les circonstances indiquées plus bas: l'une forte : sulfate de cuivre, chlorure de chaux 5 0/0, c'est-à-dre 50 grammes de sulfate de cuivre, de chlorure de chaux dans un litre d'eau ; l'autre faible: sulfate de cuivre, chlorure de chaux 2 0/0, c'est-à-dire 20 grammes de ces substances dans un litre d'eau.

La solution de sublimé sera employée à un pour 1 000 (*forte*) ou à un demi pour 1 000 (*faible*) suivant les cas. La solution de sublimé sera colorée avec la fuchsine ou l'éosine et additionnée de 3 grammes d'acide chlorhydrique par litre.

Lavage des mains. — Pour le lavage des mains, se servir de la solution faible.

Déjections. — Toutes les déjections des malades sont immédiatement désinfectées. Du lait de chaux est versé préalablement dans le vase destiné à recevoir les déjections.

Les déjections sont immédiatement jetées dans les cabinets, qui sont également désinfectés deux fois par jour avec une proportion de lait de chaux égale en volume à 20/0.

S'il n'y a pas de cabinets d'aisances, il faut les enfouir dans un trou creusé à cet effet (en les recouvrant d'une dose convenable de substance désinfectante), loin de tout puits et de tout cours d'eau. Il est absolument interdit de les jeter dans un cours d'eau ou sur les fumiers.

Cabinets d'aisances, éviers. — Comme les cabinets d'aisances, les éviers sont lavés deux fois par jour au lait de chaux.

Lorsqu'on aura à désinfecter une fosse dans laquelle auront été vidées des selles typhiques, cholériques ou dysentériques, on n'aura qu'à verser par le haut, le lait de chaux dans la proportion indiquée. Si les matières de la fosse sont en putréfaction, il faut s'attendre d'abord à ce qu'il se dégage des torrents d'ammoniaque que la chaux déplace de ses combinaisons salines, et ensuite à ce qu'une partie de la chaux soit ainsi perdue, pour la désinfection. On brassera le liquide avec une perche pour faciliter le départ de l'ammoniaque et pour rendre le mélange homogène. On versera du lait de chaux jusqu'à ce qu'on obtienne une réaction nettement alcaline avec le papier de tournesol.

Voici la meilleure façon d'avoir toujours à sa disposition du lait de chaux bien actif. On prend de la chaux de bonne qualité, on la fait se déliter en l'arrosant petit à petit avec la moitié de son poids d'eau. Quand la délitescence est effectuée, on met la poudre dans un récipient soigneusement bouché et placé en un endroit sec. Comme un kilo de chaux qui a absorbé 500 grammes d'eau pour se déliter a acquis un volume de 2 lit. 200, il suffit de la délayer dans le double de son volume d'eau, soit 4 lit. 400, pour avoir un lait de chaux qui soit environ à 20 0/0. Ce lait de chaux doit autant que possible être fraîchement préparé ; on peut le conserver pendant quelques jours, à la condition de le maintenir dans un vase bien bouché. Le lait de chaux avec lequel nous avons fait nos expériences datait de trois jours, mais avait été conservé dans une bouteille bouchée hermétiquement.

Lorsqu'on n'est pas sûr de la qualité du lait de chaux qu'on a à sa disposition, on peut l'essayer en l'ajoutant aux matières à désinfecter, jusqu'à ce que le mélange bleuisse nettement le papier de tournesol.

On ne peut désinfecter par ce procédé que les selles liquides.

Linge de corps. — Les linges de corps *souillés* sont trempés immédiate-

ment et restent pendant deux heures dans une des solutions fortes. Ils sont
ensuite remis au blanchisseur, qui les maintient dans l'eau réellement bouillante pendant une demi-heure avant de les soumettre à la lessive.

Les linges *non souillés* sont plongés dans une solution désinfectante faible.
Les mêmes précautions sont prises par le blanchisseur. Aucun de ces linges
n'est lavé dans un cours d'eau. L'eau pouvant être ensuite bue deviendrait le
point de départ d'une épidémie.

Habits. — Les habits des malades et des garde-malades sont placés dans
une étuve à désinfection par la vapeur sous pression pendant une demi-heure,
ou bien placés dans l'eau maintenue bouillante pendant une demi-heure.

Si ces deux procédés ne peuvent être employés, les habits sont désinfectés
par l'acide sulfureux de la façon qui est indiquée ci-dessous (*désinfection du
logement infecté*).

Les habits souillés par les déjections des typhiques sont plongés pendant une
heure dans l'une des solutions fortes.

Planchers, tapis, meubles. — Les taches ou souillures sur les planchers
les tapis, les meubles, etc., sont immédiatement lavées avec l'une des solutions'
fortes.

Matelas, literie, couvertures — Ils sont placés dans une étuve à désinfection par la vapeur ou, à son défaut, soumis à la désinfection par l'acide
sulfureux.

Cadavres. — Les cadavres sont le plus promptement possible placés dans
un cercueil étanche, c'est-à-dire bien joint et bien clos, et contenant une épaisseur de cinq à six centimètres de sciure de bois, de façon à empêcher la filtration des liquides.

Ils seront immédiatement enterrés.

Désinfection du logement infecté. — La chambre habitée par un malade
atteint de fièvre typhoïde n'est habitée de nouveau qu'après désinfection complète.

A. *Désinfection par l'acide sulfureux.* — On procède par la combustion de 30 grammes de soufre par mètre cube de l'espace à désinfecter en
opérant de la façon suivante :

On colle quelques bandes de papier sur les fissures ou joints qui pourraient
laisser échapper les vapeurs sulfureuses.

On fait bouillir sur un réchaud, pendant une demie-heure, une certaine
quantité d'eau, de manière à remplir la chambre de vapeur.

Du soufre concassé en très petits morceaux est placé dans des vases en terre
ou en fer peu profonds, largement ouverts et d'une contenance d'environ un
litre.

Les vases en fer sont d'une seule pièce ou rivés sans soudure.

Pour éviter le danger d'incendie, on place les vases contenant le soufre au
centre de bassins en fer ou de baquets contenant une couche de cinq à six centimètres d'eau.

Pour enflammer le soufre, on l'arrose d'un peu d'alcool, ou on le recouvre d'un peu de coton largement imbibé de ce liquide, auquel on met le feu.

Le soufre étant enflammé, on ferme les portes de la pièce et l'on colle des bandes de papier sur les joints.

La chambre n'est ouverte qu'au bout de vingt-quatre heures.

B. *Désinfection par le sublimé.* — La désinfection des murs crépis, blanchis à la chaux, couverts de papiers de tenture sera faite méthodiquement sur toute la surface des parois des chambres, à l'aide de pulvérisations avec la solution forte de sublimé. On commencera à pulvériser cette solution à la partie supérieure de la paroi suivant une ligne horziontale et l'on descendra successivement de telle sorte que toute la surface soit couverte d'une couche de liquide pulvérisée en fines gouttelettes.

Les planchers, carrelages, boiseries ou pisés seront lavés à l'eau bouillante, balayés, essuyés et arrosés avec la même solution.

L'administration municipale veillera à la désinfection, et, au défaut des habitants, y procèdera d'office.

Il est de son devoir d'assurer un abri aux habitants du logement pour procéder à une purification sérieuse.

La chambre n'est réhabitée qu'après avoir subi une ventilation d'au moins vingt-quatre heures.

IV. — *Hygiène privée.* — *Eau potable.* — On doit veiller avec un très grand soin à la pureté de l'eau potable.

En cas d'épidémie, boire de l'eau bouillie.

L'eau provenant des puits susceptibles d'être souillés est prohibée.

Les boulangers ne doivent jamais, dans la fabrication du pain, se servir de l'eau de ces puits.

Sont interdits dans les cours d'eau le lavage des linges contaminés, ainsi que la projection de toute matière des déjections.

Déclaration obligatoire. — Tout cas de fièvre typhoïde doit être immédiatement déclaré à la mairie.

Transport à l'hôpital ou dans une ambulance spéciale. — Lorsqu'un cas de fièvre typhoïde se déclare dans une chambre renfermant plusieurs habitants, si l'isolement n'est pas possible, le malade est transporté à l'hôpital ou dans une ambulance spéciale.

Les chances de guérison sont alors plus grandes et la transmission n'est pas à redouter.

Voitures. — Les voitures dans lesquelles ont été transportés des malades atteints de fièvre typhoïde doivent être désinfectées ; elles seront lavées avec l'une des solutions fortes.

V. — *Hygiène publique.* — Toutes les causes d'insalubrité qui préparent le terrain à l'invasion des épidémies doivent être également écartées lorsqu'il s'agit de fièvre typhoïde.

Aussi les règles d'hygiène générale, applicables en tout temps, seront plus rigoureusement observées en temps de fièvre typhoïde, surtout en ce qui conserne : la pureté de l'eau potable ; les agglomérations d'individus, les fêtes, les foires, les pèlerinages ; la surveillance et l'approvisionnement des marchés ; la propreté du sol ; le contrôle minutieux et les recherches des causes possibles d'infection.

L'enlèvement régulier des immondices [1] ;

La propreté des habitations ;

La surveillance particulière des locaux, ateliers, chantiers, etc., destinés à la population ouvrière et industrielle ;

La propreté et la désinfection régulière des cabinets d'aisances publics et privés ;

La surveillance et la désinfection des fosses d'aisances ;

L'entretien et le lavage des égouts [2], etc.

La sollicitude de l'administration doit surtout porter sur la salubrité des quartiers et des habitations qui, lors des épidémies antérieures, ont été frappés par la fièvre typhoïde.

Voici enfin des extraits d'un excellent rapport fait au Comité d'hygiène publique de France par le docteur Thoinot au sujet de l'emploi du soufre comme désinfectant (*Recueil des travaux du Comité consultatif d'hygiène*, 1890).

Applications pratiques de la désinfection par l'acide sulfureux

A. *Valeur scientifique.* — Des expériences nombreuses et répétées (V. *Annales Pasteur*, 1890) nous ont démontré que nous possédions dans la combustion du soufre à la dose de 60 grammes par m^3 le moyen assuré de détruire les microbes de la fièvre typhoïde, de la diphthérie, de la tuberculose, du choléra asiatique pour ne parler que des maladies humaines.

Notre conclusion sur la valeur scientifique de l'acide sulfurique sera donc la suivante : nous possédons en ce désinfectant obtenu par la combustion du SO^2 à la dose de 60 grammes par m^3 un moyen certain de détruire les germes de la fièvre typhoïde, de la diphthérie, de la tuberculose, du choléra asiatique...

B. *Valeur économique.* — Nous sommes depuis longtemps fixés sur la valeur économique de l'acide sulfureux.

---

[1] *Ordures ménagères.* — Les ordures ménagères placées dans une caisse bien fermée, sont arrosées deux fois par jour avec l'une des solutions fortes en quantité suffisante.

Quand la caisse a été vidée, on verse à l'intérieur un verre d'une solution désinfectante forte.

Fumiers, amas d'immondices. — Les fumiers et amas d'immondices ne sont enlevés qu'après avoir été largement arrosés avec une des solutions désinfectantes fortes.

[2] Si l'on craint l'invasion d'une épidémie, pendant la *période qui peut précéder* cette épidémie, les égouts, les canaux, etc., sont complètement curés, les fosses d'aisances vidées de façon qu'il y ait le moins de mouvement de matières en putréfaction *pendant* l'épidémie.

Le soufre est d'un prix des plus minimes, et peut être employé largement sans que les dépenses se chiffrent de son fait par une somme importante : c'est là une considération capitale ; ajoutons que le soufre en fleurs ou en canon est une substance commune qu'on aura toujours sous la main et en quantité suffisante pour les premiers besoins, même dans les petites villes, les chefs-lieux de canton.

L'acide sulfureux, en revanche, n'est pas sans détériorer un grand nombre d'objets et son emploi doit être limité à certains cas bien déterminés, il est de notion fort ancienne qu'il ne faut pas soumettre à l'action de l'acide sulfureux des objets métalliques, des dorures, des étoffes de couleur, des étoffes précieuses, telles que soie, velours, peluche ; l'acide sulfureux se prête au contraire fort bien à la désinfection des pièces de literie, matelas, couvertures, traversins, oreillers, du linge, des vêtements grossiers tels que blouses, pantalons de toile ou de drap commun, etc.

Tous ces objets résistent fort bien à l'action de l'acide sulfureux, même aux doses de 60 grammes par m³.

Il n'est pas nécessaire d'insister sur ces points qui sont connus et bien connus ; bornons-nous à faire remarquer que nous trouvons dans l'acide sulfureux un désinfectant qui se prête à la stérilisation d'objets essentiellement contaminables ; d'objets véhicules habituels de germes pathogènes, d'objets enfin qu'en dehors de l'étuve il n'est pas facile de désinfecter à fond, tels en particulier les matelas, les oreillers, les traversins.

C. *Technique opératoire de la désinfection par l'acide sulfureux.*— Je ne vais mettre en relief que les points principaux, glissant sur les détails secondaires peu importants et connus de tous.

La première condition est d'opérer dans une chambre bien close, c'est-à-dire d'éviter les déperditions du gaz qui compromettraient l'efficacité de la désinfection, l'exposition des objets à la dose voulue de l'acide sulfureux ne se trouvant plus remplie s'il s'échappe du gaz.

Je passe rapidement sur les autres détails techniques ; ils sont décrits partout. Disposer le soufre en *fleurs* (ce qui est le plus simple) ou en *canons* dans des plats en terre reposant, non pas directement sur le sol, mais sur des plaques de tôle ou des cuvettes de sable ; à défaut de plats en terre disposer le soufre sur des cuvettes de sable directement ; arroser la pièce largement pour assurer la combustion du soufre dans une atmosphère humide ; enfin mettre le feu au soufre préalablement imbibé d'alcool : voilà tout le secret de l'opération. J'ajoute que, pour assurer la combustion de la dose voulue, et que nous fixons à 60 grammes par m³ il faut (après avoir cubé la pièce) disposer environ 80 grammes de soufre par m³ ; la combustion du soufre laisse en effet toujours un résidu.

Le mieux est de répartir la quantité totale de soufre dans plusieurs plats en terre ou cuvettes de sable, en ne disposant dans chaque récipient que 1,000 à 1,500 grammes ; on doit faire choix de plats largement évasés, ou donner à ses cuvettes de sable cette même disposition.....

D. *Technique pratique de la désinfection par l'acide sulfureux.* — La base de la désinfection, telle que nous la concevons à l'heure actuelle, c'est l'étuve à vapeur humide sous pression, c'est le sublimé corrosif à ses divers titrés de solution, employé en lavage, en vaporisation.

Le cas type est le suivant : un décès de maladie contagieuse vient d'avoir lieu dans une maison. Une équipe de désinfecteurs se transporte dans le local contaminé, prend avec les précautions d'usage tous les objets souillés transportables ; ces objets sont conduits à l'étuve fixe et y subissent la désinfection. Pendant ce temps, les murs, le plafond, le sol, le mobilier de la pièce sont désinfectés par des lavages ou des vaporisations avec la solution de sublimé.

C'est ce qui se fait à Paris par exemple à l'établissement de la rue du Château-des-Rentiers ; c'est ce qui devrait se faire sur une plus large échelle, et c'est ce qui se fera, espérons-le, de plus en plus à mesure qu'on aura multiplié les établissements de désinfection par l'étuve et les équipes de désinfecteurs.

A la campagne ou dans une petite ville qui n'a pas d'étuve fixe même pratique : l'étuve mobile y remplace l'étuve fixe, l'étuve se transporte devant le local contaminé et l'opération se fait de même. C'est ainsi qu'on opère dans les cantons de la Seine, par exemple. Cette pratique nous apparaît à l'heure actuelle comme la plus rationnelle et la plus sûre. Il est à souhaiterqu'elle entre de plus en plus dans les habitudes.

Elle est excellente et suffisante en dehors des temps d'épidémie, et même en temps d'*épidémie localisée, développée* soit à la ville, soit à la campagne.

Je ne vois pas place en ces circonstances pour la désinfection par l'acide sulfureux, ou du moins je n'y vois place pour elle qu'à titre exceptionnel et dans des circonstances que j'indiquerai à la fin de ce travail.

Mais vienne une épidémie à grande étendue, une épidémie à *grand rayon*, soit à la ville, soit surtout à la campagne, les choses vont changer de face, et c'est ici que l'acide sulfureux, la soufrière, va nous rendre de véritables services.

1° Prenons pour type une épidémie cholérique à la campagne.

L'épidémie s'est répandue sur un large rayon ; 20, 50, 100 communes et plus sont envahies dans un département ou dans une même région. Il faut arrêter le fléau, ou du moins limiter ses ravages par des mesures prophylactiques, parmi lesquelles la désinfection est au premier rang.

La désinfection va donc être immédiatement organisée et elle le sera sur les bases dont M. le professeur Bróuardel a jeté les premiers fondements dans l'épidémie de suette du Poitou, les étuves mobiles formeront l'agent principal de cette désinfection ; les lavages en vaporisations au sublimé compléteront.

Il se peut que dans un avenir que nous désirons prochain on dispose d'un nombre suffisant d'étuves mobiles pour parer à tous les besoins, et j'estime que dans les endroits ou les communes séparées par 8 et 10 kilomètres et plus, comme dans le Poitou, il faudra une étuve mobile par 3 ou 4 communes au maximum ; mais à l'heure actuelle, en temps de grande épidémie, le nombre des appareils dont on pourrait disposer serait bien loin de répondre à ce désidératum, d'où absence totale de pratiques de désinfection pendant plusieurs jours pour une commune, c'est-à-dire pendant toute la durée de l'éloignement de l'étuve en tournée.

Cette désinfection trop intermittente, dans les cas où une lutte serrée de tous les instants, de tous les jours, est nécessaire, serait une déplorable chose.

La désinfection par le soufre va nous donner le moyen de suppléer à l'absence de l'étuve, absence momentanée ou trop souvent totale, et cette désinfection va nous permettre d'instituer la lutte contre l'infection ou de la rendre continue.

Avec le soufre d'une part, les lavages ou pulvérisations au sublimé d'autre part, on pourra partout et dans la moindre commune faire la désinfection.

Esquissons rapidement la règle de cette désinfection pratique.

Au centre de la commune on établira une soufrière. J'ai dit comment on pouvait en quelques heures installer la pièce de désinfection, je n'y reviens pas. J'ajoute qu'il faut autant que possible choisir une pièce isolée de 70 à 100 m³ environ, avec deux locaux attenant.

L'un de ces locaux servira de magasin pour les objets désinfectés.

L'équipe de désinfection pourra comprendre deux hommes : le garde champêtre et un auxiliaire.

Une charrette, la première venue, quelques paquets de sublimé corrosif de 1 gramme ou 1/2 gramme chacun, ou mieux les paquets dont l'Académie a donné la formule pour l'usage des sages-femmes, des pinceaux à badigeonner, un balai propre compléteront le matériel de désinfection

L'instituteur est tout désigné pour prendre la direction du service.

Chaque jour l'équipe emportant son matériel réduit se rend aux domiciles contaminés qui lui ont été signalés. Elle y prend *avec les précautions usitées* les pièces de literie, matelas, traversins, oreillers, couvertures, les linges, les effets d'habillement en toile ou en drap grossier contaminés, dépose le tout sur la charrette, charrette qui a été soigneusement lavée avec la solution désinfectante avant le départ.

Puis avant de se retirer elle prépare au domicile contaminé sa solution désinfectante de sublimé en quantité suffisante pour faire un large lavage du sol, des murs, du mobilier tout entier.

Elle se retire alors et se rend à la soufrière.

Là les pièces sont déchargées et disposées soit sur des claies, soit sur le sol même de la soufrière, pendant que la charrette est soigneusement lavée et désinfectée.

Un local de 70 à 100 m³ environ peut servir à la désinfection simultanée d'un grand nombre de matelas et pièces diverses de literie.

Tout étant disposé pour l'opération, celle-ci est mise en train ; la clôture de la pièce est achevée du dehors, comme nous l'avons dit, et l'opération se poursuit, portes et issues closes, pendant 24 heures.

L'éducation de l'équipe de désinfection, très simple à tous égards tant pour la manipulation des objets à désinfecter que pour la conduite de la sulfuration, se fera complètement en quelques jours ; il est inutile d'entrer dans tous les détails qui sont dans l'espèce ce qu'ils sont ailleurs.

Ce qu'il faudra obtenir avant tout, c'est la désinfection du désinfecteur ; le lavage antiseptique des mains, du visage, après chaque tournée dans la commune, et le port, pendant ces tournées, de blouses et pantalons spéciaux, qui seront désinfectés avec les objets rapportés.

Tout cela est au fond très simple et en tous cas n'est pas différent dans le cas présent de ce qui doit être ailleurs.

On le voit cette désinfection est calquée sur le modèle de celle qui se fait dans la pratique actuelle à l'étuve fixe ou mobile d'une part et au domicile contaminé de l'autre.

Notre soufrière n'est qu'un succédané de l'étuve; la pratique que nous conseillons n'est qu'une pratique d'attente, destinée à combler une grave lacune de l'époque actuelle où, faute de matériel perfectionné en abondance, la prophylaxie ne peut être organisée sérieusement dans les campagnes en temps d'épidémie. Cette pratique d'attente cèdera le pas avec les progrès de l'organisation sanitaire, mais elle vaut infiniment mieux que rien, c'est-à-dire que l'état actuel dans la majorité des cas.

Toute la matière de ces quelques lignes pourrait être traduite en quatre ou cinq formules pratiques d'intelligence facile, qui mettraient dans chaque commune le maire ou le médecin à même d'organiser ce service si simple, le cas échéant.

2° Une épidémie intense, et pour rester dans la même hypothèse, une épidémie de choléra, s'est répandue dans une ville, petite ou grande.

Les petites villes n'ont pas d'étuve fixe ou mobile à l'heure actuelle, car à peine si quelques grandes ville en possèdent.

Les cas de choléra, les décès se multiplient : on a demandé ou non une étuve mobile, mais cette étuve elle-même ne suffira guère au quart, au tiers de la besogne journalière urgente. Il faut lui venir en aide, et ici une ou deux soufrières avec une ou deux équipes de désinfecteurs, le tout organisé comme ci-dessus, me paraissent indiquées.

A Paris, lorsque le choléra vint en 1884, on organisa la désinfection par l'acide sulfureux à domicile. Je doute qu'elle y ait jamais été autre chose qu'une illusion, mais on ne possédait pas mieux alors.

Nous avons aujourd'hui les étuves à désinfection. Mais je ne pense pas que celles des hôpitaux, actuelles ou même futures, que là où les étuves municipales analogues à celles de la rue du Château-des-Rentiers puissent suffire aux besoins d'une épidémie, même aussi peu intense que celle de 1884.

Ici encore il faudra revenir à des pratiques supplémentaires, il faudra combler une lacune trop évidente, et je crois, que surpris par l'événement, on n'aurait rien de mieux à faire que d'établir en outre des étuves multipliées autant que possible, et du service de désinfection par les lavages antiseptiques à domicile, des postes de sulfuration sur le plus de points qu'il sera possible.

J'en ai fini avec la désinfection en temps de violente épidémie dans les campagnes et à la ville, et je crois avoir mis suffisamment en relief les services qu'on pourrait attendre de l'acide sulfureux dans la période de transition, d'organisation encore fort incomplète où nous sommes. La désinfection par l'acide sulfureux nous mettrait à l'abri d'une surprise, nous permettrait de lutter et j'ajoute de bien lutter.

Un mot encore sur le rôle de l'acide sulfureux en dehors du temps d'épidémie ; ce mot se résume en ceci : j'estime qu'à l'heure actuelle l'établissement d'une soufrière s'impose dans les hôpitaux, surtout les petits hôpitaux de province, je ne parle pas de ceux de Paris ou des grandes villes.

Il y aurait un chapitre intéressant à faire sur l'insuffisance actuelle d'une seule étuve dans les hôpitaux tels que les Enfants malades, et nul doute que le fait ne se produise ailleurs ; en attendant qu'on puisse doter ces hôpitaux de deux étuves, il faut pourvoir ceux qui en manquent totalement, c'est-à-dire la majorité, et peut-être le soufre pourrait-il être momentanément d'un bon secours, mais passons.

Dans les petits hôpitaux de province qui ne sont dotés d'aucun appareil désinfecteur, qui ne peuvent faire les frais d'une coûteuse étuve, la construction ou l'aménagement d'une bonne soufrière s'impose.

L'hôpital pourra, je crois, lui fournir une besogne suffisante en temps ordinaire, et, en temps d'épidémie, il y aurait là une formation sanitaire préexistante avec un personnel façonné qui rendrait les plus grands services.

J'en ai fini maintenant, et de cette note, qui s'est étendue peut-être beaucoup trop, je crois que l'on peut légitimement tirer cette conclusion :

La désinfection par l'acide sulfureux ne sera à rejeter que lorsque partout on disposera d'appareils plus perfectionnés tels que les étuves à vapeur humide sous pression. En attendant il ne faut contester ni la valeur scientifique de cette pratique *pour certains cas déterminés*, ni les services signalés qu'elle est à même de rendre en temps de grande épidémie telle qu'une épidémie cholérique, soit à la ville, soit surtout à la campagne, où, facilement et promptement organisée, peu coûteuse, elle pourra être un moyen prophylactique de premier ordre. La formule à retenir est à mon avis la suivante : la désinfection par l'acide sulfureux n'est qu'une pratique d'attente, mais c'est une bonne pratique d'attente et c'est une faute que de la méconnaître.

CHAPITRE XIV

TECHNIQUE DE LA DÉSINFECTION

Dans le chapitre précédent, il a été question à chaque instant, de désinfectants, de désinfection ; et pour ne pas rendre mon exposition trop longue et trop diffuse, je ne suis pas entré dans les détails nécessaires à la complète connaissance de la technique de l'épuration sanitaire. Je dois combler actuellement cette lacune.

Cette étude des désinfectants et de la désinfection, ne peut être que sommaire, on le comprend, dans le cas particulier où je me trouve placé ici ; je l'entreprends, en m'inspirant des idées du remarquable ouvrage de M. Vallin (*Traité des désinfectants et de la désinfection*, Paris 1882), auquel je renvoie le lecteur qui voudrait examiner la question à fond. Ceci étant dit, je vais m'occuper successivement : *A.* des désinfectants ; *B.* de la désinfection.

A. — DÉSINFECTANTS

Les désinfectants ont été partagés par M. Vallin, en quatre catégories : 1° les moyens mécaniques ; 2° les absorbants et désodorants ; 3° les antiseptiques ; 4° les neutralisants. Chacune d'elles a son importance incontestable dans le cas où nous sommes placés ici.

1° DÉSINFECTANTS MÉCANIQUES

La première catégorie de désinfectants est celle des mécaniques, dans laquelle nous trouvons : 1° l'enlèvement direct des matières infectantes ; 2° le lavage ; 3° la ventilation. Ces trois agents ont leur utilité, à chaque instant, dans la prophylaxie de la fièvre jaune ; et, quoiqu'ils soient trop souvent insuffisants, il n'est pas moins indiqué de les employer de la manière la plus attentive et la mieux combinée.

ENLÈVEMENT DES MATIÈRES

Pour ce qui est de l'enlèvement des matières, nous n'avons pas de règles spéciales à tracer, si ce n'est qu'il doit être fait le plus vite possible, avec toutes les précautions nécessaires ; c'est-à-dire que ceux qui vont recueillir les objets à enlever doivent être munis d'un appareil respirateur, s'ils sont susceptibles de contracter la fièvre jaune. Il faut, aussi, que les objets qu'on emporte soient placés dans des récipients clos, ou empaquetés dans des linges trempés dans des solutions désinfectantes, afin de ne pas émettre de germes dangereux, pendant leur translation.

LAVAGE A GRANDE EAU

Le lavage à grande eau du local qui a contenu des malades, est un très bon moyen déjà de détruire les germes. M. Brouardel en a fourni une expérience très remarquable, en 1870-71, alors qu'il était chargé d'un service de varioleux, qui fut évacué subitement, et qu'il fallut disposer en douze heures pour recevoir des blessés. En effet, à la suite d'un lavage de ce genre, il ne constata pas un seul fait de transmission de la variole. Depuis, M. Tarnier, à la Maternité de Paris, a obtenu des résultats excellents de ce lavage à grande eau des cabinets, où une femme succombe à la puerpéralité.

Le lavage à grande eau, avec une solution de chlorure de zinc à 1 0/0, a, on le comprend facilement, une efficacité plus grande encore que l'emploi de l'eau pure. Néanmoins, le danger que présente un local contaminé de fièvre jaune est si grand, qu'il faut employer des agents de désinfection plus puissants et plus énergiques : aussi, ne citons-nous ce moyen, que pour mémoire, et à titre d'adjuvant des autres pratiques de désinfection.

VENTILATION .

Quant à la ventilation, dont nous avons fait ressortir en maintes circonstances, dans le courant de ce travail, l'importance et l'utilité de premier ordre, nous n'avons qu'à recommander de la faire vite et largement.

2° ABSORBANTS, DÉSODORANTS

Cette catégorie de M. Vallin se partage en deux sections ; les absorbants physiques et les chimiques. Parmi les premiers, il y a le charbon, les poussières sèches, la terre sèche, les cendres. Parmi les seconds, il y a un grand nombre de sels métalliques, et la chaux.

ABSORBANTS ET DÉSODORANTS PHYSIQUES

Cette sous-catégorie de M. Vallin, tout utile qu'elle soit dans la prophylaxie de la fièvre jaune, est, cependant, celle qui a le moins d'importance pour nous, en ce moment. Il nous suffira de dire qu'avec du charbon, de la terre tamisée et bien réduite en pousssière, qu'avec des cendres, on pourra, dans maintes circonstances, empêcher l'écoulement de liquides dangereux ; lors, par exemple, qu'il s'agit de porter en terre un cadavre, qui pourrait, sans cela, semer des germes morbigènes pendant le trajet. Mais il ne faut pas oublier de signaler que ce moyen est tout secondaire, et tout éphémère ; surtout, qu'il faut toujours le combiner avec l'emploi des deux dernières catégories de désinfectants que nous verrons tantôt ; car on sait que les germes amarils ont pu, dans certaines circonstances, se conserver, avec leur terrible activité, pendant des mois et des années, dans la terre, les poussières, etc... etc...

ABSORBANTS ET DÉSODORANTS CHIMIQUES

En revanche, les absorbants chimiques sont employés plus fréquemment; et ont une efficacité plus grande, peut-on dire, agissant d'une manière plus directe sur les locaux et les matières qui émettent des germes amarils.

Parmi ces absorbants chimiques, nous trouvons les sels métalliques suivants : sulfate de fer; sulfate de zinc, perchlorure de fer, chlorure de zinc, sulfate de cuivre, de manganèse. Il y a aussi la chaux, le sous-nitrate de bismuth. Nous devons noter qu'ils n'ont pas tous la même efficacité, de même qu'ils ne sont pas tous d'un prix égal et d'une même innocuité d'emploi; ce qui établit, *a priori,* une grande différence entre les uns et les autres. Nous renvoyons, pour les détails, sur le mode d'action et la valeur absolue de ces absorbants chimiques, au livre de M. Vallin; et nous nous contenterons de signaler brièvement les suivants :

Sulfate de fer. — Le sulfate de fer ou couperose verte est un sel qui se dissout dans son poids d'eau froide. Il a l'avantage d'être, pour ainsi dire, un désinfectant perpétuel, parce qu'en décomposant le sulfhydrate d'ammoniaque en sulfure de fer et en sulfate d'ammoniaque, il produit un sulfure avide d'oxygène, qui enlève de l'oxygène aux substance organiques, pour se transformer, de nouveau, en sulfate de fer, ainsi de suite. Ce sel a le grand inconvénient de faire de l'encre, avec le tannin; et de tacher de rouille les linges, les pierres, les briques ou les bois du sol, dans les endroits où il est répandu ; aussi n'est-il employé que là, où ces taches n'ont aucune importance.

Les expériences de Frankland semblent montrer que le sulfate de fer exerce une action destructive spéciale sur les bactéries, et ont ainsi corroboré l'opinion de Lassaigne et de Gasparin, sur la valeur désinfectante du sulfate de fer.

On emploie fréquemment, dans l'industrie, sous le nom de pyrolignite de fer, un produit, sous forme de boue, qui contient des acétates de protoxyde et de sesquioxyde de fer, et qui doit être rapproché du sulfate de fer pour son action. Le prix du kilogramme de sulfate de fer du commerce est, d'après Vallin de 15 centimes, en gros.

Solution de sulfate de fer pour désinfecter les bailles d'aisance.

Sulfate de fer du commerce...... 5 grammes par litre d'eau

Il faut employer 25 grammes de sulfate de fer par jour, pour désinfecter les déjections fécales et urinaires de vingt-quatre heures d'un individu. Quant au nettoyage des locaux, il suffit de dire que toutes les surfaces pouvant émettre des germes doivent être largement recouvertes d'une lame de liquide désinfectant, à la dose précitée.

Sulfate de cuivre. — Le sulfate de cuivre a été préconisé comme moyen d'épuration des déjections des malades et des fosses d'aisances contaminées. Il peut rendre, sans doute, de bons services dans ce cas; mais son action agressive, contre les tissus animaux et végétaux, fait qu'il n'a été considéré, jusqu'ici, que comme un agent très secondaire. Le prix du kilogramme de sulfate de cuivre ordinaire, pris en gros, est de 90 centimes (Vallin).

Solution faible au sulfate de cuivre

Sulfate de cuivre........................... 20 grammes
Eau chaude................................. 1 litre

Solution forte au sulfate de cuivre

Sulfate de cuivre.. .... 50 grammes
Eau chaude................................. 1 litre
Il faut préférer la solution forte pour désinfecter les déjections.

Sulfate de zinc. — Le sulfate de zinc, ou couperose blanche, se dissout dans deux ou trois fois son poids d'eau. C'est un antiseptique faible, qui a plusieurs inconvénients : celui d'être toxique, et de pouvoir être confondu avec le sulfate de magnésie, ce qui pourrait donner lieu à des méprises fâcheuses ; aussi, quoique la solution ne tache pas le linge, on l'emploie assez rarement. Le prix commercial du kilogramme de sulfate de zinc est de 30 centimes, (Vallin).

On trouve, dans le commerce, un mélange de sulfate et d'azotate de zinc, très chargé de matières empyreumatiques, et même de nitro-benzine, qui augmentent l'action désinfectante du zinc, sans diminuer, cependant, les dangers de son emploi.

Solution de sulfate de zinc pour la désinfection des déjections

    Sulfate de zinc............................ 50 grammes
    Sel marin................................. 30   —
    Eau....................................... 1 litre

Solution de sulfate de zinc pour la désinfection du linge

    Sulfate de zinc........................... 30 grammes
    Sel marin................................. 15   —
    Eau....................................... 1 litre

Perchlorure de fer. — Se présente sous forme de solution rougeâtre, marquant 45 degrés à l'aréomètre, et soluble en toutes proportions dans l'eau. C'est un très bon désinfectant ; mais il est caustique et toxique ; de sorte qu'il faut le manier avec précaution : d'autre part, il altère les métaux et les bois, laisse sur les tissus des taches de rouille, et altère la solidité des étoffes ; aussi ne l'emploie-t-on pas en général. Il ne serait utilisable qu'au cas où on ne posséderait rien de meilleur. Le prix du kilogramme de perchlorure de fer, pris en gros, est de 3 fr. 50 (Vallin).

Solution de perchlorure de fer pour désinfecter les matières fécales
(Fermond).

    Perchlorure de fer liquide, contenant un tiers
        de perchlorure de fer..................... 200 grammes
    Acide chlorhydrique du commerce............ 250   —
    Eau....................................... 500   —
    Un litre de ce liquide peut désinfecter un hectolitre de matières fécales.

Chlorure de zinc. — C'est un très bon désinfectant, mais il est caustique ; il est assez difficile à manier. Ce sel, étant très déliquescent, doit être conservé en solution, dans les hôpitaux, les lazarets et sur les navires. C'est un excellent absorbant de l'odeur ; aussi l'emploie-t-on avec succès contre les émanations des amphithéâtres et des cales de navire, ainsi que dans les lieux d'aisance. En projetant un nuage de solution de chlorure de zinc, dans une salle infecte, on fait disparaître très rapidement l'odeur. Le prix du chlorure de zinc liquide à 45 degrés est, dans le commerce du gros, de 75 centimes le kilogramme.

Solution de chlorure de zinc pour la désinfection des déjections

Chlorure de zinc cristallisé. . . . .   10 à 20 gr. p. 1 l. d'eau

Augmenter la quantité d'un tiers quand on n'a que du chlorure liquide.

Eau de Saint-Luc

C'est une solution presque saturée de chlorure de zinc impur, qui est répandue dans le commerce, à Paris, et qui provient des fabriques de couleurs à l'aniline.

Solution de chlorure de zinc pour désinfecter les cabines des navires

Au Congrès du Havre, en 1887, le Dr Sené a dit : une solution de chlorure de zinc à 1/5 soit 20 p. 100, peut rendre d'excellents services pour badigeonner les murailles et les ponts des cabines, car elle n'altère pas les peintures. Dans ce Congrès, le Dr Napias a préconisé cette solution de chlorure de zinc pour l'immersion des linges des malades : draps, couvertures, capotes, etc., disant que cette immersion ne les altère pas. Le Dr Sené a corroboré cette opinion par la citation des expériences faites lors de l'arrivée au Havre d'un paquebot contaminé.

Azotate de plomb. — C'est un bon désinfectant, mais comme il présente des dangers au point de vue de l'hygiène publique (saturnisme), on ne l'emploie en général qu'à défaut d'autres. Ce sel tache aussi d'une manière très désagréable les bois, dalles, linges, etc... etc...; par le sulfure de plomb qui se produit. Le prix commercial de l'azotate de plomb est de 1 franc le kilogramme (Vallin).

Solution désinfectante à l'azotate de plomb

Azotate de plomb cristallisé. . . . .   1 kilogr.
Eau. . . . .   10 litres

Chaux. — La chaux vive est un bon désinfectant des matières organiques liquides ou très humides: par conséquent, on peut, dans certaines circonstances, l'employer pour désinfecter les déjections des malades. Cette chaux vive détruit les matières organiques, en leur enlevant leur eau. Il faut se souvenir que la chaux et le chlorure de chaux attaquent la couleur de certains tissus, et, à ce titre peuvent nuire à certaines marchandises, ou aux meubles des locaux contaminés qu'on veut épurer.

On pourrait, pendant les épidémies de fièvre jaune, adopter avec avantage la coutume de placer autour des cadavres, dans le cercueil, de la chaux vive concassée en petits fragments, de manière à absorber et décomposer au fur et mesure leurs déjections dangereuses. Il faudrait, dans ce cas, employer un excès de chaux vive, plutôt qu'une quantité insuffisante.

La chaux éteinte est infiniment moins efficace, et surtout a une action éphémère, de quelques heures à quelques jours seulement. Néanmoins on pourrait encore l'utiliser pour empêcher l'émission de germes dangereux des cadavres, au moment de leur mise en bière.

La chaux éteinte est le plus souvent employée sous forme de lait de chaux, et passée en couche de blanchiment sur les murailles des locaux où il y a des malades, ou des substances contenant des germes. Dans ce cas, on y adjoint, avec avantage, du chlorure de chaux. On a aussi employé le lait de chaux pour désinfecter l'eau infecte ; mais comme cette action n'est pas spécialement applicable à la fièvre jaune, nous ne nous en occuperons pas ici. Le prix commercial de la chaux vive est de 20 centimes le kilogramme (Vallin).

3° ANTISEPTIQUES

Comme l'a fait remarquer M. Vallin, dans son livre, les antiseptiques, proprement dits, agissent par quatre mécanismes différents, suivant le cas : soustraction de l'humidité, froid, soustraction du contact de l'air, action chimique. Voyons, parmi ces antiseptiques, ceux qui peuvent être utiles dans la prophylaxie de la fièvre jaune.

Dessiccation. — La soustraction de l'humidité donne d'excellents résultats, dans quelques circonstances, et pourrait être employée pour rendre les germes amarils impuissants, lorsqu'on est dans des conditions spéciales ; mais comme cette dessication ne peut, pratiquement, être produite que par la chaleur, le plus souvent, il est inutile que nous nous en occupions plus longuement en ce moment. Nous y reviendrons, en parlant de l'emploi de la chaleur dans la prophylaxie de la fièvre jaune.

Froid. — Le froid est, assurément, un excellent antiseptique. Il suffit de rappeler que les hivers rigoureux sont un puissant moyen de purification de l'air ; et que les pays où la glace recouvre pendant plus ou moins longtemps le sol, sont plus sains que les autres, toutes choses égales d'ailleurs, pour que l'opinion soit fixée à ce sujet ; même sans le fait de la conservation du fameux mastodonte, découvert, en 1699, à l'embouchure de la Léna, dans la mer glaciale.

Le froid a reçu une application si curieuse dans la prophylaxie de la fièvre jaune, que nous devons nous arrêter un instant sur son compte : Au congrès de Richemont, en novembre 1878, le Dr Gibbon et le professeur Richarson, de Philadelphie, soutinrent l'opinion émise par Gamgée, de Londres, à savoir : que le parasite générateur de la fièvre jaune serait probablement détruit facilement par un froid excessif. — Une dame, enthousiaste et riche, offrit une somme d'argent considérable pour réaliser l'idée ; et le Congrès vota un million pour construire un navire frigorifique. Juste à ce moment, le hasard a fourni un fait, montrant que pareil moyen ne pouvait être employé efficacement contre la fièvre jaune ; en effet, le navire de guerre des États-Unis, *Plymoutth*, dont j'ai parlé précédemment, fut le théâtre d'une reproduction de la maladie, quoiqu'il eût passé l'hiver, exposé avec soin, à une température qui avait atteint jusqu'à 17 degrés au-dessous de zéro.

Bi-chlorure de mercure. — On a dit, souvent, que le bi-chlorure ou sublimé corrosif est l'antiseptique par excellence, de sorte que toute la sympathie de l'hygiéniste lui est acquise de prime abord. Pour ma part, c'est celui pour lequel j'ai la plus grande prédilection. On a bien invoqué les inconvénients et même les dangers d'hydrargyrisme : empoisonnement aigu ou lent ; mais, toutes réelles quelles soient, les chances défavorables auxquelles le bi-chlorure de mercure expose , sont si peu de chose, relativement aux immenses services qu'il rend, qu'on ne saurait les faire entrer en ligne de compte. Aussi, je crois que, dans les cas d'épidémie de fièvre jaune, l'emploi des solutions de sublimé corrosif doit entrer très largement dans la pratique. Les médecins, qui exercent toujours un contrôle très immédiat sur les opérations d'épuration, sauront sans la moindre difficulté, garantir ou soutraire à temps les individus que l'action toxique du mercure pourrait menacer par le fait d'ignorance ou d'imprudence. D'ailleurs, l'extrême solubilité du sublimé dans l'eau fait : que, lorsque l'épuration a été pratiquée, on peut, par un simple lavage, faire disparaître le sel mercuriel ; et, par conséquent, prévenir les chances d'intoxication mercurielle lente ou aiguë, qui pourraient se produire. Le prix du kilogramme de bichlorure de mercure est de 6 à 8 francs dans le commerce (Vallin).

Solution de bi-chlorure pour la désinfection des linges, des locaux, des objets, etc., contaminés

Sublimé corrosif (bi-chlorure de mercure)...　　2 grammes
Eau.........　.............................　1 litre

Cette solution, employée *larga manu* contre les linges souillés, pour nettoyer les parquets, les vêtements, les objets d'ameublement, etc. etc., donne d'excellents résultats. Il faut se souvenir qu'elle altère la couleur du cuivre et de l'or. Mais c'est surtout là un minime inconvénient, d'autant que l'exposition à la chaleur fait disparaître cette altération.

Chlore, — Le chlore est un des puissants désinfectants de l'arsenal antiseptique. Il a été l'objet de recherches et d'études très intéressantes et a servi à la désinfection, sous des formes très variées, depuis les fumigations Guytoniennes, jusqu'aux lavages à l'hypochlorite de soude.

Tout le monde sait que l'emploi du chlore, à la désinfection, est un des plus beaux titres scientifiques de Guyton-Morveau, qui a ouvert, au commencement de ce siècle, tout un horizon à la pratique des épurations sanitaires. Le prix de l'acide chlorhydrique de commerce est de 20 centimes le kilogramme ; et celui de l'acide sulfurique est de 20 centimes (Vallin).

Fumigation Guytonienne

Pour fumiger un local de 100 mètres cubes, on place un certain nombre (quatre, par exemple) de terrines en grès ou en porcelaine, dans lesquelles on répartit 100 grammes d'acide chlorhydrique et 50 grammes d'acide sulfurique.

Guyton-Morveau disait qu'on pouvait faire ces fumigations dans les chambres de malades, sans les évacuer, et diverses expériences ont montré que, quoique très désagréables, elles peuvent très bien être supportées.

Comme le dit très bien M. Vallin, on a eu, peut-être, tort d'abandonner ces fumigations, qui pourraient rendre probablement d'excellents services, si on les faisait à double dose, dans les locaux évacués de leur personnel, et fermés, comme pour les fumigations sulfureuses.

Le chlore gazeux a eu une certaine réputation, comme désinfectant ; mais les expériences que rapporte M. Vallin montrent que, pour agir avec efficacité, il faudrait dégager plus de deux litres et demi de chlore par mètre cube de chambre à désinfecter, ce qui reviendrait à près de 4 centimes de dépense par mètre cube, chiffre beaucoup plus élevé que celui de la fumigation par l'acide sulfureux, qui lui est très comparable.

Fumigation au chlore

Pour désinfecter une chambre de 50 mètres de capacité, on met, dans un ballon de verre, 600 grammes de bichromate de potasse, 3 kilog. d'acide chlorydrique pur, d'une densité de 1,16, et on chauffe avec précaution, lentement, à l'aide d'un fourneau approprié pour que le dégagement de chlore se produise.

Chlorure de chaux. — Le chlorure de chaux a été longtemps, et est encore, le désinfectant officiel, dans beaucoup de localités. On sait que Mélier l'employa, avec grande confiance, dans l'assainissement de *l'Anne-Marie*, à Saint-Nazaire, en 1861.

Le chlorure de chaux se présente sous forme de poudre blanche, qui contient ordinairement 250 grammes de chlore gazeux par kilogramme, ce qui revient à dire qu'un kilogramme de chlorure de chaux peut émettre 75 litres de chlore gazeux.

Le chlorure de chaux liquide est une solution contenant :

> Chlorure de chaux sec...................... 100 grammes
> Eau.. 4500 —

L'inconvénient du chlorure de chaux est de laisser du chlorure de calcium sur la surface où il a été appliqué ; et, comme ce sel est très hygroscopique, il entretient l'humidité.

Le chlorure de soude ou hypochlorite de soude est surtout désigné sous le nom de liqueur de Labarraque ; il contient deux fois son volume de chlore gazeux.

L'hypochlorite de potasse est appelé vulgairement l'eau de javelle. Elle est ordinairement employée dans l'industrie, pour le blanchiment des étoffes, mais pourrait très bien servir pour la désinfection des habitations. Cette eau de javelle est étendue, suivant le cas, de 10 à 100 fois son poids d'eau, pour laver les parquets, les tuyaux d'eaux ménagères, les caniveaux, etc. etc., dans le cas où il ne faut pas qu'il reste de dépôt.

Le chlore décompose l'hydrogène sulfuré, phosphoré, l'ammoniaque et les matières organiques volatiles, en s'emparant de leur hydrogène, pour former l'acide chlorhydrique.

On a beaucoup discuté pour et contre l'action désinfectante des émanations chloriques ; et, tandis que les uns les recommandaient comme ayant une utilité de première ordre, les autres les accusaient d'impuissance ; et même prétendaient qu'elles peuvent avoir de graves inconvénients pour la santé des personnes exposées à leurs émanations. En réalité, ces fumigations chloriques ne méritent ni l'excès de louanges, ni l'excès de reproches dont elles ont été l'objet. Dans tous les cas, il ne faut pas oublier ce que j'ai dit déjà, à propos de la chaux, que les chlorures de chaux, soude et potasse altèrent la couleur des tissus avec lesquels on les met en contact. Le prix commercial qu'indique M. Vallin, pour le chlorure de chaux de 110 à 120 degrés est de 40 centimes.

Acide sulfureux. — C'est un des meilleurs désinfectants que l'on connaisse ; aussi mérite-t-il d'être largement mis à contribution, dans la prophylaxie de la fièvre jaune.

L'acide sulfureux ayant été accusé d'altérer certains tissus et les objets mobiliers de bois ou de métal, on a eu l'idée de faire des expériences, pour déterminer d'une manière précise le degré de cette altération. Je renvoie le lecteur à ce qu'a dit à ce sujet, *in extenso*, M. Vallin, dans son remarquable traité des désinfectants (p. 257 et suiv.), sans avoir besoin d'entrer dans plus de détails. Disons d'abord que le prix commercial du soufre en canons ou en fleurs, est de 30 centimes le kilogramme.

Fumigation sulfureuse

Pour pratiquer la fumigation sulfureuse, on opère de la manière suivante :

On ferme toutes les ouvertures, aussi hermétiquement que possible, et on colle même des bandes de papier sur tous les points ou fissures qui peuvent livrer passage aux vapeurs sulfureuses.

Les matelas, oreillers, couvertures, draps, effets à usage que l'on veut épurer doivent être étalés dans le local qu'on doit fumiger, de manière à ce que l'air circule le mieux possible sur toutes leurs faces.

On asperge le sol largement avec un liquide aqueux, la solution de sublimé, par exemple, car l'action des fumigations sulfureuses est beaucoup plus efficace quand l'atmosphère du local est très humide.

La quantité de soufre utile pour une fumigation, est de trente grammes par mètre cube de local.

On a recommandé de chauffer, au préalable, la chambre qu'on veut désinfecter par les vapeurs sulfureuses, parce qu'on y raréfie l'air et qu'il y a ainsi une sorte d'osmose gazeuse, allant des murs, placards, joints, etc., dans l'atmosphère de la chambre osmosc, dans laquelle les germes sont entraînés.

Le soufre a été au préalable concassé en petits morceaux. Il est placé dans un vase peu profond, en terre ou en tôle non soudée, de la contenance de un à deux litres ; par conséquent, dès que le local a des dimensions un peu grandes, il en faut deux ou plusieurs.

Ce vase est placé dans une baille, dans le fond de laquelle on a mis une couche de sable, qu'on recouvre d'une couche de cinq à six centimètres d'eau ; de cette manière, au cas où le vase se briserait, il n'y aurait pas de crainte de voir l'incendie se propager dans le local qu'on veut désinfecter.

Comme on éprouve parfois une certaine difficulté à allumer le soufre en canons réduit en poudre grossière, on a conseillé diverses manières de procéder. En voici quelques-unes :

Fleurs de soufre concassé...................	10 parties
Nitrate de potasse.........................	4 —
Son.......	4 —

Ce mélange, qui était employé jadis dans les lazarets, a l'inconvénient de faire dégager beaucoup d'acide sulfurique ; aussi est-il abandonné, aujourd'hui, et on se contente de verser sur le soufre concassé un peu d'alcool ou un peu d'esprit de bois, pour en faciliter l'inflammation.

Dans ces dernières années, on a imaginé de préparer des bougies de soufre, qui répandent des vapeurs sulfureuses dans l'atmosphère d'une manière très régulière et bien ménagée ; je ne crois pas qu'on soit encore arrivé à rendre ce moyen abordable pour la pratique de la désinfection des grands locaux, mais on comprend que le problème n'est pas compliqué, et on peut espérer que, dans un avenir prochain, ce moyen aura été mis à la portée des épurations sanitaires.

Les vapeurs sulfureuses étant très irritantes pour les organes respiratoires, il faut avoir soin de faire allumer simultanément les divers vases contenant le soufre, sous peine d'incommoder vivement celui qui fait cette opération.

Si on a une chemise de Poulain ou un autre appareil respirateur, le scaphandre par exemple, à sa disposition, on peut non seulement faire pratiquer l'allumage du soufre très commodément, mais encore faire surveiller sa combustion, d'une manière immédiate.

La pièce fumigée par les vapeurs sulfureuses doit être maintenue close pendant au moins vingt-quatre heures.

Lorsqu'on ouvre le local qui vient d'être fumigé, il faut avoir soin de laisser entrer de l'air avant d'y faire pénétrer les individus, sous peine de leur irriter les voies respiratoires.

Outre la désinfection par les vapeurs sulfureuses, un local où a séjourné, ne serait-ce que peu d'instants, un malade atteint de fièvre jaune, doit être badigeonné au chlorure de chaux, de zinc ou de mercure, lavé et gratté avec soin et repeint à nouveau.

Acide borique. — L'acide borique a été recommandé comme désinfectant, parce que son action toxique sur les organismes inférieurs est assez puissante, tandis qu'elle est nulle, ou à peu près, sur l'homme. Son emploi dans la thérapeutique médicale et chirurgicale a pris une notable extension dans l'ordre d'idées de l'antisepsie, depuis quelques années. Jusqu'à présent, on n'a pas pu formuler une explication précise de l'action de l'acide borique, comme antiseptique ; mais, en somme, les expériences ayant démontré son efficacité, on peut recommander ce désinfectant, en s'appuyant sur l'opinion de nombre d'auteurs recommandables, au premier rang desquels nous citerons Pasteur. Le prix commercial de l'acide borique cristallisée est de 2 fr. 50 le kilogramme. Celui de borate de soude est de 2 francs.

On a préconisé plusieurs formules pour la désinfection des objets et des déjections pouvant contenir des germes morbifiques. En voici quelques-unes :

Solution au borax

Borax du commerce...............	5 grammes
Eau..................................	100 —

Solution au borate de soude

Eau	100 grammes
Bi-borate de soude......................	10 —
Acide borique..........................	2 gr. 50
Nitrate de potasse	5 grammes

Autre solution au borate de soude

Bi-borate de soude....................	8 grammes
Acide chloridrhyque...................	3 —
Eau..................................	200 —

Solution à l'acide borique faible

Acide borique....	10 grammes
Eau..................................	1 litre

Solution à l'acide borique forte

Acide borique	40 grammes
Eau..................................	1 litre

Silicate de soude. — Les recherches de MM. Rabuteau et Papillon ont montré que le silicate de soude est un bon moyen

pour empêcher la fermentation et la putridité, à la dose de
1 gramme de sel pour 100 gr. d'eau. M. Picot pense qu'il faut
augmenter la dose à 1 gr. 60 ; on peut l'élever à 2 gr., pour
plus de sûreté.

Solution de silicate de soude

Silicate de soude......................... 20 grammes
Eau....................................... 1 litre

Acide pyrogallique. — Les recherches de M. Bovel ont fait
préconiser l'acide pyrogallique comme antiseptique. Cet expérimentateur ayant montré qu'une solution d'acide pyrogallique au
2 0/0 empêche, pendant un mois, la fermentation ; qu'une solution à 3 0/0 tue les organismes de la putréfaction, on a admis
ce corps au nombre des désinfectants. Le prix commercial de
l'acide pyrogallique est de 45 francs le kilogramme.

Solution d'acide pyrogallique

Acide pyrogallique..................... 30 grammes
Eau....................................... 1 litre

Acide phénique. — L'acide phénique a joui, depuis une
cinquantaine d'années, d'une vogue extraordinaire, qui va en
diminuant très notablement, de jour en jour. Les expériences
de Maurice Perrin et de Marty, au Val-de-Grâce, ont montré
qu'il ne faut pas trop compter sur les vapeurs et les vaporisations
phéniquées, pour aseptiser l'air des salles de malades. M. Vallin,
si compétent dans la question, dit : « A la vogue inouïe que les
succès de Lister ont donnée à l'acide phénique, succède aujour-
d'hui une sorte de réaction à laquelle il ne faut pas trop céder.
L'acide phénique ne mérite ni l'excès de bien, ni l'excès de mal
qu'on en dit... C'est, en un mot, un désinfectant peu sûr, sur
lequel on fera bien de ne pas trop compter dans les cas graves. »

L'acide phénique est un toxique puissant pour l'homme, de
sorte qu'il doit être manié avec les mêmes précautions que le
chlorure de zinc, le bi-chlorure de mercure, etc... etc... Le prix
commercial de l'acide phénique est de 2 fr. 50, le kilogramme
pour l'acide cristallisé, et de 80 centimes à 1 franc pour l'acide
brut (Vallin).

Solution désinfectante d'acide phénique

Acide phénique......................... 25 grammes
Eau................................... 1 litre

Solution forte

Acide phénique......................... 50 grammes
Eau................................... 1 litre

Les expériences de Schotte et Gartmer (Vallin, p. 167), ont montré qu'il fallait vaporiser, dans un local de 50 mètres cubes, environ 300 grammes d'acide phénique, en 25 minutes, pour tuer les germes, alors que la même quantité vaporisée en 1h.15 donnait de moins bons résultats. Pour désinfecter une salle d'hôpital de 300 mètres cubes, il ne leur a pas fallu moins de 4 kil. 500 d'acide phénique ; aussi ces auteurs ont-ils conclu que cet acide ne peut être employé pour la désinfection des vaisseaux, et des locaux de quelque importance. Nous ne saurions mieux faire que de rapporter, pour en finir avec l'acide phénique, la conclusion de M. Vallin (p. 334) :

« Il est donc prudent de ne pas trop compter sur les doses, même assez fortes, d'acide phénique, pour détruire l'inoculabilité des virus. Que penser, par conséquent, de ceux qui se contentent de répandre quelques gouttes de solution phéniquée, ou un peu de sciure de bois phéniquée, pour désinfecter et rendre inoffensive la chambre d'un varioleux ? Un moyen plus puissant, consiste à faire volatiliser, sur une plaque de fer rougie, des cristaux d'acide phénique. Mais, dans ce cas encore, la dose doit être considérable ; d'après certains auteurs, elle ne serait pas moindre d'un kilogramme, pour une chambre de 50 mètres cubes. »

Huiles lourdes de houille. — Les huiles lourdes de houille ont donné de bons résultats, au point de vue de la désinfection, des matieres fécales. D'après les expériences de M. Ed. Robin, ces huiles lourdes sont très utiles, dans certains cas ; néanmoins on ne les emploie en général que pour la désinfection des latrines. Le prix commercial de l'huile lourde de houille est de 15 centimes, le kilogramme. .

Chloroforme. — Le chloroforme est un des plus puissants désinfectants que l'on connaisse; et, s'il n'était pas d'un prix si élevé, il rendrait d'immenses services dans la désinfection des effets placés dans des coffres clos et même des locaux contaminés; mais comme à cause de la volatilité de ces vapeurs, il faut en user environ deux litres par mètre cube d'espace à stériliser, tant que sa valeur vénale ne sera pas descendue très considérablement, on ne pourra le présenter que comme un désinfectant inabordable pour la pratique. Le prix commercial du chloroforme est de 10 francs, le kilogramme.

Éther azoteux ou azotite d'éthyle. — M. Peyrousson a présenté, le 28 février 1881, à l'Académie des Sciences, un travail très intéressant sur l'azotite d'éthyle, comme désinfectant des locaux contaminés par les maladies transmissibles.

D'après M. Peyrousson, en plaçant chaque soir, en plusieurs fractions, 50 grammes de mélange d'acide azotique et d'alcool sur des vases contenant de l'eau chaude, dans une chambre de 100 mètres cubes, on pourrait la désinfecter convenablement.

M. Vallin, frappé des horizons qu'ouvraient les études de M. Peyrousson, a institué, de son côté, des expériences qui lui ont montré qu'il y a quelque chose à reprendre sur les belles espérances que l'éther azoteux a fait naître. En effet, même à l'état d'assez grande dilution, il altère la couleur des étoffes et des métaux et, par ailleurs, les animaux souffrent quand on les expose pendant un certain temps à ses vapeurs. Aussi a-t-il formulé les conclusions suivantes : 1° un mélange de 400 parties d'alcool et de 100 parties d'acide azotique dilué au dixième (une partie de mélange pour dix parties d'eau) altère facilement la couleur des tissus de soie, coton, laine, etc... etc..., et il faut arriver à la dilution de 1 sur 30, pour que cette altération ne soit plus sensible ;

2° Les vapeurs du mélange au dixième altèrent la surface du fer et de l'acier;

3° Quand la surface d'évaporation ne dépasse pas 20 centimètres de diamètre, dans une chambre de 50 mètres cubes, les vapeurs ne paraissent ni toxiques, ni irritantes, ni même désagréables pour l'homme ;

4° Ces vapeurs font quelquefois diparaître assez bien l'odeur fade d'une chambre contenant un malade, mais pas toujours ; elles ne font pas disparaître l'odeur fétide des selles.

En somme, les résultats obtenus jusqu'à présent ne semblent pas prouver que l'éther azoteux ait une grande utilité pour la désinfection, dans le cas ou nous sommes placés ici.

4° NEUTRALISANTS

Les agents de cette catégorie sont les désinfectants par excellence, car ils détruisent directement la vie des germes eux-mêmes, au lieu de retarder leur émission ou de les emprisonner en quelque sorte, pendant plus ou moins de temps.

Les neutralisants se partagent en deux catégories : *A*. les neutralisants chimiques ; *B*. les neutralisants thermiques. Dans la première, nous avons la chaleur ; dans l'autre, nous mettons les acides sulfurique, chlorhydrique, nitrique, chromique, l'acide sulfureux, le chlore, l'iode, le brome, l'oxygène, le permanganate de potasse, l'acide phénique, etc. etc.

NEUTRALISANTS CHIMIQUES

Nous venons déjà de parler d'un certain nombre de ces neutralisants précédemment, aussi ne nous occuperons-nous que de ceux que nous n'avons pas encore étudiés.

Acides, sulfurique, nitrique, chromique. etc., etc. — Ces acides sont de puissants neutralisants, car ils détruisent les germes avec une vigueur très grande.

Dans des expériences remarquables, Jalan de la Croix a constaté que l'acide sulfurique étendu dans la proportion de 1 pour 3,350 à 1 p. 5,000 détruisait les bactéries du bouillon ; de sorte qu'on a songé aux solutions de ce genre pour désinfecter les déjections humaines, et pour laver les surfaces contaminées ; seulement il faut alors augmenter la force de la solution. Le prix commercial de l'acide sulfurique est de 20 centimes, le kilogramme à 66 degrés ; celui de l'acide nitrique à 36 degrés est de 70 centimes ; celui de l'acide chromique cristallisé est de 15 francs.

Solution d'acide nitrique pour désinfecter les vêtements et linges
souillés

    Acide nitrique........................   50 grammes
    Eau :...............................   1000   —

Solution d'acide sulfurique pour désinfecter les déjections

    Acide sulfurique..........................   1 partie
    Eau...............................   100 parties

Solution d'acide nitrique pour désinfecter les déjections

    Acide nitrique........................   10 grammes
    Eau   1000   —

Fumigation nitrique de Smith

On prend un vase en fer, dans lequel on met du sable fin chauffé, et sur ce sable on place une capsule en porcelaine, dans laquelle on verse 12 grammes d'acide nitrique et autant de nitrate de potasse pulvérisé. On agite le mélange, en ayant grand soin d'éviter de respirer les vapeurs. — D'après ce qu'on peut inférer de la lecture du travail de Smith, il suffirait de 350 grammes d'acide nitrique pour désinfecter un vaisseau-hôpital. — De nos jours, on emploierait des doses autrement plus considérables.

Aujourd'hui, on emploie plutôt les fumigations d'acide hypo-azotique que celles de Smith. Voici le procédé que Payen a proposé à l'Académie des Sciences, en 1871 :

Fumigation hypoazotique de Payen

On colle soigneusement des bandes de papier sur tous les joints des portes, fenêtres, etc. On dépose autant de terrines de dix litres de capacité qu'il y a de 30 ou 40 mètres cubes dans une chambre. On répartit entre elles 1,500 grammes d'acide azotique du commerce, étendus de deux litres d'eau — puis on verse dans ces terrines 300 grammes de tournure de cuivre, on ferme la porte et on laisse ainsi le local fermé pendant 48 heures. — Il est bon que celui qui fait cette opération, et qui pénètre ensuite dans le local pour l'aérer, soit muni d'un appareil respirateur Galibert, Denayrouse ou autre, pour ne pas respirer les vapeurs agressives pour les bronches, car il ne faut pas oublier qu'on a vu des cas de mort survenir par l'action de ces vapeurs hypo-azotiques.

Mais il fait remarquer que les vapeurs..... sont si irritantes pour les bronches humaines, qu'il est impossible de se rallier à l'opinion de Smith, au sujet de leur innocuité, aussi faut-il ne pas négliger de faire employer les appareils respirateurs par les ouvriers chargés de pratiquer les fumigations, lorsqu'il s'agit d'un local quelque peu vaste.

Les fumigations hypoazotiques altèrent considérablement les tissus et les objets de bois ou de métal, aussi ne sont-elles applicables qu'aux espaces vides.

Iode, Brome. — L'iode et le brome ont été considérés comme des désinfectants de premier ordre. Davaine disait que l'iode est le plus puissant des antiseptiques. On sait que Boinet a fait de très remarquables expériences pour le démontrer. — Les fumigations chloriques, quand elles sont assez intenses pour atteindre directement les foyers d'infection, détruisent les germes morbifiques ; mais il est assez difficile, dans la pratique, de les faire arriver assez intimement et à la dose voulue pour remplir cet office ; de sorte que, tout en pouvant rendre de bons services, elles constituent un moyen de second ordre quant à l'utilité. Aussi, malgré, cette énergie, que la chirurgie met souvent à contribution, l'iode et le brome ne sont pas entrés jusqu'ici dans la pratique courante de l'épuration sanitaire ; le prix élevé, l'agression de ces corps contre les tissus, qui sont tachés d'une façon plus ou moins persistante, fait que nous ne devons les signaler ici que pour mémoire. Le prix commercial du kilogramme d'iode métallique est de 30 francs celui du brôme de 8 francs.

Oxygène, Ozone. — L'oxygène est un puissant moyen de désinfection ; c'est lui qui agit sur les germes morbifiques dans l'opération de l'aération des locaux, des effets et des malades, et on sait que cette aération est un des moyens les plus efficaces qu'on puisse employer contre la fièvre jaune.

Quant à l'ozone, en sa qualité d'oxygène électrisé, la théorie porte à penser qu'il est encore plus actif que l'oxygène simple. Seulement, jusqu'ici, on n'a pas indiqué de moyens pratiques d'employer cet oxygène ou cet ozone dans l'épuration sanitaire, et, jusque-là, ces puissants agents ne figurent, pour ainsi dire, que pour mémoire dans le cas qui nous occupe.

Permanganate de potasse. — Le permanganate de potasse est un des plus puissants désinfectants que l'on connaisse pour les déjections humaines ; mais son prix est si élevé, 10 francs, le kilogramme, qu'il ne peut être employé que dans des proportions très restreintes. J'ai fait, en 1864, des expériences qui m'ont montré la grande puissance du permanganate de potasse, dans la désinfection des navires ; néanmoins, je le répète, la cherté du moyen était telle qu'on ne pouvait le considérer que comme un agent tout à fait éventuel. Le permanganate de potasse a aussi l'inconvénient de tacher d'une manière très persistante les tissus.

Solution désinfectante au permanganate de potasse

Permanganate de potasse............. 1 à 10 grammes
Eau .... 1 litre

CHALEUR

La chaleur est considérée comme un des plus puissants désinfectants qu'on puisse imaginer ; c'est même le désinfectant absolu, lorsqu'elle est portée à un certain degré ; car nous ne connaissons encore aucun organisme qui puisse résister à son influence dans ces conditions. Seulement il faut ajouter, quand on s'occupe de cette chaleur, au point de vue de la technique de la désinfection, que, suivant qu'elle est sèche ou humide, son action est plus ou moins grande et rapide ; ainsi il a été démontré, par maintes expériences, que la chaleur sèche portée à + 140 degrés centigrades pendant deux heures, est parfois impuissante à détruire certains germes qui le sont très bien en dix minutes sous l'influence de la chaleur humide à + 100 degrés seulement. On a bien dit qu'en faisant circuler la vapeur on pourrait obtenir avec une température de + 105 les effets que la vapeur stagnante produit à 120 ou 130 seulement il se passerait le même phénomène qui se passe pour l'impression du froid suivant que l'atmosphère est calme ou agitée. Mais jusqu'ici on n'a pas fourni d'appareil satisfaisant pour la pratique dans cet ordre d'idées.

Donc, dans le cas où nous sommes placés ici, nous devons éliminer d'un coup tous les appareils à chaleur sèche, car les expériences de divers auteurs, et celles de Vallin en particulier, ont montré que l'exposition des objets de literie, des tissus, etc... etc... à une température de + 120 degrés centigrades à + 150 degrés centigrades pendant un certain temps, altère la couleur et la solidité des tissus d'une manière notable et par conséquent fâcheuse.

La question posée ainsi, simplifie beaucoup la tâche de celui qui veut décrire les appareils à désinfection par la chaleur. En effet, éliminant les étuves de Ramson, de Léoni, de Scott, de Nelson, de Sommer, de Fraser, d'Amerfort, de l'hôpital de Saint-Louis, de Esse, de l'hôpital Moabit, de Christiansand, etc... etc... et l'appareil à air chaud de Herscher, il ne nous reste plus guère à parler que de l'ébouillantage et des appareils de Washington-Lyon, Geneste et Herscher.

Ébouillantage. — L'immersion des objets à épurer dans l'eau bouillante est un moyen relativement simple qu'on emploie fréquemment dans la pratique et qui donne de bons résultats, car, en prolongeant l'ébullition du liquide pendant une heure, on peut être certain, que tous les germes ont été détruits. Seulement, ce moyen est inapplicable pratiquement, dans un grand nombre de circonstances, soit à cause du volume des objets, soit à cause de la difficulté qu'il y a à les faire sécher ensuite.

Appareil Washington-Lyon. — Cet appareil consiste en un vaste tonneau en fer forgé, suspendu, suivant son diamètre horizontal, entre deux roues et deux supports fixés dans le sol, de telle sorte que le bord inférieur n'est distant du sol que de quelques centimètres. Ce tonneau a environ 2^m,25 de profondeur, et 1^m,20 de diamètre. — « Il est intérieurement revêtu d'un véritable tonneau en bois, de dimension un peu plus petite, de manière à laisser entre les deux enveloppes, un intervalle de quelques centimètres. — Ces enceintes se ferment toutes deux en même temps d'une manière très hermétique, au moyen d'une porte représentée par la partie postérieure du tonneau.

Une chaudière à haute pression, tout à fait indépendante de la chambre de désinfection, envoie, à l'aide de tuyaux de raccord, de la vapeur surchauffée, à une pression de 28 livres anglaises par pouce carré, dans l'enceinte où l'on a déposé les vêtements, la literie. On commence par dégager de la vapeur dans l'intervalle qui sépare la chambre en bois, du tonneau métallique, afin d'échauffer les parois de l'étuve et de diminuer la condensation de la vapeur refroidie.

Cet inconvénient ne doit pas être complètement évité, car des tuyaux de dégorgement existent dans l'étuve même, et dans l'espace intermédiaire, pour laisser écouler les eaux de condensation (Vallin, p. 468). »

Étuves Geneste et Herscher. — Nous arrivons aux appareils qu'on considère, à bon droit, comme les meilleurs qui aient été imaginés jusqu'ici. Ces étuves, tout en fonctionnant, d'après le même principe, doivent être rangées en quatre catégories pour s'adapter à tous les besoins de la désinfection ; il y a, en effet :

1° Une étuve fixe pour locaux à terre ;

2° Une étuve fixe pour navires ;

3° Une étuve mobile pour désinfection à terre ;

4° Un chaland à désinfection pour les ports, les rades, et les lazarets maritimes.

La réputation des étuves Geneste et Herscher est bien établie aujourd'hui : leur emploi est si généralisé et a donné de si bons résultats, que nous n'avons pas besoin d'en parler plus longtemps ; il nous aura suffi de les indiquer seulement, car elles sont parfaitement connues et appéciées de tous les hygiénistes.

B. — DÉSINFECTION

Comme l'indique ce titre, nous avons à nous occuper maintenant de la désinfection des locaux contaminés par la fièvre jaune. Pour étudier tous les cas qui peuvent se présenter, nous partagerons notre étude en quatre catégories :

Désinfection d'une chambre où il y a eu un malade atteint de fièvre jaune ;

Désinfection d'une chambre où il y a eu un mort ;

Désinfection d'un local contaminé ;

Désinfection d'un navire contaminé.

DÉSINFECTION D'UNE CHAMBRE OU IL Y A EU UN MALADE ATTEINT DE FIÈVRE JAUNE.

Deux cas peuvent se présenter, ou bien l'événement de maladie est tout à fait récent, vient de se produire, en d'autres termes, ou bien cet événement remonte à plus ou moins de temps.

Premier cas. — Événement tout à fait récent

Nous supposons, par exemple, le cas où une atteinte de fièvre jaune est signalée, comme venant de se manifester dans une chambre d'une maison d'habitation située dans une ville. Le service de la désinfection dirige, sans retard, vers ce lieu, une équipe de désinfection, et le matériel nécessaire.

L'équipe est composée : d'un chef, qui a des connaissances d'hygiène suffisantes, pour savoir prendre, au besoin, toutes les dispositions éventuelles que commande la circonstance ; — et de deux, trois, quatre ouvriers, chargés d'accomplir le travail manuel. Le matériel se compose :

1° D'une voiture disposée pour porter le malade dans le lazaret d'isolation ;

De ce qui est nécessaire à la fumigation sulfureuse ;

3° D'une étuve mobile à vapeur sous pression ;

4° De coffres étanches et clos pour le transport des objets de literie, vêtements, etc., contaminés ;

5° Des vêtements isolateurs : blouses imperméables, chemises de Poulain ou scaphandre, avec tuyaux en caoutchouc, et pompe à air.

Arrivée sur les lieux, l'équipe de désinfection, avec ou sans l'étuve mobile à vapeur sous pression, suivant qu'elle doit pratiquer de suite l'épuration à la vapeur, ou bien commencer par la fumigation sulfureuse, se revêt de ses vêtements isolateurs, avec ou sans la chemise de Poulain, suivant le cas ; elle pénètre dans la chambre où se trouve le malade, le place sur un brancard et le transporte dans la voiture d'ambulance, en prenant un égal soin, à ce que le patient ne courre aucun danger du fait de sa translation, et qu'il ne devienne pas un danger pour les autres, du fait de cette translation.

Aussitôt après que le malade a été emporté, l'équipe met à part, si besoin est, dans les coffres clos qui seront désinfectés par des moyens spéciaux au chloroforme, par exemple, les objets de mobilier de prix qui seraient altérés soit par les vapeurs sulfureuses, soit par la vapeur d'eau ; et elle dispose l'appartement pour être fumigé au soufre, dans le plus bref délai possible.

Si on veut, par excès de précautions, pratiquer successivement les deux modes d'épuration : fumigation sulfureuse, passage à l'étuve à vapeur ; la fumigation sulfureuse est pratiquée d'abord ; le local étant fermé hermétiquement, aussitôt, de manière à ce que les vapeurs de soufre puissent bien pénétrer, pendant vingt-quatre heures, tous les objets qui ont été susceptibles de se trouver au contact des germes amarils.

La chemise de Poulain, permettant à l'ouvrier désinfecteur de respirer un air pur venant du dehors, est précieuse, on le comprend, pour la perfection de l'opération de la désinfection. Aussi, un de ces ouvriers reste dans la chambre pendant que le soufre brûle, afin d'en surveiller la combustion et de déplacer successivement les divers objets de literie qui ont besoin d'être épurés avec grand soin.

Après vingt-quatre heures de fumigation sulfureuse, un ou deux ouvriers, revêtus de la chemise de Poulain, pénètrent dans la chambre, placent, dans des coffres à isolation, les objets qui pourraient n'avoir pas été suffisamment désinfectés par cette fumigation générale du local, et les transportent vers l'étuve à vapeur sous pression, où une seconde désinfection est pratiquée. Puis, lorsque ces mesures de précaution ont été prises, la chambre est aérée par l'ouverture des portes et des fenêtres, toute la pièce : murs, plafond, plancher, gros meubles, etc. est lavée à la dilution de bi-chlorure. Le travail d'épuration sanitaire peut, alors, être considéré comme terminé.

Si, au contraire, il a été décidé que l'épuration à l'étuve sera seule pratiquée, l'équipe de désinfection est venue sur les lieux avec une étuve mobile, et les objets sont transportés de la chambre contaminée à cette étuve, avec toutes les précautions sanitaires. Pour ce qui est de la question de décider, si on se contentera de la désinfection avec l'étuve seulement, ou bien des deux modes de désinfections : sulfuration et vapeur, on comprend que je dois la laisser à la décision de l'autorité sanitaire qui s'inspirera suivant le cas des nécessités du moment.

Deuxième cas. — Événement remontant à plusieurs jours

On se souvient de ce que j'ai dit précédemment : à savoir que les germes paraissent acquérir, avec le temps, par le repos de l'air d'un local où ils ont été déposés, une activité de plus en plus grande. — La conséquence de ce fait est que les ouvriers désinfecteurs devront avoir revêtu la chemise de Poulain, avant de pénétrer dans la chambre contaminée, de manière à respirer un air exempt de tout germe amaril. — Munis de cette chemise de Poulain, ils procèderont à la double désinfection : au soufre d'abord puis à la vapeur sous pression, comme je viens de le dire.

DÉSINFECTION D'UNE CHAMBRE OU IL Y A EU UN MORT

Dans le cas où la chambre contaminée contient un malade, les ouvriers désinfecteurs n'y pénètrent très généralement qu'avec des blouses isolatrices, qui leur permettent de ne pas recevoir de germes dans leurs vêtements ; mais sans avoir revêtu la chemise de Poulain, qui, par son aspect étrange, serait de nature à effrayer, outre mesure, le malheureux patient.

Au contraire lorsqu'il s'agit d'entrer dans un local où il y a eu un mort, l'usage de la chemise de Poulain doit être absolument de rigueur pour ces ouvriers. - - Ils pénètreront, donc, recouverts par elle, jusqu'auprès du cadavre, qu'ils placeront dans un cercueil disposé pour empêcher toute expansion des germes ; et après avoir emporté le corps, vers la voiture qui doit le transporter au lieu d'inhumation, ils procèderont à la désinfection de la chambre, d'après les deux modes successifs : sulfuration, étuve à vapeur sous pression, comme je viens de le spécifier tantôt.

DÉSINFECTION D'UN LOCAL SUPPOSÉ CONTAMINÉ

Un local supposé contaminé sera traité comme si un cadavre venait d'y être enlevé, c'est-à-dire que les ouvriers désinfecteurs n'y pénètreront qu'avec la chemise de Poulain et en respirant de l'air puisé au dehors. Ils y pratiqueront la désinfection sulfureuse et celle à la vapeur, sous pression, dans les règles précédemment indiquées.

DÉSINFECTION D'UN NAVIRE

La désinfection d'un navire contaminé, doit se faire d'après les mêmes principes que celle d'un local placé à terre, c'est-à-dire par des individus qui ne sont pas en réceptivité, ou bien qui sont revêtus, quand besoin est, d'un appareil isolateur, comme la chemise de Poulain, qui leur permet de respirer un air pur pendant qu'ils pratiquent les fumigations sulfureuses, et qu'ils préparent les objets pour les soumettre à l'étuve à vapeur sous pression. — A la rigueur, après avoir spécifié ce principe général, je pourrais considérer ma tâche comme terminée ; mais mon travail laisserait à désirer, sous le rapport pratique, parce que les navires présentent une infinité de variétés, sur lesquelles nous avons besoin de nous arrêter un instant, si nous voulons nous bien rendre compte des cas différents qui peuvent être observés.

Nous avons vu, précédemment, à la page 888, le cas d'un navire contaminé pendant qu'il est à la mer ; nous n'avons pas à y revenir actuellement ; et nous nous occuperons seulement du bâtiment au mouillage.

Or, qu'il soit dans un lazaret ou dans une baie isolée de la côte, le premier soin de l'autorité qui ordonne la désinfection, c'est de débarquer sans retard les passagers et l'équipage, afin de soustraire, le plus vite possible, le personnel aux chances de maladie.

Donc, que ce personnel soit mis dans des appartements ou sous des tentes, à terre, ou bien qu'il soit mis sur un ponton annexé au navire, pour les besoins de la désinfection, on voit que tout d'abord, il est éloigné du bâtiment contaminé. Autant que possible, le débarquement ou le transbordement est fait avec toutes les règles de la prudence sanitaire. — Si les vêtements de l'équipage et des passagers pouvaient être débarqués et passés à l'étuve avant le débarquement des individus, de manière à ce que ces individus pussent laisser ceux qu'ils portent avant d'arriver dans l'endroit qu'ils doivent habiter pendant les opérations de désinfection, la condition ne serait que meilleure. — Sans que j'aie besoin d'entrer dans de longs développements, à ce sujet, on voit d'un coup d'œil tout l'intérêt de cette manière de faire, et toutes les indications à remplir. Il me suffit, donc, de dire sommairement : que les individus provenant d'un navire infecté seront placés dans un local sain, et leurs effets à usage seront épurés le plus vite et le plus rigoureusement possible.

Les navires se partagent, sous le rapport des épurations sanitaires qu'ils réclament, lorsqu'ils sont contaminés, en catégories différentes. Ainsi, les uns sont en bois, les autres sont en fer ;

les uns sont des voiliers, les autres sont des bâtiments à vapeur ;
il en est qui appartiennent à la marine de guerre, d'autres qui
sont affectés au service des passagers : paquebots de diverses
classes ; enfin, il en est qui sont affectés au transport des marchandises, lesquelles sont très diverses, on le sait : les unes
inflammables, les autres altérables par certaines vapeurs ;
d'autres, enfin, susceptibles de se décomposer par l'humidité ; il
faut tenir compte dans la pratique de toutes ces variétés, car,
suivant le cas, la manière de procéder doit être différente.

1° *Le navire est en bois, ou en fer.* — Suivant le cas, il y a souvent une opération préalable à pratiquer : la désinfection des eaux
de la cale. Sans doute, un navire en bois peut avoir sa cale
sèche, et un navire en fer peut avoir de l'eau croupissante dans
ses fonds; mais, néanmoins, dans la grande majorité des cas, il faut
considérer que le navire en bois a besoin de l'épuration préalable de ses eaux de cale, et que le navire en fer peut s'en passer
généralement à cause de son étanchéité. D'ailleurs il n'est pas
nécessaire d'établir de règle fixe, il suffit de dire : que lorsqu'on
sera en présence d'un navire ayant de l'eau dans sa sentine, le
premier travail consistera à épurer cette sentine et les bas-
fonds de la cale. — Pour cette épuration, les liquides désinfectants seront employés. En voici quelques-uns, au hasard de la
plume. »

Solution de chlorure de zinc.......	20 gr. pour un litre	
— sulfate de fer..........	10 —	—
— — cuivre.....	40 —	—
— de bi-chlorure de mercure.	2 —	—
- d'iode dans l'eau alcoolisée (4 gr. d'iode pour 10 gr. d'alcool et 100 grammes d'eau).		

On peut recourir à celui de ces désinfectants, ou d'autres
analogues qu'on a sous la main, le plus facilement ; ou bien à
celui qui coûte le moins cher ; car il faut, on le comprend, une
grande quantité de liquide désinfectant pour épurer les eaux de
la cale d'un navire, quelque faibles que soient ses dimensions.

Quelle quantité de liquide désinfectant faut-il envoyer
dans la cale d'un navire ? — La chose est assez difficile à spécifier d'une manière précise ; mais, cependant, en disant : une

quantité égale, au moins, double, si c'est possible, à l'eau infecte qui s'y trouve déjà, on répond assez exactement à la question.

2° Mesures de désinfection suivant les divers compartiments du navire. — A bord d'un navire, les compartiments se divisent en diverses catégories : — ceux qui sont largement ventilés par de grandes ouvertures : *A.* les batteries des navires de guerre ; et les roufs, faux-ponts supérieurs largement aérés, des paquebots; *B.* les faux-ponts: aérés par des hublots seulement, quoique placés au-dessus de la flottaison ; *C.* les parties profondes, faux-ponts inférieurs, cales, soutes, machines, etc. etc., placés sous cette flottaison. On comprend que, suivant le cas, des mesures différentes peuvent être indiquées.

Ponts et parois externes ou internes du navire au-dessus de la flottaison. — Ces parties sont le plus souvent suffisamment épurées par le lavage à grande eau. Un tuyau de pompe à incendie peut y projeter vigoureusement le liquide en abondance à une ou deux reprises différentes, et on peut considérer que le danger qu'ils présentent désormais est nul ; à moins, cependant qu'il n'y ait eu, dans tel ou tel endroit, des déjections amariles ou un contact de linges souillés; cas auquel il faudrait laver avec soin et à plusieurs reprises l'endroit avec une solution désinfectante : chlorure de zinc, ou bichlorure de mercure, sulfate de cuivre, etc. etc.

Roufs, batteries, logements qui sont dans ces endroits. — La facilité d'aération de ces locaux, fait que la désinfection y est plus facilement praticable qu'ailleurs. — Aussi, dans le cas où il n'y aurait pas eu de malades, et, *a fortiori,* de morts, et où la fumigation sulfureuse aurait des inconvénients, on pourrait seulement les laver à la solution de bi-chlorure, de mercure ou de chlorure de zinc. — Il va sans dire que nous ne parlons que des locaux vides, c'est-à dire ne comportant que du bois ou du métal. — Dans le cas où il y aurait des objets d'étoffe: literie, draperies, meubles rembourrés, etc. etc., la sulfuration ou bien le passage à l'étuve, serait indispensable, au préalable, pour ces objets. — Dans le cas où il y aurait eu des malades, et, *a fortiori,* des morts dans le local, l'épuration au soufre serait tout d'abord indispensable. On procèderait, pour l'opération selon les règles ordinaires, à savoir : un individu, revêtu de la chemise de Poulain, ou d'un scaphandre lui permettant de respirer de l'air pur, pénètre dans le local, en obture hermétiquement toutes les issues et même les moindres fissures, y allume des réchauds à soufre (30 grammes de soufre par mètre cube), — et laisse ainsi le local avec une atmosphère toxique pendant 24 heures. Ensuite les lavages au bi-chlorure sont faits et le passage des objets de literie, d'ameublement, etc. etc., à l'étuve à vapeur sous pression sont pratiqués, comme je l'ai dit précédement.

Faux-ponts ou chambres peu aérées, quoique placées au-dessus de la flottaison du navire. — Ici encore, dans les cas les plus simples, c'est-à-dire s'il n'y a pas eu des malades ou des linges souillés, de grands lavages à l'eau pure peuvent être suffisants, quelques fois ; — mais, le plus souvent, il faut laver avec des solutions désinfectantes, pour agir avec précaution, et, souvent aussi, on se décidera à y pratiquer la sulfuration, en vertu de cette pensée : qu'en matière de désinfection, il faut largement dépasser le but, dix fois pour une, si l'on veut être bien certain de réussir. Quant aux effets de mobilier, literie, linge, matelas, couvertures, effets, etc. etc., on les fera passer à l'étuve à vapeur, comme je l'ai dit déjà.

Faux-ponts, soutes, cales, en un mot : compartiments placés sous la flottaison. — Pour être bien certain qu'on détruira les germes amarils à bord d'un bâtiment contaminé, le mieux est de préférer, pour commencer, la sulfuration au lavage désinfectant, dans ces parties. Cette sulfuration est à peu près aussi rapide, elle est plus facile à pratiquer que le lavage ; et par ailleurs elle donne de meilleurs résultats.

Si le navire contient une machine à vapeur, ou tels mécanismes spéciaux : roues dentées, guindeaux, appareils hydrauliques, etc. etc., qui pourraient être altérés par les vapeurs de soufre, on passe préalablement à chaud sur les surfaces métalliques, un mélange de suif, de céruse et d'acide borique (acide borique, dix grammes par kilogramme de mélange), qui les garantit de l'action des vapeurs sulfureuses.

La sulfuration n'a rien de bien compliqué, on les ait ; mais, à bord d'un navire, il y a quelques précautions à prendre, pour éviter l'incendie. C'est ainsi, par exemple, qu'on doit placer souvent les vases à combustion du soufre, dans des récipients isolateurs : baillès contenant de l'eau ou du sable, caisses en fer contenant du sable ou de la terre, etc. etc. Dans certains endroits, on se contente de mettre ces vases sur du sable ou de la terre placée sur le pont. Dans tous les cas, je le répète, il faut prendre les précautions les plus minutieuses, pour éviter l'incendie.

Il est bon de préparer tous les récipients à soufre, et de les disposer à l'endroit où ils doivent émettre leurs vapeurs, avant de commencer à les allumer, afin d'utiliser le mieux possible l'acide sulfureux. — En outre, il faut avoir soin de répandre çà et là, dans les locaux qui doivent être fumigés, un peu d'eau pour saturer l'atmosphère d'humidité, car on sait que cette humidité est favorable à l'action des vapeurs de soufre.

Le soufre doit être préparé dans les récipients de la manière suivante : un premier lit de morceaux de soufre, gros comme des noisettes, au-dessus de la poudre de soufre, assez fine, sinon porphyrisée. — De cette manière, l'inflammation initiale se fait facilement, et ensuite les interstices placés entre les fragments de soufre permettent à l'air ambiant d'alimenter plus aisément la combustion.

Pour ce qui est de l'allumage, on a recommandé d'employer un peu d'alcool ou de pétrole, afin de ne pas rencontrer de difficulté. Pour faire enflammer le soufre, on peut se servir aussi de mèches soufrées, pour faciliter et assurer cette inflammation.

Toutes ces opérations se font, il est inutile de le répéter encore, avec des hommes munis d'appareils qui leur permettent de respirer l'air extérieur pur. Grâce à ces appareils, on peut surveiller la combustion, par une inspection des locaux, passée de temps en temps, car on sait qu'une des objections qui ont été faites aux fumigations sulfureuses, c'est que souvent le soufre ne brûle qu'en partie, et s'éteint de lui-même pendant cette opération, quand on l'abandonne à lui-même.

Les locaux soumis aux vapeurs sulfureuses sont laissés clos pendant 24 heures, ou mieux encore, pendant 48 heures, puis aérés. Mais ce sont là des détails qui n'ont rien de spécial aux navires, et que par conséquent, je puis laisser de côté en ce moment.

Quant à ce qui est des marchandises que contient le navire, elles réclament, suivant leur nature, tel ou tel mode d'épuration : liquides désinfectants, passage à l'étuve sous pression ; mais je n'ai pas à entrer dans le détail, je crois ; il m'aura suffi d'indiquer les grandes lignes du problème de la désinfection du navire, laissant à l'initiative de ceux qui se trouveront dans les divers cas qui peuvent se présenter, le soin de parer aux exigences du moment, quand elles se présenteront.

COUP D'ŒIL D'ENSEMBLE SUR LA DÉSINFECTION ET LA PROPHYLAXIE DE LA FIÈVRE JAUNE

Le lecteur s'est déjà rendu compte de l'idée qui préside à tout ce que j'ai dit touchant la pratique de la désinfection, et je puis ajouter de la prophylaxie tout entière de la fièvre jaune : aller à la recherche des germes amarils, avec le soin le plus méticuleux ; et chercher à les détruire, avec l'attention la plus scrupuleuse ; se préoccuper, dans ce labeur, d'éviter que les individus qui sont occupés à la désinfection, ne subissent eux-mêmes l'action de ces germes ; enfin surveiller avec grande attention les personnes qui peuvent être considérées comme ayant été en contact de ces germes, de manière à les isoler à leur tour, dès la première manifestation, que dis-je, dès la moindre présomption d'apparition de la maladie. — Dépasser dix fois pour une, le but, plutôt que de laisser la moindre chance d'action aux germes pathogènes ; — voilà l'idée qui doit dominer l'hygiéniste et qui doit être la préoccupation constante de celui qui est chargé de défendre ses semblables, contre les agressions du typhus amaril.

CHAPITRE XV

CONCLUSIONS

Arrivé à la fin de ma longue étude sur la fièvre jaune, je veux, en quelques notes, souligner les idées que j'ai cherché à faire prévaloir, au sujet du typhus amaril.

Dans le chapitre de l'historique, j'ai voulu déterminer à quelle époque nous pouvions rattacher la première apparition de la fièvre jaune chez les Européens ; j'ai vu : que c'est après la découverte de l'Amérique, et probablement à la suite de la bataille de Véga-Réal, en 1494 ou 1495 ; qu'enfin surtout depuis le milieu du xviie siècle, elle est devenue, comme on l'a dit déjà, la compagne, pour ainsi dire fatale, de toute expédition des Européens dans l'Amérique tropicale.

Dans le chapitre de la chronologie, j'ai essayé, par la collection des faits enregistrés, touchant la fièvre jaune pendant quatre siècles, de montrer comment elle se propage d'un pays à un autre ; j'ai apporté ainsi, je crois, un appoint à l'idée qui me domine, en écrivant ce livre : la possibilité, disons mieux, la facilité de la transmission de la maladie.

Dans le chapitre de la géographie de la maladie, j'ai partagé le monde en trois grandes zones : la zone amarile, la zone fréquemment visitée, la zone rarement visitée, par la fièvre jaune. Cette distinction est de minime importance ; mais ce qui est d'une grande utilité pratique, je crois, c'est la démonstration du fait, que, même dans la zone amarile, la maladie naît le plus souvent dans un endroit très limité; de sorte que, par des mesures sanitaires, largement et sagement employées, on pourra, dans cette zone, comme dans les autres, arriver, et ajoutons assez facilement, j'en suis persuadé, à diminuer, très notablement, la fréquence des coups qu'elle porte aux populations, dans ses poussées épidémiques.

Dans les chapitres IV, V, VI, VII, VIII, IX et X, j'ai cherché
à écrire l'histoire nosographique de la fièvre jaune, avec tout
le soin possible, afin de la bien faire connaître, sous le rapport
de ses symptômes, de sa marche, de ses diverses formes, de
sa gravité, des lésions qu'elle entraîne dans l'organisme humain,
de sa nature, et du traitement qu'on peut lui opposer. Deux faits
ont frappé assurément le lecteur, touchant cette partie de mon
travail : d'une part, c'est l'ignorance dans laquelle nous sommes
encore touchant sa nature, c'est-à-dire, la pathogénie de la
maladie ; d'autre part c'est notre impuissance thérapeutique, vis-
à-vis de ses atteintes. Les recherches les plus louables, ont été
faites, mais il faut avoir le courage de l'avouer, les résultats
sont si, minimes et si incertains, jusqu'ici, que nous pouvons
dire : qu'ils sont encore à peu près nuls.

Dans le chapitre de l'étiologie, j'ai donné tout juste la place
indispensable aux conditions générales, que j'ai appelées secondaires, pour insister davantage sur la principale : je veux dire la
transmission de la maladie. Pour cette condition principale, on a
vu le soin avec lequel j'ai cherché à spécifier le rôle des navires
dans la transmission de la fièvre jaune ; puis j'ai étudié comment le typhus amaril pénètre dans un port ; comment naît une
épidémie dans une ville ; quelles sont les circonstances qui
paraissent réagir sur l'apparition, le développement, les fluctuations d'une épidémie ; et enfin comment diminuent et cessent les
épidémies en général. Dans cette longue étude, j'ai cherché à
montrer l'importance capitale qui revient aux germes amarils.
C'est qu'en effet, j'estime, que tout ce qui touche à l'histoire de la
maladie, repose sur ces germes amarils. Le jour où nous les con-
naîtrons bien, nous saurons du même coup : quelle est l'arme efficace que nous pouvons leur opposer ; et les épidémies de fièvre
jaune auront cessé d'appartenir à l'actualité.

Enfin, j'ai étudié, dans les deux derniers chapitres, la grande
question de la prophylaxie : prophylaxie basée, comme on a pu
le voir, sur l'idée que je me fais des germes amarils, et de leur
manière de procéder.

Si on veut avoir, d'un mot, toute ma pensée à ce sujet, je dirai :
qu'il faut considérer la fièvre jaune, comme le feu ; l'espèce humaine, les locaux, et les objets inanimés, comme les matières inflammables, ou capables de transmettre l'incendie. Donc, pour

éviter les coups du typhus amaril, les autorités et les populations doivent agir vigoureusement par la prophylaxie sanitaire, aussitôt que possible, contre le moindre foyer de germes qu'on aperçoit, ou même qu'on présume pouvoir exister, çà ou là, comme les pompiers agissent vis-à-vis du feu. Il faut en outre, dans cet ordre d'idées, s'attacher toujours à dépasser très largement le but, pour être certain qu'on l'aura atteint.

Je ne saurais trop le répéter; et je voudrais le redire, encore à plusieurs reprises, pour bien en graver la conviction, dans l'esprit du lecteur. — C'est par des mesures de prophylaxie très minutieuses, et dépassant toujours le nécessaire, qu'on arrivera à empêcher la transmission de la maladie, d'un individu à l'autre. — Il faut avoir soin de ne jamais rester en-dessous du trop, pour être certain qu'on a fait le nécessaire.

On arrivera, ainsi, j'en suis absolument certain, à prévenir le développement des épidémies; et l'hygiène pourra, dans l'avenir, avec un légitime orgueil, montrer aux générations futures : que, mieux que par le passé, elle sait garantir les populations des atteintes de cette terrible maladie qui, depuis quatre siècles, a prélevé, sur la société, un formidable impôt de plusieurs millions d'existences.

TABLE DES MATIÈRES

CHAPITRE IV

CHAPITRE V

CHAPITRE VI

CHAPITRE VII

CHAPITRE VIII

CHAPITRE IX

CHAPITRE X

CHAPITRE XI

CHAPITRE XII

CHAPITRE XIII

CHAPITRE XIV

CHAPITRE XV

TOURS, IMPRIMERIE DESLIS FRÈRES

A LA MÊME LIBRAIRIE

ARCHIVES DE MÉDECINE NAVALE. — Recueil fondé par le Cte DE CHASSELOUP-LAUBAT, ministre de la marine et des colonies, publié sous la surveillance de l'inspection générale du service de santé. Directeurs de la rédaction : MM. TREILLE, médecin en chef, et HYADES, médecin principal. Les *Archives de médecine navale* paraissent le 15 de chaque mois par cahier de 80 pages figures dans le texte et planches hors texte.

France et Algérie..............   14 fr. | Étranger.....................   17 fr.

Les abonnements partent du 1er janvier de chaque année et ne sont reçus que pour un an.

BÉRENGER-FÉRAUD (L.-J.-B.), président du Conseil de Santé de la Marine, membre correspondant de l'Académie de médecine. — **Traité théorique et clinique de la dysenterie.** Diarrhée et Dysenterie aiguës et chroniques. 1 fort vol. in-8 de 800 pages...............   12 fr.

BÉRENGER-FÉRAUD (L.-J.-B.). — **Traité clinique des maladies des Européens aux Antilles** (Martinique). 2 vol. in-8 de 1193 pages...............   16 fr.

BÉRENGER-FÉRAUD (L.-J.-B.). — **Leçons cliniques sur les tœnias de l'homme.** 1 vol. in-8 de 370 pages, avec 50 figures dans le texte...............   8 fr.

BÉRENGER-FÉRAUD (L.-J.-B.). — **Traité théorique et pratique de la fièvre jaune.** 1 vol. grand in-8 de 900 pages...............   14 fr.

BERTRAND (L.-E.), professeur d'hygiène à l'École de Brest, et J. FONTAN, professeur d'anatomie à l'École de Toulon. — **De l'entérocolite endémique des pays chauds,** diarrhée de Cochinchine, diarrhée chronique des pays chauds, etc. etc. 1 vol. in-8 de 45 pages, avec figures dans le texte et planches en couleurs hors texte.   9 fr.

BUROT (P.), médecin de 1re classe de la Marine. — **De la Fièvre dite bilieuse inflammatoire à la Guyane.** Application des découvertes de M. PASTEUR à la pathologie des pays chauds. 1 vol. in-8 de 535 pages, avec 5 planches hors texte, dont une coloriée...............   10 fr.

CORRE (A.), médecin de 1re classe de la Marine, professeur agrégé à l'École de Brest. — **Traité clinique des maladies des pays chauds.** 1 vol. grand in-8 de 870 pages, avec 50 figures dans le texte...............   15 fr.

CORRE (A.). — **Traité des fièvres bilieuses et typhiques des pays chauds.** 1 beau vol. in-8, de près de 600 p., avec 35 tracés de température dans le texte.   10 fr.

CORRE (A.). — **De l'étiologie et de la prophylaxie de la fièvre jaune.** In-8, avec une planche en couleur...............   3 fr. 50

CORRE (A.) et LEJANNE. — **Résumé de la matière médicale et toxicologique coloniale.** 1 vol. in-18, de 200 pages, avec figures dans le texte...............   3 fr. 50

JOUSSET (A.), ancien médecin de la Marine. — **Traité de l'acclimatement et de l'acclimatation.** 1 beau vol. in-8, de 450 pages, avec 16 planches hors texte.   10 fr.

MAUREL (E.), médecin principal de la Marine. Contribution à la pathologie des pays chauds. **Traité des maladies paludéennes à la Guyane.** In-8, 212 p.   6 fr.

MAUREL (E.). — **Recherches microscopiques sur l'étiologie du paludisme.** 1 vol. in-8 de 210 pages, avec 200 figures dans le texte...............   6 fr.

MOURSOU (J.), médecin de 1re classe de la Marine. — **De la fièvre typhoïde dans la Marine et dans les pays chauds.** 1 vol. in-8 de 310 pages...............   6 fr.

ORGEAS, médecin de la Marine. — **Pathologie des races humaines et le problème de la colonisation.** Études anthropologiques et économiques. 1 vol. in-8 de 420 pages...............   9 fr.

TREILLE (G.), médecin en chef de la Marine, directeur des *Archives de médecine navale.* — **De l'acclimatation des Européens dans les pays chauds.** 1 vol. in-18...............   2 fr.

Tours, imp. Deslis Frères, rue Gambetta, 6.